中医典籍

串读串讲

主编

罗 仁 杨运高

SPM
南方传媒

广东科技出版社
全国优秀出版社

· 广州 ·

图书在版编目(CIP)数据

中医典籍串读串讲/罗仁,杨运高主编. —广州:广东科技出版社,2023.10
ISBN 978-7-5359-7942-1

Ⅰ.①中…　Ⅱ.①罗…②杨…　Ⅲ.①中国医药学—古籍—研究　Ⅳ.①R2-52

中国版本图书馆 CIP 数据核字(2022)第 166146 号

中医典籍串读串讲
ZHONGYI DIANJI CHUANDU CHUANJIANG

出　版　人:严奉强
责任编辑:方　敏　潘羽生
封面设计:彭　力
责任校对:高锡全　曾乐慧　陈　静
责任印制:彭海波
出版发行:广东科技出版社
　　　　　(广州市环市东路水荫路 11 号　邮政编码:510075)
销售热线:020-37607413
https://www.gdstp.com.cn
E-mail:gdkjbw@nfcb.com.cn
经　　销:广东新华发行集团股份有限公司
印　　刷:广州一龙印刷有限公司
　　　　　(广州市增城区荔新九路43号1幢自编101房　邮政编码:511340)
规　　格:889 mm×1 194 mm　1/16　印张 35　字数 1000 千
版　　次:2023 年 10 月第 1 版
　　　　　2023 年 10 月第 1 次印刷
定　　价:198.00 元

主编简介

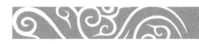

    罗仁　南方医科大学二级教授,广东省名中医,主任医师,博士生导师,博士后合作教师,国家中医药管理局第五批和第七批全国老中医药专家学术经验继承指导老师。曾受聘为世界中医药学会联合会肾病专业委员会副会长、中华中医药学会亚健康分会副主任委员、广东省综合医院中医专业委员会主任委员、广东省中医药学会亚健康专业委员会主任委员。擅长运用《周易》《孙子兵法》等典籍的哲学思维指导临床实践,从事中医教学、医疗、科研工作近50年,提出"肾炎从肝论治""补肾三十法"等观点,对中医肾虚证、肾病(血尿、蛋白尿、慢性肾衰竭、糖尿病肾病、高血压肾病等)、结石、痛风、高尿酸血症、糖尿病、风湿病、红斑狼疮、失眠虚劳、亚健康等的诊治具有丰富经验。利用中医"治未病"思想,应用中医药学、流行病学、分子生物学、系统生物学等多学科交叉,在国内率先开展了亚健康状态防治,以及中医肾病、糖尿病肾病等的基础与临床研究,先后承担国家863计划及国家自然科学基金 广东省联合基金重点项目、国家自然科学基金等课题36项,获军队科技进步奖10项。获得11项发明专利。曾先后获得全军优秀教师(2004年)、广东省教学名师(2008年)、全国优秀中医健康信使(2012年)、中国中医药科学普及金话筒奖(2012年)、中国药学发展奖临床医药研究奖突出成就奖(2016年)、"敬佑生命·荣耀医者"中华医药贡献奖(2017年)、广州市科普名师(2020年)、中医药年度科普人物(2020年)等荣誉。

    杨运高　南方医科大学教授,主任中医师,博士生导师。湖南中医药大学医学博士。美国堪萨斯大学医学院博士后,高级访问学者。南方医科大学名老中医传承班导师,深圳市第五批名中医药专家学术经验继承指导老师。兼任全国经方医学专业委员会会长,世界中医药学会联合会中医诊断学专业委员会常务理事,广州市药学会名方验方开发筛选评价专家委员会副主任委员。从医40年,长期工作在三甲医院中医临床一线,从事中医经典教学、中医脉诊和疑难杂症的临床诊治和研究,积累了丰富的临床经验,发明"杨氏脉象曲线",擅长中医脉诊和经方运用,已经连续在国内举办过六届"杨运高教授仲景脉学高级研修班",是国内中医脉学的领军人物之一。以脉辨证,凭脉用药是其最大的临床特色。善于运用中医经典方剂治疗疑难杂症,理法方药自成体系,在国内外患者中具有较高的信誉和知名度。

编著者名单

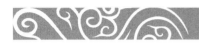

主　编　罗　仁　杨运高

副主编　（以姓氏笔画为序）

李　娟　陈达理　陈晶晶　周迎春　胡竹平　钟　洪　钟先阳　贺松其
谢　炜　雷作熹

编　者　（以姓氏笔画为序）

丁月文　刁建新　于礼建　王　刚　王子威　王柳翔　王振刚　王康惠
王康慧　王清霞　文　彬　文小敏　邓　佳　付仕强　付婷婷　邝宇香
朱　玲　朱云利　朱玲玲　朱俊卿　华何与　庄　丹　刘　艳　刘　涛
孙海涛　孙嘉玲　李　俊　李　娟　李玉萍　李思颖　李胜才　李莉洁
杨少锋　杨运高　杨雪梅　肖　飞　肖惠珍　吴玉婷　吴利生　吴依芬
吴湘慧　何　虹　邹小虎　宋红林　张　静　张丁丁　张学森　张锡滔
陈　莉　陈　润　陈　粮　陈飞龙　陈开颜　陈世贤　陈冰洁　陈达理
陈炜聪　陈红梅　陈佩婵　陈泽栋　陈玲玲　陈桂鸿　陈晓晨　陈爱兰
陈恋戈　陈晶晶　招　靖　招文婷　苟　珊　范为民　林秀华　罗　仁
季幸姝　周迎春　庞　捷　郑泽娜　官泉生　赵　迪　赵　洁　赵云燕
赵晓山　胡竹平　胡昌磊　钟　洪　钟先阳　钟毅征　侯丽颖　侯湘德
贺松其　秦　霖　袁菊辉　聂晓莉　黄　明　黄少慧　黄桂琼　黄海军
黄清霞　黄燕辉　曹立幸　曹艳艳　崔丽娟　盘小燕　梁小珊　梁志媚
彭　康　曾研津　谢　炜　谢蓬蓬　鄢文华　蓝伟莲　雷作熹　路　洁
蔡红兵　潘艳芳　霍　荻　戴森华　魏　华

秘　书　刁建新　张　静

前 言

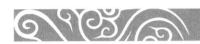

　　清代名医叶天士云："医，可为而不可为。必天资敏悟，读万卷书，而后可以济世。不然，鲜有不杀人者，是以药饵为刀刃也。"可见，多读书、读好书是成为一名医者的前提。然而，从古至今，各种医书汗牛充栋，各种资料目不暇接。面对浩如烟海的医学文献，正如晚清名医雷少逸在《时病论》中所感叹的："甚矣！医道之难也。"因此，如何在较短时间内读到文章的精髓，在纷杂的信息中快速获取高价值内容是一个难题，更何况许多身处基层的同行或学生无法阅读到许多医学著作。作为重点医科大学的学者，占有文献、科研和临床的优势，我们一直觉得有责任和义务解决这个难题。

　　为此，我们组织了数十位专家及中青年学者，节选了从春秋战国至今的 1800 余种馆藏古籍中对现代临床仍具有重要指导价值的经典著述条文，并按急性病证、外感热病证、气血津液病证、肺系病证、心脑病证、脾胃病证、肝胆病证、肾系病证、经络肢体病证、妇科病证、儿科病证共 11 个大类进行系统整理，内容涵盖临床常见病证的病因病机、辨证分型、治则用药、转归防治等各个方面。在原文引证的同时，我们对所选条文加以释义和添加按语，希望能帮助读者更好地理解。

　　邵尧夫在《渔樵对问》中说："能用天下之目为己之目，其目无所不观矣。"本书的编写目的，就是希望能为广大读者提供一个能使己目成为"无所不观"的"天下之目"，融汇古今，兼贯博通，高效获取有价值的内容，借鉴学习先人经验，为中医学术发展做出新的贡献。

　　壁影萤光，能资志士；竹头木屑，曾利兵家。但愿本书的出版，能帮助中医临床医师、中医文献研究人员，以及中医本科生与在校研究生熟读经典，打牢中医理论基础。由于中医古籍版本众多，各家校注有所不同，书中注释如有不妥或谬误之处，恳请广大读者提出宝贵意见，以便我们及时勘误修订。

　　本书是全国名老中医药专家传承工作室建设项目、广东省名老中医药专家传承工作室建设项目及深圳市中医特色专科建设项目。

南方医科大学中医药学院

罗　仁　杨运高

目 录

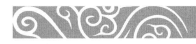

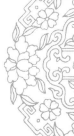

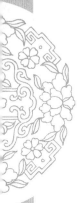

第一章 急性病证

JIXING BINGZHENG

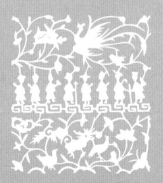

第一节 急性发热

急性发热是由多种病因引起的以发热为主要症状的病证。病重者可出现神昏、抽搐或各种出血证候。由于本病为常见病证，且病因多样，历代医家亦有论述。西医学中部分急性感染性发热疾病可参考本节论治。

一、《黄帝内经》：病因

1.《素问·热论》："人之伤于寒也，则为病热，热虽甚不死。"

2.《素问·评热病论》："有病温者，汗出辄复热，而脉躁疾不为汗衰，狂言不能食。"

条文论述了寒邪及温病引起的发热的特点。寒邪引起的发热，热势虽甚，但一般不会危及生命。温病引起的发热，其特点是汗出热不解，脉躁疾，甚则出现狂躁谵语等神识不清之证，病情危重。

二、汉代张仲景《伤寒论》：外感发热

（一）太阳病发热

1.《伤寒论·辨太阳病脉证并治》："太阳之为病，脉浮，头项强痛而恶寒。"

2.《伤寒论·辨太阳病脉证并治》："太阳病，发热汗出，恶风脉缓者，名为中风。"

3.《伤寒论·辨太阳病脉证并治》："太阳病，或已发热，或未发热，必恶寒，体痛，呕逆，脉阴阳俱紧者，名为伤寒。"

太阳病是六经病的初起阶段，太阳感受风寒之邪，寒邪袭表，卫阳被遏则恶寒，正气浮于肌表而抗邪则发热，故发热恶寒是太阳病的特点。太阳病有太阳中风和太阳伤寒之分。太阳中风发热恶风而汗出，太阳伤寒发热恶寒而无汗。文中所述"或已发热，或未发热"，强调太阳病发热是必然趋势。有时发热可能出现的时间较晚罢了。迟之原因为初感外邪，卫阳闭郁，未能及时伸展而与邪抗争，故伤寒证恶寒在先或恶寒与发热并见。

4.《伤寒论·辨太阳病脉证并治》："病有发热恶寒者，发于阳也；无热恶寒者，发于阴也。发于阳，七日愈。发于阴，六日愈。以阳数七，阴数六故也。太阳中风，阳浮而阴弱，阳浮者，热自发，阴弱者，汗自出。啬啬恶寒，淅淅恶风，翕翕发热，鼻鸣干呕者，桂枝汤主之。""太阳病，头痛，发热，汗出，恶风，桂枝汤主之。""太阳病，发热汗出者，此为荣弱卫强，故使汗出，欲救邪风者，宜桂枝汤。"

病有发热恶寒者，发于阳也。一般来讲，三阳病，阳气足，所以抗邪过程中正邪交争多发热，所以发热恶寒，发于阳。三阴病，阳气不足，以寒为主，所以无热恶寒者，发于阴也。这一条可以看成是整部《伤寒论》的总纲，以区分病在阴还是病在阳。六为阴数，七为阳数，"六日愈""七日愈"，仅是对疾病预后的推测。病为阴证，当在阴数之期愈；病为阳证，当在阳数之期愈。风阳之邪伤于表，卫阳之气抗邪而盛于外，则发热。风性疏泄，营阴外泄则汗出，汗出则营阴更弱。故出现汗出、恶风等症状。治疗当以桂枝汤解肌祛风，调和营卫。

5.《伤寒论·辨太阳病脉证并治》："太阳病，头痛，发热，身疼，腰痛，骨节疼痛，恶风，无汗而喘者，麻黄汤主之。""太阳病，脉浮紧，无汗发热，身疼痛，八九日不解，表证仍在，此当发其汗。服药已，微除，其人发烦目瞑。剧者必衄，衄乃解。所以然者，阳气重故也，麻黄汤主之。"

太阳伤寒证亦称太阳表实证，其病机是风寒外束，卫阳被遏，营阴郁滞，正邪交争于表。症见发热恶寒，无汗而喘，头痛，身疼，腰痛，骨节疼痛，脉浮。治以发汗散寒，唯麻黄汤可胜此任。麻黄汤为发汗散寒解表逐邪之峻剂，是治疗太阳伤寒的主方。若太阳伤寒未经发汗，

则必使阳郁甚，邪气外出途径为鼻衄。若患者衄血不能自愈，亦可考虑针刺放血。

6.《伤寒论·辨太阳病脉证并治》："太阳病中风，脉浮紧，发热恶寒，身疼痛，不汗出而烦躁者，大青龙汤主之。"

条文论述了伤寒表实兼内热烦躁的证治。寒邪在表不解，阳气闭郁不伸，进而化热，故不汗出而烦躁。临床上多见于体质强壮，正气抗邪有力而邪气又盛的患者。寒邪闭于表而不能入里，阳气郁于内而不能外泄。但本证仅是不汗出而烦躁，无口渴引饮等阳明里证，故用大青龙汤峻发在表之邪以宣泄阳郁之热。大青龙汤是麻黄汤重用麻黄再加石膏、生姜、大枣而成，为发汗之峻剂，临床要一服汗者，不可更服，中病即止，以防汗多伤阳。

(二)阳明病发热

1.《伤寒论·辨阳明病脉证并治》："本太阳，初得病时，发其汗，汗先出不彻，因转属阳明也。伤寒发热无汗，呕不能食，而反汗出濈濈然者，是转属阳明也。"

2.《伤寒论·辨阳明病脉证并治》："问曰：阳明病外证云何？答曰：身热，汗自出，不恶寒，反恶热也。"

3.《伤寒论·辨阳明病脉证并治》："阳明病，脉浮而紧，咽燥口苦，腹满而喘，发热汗出，不恶寒，反恶热，身重。若发汗则躁，心愦愦，反谵语；若加温针，必怵惕，烦躁不得眠。"

发热是阳明病的一大特点，有壮热与蒸蒸发热或日哺潮热之分。前者属经证，后者属腑证。壮热指身体发热较甚，通体皆热，不伴恶寒，是阳明经证的主证。必伴汗大出、大烦渴、脉洪大等。其病机是燥热亢盛，热邪充斥全身，未与肠中积滞相搏结，机体处于"热蒸气腾"阶段，属有热无积之无形实热。蒸蒸发热或日哺潮热，必伴遍身濈濈汗出或手足濈然汗出，腹满硬痛拒按，大便秘结或热结旁流，重则神昏谵语等。其病机是燥热亢盛，热邪充斥全身，已与肠中积滞搏结形成燥屎，机体处于"热结成实"阶段，属有热有积之有形实热。

阳明腑实多表现为高热，若邪结较甚，里

热不得透达于外，也可见"时有微热"，此为邪热内郁之象，并非里热不甚。

4.《伤寒论·辨太阳病脉证并治》："伤寒，脉浮滑，此表有热，里有寒，白虎汤主之。"

5.《伤寒论·辨阳明病脉证并治》："三阳合病，腹满身重，难以转侧，口不仁而面垢，谵语遗尿。发汗则谵语，下之则额上生汗，手足逆冷。若自汗出者，白虎汤主之。"

6.《伤寒论·辨太阳病脉证并治》："伤寒若吐若下后，七八日不解，热结在里，表里俱热，时时恶风，大渴，舌上干燥而烦，欲饮水数升者，白虎加人参汤主之。"

阳明气分热盛，以白虎汤证为代表。缘于伤寒化热内传阳明之经或温邪传入气分。阳明为多气多血之腑，里热炽盛，热势亢进，正盛邪实，故见壮热不寒，脉洪大有力。柯韵伯曾说"阳明邪从热化，故不恶寒而发热，热蒸外越，故热汗自出"，揭示了阳明里热证的特点。治疗上，本证虽内外大热，但尚属阳明经证，未至腑实便秘，故不宜下。邪已离表，故不可汗之。据"热者寒之"的治则，当首选大清里热之品。但由于热盛伤津，又不宜用苦寒直折，因而选用甘寒滋润清热生津之法。方中重用石膏，辛甘大寒，既解肌热，透邪外出，又可生津止渴，以制阳明之热，还能清泻肺胃，除烦热。一举而三得，故为君药。知母苦寒但质润清肺胃气分之实热，则津液不耗而又能滋阴，专功清热养阴。二药相配，清热除烦作用甚强，即所谓"石膏无知母不寒也"。白虎汤正是治疗气分大热之良方。

"表有热，里有寒"提法各注家意见不一，此提法似有不妥。白虎汤证当"表里俱热"，邪热充斥表里内外。脉浮滑是气血外达，阳热充盛之象。气分热势正盛而正气尚未虚衰，以白虎汤清气分之热则愈。三阳合病，为邪势较盛，同时侵及三阳经，但以阳明经之邪热壅盛为重，治以清法为主，不可忘施汗下。阳明之邪热，耗气伤阴，应以白虎汤加人参以补气生津，使邪热得清，气阴得复。

7.《伤寒论·辨阳明病脉证并治》："若脉

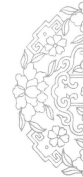

第一章　急性病证

浮发热,渴欲饮水,小便不利者,猪苓汤主之。"

太阳之邪随经入腑,膀胱气化失调,而表邪未尽解,卫气未和。外仅见激热,内小便不利,口渴欲饮或水入即吐。

8.《伤寒论·辨阳明病脉证并治》:"太阳病三日,发汗不解,蒸蒸发热者,属胃也,调胃承气汤主之。"

9.《伤寒论·辨阳明病脉证并治》:"伤寒若吐、若下后,不解,不大便五六日,上至十余日,日晡所发潮热,不恶寒,独语如见鬼状。若剧者,发则不识人,循衣摸床,惕而不安,微喘直视,脉弦者生,涩者死,微者但发热谵语者,大承气汤主之。若一服利,止后服。"

10.《伤寒论·辨阳明病脉证并治》:"阳明病,发热汗多者,急下之,宜大承气汤。"

里热郁结,治当通泄,通泄是外感发热、祛邪退热的重要方法。无论伤寒、温病,只要表证已尽,具有苔色黄甚,阳明热结里实,气分热结肠胃,劫灼津液,腑气闭结,或秽湿、痰瘀阻滞均应通泄。承气类方的使用,应注意辨证明确,有的放矢,适可而止。通泄可上宣下荡,或急或缓,或攻补兼施,应根据具体病情,酌情选定。如里热炽盛,表未全罢,痰热塞遏,温邪郁滞,上病及下,肺失清宣,热移大肠,虽未结积便秘,仍宜清宣通泄。

(三)少阳病发热

1.《伤寒论·辨少阳病脉证并治》:"伤寒,脉弦细,头痛发热者,属少阳。"

2.《伤寒论·辨太阳病脉证并治》:"伤寒五六日,中风,往来寒热,胸胁苦满,嘿嘿不欲饮食,心烦喜呕,或胸中烦而不呕,或渴,或腹中痛,或胁下痞硬,或心下悸、小便不利,或不渴、身有激热,或咳者,小柴胡汤主之。"

3.《伤寒论·辨少阳病脉证并治》:"本太阳病,不解,转入少阳者,胁下硬满,干呕不能食,往来寒热,尚未吐下,脉沉紧者,小柴胡汤主之。"

4.《伤寒论·辨太阳病脉证并治》:"伤寒发热,汗出不解,心中痞硬,呕吐而下利者,大柴胡汤主之。"

5.《伤寒论·辨太阳病脉证并治》:"伤寒十余日,热结在里,复往来寒热者,与大柴胡汤。"

往来寒热乃少阳病特定证型,指寒热交错出现,由外感风寒,位踞少阳半表半里而发之。邪欲入里,正气奋起抗之,正邪交争,阳气亢盛则发热;正气因抗邪而受损,正不胜邪则恶寒。正如吴谦所言:"在半表者,是客邪为病也;在半里者,是主气受病也。"只要邪不退而正气尚未大伤,则正邪重复交争而寒热反复交替。临床伴有胸胁苦满乃少阳经气不利,脉弦是肝胆病象,治疗以和解为宜。方中柴胡,轻扬而升,疏透少阳邪气,宣畅少阳枢机之郁滞,使半表之邪外解,为君药。黄芩苦寒而降,清泻少阳郁热,使半里之邪内清,为臣药。君臣相配,疏利少阳,调达上下,宣通内外,实乃枢转少阳之邪,消除寒热往来之要方。伤寒发热,汗出不解,此非太阳表证不解,为邪犯少阳阳明,其发热为往来寒热,汗出为阳明里热内盛迫津液外泄;心中痞硬,为邪入少阳,胆热内郁,枢机不利,兼阳明里实,腑气壅遏;少阳胆热内郁,上犯于胃则呕吐,下迫于肠则下利;因胆胃邪热较盛,故其下利,以臭秽不爽、肛门灼热为特征。此证虽下利而燥结里实仍在。大柴胡汤是小柴胡汤去人参、炙甘草,加芍药、枳实、大黄组成。方用柴胡、黄芩和解少阳,清泻郁火;半夏、生姜和胃降逆止呕;大枣甘缓和中;去小柴胡汤中的人参、炙甘草,以防补中恋邪;加芍药敛阴和营止痛,缓心下急迫;加枳实、大黄行气消痞,泻下热结。诸药合用,共奏和解少阳、通下阳明热结之功。邪入少阳,并兼阳明里实,故用大柴胡汤和解与通下并施。大柴胡汤既可用于大便硬,亦可用于下利,症状虽相反,但究其病机,皆因少阳枢机不利兼阳明里实所致,故用一方治之。

6.《伤寒论·辨太阳病脉证并治》:"伤寒五六日,已发汗而复下之,胸胁满,激结,小便不利,渴而不呕,但头汗出,往来寒热,心烦者,此为未解也,柴胡桂枝干姜汤主之。"

柴胡桂枝干姜汤方中柴胡、黄芩疏利肝

— 4 —

胆,干姜、炙甘草温中健脾,桂枝配干姜加强温中祛寒之功,牡蛎配天花粉益阴软坚。本方可治少阳胆热、太阴脾寒。胆热脾寒的临床特点是既有胸胁苦满或疼痛、口苦咽干、心烦等证,又有脘腹胀满、大便稀溏、不欲饮食等证。这与大柴胡汤治疗少阳病而兼阳明腑实对照而言,恰有寒热虚实鉴别的意义。

7.《伤寒论·辨太阳病脉证并治》:"伤寒十三日不解,胸胁满而呕,日晡所发潮热,已而微利。此本柴胡证,下之而不得利,今反利者,知医以丸药下之,此非其治也。潮热者实也。先宜服小柴胡汤以解外,后以柴胡加芒硝汤主之。"

太阳伤寒十三日不解,传入少阳,故胸胁满而呕,为柴胡证;传入阳明,故"日晡所发潮热"。少阳阳明并病本为大柴胡汤证。"知医以丸药下之,此非其治也"而出现里虚微利,"先宜服小柴胡汤以解外,后以柴胡加芒硝汤",在小柴胡汤的基础上加上芒硝,通其大便,解其潮热。

8.《伤寒论·辨太阳病脉证并治》:"伤寒六七日,发热微恶寒,支节烦疼,微呕,心下支结,外证未去者,柴胡桂枝汤主之。"

太阳表证未除,邪气又入少阳,并兼太阴表证。本方为小柴胡汤、桂枝汤各取半量,合剂而成。以小柴胡汤和解少阳,通利枢机。以桂枝汤调和营卫,解肌祛风,以治太阳之表,并疏通经脉,祛除四肢末梢的风寒邪气。治疗外感病既有少阳不和,又有太阳表证和四肢疼痛者。"

(四)少阴病发热

1.《伤寒论·辨少阴病脉证并治》:"少阴病,下利清谷,里寒外热,手足厥逆,脉微欲绝,身反不恶寒,其人面色赤,或腹痛,或干呕,咽痛,或利止脉不出者,通脉四逆汤主之。"

2.《伤寒论·辨少阴病脉证并治》:"少阴病,始得之,反发热,脉沉者,麻黄附子细辛汤主之。"

3.《伤寒论·辨少阴病脉证并治》:"少阴病八九日,一身手足尽热者,以热在膀胱,必便血也。"

少阴病发热多由三阳误治,太阴失治或寒邪直中少阴而致,机体多为"心肾虚竭、阳衰阴盛"之虚寒表现,一般无发热可言,但太阴、少阴两感则可发热,如麻黄附子细辛汤证即是其例。少阴本身有热化证,但以虚热证而现,如"心中烦,不得卧"的黄连阿胶汤证。曰"反发热",是说少阴本不应发热而现发热,如通脉四逆汤证,提示内真寒外假热证治。此外,还有阴虚水热互结的猪苓汤证、兼见咽痛的猪肤汤证和桔梗汤证等少阴兼阳明腑实的大承气汤证,均可见热象。

(五)厥阴病发热

1.《伤寒论·辨厥阴病脉证并治》:"伤寒先厥,后发热而利者,必自止,见厥复利。"

2.《伤寒论·辨厥阴病脉证并治》:"伤寒病厥五日,热亦五日,设六日当复厥,不厥者自愈。厥终不过五日,以热五日,故知自愈。"

3.《伤寒论·辨厥阴病脉证并治:"伤寒,厥四日,热反三日,复厥五日,其病为进。寒多热少,阳气退,故为进也。"

4.《伤寒论·辨厥阴病脉证并治》:"伤寒,先厥后发热,下利必自止。而反汗出,咽中痛者,其喉为痹。发热无汗,而利必自止,若不止,必便脓血。便脓血者,其喉不痹。"

5.《伤寒论·辨厥阴病脉证并治》:"伤寒一二日,至四五日,厥者,必发热,前热者,后必厥。厥深者,热亦深;厥微者,热亦微。厥应下之,而反发汗者,必口伤烂赤。"

厥阴病是阴尽最后阶段,其趋向为阴尽不复或阴尽阳复,其热多寒热错杂,处于阴阳交争、生死变化的复杂关头,以上热下寒证及厥热胜复的厥数日和热数日交替症状多见。若厥少热多,机体则由阴转阳,表示欲愈或病趋好转;若厥多热少,机体则由阳转阴,表示病进;若厥退热不止,是阳复太过,可出现热甚伤阴,热伤阴络的咽痛、脓血便等表现。

发热是临床最常见的症状之一。《伤寒论》有发热恶寒,发热恶风,寒热往来,身热、不恶寒、反恶热,潮热等不同发热类型。不同的热型是三阳经病的辨证关键,但在辨证过程中,要四诊合参,主症兼症细审,知常达变,才能取得正确的诊断与相应的治疗效果。

三、宋代杨士瀛《伤寒类书》:疟邪致热

1.《伤寒类书·寒热似疟》:"血虚能生寒热,败血亦作寒热。"

气血虚弱可致营卫不和,出现寒热时作,感受疟邪,也可致营卫不和,出现往来寒热。

2.《伤寒类书·寒热》:"寒热往来者,阴阳相争,邪正交争而作也……若邪气在半表半里之间,则外与阳争而为寒,内与阴争而为热,出入无拘,所以乍往乍来而间作也。大抵邪居表多则多寒,邪居里多则多热,邪在半表半里,则寒热相半。"

3.《伤寒类书·寒热似疟》:"似疟,一名疟状,作止有时,非若寒热往来,或疏或数,而作止无定时也。"

疟疾的病因是疟邪,人体感受疟邪后因正气不足,不能抗邪外出,伏藏于体内半表半里之处,至夏、秋季节发病,若人体正气适有不足,则其邪可出入于营卫之间而引起发病。因为人体的营卫运行是有规律的,即古人所说"卫气之行,一日一夜五十周于身",所以疟疾的发作定时。疟疾发作的典型症状为寒战、高热、汗出、热退身凉,休作定时,或每日一发,或三日一发,多伴有脾脏肿大、贫血。

四、明代张景岳《景岳全书》:病因辨证、治法

1.《景岳全书·杂证谟·寒热》:"凡热病之作,亦自有内外之辨。如感风寒而传化为热,或因时气而火盛为热,此皆外来之热,即伤寒、瘟疫、时毒、疟疾之属也。至若内生之热,则有因饮食而致,有因劳倦而致者,有因酒色而致者,有因七情而致者,有因药饵而致者,有因过暖而致者,有因阴虚而致者,有偶感而致者,有积累而致者。"

张景岳提出发热有外感发热和内伤发热两种。外感导致发热,其入侵人体的途径,多由皮毛或口鼻而入。一般来说,六淫之邪,由皮毛肌腠而入,先滞经脉,由表而里,传至脏腑,发为热病。疫毒之邪,多由口鼻而入,充斥于人体,循卫气营血而分属于上、中、下三焦之脏腑。内伤发热是以脏腑功能失调,气血阴阳亏虚为基本病机的疾病,在这里张景岳提到饮食、劳倦、酒色、七情、药物、过暖、耗伤津液等导致肝经郁热、瘀血阻滞、内湿停聚、中气不足、血虚失养,阴精亏耗,阳气虚衰而发热。

2.《景岳全书·杂证谟·火证》:"阴虚者能发热,此以真阴亏损,水不制火也。"

阴阳平衡对于发热致病具有重要意义,阴液亏虚,阴衰则阳盛,水不制火,阳气偏盛而引起发热。

3.《景岳全书·杂证谟·寒热》:"治热之法……大热之气宜寒以制之;郁热在经络者,宜疏之、发之;结热在脏腑者,宜通之、利之;阴虚之热者,宜壮水以平之;无根之热者,宜益火以培之。此其中有宜降者,所谓高者抑之也;有宜散者,所谓下者举之也;有相类者,所谓逆者正治也;有相反者,所谓从者反治也。"

张景岳提出了治疗温热病的几种大法,认为实火宜泻,虚火宜补,并根据证候、病机的不同而分别采用有针对性的治法。

五、明代王肯堂《证治准绳》:外感、内伤辨证

1.《证治准绳·杂病发热》:"外感则寒热齐作而无间,内伤则寒热间作而不齐。外感恶寒,虽近烈火不能除;内伤恶寒,得就温暖而必解。外感恶风乃不禁一切风寒,内伤恶风唯恶夫些少贼风……外感手背热,手心不热;内伤手心热,手背不热。东垣辨法,大要如此。"

2.《证治准绳·杂病发热》:"凡翕翕发热而有恶风恶寒、头痛脉浮者,表热也……若小便黄,非在外。凡蒸蒸发热而兼有谵语、大便秘、小便赤、腹满、恶热、脉滑实者,里热也……若小便清,非在内也。"

王肯堂在此论述了外感发热与内伤发热的区别。外感发热,由感受外邪而发,体温较高,多为中度发热或高热,发病急,病程短,热势重。常见其他外感热病之兼症,如恶寒、口

渴、面赤、舌红苔黄、脉数,多为实热证。内伤发热者,由脏腑之阴阳气血失调,郁而发热,热势高低不一,常呈低热而见间歇。其发病缓,病程长,数周、数月以至数年。多伴有内伤久病虚性证候。如形体消瘦,面色少华,短气乏力,倦怠纳差,舌质淡,脉数无力,多为虚证或虚实夹杂之证。治疗外感必须采用清热解毒、泻火凉血、清泻脏腑、滋阴退热之法,清除邪热,调和脏腑。而内伤发热则实火宜泻,虚火宜补,属实者,宜以解郁、活血、除湿为主,适当配伍清热,属虚者,则应益气、养血、滋阴、温阳,除阴虚发热可适当配伍清退虚热的药物外,其余均应以补为主。

3.《证治准绳·杂病发热》:"其人脉涩,火有漱水之证,火呕恶痰涎之证,亦火有小腹结急之证,或唾红,或鼻衄,此皆滞血作热之明验也。"

瘀血可以导致发热。由于饮食失调、忧思气结等使脾胃受损、运化失职,以致湿邪内生,痰湿胶固,脉道不畅则脉涩;水湿内停,膀胱蓄血则出现小腹结急,阻滞水气上泛,欲漱水而不欲饮,呕恶痰涎;湿与瘀结,阳气受阻而两脚厥冷。郁而化热,热伤脉络,至唾红、鼻衄。

六、清代何梦瑶《医碥》:阴虚发热

1.《医碥·发热》:"血肉充盛,皮毛荣润,阴有余而热,及能食而热,口苦干燥,大便难,脉洪盛者,为实热。骨瘘肉燥,筋缓血枯,皮聚毛落,阴不足而热,及不能食而热,气短脉虚者,为虚热。"

2.《医碥·发热》:"证见口干体瘦,食少懒倦,头痛时作时止,遗精盗汗,骨蒸肉烁,唇红颧赤,咳嗽痰血。"

素体阴虚,或由热病日久,耗伤阴液,或误用、过用温燥药物等,导致阴液亏虚,阴衰则阳盛,水不制火,阳气偏盛而引起发热。阴虚发热多见低热,壮热多见于实热证。阴虚发热多可见午后潮热,或夜间发热,不欲近衣,手足心热,烦躁,少寐多梦,盗汗,口干咽燥,舌质红,或有裂纹,苔少甚至无苔,脉细数。

七、清代柯韵伯《伤寒来苏集》:阳明发热

《伤寒来苏集·阳明脉证》:"阳明主里……其身则蒸蒸然,里热炽而达于外,与太阳表邪发热者不同。"

热盛阳明的病理特点为正邪剧争,里热蒸迫,热盛津伤,阳明为十二经脉之海,多气多血,抗邪力强,故邪入阳明,正邪剧争,里热蒸迫,而见全身壮热,温邪在里不在表,故仅有发热而不伴有恶寒。里热亢盛,迫其津液外泄而多汗,热炽津伤而口渴喜凉饮。气分热炽,舌苔则由白转黄,脉洪大而有力。

八、清代张璐《张氏医通》:潮热、辨寒热真假

1.《张氏医通·寒热门》:"潮热有作有止,若潮水之来不失其时,一日一发。若日三五发者即是发热,非潮热也。"

张璐指出阴虚发热,即每日午后潮热或夜间发热,正如"潮汛"发有其时,为邪热传营,劫烁营阴的表现。若各二至三日发一次,不能称作潮热。

2.《张氏医通·潮热门》:"有潮热似疟,胸膈痞满……服补药不效者,此属饮证,随气而潮,故热亦随气而潮。"

张璐指出了潮热的一种类型,即饮停于胸,致使胸膈痞满,服补药后,饮不得散,痞满更甚,郁而发热。

3.《张氏医通·寒热门》:"凡暴热不止,脉滑数或洪盛,皆为实热,宜随表里孰轻孰重而清理之。或脉昌沉而按之实坚者,为里实,火用苦寒下夺之。若热久不止,脉来虚数无力,服调补药不应,饮食无味,或至夜烦渴,或反加干咳者,此火阴血受伤,当以血药调补其阴,则阳热自化。"

《张氏医通》指出,洪脉和滑数脉主热盛,邪热亢盛,痰热内结致高热不止,治疗宜表里结合。表证重者先解表,里证重者清里热。如果脉沉而有力,伴有腹满便秘、发热等胃肠实热证,为邪热积聚,经隧阻滞,治疗宜用苦寒下

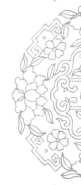

之。如果发热时间久而不退，脉象虚数无力，口中淡而无味，为血虚失于濡养，血本属阴，阴血不足，无以敛阳而引起发热，治疗应当益气养血。

4.《张氏医通·寒热门》"盛启东云：治热须辨真假，夫真热，则发热恶寒，脉数有力，按之更实，烦躁口渴，大便燥，小便赤涩，或利臭积，发言壮厉，不欲近衣者是也。亲乎表者宜发散，亲乎里者宜通泄。假热亦发热、恶寒，而足心不热，脉大而虚，按之微弱，身虽炽热而不躁不渴，或见狂妄躁渴而不能引饮，发过顷之即止，终不及声高詈骂者也。《经》曰寒热有真假，治法有逆从，此之谓也。"

《张氏医通》指出热证有真假，当病情发展到寒极或热极的时候，有时会出现一些与病理本质相反的"假象"，即所谓真寒假热、真热假寒。并指出真热假寒证的外在表现为四肢凉甚至厥冷、恶寒甚或寒战、神志昏沉、面色紫暗、脉沉迟或细数等似为阴寒证的表现，但其本质为热，故必有高热并胸腹灼热、口鼻气灼、口臭息粗、口渴引饮、小便短黄、舌红苔黄而干、脉搏有力等实热证的表现；真寒假热证的外在表现为自觉发热或欲脱衣揭被、面色浮如红妆、神志躁扰不宁、口渴咽痛、脉浮大或数等颇似阳热证的表现，但因其本质为阳气虚衰，必有胸腹无灼热、下肢厥冷、小便清长或下利清谷、舌淡等虚寒的证候。

九、清代吴鞠通《温病条辨》：病因、病机、辨证、治法

1.《温病条辨·上焦篇》"头痛恶寒，身重疼痛，舌白不渴，脉弦细而濡，面色淡黄，胸闷不饥，午后身热，状若阴虚，病难速已，名曰湿温。"

湿温之邪上犯在肺，表现为恶寒发热，身热不扬；湿邪易伤脾胃，以脾胃为病变中心，脾胃失运化之司则出现胸闷而无饥饿感；脾胃为后天气血之源，气血生化无源则出现面色淡黄，午后身热，脉细；湿邪传变较慢，病程长，难于速愈，湿邪困阻清阳，闭郁气化，出现头痛、身重疼痛。另外，湿邪偏重，衍生寒湿而损伤

阳气，出现舌白不渴，脉濡。凡外感湿热，因苦寒过剂，或抗生素使用过久，脾胃败伤；或平素过食膏粱厚味、甘腻等品，内湿停聚，复感外邪，易致湿热蕴结，病势缠绵，发热起伏难退，辨证需分清湿热孰多孰少，病位偏表偏里，有无宿滞兼夹。一般治疗虽多以芳化、宣渗、清解为主，但因湿热流连三焦，郁结少阳，若治法单一，往往热势难去。故治宜宣畅三焦，兼顾少阳，分清走泄，和解表里，使遏伏之邪得以透达，其热自退。

2.《温病条辨·中焦篇》："湿聚热蒸，蕴于经络，寒战热炽，骨骱烦疼，舌色灰滞，面目萎黄，病名湿痹。"

条文提出了湿痹的病名，湿痹病因病机为湿邪聚集不得外散，阻滞经络，里有湿热蒸迫，而出现寒战、内热炽盛、关节疼痛；寒湿久滞，不得布散，聚于中焦，而出现舌色灰滞，气血生化无源，面色萎黄。

3.《温病条辨·中焦篇》："脉洪滑，面赤身热头晕，不恶寒但恶热，舌上黄滑苔，渴欲凉饮，饮不解渴，得水则呕，按之胸下痛，小便短，大便闭者，阳明暑温，水结在胸也。"

条文指出湿阻中焦脾胃的特点：热重湿轻，脾气受困，气机郁滞，症见脉洪滑、面红、身热、不恶寒但恶热，湿邪上蒙清窍见头晕，胃失和降，浊气上逆，故舌上黄滑苔，中焦湿热互结，升清降浊受阻，则不欲饮水，水入即吐，湿热之邪结于胸下，不通则痛。

4.《温病条辨·中焦篇》："暑温伏暑，三焦均受，舌灰白，胸痞闷，潮热呕恶，烦渴自利，汗出溺短者。"

条文指出暑温与伏暑，三焦均可以受累，暑温病是夏季感受暑热病邪引起，初起以阳明暑热证候为主的急性外感热病，而伏暑是由暑热病邪或暑湿病邪郁伏发于秋冬季节的急性热病。两者同是感受暑热之气，只是发病季节不同，暑温发病首先至气分，伏暑发病为表里同病，症状均有潮热汗出、胸脘痞闷、恶心欲吐，烦渴不欲饮水，小便短，舌质灰白。

5.《温病条辨·上焦篇》："太阴风温、温

热、温疫、冬温，初起……但热不恶寒而渴者，辛凉平剂银翘散主之。温毒、暑温、湿温、温疟，不在此例。"

6.《温病条辨·上焦篇》："手太阴暑温，如上条证（指形似伤寒，右脉洪大，左手反小，面赤口渴），但汗不出者，新加香薷饮主之。"

7.《温病条辨·上焦篇》："太阴伏暑，舌白口渴，无汗者，银翘散去牛蒡、元参，加杏仁、滑石主之。""太阴伏暑，舌赤口渴，无汗者，银翘散加生地黄、丹皮、赤芍、麦冬主之。"

条文指出温邪犯手太阴肺经的症状及治法。若邪袭肺卫，发热不恶寒，口渴，用辛凉解表，宣肺泻热，方用银翘散治疗；若暑湿并重，右脉洪大，左手反小，面红口渴，汗不出者，治宜清暑祛湿解表，方用新加香薷饮治疗。秋冬季发暑温，口渴无汗，舌苔白，治宜银翘散去牛蒡子、玄参，加杏仁、滑石，舌红赤者，为热入营血，用银翘散加生地黄、牡丹皮、赤芍、麦冬清热凉血。

发热是银翘散主证之一，因四时风温或疫疠之邪侵入人体所致，病于表而客于肺，邪在卫分，卫气被郁，故而发热。换言之，温为阳邪，温邪入侵造成"阳胜"，故而出现了"阳胜则热"的病理变化，临床主要以伴随微恶寒、咽喉痛、脉浮数而识别，以辛凉之剂清解上焦。在银翘散制方中，重用金银花、连翘为君，辛凉透表，清热解毒，又芳香辟秽，体现了轻扬宣散清利上焦，轻以祛实之功。药证甚为合拍。

夏秋暑湿交蒸，易感暑湿夹杂，临床症状往往不一，或高热面赤，心烦口渴，或呕吐腹泻，或抽风昏厥，脉洪或数，或细或濡，舌质或红或紫，舌或白或黄，或厚或薄，治一般主张辛凉透暑，芳香化湿。临证时若忽视暑多夹湿这个特点，不注意分辨偏暑偏湿或暑湿并盛，用药如失去宣透、芳化，单从凉解入手，过投寒凉，则致阴邪阻遏，阳气被困，进而导致正虚邪陷，发热不退。

8.《温病条辨·寒疫论》："世多言寒疫者，究其病状则憎寒壮热，头痛骨节烦疼，暑发热而不甚渴。时行则里巷之中，病俱相类，若没

使者然。非若温病之不甚头痛，骨痛而渴甚，故名曰寒疫。"

这里描述了寒疫的临床表现和传染性及其与温疫之不同。寒疫以头痛、骨痛甚于温疫而不甚口渴为特点。

十、清代王孟英《温热经纬》：温热病发热规律

1.《温热经纬·叶香岩外感温热篇》："凡温病初感，发热而微恶寒者，邪在卫分。不恶寒而恶热，小便色黄，已入气分矣。若脉数舌绛，邪入营分。若舌深绛，烦扰不寐，或夜有谵语，已入血分矣。"

卫气营血辨证体系是叶天士根据病机的演变规律、病程发展的阶段性，结合《黄帝内经》有关卫气营血的论述，将其引申发挥而成的，对明确病变的深浅层次，确定证候类型及病变性质，从而确定治则治法具有重要意义。

2.《温热经纬·薛生白湿热病篇》："湿热证，始恶寒，后但热不寒、汗出、胸痞、舌白、口渴不引饮。""湿热证，壮热、口渴、自汗、身重、胸痞、脉洪大而长者，此太阴之湿与阳明之热相合。"

3.《温热经纬·薛生白湿热病篇》："湿热证，湿热伤气，四肢困倦，精神减少，身热气高，心烦溺黄，口渴自汗，脉虚者……"

4.《温热经纬·薛生白湿热病篇》："湿在表分，宜藿香、香薷、羌活、苍术皮、薄荷、牛蒡子等六味。头不痛者，去羌活。""湿在肌肉，不为汗解，宜滑石、大豆黄卷、茯苓皮、苍术皮、藿香叶、鲜荷叶、白通草、桔梗等味。不恶寒者去苍术皮。"

5.《温热经纬·薛生白湿热病篇》："此脉此证，自宜清暑益气以为治……余每治此等证，辄用西洋参、石斛、麦冬、黄连、竹叶、荷秆、知母、甘草、粳米、西瓜翠衣等以清暑热而益元气。"

薛生白提出素体中阳偏虚者，则邪从湿化，发为湿重热轻；素体中阳偏旺者，则邪从热化，发为热重湿轻。若素体阳气居中，则湿热并重，表现为太阴脾湿与阳明腑实相合。在

湿热偏重的季节,脾胃运化功能呆滞,容易导致内湿留困,一旦脾胃失调,内湿留滞,外来之湿热病邪即与脾胃内湿"同类相召"而侵入人体,发为湿温,表现为脾胃运化失常,湿饮内聚的一派症状。湿热的治疗要辨清湿与热孰轻孰重,审察三焦及卫气营血的部位,另外,注意病情的虚实转化,治疗上宜清热利湿,忌汗、忌下、忌用滋腻之品。

6.《温热经纬·余师愚疫病篇》:"疫证乃外来之淫热,非石膏不能取效……故笔之于书,名曰清瘟败毒饮。"

7.《温热经纬·余师愚疫病篇》:"初起之时,先恶寒而后发热,头痛如劈,腰如被杖,腹如搅肠,呕泄兼作,大小同病,万人一辙……追至两日,恶候蜂起,种种危证,难以枚举。"

疠气是六淫邪气中具有强烈传染性,并能激起播散、流行的一类致病因素。疠气分为温热性质和寒凉性质两大类,能引起温疫的发病、传染、流行。如疫毒疠邪所致的疫疹、时行疫疠所致的霍乱、痧邪所致的痧疾等。疠气致病力强,多从口鼻而入,多以恶寒、急性发热为首发症状,并有特异的病变部位,传染性强,易引起流行,病重多变,传变迅速。治疗须注重清热解毒。

8.《温热经纬·叶香岩外感温热篇》:"在表,初用辛凉轻剂。挟风,则加入薄荷、牛蒡之属;挟湿,加芦根、滑石之流。或透风于热外,或渗湿于热下,不与热相搏,势必孤矣。""在卫汗之可也,到气才可清气,入营犹可透热转气,如犀角、元参、羚羊角等物,入血就恐耗血动血,直须凉血散血,加生地、丹皮、阿胶、赤芍等。否则前后不循缓急之法,虑其动手便错,反致慌张矣。"

9.《温热经纬·叶香岩外感温热篇》:"舌纯绛鲜色者,包络受病也。""营分受热则血液受劫,心神不安,夜甚无寐,或斑点隐隐。"

10.《温热经纬·叶香岩外感温热篇》:"营分受热即撤去气药。如从风热陷入者,用犀角、竹叶之属。如从湿热陷入者,犀角、花露之品,参入凉血清热方中。若加烦躁,大便不通,

金汁亦可加入。老年或平素有寒者,以人中黄代之,急急透斑为要。"

11.《温热经纬·叶香岩外感温热篇》:"再论其热传营,舌色必绛。绛,深红色也,初传绛色,中兼黄白色,此气分之邪未尽也。"

12.《温热经纬·叶香岩外感温热篇》:"若烦渴烦热,舌心干,四边色红,中心或黄或白者,此非血分也,乃上焦气热烁津。"

温邪一旦入侵人体,一是防御功能被激发,出现一系列的抗邪反应,二是温邪导致卫气营血功能失调及实质损害。卫气营血各阶段的病理不同,因此治疗各异。在卫发汗,在气清气,入营透热转气,入血应凉血散血。卫气营血与三焦辨证是相互关联的,但又有所不同。卫分的病变关系着手太阴肺,气分的病变与中焦阳明胃肠、足太阴脾等相关联,营分病变与上焦厥阴心包联系,血分病变也与上焦厥阴心包相关联,与足少阴肾及足厥阴肝也有一定关系。

"卫之后方言气,营之后方言血",这是温病的一般传变规律。但温邪热毒入侵卫分证较少见或停留短暂,大多直犯气分或营血。如败血症、大叶性肺炎以及疮痈疔毒等病,发病短期内即出现寒战、高热、烦渴、汗出、舌红苔黄甚则发斑、谵妄等气分热炽或气营两燔的里热实证。治宜大剂清解凉营,直折热势。即使是兼有表证,也只宜在清解剂中酌加辛凉透达之品。如治疗"卫分罢,方治气,气分罢,方治营",拘泥用药,多易贻误病机,不能阻断病势发展。清解之药,性多苦寒,用量较大,易伤脾胃,可酌配适量和胃运达之味以助吸收,这样才能充分发挥效能。多选用蒲公英、金银花、鱼腥草等清解之品,其败胃作用较小,且效力并不逊于芩、连之辈。

营血证是病邪在气分不得清泄,或邪热直中所致,"若脉数舌绛,邪入营分"。身热夜甚,成因有二:其一,邪热入营,营阴受伤;其二,夜属阴,阳气昼行于阳,夜行于阴,阴分本有热邪,阳入于阴加重阳热,因而身热夜甚。舌绛干、脉细数均邪热入营受损所致。故当用清营

汤治疗,方中清营解毒法和清气泻热互用,为"入营犹可透热转气"之法。若营热深陷血分,临床以身热、谵语、斑疹、舌绛起刺等为主,身热为伏热自营血外发所致。心肝受病,有邪热动血、痉厥之变,病情危笃,据叶天士"入血就恐耗血动血,直须凉血散血"之法,当选犀角地黄汤清热解毒、凉血。

十一、清代柳宝诒《温热逢源》:伏暑发热

1.《温热逢源·论伏气发温与暴感风温病原不同治法各异》:"冬时伏邪,郁伏至春夏,阳气内动,化热外达,此伏气所发之温病也。另有一种风温之邪,当春夏间感受温风,邪郁于肺,咳嗽发热,甚则发为痧疹,《内经》所谓风淫于内治以辛凉,叶氏《温热论》所谓温邪上受首先犯肺者,皆指此一种暴感风温而言也。"

2.《温热逢源·详注难经伏气发温诸条》:"邪伏少阴,随气而动,流行于诸经,或乘经气之虚而发,或挟新感之邪气而发。其发也,或由三阳而出;或由肺胃。最重者热不外出,而内陷于手足厥阴;或肾气虚,不能托邪,而燔结于少阴"。

3.《温热逢源·论伏气发温与暴感风温病原不同治法各异》:"伏气由内而发,治之者以清泄里热为主,其见证至繁且杂,须兼视六经形证,乃可随机立法。暴感风温,其邪专在于肺,以辛凉清散为主;热重者,兼用甘寒清化。其病与伏温病之表里出入,路径各殊;其治法之轻重深浅,亦属迥异。"

此处提到伏气发温即伏暑,伏暑的发病病因是暑邪。夏月感受暑邪,郁伏于体内,未即时发病,至深秋或冬月,由当令时邪触动诱发而成伏暑,以发病急骤,病情深重,病势缠绵为特征。本病起病既有高热、心烦、口渴、脘痞、苔腻等暑湿郁蒸气分,或高热、烦躁、口干不甚渴饮、舌赤等暑热内炽、营分里热见证。本病发病季节有秋冬迟早不同,加之初起即有明显的里热证,因而又有晚发、伏暑晚发、伏暑秋发、冬月伏暑等名称。伏暑的治疗早期即以清里热为着眼点,虽有当令时邪触发而见表证,

也应以清泻里热为主,兼以透表;暑湿郁伏而初发于气分者,当清暑化湿,兼以透表;暑热郁伏而发于营分者,当清营凉血、化瘀解毒,兼以透表。

十二、清代周学海《读医随笔》:瘀血发热

《读医随笔·瘀血内热》:"盖人身最热之体莫过于血,何则?气之性热,而血者气之室也,热性之所附丽也……血之热积而独厚,其体燔灼。"

温邪深入血分,病变已属极期或后期,病情危重,以动血耗血,瘀热内阻为主要病机变化。一是血分热毒过甚,血络损伤,经血沸腾,离经妄行,上下内外泛溢,形成多部位、多窍道急性出血;二是血热炽盛,血为热搏,瘀热互结,炼血耗血,脉络内形成广泛的瘀血阻滞;三是瘀血内阻,上扰心神。可见血分证病情危重凶险。温病气分证可能存在血瘀之病理变化,临床应重视运用活血化瘀之品,方能进一步提高疗效。

十三、清代王燕昌《王氏医存》:治疗时机

《王氏医存·身热不退辨》:"瘟疫表证未得汗解,里证未得下解,或半表半里证未得和解,或肺、胃热盛未得疹出,或心、脾热盛未得斑出,或三焦、小肠热盛未得尿利,或热痰结胸未得化吐,或湿热沁肉未用山栀、茵陈,或新停食于胸胃未得楂、曲、枳壳、厚朴,及一切凝滞未利之证,皆能常作身热不退,务加察也。"

此处指出瘟疫之病应该根据邪之所在,早拔去病根为要。乘人气血未乱,肌肉未消,津液未耗,病人不致危殆,投剂不要掣肘。吴又可指出:能知以物制气,一病只需一物之到,而病自已,不烦君臣佐使之劳矣。又指出:因邪而发热,但能治其邪不治其热,而热自已。因此治病要先治病因,瘟疫之病发展迅速,应及时治疗,要注意观察病情的变化。

十四、清代程杏轩《医述》:发热类型

《医述·伤寒提钩发热》:"发热者,热无休

止者也。""寒热者,寒已而热,热已而寒,相继而发也。""潮热者,时热时止,如潮汛不失其时也。"

此处讲述了发热的几种类型。从大的方面来讲,发热可分为急性发热和长期发热,前者多为外感病邪所致,后者常由内伤而阴阳失调所致,上文讲的"热无休止"即是长期发热。从具体类型来讲,发热分为:一是发热恶寒,发热与恶寒同时存在,为外感表证的表现;二为寒热往来,恶寒与发热交替出现,为邪在少阳,枢机不利的表现,即上文讲述的"寒已而热,热已而寒";三为阴虚发热,即午后潮热或夜间发热,一般无汗,正如"潮汛"发有其时,为邪热传营,劫烁营阴的表现。

十五、清代秦皇士《伤寒大白》:汗法应用

《伤寒大白·发热》:"发热无汗,表散不得外泄者,宜发汗解表。发热有汗,里热蒸汗自出者,宜清里退热。又汗出身热,微恶风寒,脉见浮大者,此汗出邪不出,尚宜发表。又发热无汗,时或汗出,则热暂退,少顷汗干,或停一日半日,又复发热,仲景但坐以汗出不彻,宜再发汗。更有发热无汗,不恶风寒,脉见沉数者,此里热火闭,不能作汗外解,清其里热,则汗出身凉。"

此处提出发汗法的运用法则。《伤寒论》认为在病情中存在表证,可以用发汗方法,但是如果出现阳虚或营血不足,虽患表证,不可发汗;若出现太阳、阳明并病,宜小发汗,先解表邪再清里热,此为太阳病发汗不彻底,不仅太阳表证未解,反而使原来之无汗变为续自汗出,原来之恶寒变为不恶寒,这是病邪化热入里,转属阳明之象,因此宜小发汗。当表里同病时,基本上以先解表后攻里为顺。

十六、清代戴天章《广温疫论》:治法

《广温疫论·汗法》:"总之疫邪汗法,不专在乎升表,而在乎通其郁闭,和其阴阳。郁闭在表,辛凉辛寒以通之;郁闭在里,苦寒攻利以通之;阳亢者,饮水以济其阴,阴竭者,滋润以

回其燥;气滞者开导血凝者消瘀,必察其表里无一毫阻滞,乃汗法之万全。"

此处指出疫邪治疗,主要在于祛邪,通其郁滞,温病的治疗大法主要有泄卫透表、清解气热、和解表里、清营凉血、通下逐邪、开窍息风、滋阴生津、固脱法和外治法等,根据病位、病性的不同,选择不同的方法。

十七、清代杨栗山《伤寒瘟疫条辨》:温病发热治法

1.《伤寒瘟疫条辨·温病脉证辨》:"(温病)治法急以逐秽为第一义。上焦如雾,升而逐之,兼以解毒;中焦如沤,疏而逐之,兼以解毒;下焦如渎,决而逐之,兼以解毒。恶秽既通,乘势追拔,勿使潜滋。"

上述条文讲述了三焦病变的治疗原则,指出治疗以祛邪为第一要义。上焦治疗宜泄卫透表,兼以清解气热;中焦宜去湿清热、清营凉血,兼以清热解毒等法;下焦宜逐下通邪,兼以清热解毒。

根据"热由毒生"之理,近年来,对外感热病的治疗,突出了清热解毒法。新近研究提示:细菌内毒素是许多温病卫气营血证候表现及传变顺逆的重要因素,清热解毒方药则能明显改善其毒血症状。电镜检查也表明:清热解毒方药可直接破坏大肠杆菌内毒素的超微结构,使其崩解。因此,应用清热解毒药治疗多种重症感染毒血症,能收到良好疗效。所以清热解毒方药抗病原微生物毒素所致的毒害是中医药治疗感染性发热独具的优势。

近年药理研究表明,清热解毒药在体外的抑菌、杀菌、中和细菌毒素和抗病毒作用的有效浓度是体内难以达到的,其治疗作用是抗感染、抗炎、解毒、促进机体免疫功能的共同结果,对血流动力学和微循环的改善有良好影响,从而不利于病原微生物的生长,有助于抗感染免疫功能的发挥。

2.《伤寒瘟疫条辨·发热》:"如发热气喷如火、目赤舌黄、谵语喘息,为热之重者,加味凉膈散、增损三黄石膏汤之类。如发热厥逆,舌见黑苔,则热之极矣,加味六一顺气汤、解毒

承气汤,大清大下之。"

如果出现热入气分的阳明腑实证,即高热谵语、目赤、舌苔黄腻、喘息者,为热重,用加味凉膈散、增损三黄石膏汤治疗;如果发热更重,可见全身厥冷,舌红苔黑,治疗当泄腑清热,方用加味六一顺气汤、解毒承气汤。

中医理论认为肺属上焦,主皮毛,又与大肠相表里,邪热易通过肺下传大肠,形成腑实热结。而大黄性味苦寒,入脾、胃、大肠经,所以对表里俱热及寒邪化热以后的患者,配伍大黄通腑泻热,则是上病下取,导热下行的治疗方法,使邪热从大便而出,有助于表邪的解除。现代药学研究证实大黄有抗菌消炎的作用。温热之邪最能损伤津液,而大黄性味苦寒,苦寒之品也易伤阴,且大黄作用较峻烈,故在用大黄通腑泻热时也易使阴津损伤,所谓"存得一分津液,便有一分生机",因此,对于症见口鼻干、咽干、舌燥的高热患者,在用大黄通腑泻热的同时配伍玄参、麦冬、地骨皮等清热滋阴之品,则是育阴清热,又有助于克服大黄伤阴之弊,使通下而不伤阴,邪去正复,体现了中医攻补兼施的辨证整体观。

十八、清代陆廷珍《六因条辨》:春温

1.《六因条辨·春温条辨》:"春温初起,头痛身疼,无汗恶寒,发热目赤,口渴舌白,脉浮数,此温邪袭卫。"

2.《六因条辨·春温条辨》:"春温汗多,不恶寒,反恶热,口渴烦闷,舌黄脉洪,此邪传阳明气分。"

3.《六因条辨·春温条辨》:"春温舌绛或黑,谵妄烦躁,神昏脉促,斑疹紫黑,此热入血分。"

4.《六因条辨·春温条辨》:"此属阳明气热,宜用大剂白虎汤辛寒清胃。如无汗而舌淡黄者,不可用也。"

5.《六因条辨·春温条辨》:"阳明腑热,宜用大剂白虎汤加犀角、连翘、元参、人中黄、竹叶;若大便闭结,频转矢气者更加大黄元明粉,缓攻清热也。"

6.《六因条辨·春温条辨》:"……热传心营,宜用鲜生地、鲜石斛、鲜玉竹、元参心、连翘心、鲜菖蒲、竹叶、牛黄丸等味,清营透邪也。"

7.《六因条辨·春温条辨》:"热入血分,宜用犀角地黄汤加元参心、连翘心、鲜石斛、鲜菖蒲、紫草、至宝丹等味,凉血清热也。"

春温是由温热病邪内伏而发,以起病即见里热证候为特征的急性热病。当温邪侵袭,卫营同病时,表现为卫营失常,故发热而微恶风寒,邪气侵犯经络,则头痛身疼,热伤营阴则口渴;而邪传阳明气分,表现为伏邪盛于气分,热在阳明,正邪剧争,热势亢盛,见壮热,阳明之脉荣于面,邪热循经上蒸,则面赤,热盛逼津外泄而汗多,热盛扰乱心神则心烦,渴喜凉饮为津伤所致,舌苔黄、脉象洪大为热盛津伤之证,治以清热生津,用白虎汤加味。热入营血分是由伏邪内发,炽盛于气营血,导致热毒内盛,扰动营血,灼伤血络,迫血妄行,故见发斑、吐衄、烦躁、舌绛、脉数,治疗宜清营凉血,方用玉女煎加减;热入血分可见血分热毒炽盛,迫血妄行,热灼血分而见身体灼热,伏热内扰心神则躁扰不安,甚或昏狂谵妄,热伤血络,迫血外溢肌肤,故斑疹密布,热伤阳络,血上溢则吐血衄血,舌质深绛、脉数为热毒已入血分之象,治疗宜凉血散血,清热解毒,方用犀角地黄汤加减。

十九、清代俞根初《通俗伤寒论》:疫疠发热、伏邪病位

1.《通俗伤寒论·伤寒兼疫》:"春应温而反寒,夏应热而反凉,感而为病。长幼率皆相似,互相传染。其所以传染者,由寒气中或挟厉风,或挟秽湿。病异与伤寒相类,而因则同中有异。"

疫气为非时行之气,不可以年岁四时为拘,非五运六气所能定。吴又可指出:"病疫之由,昔以为非其时有其气。"发病季节不同,病邪性质也有区别。

2.《通俗伤寒论·伏暑伤寒》:"(证)邪伏膜原,外寒搏束而发者,初起头痛身热,恶寒无汗,体痛肢懈,脘闷恶心,口或渴或不渴,午后较重,胃不欲食,大便或秘或溏,色如红酱,溺

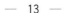

黄浊而热。（脉）左弦紧，右沉滞。"

3.《通俗伤寒论·伏暑伤寒》："邪伏膜原而在气分，先以新加木贼煎，辛凉微散以解外。"

此处提到伏邪的部位，认为邪伏膜原。对于伏邪部位，历代医家认识不一，归纳起来大致有：①肌肤（王叔和）。②肌骨（巢元方）。③膜原（吴又可、蒋宝素等）。④少阴肾（柳宝诒）。⑤邪伏部位随体质因素不同而各异。⑥伏邪部位三纲鼎立学说，即冬伤于寒，寒邪伏在肌肤；冬不藏精，邪气伏在少阴；冬不藏精复冬伤于寒，则病邪伏于肌肤之间及少阴，至春月两邪同发（喻嘉言）。伏邪如由外感引发，可同时伴见表证。伏邪为病，一般病程较长，病势较重，变证较多，难于速愈，治疗针对郁热伤阴，采取清、养、透的原则，其中以清泄里热为主。吴又可对邪在膜原者应用疏利透达方药达原饮，使邪结渐开，分离膜原；传入胃腑者，用承气辈攻下逐邪。他认为急证急攻，勿拘结粪，攻邪配合解表解毒。

二十、清代戴天章《重订广温热论》：寒热错杂

《重订广温热论·论温热兼证疗法兼寒》：

"热重寒轻者，烦躁口臭症多，无汗恶寒火少，则当以荷杏石甘汤、葱豉白虎汤、栀豉苓葛汤选用，或六神通解散尤捷。寒重于热者，恶寒无汗火甚，烦躁火轻，则宜用苏羌饮、葱豉加葛根汤等，先散其外束之新寒。若在冬令，寒束于外，既无汗恶寒，邪郁于内，复见烦躁者，麻杏石甘汤亦可正用。若挟寒湿，九味羌活汤去生地，最为的当。"

此处提到对于温热病寒热错杂的治疗。戴天章认为热重于寒，症状上出现烦躁口渴、出汗，无恶寒，治疗以清泄里热为主，方用荷杏石甘汤、葱豉白虎汤、栀豉苓葛汤或六神通解散；若寒重于热，症状多表现为恶寒、无汗，少有烦躁，治疗当先散寒邪，方用苏羌饮、葱豉加葛根汤；若见到外寒内热证，可用双解汤或麻杏石甘汤；若兼有寒湿证，用九味羌活汤去生地黄，散寒去湿。这里明确提出温热证可以兼有寒证、寒湿证，病变重点不同，治疗各异。

（周迎春　鄢　文　陈红梅　胡昌磊）

第二节　暴　喘

暴喘是指由肺气壅闭而引起猝发的呼吸急促和窘迫证。临床表现为：突发呼吸急促和窘迫，鼻翼扇动，甚则张口抬肩，口唇和爪甲青紫，大汗淋漓，烦躁不安，便秘腹胀；或伴寒战高热，四肢厥冷，神志昏冒，呕血便血，舌红或青紫，脉象初为数急，后脉微欲绝。一旦发病，均呈危重，可导致数日内死亡。暴喘之病名始见于《中藏经》："不病而暴喘促者，死。"本病病情极为危重，历代医家均很重视。如清代张璐《张氏医通》曰："即暴喘腹胀，大便实者，方可用药。加以溏泄，必死勿治。此阴火暴逆于手足太阴，所以喘胀。肾气失守，所以便溏。其人虽强，不久当呕血而死。"西医学所称成人呼吸窘迫综合征、急性左心功能衰竭等，可参照本节内容诊治。

一、《黄帝内经》：病因病机

1.《素问·逆调论》："夫不得卧，卧则喘者，是水气之客也。"

2.《素问·水热穴论》："故水病下为胕肿大腹，上为喘呼不得卧者，标本俱病，故肺为喘呼，肾为水肿，水气之所留也。"

水气喘为水气犯肺致喘。《黄帝内经》认为，水气喘的病变与肺、肾、胃最为相关，它包

括肾虚水冷致喘、水气射肺致喘、水气犯胃致喘。喘呼不得卧，卧则喘益甚，并见腹大胫肿，是水气喘的特点。

3.《素问·脉要精微论》："肝脉搏坚而长，色不青，当病坠若搏，因血在胁下，令人喘逆。"

血瘀喘为瘀血乘肺致喘。高士宗《素问直解》曰："血在胁下，则枢机不利，升降不和，故令人喘。"其人有跌仆搏击外伤史，其喘伴见胸胁痛，痛处固定不移，且舌质紫而有瘀点，即为本证特点。后世治此证，法主祛瘀血，降气平喘。治疗上，李用粹在《证治汇补》中提出用二味参苏饮，唐容川在《血证论》中主张用葶苈大枣泻肺汤加苏木、蒲黄、五灵脂、童便。

4.《素问·厥论》："阳明厥逆，喘咳身热。"

5.《灵枢·经脉》："肺手太阴之脉，是动则病肺胀满。"

6.《素问·逆调论》："不得卧而息有音者，是阳明之逆也，足三阳者下行，今逆而上行，故息有音也。"

7.《素问·阳明脉解论》："阳明厥则喘而惋，惋则恶人。"

8.《素问·太阴阳明论》："入六腑则身热不时卧，上为喘呼。"

《黄帝内经》反复强调阳明厥逆而致喘，对实喘病因强调热邪致喘，病位强调肺与阳明，病机强调气机逆乱。这在临床上确有很重要的意义，为后世通腑法治疗喘证提供了理论依据。

总之，《黄帝内经》虽未提及暴喘之名，但在不同篇章中对暴喘的病位、病因与病机均有论述，为后世诊治暴喘奠定了基础。

二、汉代张仲景《伤寒论》:病因辨证

1.《伤寒论·辨阳明病脉证并治》："夫实则谵语，虚则郑声……直视，谵语，喘满者，死，下利者，亦死。"

条文论述了阳明腑实重证出现喘满之证，即阳明喘证。阳明喘证为邪热内陷，热壅气滞，不得通降所致。部位在腹，多为腹满而喘。临证时应分里实已成和未成，而分别采取攻下

或清热之法。同时应注意，若见喘而兼有直视谵语等神明被扰之象，则属阳明危重证。

2.《伤寒论·辨少阴病脉证并治》："少阴病，六七日，息高者死。"

少阴病日久，肾阳虚衰，肾不纳气，肾气衰于下，肺气脱于上，病情危笃，有阴阳离绝之势，预后不良。

3.《伤寒论·辨厥阴病脉证治》："下利，手足厥冷，无脉者，灸之，不温，若脉不还，反微喘者，死。"

厥阴喘证与上条机制基本相同。微喘为阳气竭绝于下，而真气越脱于上，肺肾之气俱竭所致，亦属阴阳离绝之危候，当急服大剂参附、四逆汤之类以扶阳救阴。

三、宋代严用和《重订严氏济生方》:病因辨论

《重订严氏济生方·喘论治》："将理失宜，六淫所伤，七情所感，或因坠堕惊恐，渡水跌仆，饱食过伤，动作用力，遂使脏气不和，荣卫失其常度，不能随阴阳出入以成息，促迫于肺，不得宣通而为喘也……更有产后喘急，为病尤亟……"

严用和对喘证病因病机的阐述，较之前人更为全面，不仅强调外感、内伤、七情可导致喘证，而不内外因如损伤、产后等原因也可以导致喘证，是对喘证病因病机认识的深化并认识到产后暴喘为急危重症。

四、宋代杨士瀛《仁斋直指方论》:痰浊致喘

《仁斋直指方论·喘嗽方论》："惟夫邪气伏藏，痰涎浮涌，呼不得吸，于是上气促急。"

杨士瀛对痰浊引起的喘证进行了描述：急慢性疾病影响于肺，致肺气受阻，气津失布，津凝痰生，肺气不得宣降，因而上逆作喘。这使得对喘证病因病机的认识日趋完善。

五、元代朱丹溪《丹溪心法》:病机

《丹溪心法·喘》："六淫七情之所感伤，饱食动作，脏气不和，呼吸之息不得宣畅而为喘

急。亦有脾肾俱虚,体弱之人,皆能发喘。又或调摄失宜,为风寒暑湿邪气相干,则肺气胀满,发而为喘;又因痰气,皆能令人发喘。"

宋代以前喘、哮常合并论述,混称为喘;至金元时期,各医家著书立说,互有启发,互相补充。朱丹溪博采众家,首次将哮、喘明确分开,作为两个独立的病名分别论述。他并提出内伤诸因致喘的证治,认识到六淫、七情、饮食所伤、体质虚弱皆为喘证的病因。

六、明代秦景明《症因脉治》:产后及外伤致暴喘

1.《症因脉治·附产后内伤喘》:"临产去血过多,荣血暴竭,卫气无主,此名孤阳无阴。若恶露不行,上冲肺胃,又名恶血攻心。二者皆令人喘也。"

条文论述了产后恶露不行,气血虚伤,脏腑不和,败血冲心,上搏于肺,气血横逆,壅塞于肺而发为喘证。现代医学认为,孕妇在生产过程中,由于羊水、血栓、胎粪等形成小栓子沉积在肺毛细血管,导致急性肺水肿而发为急性呼吸窘迫综合征。

2.《症因脉治·伤损喘逆》:"张口抬胸,喝喝喘急,不能接续,或胸胁作痛,或吐紫血,此伤损喘逆之症也。"

跌仆外伤,轻者伤及骨肉血脉,重者损及五脏六腑,脏伤则真气受损,腑伤则气伤不通,引起气机逆乱,升降失常,水湿停聚于肺,肺失肃降而暴喘。尤其是严重的外伤或挤压伤,可有败血形成,循经入肺贯心,壅塞于肺,肺失肃降之权,水津不布,血脉不行,为痰为饮,与瘀血相结,壅塞肺气,升多降少而发为暴喘。

七、明代张景岳《景岳全书》:病机虚实及辨证论治

1.《景岳全书·杂证谟·喘促》:"实喘之证,以邪实在肺也。肺之实邪,非风寒则火邪耳。火之炽盛,金必受伤,故亦以病肺而为喘。"

2.《景岳全书·杂证谟·喘促》:"凡虚喘之证,无非由气虚耳。气虚之喘,十居七八,但

察其外无风邪,内无实热而喘者,即皆虚喘之证。若脾肺气虚者,不过在中、上二焦,化源未亏,其病犹浅;若肺肾气虚,则病出下焦,而本末俱病,其病则深。"

3.《景岳全书·杂证谟·喘促》:"盖实喘者有邪,邪气实也;虚喘者无邪,元气虚也。实喘者,气长而有余;虚喘者,气短而不续。实喘者,胸胀气粗,声高息涌,膨膨然若不能容,惟呼出为快也;虚喘者,慌张气怯,声低息短,皇皇然若气欲断,提之若不能升,吞之若不相及,劳动则甚,而惟急促似喘,但得引长一息为快也。"

张景岳首次将喘证分为实喘和虚喘两类,并从病因病机、症状上加以详细鉴别,这对后人关于喘证的临床辨证是很有指导意义的。同时喘病由于起病新久之差、虚实之不同,故病位有浅深、病情有轻重之别。

4.《景岳全书·杂证谟·喘促》:"凡风寒外感,邪实于肺,而咳喘并行者,宜六安煎加细辛或苏叶主之。若冬月风寒感甚者,于本方加麻黄亦可,或用小青龙汤、华盖散、三拗汤之类主之。外感风寒,内兼微火而喘者,宜黄芩半夏汤主之。若兼阳明火盛,而以寒包热者,宜凉而兼散,以大青龙汤或五虎汤、越婢加半夏汤之类主之。"

5.《景岳全书·杂证谟·喘促》:"外无风寒,而惟火盛作喘,或虽有微寒,而所重在火者,宜桑白皮汤或抽薪饮之类主之。"

6.《景岳全书·杂证谟·喘促》:"痰盛作喘者,宜宜治痰,如二陈汤、六安煎、导痰汤、千缗汤、滚痰丸、抱龙丸之类,皆可治实痰之喘也。"

7.《景岳全书·杂证谟·喘促》:"气分受邪,上焦气实作喘,或怒气郁结伤肝,而人壮力强,胀满脉实者,但破其气,而喘自愈。宜廓清饮、四磨饮、四七汤、萝卜子汤、苏子降气汤之类主之。或阳明气秘不通而胀满者,可微利之。"

8.《景岳全书·杂证谟·喘促》:"老弱人久病气虚发喘者,但当以养肺为主。凡阴胜

者,宜温养之,如人参、当归、姜、桂、甘草或加以芪、术之属。"

9.《景岳全书·杂证谟·喘促》:"若火烁肺金,上焦热甚,烦渴多汗,气虚作喘者,宜人参白虎汤主之。若火在阴分,宜玉女煎主之。然惟夏月或有此证。若阴虚自小腹火气上冲而喘者,宜补阴降火,以六味地黄汤加黄柏、知母之类主之。"

10.《景岳全书·杂证谟·喘促》:"阳胜者,宜滋养之,如人参、熟地、麦冬、阿胶、五味子、梨浆、牛乳之属。"

喘证有不同的病因病机,相应治则治法亦当随之改变。条文提出解表法、治痰法、通下法、补肾法、补肺法、理气法等,并一一详加论述,体现了"寒则热之""热则寒之""虚则补之""实则泻之""攻补兼施"等原则;喘病有新旧、轻重、虚实之异,因此治则上亦须针对不同情况分别论之。

八、清代程国彭《医学心悟》:治则

《医学心悟·喘》:"假如风寒外客而喘者,散之。直中于寒而喘者,温之。热邪传里,便闭而喘者,攻之。暑热伤气而喘者,清而补之。湿痰壅遏而喘者,消之。燥火入肺而喘者,润之。此外感之治法也。""若夫七情气结,郁火上冲者,疏而达之,加味逍遥散。肾水虚而火上炎者,壮水制之,知柏八味丸。肾经真阳不足而火上泛者,引火归根,桂附八味丸。若因脾虚不能生肺而喘者,五味异功散加桔梗,补土生金。此内伤之治法也。"

条文详述了不同病因导致的喘证的治疗原则及方药。喘证常由多种疾患引起,此处列举了外感六淫、七情气结、肾之阴阳亏损及脾虚及肺四种病因导致的喘证的治疗大法及方药,以供临床参考。

九、清代沈金鳌《杂病源流犀烛》:危证

《杂病源流犀烛·咳嗽哮喘源流》:"喘因邪多,而其原未有不由虚者,元气衰微,阴阳不接续,最易汗脱而亡,一时难救。古人言诸般

喘证,皆属恶候是也。盖人身气血阴阳,如连环式样一般,两圈交合之中,一点真阳,命也。牵扯和匀即呼吸调息也,若不接续,即见鼻扇唇青、掀胸抬肚、张口摇肩等状,脉亦不续,无神即死,故凡喘皆不可忽视也。"

条文提出喘证危候的病机乃为阴阳不和,孤阳欲脱,此时不仅呼吸喘促,更能影响血脉,导致脉亦不续。令当急救。

十、清代林珮琴《类证治裁》:喘与胀的鉴别及喘证论治

1.《类证治裁·喘症论治》:"喘与胀二症相因,皆小便不利,故喘则胀,胀尖喘。先喘后胀者,治在肺;先胀后喘者,治在脾。"

林珮琴认为喘与水肿腹胀有密切的联系,都是因为小便不利,水液停留于胸腹所致。根据喘与胀出现的时间不同,治疗亦不同。先喘而胀者,治疗当以宣肺利水,取"肺为水之上源""肺主通调水道"之意。先胀而后喘者,乃中焦脾土不运,水饮停留于胸胁间所致,治疗当以健脾利水为主。

2.《类证治裁·喘症论治》:"感暑暍火盛而喘,香薷饮、白虎汤。"

3.《类证治裁·喘症论治》:"痰喘尖涤其源,气郁生涎,温胆汤。火动生痰,清膈煎。怒喘兼平其气,四七汤。"

4.《类证治裁·喘症论治》:"水病喘满,肾邪犯肺,宜通阳泄浊,真武汤合四郁散去白术。""若肺受邪,则失降下之令,以致水溢皮肤,而生肿满。此喘为本,肿为标,治宜清金降气为主,而行水次之。如脾主肌肉,恶湿克水,若脾虚不能制水,则水湿妄行,外侵肌肉,内壅滞上,使肺气不得下降,而喘乃生。此肿为本,喘为标,当实脾行水为主,而清金次之。"

5.《类证治裁·喘症论治》:"若血入肺,面赤,喘欲死,参苏饮。如败血冲心,胸满上气,逐其败血,喘自定,血竭散。"

6.《类证治裁·喘症论治》:"肾阳虚而气脱,孤阳浮越,面赤烦躁,火不归元,七味地黄丸加人参、麦冬。肾不纳气,身动即喘,阴阳枢纽失交,急须镇摄,肾气汤加沉香。""阳虚宜温

养、参、耆、归、术、茯神、莲子、山药、灸草。阴阳不交，摄纳下元，海参胶、淡菜胶、熟地黄、茯苓、牛膝、远志、骨脂、青盐、石英。"

7.《类证治裁·喘证论治》："如肺虚金燥，生脉散。胃虚阳升，人参五味汤加茯苓、灸甘草。肾阴亏而精伤，冲任经虚，丹田火炽，肺金受烁，大剂六味汤加麦冬、五味……阴虚宜滋养，熟地黄、山茱萸、五味、阿胶、枸杞子、胡桃肉、蛤蚧尾。"

喘证是一种本虚标实、上盛下虚的证候。发作期以标实为主，缓解期以本虚症状常见，多为虚喘。由于喘病所涉及病变脏腑不同，故治则治法亦有不同。有表邪则当解表，肺实则须泻肺，有痰者则治痰，有虚者则补之。此处林珮琴更添加了喘病重症肾不纳气之治法。

十一、清代吴谦《医宗金鉴》：急证

《医宗金鉴·杂病心法要诀·喘急死证》："喘汗润发为肺绝，脉涩肢寒命不昌，喘咳吐血不得卧，形衰脉大气多亡。"

此处着重详述了不同病机的四种急喘危候，从汗、痰、喘、形、脉等方面分别描述，临床上亦每多验证。此时自当急救。

十二、清代吴鞠通《温病条辨》：治法方药

1.《温病条辨·上焦篇》："手太阴暑温，或已经发汗，或未发汗，而汗不止，烦渴而喘，脉洪大有力者，白虎汤主之；脉洪大而芤者，白虎加人参汤主之；汗多，脉散大，喘喝欲脱者，生脉散主之。"

2.《温病条辨·中焦篇》："喘促不宁，痰涎壅滞，右寸实大，肺气不降者，宣白承气汤主之。"

温热外邪侵袭，气分热盛，热邪伤肺，肺气受伤，肺气上逆而成暴喘。肺与大肠相表里，热邪入里化燥，与肠道糟粕搏结，燥屎内阻，腑气不通，浊气不得下泄而上熏于肺，气机有升无降，遂使喘逆更甚。尤其夹痰热壅肺时，痰浊壅塞，肺气闭阻，上焦不宣，中焦不运，大肠传导失职，其喘尤甚。若感受疫毒时邪，直犯营血，攻心犯肺，一则肺体受伤，肺气内闭，不容呼吸，二则心气受伤，血脉痹阻，不能注肺而循呼吸，发为暴喘。

十三、清代高秉钧《疡科心得集》：邪毒致喘

《疡科心得集》："外证虽有一定之形，而毒气之流行亦无定位。故毒入于心则昏迷，入于肝则痉厥，入于脾则腹疼胀，入于肺则喘嗽。"

疗疽痈疡诸病，可因热毒炽盛，正不胜邪，发生疗疮走黄。此时热毒攻心犯肺，肺无肃降之力，气逆于肺，肺举叶张，可致喘逆、神昏、皮下瘀斑等。喘促为痈疽的恶候之一。

十四、清代何梦瑶《医碥》：病因病机、治法方药

《医碥·喘哮》："寒束热成痰者，陈皮汤，天寒加桂枝。乍进乍退，得食则减，食已即喘，是痰火，桔梗二陈汤。动作便有痰声，是痰，定喘汤加瓜蒌，三服后照痰证治之，甚者神仙住喘汤止喘。""肺气虚者人参、五味、阿胶之属。人参为末，鸡子清投新水，调下一钱。劳即喘者，胡桃（不去衣）九钱，人参一钱，杏仁（去皮尖）二钱，姜、枣煎，带渣服……若肾火虚者，下焦阴寒之气，逼其浮阳上越作喘。外证面赤，烦躁，脉浮大而数，去死不远，用助元接真镇坠之药，尚可回生。然不可峻骤，且先以八味丸、黑锡丹、养正丹之类，煎生脉散送下。觉气稍定，然后以大剂参、芪、破故纸、阿胶、牛膝等以镇于下，又以八味加河车为丸，遇饥则服，方可保全。""肾水虚者，相火由冲任直冲而上，非四物所能治、寒凉所能制。其痰为肾水所泛溢，亦非竹沥、枳、半所能化。必用六味加门冬、五味，大剂煎服，水升火降，喘自定。"

不同病因引起的喘证病机不同，临床表现亦各异，治法用药各自不同。常用的方剂有：

（1）含解表作用方剂。如《伤寒论》的小青龙汤、麻黄汤、桂枝加厚朴杏仁汤等，《丹溪心法》的九宝丹、三拗汤，《黄帝素问宣明论方》的人参润肺丸、葶苈散、神应丹等，《症因脉治》的防风桔梗汤、防风泻白散、前胡汤、前胡苏子

饮、清暑益气汤等。

（2）清热化痰方剂。如《伤寒论》的麻黄杏仁石膏汤，《圣济总录》的木通饮、甘草桔梗汤、华盖散、地骨皮汤、百部汤、贝母汤、泻肺汤、前胡饮、柴胡饮、桑白皮散等，《症因脉治》的加味泻白散、石膏泻白散、柴胡清肝散、栝蒌根汤，《沈氏尊生书》的桔梗汤、定喘汤。

（3）温化痰饮方剂。如《伤寒论》的小青龙汤、小青龙加石膏汤、厚朴麻黄汤，《类证治裁》的七气汤，《备急千金要方》的大枣汤，《医宗必读》的渗湿汤，《圣济总录》的大半夏丸、川椒丸、细辛散。

（4）温清化痰并用方剂。如《伤寒论》的射干麻黄汤，《圣济总录》的白前丸、苦杏仁丸、厚朴枳壳汤、通膈汤等，《沈氏尊生书》的桔梗二陈汤，《古今医鉴》的定喘汤。

（5）理气燥湿化痰方剂。如《丹溪心法》的四磨汤、导痰汤、苏子降气汤、痰喘方，《诸症提纲》的大小萝皂丸、香附南星丸、黄芩利膈丸，《景岳全书》的六安煎，《黄帝素问宣明论方》的杏仁半夏汤，《圣济总录》的半夏丸、固气汤、紫苏散，《顾氏医镜》的沉香降气散、顺气开痰汤。

（6）消食导滞和泻下通便方剂。如《症因脉治》的保和丸和《沈氏尊生书》的资生丸。

（7）利水逐饮方剂。如《备急千金要方》的肺脏方、木防己汤，《圣济总录》的大腹皮汤、白前汤、防己丸、泽漆汤、猪苓汤等，《儒门事亲》的导水丸，《金匮要略》的苓桂术甘汤、葶苈大枣泻肺汤。

（8）活血利水方剂。如《症因脉治》的白及散、夺命散、桃仁红花汤，《圣济总录》的水蓼散、双仁丸、前胡饮，《黄帝素问宣明论方》的大百劳散等。

（9）益气养阴方剂。如《圣济总录》的七宝丸、五味子汤、天门冬丸、玉液汤、生地煎、地黄汤、紫苏知母汤、黄芪汤等，《诸症提纲》的二母散、人参理肺汤，《黄帝素问宣明论方》的人参润肺汤、人参保肺汤、小百劳散、安神散、知母茯苓汤，《症因脉治》的白虎人参汤、四物知柏汤、四物青黛汤、参冬饮、参橘煎，《三因极一病证方论》的人参散、白术汤、神秘汤、神效散，《类证治裁》的人参定喘汤，《景岳全书》的玉女煎，《沈氏尊生书》的琼玉膏，《顾氏医镜》的生脉散。

（10）兼补肺肾方剂。肺肾金水相生，肺主气而肾主纳气，喘病后期肺肾两虚，虚喘可久治难愈。此当辨证选用《顾氏医镜》的八仙长寿丸、六味肾气丸，《黄帝素问宣明论方》的大百劳散，《景岳全书》的大补元煎、大营煎、小营煎、贞元饮，《圣济总录》的大泽泻汤、木香丸、补肺汤、蛤蚧丸，《症因脉治》的家秘天地煎，《三因极一病证方论》的真应散、神秘散等方剂。

临证时要辨证精当，灵活采用各种治法，合理配伍，这样才能取得良效。

（周迎春　黄桂琼　黄海军　陈红梅）

第三节　暴　　吐

暴吐，是指邪毒犯胃，与胃气相争，扰动胃气，暴逆上冲而引起的急性呕吐。本病猝然而发，病势急迫，以突然发作的剧烈呕吐为特征。现代医学之急性胃炎、贲门痉挛、幽门梗阻、急性肝炎、急性胰腺炎、急性胆囊炎等可参考本节救治。

一、《黄帝内经》:病因病机

1.《素问·脉解》:"所谓食则呕者,物盛满而上溢,故呕也。"

条文揭示了饮食停滞呕吐的发病机制。正如所谓"五藏者，藏精气而不泻也，故满而不能实。六腑者，传化物而不藏，故实而不能满

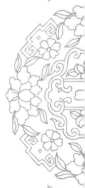

也"，饮食积滞，阻碍了六腑气机的运行，脾胃升降失司，食腐随胃气而上逆，故见呕吐。

2.《素问·至真要大论》："岁厥阴在泉，风淫所胜……民病洒洒振寒……食则呕。""岁阳明在泉，燥淫所胜……民病喜呕。""厥阴司天，风淫所胜……民病胃脘当心而痛，上支两胁，膈咽不通，饮食不下，舌本强，食则呕。"

3.《素问·六元正纪大论》："凡此太阳司天之政……初之气……头痛呕吐。""凡此阳明司天之政……初之气……呕。""凡此少阳司天之政……二之气……其病热郁于上，咳逆呕吐。""土郁之发……故民病心腹胀，肠鸣而为数后，甚则心痛胁䐜，呕吐霍乱。""火郁之发……故民病……疡疿呕逆。""少阳所至为嚏呕。""少阳所至为喉痹、耳鸣、呕涌。"

《黄帝内经》最早提出六淫导致呕吐的观点，后代医家多从此阐发、补充，并着重于六淫致病机制的探讨，形成了不同的流派。值得一提的是，《素问·六元正纪大论》篇中对因热致吐的症候及发病季节的综合描述颇类似现代临床上流行性颅内感染导致的中枢性呕吐。

二、汉代张仲景《金匮要略》：痰饮致呕及呕吐与胃反的鉴别

1.《金匮要略·呕吐哕下利病脉证治》："先渴却呕者，为水停心下，此属饮家。呕家本渴，今反不渴者，以心下有支饮故也，此属支饮。"

2.《金匮要略·呕吐哕下利病脉证治》："先呕却渴者，此为欲解。"

3.《金匮要略·呕吐哕下利病脉证治》："呕吐而病在膈上，后思水者，解，急与之。思水者，猪苓散主之。"

痰饮停积是古代医家极为重视的致吐因素，张仲景在《呕吐哕下利病脉证治》《痰饮咳嗽病脉证治》等篇中有较多的论述。痰饮停滞于胸胁、肠胃间，阻碍了三焦气机的运行，脾胃升降失司，胃气上逆而发呕吐；张仲景同时指出了口渴诊断治疗及预后的要点，得到了后世医家的认同和发展。

4.《金匮要略·呕吐哕下利病脉证治》：

"趺阳脉浮而涩，浮则为虚，涩则伤脾，脾伤则不磨，朝食暮吐，暮食朝吐，宿谷不化，名曰胃反。脉紧而涩，其病难治。"

条文将呕吐与胃反做了鉴别。"胃反"即反胃，是指饮食入胃，宿谷不化，经过良久，由胃反出的病证。本病多由饮食不当，饥饱无时，嗜食生冷，损伤脾阳，或忧愁思虑，损伤肝脾，或房室劳倦，损伤肝肾，导致脾胃虚寒，不能腐熟水谷，饮食不化，停滞胃中，终至尽吐而出。其症状有：食后脘腹胀满，朝食暮吐，暮食朝吐，宿谷不化，吐后转舒，神疲乏力，面色少华，手足不温，大便溏少，舌淡苔白滑，脉细缓无力。其中"朝食暮吐，暮食朝吐"是呕吐与胃反的主要鉴别点。治疗以温中健脾，降气和胃为法。

三、隋代巢元方《诸病源候论》：风邪致吐

1.《诸病源候论·呕哕病诸候》："呕吐者，皆由脾胃虚弱，受于风邪所为也。"

2.《诸病源候论·气病诸候》："肺主于气，肺为邪所乘，则上气。此为膈内有热，胃间有寒。寒从胃上乘于肺，与膈内热相搏，故乍寒乍热而上气。上气动于胃，胃气逆，故呕吐也。"

条文论述了外邪犯胃而发的呕吐。正如《古今医统大全·呕吐哕》所言："无病之人卒然而呕吐，定是邪客胃府，在长夏暑邪所干，在秋冬风寒所犯。"巢元方在《黄帝内经》"正气存内，邪不可干""邪之所凑，其气必虚"理论的指导下，强调外感致吐是以脾胃虚弱为其内因，六淫所受为其外因，六淫之中尤以风邪为首。

四、唐代孙思邈《备急千金要方》：心与呕吐

《备急千金要方·心脏脉论》："心病烦闷，少气大热，热上汤心，呕咳吐逆，狂语，汗出如珠，身体厥冷，其脉当浮今反沉濡而滑，其色当赤而反黑者，此是水之克火，为大逆十死不治。"

古代对于心与呕吐相关的论述较少，孙思

邈在这里指出了心病致呕的病机、表现及其预后,为临床开拓了思路。

五、宋代陈无择《三因极一病证方论》:辨证

1.《三因极一病证方论·呕吐叙论》:"呕吐虽本于胃,然所因亦多端,故有寒热饮食血气之不同,皆使人呕吐。且如气属内因,则有七种不同。寒涉外因,则六淫分异,皆作逆,但郁于胃则致呕,岂拘于忧气而已。况有宿食不消,中满溢出,五饮聚结,随气番吐,痼冷积热,及瘀血凝闭,更有三焦漏气走哺,吐利泄血,皆有此证,不可不详辨也。"

2.《三因极一病证方论·痰呕证治》:"病者素盛今瘦,肠中沥沥有声,食入即呕,食与饮并出,名曰痰呕。"

3.《三因极一病证方论·食呕证治》:"病者胸腹胀闷,四肢厥冷,恶闻食臭,食入即呕,朝食暮吐,暮食朝吐,名曰食呕。"

4.《三因极一病证方论·气呕证治》:"病者心膈胀满,气逆于胸间,食入即呕,呕尽却快,名曰气呕。"

陈无择按病因、病机分列证候病象,具备了寒热辨证的雏形。他将呕吐分为痰呕、食呕、气呕、血呕、寒呕、热呕诸项,各种病因又有内外之别。此外,他最早提出了剧烈呕吐导致上消化道出血这一临床现象。

六、宋代朱肱《类证活人书》:下法之用

《类证活人书·问里证》:"呕吐者,不可下。仲景云:呕多虽有阳明证,不可下。阳明病,胁下硬满,不大便而呕吐,舌上白苔者,宜与小柴胡汤。上焦得通,津液得下,胃气因和,身濈然汗出,得屎而解。"

自《金匮要略·呕吐哕下利病脉证治》"病人欲吐者,不可下之"之文出,引起后代医家关于呕吐禁下还是宜下之纷争。其实,在《伤寒论》中就有下法治疗呕吐的例子(第103条),临床上呕吐伴有阳明腑实证是运用下法的指征。《医学入门》云"呕家不可下者,常也",如"三阳热壅大便结"则为可下之症,故可视下法为治疗呕吐的变通方法,临证不宜偏废。

七、金代刘完素《素问玄机原病式》:火热致吐

《素问玄机原病式·六气为病》:"呕:胃膈热甚则为呕……火气上炎之象也。""呕、疮疡:君火化同。""呕涌溢食不下:火气炎上,胃膈热甚,则传化失常故也。"

刘完素推崇《素问·至真要大论》"诸呕吐酸,暴注下迫,皆属于热"的学说,强调呕吐的病机以火热为主。在金元四大家中,刘完素主热,李东垣主寒,都对后世医家产生了较大的影响。其实,就病理性质而言,呕吐非寒即热,或寒热错杂,两者不可偏废。

八、元代王履《医经溯洄集》:病名溯源

1.《医经溯洄集·呕吐干呕哕咳逆辨》:"夫仲景以声物兼出而名为呕,以物独出而名为吐,以声独出而名为干呕。"

2.《医经溯洄集·呕吐干呕哕咳逆辨》:"以呕与吐较之,吐轻于呕。以吐与干呕较之,干呕轻于吐。然三者亦各自有轻重,不可定拘也。但以呕、吐、干呕与哕而较,则哕之为重,又非三者之比矣。"

3.《医经溯洄集·呕吐干呕哕咳逆辨》:"咳逆、哕逆不同。咳逆言其声之才发而遽止,虽发止相续有至数十声者,然而短促不长,有若咳嗽之咳然,故曰咳逆;哕逆则言其似欲呕物以出,而无所出,但声之浊恶长而有力,直至气尽而后止,非如干呕之轻而不甚,故曰哕逆。二者皆由气之逆上而作,故俱以逆言之。"

王履承李东垣《东垣试效方》对呕、吐、哕的论述,进一步明确呕、吐、哕在临床上的细微区别;同时,他还对诸症的轻重做了比较。这些论述,多为后世医家所接受。

九、明代周慎斋《慎斋遗书》:辨顺逆

《慎斋遗书·吐》:"吐而胸胁痛,脉洪大而硬,大便闭,三日不愈,厥逆死。吐而虚烦,发热自汗,腹痛胸胁闷,痰涎,便血,参术汤加炮姜。若冷汗如水,烦躁,便闭,脉无,不治。吐

而四肢冷,尺脉短少,六脉浮大无根,多凶少吉。吐而大便闭,胃气传送不得也,不治。呕而且吐,槟榔下气二三次不愈,不治。呕而浑身作胀,肝气实也,不治。吐而无脉者,不治。吐而有出气无入气者,不治。"

对于呕吐的顺逆,从临床上主要通过分析症状的轻重、持续时间和伴随症状来判断。呕吐剧烈,持续时间较长,特别是吐泻交作者,易出现阴津耗竭,阳气亡脱,故凡呕吐合并厥脱证候者,均被认为是逆证或死证。

十、明代皇甫中《明医指掌》:以脉参证

1.《明医指掌·呕吐》:"食郁,停宿食不克化,新壳不化而反出,脉沉。"

2.《明医指掌·呕吐》:"有胃寒者,有胃热者,有胃虚者,有痰隔者,有气滞者,有食郁热之不同,在乎参之以脉,验之以证,则虚实冷热之形无所逃矣。"

3.《明医指掌·呕吐》:"呕吐无它,寸紧滑数。微数血虚,单浮胃薄,芤则有瘀,最忌涩数。"

呕吐之证有寒热、虚实、外感内伤之别,临床上症状多样,皇甫中在此强调脉证的重要性。脉象的变化往往还是判断病情危重的一个敏感指标,古代医家常凭脉明其逆顺。

十一、明代张景岳《景岳全书》:辨虚实及中毒

1.《景岳全书·杂证谟·呕吐》:"呕吐一证,最当详辨虚实。""凡胃虚作呕者,其证不一,当知所辨。若胃脘不胀者,非实邪也;胸膈不痛者,非气逆也。内无热躁者,非火证也;外无寒热者,非表邪也。无食无火而忽为呕吐者,胃虚也;呕吐无常而时作时止者,胃虚也;食无所停,而闻食则呕者,胃虚也;气无所逆,而闻气则呕者,胃虚也……或身背或食饮微寒即呕者,胃虚也;或吞酸,或嗳腐,时苦恶心,兀兀然,泛泛然,冷咽靡宁者,胃虚也;或因病误治,妄用克伐寒凉,本无呕而致呕者,胃虚也;或朝食暮吐,暮食朝吐,食入中焦而不化者,胃虚也;食入下焦而不化者,土母无阳,命门虚也。""凡实邪在胃而作呕者,必有所因,必有见

证。若因寒滞者,必多疼痛;因食滞者,必多胀满;因气逆者,必痛胀连于胁肋;因火郁者,必烦热燥渴,脉洪而滑;因外感者,必头身发热,脉数而紧。"

条文对呕吐的虚、实二证做了详细的论述。其中虚证呕吐主要在于胃虚,实证呕吐的主要病因有阴寒内盛、食滞、气逆、火郁或外感。条文并阐述了不同原因导致的呕吐所表现出来的特有症状,可据此对各种呕吐加以鉴别。

综观古代医家,强调呕吐虚实之辨者莫过于张景岳,其论述详尽,立意深刻,切合实用,临床当多揣摩之。

2.《景岳全书·呕吐》:"凡中毒而吐者,当察其所中者何物。"

条文提出因饮食毒物引起的呕吐,应保留呕吐物,查明何物而选用适当的解毒药。不要轻易地给患者服药,以免贻误病情。有腹痛、呕吐、腹泻和肢体麻木、运动障碍等症状时,要警惕食物中毒,并要做到:①应让患者侧卧,便于胃内之物吐出,并防止呕吐物堵塞气道而引起窒息。②在呕吐中,患者应禁水禁食,但在呕吐停止后马上给补充水分。③应留取呕吐物和大便样本,送医院检查。④如腹痛剧烈,可取仰睡姿势并将双膝弯曲,减少腹内压力,减轻胃肠痉挛。⑤出现脸色发青、冒冷汗、脉搏虚弱时,要立即抢救,谨防休克。一般来说,进食后短时间内即出现症状,往往是重症中毒。小孩和老人敏感性高,要尽快治疗。食物中毒引起毒性休克时,会危及生命。

十二、清代林珮琴《类证治裁》:肝木犯胃

《类证治裁·呕吐》:"其肝阴胃津两虚,肝风扰胃呕吐者,用柔剂滋潓熄风养胃。"

肝与呕吐的关系历来受到医家的重视,中医理论认为土赖木疏,木赖土荣,木土相克的病理本质亦不外是两者关系的失调。究其原因,一是情志不舒,木郁不达,横逆犯胃,二是脾胃不足,土壅木郁,土虚木侮。又胆附于肝,肝胆相关,胆腑疏泄不利,易随肝气犯胃,导致

呕吐。

十三、清代陈士铎《石室秘录》：肾寒呕吐

《石室秘录·腑治法》："呕吐之症，人以为胃虚，谁知出于肾虚。无论食入即出，是肾之衰，凡有吐症，无非肾虚之故。故治吐不治肾，未窥见病之根也……肾火生脾，脾土始能生胃，胃气一转，呕吐始平。"

肾与呕吐的关系，也散见于医家论述。《症因脉治》说"真阳不足，火不生土"是胃寒呕吐的主要原因。而对此最为重视，论述最为系统的当属陈士铎的《石室秘录》。他指出胃为肾之关，胃中之火，必得肾中之水以润之；肾水耗，不能上润脾胃，则胃火沸腾，涌而上出。此外，肾阳不振，命门火衰，不能温阳脾胃，也能导致呕吐，此时自当补肾以治病之源。

十四、清代叶天士《临证指南医案》：用药

《临证指南医案·呕吐》："试观安胃丸、理中安蛔丸所用椒、梅，及胃虚客气上逆之旋覆、代赭，此皆胃药乎？抑肝药乎？于此可省悟矣！今观先生之治法，以泄肝安胃为纲领，用药以苦辛为主，以酸佐之。如肝犯胃而胃阳不衰有火者，泄肝则用芩、连、楝之苦寒；如胃阳衰者，稍减苦寒，用苦辛酸热，此其大旨也；若肝阴胃汁皆虚，肝风扰胃呕吐者，则以柔剂滋液养胃，熄风镇逆；若胃阳虚，浊阴上逆者，用辛热通之，微佐苦降；若但中阳虚而肝木不甚亢者，专理胃阳，或稍佐椒、梅；若因呕伤，寒郁化热，劫灼胃津，则用温胆汤加减。"

脾胃为人体气机升降之枢纽，呕吐乃胃气上逆，升降反作之病，治疗当以安胃气为本，使阴阳升降平均。调理脾胃升降的方法，一是依赖于药物的升降浮沉特性，二是通过药物的辛开苦降特性达到调整升降的目的。叶天士用药以苦辛泄降为主，或佐以酸味之品，用于临床，往往能取得满意的效果。

十五、清代程国彭《医学心悟》：辨寒热

1.《医学心悟·呕吐哕》："然呕吐多有属火者。《经》云：食不得入，是有火也；食入反出，是有寒也。"

2.《医学心悟·少阳经证》："病人口燥渴，呕吐黄水者，胃热也。呕吐清涎沫，口鼻气冷，手足厥冷者，胃寒也。"

呕吐的寒热之辨是历代医家探讨和争论的焦点，临床上可从发生时间、所夹外候、四肢温度、呕吐物性状、口渴与不渴等方面加以鉴别。

十六、清代李用粹《证治汇补》：病机

1.《证治汇补·呕吐》："诸阳气浮，无所依从，呕咳上气，此阴虚成呕，不独胃家为病，所谓无阴则呕也。"

2.《证治汇补·呕吐》："食痹者，食已则心下痛，吐出乃止。此因胃脘痰饮恶血留滞于中所致。"

热病伤阴，或久呕不愈，以致胃阴不足，胃失濡养，不得润降，而成呕吐；痰饮瘀血内停，阻遏胃气顺降，气机上逆，则为呕吐。这里要强调的是瘀血阻胃呕吐，瘀血阻胃是引发顽固性呕吐的重要因素。

（周迎春 鄢文庄 丹 吴玉婷）

第四节 暴 泻

泄泻，是以大便次数增多，粪质稀溏，甚或泻物如水为主证的疾病。如症突发，来势急迫，即谓暴泻。最严重者，夏秋间有邻里同染腐秽，在一域内暴发，似痢非痢，仿若疫毒，皆属急证范畴。若泄泻不止，津伤气耗，阴阳衰竭，其证甚危。现代医学中的急性肠炎、食物

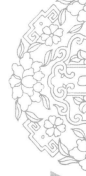

中毒、结肠过敏、肠功能紊乱等属本病范围。本病首见于《和剂指南》。

一、《黄帝内经》:病名、病因

1.《素问·气交变大论》:"岁水太过,湿气变物。病反腹满,肠鸣溏泄,食不化。""岁木太过,风气流行,脾土受邪。民病飧泄。""岁水不及,湿乃大行。民病腹满,身重,濡泄。""岁木不及,燥乃大行……民病中清,胠胁痛,少腹痛,肠鸣溏泄。""岁火不及,寒乃大行……病鹜溏腹满,食饮不下,寒中,肠鸣泄注,腹痛。"

2.《灵枢·经脉》:"脾足太阴之脉……是主脾所生病者……溏、瘕、泄。"

3.《灵枢·百病始生》:"故虚邪之中人也……舍于肠胃之时,贲响腹胀……多热则溏出糜。"

4.《素问·宣明五气》:"五气所病……大肠、小肠为泄。"

5.《灵枢·邪气脏腑病形》:"大肠病者,肠中切痛而鸣濯濯,冬日重感于寒即泄,当脐而痛……取巨虚、上廉。"

泄泻一病首载于《素问·生气通天论》,以"泄"称之。《黄帝内经》对本病论述颇多,有"飧泄""溏泄""濡泄""鹜泄""滑泄""洞泄""注下"等称谓。古代飧当是晚饭的别称。溏泄指泄下溏垢污浊,多是湿热之邪为病。濡泄即言湿淫所胜,脾土受伤而为病。鹜泄则为泄下澄澈清冷,乃寒湿为病。洞泄据其症状当为虚寒证,指食物随入即泻,滑脱失禁。

《黄帝内经》对泄泻的多种称谓是根据不同病因所致不同症状而命名的,蕴含古人对泄泻不同病机的认识,后代医家都是从《黄帝内经》的这些论述进一步阐发泄泻一证的。

二、《难经》:五脏泄

《难经·五十七难》:"泄凡有五,其名不同。有胃泄,有脾泄,有大肠泄,有小肠泄,有大瘕泄,名曰后重。胃泄者,饮食不化,色黄。脾泄者,腹胀满,泄注,食即呕吐逆。大肠泄者,食已窘迫,大便色白,肠鸣切痛。小肠泄者,溲而便脓血,少腹痛。大瘕泄者,里急后重,数至圊而不能便,茎中痛。此五泄之要法也。"

《难经》从脏腑辨证角度将泄泻分为五类,并进一步归纳了其症状。胃泄者,饮食不化,色黄;脾泄者,腹胀满,泄注,食即呕吐逆;大肠泄者,食已窘迫,大便色白,肠鸣切痛;小肠泄者,溲而便脓血,少腹痛;大瘕泄者,里急后重,数至圊而不能便,茎中痛。该五泄实际包括了泄泻和痢疾两病,胃泄、脾泄、大肠泄属泄泻的范畴,而小肠泄、大瘕泄似属痢疾的范畴。

三、汉代张仲景《伤寒论》:六经辨证

1.《伤寒论·辨太阳病脉证并治》:"太阳与少阳合病,自下利者,与黄芩汤。"

2.《伤寒论·辨厥阴病脉证并治》:"伤寒四五日,腹中痛,若转气下趋少腹者,此欲自利也。"

3.《伤寒论·辨少阴病脉证并治》:"少阴病,下利,脉微者,与白通汤。利不止,厥逆无脉,干呕烦者,白通加猪胆汁汤主之。服汤,脉暴出者死,微续者生。""少阴病,下利清谷,里寒外热,手足厥逆,脉微欲绝,其人面色赤,或腹痛,或干呕,或咽痛,或利止脉不出者,通脉四逆汤主之。"

4.《伤寒论·辨厥阴病脉证并治》:"下利清谷,里寒外热,汗出而厥者,通脉四逆汤主之。"

张仲景创立六经辨证,并与八纲辨证巧妙结合,运用到泄泻中,为泄泻病临床辨证论治奠定了基础。在对伤寒病危重证、变证的辨证和治疗中,更加体现了他灵活多变、用药精当的特点。组方严谨,所列白通汤、通脉四逆汤、黄芩汤都是临床上常用的效验方。

四、宋代陈无择《三因极一病证方论》:命名

《三因极一病证方论·泄泻叙论》:"方书所载泻利,与《经》中所谓洞泄、飧泄、溏泄、溢泄、濡泄、水谷注下等,其实一也。"

宋代以前对泄泻有诸多命名,且与痢疾相

互混杂，自陈无择统一诸名，病名渐趋于"泄泻"。

五、宋代严用和《重订严氏济生方》：积滞泄泻

1.《重订严氏济生方·泄泻论治》："大凡痢疾，不先去其积，曼获暂安，后必为害。或阴阳相搏，冷热不调而成泻利者，当进香连丸。"

2.《重订广温热论·湿火之症治》："如舌苔黄厚而滑，脉息沉数，中脘按之微痛不硬，大便不解，此黏腻湿热与有形渣滓相搏，按之不硬，多败酱色溏粪，宜用小陷胸汤合朴黄丸，或枳实导滞丸等，缓化而行；重者合神芎导水丸或陆氏润字丸等，磨荡而行。设使大剂攻下，走而不守，则必宿垢不行，反行稀水，徒伤正气，变成坏症。"内有积滞，泄泻不已，时愈时发，此时当通因通用，攻下积滞，方能祛除病根。

严用和在此提出的积滞泄泻发前人之所未发，对临床很有启示。香连丸行气导滞，寒热并调，对久积不化引起的泄泻确有良效。

六、金代刘完素《素问玄机原病式》：火热泄泻

《素问玄机原病式·热类》："卒暴注泄也。肠胃热甚而传化失常，火性疾速，故如是也。火主疾速而热甚，则传化失常，谷不能化而飧泄者，亦有之矣。仲景曰：邪热不杀谷。然热得于湿，则飧泄也。"

"火热论"是刘完素的主要学术思想，即火热是导致人体多种疾病的原因。他根据《黄帝内经》"暴注下迫，皆属于热"的论述，进一步阐发了火热致泄的病机，而且突出了一个"急"字，补充了以往多以湿邪立论的观点。

七、元代朱丹溪《脉因证治》《丹溪治法心要》：寒热辨证与治则

1.《脉因证治·泄》："脉疾身多动，音声响亮，暴注下迫，此阳也、热也。脉沉细疾，目睛不了了，饮食不下，鼻准气息，此阴也、寒也。"

2.《丹溪治法心要·泄泻》："世俗类用涩

药治痢与泻，若积久而虚者，或可行之；而初得者，必变他证，为祸不小。殊不知多因于湿，惟分利小水，最是长策。"

寒热辨证是辨证的基础，历代医家均有论述，朱丹溪根据脉象、声音、饮食、气息等方面着手辨证，一目了然。

"利小便实大便"是中医治泄的一条重要法则，此处朱丹溪提出治泄泻当随病因病机不同而出入变化，发病初始尤当重视分利小便之法。这对后世赵献可、张景岳等医家均有启发。

八、明代张景岳《景岳全书》：泄泻论治

1.《景岳全书·泄泻》："风泄证，亦当辨其风寒、风热而治之。热者，如伤寒外感热利之属是也，宜以伤寒门自利条诸法治之。"

2.《景岳全书·泄泻》："泄泻之暴病者，或为饮食所伤，或为时气所犯，无不由于口腹，必各有所因，宜察其因而治之。""盖五夺之中，惟泻最急，是不可见之不早也。"

3.《景岳全书·泄泻》："但新泻者可治标，久泻者不可治标。"

4.《景岳全书·泄泻》："大泻如倾，元气渐脱……盖五夺之中，惟泻最急，倘药未及效，仍宜速灸气海，以挽回下焦之阳气，仍须多服人参膏。"

5.《景岳全书·泄泻》："大泻如倾，元气渐脱者，宜速用四味回阳饮或六味回阳饮主之。凡暴泻如此者，无不即效。"

张景岳对急症泄泻论述较详，首先言其危重，不可等闲视之；再言其病因，或为外邪，或为饮食所伤，然均由口腹入里；后言其治则，顾其标本缓急。所列四味回阳饮、六味回阳饮都是屡经应验的名方。

九、明代王肯堂《证治准绳》：辨证

1.《证治准绳·伤寒少阴病下利》："自利者，不因攻下而自泄泻也。有表邪传里，里虚协热而利者。有不应攻下而下之遂利者。皆协热也。"

— 25 —

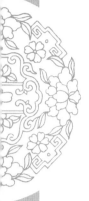
2.《证治准绳·泄泻》:"戴云:飧泄者,水谷不化而完出,湿兼风也。溏泄者,渐下污积黏垢,湿兼热也。鹜泄者,所下澄彻清冷,小便清白,湿兼寒也。濡泄者,体重软弱,泄下多水,湿自甚也。滑泄者,久下不能禁固,湿胜气脱也。"

3.《证治准绳·泄泻》:"夫脾胃,土也。气冲和以化为事,今清气下降而不升,则风邪久而干胃,是木贼土也,故冲和之气不能化而令物完出,谓之飧泄。或饮食太过,肠胃所伤,亦致米谷不化,此俗呼水谷利也。"

4.《证治准绳·泄泻》:"戴云:寒泻,寒气在腹,攻刺作痛,洞下清水,腹内雷鸣……亦有腹急气寒而不通者,此由中脘停滞,气不流转,水谷不分所致。"

5.《证治准绳·少阴下利》:"自利不渴者,属太阴,脏寒故也,下利欲饮水者,有热故也。"

6.《证治准绳·泄泻滞下总论》:"暴泄非阴,久泄非阳。有热者脉疾,身动声亮,暴注下迫,此阳也。寒者脉沉而细,身困,鼻息微者。""又法曰泄有虚实寒热。虚则无力,不及拈衣,未便已泄出,谓不能禁固也;实则数至圊而不便,俗云虚坐努责是也。"

王肯堂对泄泻的辨证十分详尽,从原文看有协热下利、寒湿下利、湿热下利、风湿下利、脾虚下利、虚寒下利等等;既有外感所致,又有内伤为病,其病因与症状各有特点,每证列出了其临床表现的主要特点,便于临证辨别。

十、明代李中梓《医宗必读》:治法

1.《医宗必读·泄泻》:"鹜泄……附子理中汤。""洞泄,一名濡泄……胃苓汤;水液去多,甚而转筋……升阳除湿汤。"

2.《医宗必读·泄泻》:"直肠泄,食方入口而即下,极为难治,大断下丸。"

李中梓总结前人的治泄经验,提出了著名的治泄九法,即淡渗、升提、清凉、疏利、甘缓、酸收、燥脾、温肾、固涩。此实乃集明以前各家治泄之法,并高度概括总结,且较精辟地分析了每种治则的应用范围及理论依据。同时他认为"夫此九者,治泄之大法,业无遗蕴,至如先后缓急之权,岂能预设,须临证之顷,圆机通变",强调临证需灵活变通,不能拘于一法。体现在用药方面,其选方多反映了上述原则。李中梓的治泄九法至今仍有效地指导着临床治疗。

十一、清代吴鞠通《温病条辨》:湿热泄泻

《温病条辨·中焦篇》:"热湿者,在天时长夏之际,盛热蒸动湿气流行也,在人身湿郁,本身阳气久而生热也,兼损人之阴液……伤脾阳,在中则不运痞满,传下则洞泄腹痛。"

清代温病流行,引起温热学派的兴起,医家对湿热病邪的性质及其对人体的影响进行了深入的探讨,对疾病的研究也多从湿热病邪的角度去阐发。吴鞠通根据临床所见阐明了湿热为患,或为感受当令之气,或因湿郁日久化热,特别是提出了湿热之邪伤脾、伤阴的机制,对临床治疗很有指导意义。

十二、清代尤怡《医学读书记》:辨痢疾与泄泻

《医学读书记·泄痢不同》:"痢与泄泻,其病不同,其治亦异。泄泻多起寒湿,寒则宜温,湿则宜燥也。痢病多成湿热,热则宜清,湿则宜利也。虽泄泻亦有热症,然毕竟寒多于热;痢疾亦有寒症,然毕竟热多于寒。是以泄泻经久,必伤胃阳,而肿胀、喘满之变生;痢病经久,必损其阴,而虚烦、痿废之疾起。痢病兜涩太早,湿热流注,多成痛痹;泄泻疏利或过,中虚不复,多作脾劳。此予所亲历,非臆说也。"

古籍多痢、泄同列,一并论述,其实两病病因、病机、治疗和转归均有不同。尤怡参考古籍,结合自己所见,根据病因、转归、治疗方面对痢疾和泄泻加以辨别,提纲挈领。此书为尤怡读书证治心得杂记,每条标明分题,征引古代文献中有关内容,作扼要的辨析,或予以评述和考证。作为读书心得,所论博杂,并无分类,但不乏个人创见,细心玩味,每获启发。

十三、清代沈金鳌《杂病源流犀烛》：治疗

1.《杂病源流犀烛·泄泻源流》："其湿兼热者，下肠垢也，宜六一散，或胃苓汤加黄连。""又有火泄，即热泻，仲景谓之协热自利是也，宜黄芩芍药汤。"

2.《杂病源流犀烛·泄泻源流》："其湿兼风者，飧泄也，宜平胃散加羌、独、升、柴。""其湿兼寒者，鸭溏也，宜附子理中汤加肉果。"

治泄各医家都有其独到之处，但都遵循治疗初期健脾、燥湿、消导、分利，久泄温补、固涩的原则。清代医家多喜用风药，因风胜湿之故也，且辛香之品能升发脾胃之气，治泄不论新病久病均可参酌用之。

十四、清代张璐《张氏医通》：食积热泻

1.《张氏医通·泄泻》："热泻，粪色赤黄，弹响作疼，粪门焦痛，粪出谷道，犹如汤热，烦渴小便不利。"

2.《张氏医通·泄泻》："戴复庵云，腹痛甚而不泄，泄后痛减者，食积也。"

3.《张氏医通·泄泻》："夏暑暴泻如水，周身疼痛汗出，脉弱少气，甚者加吐，此名紧病，浆水散。盛暑逼于外，阴冷伏于其中，非连理汤不可。"

泄泻病因众多，外感、内伤、饮食、劳倦都能引起，但常见的还是寒湿、湿热之邪引起的泄泻。临床上亦可见到食积引起的泄泻，其表现为泄后痛减、泄下臭如败卵。此外，张璐还提到"紧病""阴伏"等特殊表现，在临床上也应引起注意。

十五、清代雷少逸《时病论》：辨证

1.《时病论·火泻》："暴注者，卒暴注泻也……其证泻出如射，粪出谷道，犹如汤热，肛门焦痛难禁，腹内鸣响而痛，痛一阵，泻一阵，泻复涩滞也，非食泻泻后觉宽之可比，脉必数至，舌必苔黄，溺赤涩，口必作渴，此皆火泻之证也……今泄泻属火而不寒，属实而不虚，故可用通利之法。"

2.《时病论·暑泻》："考暑泻之证，泻出稠黏，小便热赤，脉来濡数，其或沉滑，面垢有汗，口渴喜凉，通体之热，热似火炎……若夹湿者，口不甚渴。"

3.《时病论·湿泻》："湿泻之为病，脉象缓涩而来，泻水而不腹痛，胸前痞闷，口不作渴，小便黄赤，亦或有腹中微痛，大便稀溏之证。"

4.《时病论·食泻》："食泻者，即胃泻也。缘于脾为湿困……食积太仓，遂成便泻。其脉气口紧盛，或右关沉滑。其证咽酸嗳臭，胸脘痞闷，恶闻食气，腹痛甚而不泻，得泻则腹痛遂松……又有渴能饮水，水下复泻，泻而大渴。"

5.《时病论·飧泄》："飧泄之病属虚者多，属实者少，如执治泻不利小便之偏，必致不起。"

雷少逸以病因分类，分为火泻、暑泻、湿泻、食泻、飧泄。每类详究病机并进一步虚实辨证，列出其主要特点，便于临床应用。他指出飧泄虚多实少，不可一味分利，值得我们注意。

（周迎春　黄桂琼　陈冰洁　吴玉婷）

第五节　痢　　疾

痢疾是感受湿热疫毒，蕴结肠胃，耗气损血，病情危重，具有传染性的急性外感性疾病。以腹痛、里急后重、泻下赤白黏液脓血便为主证，多发于夏秋之季。其猝发者，可兼高热，甚则神昏、惊厥。痢疾一病，首载于《黄帝内经》，称之为"肠澼"。《伤寒论》《金匮要略》对痢疾进行了初步的分类，如赤白痢、赤痢、血痢、脓血痢、冷痢、热痢、休息痢等，并对其病因病机、

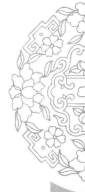

治法方药进行了较为系统的阐述。自此之后，历代医家在《黄帝内经》和张仲景的基础上不断总结临床实践经验，逐步加深了对其的认识，在理论上和治疗上不断求得发展，日臻完善。疫毒痢始见于宋代陈自明《妇人大全良方》："又有一方一郡之内，上下传染，症状相似……是疫毒痢者。"现代医学中的急性细菌性痢疾、阿米巴痢疾以及溃疡性结肠炎等，可参考本节进行辨证论治。

一、《黄帝内经》：病因病机与预后

1.《素问·太阴阳明论》："食饮不节，起居不时者，阴受之……阴受之则入五脏……入五脏则满闭塞，下为飧泄，久为肠澼。"

条文叙述痢疾的病因病机之一为饮食内伤、饮食不节或不洁。如其人平素嗜食肥甘厚味，内酿湿热，湿热郁蒸，大肠之气机阻滞，气血凝滞，化为脓血，则成湿热痢。若其人平素恣食生冷，伤及脾胃，致中阳不足，脾虚不运，水湿内停，湿从寒化，寒湿内蕴，壅塞肠中，腑气受阻，气滞血瘀，气血与肠中秽浊之物相搏结，化为脓血，则为寒湿痢。

2.《素问·通评虚实论》："肠澼便血……身热则死，寒则生。""肠澼下白沫……脉沉则生，脉浮则死。""肠澼下脓血……脉悬绝则死，滑大则生。"

条文叙述痢疾的预后：便下脓血，身热脉弦绝则死，身寒脉滑大则生；便下白沫，脉沉则生，脉浮则死。现代医学认为体质好，正气存者，虽感湿热、寒湿之邪毒而患急性痢疾，只要治疗及时正确，将息适宜，预后一般良好。而疫毒邪盛者，常可很快出现热入心营、热盛动风或内闭外脱的危证，甚或死亡。临床必须积极抢救，分秒必争。慢性痢疾多由急性痢疾迁延不愈而致，如休息痢、阴虚痢、虚寒痢等。此类痢疾，一般病情缠绵，难于骤效。但只要辨证准确，治疗精当，多能缓解或痊愈。若不注意摄养或调治，病情常易逐步加重而入危途。

3.《素问·六元正纪大论》："太阳司天之政……风湿交蒸……注下赤白。"

4.《灵枢·论疾诊尺》："春伤于风，夏生后泄肠澼。"

条文叙述痢疾的病因病机之一为感受时邪。本病常见于夏秋季节，多由感受暑湿时令之邪而发病。邪毒的性质有二：一为湿热疫毒之邪，内侵胃肠，熏灼肠道，形成疫毒痢；二为时令之邪，酿生湿热，湿热郁蒸，阻滞气血，互为搏结，化为脓血，则为湿热痢。若时邪寒湿侵于肠胃，因寒性凝结，湿性黏滞，寒湿相兼，以致气滞血涩，肠液凝滞，与肠中秽浊之物相结，亦可下泻为痢。

二、汉代张仲景《金匮要略》《伤寒论》：湿热痢、虚寒痢及协热痢

1.《金匮要略·呕吐哕下利病脉证治》："下利脉数而渴者，令自愈。设不瘥，必圊脓血，以有热故也。"

条文叙述湿热壅盛所致痢疾的病机。湿热痢表证已解或无表证，邪热直接入里，里热壅盛，故壮热不寒，心烦口渴喜饮；湿热壅滞肠道气机，热灼脉络而腹痛，里急后重，下痢赤白脓血。

2.《伤寒论·辨少阴病脉证并治》："少阴病，下利便脓血者，可刺。"

条文叙述虚寒便脓血证。下利便脓血，大多属热证，见于少阴病则有寒热之分，少阴阳虚不固，统摄无权，大肠滑脱之下利便脓血，证多属虚寒；若为热证，则多由阴虚阳亢，邪气从阳化热，热伤阴络而成，其证当有里急后重、下利肛热、舌红少苔等阴虚有热之象，可予针刺法，以泻其阴中之伏热。

3.《伤寒论·辨厥阴病脉证并治》："伤寒发热四日，厥反三日，复热四日，厥少热多，其病当愈。四日至七日，热不除者，其后必便脓血。"

条文叙述伤寒病的预后转归。伤寒厥阴病，后期若为厥少热多则为阳复太过，邪从热化，湿热下注大肠，证可见便脓血即为下利。

4.《伤寒论·辨阳明病脉证并治》："若脉数不解，而下不止，必协热而便脓血也。"

条文叙述湿热痢的症状。热盛于里，湿热

中医典籍串读串讲

ZHONGYI DIANJI CHUANDU CHUANJIANG

之邪留恋肠道,与气血相搏结,腐败化为脓血,故下痢赤白;热势偏盛,血络受伤,故下痢以赤色为主。脉数为湿热之象。

三、隋代巢元方《诸病源候论》:辨证

1.《诸病源候论·痢病诸候》:"重者,状如脓涕而血杂之,轻者,白脓上有赤脉薄血,状如鱼脂脑,世谓之鱼脑痢也。""杂痢,谓痢色无定,或水谷,或脓血,或青,或黄,或赤,或白,变杂无常,或杂色相兼而痢也。"

2.《诸病源候论·温病诸候》:"热毒甚者,伤于肠胃,故下脓血如鱼脑,或如烂肉汁。此由温毒气盛故也。"

3.《诸病源候论·痢病诸候》:"血性得热则流散。其遇大肠虚,血渗入焉,与肠间津液相搏,积热蕴结,血化为脓。"

条文通过痢疾泻下物的形态、颜色、气味、兼夹物(脓血、黏液、不消化食物残渣)和伴随症状来辨认痢疾的病性。大便稀溏如糜,色黄褐而黏,痢下赤白脓血,黏滞不爽,伴肛门灼热,小便短赤等属于湿热。赤多白少,或纯为赤脓,多为热重于湿;痢下白脓,或白多赤少,多为湿重于热。湿热邪气壅滞肠道,瘀久生毒,使肠膜腐烂,因而下痢纯赤脓血,多似烂且有腐败之臭。痢下血色紫黯,腹部刺痛,痛处固定,多属血瘀,或为"热伤血深,湿毒相瘀"。痢色白者病在气分,其病浅;痢色赤者为病在血分,其病深;赤白相杂者,多属气血俱伤,深浅皆及。五色杂下,其证有虚实之分。实证多因止涩太早,或因热毒留滞于中所致,伴见里急后重太甚,脉实有力;虚证多为痢证迁延日久,脏腑之气耗伤,脾肾两亏所致,伴见频频虚坐,脉弱无力。

四、宋代严用和《重订严氏济生方》:辨气血

《重订严氏济生方·痢疾论治》:"大凡伤热则为赤,伤冷则为白,伤风则纯下清血,伤湿则下如豆羹汁,冷热交并,则赤白兼下。"

条文叙述泻下物的颜色及其病性。根据痢色来辨别病位的深浅:痢色白者病在气分,其病浅;痢色赤者为病在血分,其病深;赤白相杂者,多属气血俱伤,深浅皆及。

五、金代刘完素《素问玄机原病式》:辨寒热

《素问玄机原病式·热类》:"大法泻痢,小便清白不涩为寒,赤涩为热。又完谷不化而色不变,吐利腥秽,澄澈清冷,小便清白不涩,身凉不渴,脉迟细而微者,寒证也;谷虽不化,而色变非白,烦渴,小便赤黄而或涩者,热证也。大法下迫窘痛,后重里急,小便赤涩,皆属燥热,而下痢白者,必多有之,然则为热明矣。"

条文叙述痢疾的寒证和热证的区别。一般认为下痢血色鲜红或赤多白少,质稠恶臭,肛门灼热,或里急后重,如厕而不得痢,口渴喜冷饮,小便黄或短赤,舌质红,苔黄腻,脉数而有力者,属热;痢下白多赤少或晦暗清稀,频下污衣,无臭,面白,畏寒喜热,四肢微厥,小便清长,舌质淡,苔白滑,脉沉细弱者,多属寒。

六、元代朱丹溪《丹溪治法心要》:病性

《丹溪治法心要·痢》:"时疫作痢,一方一家之内,上下相传染者相似。"

条文叙述痢疾的病机及病性。痢疾是一类具有传染性的疾病,金元时期已认识到本病能互相传染,普遍流行而称"时疫痢"。

七、明代张景岳《景岳全书》《类经》:证候治则、病机病位

1.《景岳全书·痢疾》:"痢疾一证,即《内经》之肠澼也,古今方书,因其闭滞不利,故又谓之滞下。其证则里急后重,或垢,或血,或见五色,或多红紫,或痛,或不痛,或呕或不呕,或为发热,或为恶寒。"

2.《景岳全书·痢疾》:"论五色,凡五色之辨,如下痢脓垢之属,无非血气所化,但白者其来浅,浮近之脂膏也,赤者其来深,由脂膏而切肤络也。"

条文提出痢疾的证候特点。痢疾主症:腹痛,里急后重,便次增多,大便常有脓血黏胨。急性者发病骤急,可伴有恶寒发热或呕恶;慢

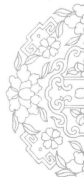

性者则反复发作,迁延不愈。大便稀溏如糜,色黄褐而黏,痢下赤白脓血,黏滞不爽,伴肛门灼热,小便短赤等属于湿热。赤多白少,或纯为赤冻,多为热重于湿;痢下白冻,或白多赤少,多为湿重于热。大便稀薄,甚或如水样,味秽而腥,痢下纯白清稀,或如黏胨,如涕液状,伴腹部冷痛肠鸣者,多属寒湿。大便色黄而浅,不甚臭秽者为寒。大便次频不禁,或痢下白而滑泄,乃为虚寒。而大便质浓厚而异臭者属热,便血鲜红,为迫血妄行。大便溏垢,臭如败卵,挟有不消化食物残渣,腹痛随泻而减者,为积滞不化伤食之证。痢下血色紫暗,腹部刺痛,痛处固定,多属血瘀,若血色紫暗而便质稀淡,则为阳虚。

3.《景岳全书·痢疾》:"湿热邪盛,而烦渴喜冷,脉实腹痛,或下痢纯红鲜血者,宜清流饮、黄芩芍药汤,或用香连丸,或用河间芍药汤。"

4.《景岳全书·痢疾》:"痢疾初作,气禀尚强,或因纵肆口腹,食饮停滞。凡有实邪胀痛坚满等证,而形气脉气俱实者,可先去其积,积去其痢自止,宜承气汤,或神佑丸、百顺丸主之……此通因通用,痛随痢减之法也。"

条文论述了湿热痢及伤食痢的治则治法。湿热痢的表现多为下利赤多白少,或纯为赤色、烦渴喜饮、腹痛。多用清肠化湿、解毒、调气行血的方法,方药可用清流饮、黄芩芍药汤、香连丸、河间芍药汤。伤食痢多因饮食无度,食积在肠中形成,表现为腹痛胀满,痛而拒按,脉实。采用清肠解毒,泻热导滞的方法,可用承气汤、神佑丸、百顺丸加减治疗。

5.《类经·肠澼》:"凡病痢者,必有脓血。使无脓血,焉得为痢? 盖伤其脏腑之脂膏,动其肠胃之脉络,故或寒或热皆能脓血。"

6.《类经·肠澼》:"若以寒热言之,则古以赤者为热,白者为寒。至刘河间而非之……及至丹溪则因之曰:赤痢乃自小肠来,白痢乃自大肠来,皆湿热为本。至二子之言出,则后世莫敢违之……窃以愚见,则大有不然。"

条文叙述痢疾的病机及病位,指出痢疾的泻下物脓血夹杂,为病邪损伤肠络所致。现代医学指出痢疾病久,必伤脾胃,继而及肾。湿热、疫毒之痢,多耗阴血津液,终致肾阴不足之阴虚痢;寒湿痢反复发作,易伐中阳,终成命门火衰之虚寒痢。若其人脾肾素虚,又感寒湿之气或啖食生冷,使阳气更衰,同样易致虚寒痢。

7.《类经·肠澼》:"肠澼一证……如《论疾诊尺》等篇曰:春伤于风,夏为后泄肠澼;《百病始生篇》曰:虚邪之中人也……留而不去,传舍于肠胃……多寒则肠鸣飧泄,食不化,多热则溏出糜,是皆由于外邪……炎蒸之令,出乎天也。苟能顺天之气,焉得为病? 惟因热求凉而过于纵肆,则病由乎人耳……若暑湿之郁,久则成热。所以痢多热证。此固自然之理。"

条文叙述痢疾的病因病机,描述素有正虚、寒邪、食积之邪及暑热之邪入侵,损伤脏腑而致痢疾。同时人体中气的强弱与发病密切相关,中气强者不易发病,中气弱者感邪后易于发病。素体阳虚者,易感受寒湿,或受湿邪后湿易从寒化;阴虚者,易感受湿热,或受湿邪后湿易从热化。

8.《类经·肠澼》:"呈赤痢亦有寒证,然终是热多;白痢亦有热证,然终是寒多。其有白而热者,则脉证必热;赤而寒者,则脉证必寒,亦易辨也。再以虚实言之,如头疼身热,筋骨酸痛者,表邪之实也;胀满恶实,急痛拒按者,里邪之实也;烦渴引饮,喜冷畏热者,阳邪之实也;举按滑数,来注有力者,脉息之实也;火土之胜,而见敦阜、赫曦之化者,时气之实也。舍此之外,则无可言实,多属虚矣。凡系泻痢,必亡津液,液亡于下,则津涸于上,焉得不渴? 故当以喜热喜冷分虚实也。有以小水之黄赤短少为实热者,不知水从痢去,溲必不长,汁以阴亡,溺因色变,故当以便之热与不热、液之涸与不涸分虚实。"

条文叙述痢疾的寒热虚实表里辨证。赤痢虽可见于寒证,但以热证居多;白痢虽可见于热证,但以寒证居多。还可以从脉象上对寒热进行鉴别:赤痢属于寒证者,其脉象上必然表现为寒象;白痢属于热证者,其脉象上必然表现为热证。痢疾若伴有头痛、身热、筋骨痛，多属表邪未解。现代医学认为年少新病，形体壮实，腹痛拒按，里急后重便后减轻者多为实；年长久病，形体虚弱，腹痛绵绵，痛而喜按，里急后重便后不减或虚坐努责者为虚。

9.《类经·肠澼》:"若谓白痢属肺，恐白痢非无血化；赤痢属心，恐血痢不离乎气也。"

条文叙述白痢与赤痢的病机。白痢和赤痢在病因病机上并不能绝对区分。肺主气，痢色白者病多在气分，其病浅；心主血，痢色赤者为病多在血分，其病深。但痢疾本是邪气伤及肠络引起，故白痢病位同样涉及血分，赤痢同样因伤及气分继而入里伤及血分造成。故论治时均应兼及气血，权衡运用。

八、明代皇甫中《明医指掌》：食积痢、虚寒痢及预后

1.《明医指掌·痢疾》:"下痢腹痛，饮食不化，胀满，保和丸。原有食积，腹胀里急，香连化滞汤。急痛，枳术丸加黄连、木通、神曲、麦芽、芍药、木香、槟榔。"

2.《明医指掌·痢疾》:"挟寒者，所下清冷，不渴，小便清白，手足冷，无热证，脉沉迟，理中汤。过食生冷，及服寒凉药多，本方加附子。病久，所下若鼻涕、冻胶，脉迟弱，形体虚怯，四肢倦息，除湿汤。"

条文叙述饮食积滞导致的痢疾及虚寒痢的治疗。食积痢多注重消食化积，清热化湿，方药为保和丸加减：素有食积，腹胀里急者，多用香连化滞丸；腹痛明显者加黄连、木通、神曲、麦芽、芍药、木香、槟榔。虚寒痢宜温补脾肾，方药为真人养脏汤加减：中气下陷，滑肠脱肛者，去木香，加黄芪、升麻益气升提；畏寒肢冷明显者，加吴茱萸、附子温肾壮阳；夹积滞，大便不爽者，去诃子、罂粟壳，加山楂、槟榔行气导滞。

3.《明医指掌·痢疾》:"凡痢，身不热者轻，身热者重；能食者轻，不能食者重，绝不食者死；发呕者死；直肠自下者死；小儿出痘后即发痢者死；妇人新产即发痢者死。"

条文叙述痢疾的预后。皇甫中认为痢疾

身不发热者及能进食者病情较轻，相反身发热、不能进食及呕吐者预后差。同时小儿出痘后邪毒入里及妇女新产正气虚弱而发病者，多因正气虚，预后不良。

九、明代赵献可《医贯》：辨寒热

1.《医贯·痢疾论》:"凡腹痛后重，小便短少，口渴喜冷饮，大肠口燥辣，是为挟热下痢……若腹痛口不渴，喜热饮，小便清长，身不热，腹喜热手熨者，是为挟寒下痢。"

条文叙述夹热和夹寒下痢证候。痢疾当分寒热虚实。腹痛，里急后重，肛门灼热，下痢脓血，舌苔黄腻者为湿热；腹痛，里急后重，下痢白多赤少，苔白腻者，属寒湿。下痢稀薄黏胨，腹中隐痛，喜得温按，舌淡白者，为虚寒；而腹痛绵绵，下痢赤白黏胨，形瘦烦渴，舌红少苔者，属虚热。痢疾有湿热、寒湿两种，以湿热为主，湿性黏滞、重浊、趋下，因而病势易于向下，先入肠胃，久则损伤脾肾。同时痢疾因外感、内伤者，根据人体气盛、气虚的不同，发病有热化、寒化二途。

2.《医贯·痢疾论》:"急用黄连以吴茱萸炒过，拣去吴茱萸，共人参等分，加糯米一撮，浓煎一盏，细口一匙一匙润下，但得二三匙咽下，便不复吐矣。"

条文叙述痢疾重症的治疗。痢疾急症多伴有呕吐的症状，用吴茱萸炒黄连，使黄连清热解毒的同时兼有止呕的作用。加人参而鼓舞正气，徐徐咽下，使上呕得止，下痢得消。

十、明代王肯堂《证治准绳》：暑湿痢、噤口痢

1.《证治准绳·滞下》:"若感暑气而成痢疾者……宜香薷饮加黄连一钱，佐以五苓散、益元散白汤调服。"

条文叙述暑湿痢的治疗。现代医学认为其治法为清热化湿解毒，调气行血，方药选用芍药汤加减，本证初起，兼见发热恶寒、头痛身痛者，依感受邪气之不同，可加荆芥、薄荷之辛凉，苏叶、豆豉之辛温或藿香、佩兰之芳香等。若表邪未解而里热已盛，则宜解肌清热，用葛

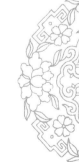

根芩连汤加味;如表邪已解而痢犹不止,可用香连丸或香连化滞丸治之。

2.《证治准绳·滞下》:"痢疾不纳食或汤药入口随即吐出者,俗名噤口。以脉证辨之:如脾胃不弱,问而知其头疼心烦,手足温热,未尝多服凉药者,此乃毒气上冲心肺,所以呕而不食。""脉微弱或心腹膨胀,手足厥冷,初病则不呕,因服罂粟壳、乌梅苦涩凉药太过,以致闻食先呕者,此乃脾胃虚弱。"

条文叙述噤口痢的病因病机。噤口痢为下痢不能进食或呕不能食。实证者兼有呕逆胸闷,纳呆口秽,舌苔黄腻,脉滑数;虚证者兼有呕恶不能食,或食入即吐,肌肉消瘦,口淡不渴,舌质淡,脉细弱。实证多由湿热疫毒蕴结肠中,上攻于胃,胃失和降所致,热毒与气血相搏结,则为下痢赤白;热毒夹浊气上攻,胃失和降,上逆而呕吐口秽,湿热为患,故苔黄腻,脉滑数。虚证多由久痢而致脾胃虚弱,胃虚则水谷不化,而致肌肉消瘦。虽虚而余邪未清,蕴滞肠道,故仍下痢。

十一、清代喻嘉言《医门法律》:治法

1.《医门法律·痢疾论》:"以故下痢必从汗,先解其外,后调其内。首用辛凉以解其表,次用苦寒以清其里,一二剂愈矣。治经千人,成效历历可记。"

条文叙述痢疾表里同病的治疗。治疗原则为先解表邪后清里热。痢疾初起,兼见恶寒发热、头痛身重者,可先解表,用荆防败毒散,解表举陷,逆流挽舟。表解后仍有腹痛阵阵,痢下赤白脓血便者,可进一步清肠化湿,解毒,调气行血,从而达到表里双解,调和气血止痢的作用。

2.《医门法律·痢疾论》:"治痢用通因通用之法,亦有金针。盖火湿热之邪,奔迫而出,止宜用苦寒之药,如大小承气之类。"

条文叙述湿热痢疾的治疗方法。湿热滞于肠胃,与气血相搏,传导失司,肠络受伤,遂成痢疾。治疗上多用通因通用的治法,清除肠中湿热疫毒,饮食积滞。方药选用大小承气汤

加减。

十二、清代薛生白《湿热病篇》:病机及辨证

1.《湿热病篇》:"古之所谓滞下,即今之所谓痢疾也。由湿热之邪,内伏太阴,阻遏气机,以致太阴失健运,少阳失疏达……热郁湿蒸,传导失其常度,蒸为败浊,脓血下注肛门,故后重,气壅不化,乃数至圊而不能便。"

条文叙述湿热痢疾的病机及症状。湿热之邪留恋肠道,与气血相搏结,腐败化为脓血,故下痢赤白;热势偏盛,血络受伤,故下痢以赤色为主。肠道气血阻滞,不通则痛,故见腹痛。湿热夹积,欲从肠道排出,而气机不畅,反不欲出,故里急后重,窘迫难忍。湿热踞于肠道,胃失和降,故脘闷纳呆,恶心呕吐。湿热下注,则肛门灼热,小便短赤。舌红苔黄腻、脉濡数或滑数均为湿热之象。

2.《湿热病篇》:"滞下……伤气则下白,伤血则下赤,气血并伤,赤白兼下,湿热盛极,痢成五色。"

条文通过泻下物的颜色辨别痢疾的病性病位。痢色白者病在气分,其病浅;痢色赤者为病在血分,其病深;赤白相杂者,多属气血俱伤,深浅皆及。汪曰桢亦说红属血,白属气,与薛生白认识一样。故临床赤痢用血药多,白痢用气药多。

3.《湿热病篇》:"湿热证,壮热烦渴,舌焦红或缩,斑疹,胸痞,自利,神昏,痉厥,热邪充斥表里三焦。"

条文叙述湿热重证的症状。若感受时行疫毒之邪,热毒壅盛,则发病急骤。热盛伤津,故见壮热口渴;热扰于上则头痛;热毒壅滞肠道气机,熏灼肠道脉络,则见腹痛剧烈,里急后重,痢下鲜紫脓血。甚者热入心营,烦躁不安,或因热毒蒙蔽清窍而神志不清;若热动肝风,则见高热惊厥抽搐;若热毒邪气过盛而正虚不能胜邪,导致邪毒内闭而阳气外脱,可出现面色苍白,四肢厥冷,汗出喘促,脉细弱。薛生白认为这类症状多是热毒之邪充斥三焦所致。

十三、清代林珮琴《类证治裁》：病机证候

《类证治裁·痢证》："痢多发于秋，即《内经》之谓肠澼也。症由胃腑湿蒸热壅，致气血凝结，挟糟粕积滞，进入大小腑，倾刮脂液，化脓血下注，或痢白，痢红，痢瘀紫，痢五色，腹痛呕吐，口干溺涩，里急后重，气陷肛坠。因其闭滞不利，故亦名滞下也。"

条文叙述痢疾的病因、病机及症状。痢疾常见于夏秋季节，多有饮食不洁的病史。其主症：腹痛，里急后重，便次增多，大便常有脓血黏胨，急性痢疾发病骤急，可伴有恶寒发热；慢性痢疾则反复发作，迁延不愈。现代医学认为邪毒的性质有二：一为湿热疫毒之邪，内侵胃肠，熏灼肠道，形成疫毒痢；一为时令之邪，酿生湿热，湿热郁蒸，阻滞气血，互为搏结，化为脓血，则为湿热痢。一般认为，伤于气分，则为白痢；伤于血分，则为赤痢；气血俱伤，则为赤白痢。

十四、清代雷少逸《时病论》：寒、热、湿痢及五色痢病机辨证

1.《时病论·湿痢》："痢疾暑有风、寒、热、湿之殊，然总发于夏秋之令，而春冬罕见是病。"

条文指出痢疾的好发季节。夏秋之交，天气正值热郁湿蒸之际，湿热之邪内侵于人体，蕴结肠腑，与气血胶结，导致肠道气机传导失常，下注而易形成痢疾。

2.《时病论·热痢》："热痢之为病，脉滑数而有力，里急后重，烦渴引饮，喜冷畏热，小便热赤，痢下赤色，或如鱼脑，稠黏而秽者是也。"

3.《时病论·湿痢》："热湿之为痢也，里急后重，忽思饮，饮亦不多，忽思食，食亦乏味，小便热涩，痢下赤色，或淡红焦黄，脉来濡数之形。"

4.《时病论·寒痢》："寒痢之证，实因炎热贪凉，过食生冷，冷则凝滞，中州之阳，不能运化，清气不升，脾气下陷，以致腹痛后重，痢下白色，稀而清腥，脉迟苔白。"

5.《时病论·寒痢》："然而寒痢亦有赤色者，不可不别，总之以脉迟苔白为据。倘脉数苔黄者，便为热痢。医者总当以脉舌分其寒热，慎弗忽诸。"

6.《时病论·湿痢》："据丰论，湿痢有寒热之分焉。盖天寒湿之为痢也，腹绵痛而后坠，胸痞闷而不渴，不思谷食，小便清白或微黄，痢下色白或如豆汁，脉缓近迟之象。"

7.《时病论·湿痢》："热湿之为痢……当用通利州都法去苍术，加木香、黄连治之。"

8.《时病论·热痢》："热痢者治宜清痢荡积法，益以楂肉、槟榔治之。如体弱者，以生军改为制军最妥。"

条文叙述湿热痢、寒湿痢、虚寒痢的病因病机、症状及治法。病因病机概括起来主要有：

（1）感受时令之邪，酿生湿热，湿热郁蒸，阻滞气血，互为搏结，化为脓血，则为湿热痢。

（2）平素嗜食肥甘厚味，内酿湿热，湿热郁蒸，大肠之气机阻滞，气血凝滞，化为脓血，则成湿热痢。若其人平素恣食生冷，伤及脾胃，致中阳不足，脾虚不运，水湿内停，湿从寒化，寒湿内蕴，壅塞肠中，腑气受阻，气滞血瘀，气血与肠中秽浊之物相搏结，化为脓血，则为寒湿痢。

（3）痢疾病久，反复发作，必伤脾胃，继而及肾，易伐中阳，终成命门火衰之虚寒痢。若其人脾肾素虚，又感寒湿之气或啖食生冷，使阳气更衰，也易致虚寒痢。

9.《时病论·五色痢》："五色痢者，五色脓血相杂而下也，若有脏腑尸臭之气则凶。因于用止涩太早，或因滞热下之未尽，蕴于肠胃，伤脏气也……诊其脉若有力，虽日久仍当攻也。"

条文叙述五色痢的症状病机。五色痢痢下脓血呈现多种颜色，有实证和虚证之分。实证多因止涩太早，或下之未净，热毒留滞肠中所致；虚证多因痢证久延，脏气受损，脾肾两伤所致。亦有正虚邪恋，虚实夹杂者。痢下五色，病机各别。纯下赤者，多以血为热迫，故随溢随下，此则最深者也。若紫红紫白者，则离位稍久，其下不速，而色因一变。纯血鲜红者多热证，以火性速，逼迫而下也；紫红紫白者少

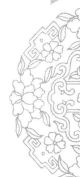

热证,以阴凝血败损而然也;纯白者多寒证,脏寒薄滑而然也。又有黄黑二色,则色滑而秽臭者为热证,亦有寒者;浅黄色淡,不甚臭者,此即不化之类,皆寒证也;黑而脓厚大臭者,多火证;青黑而腥薄者,此肝肾腐败之色也。在治疗方面,治痢色赤,或先白后赤,或赤多白少者,银楂芩连汤;痢色黄者,葛根芩连汤;痢色绿者,陈芩术芍甘连汤;痢色纯白,姜芩术草汤、理中汤,脉沉迟者加附子;痢色纯黑如漆者,银楂姜桂大黄汤。一般以初起者为实,日久者为虚;脉实有力者为实,脉虚无力者为虚。补虚以补火生土法,泻实以清痢荡积法。

十五、清代李用粹《证治汇补》:疫毒痢

《证治汇补·痢疾》:"凡阖门上下传染,长幼相似,是疫毒痢也。当察运气之相胜,以发散疫邪。"

条文指出疫毒痢的病机特点,即传染性强,病情严重。现代医学认为疫毒之邪,其性猛烈,伤人最速,所以发病暴急。疫毒与气血搏结于肠之脂膜,腐败化为脓血,故下痢鲜紫脓血。疫毒盛于内,热因毒发,故壮热。热毒内蕴,气机不利,腑气不通,故见腹痛剧烈,里急后重明显,甚于湿热痢者,以疫毒伤人最厉,较湿热痢为重。热盛伤阴则口渴。热扰心神则烦躁。热扰于上则头痛。舌质红绛,苔黄燥,脉滑数,皆热毒内炽所致。若热毒内闭,入于营分,则出现神昏谵语。若热灼营阴,损及厥阴、少阴,则热极动风,出现痉厥抽搐。若暴痢阴涸阳脱,则见面色苍白,汗冷肢厥,苔黑滑润,脉微欲绝。本证以发病急骤,腹痛剧烈,里急后重明显,壮热,烦躁作为辨证特点。治疗以发散疫邪,清热解毒,凉血止痢。

十六、清代吴鞠通《温病条辨》:湿热痢辨证论治

1.《温病条辨·中焦篇》:"滞下红白,舌色交黄,渴不多饮,小溲不利。"

2.《温病条辨·中焦篇》:"滞下湿热内蕴,中焦痞结,神识昏乱。"

条文叙述湿热痢的临床表现。湿热之邪毒积滞肠中,气血被阻,气机不畅,传导失司,所以腹痛,里急后重。湿热之毒熏灼,伤及肠道脂膜之气血,腐败化为脓血,则见痢下赤白。湿热下注,则肛门灼热,小便短少。苔腻为湿,黄则有热。脉滑为实,脉数是热的征象。若兼有表证则恶寒发热,头痛身楚。舌质红,苔薄白,脉浮数,为内有湿热,外有表证。若热重于湿则赤多白少,或纯下赤胨,热盛灼津则见发热口渴。热扰心神则烦躁。舌质红,苔黄腻,脉大而数,皆为热重下痢之表现。

十七、清代吴道源《痢证汇参》:病位

1.《痢证汇参·里急后重》:"痢之里急后重,病在广肠最下之处,不在脾与肾也。无论寒热虚实皆有是证,不得以为热也。盖中焦有热,则热邪下迫;中焦有寒,则寒邪下迫;脾肾气虚,则气虚下迫。"

条文叙述痢疾的主要病位在肠,食积、寒邪、热邪及气虚均能影响肠胃功能而发痢疾。

2.《痢证汇参·诸贤总论》:"痢疾腹痛必是绕脐以下,当小肠之分野。饮食入胃,挟湿热而归中脘,初食未成糟粕,后食以继之,则初食挟湿热毒之物,而归于下脘矣。夫中脘之无邪,气血升降得以遁其正。所食之物变为糟粕,而从下脘,则归小肠矣。若湿毒与食停在下脘,则气血升降不得遁其正,而糟粕欲行不得行,然毕竟要行,而又不得行,则将脏腑脂膏逼迫而下……故痛在绕脐而下。"

条文叙述疼痛的部位。痢疾的病位主要在肠腑。大肠主传送糟粕,又主津液的进一步吸收,邪客大肠,传导功能失司,通降不利,气血凝滞腐败,因而痢下赤白脓血。现代医学认为其疼痛多表现为脘腹作胀,坚满而痛,痛而拒按,泻后痛减,未几又作,暖腐吞酸。

十八、清代程国彭《医学心悟》:治则治法

1.《医学心悟·痢疾》:"古人治痢,多用坠下之品……所谓通因通用,法非不善矣,然而效者半,不效者半……予因制治痢散,以治痢

证初起之时……制药普送,效者极多。"

2.《医学心悟·痢疾》:"惟于腹中胀痛,不可手按者,此有宿食,更佐以朴黄丸下之。"

3.《医学心悟·痢疾》:"若邪热秽气,塞于胃脘,呕逆不食者,开噤散启之。"

条文叙述痢疾的治则治法。现代医学认为初痢宜通,久痢宜涩(补),热痢清之;寒热交错者,清温并举;虚实夹杂者,通涩兼施。清肠、清热、解毒、化湿、燥湿为初痢实证的常用治法。痢疾为患,不论虚实,肠中总有滞,气血失于调畅。因此,消导、去滞、调气和血行血为治痢的基本方法。忌过早补涩,忌峻下攻伐,忌分利小便等,以免留邪或伤正气。总之,治疗痢疾,初痢宜通,久痢宜涩,赤者重用血药,白者重用气药。初期多属实证;久病之后,多属虚证。但始终宜以照顾胃气为本。

十九、清代高斗魁《医家心法》:治则治法

《医家心法·痢疾》:"凡痢疾初起,三日内皆可用白芍药汤,立除……一见红白,毒势凝结矣,但当解毒、和气、养血……调金汤主之,如服调金汤后,红白减而渐见粪色,便当减芩连分数……"

条文叙述痢疾随着病情的变化,治疗法则亦改变。初起以白芍药汤加减,毒势凝结后以调金汤加减,病情趋向愈合时以芩连汤治疗。现代医学注重分型论治,认为湿热痢治宜清热化湿,佐以调气行血;疫毒痢治宜清热凉血解毒,神昏者兼以清心开窍,惊厥者加凉肝息风之品;寒湿痢治宜温化寒湿。痢疾日久,伤及血者,治宜养阴清肠;脾肾虚寒、肾关不固者,宜温补脾肾,佐以固脱;休息痢时发时止,终年不愈。发作时宜温中清肠,佐以调气化滞;缓解时宜根据脾气虚、脾阳虚、寒热错杂、瘀血内阻等不同证候,分别采取补中益气、温阳祛寒、

寒热并治及活血化瘀等不同方法治疗。总之,痢疾的治疗宜分清寒热虚实,初痢宜通,久痢宜涩,热痢宜清,寒痢宜温,虚实夹杂者宜通涩兼施、清温并用。

二十、清代戴天章《重订广温热论》:治法方宜

1.《重订广温热论·兼痢》:"所以古人于时痢初起,专主仓廪汤,一意先解其表,但加陈仓米以和中。俟表证解后,里热证具,方可议清议下。"

2.《重订广温热论·兼痢》:"若衰症已解,而里积未除,则宜葛根芩连汤,加青、陈、楂、曲,清消之,甚加枳实导滞丸缓攻之。"

3.《重订广温热论·兼痢》:"若温热病而兼痢,多属湿热与积滞互结肠胃,治法总以疏利、推荡、清火为主。惟伏邪火毒太甚,骤发即下纯红、纯紫恶血,或兼见舌燥、谵妄诸症者,黄连、大黄、犀角、鲜地又在所急,不可拘此论也。"

条文叙述温热病而兼见痢疾的治疗。《医学衷中参西录》曰:"温而兼痢之证,愚治之多矣,未有若此证之剧者。盖此证腹痛至辗转号呼不能诊脉,不但因肝火下迫欲作痢也,实兼有外感毒疠之气以相助为虐。故用芍药以泻肝之热,甘草之缓肝之急,更用卫生防疫宝丹以驱逐外侵之邪气。迨腹痛已愈,又恐其温热增剧,故又俾用连翘、甘草煎汤,遂服离中丹以清其温热,是其证翌日头午颇见轻。若即其见轻时而早为之诊脉服药,原可免后此之昏沉,乃因翌日相延稍晚,竟使病势危至极点,后幸用药得宜,犹能挽回,然亦险矣。"可见,当温病并发痢疾时,不但要用药正确,还要治疗及时,否则预后凶险。

(周迎春 吴依芬 黄海军 吴玉婷)

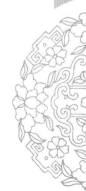

第一章 急性病证

第六节 急性腹痛

急性腹痛,指起病急骤,在胃脘以下至耻骨毛际间发生的疼痛。痛在脐周,为脐腹痛;痛在脐下,为小腹痛;痛在脐下两侧,为少腹痛。本病始见于《肘后备急方》。现代医学中的肠梗阻、急性阑尾炎、急性肠炎、急性胆囊炎、胆道蛔虫病、急性胰腺炎、胃肠痉挛、消化不良等有急性腹痛时可参考本节论治。

一、《黄帝内经》:病因

1.《素问·举痛论》:"寒气客于肠胃之间,膜原之下,血不得散,小络急引故痛……寒气客于小肠,小肠不得成聚,故后泄腹痛矣。"

2.《素问·举痛论》:"热气留于小肠,肠中痛,瘅热焦渴,则坚干不得出,故痛而闭不通矣。"

条文叙述寒邪和热邪侵入人体,内传于里所导致的腹痛。六淫之邪,侵入腹中,均可引起腹痛,伤于寒则寒凝气滞,经脉受阻,不通则痛;若伤于暑月,或寒邪不解,郁而化热,或湿热壅滞,以致传导失司,腑气不通而发生腹痛。

3.《灵枢·厥病》:"肠中有虫瘕及蛟蛕……心腹痛,侬作痛,肿聚注来上下行,痛有休止,腹热喜渴涎出者,是蛟蛕也。"

条文叙述虫积证的症状,疼痛的主要特点为时痛时止,若虫在胆道,可有钻心样痛,并见呕吐。

4.《素问·六元正纪大论》:"寒至则坚痞腹满,痛急下利之病生矣。"

5.《灵枢·师传》:"胃中寒,肠中热,则胀而且泄……"

条文叙述寒邪侵犯致腹痛。外感寒邪,侵入腹中,或过食生冷,中阳受伤,脾胃运化无权,寒邪积滞于中,以致气机阻滞,产生腹痛。寒实积聚,感坚痞腹满,寒邪客胃,积于肠中,积而化热则胃中寒,肠中热,脾胃运化功能失司,腹胀而且泄泻。

二、汉代张仲景《金匮要略》:虫积、肠痛、疝痛

1.《金匮要略·趺蹶手指臂肿转筋阴狐疝蛕虫病脉证治》:"腹中痛,其脉当沉,若弦反洪,故有蛔虫。蛔虫之为病,令人吐涎,心痛发作有时,毒药不止……"

条文叙述虫积疼痛的症状、脉证及治疗。虫积腹痛为脐周腹痛,时轻时重,时作时止,反复发作,嗜食异物但面黄肌瘦,或鼻孔作痒,睡中啮齿等。一般腹痛可见沉弦脉,若为虫积腹痛则见脉弦而洪,发作时伴有呕吐、钻心样痛等症,治疗以乌梅丸驱虫。

2.《金匮要略·疮痈肠痈浸淫病脉证并治》:"肠痈者,少腹肿痞,按之即痛,如淋,小便自调,时时发热,自汗出,复恶寒。"

条文叙述肠痈疼痛的症状。现代医学认为肠痈主要症状为腹痛阵作,初为上腹或脐周,继则在右下腹作痛,拒按,按之痛剧,腹皮绷紧,或触及包块,右下肢屈蜷不伸,伸之则疼痛加剧,发热恶寒,大便秘结等,据此可诊断为肠痈。

3.《金匮要略·趺蹶手指臂肿转筋阴狐疝蛕虫病脉证治》:"阴狐疝气者,偏有大小,时时上下……"

条文论述疝痛的临床表现。现代医学认为腹腔内容物外突出现的疝气,可在腹壁、腹股沟或阴囊局部触及肿大的块物,多为肠管及其内容物;若睾丸或阴囊有肿大物,亦称为疝气,常痛引少腹,可见肿大的睾丸或阴囊,与一般的少腹痛有区别。

三、晋代皇甫谧《针灸甲乙经》:针灸治疗

1.《针灸甲乙经·肝受病及卫气留积发胸胁满痛》:"胸胁榰满,瘈疭引脐腹痛,短气烦

满，呕吐，巨主阙之。腹中积气结痛，梁门主之。"

2.《针灸甲乙经·绎络受病入肠胃五脏积发伏梁息贲胆气痞气奔豚》："暴心腹痛，疝横发上冲心，云门主之……脐下疝绕脐痛，石门主之……腹中积聚时切痛，商曲主之……脐疝绕脐而痛，时上冲心，天枢主之。"

3.《针灸甲乙经·脾胃大肠受病发腹胀满肠中鸣短气》："大肠病者，肠中切痛而鸣濯濯，冬日重感于寒，当脐而痛，不能久立，与胃同候，取巨虚上廉……腹痛刺脐左右动脉，已刺按之立已，不已刺气街，按之立已。腹暴痛满，按之不下，取太阴经络血者，则已，又刺少阴……腹中切痛，肓俞主之；腹中尽痛，外陵主之……肠鸣而痛，温留主之。"

条文叙述不同证型腹痛的病因及针灸治疗。急腹症是临床常见病，具有病因多、发病急、病情重、变化快等特点。临诊时虽按照常规辨证施治，但在痛甚标急时，本着中医"急则治其标、缓则治其本"的治则，先治标止痛，以防因剧痛而发生休克等严重情况。为此，临床可采用针灸缓急止痛，待腹痛缓解后，再辨证配穴施治，以治其本。在临床中以足三里、天枢、神阙、中脘等为主治穴位，应用电针刺激。从实践的结果及疗效来看，针灸治疗腹痛确有明显的消炎、杀菌、解毒、抗过敏、解痉止痛、调理腑气的功能，有促进代谢、增强抗体等局部和整体性的均衡作用。从效果看，针治急腹痛对痉挛性、功能性等类型最好，对炎症性急腹症类稍差。

四、晋代葛洪《肘后备急方》：灸法治疗

《肘后备急方·治卒霍乱诸急方》："卒得霍乱，先腹痛者，灸脐上，十四壮，名太仓，在心厌下四寸，更度之……若达脐痛急者，灸脐下三寸，三七壮，名关元。"

条文叙述霍乱腹痛的太仓、关元灸法治疗。太仓调理肠胃气机，升清降浊，关元乃任脉与足三阴经之交会，温补下元，对治疗腹痛有良效。

五、宋代苏轼、沈括《苏沈良方》：辨虚实

《苏沈良方》："然腹痛按之便痛，重按却不甚痛，此止是气痛。重按愈痛而坚者，当自有积也。气痛不可下，下之愈痛，此虚寒证也。"

条文叙述虚痛与实痛的鉴别。一般而论，实痛拒按，虚痛喜按，实痛治疗宜下，虚痛治疗不宜下。

六、宋代陈无择《三因极一病证方论》：寒积、虫积腹痛

1.《三因极一病证方论·不内外因心痛证》："久积，心腹痛者，以饮啖生冷果实，中寒，不能消散，结而为积，甚则数日不能食。"

2.《三因极一病证方论·不内外因心痛证》："脏寒生蛔攻心痛者，心腹中痛，发作肿聚，往来上下，痛有休止，腹热，涎出。"

条文叙述寒积和虫积致腹痛的临床症状。过食生冷，寒湿内停，可以损伤脾胃，阻遏脾阳，脾失健运，气机失调，腑气通降不利而发生腹痛；蛔虫扰动不安，窜扰逆乱，遂成腹痛。

七、金代张元素《医学启源》：寒邪腹痛

1.《医学启源·内经主治备要》："寒主拘缩，故急痛也。寒极则血脉凝涩，而反兼土化制之，故坚痞而腹痛也。"

条文叙述寒邪致腹痛的病因病机。寒邪入侵，阳气不运，气血被阻，故腹痛暴急，得温则寒散痛减，得寒则寒凝而痛甚，寒凝血阻，导致气滞血瘀，故腹痛而坚满。

2.《医学启源·内经主治备要》："热郁于内，而腹满坚结痛者，不可言为寒也，当以脉别之。"

条文叙述腹痛而坚满可由寒邪导致，也可以由热邪导致，应该以脉证鉴别。湿热暑邪入侵，或腹中寒邪不解，郁久化热，或恣食辛辣厚味，湿热食滞交阻，气机不和，传导失职，通降失调，均可以导致腹痛。

3.《医学启源·内经主治备要》："小腹连卵肿急绞痛也……谓阴器连小腹急痛也。"

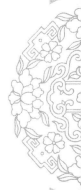

条文叙述足厥阴肝经受邪所引起小腹、阴囊疼痛的症状,即相当于今之腹股沟斜疝、直疝,急性睾丸炎等。

八、元代朱丹溪《局方发挥》《丹溪手镜》《丹溪治法心要》:腹痛的辨证、治法与预后

1.《局方发挥》:"腹满痛时减如故,此为寒,宜温之……胁下偏痛,脉弦紧,此寒也,宜大黄附子细辛汤温之。"

条文叙述寒证疼痛的症状及治疗。现代医学认为寒邪入侵,阳气不运,气血被阻,故腹痛暴急,得温则寒散而痛减,遇冷则寒凝而痛甚。中阳未伤,运化正常,大便自可;若中阳不足,运化不健,则大便清稀。口淡不渴是里无热象;小便清长,苔白腻,脉沉紧为里寒之象。治疗宜温里散寒,理气止痛。方药:良附丸合正气天香散。

2.《丹溪手镜·腹痛》:"诸虫痛者,如腹痛肿聚注来无有休止,涎出,吐清水。"

条文叙述虫积腹痛的症状,虫聚则痛,虫散则缓,时发时止,发作时伴有呕吐等症。

3.《丹溪手镜·腹胀满并痛》:"腹满不痛或时减者,为虚。"

4.《丹溪手镜·腹满并痛》:"大满大痛,或潮热大便不通,腹满不减者,实也……"

5.《丹溪手镜·小腹满》:"若从心下至小腹皆硬满而痛者,实也……"

条文鉴别了虚痛与实痛的不同症状,虚痛主要是腹满疼痛时发时止,按之则减轻,实痛为有形实邪积聚于内,大便不通,按之痛剧。

6.《丹溪手镜·小腹满》:"若从心下至小腹皆硬满而痛者,实也,大陷胸汤下之。"

7.《丹溪手镜·腹满并痛》:"大满大痛,或潮热大便不通,腹满不减者,实也,可下之。"

8.《丹溪手镜·小腹痛》:"蓄血之证……桃仁承气主之。"

条文提出"下法"是治疗腑实证及瘀血证的总则。湿热壅滞、食积、虫积等导致的腑实证宜通腑泻热,破气导滞,用大承气汤或大陷胸汤;瘀血阻滞宜活血化瘀,用少腹逐瘀汤或桃仁承气汤。

9.《丹溪治法心要·腹痛》:"痰因气滞而聚,即聚则碍道路,气不得运,故作痛矣。"

条文叙述气机郁滞所致的腹痛。内伤饮食或脾虚失运,痰浊内生,壅滞于肠道,致使六腑之气机受阻,气机不利,腑气通降不顺,不通则痛。其疼痛表现为腹痛胀满,时轻时重,痛处不定,攻撑作痛,得嗳气矢气则胀痛减轻。

10.《丹溪治法心要·腹痛》:"时痛时止者,热也。"

条文叙述邪热内结所致的腹痛。伤于暑热,或寒邪不解,郁而化热,或实热壅滞,以致传导失职,腑气不通而发生腹痛。

11.《丹溪治法心要·腹痛》:"小腹虚寒作痛,小建中汤入方……胃虚感寒,冷而心腹疼痛气弱者,理中汤。"

12.《丹溪治法心要·腹痛》:"热痛者,二陈加芩、连、栀,甚者加干姜。"

13.《丹溪治法心要·腹痛》:"气用气药,木香、槟榔、枳壳、香附之类;血用血药,川芎、当归、红花、桃仁之类。""……盖食得寒则凝,得温则化,更兼行气、快气药,助之无不可者。"

条文叙述虚寒腹痛、热痛及气滞痛的治疗。腹痛的治疗应根据辨证的虚实寒热、在气在血确立治法。腹痛以"不通则痛"为常理,且腑以通为顺,以降为和,所以在审因论治的基础上,结合通法,使病因得除,腑气得通,腹痛自止。

九、明代皇甫中《明医指掌》:病因病机

1.《明医指掌·腹痛证》:"暴伤饮食,则胃脘先痛而后入腹……吞酸腹痛,为痰郁中焦,复伤饮食。面黄腹痛,为宿食不消……"

条文叙述饮食不节而致腹痛。暴饮暴食,损伤肠胃,或过食肥甘厚腻,或误食腐馊不洁食物,致食积停滞不化,食滞入胃则胃脘痛,食滞入腹则腹痛,肠胃滞塞,气机不畅而腹痛。

2.《明医指掌·腹痛证》:"暴触怒气,则两胁先痛而后入腹。血积上焦,脾火熏蒸,则痛

从腹而上于胸膈。血积下部,胃气下行,则痛从腹而入于少腹。"

条文叙述气滞腹痛。情志抑郁,忧思恼怒,肝失条达,气血郁结,肝胃不和,致气机塞滞而腹痛。或因外科手术后,伤精损血,肠络气滞而成腹痛。

3.《明医指掌·腹痛证》:"热痛者,时作时止。《原病式》云:热郁于内,而腹满坚结痛……"

条文叙述热痛的临床症状。现代医学认为热痛为腹痛急迫,痛处灼热,时轻时重,腹胀便秘,得凉痛减,痛在脐腹。

4.《明医指掌·腹痛证》:"实痛者,腹坚不可按。""凡痛胀满,手不可按,大实也。"

条文叙述实痛的疼痛特点。现代医学认为实痛的主要临床症状为痛势急迫,痛时拒按,痛而有形,痛势不减,得食则甚。

5.《明医指掌·腹痛证》:"肠痈痛者腹大痛,身甲错,脉芤。"

条文叙述肠痈腹痛的症状。现代医学认为肠痈腹痛即急慢性阑尾炎,临床典型症状为转移性右下腹疼痛,初为上腹或脐周,继则在右下腹疼痛,拒按,按之痛剧,腹皮绷急,或触及包块,右下肢屈蜷不伸,伸之则疼痛加剧,伴有发热恶寒、大便秘结等,据此可诊断为肠痈。

十、明代许浚《东医宝鉴》:病因病机、辨证论治

1.《东医宝鉴·外形篇》:"腹痛有六,有寒、有热、有死血,有食积,有痰饮,有虫。气血、痰水、食积、风冷诸证之痛,每每停聚而不散,唯虫痛则乍作乍止,来去无定,又有呕吐清沫之为可验焉。"

朝鲜医学家许浚叙述引起腹痛的病因有六种。感受寒邪、热邪,内传于里,饮食不节,肠胃受伤,痰浊内生,蛔虫梗阻均可以阻滞脏腑气机,不通则痛,蛔虫作痛时痛时止,呕吐涎沫,而其他病因导致的疼痛持久不散。

2.《东医宝鉴·外形篇》:"腹痛诸证:疝气腹痛、痢疾腹痛、积聚腹痛、霍乱腹痛、肠痈腹痛……"

条文叙述腹痛的类型。现代医学认为急性腹痛包括急慢性阑尾炎、胆囊炎及胆石症、尿路结石、肠套叠、蛔虫团梗阻、肠梗阻、急性胰腺炎、胃肠痉挛、消化不良等。

3.《东医宝鉴·外形篇》:"寒气客于脉外则脉寒,脉寒则缩卷,缩卷则脉绌急,绌急则外引小络,故卒然而痛。因重中于寒则痛久矣……寒气客于厥阴之脉,则血涩脉急,故胁肋与小腹相引痛矣。"

条文叙述寒邪入侵导致的腹痛。伤于风寒则寒凝气滞,经脉受阻,不通则痛。

4.《东医宝鉴·外形篇》:"瘀血腹痛有常处,或跌仆伤损,或妇人经来、产后恶瘀未尽下而凝……其痛有常处而不移动者是死血也。"

条文叙述瘀血疼痛的特点,表现为疼痛剧烈,痛处固定不移,痛处拒按,入夜尤甚。妇科腹痛多在小腹,与经、带、胎、产等均有关系。治疗上应以活血化瘀为法。常用活血化瘀药如丹参、赤芍、延胡索、蒲黄、五灵脂、红花等,或通过提高中枢疼痛阈值,或通过抑制肠管、血管平滑肌痉挛,或通过改善局部组织供血而起缓解疼痛的作用。大多数活血化瘀药还能抑制毛细血管通透性的增高,减轻炎症病变程度,使炎症局限化。临床上已观察到,使用复方丹参注射液,可改善胰腺的微循环,提高胰腺组织对缺氧的耐受性,减少氧自由基的产生,因而能减轻急性胰腺炎时胰腺水肿渗出、出血坏死,对血运障碍的肠梗阻,用通里攻下、活血化瘀法,能增加胃肠激素分泌,促进肠管运动,因而避免肠管坏死。

5.《东医宝鉴·外形篇》:"积热腹痛,时作时止,痛处亦热,手不可近,便闭喜冷。"

条文叙述实热疼痛的性质。伤于暑月,或寒邪不解,郁而化热,或湿热壅滞,以致传导失司,腑气不通而发生腹痛,"热气留于小肠,肠中痛,瘅热焦渴,则坚干不得出,故痛而闭不通矣"。

6.《东医宝鉴·外形篇》:"腹痛宜通利:凡腹痛大抵宜通,塞则为痛,凡痛甚须通利脏府乃愈,随冷热用巴豆、大黄、牵牛最为要法。初

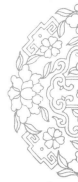

得时元气未虚,必推荡之,此通因通用之法也。实痛宜辛寒推荡,《经》曰通因通用,又曰痛随利减是也,宜用备急丸……"

条文叙述实证的治疗。腹痛的病机,不外乎"不通则痛"。外感寒热,内伤饮食,情志,以及虫积、跌仆等原因均可导致脏腑气机不利而发为疼痛。实证疼痛多用下法,冷泻的代表药物是巴豆,热泻的代表药物是大黄。

7.《东医宝鉴·外形篇》:"凡腹痛多属血涩,通用芍药甘草汤治四时腹痛脉弦。"

条文叙述芍药甘草汤的适应证。芍药甘草汤中白芍苦酸,甘草甘平,酸甘合化,能养血敛阴,和中缓急,使阴液得复,筋脉得养。现代医家运用芍药甘草汤治疗多种痛证,已扩展到内、外、妇、儿、神经等方面。

8.《东医宝鉴·外形篇》:"心腹痛不得息,脉细小迟者生,坚大急者死。腹痛脉反浮大而长者死。寒气客于五脏,厥逆上泄,阴气竭,阳气未入,故卒然痛,死不知人,气复反则生矣……腹痛凶证,太阴连小腹痛甚,自利不止者难治。鼻头色青,腹中痛,舌冷者死。脐下忽大痛,人中黑色者多死。"

条文论述腹痛的预后。现代医学认为体质好,病程短,正气尚足者预后良好;体质较差,病程较长,正气不足者预后较差;身体日渐羸瘦,正气日衰者难治。腹痛暴急,伴有大汗淋漓、四肢厥冷、脉微欲绝者为虚脱之象,如不及时抢救则危殆立至。

十一、明代龚廷贤《万病回春》:病因、临床症状

1.《万病回春·腹痛》:"腹痛者,有寒、热、食、血、湿、痰、虫、虚、实九般也。"

条文叙述腹痛的成因,共有九种。现代医学认为腹痛的成因,不外寒、热、虚、实、气、血等几方面,各因之间常相互联系,或相兼为病。如寒邪客久,郁而化热,可致郁热内结;气滞作痛,血行不畅,可成瘀血内阻;至于寒热并见,虚实夹杂,气滞血瘀者,亦属常见。

2.《万病回春·腹痛》:"乍痛乍止、脉数者,火痛也,即热痛。"

3.《万病回春·腹痛》:"以手按之,腹软痛止者,虚痛也。"

4.《万病回春·腹痛》:"时痛时止,面白唇红者,是虫痛也。"

条文叙述热痛、虚痛及虫痛的临床表现。

十二、明代虞抟《医学正传》:辨证、治则治法

1.《医学正传·腹痛》:"腹中诸痛,皆由劳役过甚,饮食失节,中气不足,寒邪乘虚而客入之,故卒然而作大痛。"

2.《医学正传·腹痛》:"食积郁结于肠胃之内,皆能令人腹痛。"

条文叙述素有体虚,感受外邪侵袭易致急性腹痛。其中嗜食油腻、酗酒无度、暴饮暴食、生冷不洁、劳逸过度,致使脾胃纳运失职,积滞及湿热郁于胃肠,气血、气机不通,易客伤脾胃,发腹痛,临床上可表现为实证、热证和湿热证。

3.《医学正传·腹痛》:"热郁于内,则腹满坚结而痛……"

4.《医学正传·腹痛》:"其有血虚瘦弱之人,津液枯涸,传送失常,郁火燥热煎成结粪,滞于大小肠之间,阻气不运而作痛……"

5.《医学正传·腹痛》:"如腹中常觉有热而暴痛暴止者,此为积热……"

条文叙述实热证的病机及临床表现。现代医学认为实热证的主要临床表现为腹痛拒按,口渴喜饮,小便短赤,大便秘结,舌红质老,苔黄,脉沉弦数。若脘腹胀满,疼痛拒按,嗳腐吞酸,或痛而泻,泻后痛减,舌苔厚浊或浊腻,脉沉弦,多属食滞。

6.《医学正传·腹痛》:"若但小腹硬满而痛,小便利者,则是蓄血之证……其痛有常处而不移动者,是死血也。"

7.《医学正传·腹痛》:"痛甚便欲大便,去后则痛减者,是食积也。"

条文叙述急性腹痛的性质。血瘀痛为腹部刺痛,痛无休止,痛处不移,痛处拒按,入夜尤甚;伤食痛为脘腹胀满,嗳气频作,嗳后稍舒,痛甚欲便,便后痛减。

8.《医学正传·腹痛》:"浊气在上者涌之,清气在下者提之,寒者温之,热者清之,虚者补之,实者泻之,结者散之……此治法之大要也。"

9.《医学正传·腹痛》:"外有卒然心腹大痛,欲吐不得吐,欲泻不得泻……宜急以盐汤灌之,而以鹅翎探吐取涎而愈。"

10.《医学正传·腹痛》:"食积为患者,保和丸、枳术丸之类消之……如气虚之人,伤饮食而腹痛,宜调补胃气并消导药,用人参、白术、山楂、神曲、枳实、麦芽、木香、砂仁之类。"

11.《医学正传·腹痛》:"小腹因寒而痛,宜肉桂、吴茱萸。因寒气作痛者,宜小建中汤加干姜、官桂、台芎、苍术、白芷、香附。"

12.《医学正传·腹痛》:"因热而痛者,二陈汤加黄芩、黄连、栀子,痛甚者加炒干姜以治之。"

13.《医学正传·腹痛》:"食积为患者……枳实导滞丸、木香槟榔丸之类下之……如饮食过伤而腹痛者,宜木香槟榔丸下之……如腹中常觉有热而暴痛暴止者,此为积热,宜调胃承气汤之类下之。""如腹痛手不可按者属实,宜用建中汤加大黄,或调胃承气汤加桂枝类下之而愈。""若从心下至小腹皆硬满而痛者,是邪实也,须以大陷胸汤下之。"

14.《医学正传·腹痛》:"小腹实痛,用青皮以行其气。"

15.《医学正传·腹痛》:"如因跌仆损伤而作痛者,此瘀血证,宜桃仁承气汤、抵当汤之类,逐去其血即愈。"

条文叙述腹痛的治则治法。应根据辨证的虚实寒热、在气在血,确立治法。实者泻之,虚者补之,热者寒之,寒者热之,滞者通之,瘀者散之,审证求因,审因论治。但腹痛以"不通则痛"为常理,且腑以通为用,以降为顺,所以在审因论治的基础上,结合通法,使病因得除,腑气得通,腹痛自止。但通法并非单纯泻下,应在辨明寒热虚实而辨证用药的基础上,辅以理气通导之品,标本兼治。例如饮食停滞宜消食导滞,用枳实导滞丸、木香槟榔丸或用吐法、泻法;瘀血阻滞宜活血化瘀,用少腹逐瘀汤;湿热壅滞,宜通腑泻热,用大承气汤。用药不可过用香燥,应中病即止,特别是虚痛,应以温中补虚、益气养血为法。例如中脏虚寒,宜温中补虚,缓急止痛,用小建中汤。另外久痛入络,对于缠绵不愈的腹痛,加入辛润活血之剂,尤为必要。

十三、明代张景岳《景岳全书》:病机

1.《景岳全书·心腹痛》:"凡三焦痛证,惟食滞、寒滞、气滞者最多,其有因虫、因火、因痰、因血者,皆能作痛。大都暴痛者多有前三证,渐痛者多由后四证。"

条文叙述腹痛的病因病机,认为凡急性腹痛者大多是因为食滞、寒凝、气滞而使三焦脏腑气机不利,气血运行不畅,经脉运行阻滞而导致的。

2.《景岳全书·心腹痛》:"下虚腹痛,必因虚挟寒,或阳虚中寒者乃有之,察无形迹,而喜按喜暖者是也。"

3.《景岳全书·心腹痛》:"寒滞之痛,有因内寒者,如食寒饮冷之类是也,必兼寒兼食……有因外寒者,或触冒不时之寒邪,或犯客令之寒气,或受暴雨沙气之阴毒,以致心腹搅痛,或吐或泻,或上不能吐,下不能泻,而为干霍乱危剧等证……""盖三焦痛证,因寒者常居八九。"

条文论述寒证的虚实病证。现代医学认为腹痛的病机不离"不通则痛"。虚寒证是因为气血不足,阳气虚弱,脏腑经脉失于温养,气血运行无力导致的,临床可出现腹痛绵绵,时作时止,喜热恶冷,痛时喜按,饥饿劳累后加重,得食休息后减轻;实证寒证由于突受寒邪或过食生冷,寒湿内停,致使脏腑气机不利,气血运行不畅,经脉流行阻滞而导致腹痛。

4.《景岳全书·心腹痛》:"火邪热郁者,皆有心腹痛证。"

5.《景岳全书·心腹痛》:"火在下者,必有胀热、秘结、淋涩等证。"

条文论述火邪致腹痛的病机及症状。伤于暑热或寒邪不解,郁而化热,或湿热壅滞,以

致传导失司,腑气不通而发生腹痛,"热气留于小肠,肠中痛,瘅热焦竭,则坚干不得出,故痛而闭不通矣"。

6.《景岳全书·心腹痛》:"……实者外坚充满,不可按之,按之则痛。""拒按者为实……暴痛者多实。"

条文叙述虚痛与实痛的鉴别。突然发病,疼痛较剧,痛而拒按,伴随症状较多者,多为外感时邪,饮食不节,蛔虫内扰所致。发病稍缓,病程迁延,腹痛绵绵喜按,痛势不甚者,多由内伤情志,脏腑虚弱,气血不足引起。

7.《景岳全书·心腹痛》:"若从心下至少腹硬满而痛,小便利者,则是蓄血之证。"

条文叙述瘀血阻滞所致腹痛。瘀血内积,使气血运行受阻,造成三焦脏腑气血不通,不通则痛,瘀血内阻少腹,致经气不利,均是蓄血的症状。

8.《景岳全书·诸虫》:"……肠中有虫瘕及蛟蛕……心肠痛,侬作痛,肿聚,注来上下行,痛有休止,腹热喜渴,涎出者,是蛟蛕也。"

9.《景岳全书·诸虫》:"凡虫痛证,必时作时止,来去无定,或呕吐青黄绿水,或吐出虫,或痛而坐卧不安,或大痛不可忍,面色或青或黄或白,而唇则红,然痛定则能饮食者……"

条文叙述虫积致腹痛的病因病机及症状。虫积是指幼虫侵入机体,或食入虫卵而在体内发育繁殖,以致阻碍脏腑气机,虫聚则疼痛,虫散则痛缓。虫积证可耗伤营血。

10.《景岳全书·心腹痛》:"治痛之要,但察其果属实邪,皆当以理气为主,宜排气饮加减主之。食滞者,兼乎消导;寒滞者,兼乎温中;若止因气逆,则但理其气,病自愈矣。"

11.《景岳全书·心腹痛》:"凡痛在上焦者……无如吐之之妙。"

12.《景岳全书·心腹痛》:"凡闭结者,利之下之,当各求其类而治之。"

条文叙述食积证的治则治法。食积证是由于饮食不节,或脾胃腐熟运化失常,以致食物停滞胃肠而出现的证候,治疗应该注重理气消食导滞。

十四、明代王肯堂《证治准绳》:七情致腹痛

《证治准绳·腹痛》:"如七情之气逆,即伤其营卫而不行,营卫不行则液聚血凝,及饮食用力过度者亦然,皆不待与寒相会,始成积作痛也。"

条文叙述七情致病的病因病机。情志抑郁,忧思恼怒,肝失条达,气血郁结,肝胃不和,致气机塞滞而腹痛。

十五、清代陈士铎《石室秘录》:热入小肠

《石室秘录·腹痛》:"凡人有腹痛不能忍,按之愈痛,口渴饮冷水则痛止,少顷依然大痛,此火结在大小肠,若不急治,亦一时气绝。方用定痛至神汤:炒栀子、甘草、茯苓、白芍、苍术、大黄、厚朴。"

条文叙述热入小肠所致腹痛的治疗。正如《素问·举痛论》所云:"热气留于小肠,肠中痛,瘅热焦竭,则坚干不得出,故痛而闭不通矣。"故治疗上应以通腑泻热为主。

十六、清代何梦瑶《医碥》:瘀血腹痛

《医碥·腹痛》:"死血作痛,脉必涩,痛有定处……"

条文叙述瘀血导致的腹痛。血瘀型腹痛临床症状主要有疼痛较剧,痛处不移,舌色紫暗,或舌边有瘀斑,脉涩或弦涩。

十七、清代郑钦安《医法圆通》:辨病位

1.《医法圆通·脐痛》:"脐居阴阳交界之区,脐上属脾胃,脐下属肝肾。"

2.《医法圆通·脐痛》:"若脐下独痛,是厥阴之气不宜也。审是烦满囊缩,脐下病痛者,厥阴之阴寒太甚也。法宜回阳祛阴,如吴茱萸四逆汤、白通汤之类是也。"

条文叙述腹痛部位归属经络及其治疗,认为以脐为界,脐上属脾胃,脐下属肝肾。《治病要言·心腹诸痛》认为:"腹痛分三部。脐以上痛,为太阴脾;当脐而痛,为少阴肾;少腹痛,为

厥阴肝。"而厥阴病为六经之末,多由他经传变而成,其中尤以少阳病为主,治疗宜以温中补虚,缓急止痛为主。

十八、清代何世仁《治病要言》:脉证

1.《治病要言·腹痛》:"食积痛甚,大便后减,脉弦,或沉滑。"

2.《治病要言·腹痛》:"时痛时止,热手按而不散,脉大而数,热也。"

3.《治病要言·腹痛》:"爱热者多虚……饥则甚者多虚……脉虚气少者多虚……久痛年衰者多虚。"

4.《治病要言·腹痛》:"气滞,必腹胀脉沉。"

条文论述了不同腹痛的脉证。食积腹痛欲大便,便后腹痛减轻,脉弦或沉滑;若脉大而数,腹痛时发时止,腹满,按之不散,则为热痛;若脉弱多为虚证;若脉沉兼有腹胀,多为气滞所致。

十九、清代陈修园《景岳新方砭》《时方妙用》《医学三字经》:各种腹痛及治法

1.《景岳新方砭》:"凡肠痈生于小肚角,微肿,而小腹隐痛者,若毒气不散,渐大内攻而溃,则成大患。"

条文叙述肠痈的部位及失治误治的后果。肠痈的疼痛部位在右下腹,若治疗不及时,将导致全身的毒血症状。

2.《时方妙用·心腹诸痛》:"虫痛脉如平人,其痛忽来忽止,闻肥甘之味更痛,按摩稍止,唇红,舌上有白花点。"

条文叙述虫积腹痛的临床症状。因饥饿、发热、胃肠功能失调,或驱虫不当,蛔动不安,而窜扰逆乱,遂成腹痛。

3.《时方妙用·心腹诸痛》:"脐中痛不可忍,喜按者,肾气虚寒也。""虚痛,即悸痛,脉虚细小或短涩,心下悸,喜按,得食少愈,二便清利。"

4.《时方妙用·心腹诸痛》:"血痛,脉浮沉俱涩,其痛如刺,不可按扪,或寒热往来,大便黑。"

5.《时方妙用·心腹诸痛》:"食痛,脉实而滑,嗳腐吞酸,恶食,腹胀且痛,其痛或有一条扛起者……"

条文叙述虚寒痛、瘀血痛和食滞痛的临床表现。虚寒痛有腹痛绵绵,时作时止,喜热恶冷等症状。因正虚不足,内失温养,故腹痛绵绵,时作时止,遇热、得食、休息则助正胜邪,疼痛稍轻。瘀血痛为少腹疼痛,痛势较剧,痛如针刺。兼有腹有包块,经久不愈,舌质紫暗,脉细涩。气滞日久,气滞血瘀,血属有形,则少腹痛势较剧,痛如针刺,甚则积聚不散而成包块,经久不愈。舌质紫暗、脉细涩为瘀血之象。食滞痛则脘腹胀满,疼痛拒按,嗳腐吞酸,兼有厌食,痛而欲泻,泻后痛减,粪便奇臭,或大便秘结,苔厚腻,脉滑。宿食停滞肠胃,故脘腹满痛拒按。浊气上逆,故厌食而嗳腐吞酸。食滞中阻,运化无权,故腹痛而泻,泻则食减邪消,故泻后痛减。宿食燥结生热,故大便秘结。舌苔黄腻、脉滑为食积之象。

6.《时方妙用·疝气》:"疝者小腹睾丸为肿为痛是也。"

条文论述疝痛的临床表现。现代医学认为腹腔内容物外突出现的疝气,可在腹壁腹股沟或阴囊局部触及肿大的块物,多为肠管及其内容物;若睾丸或阴囊有肿大物,亦称为疝气,常痛引少腹,可见肿大的睾丸或阴囊,与一般的少腹痛有区别。

7.《医学三字经·心腹痛胸痹》:"三气痛……因大怒及七情之气作痛……"

条文叙述气滞痛的病因病机。抑郁恼怒,肝失条达,气机不畅,气滞而痛;或忧思伤脾,或肝郁克脾,肝脾不和,气机不利,腑气通降不顺而发腹痛。

8.《医学三字经·妇人经产杂病》:"腹中有瘀血,着于脐下而痛,宜下瘀血汤。"

条文叙述瘀血证的治疗。现代医学认为瘀血证宜活血化瘀。方药:少腹逐瘀汤,其中当归、川芎、赤芍养血活血,蒲黄、五灵脂、没药、延胡索化瘀止痛,小茴香、肉桂、干姜温经止痛。若腹部术后作痛,可加泽兰、红花;若跌

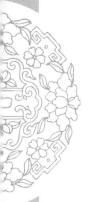
仆损伤作痛,可加丹参、王不留行,或吞服三七粉、云南白药;若下焦蓄血,大便色黑,可用桃仁承气汤;若胁下积块,疼痛拒按,可用膈下逐瘀汤。

9.《医学三字经·心腹痛胸痹》:"通之之法,各有不同。调气以和血,调血以和气,通也。上逆者使之下行,中结者使之旁达,亦通也。虚者助之使通,寒者温之使通,无非通之之法也。"

条文叙述腹痛的治法。腹痛以"不通则痛"为常理,且腑以通为用,以降为顺。治疗腹痛以"通"字立法,但通法并非单纯泻下,应在辨明寒热虚实而辨证用药的基础上,辅以理气通导之品,标本兼治。用药不可过用香燥,应中病即止,特别是虚痛,应以温中补虚,益气养血为法。另外,"久痛入络",对于缠绵不愈的腹痛,加入辛润活血之剂尤为必要。

二十、清代程国彭《医学心悟》:辨证施治

1.《医学心悟·腹痛》:"……食积也,保和丸消之。消之而痛不止,便闭不行,腹痛拒按者,三黄枳术丸下之。设或下后仍痛,以手按其腹,若更痛者,积未尽也,仍用平药再消之。"

2.《医学心悟·腹痛》:"寒痛,香砂理中汤温之。若兼饱闷胀痛,是有食积,不便骤补,香砂二陈汤加姜、桂、楂、芽、厚朴温而消之。消之而痛不止,大便反闭,名曰阴结,以木香丸热

药下之。下后仍以温剂和之。此寒痛兼食之治法也。"

3.《医学心悟·腹痛》:"腹痛……脉洪有力,热也,以芍药甘草汤加黄连清之。"

4.《医学心悟·腹痛》:"若因瘀血积聚……泽兰汤行之。"

5.《医学心悟·腹痛》:"虫啮而痛,唇有斑点,饥时更甚,化虫丸消之。"

条文叙述急性腹痛的治疗。根据急性腹痛的中医理论,在中药运用上主要以病理立法,在"法"的指导下用药,临床常用通里攻下法,"六腑以通为用","痛随利减"。通里攻下在急性腹痛治疗中有广泛的适用范围,适用于各种里实结证。分以下三种用法:

(1)寒下。急性阑尾炎、胰腺炎、胆囊炎和盆腔脓肿等宜选用寒下法,目的在于下热,临床上常与解毒药配合使用,攻下药剂量一般不宜过大,得利就可。

(2)峻下。急性机械性肠梗阻宜选用峻下法,攻下药剂量宜大,得快利而后止。但需在临床运用中,根据寒热不同分别采用温下和寒下。对麻痹性肠梗阻应配合使用理气开郁、活血化瘀等的药物治疗,但不宜猛攻。

(3)润下。适用于孕妇及久病、老年便秘、腹胀患者。多因气虚、血亏津少的缘故。虫积时在攻下药中配合使用驱虫药,能使治疗效果得到较大的发挥。

(周迎春 张学森 陈冰洁 胡昌磊)

第七节 急性胃脘痛

胃脘痛,又称胃痛,指胃脘部发生以疼痛为主症的病证。若发病急骤,疼痛较剧,变化迅速,则属急性胃脘痛。"胃脘痛"的病名始见于《黄帝内经》,并散在诸篇,有不同的称谓:"胃脘当心而痛""心痛""厥心痛""胃心痛""胃脘痛"。《伤寒论》《金匮要略》则通称之为"心下痛"。唐宋时期将其归为九类,直至金元时期,"胃脘痛"才独立成病,确定是胃腑的病变,纠正了心痛与

胃脘痛长期相互混淆的局面。现代医学中急性胃炎、胃及十二指肠溃疡、胃癌、胃神经症、消化不良等病以上腹疼痛为主症者,可归属急性胃脘痛的范围。

一、《黄帝内经》:病名、病位、病机

1.《素问·五常政大论》:"心痛,胃脘痛,厥逆,膈不通,其主暴速。"

2.《灵枢·邪气脏腑病形》:"胃病者,腹䐜胀,胃脘当心而痛。"

《黄帝内经》最先记载了胃脘痛的病名,指出了疼痛的部位,并与心痛作了鉴别。它还认识到胃脘痛的发病与肝病有关。情志失调,肝失疏泄,气机郁滞,横逆脾土,或郁而化火,邪热犯胃,或气机不畅,血行瘀滞,胃络受阻,都可以导致胃脘痛的发生。

3.《素问·至真要大论》:"厥阴之胜……胃膈如寒……胃脘当心而痛,上支两胁,肠鸣飧泄,少腹痛……甚则呕吐,膈咽不通。"

4.《素问·调经论》:"实者,外坚充满,不可按之,按之则痛……虚者,聂辟气不足,按之则气足以温之,故快然而不痛。"

以上两条提出了胃脘痛的寒热虚实辨证。寒热可以是胃脘痛的发病原因,也可以作为脏腑功能失调产生的病理机制。各种原因所致的阴阳失调,机体大多以寒热的形式表现出来。如六淫七情、湿邪等在胃脘痛的初期为阳盛生热,但在疾病的中后期则表现为阴虚内热的病理变化。因为在疾病转化中,病久则津亏气弱,从实转化为虚。同时,若素体阳虚又感寒邪,或寒邪入里,抑遏阳气,必导致胃络凝滞,气血瘀阻;或感受湿邪,湿与寒结,寒湿凝聚,损伤脾阳,运化失常,加重痰饮生成;或寒邪抑遏阳气,加之素体阳虚,脾阳不能温煦,使气机运行不利,在发病过程中,以虚为主。但病久寒与痰瘀气滞共存,是因为在脾胃中阳气长期被遏,运化功能失常,痰湿内生,气滞血瘀,加重脾胃受损,虚实夹杂。

5.《灵枢·邪气脏腑病形》:"胃病者,腹䐜胀,胃脘当心而痛,上支两胁,膈咽不通,食饮不下,取之三里也。"

6.《灵枢·四时气》:"饮食不下,膈塞不通,邪在胃脘。在上脘,则刺抑而下之;在下脘,则散而去之。"

上两条提出实邪在上用消导法,实邪在下用通利法,虽是针对针刺之法,实对临床内科指明了治则,后代医家以此为据,多有发挥。

二、汉代张仲景《伤寒论》《金匮要略》:辨证与治疗

1.《伤寒论·辨太阳病脉证并治》:"伤寒六七日,结胸热实,脉沉而紧,心下痛,按之石硬者,大陷胸汤主之。"

这里所说的心下痛实为胃脘痛,在《伤寒论》中,心下痞、心下痞满、心下痞硬都是指胃脘部。此为邪热入里与水互结而成,水热内结,气不得通,轻则但见心下硬满而痛,甚则从心下至少腹硬满而痛不可近;因邪盛而正不虚,故脉沉紧,按之有力。

2.《金匮要略·腹胀寒疝宿食病脉证治》:"脉数而滑者,实也,此有宿食,下之愈……宿食在上脘当吐之……痛而闭者,厚朴三物汤主之……按之心下满痛者,此为实也,当下之,宜大柴胡汤。"

张仲景从脉证并治阐明了饮食停滞导致气机壅滞,腑气不通可引发胃脘痛。脾主升,胃主降,脾胃气机的升降为人体气机升降的关键,是机体升降的枢纽,脾胃的运化和统血功能是在脾胃气机的升降中完成的,通过其升清降浊的功能,化生气血,祛除糟粕。脾胃升降功能正常,才能保证机体进行各种正常的生理活动。若胃气不降,则糟粕不能下传,产生脘腹胀满疼痛、便秘等症状。脾气不升反降则痞满腹胀、泻泄、内脏下垂、脱肛等,亦可引起气滞血瘀而发生胃脘痛。

3.《金匮要略·腹胀寒疝宿食病脉证治》:"心胸中大寒痛,呕不能饮食,腹中寒,上冲皮起,出现有头足,上下痛而不可触近,大建中汤主之。"

"心胸中大寒痛",是言其痛势十分剧烈,痛的部位相当广泛,均为寒气充斥而发生的疼痛。当寒气冲逆时,则腹部上冲皮起,似有头足的块状物,上下攻冲作痛,且不可以以手触近;又因寒气上冲,故呕吐不能饮食。病由脾胃阳衰,中焦寒甚所引起,故用大建中汤治疗。

4.《金匮要略·腹满寒疝宿食病脉证治》:"按之心下满痛者,此为实也,当下之……""腹满不减,减不足言,当须下之。""腹满,按之不痛者为

虚,痛者为实,可下之……寸口脉浮而大,按之反涩,尺中亦微而涩,故知有宿食,大承气汤主之。""下利不欲食者,有宿食也。""脉紧如转索无常者,有宿食也。""腹满时减,复如故,此为寒,当与温药。""脉数而滑者,实也,此有宿食,下之愈……宿食在上脘当吐之。"

以上诸证,张仲景从腹满之多少、按之痛与不痛,以鉴别胃痛的虚证或实证,并以大承气汤为主,提出了实邪宿食积滞用攻下法的证治原则。后代医家强调胃脘痛首辨虚实:拒按者为实,喜按者为虚;痛而胀闭者为实,隐痛而不闭者为虚;喜寒者为实,喜热者为虚;饱则痛者为实,饥时痛者为虚;按之痛者为实,不痛者为虚。中热则喜寒,中寒则喜热;胃中热则消谷善饥,胃中寒则腹胀。在鉴别虚实寒热的基础上,提出虚证和寒证宜温补、实证和热证宜清下的治疗原则。在此基础上发展出诸多治法:清热除烦法、泻火清胃法、清热生津法、清热涤痰法、温中健脾法、温饮散寒法、辛开苦降法、清上温下法、疏肝理气法、滋阴润胃法、通腑降逆法、益胃降逆法、调和营卫法、甘温健中法、温补脾肾法、温脾摄血法、活血化瘀法、驱蛔安胃法。此外,病久成郁,郁久化热,宜清热法;实邪内闭,当用下法。

三、唐代孙思邈《备急千金要方》:分类

1.《备急千金要方·心脏》:"心腹痛懊,发作肿聚,往来上下行,痛有休作,心腹中热,善渴涎出者,是蛔咬也。"

2.《备急千金要方·心腹痛》:"九痛丸,治九种心痛:一虫痛,二注心痛,三风心痛,四悸心痛,五食心痛,六饮心痛,七冷心痛,八热心痛,九去来心痛。"

古代文献中,常称胃脘痛为心痛,从名称上分析,这里的心痛大部分是指胃脘痛,并按照病因进行了归纳。虞抟在《医学正传·胃脘痛》中明确指出"古方九种心痛……详其所由,皆在胃脘,而实不在心也",从而对心痛和胃脘痛进行了较明确的区分。

四、宋代陈无择《三因极一病证方论》:释名与病因

《三因极一病证方论·九痛叙论》:"夫心痛者,在方论则曰九痛,《内经》则曰举痛,一曰卒痛种种不同,以其痛在中脘。故总而言之曰心痛。其实非心痛也。"

此处提出了心痛病名的源流,为胃脘痛释名,并指出了很多关于"心痛"的论述实为胃脘痛。

五、金代李东垣《兰室秘藏》:病因

《兰室秘藏·胃脘痛门》:"心胃作痛,胁下缩急,有时而痛,腹不能努,大便多泻而少秘,下气不绝,或腹中鸣,此脾胃虚之至极也。"

李东垣独立"胃脘痛"病证一门,将胃脘痛的症状、病因、病机和治法明确区别于心痛,其理法方药各成一体。他认为胃脘痛的主要病因,多由于饮食劳倦而致脾胃虚弱,又为寒邪所伤而致;因饮食失节,或因寒温不适,或因情志、劳役过度,导致脾胃气衰,元气(由胃气引申而来)不足,而产生种种病证。因此治疗上多采用益气、温中、理气、和胃之法,治疗方法不仅可用药,也可用刺灸法。用药主张益脾胃之气,多用人参、黄芪、炙甘草,温中祛寒多用益智、吴茱萸、白豆蔻,理气止痛多用木香、青皮、陈皮、柴胡、厚朴、荜澄茄。李东垣喜用补气升阳的药物,创立了甘温除热法,补中益气汤是其代表。

六、元代朱丹溪《丹溪手镜》《丹溪治法心要》《医法圆通》:病因病机、治法转归

1.《丹溪手镜·心腹痛》:"或素有热,虚热相搏,结郁胃脘而痛。"

2.《丹溪治法心要·心痛》:"病久成郁,郁生热而成火。"

3.《丹溪治法心要·心痛》:"有虫痛者,面上白斑,唇红,能食是也……痛后能食,时作时止。"

4.《丹溪手镜·心腹痛》:"或有食积痰饮,或气而食相郁,停结胃口作痛。"

5.《医法圆通·胃痛》:"因胃阳不足,复感

外寒生冷食物,中寒顿起而致者,其人必喜揉按,喜热饮,或口吐清水,面白唇青。"

6.《医法圆通·胃痛》:"因积湿生热,与肠胃素有伏热、过食厚味而生热、气郁不舒而生热所致者,其人定多烦躁、唇红气粗、大便坚实等情。"

7.《医法圆通·胃痛》:"因食停滞于胃,胃中之气机不畅而致者,其人定见胸闷吞酸嗳臭,痛处手不可近。"

朱丹溪明确提出了邪郁日久化热可以伤胃,胃脘痛日久亦可郁而化热的胃热证,完善了胃脘痛的病机学说。同时论述了胃脘痛的病因病机转变,认为劳役太甚,饮食失节,中气不足,或寒邪乘虚而客之,或有病久郁而生热,或素有热,虚热相搏,结郁于胃脘而痛;或有食积痰饮,或有虫积,或气与食相郁不散,停结胃脘而痛。

8.《丹溪手镜·宿食留饮》:"因而饱食,筋脉横解肠为痔,或呕,或吐,或下利,甚则心胃大痛,犯其血也。宜分寒热轻重而治之。如初得,上部有脉,下部无脉,其人当吐,不吐者死……轻则内消宿食,缩砂、神曲是也;重则除下,承气类也;寒则温之,半夏、干姜、三棱、莪术等也;热则寒之,大黄、黄连、枳实、麦蘖等也。"

9.《丹溪治法心要·心痛》:"草豆蔻丸,客寒犯胃痛者宜此。""胃口有热而作痛者,非栀子不可。""郁生热而成火,故用山栀为君。""打虫方:楝树根皮、槟榔、鹤虱,夏取汁饮,冬煎浓汤,下万灵丸最好。"

10.《丹溪手镜·心腹痛》:"由中气虚,寒邪乘虚客之,治宜温之、散之。""久不散郁而生热,宜开郁治热。""大实心痛,卒然发痛,便秘久而注闷,心胸高按之痛,不能饮食,可下之。"

11.《医法圆通·胃痛》:"因积湿生热,与肠胃素有伏热、过食厚味而生热、气郁不舒而生热所致者,其人定多烦躁、唇红气粗、大便坚实等情。法宜下夺清热为主,如调胃承气汤、大黄木香汤、四磨汤之类。""因食停滞于胃,胃中之气机不畅而致者,其人定见饱闷吞酸嗳臭,痛处手不可近,法宜消食行滞。如厚朴七物汤、平胃散加香附麦芽之类。"

12.《医法圆通·病有宜吐者》:"病人胸中菀

菀而痛,不能食,欲使人按之,而反有涎唾,下利日十余行,其脉反迟,寸口微滑,此宜吐之……脉大胸满多痰者,食在胃口脉滑者,俱宜吐之。"

朱丹溪在治疗上比较细致地分为寒、热、气、湿、痰积、死血、虚、虫八类辨证施治,对证采用温、清、下、吐、攻、补等法,并提出了初得感寒,宜温散或温利,病久成郁,郁久化热,则宜清热。他还认为胃脘有热作痛,非山栀子不可,须佐以姜汁,多用台芎开之。

七、明代张景岳《景岳全书》:辨证施治

1.《景岳全书·心腹痛》:"凡病心腹痛者,有上中下三焦之别。上焦者,痛在膈上,此即胃脘痛也。《内经》曰胃脘当心而痛者即此。时人以此为心痛,不知心不可痛也……中焦痛者,在中脘,脾胃间病也。下焦痛者,在脐下,肝、肾、大小肠、膀胱病也。"

此处提出了胃脘痛与心痛、腹痛的鉴别,辨证前当先辨病,并指出心腹痛可根据三焦不同的部位代表不同的脏器进行区分。一般而言,上焦指胃膈以上,故胃膈以上疼痛即为胃脘痛。此处指出了胃脘痛的部位。

2.《景岳全书·心腹痛》:"凡三焦痛证,惟食滞、寒滞、气滞者最多,其有因虫、因火、因痰、因血者,皆能作痛。大都暴痛者多有前三证,渐痛者多由后四证。"

3.《景岳全书·心腹痛》:"寒气客于肠胃之间,膜原之下,血不得散,小络急引故痛,按之则血气散,故按之痛止。""寒气客于肠胃,厥逆上出,故痛而呕也。""盖寒则凝滞,凝滞则气逆,气逆则腹胀由生。"

4.《景岳全书·心腹痛》:"若五脏内动,汩以七情,则其气疼结聚于中脘,气与血搏,发为疼痛……胃心痛者,腹痛胸满,不下食,食则不消。皆脏气不平,喜怒忧郁所致。"

5.《景岳全书·心腹痛》:"无形者痛在气分,凡气病而为胀为痛者,必或胀或止而痛无常处,气聚则痛而见形,气散则平而无迹,此无形之痛也……有形者,痛在血分,或为食积……然或食或血,察得所因,乃可攻而去之。""痰因气滞而聚,

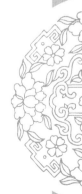

阻碍道路,气不得通而痛。"

6.《景岳全书·心腹痛》:"治痛之要,但察其果属实邪,皆当以理气为主……食滞者兼乎消导,寒滞者兼乎温中,若止因气逆,则但理其气,病自愈矣。"

明代医家对胃脘痛的治疗方法论述得比较全面,张景岳提出胃脘痛与气的关系最为密切,食停则气滞,寒留则气凝,所以治疗胃脘痛以理气为主。这一治则正切中胃脘痛的病机和治疗要点。

7.《景岳全书·心腹痛》:"凡虚痛之候,每多连绵不止,而亦无急暴之势,或按之、揉之、温之、熨之,痛必稍缓。""久痛者多虚……得食稍可者为虚。""拒按者为实……暴痛者多实……胀满畏食者为实……痛剧而坚,一定不移者为实。"

张景岳认为,胃脘痛首先要辨虚实,并提出:"辨之之法,但当察其可按者为虚,拒按者为实;久痛者多虚,暴痛者多实;得食稍可者为虚,胀满畏食者为实;痛徐而缓,莫得其处者为虚,痛剧而坚,一定不移者为实……脉与证参,虚实自辨。"

八、明代李梴《医学入门》:辨寒热

《医学入门》:"旧以虚痛喜按,实痛怕按,但寒热邪有浅深,不可太泥。《经》谓:寒气入经,客于卫分,则血涩急痛,按之热则止;寒气客于荣分,则气郁满痛,甚怕按;寒气客于肠胃募原,血络急引皮痛,按之则气血散而痛止。"

一般来说,从喜按、拒按两方面可辨别疼痛的虚实,但也不是千篇一律的。因为寒邪侵入人体,有轻重深浅之分。条文对寒邪侵犯卫分、荣血分、肠胃三个不同阶段的疼痛的特点进行了论述。

九、明代方贤《奇效良方》:七情病机

《奇效良方·心痛》:"胃心痛者,腹胀满不下食,食则不消,皆脏气不平,喜怒忧郁所致,属内因。"

情志失调可以影响脾胃功能,特别是忧思可以直接损伤脾胃,同时恼怒伤肝,肝木横逆,

犯脾侮土,亦可间接损伤脾胃,导致脾胃不和,气机失调,继而发生胃脘痛。

十、明代虞抟《医学正传》:释名、治则

1.《医学正传·胃脘痛》:"古方九种心痛……详其所由,皆在胃脘,而实不在于心也。""胃之上口名曰贲门,贲门与心相连,故《经》所谓胃脘当心而痛。今俗呼为心痛者,未达此义耳。"

此处阐述病名,进一步提出与心痛的区别,并从解剖的角度进行了论述。

2.《医学正传·胃脘痛》:"若明知身犯寒气,口得寒物而病,于初得之时,当用温散温利之药。宁无助火添病耶?"

3.《医学正传·腹痛》:"浊气在上者涌之,清气在下者提之,寒者温之,热者清之,虚者补之,实者泻之,结者散之,留者行之。"

"脉坚实不大便者,下之亦可。""心膈大痛,攻走腰背,发厥呕吐,诸药不效者,就吐中以鹅翎探之,出痰积碗,许而痛止。"

此处针对不同病机提出不同治法。胃脘痛的治疗常以理气和胃止痛为基本原则,但必须审证求因,审因论治。邪实者以祛邪为急,正虚者以扶正当先,虚实夹杂者又应邪正兼顾。古有"通则不痛"的治痛大法,但在辨治胃痛的时候,不能简单地把"通"理解为通下、泻下。散寒、消食、理气、泻热、化瘀、除湿、养阴、温阳等治法,均可起到"通"的作用。

十一、明代李中梓《医宗必读》:辨病

《医宗必读·心腹诸痛》:"胸痛……其与胃脘痛别者,胃脘在心之下,胸痛在心之上也。""(胃脘痛)但或满,或胀,或呕吐,或不能食,或吞酸,或大便难,泻利,面浮而黄。"

此处将胃脘痛与真心痛的疼痛部位加以区别,同时明确了胃脘痛所兼见的胃腑病变。在这一时期,李中梓、孙一奎等人还对"痛无补法"进行了批驳,指出要在治疗中辨明形实形虚,不得实实虚虚,损不足而益有余。李中梓说:"愚再按近世治痛,有以诸痛属实,痛无补法者,有以通则不痛,痛则不通者,有以痛随利减者,互相传授,以为

48

不易之法。不知形实病实,便闭不通者乃为相宜;有形虚脉弱,食少便泻者,岂容混治。"

自郁成积,自积成痰,痰火煎熬,血亦妄行,痰血相杂,妨碍升降,故胃脘疼痛。"

十二、明代龚廷贤《万病回春》:食滞胃痛

《万病回春·饮食》:"伤食者,只因多餐饮食,脾虚运化不及,停于胸腹。""饱闷恶心、恶食不食、嗳气作酸、下泄臭屁或腹痛吐泻,重则发热头疼,左手关脉平和、右手关脉紧盛,是伤食也。初起一吐即宽,若郁久不化,成食积也。"

龚廷贤从饮食不节的病理转归上对胃脘痛的发病机制进行了阐述,指出饮食不节可以导致痰湿停滞,痰郁可以化火,引起热性胃脘痛。在《寿世保元·心胃痛》中,他更明确指出:"胃脘痛者,多是纵恣口腹,喜好辛酸,恣饮热酒煎,复食寒凉生冷,朝伤暮损,日积月徐,

十三、清代程国彭《医学心悟》:治法

1.《医学心悟·论温法》:"脏受寒侵,必须温剂。《经》云寒者热之,是已。""纳凉饮冷,暴受寒侵者,亦当温之。体虚挟寒者,温而补之。寒客中焦,理中汤温之。"

2.《医学心悟·论下法》:"下利,脉滑数,不欲食,按之心下硬者,有宿食也,急下之。阳明病,谵语,不能食,胃中有燥屎也,可下之……少阴病,下利清水,色纯青,心下必痛,口干燥者,急下。"

3.《医学心悟·论吐法》:"食停胸膈,消化弗及,无由转输,胀满疼痛者,必须吐之。"

此处分别就寒客中焦、宿食停滞、阳明腑实引起的胃脘痛提出相应的治方法则。

（周迎春　庄　丹　黄海军　吴玉婷）

第八节　心　悸

心悸,是指由气血阴阳亏虚或痰饮瘀血阻滞等多种原因导致心失所养、心脉不畅的一种心脏急证。临床以病人自觉心中急剧跳动,惊慌不安,不能自主为主证,多有脉象异常,或迟或急促,或结代,常呈阵发性发作。心悸包括惊悸、怔忡两大类。"心动悸"始见于东汉张仲景《伤寒论·辨太阳病脉证并治》:"伤寒,脉结代,心动悸。"现代医学中各种心律失常、心力衰竭、心肌炎及部分神经症有此表现者,可参阅本节论治。

一、《黄帝内经》:病位

1.《素问·平人气象论》:"左乳之下,其动应衣,宗气泄也。"

条文叙述了心悸的部位及性质。部位为乳下,即我们所讲的虚里,位于心尖。正常露胸情况下可以看到心尖微略的搏动,其动应衣说明心尖搏动剧烈,为宗气外泄的表现。

2.《灵枢·本神》:"心,怵惕思虑则伤神,

神伤则恐惧自失,破䐃脱肉,气悴色夭,死于冬。"

3.《素问·至真要大论》:"心澹澹大动……病本于心。"

条文指出心悸的病位在心。思虑伤神,心主神,故可见变证百出,全身多个脏腑功能紊乱,易发生厥脱、心阳虚衰、抽搐、昏迷等危候,在寒冷天气发生此病,更容易出现危证。

二、汉代张仲景《伤寒论》《金匮要略》: 结、代脉辨证及痰湿水饮所致心悸

1.《伤寒论·辨太阳病脉证并治》:"伤寒,脉结代,心动悸。""脉按之来缓,时一止复来者,名曰结。又脉来动而中止,更来小数,中有还者,反动,名曰结,阴也;脉来动而中止,不能自还,因而复动者,名曰代,阴也。得此脉者,必难治。""发汗过多,其人叉手自冒心,心下悸。"

条文指出通过脉象辨别心悸,脉象对于诊

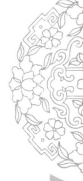

断心悸及其类型有特征性、决定性的意义。结脉是指脉率比较缓慢而有不规则的歇止，主阴盛气结，由气血痰食停滞及寒邪阻遏经络，致心阳被遏，脉气阻滞，脉来迟滞中止者，脉结而有力；由气虚血弱致脉迟而中止者，则脉结而无力。代脉一般指有规律的歇止脉，一般主脏器衰微，气血虚衰而致脉气运行不相连续，故脉有歇止，良久不能自还。促脉是指脉率较速或快慢不定，兼有不规则的歇止，主阳盛实热或邪实阻滞之证。另外，发汗过多，可损伤心阳而致心悸。因为汗为心液，由阳气蒸化而成，故发汗过多，必损伤心阳，心阳不足，空虚无主，而见心悸不宁，虚则喜按，故患者交叉双手按压心胸部位。

2.《伤寒论·辨太阳病脉证并治》："太阳病，发汗，汗出不解，其人仍发热，心下悸，头眩，身𥆧动，振振欲擗地……"

条文指出太阳病发汗后阳虚水泛之心悸这种变证。其人仍发热，提示此种发热仍属太阳病表证未罢，但变证已经出现，如"心下悸，头眩，身𥆧动，振振欲擗地"等，产生这些变证的病机是阳虚水泛。阳虚水泛，水气凌心则悸，清阳不能上升则眩，眩与悸同时出现便应考虑阳虚水泛的可能。水气泛滥，阳气不得展布，清阳不能实四肢；水气泛滥，侵犯四肢经脉，因而出现身𥆧动，严重者振振欲擗地。

3.《金匮要略·痰饮咳嗽病脉证并治》："水在肾下，心下悸。""夫病人饮水多，必暴喘满，凡食少饮多，水停心下，甚者则悸，微者短气。"

条文叙述广义痰饮病的病因病机和脉证。如果患者饮水过多，阳虚水饮不化，积于胸中，影响肺的宣发肃降，必然暴喘胸满。若脾胃阳虚，阳虚不能腐熟食谷，又不能化气蒸腾水气上承于口，故食少饮多，饮水多而又阳虚不化，形成恶性循环，水饮积于心下，心阳不振，轻微者，气机不畅，妨碍呼吸而为短气，重则水气凌心而为心下悸动。

4.《金匮要略·痰饮咳嗽病脉证并治》："水在心，心下坚筑，短气，恶水不欲饮。"

条文所指心下为膈、胃脘。膈间有支饮，则肺气受阻，肺失宣发肃降，其人喘满，亦即"咳逆倚息，短气不得卧"的互辞。

5.《金匮要略·痰饮咳嗽病脉证并治》："卒呕吐，心下痞，膈间有水，眩悸者，小半夏加茯苓汤主之。"

条文叙述支饮呕吐兼眩悸的证治。膈间水饮偶触寒邪，胃气上逆则突然发作呕吐；饮结气滞则心下痞满；水饮上泛、清阳不升则头目昏眩；水饮凌心则心下悸。治当和胃止呕，宣阳利水，方用半夏加茯苓汤引水下行，诸证即愈。

6.《金匮要略·惊悸吐衄下血胸满瘀血病脉证并治》："心下悸者，半夏麻黄丸主之。"

条文叙述水饮内停，上凌心肺，心阳被遏，故心下悸动。以方测证，应兼有咳唾清痰涎沫、胸脘痞闷、或喘或呕等水饮证候，故治以宣阳通气、降逆涤饮的半夏麻黄丸。

三、隋代巢元方《诸病源候论》：病因

1.《诸病源候论·风病诸候》："风邪搏于心，则惊不自安。惊不已，悸动不定。"

2.《诸病源候论·风病诸候》："风惊悸者，由体虚，心气不足……或恐惧忧迫，令心气虚……则悸动不定。"

条文叙述由于体虚、心气不足或惊恐导致心气亏虚，外加风邪内侵导致的心悸，并论述了惊和悸的不同症状。惊多为阵发性，病来虽速，病情较轻，病势轻浅，可自行缓解，不发时如常人；悸者，为虚证居多，心剧烈跳动而怕惊吓，惊未定则心下悸动不安。

3.《诸病源候论·风病诸候》："精藏于玉房，交接太数，则失精。失精者，令人怅怅，心常惊悸。"

条文叙述房劳过度，肾精亏损，心肾失养而致的惊悸。由于素体不强，房欲过度，或各种失血，造成气血阴阳亏虚，以致心失所养，发为心悸。

4.《诸病源候论·伤寒病诸候》："渴则饮水，水气乘心，必振寒而心下悸也。太阳病，小

便不利者，为多饮水，心下必悸。”

条文叙述水饮凌心导致的心悸。阳虚不能化水，水饮内停，上凌于心，故见心悸；阳气不能达四肢，不能充于肌表，故形寒肢冷；饮阻于中，清阳不升，故见眩晕；气机不利，故胸脘痞满。气化不利，水饮内停，则渴不欲饮，小便短少或下肢浮肿。

四、宋代许叔微《普济本事方》：痰饮惊悸

1.《普济本事方·惊病抑肝补脾论证》："今心忪，非心忪也。胃之大络，名曰虚里，络胸膈及两乳间，虚而有痰则动。"

2.《普济本事方·心小肠脾胃病》："安神镇心，治惊悸，消风痰，止头眩，辰砂远志丸。"

条文叙述痰饮惊悸。心悸部位为虚里，胃之大络，心虚停痰者，耳闻大声，目见异物，便觉心悸，甚则心跳，脉弦濡或滑。饮停肠中，漉漉有声，怏怏不安，怔忡而惊悸久而成者，为痰在下，火在上。涎与其搏者，心神不宁，饮停胸中，清阳不升，则头眩。

五、宋代严用和《重订严氏济生方》：病因病机

1.《重订严氏济生方·惊悸怔忡健忘门》："冒风寒暑湿，闭塞诸经，令人怔忡。"

条文叙述感受外邪所致的惊悸。"风寒湿三气杂至，合而为痹。"痹病日久，复感外邪，内舍于心，邪阻于脉，阻塞经隧，心血运行受阻，或风寒湿热等外邪，由血脉内侵于心，耗伤心气或心阴，亦可引起心悸怔忡之证。

2.《重订严氏济生方·惊悸怔忡健忘门》："五饮停蓄，湮塞中脘，亦令人怔忡。"

条文叙述水饮停聚所致的心悸。心为阳脏，上居清旷之地，久病脾肾阳虚，不能蒸化水液，聚而为痰饮，饮邪上犯，心阳被遏，以致血运不畅，而发心悸。

3.《重订严氏济生方·惊悸怔忡健忘门》："夫惊悸者，心虚胆怯之所致也。且心者君主之官，神明出焉；胆者中正之官，决断出焉。心气安逸，胆气不怯，决断思虑得其所矣。"

条文叙述心气虚所致的心悸。素体不强，或劳欲过度，或各种失血，造成气血阴阳亏虚，以致心失所养。心气虚，导致胆气亦虚，胆为中正之官，心虚胆怯，烦扰即发，动则为甚，静则悸缓，伴有神疲乏力，自汗懒言，面色无华，头晕目眩，舌淡苔薄，脉细数或沉细而数。

六、金代刘完素《素问玄机原病式》：火邪心悸

1.《素问玄机原病式·热类》："火主于动，故心火热甚也。虽尔，此为热极于里，乃火极似水则喜惊也，反兼肾水之恐者，亢则害承乃制故也。所谓恐则喜惊者，恐则伤肾而水衰，心火自甚，故喜惊也。"

2.《素问玄机原病式·火类》："故心胸躁动，谓之怔忡……皆为热也。"

条文叙述火热之邪可致心悸。例如阴虚可致火旺，痰火互结易伤阴，出现心烦失眠，五心烦热，面赤唇燥，另外饮食不节、嗜食膏粱厚味均可以蕴热化火，痰火上扰心神，或心气郁结，生痰动火，痰火扰心，亦可出现心火亢甚，心神失宁，而发惊悸。

七、金代成无己《伤寒明理论》：证候

1.《伤寒明理论·悸》："悸者，心忪是也。筑筑惕惕然动，怔怔忪忪不能自安者是矣。"

条文描述了心悸的临床表现：病人自觉心中急剧跳动，或缓慢跳动、心慌不安，可见脉率参差不齐，并伴胸闷气短，眩晕不宁，甚而喘促难卧等症状。

2.《伤寒明理论·悸》："其停饮者，由水停心下，心为火而恶水，水既内停，心不自安，则为悸也。"

3.《伤寒明理论·悸》："食少饮多……甚者则悸，饮之为悸，甚于他邪。"

4.《伤寒明理论·悸》："少阴病四逆，其人或悸者……是气虚而悸者也。"

条文叙述了心悸的病因病机。心悸的发生，常与体质虚弱、情志刺激及外邪入侵有关。病理变化主要有虚实两方面：虚者为气、血、阴、阳亏损，使心失所养，而致心悸；实者由痰

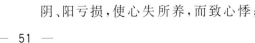

火扰心、水饮上凌或心血瘀阻,气血运行不畅而引起。

八、元代朱丹溪《丹溪手镜》《丹溪心法》:病因、病机与证治

1.《丹溪手镜·惊悸》:"三因论悸,有怔然而心筑筑动,有惊悸怵悸。"

条文叙述惊悸的临床表现。惊悸发作时,患者除了自觉有心中急剧跳动或缓慢跳动,心慌不安外,亦可见胸闷气短,眩晕不宁,呼吸不能,气促;脉诊可见脉率参差不齐,脉象多表现为数、疾、促、缓、迟、沉细、涩、结、代等。此外,由胃气虚导致的心悸往往表现为寸口脉紧、趺阳脉浮。

2.《丹溪手镜·悸》:"有停饮者,饮水多必心下悸,心火恶水,心不安也。"

3.《丹溪手镜·悸》:"有气虚者,由阳明内弱,心下空虚,正气内动,心悸脉代。"

4.《丹溪手镜·惊悸》:"盖因血虚,肝生血,无血则木盛,易惊,心神怵乱,气与涎结,遂使惊悸。"

5.《丹溪手镜·惊悸》:"痰饮闭于中脘,其证短气,自汗,四肢浮肿,饮食五味,心虚烦闷,坐卧不安。"

6.《丹溪手镜·悸》:"心悸脉代,气血内虚也。"

条文叙述惊悸的病因病机。气虚者,有阳气内虚,心下空豁,状若惊悸,右脉大而无力,气虚无以行血,且血亦亏者,脉必结代;心胆气虚者,表现为短气乏力,心悸,善惊易恐,坐卧不安,多梦易醒,恶闻声响;血虚者,则阴气内虚,虚火妄动,心悸体瘦,五心烦热,面赤唇燥,左脉微弱或虚大无力。另外,阳虚饮邪内停,上凌于心,而致心悸;有饮食不节,生痰化火或心虚停痰者,可使患者耳闻大声,目见异物,便觉心悸;痰饮痹阻中焦,影响脾胃的运化功能,久而久之致心气虚,短气、自汗,饮食无味,进一步加重心悸。

7.《丹溪手镜·悸》:"凡治悸者,必先治饮,以水停心下,散而无所不至……可以茯苓甘草汤治之。"

8.《丹溪手镜·惊悸》:"气涎郁在心胆经,宜温胆汤。忪悸在心脾经,因失志气郁涎聚,宜定志汤。"

9.《丹溪手镜·悸》:"有气虚者,由阳明内弱,心下空虚,正气内动,心悸脉代,气血内虚也,宜灸甘草汤补之。"

10.《丹溪手镜·悸》:"少阴病四逆或悸,四逆加桂五分主之。"

条文叙述心悸的治疗。治疗阳虚水饮内停者,应当振奋心阳,化气行水,可用茯苓甘草汤;痰气阻滞,郁而化热,又加上心胆气虚者,宜用温胆汤理气化痰,清胆和胃;而致心脾两虚者,宜用定志汤补脾养心,安神定志;心之阴阳气血虚者,用灸甘草汤阴阳气血并补,以复脉定悸;若病情危重,出现厥证,治疗宜用四逆汤加减。

11.《丹溪心法·惊悸怔忡》:"曰惊曰悸,其可无辨乎?惊者恐怖之谓,悸者怔忡之谓。心虚而郁痰,则耳闻大声,目击异物,遇险临危,触事丧志,心为之忤,使人有惕惕之状,是则为惊。心虚而停水,则胸中渗,虚气流动,水既上乘,心火恶之,心不自安,使人有怏怏之状,是则为悸。"

朱丹溪认为心悸因惊而发者时间短暂,病情较轻,多因不知情况下遇所惧怕之事而发;无惊自悸者,症见悸动不止,胸闷不宁,稍劳加重,全身情况差,病程较长,病情较重,多因阳虚痰水内停或心火亢甚等所致。

12.《丹溪心法·惊悸怔忡》:"肥人属痰,寻常者多是痰。"

13.《丹溪心法·惊悸怔忡》:"时作时止者,痰因火动。"

朱丹溪认为饮食不节、嗜食膏粱厚味均可生痰蕴热化火,痰火上扰心神而诱发心悸,另外痰浊阻滞气机,阻于心脉亦发心悸短气。

14.《丹溪心法·惊悸怔忡》:"有思虑便动,属虚……瘦人多因是血少。"

朱丹溪认为惊悸可为思虑过度而伤阴,心阴暗耗,致心火独亢,引动肝肾相火内扰而发;瘦人多火,外加血虚,更伤阴分,心阴心血亏

损,亦可引发惊悸。

15.《丹溪心法·惊悸怔忡》:"惊者与之豁痰定惊之剂,悸者与之逐水消痰之剂,所谓扶虚,不过调养心血,和平心气而已。"

朱丹溪认为惊悸中惊者多因痰火实证引起,故治疗以豁痰定惊为主,而悸者以心阳虚,饮邪内停,上凌心主为主要病机,治疗应当以振奋心阳,化气行水为主;虚证的治疗,当补益气血,调理阴阳,以求气血调畅,阴平阳秘,配合应用养心安神之品,促进脏腑功能的恢复。

九、明代龚居中《痰火点雪》:辨惊悸与怔忡

《痰火点雪·惊悸怔忡健忘》:"惊者,心卒动而不宁也;悸者,心跳动而怕惊也;怔忡者,心中躁动不安,惕惕然如人将捕之是也。"

条文论述了惊悸、怔忡的区别。惊多为阵发性,病来虽速,病情较轻,实证居多,但也存在内虚因素,可自行缓解,不发时如常人;悸者,为虚证居多,心剧烈跳动而怕惊吓。怔忡多由久病体虚、心脏受损所致,无精神因素亦可发生,常持续心悸,心中惕惕,不能自控,活动后加重,病情较重,每属实证,或虚中夹实,病来虽渐,不发时亦可见脏腑虚损症状。

十、明代张景岳《景岳全书》:悸者多虚

1.《景岳全书·怔忡惊恐》:"凡此者,即皆怔忡之类。此证惟阴虚劳损之人乃有之。"

条文叙述怔忡的发病,由久病体虚,劳累过度,耗伤气血,心神失养,致虚极邪盛,无惊自悸,悸动不已。

2.《景岳全书·怔忡惊恐》:"盖阴虚于下,则宗气无根,而气不归源,所以在上则浮撼于胸臆,在下则振动于脐旁,虚微者动亦微,虚甚者动亦甚。"

张景岳提出阴虚于下,阳浮于上,阴虚劳损心悸者,心胸筑筑振动,惶惶惕惕,无时得宁,出于左乳下,其动应衣,宗气泄也。

3.《景岳全书·怔忡惊恐》:"总之,主气强者不易惊,而易惊者,必肝胆之不足者也。"

条文叙述心虚胆怯的病机。心者,君主之官;胆者,中正之官。心气虚者,有阳气内虚,心下空豁,状若惊悸,致心悸不宁,善惊易恐,坐卧不安,少寐多梦易惊醒,食少纳呆,恶闻声响,苔薄白。

4.《景岳全书·怔忡惊恐》:"心脾血气本虚,而或为怔忡,或为惊恐,或偶以大惊猝恐,而致神志昏乱者……"

张景岳提出心血虚亏,舌强恍惚,善忧悲,少颜色,又因怒伤肝,惊恐伤肾,母令子虚,心血不足,则惊悸不寐。心脾气血本虚,发为心悸,或偶以大惊猝恐,而致神志昏乱。

5.《景岳全书·怔忡惊恐》:"命门水亏,真阴不足,而怔忡不已者……三阴精血亏损,阴中之阳不足,而为怔忡惊恐……若水亏火盛,烦躁热渴,而怔忡惊悸不宁……"

6.《景岳全书·怔忡惊恐》:"命门火亏,真阳不足而怔忡者……"

条文叙述命门水亏,真阴不足,则心悸不已。亦有命门火亏,真阳不足而心悸者。精血亏虚,阴中之阳不足,而为怔忡惊恐;水亏火盛,乃阴虚火旺,则烦躁热渴,惊悸不宁。

7.《景岳全书·怔忡惊恐》:"怔忡之类,此证惟阴虚劳损之人乃有之……若或误认为痰火而妄施清利,则速其危矣。"

条文指出怔忡之病多由久病体虚、心脏受损所致,无诱发因素亦可发生,常持续心悸,心中惕惕,不能自控,活动后加重,病情较重,多属虚证。治疗上切忌不辨虚实而妄用清热化痰之法,否则必然导致虚者更虚,加重病情,或生变证。

十一、明代龚廷贤《万病回春》《寿世保元》

1.《万病回春·怔忡惊悸》:"惊悸者,忽然惊惕而不安也。""怔忡者……心中惕惕然而跳动也,如人将捕捉之貌。""脉:惊悸怔忡,寸动而弱,寸紧胃浮,悸病乃作。"

条文叙述从患者自我感觉和脉象上对惊悸与怔忡进行鉴别。

2.《古今医鉴·怔忡惊悸》:"怔忡者,心中躁动不安,惕惕然如人将捕是也。多因富贵咸

戚,贫贱不遂所愿而成……有虑便动,属虚,时作时止者……""惊悸者,蓦然而跳跃,惊动如有欲厥之状,有时而作者是也。"

条文叙述惊悸与怔忡的鉴别。惊悸发病,多与情绪因素有关,可由骤遇惊恐,忧思恼怒,悲哀过极或过度紧张而诱发,多为阵发性,病来虽速,病情较轻,实证居多,但也存在内虚因素,可自行缓解,不发时如常人。怔忡多由久病体虚、心脏受损所致,无精神因素亦可发生,常持续心悸,心中惕惕,不能自控,活动后加重,病情较重,每属实证,或虚中夹实,病来虽渐,不发时亦可见脏腑虚损症状。

3.《万病回春·怔忡》:"心无血养,如鱼无水,心中惕惕然而跳动也。"

4.《万病回春·怔忡》:"心慌神乱者,血虚火动也……心烦懊,惊悸怔忡,胸中气乱烦躁不宁。"

条文论述了由心血虚和血虚火动导致的心悸。

5.《万病回春·怔忡惊悸》:"惊悸属血虚火动者,宜养心以清火也……惊悸属痰火而兼气虚者,宜清痰火以补虚也……惊悸属心虚气虚而有痰者,宜安神补虚以化痰也。"

6.《万病回春·怔忡惊悸》:"心若时跳时止者,是痰因火动也。二陈汤治痰因火动作怔忡。依本方加枳实、麦冬、竹茹、炒黄连、炒山栀、人参、白术、当归、辰砂、乌梅、竹沥、姜三片、枣一枚,水煎,用辰砂末调服。"

7.《万病回春·怔忡惊悸》:"心慌神乱者,血虚火动也。朱砂安神丸,治血虚心烦懊,惊悸怔忡,胸中气乱……养血清火汤,治心慌神乱、烦躁不宁。"

8.《万病回春·怔忡惊悸》:"四物安神汤,治心中无血养,故作怔忡,兼服辰砂安神丸。"

条文叙述心悸的治疗。若由于心虚胆怯引起,宜镇心安神,养心定志,方用安神定志丸或四物安神汤;若阴虚火旺或血虚,宜补血养心,滋阴清火,可用黄连阿胶汤;若痰火扰心,宜清热化痰、宁心安神,方用黄连温胆汤。

9.《寿世保元·惊悸怔忡》:"治惊悸怔忡

健忘不寐,属心血虚者,补心汤主之。""论血虚心神不安,惊悸怔忡不寐并治,安神镇惊丸。"

条文描述由于心血虚导致的心悸,舌强恍惚,善忧悲,少颜色,又因怒伤肝,惊伤肾,母令子虚,心血不足,则惊悸不寐。治宜益气补血,养心安神,方用补心汤或安神镇惊丸、归脾汤。

十二、明代王肯堂《证治准绳》:病机证治

1.《证治准绳·伤寒悸》:"饮水多,心下悸,是停饮而悸也。"

2.《证治准绳·悸》:"惟饮之为悸,甚于他邪,虽有余邪,必先治悸。何者?以水停心下,无所不入,侵入肺为喘嗽,传于胃为哕噎,溢于皮肤为肿,渍于肠间为利,治不可缓也。故《经》曰厥而心下悸,宜先治水,与茯苓甘草汤,后治其厥。厥病甚重,犹先治水,况病之浅者乎。"

条文叙述饮邪停于心的症状。饮是体内水液停聚而转化成的病理产物。饮停部位不同,可见不同的症状。或为脘腹痞胀,水声漉漉,泛吐稀涎或清水,此为痰饮;或见咳嗽气喘,吐痰多而质稀色白,胸闷心悸,甚或喉中哮鸣有声,此为支饮;或胸胁饱满,支撑胀痛,随呼吸、咳嗽、转侧而痛增,此为悬饮;或见皮肤肿胀光亮,此为溢饮。并可见眩晕、舌淡嫩、苔白滑、脉弦等症。根据饮停部位的不同,可有水饮凌心,主要为久病脾肾阳虚,不能蒸化水液,聚而为痰饮,痰饮上犯,心阳被遏,以致血运不畅,而发心悸,胸闷痞满,渴不欲饮,小便短少,下肢浮肿,形寒肢冷,伴有眩晕、恶心呕吐等等。治疗当振奋心阳,化气行水,即"病痰饮者,当以温药和之",代表方为苓桂术甘汤。

3.《证治准绳·悸》:"结代之脉,动而中止,能自还者,名曰结,不能自还者,名曰代。由血气虚衰,不能相续也。"

结脉是指脉率比较缓慢而有不规则的歇止,主阴盛气结,由气血痰食停滞及寒邪阻遏经络,致心阳被遏,脉气阻滞,故脉来迟滞中止,脉结而有力;由气虚血弱致脉迟而中止者,则脉结而无力。代脉一般指有规律的歇止脉,

一般主脏器衰微,气血虚衰而致脉气运行不相连续,故脉有歇止,良久不能自还。

4.《证治准绳·悸》:"伤寒脉结代,心动悸,炙甘草汤主之……心中悸动,知真气内虚也,与炙甘草汤益虚补血气而复脉。"

炙甘草汤证的主症是脉结代、心动悸。脉结代、心动悸之症可由许多不同的病因病机所致,本证的病因病机按原文所说是"伤寒",即外邪侵犯,损伤心脏,外邪虽退,而心脏的气血阴阳俱虚,而以阴血不足为主。气血失养,阴阳失调,所以脉律不整。治疗应当补益心脏之气血阴阳,温通心阳,复脉定悸,方用炙甘草汤。

5.《证治准绳·惊悸》:"伏热在心,怔忡惊悸,不得眠睡。"

6.《证治准绳·惊悸》:"犀角汤,治伤寒后伏热在心,怔忡惊悸不得眠睡。"

7.《证治准绳·悸》:"今失其阴……故精神怔怔忡忡不能自安矣。"

条文指出感受外邪后,伏热耗伤营阴,阴虚火旺,致心悸易惊;心阴亏虚,心火内生,致心烦失眠,五心烦热;虚火迫津外泄则致盗汗;虚火耗津以致口干微热;舌红少津,脉细数为阴虚有热之象。治疗宜滋养心阴,可用犀角汤。

十三、明代虞抟《医学正传》:情志所伤

《医学正传·怔忡惊悸健忘证》:"夫怔忡惊悸之候,或因怒气伤肝,或因惊气入胆……又或遇事繁冗,思想无穷,则心君亦为之不宁,故神明不安而怔忡惊悸之证作矣。"

条文叙述情志所伤是心悸病变的病因之一。平素心虚胆怯之人,如遇惊恐、情志不畅、悲哀过极、忧思不解等七情扰动,触犯心神,不能自主而发心悸;或长期忧思惊恐,精神情绪过度紧张,心气虚怯,阴血暗耗,不能养心,或心气郁结,生痰动火,痰火扰心,心神失宁而发心悸;或大怒伤肝,大恐伤肾,怒则气逆,恐则精却,阴虚于下,火逆于上,亦可动撼心神而发心悸。

十四、明代李中梓《医宗必读》:病因病机

1.《医宗必读·悸》:"闭而不通,病热郁而为涎,涎成则烦,心下鼓动。鼓者,跳动如击鼓也。"

条文叙述痰饮阻滞导致心悸。心气郁结或饮食不节致生痰蕴热化火,或郁而成饮,饮停心下,致心阳被遏,心中急剧跳动,惊慌不安,致心悸。

2.《医宗必读·惊》:"外有危险,触之而惊,心胆强者,不能为害,心胆怯者,触而易惊。"

平素心虚胆怯,突遇惊恐,触犯心神,心神动摇,不能自主而发心悸。

3.《医宗必读·悸》:"症状不齐,总不外于心伤而火动,火郁而生涎也。若夫虚实之分,气血之辨,痰与饮,寒与热,外伤天邪,内伤情志,是在临证者详之。"

条文指出心悸的病因病机。心悸的病位主要在心,由于心神失养或不宁,引起心神动摇,悸动不安,但其发病与脾、肾、肺、肝四脏功能失调相关。如脾不生血,心血不足,心神动摇则动悸。脾失健运,痰湿内生,扰动心神,或肾阴不足,不能上制心火,或肾阳亏虚,心阳失于温煦,均可发为心悸。肺气亏虚,不能助心以治节,心脉运行不畅则心悸不安。肝气郁滞,气滞血瘀,或气郁化火,致使心脉不畅,心神受扰,亦可进而引发心悸。因此,本病为本虚标实证,其本为气血不足,阴阳亏损,其标是气滞、血瘀、痰浊、水饮,临床表现多为虚实夹杂。

十五、清代何世仁《治病要言》:治疗

1.《治病要言·悸》:"心为火而恶水,水停心下,筑筑然跳动,不能自安,半夏麻黄丸、茯苓饮子。"

2.《治病要言·悸》:"心痹者,脉不通,烦则心下鼓……心下鼓动,跳动如击鼓也,五痹汤加茯神、远志、半夏。"

3.《治病要言·悸》:"水衰火旺,心胸躁

动,天王补心丹主之。"

4.《治病要言·惊》:"心胆怯者……或短气,或自汗,并宜温胆汤。呕则以人参代竹茹。眠多异梦,随即惊觉,温胆汤加枣仁、莲子,以金银煎下,或镇心丹、远志丸、妙香散、琥珀养心丹、定志丸。卧多惊魇,口中有声,珍珠母丸、独活汤。外物卒惊,宜行镇重,黄连安神丸。热郁生痰,寒水石散。气郁生痰,加味四七汤。丹溪曰:惊则神出于舍,舍空湿液,痰涎永系于胞络之间,控涎丹加辰砂、远志。"

条文叙述心胆气虚、阴虚火旺、水饮凌心及心血瘀阻、痰火扰心的治则治法。气虚者,有阳气内虚,心下空豁,状若惊悸,右脉大而无力,气虚无以行血,且血亦亏者,脉必结代;心胆气虚表现为短气乏力,心悸,善惊易恐,坐卧不安,多梦易醒,恶闻声响,治疗宜镇静定志,养心安神。血虚者,则阴气内虚,虚火妄动,心悸体瘦,五心烦热,面赤唇燥,左脉微弱或虚大无力,治疗宜滋养心阴,可用天王补心丹加减。阳虚饮邪内停,上凌于心,表现为心气失于濡养,治疗宜振奋心阳,化气行水,可用半夏麻黄丸、茯苓饮子或苓桂术甘汤。心主血脉,若遭受风寒湿邪侵犯血脉而致心血瘀阻,心失所养,心悸不安,治疗宜温通血脉,去湿通络,方可用五痹汤加茯神、远志、半夏。

十六、清代张璐《张氏医通》:脉象

1.《张氏医通·神志门》:"寸口脉动为惊。惊者,其脉止而复来,其人目睛不转,不能呼气。"

2.《张氏医通·神志门》:"《金匮》云寸口脉动而弱,动则为惊,弱则为悸。惊自外邪触入而动,故属阳,阳变则脉动。"

条文叙述惊悸的脉象变化。一般认为惊悸的脉象表现为或数或迟,或乍疏乍数,以结脉、代脉、促脉、涩脉尤为常见。这里认为惊悸是由于气血阴阳亏虚,遭受外来情志刺激而致,因此脉象为动而弱。

3.《张氏医通·神志门》:"诊:沉细属饮。结代者,虚而有饮……尺中弦紧,为肾气

凌心。"

条文叙述虚有饮邪犯心导致心悸的脉象。

十七、清代陈修园《医学实在易》《时方妙用》:心肾不交、水饮及血虚心悸

1.《医学实在易·怔忡》:"怔忡者……肾水不足,不能上升,以致心火不能下降。"

心在上焦属火,肾在下焦属水。在生理情况下,心中之阳下降至肾温养肾阳,肾中之阴上达至心涵养心阴,这样心火和肾水相互升降、协调,保持动态平衡,以致心肾相交,水火相交而不产生病证。然当肾阴虚或心火亢甚时,肾水和心火不能相济,出现心肾不交,以致心神不宁,则心悸等变证将发。

2.《时方妙用·怔忡》:"水气凌心症……轻则用小半夏汤倍加茯苓以泄之,重则用茯苓桂枝甘草大枣汤以安之,再重则用真武汤以镇之。"

条文叙述水饮凌心的治疗。心悸病位在心,常累及肺脾肾同病,水气凌心,心阳被遏,以致血运不畅,治疗多以振奋心阳,化气行水。轻证治疗用小半夏汤,茯苓加倍,重者用茯苓桂枝甘草大枣汤,再严重者用真武汤。

3.《时方妙用·怔忡》:"怔忡,血少也。其原于肾水不足,不能上升,以致心火不能下降,大剂归脾汤去木香,加麦冬、五味子、枸杞子,吞都气丸。"

条文叙述心血不足所致怔忡。心主血脉,血虚则心失所养,肾水不能上升,致心悸头晕,面色不华,倦怠无力,舌质淡红,脉象细弱,治疗上宜益气补血,养心安神,方用归脾汤加减。

十八、清代李用粹《证治汇补》:心虚水饮凌心

1.《证治汇补·惊悸怔忡》:"心血一虚,神气失守,神去则舍空,舍空则郁而停痰,痰居心位,此惊悸之所以肇端也。""有停饮水气乘心者,则胸中漉漉有声,虚气流动,水既上乘,心火恶之,故筑筑跳动,使人有怏怏之状,其脉偏弦。"

2.《证治汇补·惊悸怔忡》:"有阳气内虚,心下空豁,状若惊悸,右脉大而无力者是也。"

条文叙述心虚水饮上泛的病因病机及症状。心为阳脏，上居清旷之地。久病脾肾阳虚，不能蒸化水液，聚而为痰饮，痰饮上犯，心阳被遏，以致血运不畅，而发心悸。水饮凌心，可见心悸眩晕，胸脘痞满，形寒肢冷，小便短少，或下肢浮肿，渴不欲饮，恶心吐涎，舌苔白滑，脉象弦滑。

十九、清代陈士铎《石室秘录》：辨心悸与心动

《石室秘录·内伤门》："心悸非心动也，乃肝血不能养心也。""怔忡之症……此肝肾之虚，而心气之弱也。"

条文指出心悸不同于心动。心悸的发病可由体质虚弱致心失所养；或由惊恐恼怒，感受外邪，动摇心神，致心神不宁；或因久病体虚，劳累过度，耗伤气血，心神失养。若虚极邪盛，无惊自悸，悸动不已，则谓之怔忡。

二十、清代唐容川《血证论》：证治

1.《血证论·怔忡》："心中有痰者，痰入心中，阻其心气，是以心跳动不安，宜指迷茯苓丸加远志、菖蒲、黄连、川贝母、枣仁、当归治之；朱砂安神丸加龙骨、远志、金箔、牛黄、麝香治之。"

2.《血证论·怔忡》："又有胃火强梁，上攻于心而跳跃者……治宜大泻心胃之火，火平则气平也，泻心汤主之；或玉女煎加枳壳、厚朴、代赭石、旋覆花以降之，再加郁金、莪术以攻之，使血、气、火三者皆平，自不强梁矣。"

条文叙述"胃火强梁"即饮食不节，嗜食膏粱厚味，蕴热化火，痰火上扰心神而诱发心悸，症状多表现为心悸时发时止，受惊易作，胸闷烦躁，失眠多梦，口干苦，大便秘结，小便短赤，舌红苔黄腻，脉弦滑，治疗宜清热化痰，宁心安神。

（周迎春　鄢　文　陈红梅　胡昌磊）

第九节　卒　心　痛

卒心痛是心脉痹阻而引起的一种常见、多发的心脏急证。本病包括中医文献中的"真心痛""厥心痛"。临床表现为膻中或左侧胸膺部位突发憋闷，或绞痛，或刺痛，或隐痛。卒心痛首见于《素问·刺热》："心病热者……热争则卒心痛。"本病多见于40岁以上的患者，男多于女，四季皆可发病，以冬春季多见。西医学所称冠心病心绞痛、心肌梗死可参照本节。

一、《黄帝内经》：病因、病名、症状

1.《素问·缪刺论》："邪客于足少阴之络，令人卒心痛。"

条文描述卒心痛的总病因。足少阴为肾经，肾为先天之本，内寄真阴真阳，为五脏阴阳之根本。若肾阳亏虚，不能温煦心阳，致心阳不足，血脉失于温运，痹阻不畅皆可致胸痹心痛。肾阴不足，不能上济于心，致心火旺盛，而营血暗耗，心脉失于濡养而心痛。

2.《灵枢·五邪》："邪在心，则病心痛。"

条文叙述邪气入手少阴心经，引起心痛的重症。手少阴厥逆，心痛及喉，发热者为死证。即胸膺窒闷，痛如锥刺，痛彻肩背，持续不能缓解，伴心悸、短气、喘不得卧，甚至大汗淋漓，唇青肢厥，脉微欲绝者，死亡率较高。

3.《素问·举痛论》："寒气客于背俞之脉……其俞注于心，故相引而痛。"

4.《素问·举痛论》："经脉流行不止，环周不休，寒气入经则稽迟，泣而不行。客于脉外则血少，客于脉中则气不通，故卒然而痛。"

5.《素问·举痛论》："脉泣则血虚，血虚则痛，其俞注于心，故相引而痛。"

条文叙述寒邪客于心所致心痛。现代医学认为天气变化、骤遇寒凉易猝发心痛。背俞之脉即足太阳膀胱经，足太阳膀胱经之脉行于

背部,有五脏六腑的俞穴。诸阳受气于胸而转于背俞,寒客背俞,胸阳不运,故胸痛彻背,感寒尤甚;外感寒邪,损伤心阳,可致心脉凝滞,同时寒邪客脉导致血脉凝泣而运行不畅,"血虚不荣",致心脉供血不足,心失于濡养,气血闭塞不通而致心痛。

6.《素问·刺热》:"心热病者,先不乐,数日乃热,热争则卒心痛。"

条文叙述热邪所致心痛。心气郁久化热导致心火旺盛,阴血暗耗,心脉失于濡养而发心痛。多表现为心烦易怒,口干,便秘,舌红苔黄,脉数。

7.《灵枢·厥病》:"厥心痛,与背相控,善瘈,如从后触其心,伛偻者,肾心痛也……厥心痛,腹胀胸满,心尤痛甚,胃心痛也……厥心痛,痛如以锥针刺其心,心痛甚者,脾心痛也……厥心痛,色苍苍如死状,终日不得太息,肝心痛也……厥心痛,卧若徒居,心痛间,动作痛益甚,色不变,肺心痛也……"

条文叙述厥心痛的分类。厥心痛多因他经的阳气虚衰而使少阴心经经气逆乱,即阳虚阴厥而致心痛。因而有脾心痛、胃心痛、肾心痛、肝心痛、肺心痛之不同。因肾主骨,肾脉注于心中,热随经上至心,肾心痛时除心痛表现外还可见曲背肩随。胃心痛多是忧郁胃火盛,火性动,善惊而诸血为之不宁引起,因此除心痛外还有腹胀满的症状。脾主运化,脾虚不能运化使气血津液不能上注于心,心失所养,故此时心痛剧烈,且痛如针刺。肝主情志,肝气不舒故善太息,故厥逆在肝时,除心痛的主症外还有善太息的表现。心主脉而贯肺,以行呼吸,肺主气,气机逆乱至心可导致心痛,此时心痛的症状可随气机的运动而变化,剧烈运动时心痛症状明显。

8.《灵枢·厥论》:"病真心痛者,必手足冷至节,爪甲青,旦发夕死,夕发旦死。"

9.《素问·脏气法时论》:"心病者,胸中痛,膺背肩甲间痛,两臂内痛。虚则胸腹大,胁下与腰相引而痛……"

条文叙述心痛发作的症状。心痛多为邪气直犯心脉引起,以心痛、胸闷、心悸、短气为主症,疼痛多呈心前区或胸骨后刺痛,牵及肩胛、两背和胁下,有时可伴有胸腹增大,常因劳累、感寒、饱餐或情绪波动而诱发,多呈短暂发作,但严重者心痛剧烈不止,唇甲发绀或手足青冷至节,呼吸急促,大汗淋漓直至晕厥,病情危笃。

二、汉代张仲景《金匮要略》:病机总则

《金匮要略·胸痹心痛短气病脉证治》:"夫脉当取太过不及,阳微阴弦,即胸痹而痛,所以然者,责其极虚也。今阳虚知在上焦,所以胸痹心痛者,以其阴弦故也。""胸痹之病,喘息咳唾,胸背痛,短气。""胸痹,不得卧,心痛彻背者……""胸痹缓急者……心痛彻背,背痛彻心……"

条文叙述"阳微阴弦"是胸痹心痛的总病机及心痛的的临床表现。通过上述条文可以看出,"气虚""阳虚"即"阳微","痰""饮""寒"即"阴弦"之邪。到明清时期出现了"污血""瘀血""痰饮同患"等论述,使"阴弦"病机得以完善。"阳微"即不及,为上焦阳气不足,胸阳不振之象;"阴弦"即太过、为阴寒太盛,水饮内停之征。上焦阳虚,阴邪上逆,遏阻胸阳,阳气不得宣通,故而发生胸痹心痛。

三、隋代巢元方《诸病源候论》:病因

1.《诸病源候论·心痛病诸候》:"心痛者,风冷邪气乘于心也……心有支别之络脉,其为风冷所乘,不伤于正经者,亦令心痛。"

2.《诸病源候论·心痛不能饮食候》:"冷乘于心,阴阳相乘,冷热相击,故令痛也。"

3.《诸病源候论·疝病诸候》:"夫寒疝心痛,阴气积结所生也。阴气不散,则寒气盛,寒气盛则痛,上下无常,言冷气上冲于心,故令心痛也。"

巢元方认为感受风寒邪气导致胸痹最为常见。诸阳受气于胸而转于背俞,寒客背俞,胸阳不运,故胸痛彻背,感寒尤甚;寒邪伤及阳气,故面色苍白,四肢厥冷;阴寒凝结之征象为

苔薄白,脉弦紧。

4.《诸病源候论·心痹候》:"思虑烦多则损心,心虚邪乘之,邪积而不去,则时害饮食……是谓之心痹。"

巢元方认为情志变化可致胸痹。现代医家认为情志过激,七情异常变化首先伤及脏腑,造成脏腑功能虚损,影响水液的运化和血液的运行,产生痰浊、瘀血等致病因子,一旦停阻于心脉便引发胸痹心痛。

5.《诸病源候论·心痛多唾候》:"心痛而多唾者,停饮乘心之络故也。"

6.《诸病源候论·心痛多唾候》:"若冷热相乘,致脏腑不调,津液水饮停积,上迫于心,令心气不宣畅,故痛而多唾也。""停饮者,水液之所为也。心气通于舌,心与小肠合,俱象火,小肠,心之腑也,其水气下行于小肠,为溲便,则心络无有停饮也。"

条文叙述水饮凌心导致心痛。"阳微阴弦"为胸痹的主要病机。素体阳虚或心阳不振、寒邪侵犯,致水液壅塞胸中,水饮上凌心肺而阻滞气机,胸阳不通畅则至心痛。多表现为心悸而痛,胸闷气短,喘促,水肿,神倦怯寒,四肢欠温或肿胀,用真武汤:以附子补肾阳而祛寒邪,与芍药合用,能入阴破结,敛阴和阳;茯苓、白术健脾利水;生姜温散水气,与上述方药合用温肾阳而化寒饮。

7.《诸病源候论·心痛病诸候》:"若诸阳气虚,少阴之经气逆,谓之阳虚阴厥,亦令心痛。"

条文叙述阳虚致心痛的病机。现代医家认为肾阳虚衰则不能鼓动五脏之阳,引起心气不足或心阳不振,血脉失于温煦,鼓动无力而痹阻不通,阳虚可损及阴,表现为阴阳两虚,甚至阳微阴竭、心阳外越,致血脉运行无力,痹阻不通而致心痛。

8.《诸病源候论·心痛病诸候》:"心痛而不能饮食者,积冷在内,客于脾而乘心络故也。心,阳气也;冷,阴气也。冷乘于心……故令痛也……心为火,脾为土,是母子也,俱为邪所乘,故痛,复不能饮食也。"

条文叙述寒邪致病的病机。素体阳虚,胸阳不振,阴寒之邪乘虚而入,寒凝气滞,胸阳不展,血行不畅,而发本病。心病及脾,脾胃同属中焦,主运化、受纳,为后天之本、气血生化之源,若脾胃功能失调,一则气血生化乏源,致心之气血亏虚,二则致运化失司,水湿聚而成痰,痰浊痹阻心脉,均可致心痛。

9.《诸病源候论·心悬急懊痛候》:"邪迫于阳,气不得宣畅,壅瘀生热,故心如悬而急,烦懊痛也。"

条文叙述外邪内袭损伤阳气,气郁日久而化热,导致心痛。此时多表现为心烦易怒,口干,便秘,舌红苔黄,脉数。

10.《诸病源候论·心痛病诸候》:"诸脏虚受病,气乘于心者,亦令心痛。"

条文叙述由于脏腑亏虚,邪气乘心导致心痛。"气为血之帅",气行则血行,气滞则血瘀,若心之阳气虚损,鼓动无力,或肝气郁结,或寒入于经,均可致瘀血形成,瘀血阻于心脉,则致胸痹心痛。

四、唐代孙思邈《备急千金要方》:寒证胸痹

1.《备急千金要方·胸痹》:"胸痹之病,令人心中坚满,痞急痛,肌中苦痹,绞急如刺,不得俯仰,其胸前皮皆痛,手不得犯,胸中愊愊而满,短气,咳唾引痛,咽塞不利,习习如痒。"

条文叙述胸痹心痛的重证症状。表现有心痛、胸膺窒闷,痛如锥刺,心悸短气,痛彻肩背,持续不能缓解,伴心悸、短气、喘不得卧;甚至大汗淋漓,唇青肢厥,脉微欲绝,现代医学检查可见心电图的改变和心肌酶谱的升高。

2.《备急千金要方·心腹痛》:"寒气卒客于五脏六腑,则发卒心痛胸痹。"

条文叙述胸痹心痛的病机之一。寒邪为胸痹心痛的主要诱因。寒邪内侵而损伤心阳,胸阳不足,阴寒之邪乘虚侵袭,寒凝气滞,痹阻胸阳,心脏不通而发为胸痹。

五、宋代《圣济总录》:病因病机

1.《圣济总录·心痛》:"心为君主之官,神

明出焉，正经不受邪，其支别之络脉，为风寒邪气所乘，令人心痛。盖风邪之气，瘀而不散，内干经络，则发为心痛。"

条文叙述寒邪侵犯心之别络导致的心痛的病因病机。心之正经多为不受邪，故风寒邪气多侵犯心之络脉，凝滞于心脉，致心脉气血不通，出现胸痹心痛。

2.《圣济总录·心痛懊》："阳中之阳，心也，与小肠合，其象火，故其支别络为风冷邪气所乘，留薄不去，阳气不得宣发，郁满生热，则心神懊侬而烦痛。"

条文叙述风冷寒气侵犯心经，郁而化热，热瘀脉中所致心痛的症状。心与小肠相表里，二经属于火，主血脉，故为身热。风寒邪气侵袭，使阳气郁滞，不能宣发，积于胸中，导致胸痹心痛。

3.《圣济总录·厥心痛》："手少阴，心之经也，心为阳中之阳，诸阳之所会合，若诸阳虚，少阴之经气逆，则阳虚而阴厥，致令心痛，是为厥心痛。"

条文叙述厥心痛。厥心痛为他经的阳气虚衰而使少阳经气逆乱，即"阳虚阴厥"而致的心痛。

4.《圣济总录·中恶心痛》："若心气不足，精神衰弱……卒然心痛如刺……"

5.《圣济总录·卒心痛》："卒心痛者，本于脏腑虚弱，寒气卒然客之，其状心如寒痛不得息。"

6.《圣济总录·冷气心痛》："若阳气偏虚，宿挟冷滞气，又因饱食伤动，而致心痛，则其病喜温而恶寒，其气惨而不舒，甚者四肢厥冷，气攻心而发痛也。"

条文叙述本虚所致心痛及外感寒邪所致心痛的症状。机体本虚导致心气不足，不能鼓动心脉，心脉运行不畅，导致胸痹心痛。此时患者可以表现为心胸阵阵隐痛，胸闷气短，动则益甚，心中动悸，倦怠乏力，神疲懒言。若患者阳气偏虚，且外感寒邪，嗜食寒凉，导致心脉痹阻不通，出现心痛症状，患者多表现为猝然心痛如绞，形寒甚则手足不温，冷汗自出，心悸

气短，或心痛彻背，背痛彻心。

六、宋代陈无择《三因极一病证方论》：胸痹九痛

《三因极一病证方论·九痛叙论》："足厥阴心痛，两胁急，引小腹连阴股相引痛。手心主心痛，彻背，心烦，掌中热，咽干，目黄赤，胁满。足太阴心痛，腹胀满，涩涩然大便不利，膈闷，咽塞。手太阴心痛，短气不足以息，季胁空痛，遗矢无度，胸满烦心。足少阴心痛，烦极，面黑，心悬若饥，胸满，腰背痛。背俞诸经心痛，心与背相引，心痛彻背，背痛彻心。诸腑心痛，难以俯仰，小腹上冲，卒不知人，呕吐，泄泻。"

条文叙述诸经受邪所致心痛的不同症状。中医认为心、肝、脾（胃）、肾诸脏亏虚，功能失调是胸痹心痛发生的根本原因。心为五脏六腑之主，主血脉，推动血液的运行。若心气、心阳亏虚，无力推动血液运行，则血脉失于温煦，发为心痛；若心血、心阴亏虚，则心脉失于濡养，亦可发生心痛。脾胃同属中焦，主运化、受纳，为后天之本、气血生化之源，若脾胃功能失调，可使气血亏虚、水湿内停而致心痛。肝藏血，主疏泄条达，若肝气郁结，致气滞血瘀，心血运行不畅，亦可发为心痛。肾为先天之本，内寄真阴真阳，为五脏阴阳之根本，若肾阳亏虚，不能温煦心阳，或肾阴不足，不能上济于心，皆可以发为心痛。

七、宋代严用和《重订严氏济生方》：脉象

《重订严氏济生方·心痛论治》："寸口脉紧，心脉甚急，皆主心痛。又有痛甚而心脉沉伏者有之矣。"

条文叙述心痛的脉象。心痛时脉象多表现为紧脉，多因寒邪凝滞脉络而成。当气血不足，不能荣于心脉时也能表现为胸痹心痛，此时的脉象多表现为沉伏。

八、元代朱丹溪《丹溪手镜》《脉因证治》：火邪胸痹

1.《丹溪手镜·心腹痛》："大实心痛，卒然

发痛，便秘而注闷，心胸高起，按之痛，不能饮食。"

条文叙述实热所致心痛的症状。朱丹溪提出火热之邪致病，火热之邪导致热瘀痰结，血脉闭塞不通而发病，心痛影响脾胃功能，不欲食，且身体出现一派热象。临床上多表现为心烦易怒，口干，便秘，舌红苔黄，脉数等。

2.《脉因证治·心腹痛》："诸心痛，皆少阴厥气上冲也……宜通气行气，无所凝停也。"

条文指出心痛的病机皆因邪气客于少阴之脉，内传于心而致，治疗应注意"通"与"行"，如活血化瘀、芳香温通、化瘀逐饮、益气养阴、补肾固本、补气化痰等法。

九、明代楼英《医学纲目》：邪实胸痹

1.《医学纲目·心痛》："寒厥暴痛，非久病也，朝发暮死，宜急救之，是知久病非寒，暴病非热也。""心中寒者，其人病心中如啖蒜状，剧者心痛彻背，背痛彻心，譬如蛊注。"

条文叙述寒邪侵犯心脉之心痛的症状。猝然心痛多为寒邪凝滞心脉而形成。起病急，多表现为猝然心痛如绞，形寒，甚则手足不温，冷汗自出，心悸气短，或心痛彻背，背痛彻心。若患者心痛并表现出一派热象，则多为气郁日久而成。

2.《医学纲目·心痛》："热厥心痛者，身热足冷，痛甚则烦躁而吐，额上自汗，知为热也。其脉洪大。"

3.《医学纲目·心痛》："按之心中满者，此为实也。"

条文叙述邪实所致心痛。胸痹心痛的性质属于本虚标实。本虚指心、肝、脾、胃、肾等脏腑亏虚、功能失调；标实指因感受寒邪、内伤七情、劳逸过度、饮食失节等因素导致的寒凝、气滞、瘀血、痰浊等，胸痹心痛的病势轻重不一，若邪盛正不衰，则病势多以标实证出现。

十、明代李梴《医学入门》：病因证候

1.《医学入门·心脾痛》："厥心痛，因内外邪犯之胞络，或他脏邪犯心之支脉。谓之厥者，诸痛皆少阴、厥阴气逆上冲，又痛极则发厥也。"

条文叙述厥心痛的病因。厥心痛为他经的阳气虚衰而使少阳经气逆乱，即"阳虚阴厥"而致的心痛，因而有脾心痛、肾心痛、胃心痛、肝心痛、肺心痛之不同。厥心痛重症主要表现为疼痛剧烈，或呈压榨样绞痛，常伴有心悸气短，呼吸不畅，甚则喘促，惊恐不安，面色苍白，冷汗自出等。主要是由诸经气机逆乱上冲于心所致。同时心痛时血脉运行不畅，进一步加重诸经的瘀滞的症状。两者形成恶性循环，病情危急。

2.《医学入门·心脾痛》："痛甚发厥有二因，热痛，内因酒食积热，痰郁发厥……"

3.《医学入门·心脾痛》："痛甚发厥有二因，寒厥，外因风寒客背之血脉，背俞与心引痛，暴发手足厥逆，冷汗甲青，似伤寒阴厥。"

4.《医学入门·心脾痛》："热痛……手足乍冷而身热，甚则烦躁吐逆，额汗。""热因心包络，暑毒乘心，痛彻背俞，掌热……凡诸腑心痛，难以俯仰，呕泻，多属热。"

条文叙述寒厥、热厥、寒郁及七情化火均可导致心痛。阴寒凝结导致诸阳受气于胸而转于背俞，寒客背俞，胸阳不运，故胸痛彻背；感寒尤甚，寒邪伤及阳气，故面色苍白，四肢厥冷，此为寒厥心痛。热邪可以致心痛。热邪扰心，导致心火偏旺，灼津成痰，痰浊痹阻心脉而发生胸痹心痛，此时多表现为心烦易怒、口干、便秘、舌红苔黄、脉数。另外，寒郁、七情皆可以化火，侵犯心脉，导致心脉痹阻而发心痛。

十一、明代龚廷贤《寿世保元》：寒邪心痛

《寿世保元·心胃痛》："寒邪冷气入乘心络，或脏腑暴感风寒，上乘于心，令人卒然心痛或引背膂，甚则终年不瘥。"

条文论述寒邪所致心痛的病机及预后。寒邪侵袭心脉发病及寒凝发病的机制自古受到医家的重视。古代医家认为素体阳虚，阴寒之邪乘虚而入，寒凝气滞，胸阳不振，血行不畅，而发本病。现代医家认为阳气虚是本病之

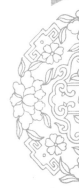

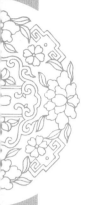

本，诱因是寒邪冷气入乘心络，并以此创立了很多温通之剂，取得了较好的疗效。研究亦证实，冷刺激可引起冠状动脉痉挛，诱发心绞痛。

十二、明代张景岳《景岳全书》：与胃脘痛的鉴别

《景岳全书·心腹痛》："凡病心腹痛者，有上中下三焦之别。上焦者，痛在膈上，此即胃脘痛也。《内经》曰胃脘当心而痛者即此。时人以此为心痛，不知心不可痛也，若病真心痛者，必手足冷至节，爪甲青，旦发夕死，夕发旦死，不可治也。"

条文论述心痛与胃脘痛的鉴别。从发病部位来讲，心痛和胃脘痛都位于上焦，且疼痛部位相近。但胃脘痛除了疼痛之外，还有相应的消化道症状；而真心痛以压榨性疼痛为特征，可无任何先兆症状，且疼痛放射到肩部及左臂内侧，其病严重，病情危殆。

十三、明代张洁《仁术便览》：真心痛

1.《仁术便览·心脾痛》："真心痛，朝发暮死……痛甚至唇口青黑。"

2.《仁术便览·心脾痛》："真心痛……脉必伏。"

条文叙述真心痛的症状。真心痛以心痛为主症，疼痛多呈心前区或胸骨后闷痛，牵及肩胛两背，常因劳累、感寒、饱餐或情绪波动而诱发，多呈短暂发作，但严重者心痛剧烈不止，唇甲发绀或手足青冷至节，呼吸急促，大汗淋漓直至晕厥，病情危笃。

十四、明代戴思恭《证治要诀》：与膈痛的鉴别

《证治要诀·诸痛门》："膈痛多因积冷与痰气而成……膈痛与心痛不同，心痛则在歧骨陷处，本非心痛，乃心支别络痛耳。膈痛则痛横满胸间，比之心痛为轻，痛之得名，俗为之称耳，诸方称为嘈杂、烦躁、惊悸、痰饮证也。"

条文叙述心痛与膈痛的鉴别。膈痛横贯整个胸下，比心痛轻，多表现为心胸部位嘈杂不舒，烦躁，兼见痰饮停滞之证。而心痛痛在

左胸部歧骨陷处，疼痛较剧烈，可表现为心痛彻背，背痛彻心。

十五、清代沈金鳌《杂病源流犀烛》：证候

1.《杂病源流犀烛·心痛》："《正传》曰：心脉微急为痛，微大为心痹引背痛，短而数或涩者心痛。"

条文叙述心痛程度的轻重可以从脉象区分。轻证仅感觉胸闷，短气，心前区、膺背肩胛间隐痛、刺痛、绞痛，历时数秒至数分钟，经休息或治疗后症状有明显的缓解，但多反复发作，常因劳累、情绪激动、感寒、饱餐、吸烟等因素而诱发；重证为胸膺窒闷，痛如锥刺，痛彻肩背，疼痛持续不能缓解，伴心悸、短气、喘不得卧，甚则大汗淋漓，唇青肢厥，脉微欲绝。

2.《杂病源流犀烛·心痛》："如但爬床搔席，面无青色，四肢不厥，痛亦不至无声，即非真心痛。"

条文叙述真心痛的鉴别要点。汗出肢冷，面色苍白，唇甲青紫，手足青冷至肘膝关节处多为真心痛的表现。无此类表现者为非真心痛。在治疗上，真心痛在发病的前三四天内，警惕并预防并发症，一旦出现脱证的先兆，如疼痛剧烈，持续不解，四肢厥冷，自汗淋漓，神萎或烦躁，气短喘促，脉或速或迟结或代或微欲绝，必须尽早投用益气固脱之品。

十六、清代李用粹《证治汇补》：辨寒热

1.《证治汇补·心痛》："面冷唇白，口吐清水，手足厥逆，通身冷汗……痛必绵绵不已，欲近暖处，得热则缓，此因寒作痛也。"

2.《证治汇补·心痛》："大便不通，面带阳色，痛必作止不常，甚则躁渴吐酸，额上有汗，手足温暖或身虽热而手足寒，谓之热厥。"

条文叙述寒证心痛与热证心痛的病机及症状。感受寒邪，损伤心阳，可致心脉凝涩，气血闭塞不通；感受热邪，热灼营阴或热邪煎熬，血脉不通而致心痛。寒凝心脉，可见猝然心痛如绞，形寒，甚则手足不温，冷汗自出，心悸气短，或心痛彻背，背痛彻心，多因天气骤冷或骤

遇风寒而发病或加重症状,苔薄白,脉沉紧或促。气郁日久化热,则见心烦易怒,口干,便秘,舌红苔黄,脉数。

十七、清代何梦瑶《医碥》:病位

《医碥·心痛》:"心包络痛在胸下鬲肝骨处,稍下即为胃脘痛,胃上脘名贲门,在脐上五寸,去鬲肝骨三寸,而痛每相连,故世俗总以心痛呼之。"

条文叙述胸痹心痛的发作部位及疼痛特点。现代医家认为在左侧胸膺或膻中,疼痛常可以窜及肩背、前臂、胃脘部等,严重者可沿手少阴、手厥阴经循行部窜至中指或小指。

十八、清代叶天士《叶选医衡》《临证指南医案》:辨病

1.《叶选医衡·心胸胃脘胁腹诸痛辨》:"其与胃脘痛别者,胃脘痛在心之下……挟他脏而见证,当与心痛相同,但或泻,或胀,或呕吐,或不能食,或吞酸,或大便难,或泻利面浮而黄,本病与客邪必参杂而见也。"

2.《叶选医衡·心胸胃脘胁腹诸痛辨》:"胸痛即膈痛,其与心痛别者,心痛在歧骨陷处,胸痛则横满胸间也。"

条文叙述胸痹心痛与其他疼痛的鉴别。心痛临床以膻中或左胸部发作性憋闷、疼痛为主要表现。胃脘痛疼痛的部位在上腹部,局部有压痛,以胀痛为主,持续时间较长,多合并纳呆、恶心、呕吐等消化系统症状。胸痛多表现为疼痛在呼吸、运动、转侧时加剧,常合并咳嗽喘息、喉鸣等呼吸系统的症状。胁痛的疼痛部位以右胁为主,胁缘下有压痛点,常合并厌油、黄疸、发热等症。现代医学可以用X线、胃肠造影、肝功能检查、淀粉酶检查区分上述疾病。

3.《临证指南医案·心痛》:"心痛、胃痛确是二病,然心痛绝少,而胃痛极多,亦有因胃痛而及心痛者,故此二症,古人不分两项,医者细心求之,自能辨其轻重也。""但厥心痛与胃脘痛,情状似一,而症实有别。世人因《内经》胃脘当心而痛一语,注注混而视之。不知厥心

痛,为五脏之气,厥而入心包络,而胃实与焉。则心痛与胃痛,不得不各分一门。"

条文叙述胸痹心痛与胃脘痛的鉴别。古时候一直把心痛与胃脘痛当作一种病,直至清代,各医家看法才统一,认为心痛与胃脘痛当区分开来。胃脘痛疼痛的部位在上腹部,局部有压痛,以胀痛为主,持续时间较长,多合并纳呆、恶心、呕吐等消化系统症状。

4.《临证指南医案·胸痹》:"胸痛与胸痞不同,胸痞有暴寒郁结于胸者,有火郁于中者,有寒热互郁者,有气实填胸而痞者……亦有上焦湿浊弥漫而痞者。若夫胸痹,则但因胸中阳虚不运,久而成痹。"

条文叙述胸痛与胸痞的鉴别,主要描述了病因病机上的不同。痞证多表现为胸膈不适,满闷不舒,一般触之无形,按之柔软,压之无痛,多由外邪内陷、饮食不化、情志失调、脾胃虚弱等导致中焦气机不利,或虚气留滞,升降失常而成胸腹间痞闷、满胀不舒的一种自觉症状。但胸痹属于胸阳痹阻,心脉瘀阻,心脉失养,以胸痛、胸闷、短气为主症。

十九、清代程国彭《医学心悟》:证候分型

1.《医学心悟·心痛》:"气痛者,气壅攻刺而痛,游走不定也……血痛者,痛有定处而不移,转侧若刀锥之刺。"

2.《医学心悟·心痛》:"饮痛者,水饮停积也,干呕,吐涎,或咳,或噎,甚则摇之体作声,脉弦滑。食痛者,伤于饮食,心痛胀闷,手不可按,或吞酸嗳腐,脉紧滑。"

条文叙述心痛的疼痛类型,有气痛、血痛、饮痛、食痛。现代医家认为心痛有实证和虚证之分,其中:胸闷心痛,脘闷纳呆,形体丰腴,属于痰瘀交阻;心痛遇寒而发,唇青面白,脉弦紧者,属阴寒;痛如针刺,入夜尤甚,舌质紫,瘀斑,脉涩者,属于瘀血;胸闷心痛,气短自汗,脉濡弱或结代者,属于气虚;胸闷心痛,虚烦不寐,口干便燥,舌红少苔,脉细数,属于阴虚;胸痛彻背,形寒肢冷,舌淡胖,苔白滑,脉沉细,属于阳虚。

(周迎春 吴依芬 王 刚 吴玉婷)

第十节 中 风

中风是指多种病因造成气血逆乱,上犯脑髓,脑髓受伤,经络不利,神机失用的一种急性病变。表现为猝然昏仆,不省人事,伴有口舌喎斜、语言不利、半身不遂或不经昏仆而喎僻不遂。本病描述初见于《黄帝内经》,《金匮要略》称之为中风,《肘后备急方》明确为"卒中风"。本病多见于40岁以上的中老年人,四季皆可发病,以冬春季多见,类似于西医学的急性脑血管病。

一、《黄帝内经》:病名

1.《素问·风论》:"风之伤人也,或为偏枯。风中五脏六腑之俞,亦为脏腑之风,各入其门户,所中,则为偏风。"

2.《灵枢·刺节真邪》:"虚邪偏客于身半,其入深,内居营卫,营卫稍衰,则真气去,邪气独留,发为偏枯。"

《黄帝内经》首论风邪可以直接侵袭人体,发为中风,实乃真中风也。风邪侵入俞穴,偏中于脏腑经络,引起半身不遂的偏枯病,说明正气先虚,然后风邪偏中于身之半,以致营卫气血运行受阻,肌肤筋脉失于濡养而偏枯,此即所谓"内虚邪中"中风病之因也。

3.《素问·通评虚实论》:"凡治消瘅,仆击,偏枯,痿厥,气满发逆,甘肥贵人,则膏粱之疾也……"

有食肥浓厚味太过者,克伐脾胃,食积壅塞肠胃,聚湿生痰。痰郁化热,痰热上蔽神明,阻塞脑府脉络,以致变生仆击、偏枯之病。

4.《素问·调经论》:"血之与气,并走于上,则为大厥,厥则暴死,气复反则生,不反则死。"

关于卒中的病机,《黄帝内经》认为主要是气血上逆。气血逆乱,并走于上,蒙蔽清窍,神明失司,则猝然昏仆,肝藏血而主疏泄,故气血逆乱可致肝风愈烈,肝风内动或致气血上逆,甚或引动冲气,胃气上逆而加重病情。而现代医家以通腑降逆治疗卒中风,可谓深明各因之理也。

5.《素问·生气通天论》:"大怒则形气绝,而血菀于上,使人薄厥。有伤于筋,纵,其若不容,汗出偏沮,使人偏枯。"

情志过度是内风产生之常因。情志失宜,劳倦过度,易致人体脏腑阴阳失调,气血逆乱,日久必致阴亏于下,阳浮于上,虚阳鸱张,扰动气血,必致血气上逆,冲溢于脑而发病。由此可见情志失宜,劳倦过度,肝肾阴虚在中风病的发病中起着重要的作用。

6.《灵枢·热病》:"偏枯,身偏不用而痛,言不变,志不乱,病在分腠之间,巨针取之,损其有余乃可复也。"

《黄帝内经》在中风病的治疗方面涉及甚少,仅对中风病的预后作了论述,如:病在腠理之间谓之中经络,可以治疗。出现意识障碍,谓之中脏腑,能言语者可以治疗,不能言语者预后较差。

今所谓中风,与《黄帝内经》"大厥""薄厥""仆击"相近。《黄帝内经》未对中风病列专篇详细讨论,但在《素问·调经论》《素问·风论》《素问·生气通天论》《灵枢·刺节真邪》等篇中对病位、症状、病因、病机及其预后等方面的认识已较为详尽,为后世医家论治之理论渊源,为中风病的辨证论治奠定了基础。

二、汉代张仲景《金匮要略》:外风立论

1.《金匮要略·中风历节病脉证并治》:"正气引邪,喎僻不遂。邪在于络,肌肤不仁;邪在于经,即重不胜;邪入于腑,即不识人;邪入于脏,舌即难言,口吐涎。"

2.《金匮要略·中风历节病脉证并治》:

"夫风之为病，当半身不遂，或但臂不遂者，此为痹脉，微而数，中风使然。""荣缓则为亡血，卫缓则为中风。"

张仲景在《伤寒论》中载有太阳、阳明中风，此为太阳、阳明二经因虚而使外邪入中，故以太阳、阳明之经证为其主证，均有别于《黄帝内经》所论中风。他在《金匮要略·中风历节病脉证并治》中又单独列出中风的脉证，究其原因在于"脉络空虚""贼邪不泻"，即内虚而致风寒之邪入侵，导致半身不遂；并依邪之深浅，对其在络、在经、在腑、在脏之不同症状各有所论。然观其所述之证如现今所谓内风的表现，而按其理法方药又确是以外风立论，自此使得内风、外风之证混淆不清，后世颇有争议。

《金匮要略》认为中风是因络脉空虚，风邪乘虚入中而成。其论中风的病机说无疑在内因与外因两者中更为重视外邪的致病作用。据此，治疗中风时，当以治外风为主，兼顾正气为辅。《金匮要略》原有的治疗中风的侯氏黑散和风引汤可视为治中风的祖方。人们对风药的认识一般停留在祛风、解表、息风等风证治疗范畴。实际上，风药是一类功效多样、作用广泛的药物，在调节人体脏腑经络、畅达气血津液上具有十分重要的作用。风药多味辛、质轻、体薄，味辛能行。"血得寒则凝，得温则行"，如麻黄、桂枝、荆芥、川芎、防风、白芷、羌活、威灵仙等辛温药；辛凉药，大多具有轻扬之性，或含芳香之气，善于开发郁结，宣畅气机，从而有利于血脉通调，如薄荷、升麻、葛根、柴胡等。

随着血瘀证与活血化瘀法研究的深入，活血化瘀方药的使用范围不断扩大，作用原理研究日益深入。血瘀证的研究重点仅局限在活血化瘀治法及方药内将鲜有突破。目前，有学者提出"治血先治风，风去血自通"假说，当有助于扩展风药的应用范围，同时也是血瘀证治疗思路的开拓。

三、唐代孙思邈《备急千金要方》：中风鉴别

《备急千金要方·论杂风状》："偏枯者，半身不遂，肌肉偏不用而痛，言不变，智不乱，病在分腠之间。""风痱者，身无痛，四肢不收，智乱不甚，言微可知，则可治，甚则不能言，不可治。""风懿者，奄忽不知人，胸中塞窒窒然，舌强不能言，病在脏腑。"

从汉以来，各医家对中风的认识仍没有很大的突破，孙思邈虽未明确以内风立论，提出内风的证候，却从证候上将"偏枯""风痱""风懿""风痹"加以鉴别，为后世内风立论启源。

四、宋代《圣济总录》：脏腑内虚论

《圣济总录·诸风门》："卒中风之人，由阴阳不调，脏腑久虚，气血衰弱，营卫乏竭，故风之毒邪，尤易乘间而入，致仆倒闷乱。"

唐宋以来对中风的病因还是以外风内中为主流，并从外风立论提出五脏风。宋代朝廷编著的《圣济总录》将前人观点进行整理，提出脏腑内虚导致风邪内袭，是对病因认识的一大进步。

五、金代刘完素《素问玄机原病式》：火热致论

1.《素问玄机原病式》："凡人风病，多因热甚，而风燥者，为其兼化，以热为其主也。俗云风者，言末而忘其本也。所以中风瘫痪诸症者，非谓肝木之风实甚，而卒中之也，亦非外中于风尔。良由将息失宜，而心火暴甚，肾水虚衰，不能制之，则阴虚阳实，而热气怫郁，心神昏冒，筋骨不为用，而卒倒无所知也。多因喜、怒、思、悲、恐之五志有所过极而卒中者，由五志过极，皆为热甚故也。"

2.《素问玄机原病式》："风本于热，以热为本，以风为标……是以热则风动。"

3.《素问玄机原病式》："以辛热治风之药，开冲结滞，荣卫宣通而愈……凡用辛热开冲风热结滞，或以寒药佐之则良，免致药中病而风热转甚也。"

刘完素从心火独亢，火热生风，扰动神明，气血不通的角度提出"火热致中论"，开内伤中风先河。他从内因角度提出病因，突出以"内风"立论，力主"心火暴甚"为其因，治疗以清凉

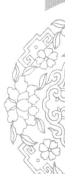

滋润为其法,或辛热疏散中佐以寒凉之品,"养阴退阳,慎毋服乌附之药"。嗣后医家受其启发,如李东垣提出"内气自虚",朱丹溪则认为"湿热生痰"。三家虽立论不同,但都偏重于内在因素,这是中风病因学说的一个重大转折,使后人对于中风的证候有了崭新的认识。

关于中风的病因,刘完素之前,多主"正气亏虚,风邪入中"。中风以发病急骤为特点,如矢石之中的,故名之,这也是宋以前医家认识中风病因的主要依据。刘完素之医学观点以阐发火热病机为特色,认为"暴病暴死,火性疾速故也"。由于中风起病急疾,故属火热为患。火热之成,皆由内伤,由此倡导中风发病,多由内起,而非外中风邪。内伤之中,尤以情志失调,五志过用为害最甚,力主火热致中。近年来,大量证候学研究表明,在中风病的急性期,尤其是1周之内,火热证占有相当的比例。因此,火热致中的学术观点,符合中风病之临床所见。

六、金代李东垣《医学发明》:内虚致中

《医学发明·中风》:"凡人年逾四旬,气衰者,多有此疾……若肥盛,则间有之,亦形盛气衰如此。"

中风论治,唐宋以前多宗《金匮要略》,以邪中深浅、病情轻重而分为中经中络、中脏中腑,治疗上多采用疏风祛邪、扶助正气的方药。到了刘完素、张从正"犹用风药,佐泻火之剂,以开郁结,散其风热"。由此可见,他们仍未完全摆脱中风"外风"论的羁绊,完全以"内风"立论治疗中风。李东垣在他们的理论基础上提出了"内虚致中论"。他认为年老气衰,或七情内伤,或形体虚胖,皆可以导致中风,向"内风"致病论迈进了一步。

七、元代朱丹溪《丹溪心法》:痰邪论

《丹溪心法·中风》:"由今言之,西、北二方,亦有真为风所中者,但极少尔。东南之人,多是湿土生痰,痰生热,热生风也。"

朱丹溪认为外中风邪极少,并提出痰热生

风理论。他认为"东南之人,多是湿土生痰,痰生热,热生风也",力主"湿热生痰"为其根本病机。他已完全摆脱"外风论"理气为先的原则,真正意义上开了从"内风"论治的先河,并首先提出中风乃"痰邪为患"。痰在中风发病中具有重要意义:痰浊产生后可随风阳妄动,随气血上逆,蒙塞清窍而产生神识不清、失语等症;也可横窜经络,致使经络不通而出现半身不遂、口舌㖞斜等症状;痰热若阻滞中焦,则使运化功能失常,升清降浊受阻,产生腑气不通、便秘等症状。而朱丹溪治疗中风,力主"正气自虚"为其因,"和脏腑通经络"为其治法,主张分血虚、气虚、夹火、夹湿论治。

八、元代王履《医经溯洄集》:类中风

《医经溯洄集·中风辨》:"中风者,非外来风邪,乃本气自病也。凡人年逾四旬,气衰之际,或忧喜忿怒伤其气者,多有此疾……"

王履在总结前人关于中风诸症论述的基础上,首先明确提出"真中风"与"类中风",针对当时之人对于同是中风之证而古言外风,刘完素、李东垣、朱丹溪三子云内风狐疑不解加以说明,无疑对中风的认识作出了一大贡献。

九、明代楼英《医学纲目》:辨病

《医学纲目·中深半身不收舌难言》:"然《局方》所述中风,手足不随,起便须人,神魂恍惚,不语,语涩等证,即《内经》热病相同。至于异处,不得不察。《针经·刺节真邪》云:真气去,邪独留,发为偏枯。《痿论》云:阳明虚则宗筋纵,带脉不引,而足痿不用。由是知手足不随者在偏枯,手足为邪气阻塞脉道而然。在痿病,则阳明虚,宗筋纵,带脉不引而然也。"

中风和痿病均可出现肢体不遂,然其病因、病机相异。中风乃因邪阻脉道,气血不能运行,经脉失养所致。而痿病是阳明脉虚,阳明经乃气血之海,气血不足致筋脉失养而弛缓。病机不同,治法亦异。楼英引经据典,深入浅出地将两者辨别开。

十、明代张景岳《景岳全书》：非风说及治法方药

1.《景岳全书·杂证谟·非风》："人于中年之后，多有此证，其衰可知。《经》云人年四十而阴气自半，正以阴虚为言也。夫人生于阳而根于阴，根本衰则人必病，根本败则人必危矣。"

2.《景岳全书·杂证谟·非风》："非风一证，实时人所谓中风证也。此证多见卒倒，卒倒多由昏愦，本皆内伤积损颓败而然，原非外感风寒所致。而古今相传，咸以中风名之，其误甚矣。故余欲易去'中风'二字，而拟名类风，又欲拟名属风。然类风、属风仍与'风'字相近，恐后人不解，仍尔模糊，故单用河间、东垣之意，竟以非风名之，庶乎使人易晓，而知其本非风证矣。"

张景岳对于中风提出"非风"之名，为一家之说，较为片面，但他对中风病机的论述值得我们深入研究并加以借鉴。其病机包括了气虚血瘀、血虚血瘀、痰浊闭塞等，论述精当。

3.《景岳全书·杂证谟·诸风》："凡治风之法，宜察浅深虚实及中经中脏之辨。盖中经者，邪在三阳，其病犹浅。中脏者，邪入三阴，其病则甚。若在浅不治，则渐入于深。在经不治，则渐入于脏。此浅深之谓也。又若正胜邪者，乃可直攻其邪。正不胜邪者，则必先顾其本。此虚实之谓也。倘不知此，则未有不致败者。"

条文提出了中风治疗的总则。中风之治，当先辨中经络、中脏腑及标本缓急。临床按脑髓神机受损的程度与有无神识昏蒙分为中经络与中脏腑。中经络者邪在三阳经，病位浅，病情较轻，治疗上以祛邪为主；中脏腑者邪在三阴经，病位深，病情重，治疗上除祛邪外，须兼以通腑化痰、清热活血、醒脑开窍等。

中风病性为本虚标实，急性期多以标实证候为主，急则治其标；恢复期及后遗症期为虚实夹杂，邪实未清而正虚已现，治宜扶正祛邪。此外中风还须辨闭、脱二证。如何防治清窍闭塞是中风急性期治疗的关键，故首先当先辨闭证、脱证。闭、脱二证分别治以祛邪开窍醒神和扶正固脱、救阴固阳。

4.《景岳全书·杂证谟·非风诸证治法》："初病卒倒，危急不醒……但扶定掐其人中，自当渐醒；或以白汤、姜汤涂涂灌之。"

5.《景岳全书·杂证谟·非风诸证治法》："其有久之不醒，或牙关不能开者，则以半夏或牙皂、细辛之类为末少许吹入鼻中……或以皂荚为末，捻纸烧烟冲入鼻中亦可。"

条文列举了突发中风出现昏迷的急救之法。

6.《景岳全书·杂证谟·非风诸证治法》："若无痰无气，而息微色白，脉弱暴脱者，急以独参汤或淡姜汤灌之。"

7.《景岳全书·杂证谟·非风诸证治法》："其痰不甚，或以白汤调抱龙丸一丸，以暂开其痰，无痰声者不可用。若因气厥昏沉而气壅喘满，气闭不醒者，则用淡姜汤调苏合丸一丸，以暂开其气，若气不壅满者不可用。"

8.《景岳全书·杂证谟·非风诸证治法》："凡非风而有兼证者，则通经佐使之法，本不可废。盖其脉络不通，皆由血气，血气兼证，各有所因：如因于风者必闭郁，因于寒者必凝涩，因于热者必干涸，因于湿者必壅滞，因于虚者必不营运。诸如此者，皆能阻塞经络。此佐使之法，所以亦不同也。凡风闭者，宜散而通之，如麻黄、桂枝、柴胡、羌活、细辛、白芷之属是也。寒凝者，宜热而通之，如葱、椒、桂、附、干姜之属是也。热燥者，宜凉而通之，如芩、连、栀、柏、石膏、知母之属是也。湿滞者，宜温利而通之，如苍术、厚朴、茵陈、萆薢、五苓之属是也。血滞者，宜活而通之，如芎、归、牛膝、红花、桃仁、大黄、芒硝之属是也。气滞者，宜行而通之，如木香、香附、乌、沉、枳、藿之属是也。痰滞者，宜开而通之，如南星、半夏、牛黄、天竺黄、朱砂、海石、玄明粉之属是也。气血虚弱者，宜温补而通之，如参、芪、归、术、熟地、枸杞子、杜仲、牛膝之属是也。凡此通经之法，若乎尽矣。然虚实之异犹当察焉。盖通实者，各从其类。使无实邪而妄用通药，则必伤元气，反

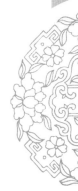

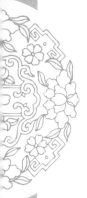

为害矣。通虚者,则或阴或阳,尤当知其要也。如参、芪所以补气,而气虚之甚者,非姜、附之佐,必不能追散失之元阳。归、地所以补精血,而阴虚之极者,非桂、附之引,亦不能复无根之生气。寒邪在经而客强主弱,非桂、附之勇则血脉不行,寒邪不去。痰湿在中而土寒水泛者,非姜、附之暖,则脾肾不健,痰湿不除。此通经之法。大都实者可用寒凉,虚者必宜温热也。"

张景岳对中风治法的论述亦相当详尽,并提出了治痰八法,值得我们细加推敲掌握。对于元气散脱,心神败乱之证,他主张急救固脱,可用独参汤。此外,他对药物的选用也到了信手拈来的境界。

十一、明代李中梓《医宗必读》:治法

1.《医宗必读·真中风》:"凡中风昏倒,先须顺气,然后治风,用竹沥、姜汁调苏合香丸。如口噤,抉开灌之。如抉不开,急用牙皂、生半夏、细辛为末,吹入鼻内。"

2.《医宗必读·真中风》:"脱绝之证,宜大剂理中汤灌之,及灸脐下。"

3.《医宗必读·真中风》:"即是闭证,用苏合香丸或三生饮之类开之。"

4.《医宗必读·中风》:"半身不遂……古方有顺风匀气散、虎骨散、虎胫骨酒。外用蚕砂二石,分作三袋,蒸热着患处,冷再易,以瘥为度。内用羊脂入粳米、葱白、姜、椒、豉煮熟,日食一具,十日止,大效。"

5.《医宗必读·中风》:"口眼㖞斜……先烧皂角熏之,以逐外邪,次烧木香熏之,以顺血脉。酒煎桂枝,取汁一碗,软布漫收,左㖞拓右,右㖞拓左。服清阳汤、秦艽升麻汤,或二方合用;外感加葱白。"

6.《医宗必读·中风》:"不语……神仙解语丹、涤痰汤、加味转舌膏、八味丸随证选用。"

就中风临证来看,急发阶段闭者宜开,脱者宜固,开其官窍,决其痰塞均为各医家所重视。急性期一般采用平肝泻火通络、通腑化痰、化痰通络、清热息风、清热化痰、温阳化痰

而开窍醒神、益气回阳救逆等法,适用于不同病机;缓解期多用益气活血、育阴息风之法。

十二、清代沈金鳌《杂病源流犀烛》:分别阴阳

《杂病源流犀烛·中风源流》:"又曰治中风须分阴阳:阴中者,或青或白或黑,痰喘昏乱,眩冒多汗,甚者手足厥冷。阳中者,面赤唇焦,牙关紧闭,上视强直,掉眩,烦渴。"

风之中人,深浅不同,症状各异。沈金鳌在前人基础上对闭证详加阐述,并将闭证细分为阳闭证和阴闭证。虽然古代医家已经将闭证、脱证分别做了明确的描述,但在临床上闭证与脱证常可互相转化,尤以闭证、脱证同时并见者居多,称之为"内闭外脱"之证;而两者的转化又是判断中风预后的重要依据,即以闭向脱转化为逆,特别是出现呃逆、抽搐、戴阳、呕血、便血和背部灼热、四肢厥逆等变证,则为预后不佳之证。如出现口开、目合、遗尿等脱证的表现更是岌岌可危之候。反之,如由脱证向闭证转化,则是正气渐复,病情好转的标志。

十三、清代陆以湉《冷庐医话》:辨闭脱

《冷庐医话·中风》:"中风最宜辨闭脱二证:闭证口噤目张,两手握固,痰气壅塞,语言謇涩……脱证口张目合,手撒遗尿,身僵神昏……然闭证亦有目合遗尿、身僵神昏者,惟当察其口噤、手拳、面赤、气粗、脉大以为别。脱证亦有痰鸣不语者,惟当辨其脉虚大以为别。至于闭证气塞,亦有六脉俱绝者,不得以其无脉而遂谓是脱证也。"

中风危重,神志不清,此时当速辨闭脱,以采取相应的急救措施。陆以湉根据临床观察,着重提出从脉象、气息、二便、手足温暖、面色、出汗等方面辨闭脱。脱证以阳气欲脱为主,属虚证,急宜扶正;闭证以邪实内闭为主,属实证,急宜去邪。辨证时不可偏视一证,而当综合观察。

十四、清代程国彭《医学心悟》:治法用药

1.《医学心悟·论中风》:"脱绝之证,此际

须用理中汤加参两余,以温补元气。"

2.《医学心悟·论中风》:"中血脉者,中在半表半里也,如口眼㖞斜,半身不遂之属是也。药宜和解,用大秦艽汤加竹沥、姜汁、钩藤主之,而有气与血之分:气虚者,偏于右,佐以四君子汤;血虚者,偏于左,倍用四物汤;气血俱虚者,左右并病,佐以八珍汤。"

3.《医学心悟·论中风》:"闭者,牙关紧急,两手握固,药宜疏通开窍。热闭,牛黄丸;冷闭,橘半姜汁汤;其热闭极甚,胸满便结者,或用三化汤以攻之。"

4.《医学心悟·中风门》:"不语……若因痰迷心窍,当清心火,牛黄丸、神仙解语丹;若因风痰聚于脾经,当导痰涎,二陈汤加竹沥、姜汁,并用解语丹;若因肾经虚火上炎,当壮水之主,六味汤加远志、石菖蒲;若因肾经虚寒厥逆,当益火之源,刘河间地黄饮子,或用虎骨胶丸加鹿茸。"

古人治疗中风方法丰富,组方各异,对中风各个阶段、各种证候都有相应的方剂。程国彭对中风治疗用药在前人基础上亦有自己独特之处,多从平肝、补肾、益脑、补气、行气、养血、活血、祛瘀、导滞、化痰、开窍等多角度选药,为我们选择用药治疗中风提供了参考。

十五、清代林珮琴《类证治裁》:方药

1.《类证治裁·中风》:"若阴阳失交,真气欲绝,用参附汤回阳,佐以摄阴,如五味、龙骨、牡蛎。"

临床上,中风除有闭、脱二证外,还会出现内闭清窍未开而外脱虚象已露的状况,即所谓"内闭外脱",此时往往是疾病安危演变的关键时机,治疗上尤须慎重。

2.《类证治裁·中风》:"火中,即河间所谓瘫痪,多由火盛水衰,心神昏冒,筋骨不用也。心火盛,凉膈散;肾水衰,六味汤。"

3.《类证治裁·中风》:"叶氏谓内风乃身中阳气变化,肝为风脏,因血液衰耗,水不涵木,肝阳偏亢,内风时起,宜滋阴熄风濡养营络,以熟地、首乌、枸杞子、当归、牛膝、胡麻、石

斛、五味子、甘菊、牡蛎;补阴潜阳,如虎潜、固本、复脉之类。阴阳并损,无阳则阴无以化,宜温柔濡润,如沙苑子、肉苁蓉、枸杞子、人参、阿胶、当归;通补,如地黄饮子、还少丹之类。"

4.《类证治裁·中风》:"虚中,即东垣所谓猝中昏愦,皆属气虚。烦劳气陷,补中汤;房劳精脱,生脉补中汤。"

5.《类证治裁·中风》:"风邪在经,口眼㖞斜,偏枯疼痛,大秦艽汤或愈风汤。"

6.《类证治裁·中风》:"……为闭证。实者三生饮以疏上窍,三化汤以利下窍。"

7.《类证治裁·中风》:"风阳上升,痰火阻窍,神识不清,至宝丹芳香宣窍,或辛凉之品,如菊花、菖蒲、山栀、羚羊角、升麻、牡丹皮、钩藤。""重则痰壅神昏,至宝丹。"

8.《类证治裁·中风》:"治偏枯,宜从阴引阳,从阳引阴,从右引左,从左引右,使气血灌注,周流不息,莫如养血温经。补中汤少加附子,下七味地黄丸,以附子能行参芪之力而阳和自转,肉桂能通血脉而筋节自荣。挟痰者,八珍十全等汤加南星、半夏、姜汁。营卫俱虚者,黄芪五物汤。膝骨软,加牛膝、虎骨。节软,加木瓜、当归。"

9.《类证治裁·中风》:"……口目为僻,宜润燥以熄风,大秦艽汤或十全大补汤尤妥。"

10.《类证治裁·中风》:"舌为心脾肝肾四经所系,邪中其经,则痰涎闭其脉道,舌机不掉。因痰迷心窍者,清心火,涤痰汤;因湿痰者,清脾热,六君子汤加枳实、竹茹;因风热者,清肝火,凉膈散加减;肾虚内夺为瘖痱,地黄饮子;舌强口角流涎,脾不能摄者,六君子汤加竹沥、姜汁;惊痰堵塞,舌本强硬者,正舌散加薄荷;舌麻语寒者,省风汤加沉香;唇缓舌强者,解语汤;肥人舌本强,作湿痰治,瘦人作心火治,不可纯补,恐堵塞经络中痰火,通用加味转舌膏,外取龟尿少许,点舌神效,置龟于新荷叶上,以猪鬃戳其鼻,尿立出;有饮食照常,但失音不语者,名曰哑风,宜小续命汤去附子,加石膏、菖蒲。"

中风的治疗须辨证精当,对症详尽,并针

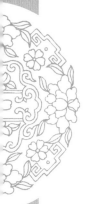

对预防、发病、康复各个阶段及相应的各种临床表现给予相应的治疗方剂。条文提出了诸多方剂，有针对猝然仆倒、神识昏蒙、头目眩晕、痰涎壅盛者，有针对半身不遂、口舌歪斜者，有针对麻木不仁、骨节疼痛者，有针对语言不利、言语倒错甚至失音不语者，有针对中风便秘、肢体痿弱、手脚枯细者，为全面治疗中风，从抢救到康复提供了有效方法。

十六、清代李用粹《证治汇补》：辨病位

1.《证治汇补·中风》："中经者，外无六经形症，内无便溺阻格，但半身不遂，语言蹇涩，若兼口眼㖞斜，痰涎不利，乃邪着于血脉之中。"

2.《证治汇补·中风》："中腑者，外着四肢，故手足不随，拘急不仁，或中身前，或中身侧，痿不能动，有六经形症，头疼发热，恶风恶寒，面见五色，脉浮而弦，或痰涎壅盛，喘声不息，然目犹能视，口犹能言，大小便不闭，仍中腑也。"

3.《证治汇补·中风》："中脏者，内滞九窍，故昏沉不语，唇缓痰壅，耳聋鼻塞，目合不开，大小便闭。"

4.《证治汇补·中风》："凡卒仆暴厥，须分闭脱，牙关紧闭，两手握固，即是闭症。"

古今对中风的辨证总是以内、外风为其主线，通过其临床症状，结合病位深浅，归纳出中经、中络、中脏、中腑的证候分类方法，指导着中风治疗及对预后的判断。

虽然我们对于中风的认识取得了很大的进展，但其间仍然存在着一些没有认识和解决的问题，这类问题，尚待挖掘古人的经验，结合现代科学，使其日趋完善。

（周迎春　张学森　王　刚　陈红梅）

第十一节　中　暑

中暑是指因夏季在高温或烈日下劳作或处于天气炎热湿闷的环境，暑热或暑湿秽浊之邪猝中脏腑，热闭心神，或热盛津伤，引动肝风，或暑闭气机所致，以高热汗出、烦躁口渴、神昏抽搐或呕恶腹痛、头痛等为主要表现的时行热性病。本病按其临床表现和特点分属于"暑风""暑厥""暑痉""阳暑"等证。酷夏之日，高温之时，暑邪耗伤气阴而发病。年老体弱者脾肾已衰，阴津亏乏，产妇暑时分娩损伤元气等，尤易罹患中暑。本病相当于西医学的中暑及高温损伤。

一、《黄帝内经》：发病时节

1.《素问·热论》："先夏至日者为病温，后夏至日者为病暑。暑当与汗皆出，勿止。"

条文叙述中暑与温病发病季节的区别。中暑多发生于夏至日之后，温病多发生于夏至日之前。

2.《灵枢·岁露论》："四时八风之中人也，故有寒暑。寒则皮肤急而腠理闭，暑则皮肤缓而腠理开。"

条文叙述寒邪与暑邪侵犯人体时肌肤腠理的不同。由于寒性收引，故寒邪侵入人体后，腠理紧密，气门关闭；暑乃热邪之极，故暑邪犯人，腠理疏松，气门打开。

二、汉代张仲景《金匮要略》：证候治则

1.《金匮要略·痉湿暍病脉证治》："太阳中暍者，发热恶寒，身重而疼痛，其脉弦细芤迟，小便已，洒洒然毛耸，手足逆冷，小有劳，身即热，口开，前板齿燥。""太阳中热者，暍是也，其人汗出恶寒，身热而渴也。"

2.《金匮要略·痉湿暍病脉证治》："太阳中暍……若发其汗，则恶寒甚；加温针，则发热甚；数下之，则淋甚。"

条文叙述太阳中暍的症状及治疗。这里

所指的"中暍"和"中热",都是中暑之意。由于其发病之初,病似太阳,有发热恶寒身疼,故名为"太阳中暍"或"太阳中热"。张仲景于中暍病禁用汗下温针,汗则伤其阳,下则伤其阴,温针则引火热内攻,故禁之也。而其用药,但取甘寒,生津保肺,固阳益阴为治,这个经验值得我们注意。

三、隋代巢元方《诸病源候论》:暑证重证

《诸病源候论·中恶病诸候》:"夏月炎热,人冒涉途路,热毒入内,与五脏相并,客邪炽盛,或郁瘀不宣,致阴气卒绝,阳气暴壅,经络不通,故奄然闷绝,谓之暍。"

条文叙述中暑重证,伤及脏腑。中暑外因是暑邪,内因责之于虚,诱因与炎夏之季,冒日劳役、长途行走等有关,发病部位与心和心包有关。中暑属于火病,证候多属虚证,是酷暑高温,暑热耗气伤阴而发。暑邪峻烈,直攻脏腑。

四、宋代陈无择《三因极一病证方论》:简便治法

1.《三因极一病证方论·中暑凡例》:"路中仓卒无水,渴甚,急嚼生葱二寸许,津同咽,可抵饮水二升。"

2.《三因极一病证方论·中暑凡例》:"当以布巾、衣物等,蘸热汤熨脐中及气海,续以汤淋布上,令彻脐腹,暖即渐醒,如仓卒无汤处,掬道上热土于脐,以多为佳,冷即易……凡觉中暑,急嚼生姜一大块,冷水送下。如已迷乱闷,嚼大蒜一大瓣,冷水送下。如不能嚼,即用水研灌之,立醒。"

条文叙述单方治疗中暑。经统计,单方验方治疗中暑有:

(1)鲜荷花或鲜荷叶,水煎服,用于中暑身热多汗,口渴引饮。

(2)鲜荷叶一张,鲜竹茹60g,水煎服,用于中暑身热。

(3)大蒜3~5瓣,捣烂和开水灌下,用于中暑昏倒,不省人事。

(4)韭菜汁(或姜汁)一杯灌下,亦用于中暑神昏。

(5)冰片1g,生石膏30g,共为细末,每服1.5g,开水送下,用于中暑发热,胸闷不适。

(6)绿豆、西瓜皮、冬瓜皮,不拘用量,水煎服,用于中暑身热汗出。

五、宋代吴彦夔《传信适用方》:急救法

1.《传信适用方·治感风中暑》:"治夏月大热,因饥中暑,晕倒昏塞者,急煎米饮,涂涂灌之,候渐省,只与大顺散及温气药服。或大燥吐,闷乱不止,急取本人汗头巾或头发,挼汁一盏,入青黛一钱调灌,须臾吐出恶毒涎水,定省,后以温粥饮投之即愈。"

2.《传信适用方·急疗急难五绝方》:"凡中热死……用地黄汁一盏,温热灌之;又干姜橘皮甘草煎汤,少少与之。"

3.《传信适用方·急疗急难五绝方》:"取道中热土,多积心下;又众人嘘其心,令暖;又取屋上热瓦熨心下。"

条文叙述中暑的抢救。现代医学认为中暑的抢救有:对阳暑患者应迅速抬离高温环境,解开衣扣,饮入含盐的清凉饮料。对呼吸困难者,给予吸氧。积极处理高热,如:以冷水或酒精擦浴,以皮肤发红为度,使体温尽快降至38℃以下。刮痧疗法,以手指钳钮或用刮痧板往复刮其胸腹、颈背及四肢弯曲之处,至皮下出现红紫瘀斑为止。针灸,取十宣刺血,或以泻法针刺大椎、曲池、内关;如见神昏,可用拇指点掐或针刺人中、合谷、十宣等;如见手足厥冷,大汗淋漓,灸百会、气海、关元、足三里等穴,或以三棱针针刺委中、曲池放血。针剂疗法,热闭,神昏或抽搐者可用清开灵注射液40mL加入5%葡萄糖注射液500mL中静脉滴注,每天1次,或醒脑静注射液4mL肌内注射,每日1~3次,亦可用其20mL加入5%葡萄糖注射液250mL中静脉滴注;对于热伤元气,津耗汗出,口干,气短等暑热灼津严重者,给予生脉注射液20~40mL加入5%葡萄糖注射液500mL中静脉滴注,每天1~2次;伤津脱

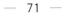

液严重者,应给予2000～3000mL生理盐水静脉滴注。

六、元代朱丹溪《丹溪心法》:病性

《丹溪心法·中暑》:"暑乃夏月炎暑也。盛热之气者,火也。"

朱丹溪指出中暑多由"盛火"所致,所谓火,其含义有二:一方面是指病因,如天气炎热、气温增高;另一方面也指人体各种紧张亢进的现象。因此所谓暑为火病,亦即指暑病的发生是天气炎热、人体调节功能过度紧张而致不能适应所发生的疾病。

七、元代王履《医经溯洄集》:病名渊源

《医经溯洄集·中暑中热辨》:"洁古云,静而得之为中暑,动而得之为中热。中暑者阴证,中热者阳证。东垣云,避暑热于深堂大厦得之者,名曰中暑……若行人或农夫于日中劳没得之者,名中热……波避暑于深堂大厦,得头痛、恶寒等证者,盖感冒风凉耳,不可以中暑名之。其所以烦心,与肌肤火热者,非暑邪也,身中阳气受阴寒所遏而作也。既非暑邪,其可以中暑名乎?……若夫所谓静而得之之证,虽当夏月,即非暑病,宜分出之,勿使后人有似同而异之惑。"

条文叙述中暑病名的渊源。关于暑病,历代医家所论较多,张洁古从动静而分为"中暑""中热"。中暑为阴,中热为阳。就其"中暑"名称而言,实为暑病之一,推其原委,病名始于《素问·刺志论》,总名为"伤暑"。后世以动静、阴阳分为伤暑、中暑、冒暑。就其病情而言,病初为伤暑,症轻为冒暑,病重为中暑。如清代尤怡《金匮要略心典》所注:"中暍即中暑,暑亦六淫之一。"又说:"中热亦即中暑,热即暑之气也。"由于其发病之初,病似太阳,有发热恶寒身疼,故名为"太阳中暍"或"太阳中热"。

八、明代皇甫中《明医指掌》:辨阴暑阳暑

《明医指掌·暑证》:"至于素享富贵之人,其性不耐寒暄,每至暑月,即池亭水阁出安其身,浮瓜沉李以供其口,环冰挥扇,以祛其热,藤簟竹床以取其凉,炎蒸不来,清风满座,内有伏阴,外受凉气,汗不流而肌腠密,阴愈侵而阳不发,卒然昏眩,寒热交作,呕吐腹痛,乃为夏月感寒,非中暑也。"

条文叙述阳暑与阴暑的区别。夏天外感乃平素,《景岳全书·暑证》说:"阴暑者,因暑而受寒者也。凡人之畏暑贪凉,不避寒气,则或于深堂大厦,或于风地树荫,或以乍热乍寒之时,不谨衣被,以致寒邪袭于肌表而病为发热头痛,无汗恶寒,身形拘急,肢体酸疼等证,此以暑月受寒,故名阴暑,即伤寒也……阳暑者,乃因暑而受热者也……凡以盛暑烈日之时,或长途,或于田野,不辞劳苦,以致热毒伤阴而病为头疼烦躁,肌体大热,大渴大汗,脉浮气喘,或无气以动等证,此以暑月受热,故名阳暑。"

九、明代龚廷贤《寿世保元》:辨病

《寿世保元·中暑》:"又有暑风者,神昏,身体拘急,类若中风、痉病相似,此为极重之候。盖必其人元气素弱,真阴不足,感于金消水涸之时,则内外两虚。"

条文叙述中暑虚证暑风的主要证候和病因病机。由于元气素弱,真阴不足,而于夏日,高温酷暑,奔走劳累,耗竭津液则出现神昏、身体拘急。

十、明代虞抟《医学正传》:病因

1.《医学正传·中暑》:"《内经》有曰:阳气者,烦劳则张,精绝。辟积于夏,使人煎厥。目盲不可以视,耳闭不可以听,馈馈乎若坏都,汩汩乎不可止。是则中暑运厥之候也。"

条文叙述中暑的病因病机及症状。中暑指长夏至初秋,天暑地热,亢旱酷暑之时,人在气交之中,感受暑毒,伤气耗津,而症见猝倒、高热、出汗、神昏、嗜睡甚则躁扰抽搐,脉虚。

2.《医学正传·中暑》:"凡人夏月冲斥道途,或于田野中务农作劳,或肥白气虚之人,不能抵当暑热,忽然昏闷晕仆,其气将绝。如在日中,即当移病者于阴处,涂涂以温汤水灌之。

如未苏，急灸气海穴，以复其元气。醒后，以大剂滋补之药补之。切不可灌以凉水，即死。"

条文叙述中暑的病因及抢救。暑为火热之气，由于在盛夏炎热下劳作，长途行走，或在高温环境下过度操劳，感受暑热之邪，暑热内闭不能外达，或波及阳明，或邪气入营蒙蔽心包，或扰动肝风，或热灼阴液，阳亢风动，发为中暑。暑为火热之邪，最易耗气伤津，内陷心包，蒙蔽神明，故阳暑证的治疗原则为"必伏其所主，而先其所因"，迅速消除暑热病因，继以清热涤暑，益气生津，化湿开窍为大法。阴暑证则以"其在皮者，汗而发之"予以疏表散寒，涤暑化湿为大法。急救处理：对阳暑病人应迅速抬离高温环境，解开衣扣，饮入含盐的清凉饮料。呼吸困难者，给予吸氧。积极处理高热，给予冷水或酒精擦浴，以皮肤发红为度，使体温尽快降至38℃以下。可用刮痧疗法，以手指钳钮或用刮痧板往复刮其胸腹、颈背及四肢弯曲之处，至皮下出现红紫瘀斑为止。针灸法取十宣刺血，或以泻法针刺大椎、曲池、内关。如见神昏，可用拇指点掐或针刺人中、合谷、十宣等。如见手足厥冷，大汗淋漓，灸百会、气海、关元、足三里等穴，或以三棱针刺委中、曲池放血。

十一、明代张景岳《景岳全书》：辨证、治则及预防

1.《景岳全书·暑证》："如身热、头痛、烦躁、大渴、大汗、脉洪滑、喜冷水、大便干结、小便赤痛之类，皆阳证也。"

2.《景岳全书·暑证》："脉虚无力，或为恶寒背寒，或为呕恶，或为腹痛泄泻，或四肢鼻尖微冷，或不喜凉茶冷水，或息短气促，无力以动之类，皆阳中之阴证也。"

张景岳提出阳暑和阴暑的症状及治疗。阳暑即张仲景之中暍，阴暑则是暑月外感，即伤寒。他还将阳暑分为"阳中之阳"及"阳中之阴"两类。这里所指阳暑之阳中之阳，即中暑之阳证；阳暑之阳中之阴，即中暑之阴证。现代医学认为阳暑的治疗宜清热生津，方药可选白虎汤为主方；阴暑的治疗宜益气固脱，方药

可选生脉散合参附龙牡汤为主方。

3.《景岳全书·暑证》："若夏月于盛暑中，过于劳倦，因而中暑者，其劳倦既已伤脾，暑热又以伤气，此本内伤大虚之候，当专以调补为先，然后察其有火无火，或有邪无邪，而兼治如前也。"

4.《景岳全书·暑证》："中暑死者，不可使得冷，得冷便死。只宜以温暖之物护其脐中，涂涂治之。"

条文叙述中暑的症状及辨证治疗原则。现代医学认为中暑首先要辨神色：中暑患者的面部多呈灰暗无神，皮肤无正常应有的光泽，中医谓为面垢，是为中暑患者特点之一。中暑患者精神多衰惫不振，呈极度乏力状态，体倦较其他热病突出，亦为其临床特点之一。其次要辨阴阳，中暑阳证与阴证必须加以区别：中暑患者高热或兼有恶寒者，多属中暑阳证；如身凉肢厥，多属中暑阴证。中暑发热而多汗，中暑患者渴欲饮水，饮水后心中安适者，多属中暑阳证；如渴欲饮水，水入则吐者，多属中暑阴证。脉见沉数，或见洪芤，则多属中暑阳证；脉见沉迟或见浮弦，但浮弦脉之中重按呈芤象，则多属中暑阴证。

5.《景岳全书·暑证》："夏月盛暑之时，必令身有微汗，此养身之道，最得时宜者也。"

张景岳提出中暑的预防调适，以夏季身有微汗出为宜。现代医学认为炎热季节，要做好防暑降温工作，注意室内通风。具体措施如下：

（1）在烈日下劳动要戴草帽，备用清凉饮料（如荷叶水、绿豆汤、薄荷茶等）、防暑药品（如人丹、十滴水、清凉油），并要注意劳逸结合，适当时间必须在阴凉通风处休息。

（2）注意饮食起居，饮食要清洁，一般以清淡为宜，在夏月不宜多食浓煎厚味或过分油腻的食品，居住地要清凉通风。

（3）要节制房事，房事过度可以使人虚损而使暑邪乘虚发病。

（4）慢性疾病要早期治疗，慢性疾病患者，体力虚弱，在夏月天气炎热的条件下，常常因

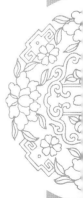

为不能适应而易发生中暑。

（5）在高温或烈日下工作时，如出现头晕、恶心、乏力的中暑先兆症状，应当立即到阴凉处休息，并服防暑药品、清凉饮料。

十二、明代周慎斋《慎斋遗书》：重证急救

《慎斋遗书·暴死》："中热中暍暴死，冷水抉开口灌之，后服三黄汤。"

条文叙述中暑阳证重证的治疗，以冷水先醒神，再用清热解毒的三黄汤。

十三、明代秦景明《症因脉治》：中暑与中热

1.《症因脉治·中热病》："中热，即暴发热病之重者，以其昏沉卒倒，故曰中热。"

秦景明提出中热的含义。

2.《症因脉治·中热中暑总论》："古人因其均是热病，以动而得，明其无表邪，故曰中热；以静而得，明其有表邪，故曰中暑。后人不解其义，概用寒凉，不知治热病原有两条分别。无表邪者不必用发表，即可寒凉；若有表邪者，先散外束之寒邪，后用寒凉可也。"

秦景明承前人以动静之别为中热、中暑之说，提出不同治则。条文区分了中热与中暑的不同，中热、中暑均为热病，但有无表证是其鉴别要点，中暑者兼有表邪，故治疗上除用寒凉药外，还须加以发表药物。

十四、明代赵献可《医贯》：证候

《医贯·中暑伤暑论》："中暑者，面垢，自汗，口燥，闷倒昏不知人，背冷，手足微冷，或吐或泻或喘或满是也。"

条文叙述中暑的症状。中暑的主症为高热汗出，口渴，神昏，抽搐，肢厥，面垢或面色苍白，起病急骤，发病有明显的季节性，即发于夏季天气炎热之时，病前常有在高温环境中劳作或在烈日下长途行走的诱因。

十五、清代叶霖《增订伤暑全书》：变证

1.《增订伤暑全书·辨寒暑证各异》："若暑则变幻无常，入发难测，不可寻想……非若伤寒之有定期定证，可据可疗者。不拘表里，不以渐次，不论脏腑，冒暑蒸毒，从口鼻入者，直中心包络经，先烦闷，后身热，行坐近日，熏烁皮肤肢体者，即时潮热烦渴，入肝则眩晕顽麻，入脾则昏睡不觉，入肺则喘咳痿躄，入肾则消渴，非专心主，而别脏无传入也。中暑归心，神昏卒倒。"

条文叙述暑邪侵入人体后可直接伤及五脏，导致五脏受损。侵入心包络，则见热盛，甚至出现神识异常；暑邪入肝，可出现肢体麻木或抽搐、眩晕；暑邪入脾，可见嗜睡；暑邪入肺，则见喘促；暑邪入肾，则见口渴多饮；若暑邪归心，则为危重之证，可猝然昏倒，昏不识人。

2.《增订伤暑全书·辨寒暑证各异》："试观寒，病至七八日方危，暑病则危在二三日间者，甚至朝发暮殂，暮发朝殂，尤有顷刻忽作，拯救不及者，如暑风干霍乱之类，然则暑之杀厉之气，视寒尤甚，彰明较著矣。"

条文叙述暑证的危急证候。现代医学认为中暑多为急危重症，传变迅速，变化复杂，临床最常见的逆变证为高热、神昏、抽搐或脱证，此时病情险恶，生命垂危。

3.《增订伤暑全书·暑风》："霖按：暑风即痉也……夫暑邪由口鼻吸入，直逼血络，鼓动内风，风火盘旋，势不可遏，此少阳相火，太阴湿土，厥阴风木，三气合邪，奔窜无常，故为痉为厥也。盖手少阳三焦相火，与手厥阴包络相通，暑热之邪内袭，招引相火，火动风生，则肝木失养，故筋挛脉急，风煽火炽，则包络受邪，故神识昏迷。身中之气，随风火上炎，而有升无降，常度尽失，由是而行若尸厥矣，正《内经》所谓血之与气，并走于上，则为暴厥者是也。外窜经络则成痉，内逼膻中则为厥。"

条文叙述暑邪侵袭人体致痉致厥的病因病机。

4.《增订伤暑全书·暑风》："忽然手足搐挛，厉声呻吟，角弓反张，如中恶状，为暑风也。"

条文叙述的暑风即痉病。中暑有在高温

及强烈阳光的环境下工作或暑天在烈日下长途行走、劳动等诱因;发病时有高热、大量出汗、胸闷、恶心、呕吐,以至昏倒、神识不清,甚者可有肢体强直、角弓反张、抽搐等。

5.《增订伤暑全书·暑厥》:"夏月有卒然晕倒,不省人事,手足逆冷者为暑厥。"

6.《增订伤暑全书·暑厥》:"霖按:凡四肢逆冷,身冷面青蜷卧,手足指甲青黯,腹痛不渴,小便清白,大便溏泄,脉微迟者,阳衰于下之寒厥也;若四肢厥逆,身热面赤,愚燥,口干舌苦,目闭或不闭,烦渴,小便短涩,大便燥,脉滑者,阴衰于下之热厥也。然而寒厥亦有忽然烦躁不宁,欲坐卧泥水井中,此阴极发躁之戴阳证,不可作热治。热厥亦有肢冷脉伏,乃热邪入里,气血不得宣通,所谓火极似水也,不可作寒治。夫卒然不省人事,肢冷脉伏,何以辨其脉之滑数为热,微迟为寒耶?虽然,两手六部脉乍不见,然尺中应有一两部未伏。设两手皆伏,十二经动脉中,必有两三部不伏,即在此未伏脉中,仔细寻其微迟滑数,以定寒热。若果全身之脉皆伏,其人已气闷而绝矣。"

7.《增订伤暑全书·暑厥》:"暑厥,此阴风也。不可骤用寒凉药,先以辛温药散解之,俟醒,然后用辛凉药,以清火除根。误用热药及灸,立死。"

以上条文叙述阴暑的病因病机及症状。中暑阴证是由中暑阳证转化而来,由于暑热伤气耗液,最初表现为气阴两虚且以气虚为突出,如身热汗出,精神衰惫,四肢困倦,胸满气短,不思饮食,大便溏泄,脉象洪缓等。若暑热大汗不止,或呕吐腹泻不止,耗气伤阴,则往往出现四肢厥逆,冷汗自出,面色苍白,烦躁不安,渐则呼吸浅促,脉微细欲绝,甚则昏迷,不省人事,气阴两脱的险证。病机分析:暑热耗气,故渐见精神困倦等气虚表现,加之阴液耗损,气阴两虚,终至气阴两脱,故见四肢厥逆,面色苍白,脉微细欲绝,呼吸浅促,最后则神志不清。

十六、清代喻嘉言《医门法律》:治疗

《医门法律·三气门方》:"凡治中暑病,遇

无汗者,必以得汗为正……中暑必至多汗,反无汗者,非因水湿所持,即为风寒所闭,此宜先散外邪,得汗已,方清其内……凡治中暑病,无故妄行温补,致令暑邪深入,逼血妄行,医之罪也。暑伤气,才中即恹恹短息,有似乎虚,故清暑益气,兼而行之……凡治中暑病,不兼治其湿者,医之过也。"

条文叙述中暑的病因病机及治疗,暑必兼湿侵袭人体,才致暑邪闭塞于内。暑为火热之邪,最易耗气伤津,内陷心包,蒙蔽神明,故阳暑证的治疗原则为"必伏其所主,而先其所因",迅速消除暑热病因,继以清热涤暑,益气生津,化湿开窍为大法。阴暑证则以"其在皮者,汗而发之"为治疗原则,以疏表散寒,涤暑化湿为大法。

十七、清代李用粹《证治汇补》:暑厥和暑风

1.《证治汇补·暑症》:"暑厥者,即暑暍病兼手足厥冷。"

条文叙述暑厥之证。

2.《证治汇补·暑症》:"暑厥者……大概兼恶寒发热而渐厥者,为心脾中暑症;不恶寒,但恶热而渐厥者,为膀胱中暍症;若夫但恶寒不发热面渐厥者,又为夏月感寒阴症,不与暑暍症同类也。"

3.《证治汇补·暑症》:"即卒倒不省,亦有气郁生痰而厥者,有劳役色欲并伤而厥者,有食滞太阴清浊痞膈而厥者,岂可尽作暑症。如果冲斥道途,劳役而中,身热脉虚,方可以暑风暑厥治之。"

4.《证治汇补·暑症》:"暑风由冲斥道途,中暑热极,火盛金衰,木旺生风,脾土受邪,故卒然昏倒,手足搐搦,内扰神舍,志识不清而瞀闷无知。"

条文叙述暑厥和暑风的病因病机及临床症状。

十八、清代周扬俊《温热暑疫全书》:辨证论治

1.《温热暑疫全书·脉理》:"暑伤气而不伤

形,所以脉虚。然又有弦细芤迟之脉者,何也?人当暑月火多汗,汗多则脉虚,此其常也……若汗出当风,闭其汗孔,则风与汗湿留泊肌腠,脉故弦细,或虚风不作郁热,表虚仍自汗出者,脉必芤迟也。统而言之曰虚,分而言之曰弦细芤迟,其不以浮大之脉混入虚脉之中,称为暑病之脉也。"

2.《温热暑疫全书·暑病方论》:"夏月暑湿交蒸,人多中暑,证与热病相似,首宜以脉辨之。"

3.《温热暑疫全书·暑中二阳》:"中暑虽云太阳,然亦颇多阳明。汗大出,微恶寒,发热,为太阳;面赤大汗,烦渴喘急,为阳明。重者脉或洪大,昏愦不省人事,有似热病,但忽轻忽重为异耳。"

条文叙述了弦细芤迟是暑证的主要脉象。暑为热邪,伤津耗液,又气随津脱,为气阴两伤之证,故其脉多虚。而见弦细者,乃中暑后大汗出,再遇风邪,侵犯肌表,气门乃闭,营阴郁滞。若风邪之犯人不强,致表阳虚之证,内有气阴两虚之证,则见芤迟脉。

4.《温热暑疫全书·暑病方论》:"中暍既由外而内,何为遍用里药?则以风药略兼表散,似无不可。愚谓千古之误,正在于此。曰夏暑与冬寒对峙,而表里则大不同也。冬月腠理密,即卫虚而受者,必以渐进,何也?外阴而内阳也。若夏月,则人身已阳外而内阴,外垣既撤,暑得直入。故风寒必显有余,有余者邪也;暑气必显不足,不足者正也……以白虎汤为主治,清暑益气辅之,亦必随证加减。"

5.《温热暑疫全书·暑风》:"谵语,狂呼浪走,气力百倍,此暑风也。以寒凉攻劫之,与阴风不同,宜解散化痰,不宜汗下。"

条文叙述中暑的治则治法。现代医学认为中暑的治法有五种:

(1)清热:中暑的发生,主要是由于暑热的侵害人体,临床表现主要为火证、热证。因此清热是主要的治疗原则之一。清热又可分清气分热及清营分热两种情况。清气分热运用于中暑证而见高热、汗出、烦躁、脉洪大等症状

者,清营分热适用于中暑证而见高热神昏、舌质红绛者。

(2)益气:中暑证由于夏月伏阴与暑伤元气的缘故,在证候性质上多兼有虚证,因此对于中暑病人的临床治疗方面,益气也是中暑的主要治疗原则之一。中暑阴证即适用于以益气为主的治疗,其症状如身热汗出、精神衰惫、四肢困倦、胸满气短、不思饮食、大便溏泄、脉象洪缓等。

(3)养阴:因中暑证邪热易于耗伤阴液,故养阴也是中暑的治疗原则之一。

(4)除湿:多湿之人最易中暑,另外暑必夹湿,因此除湿也是中暑的治疗原则之一。中暑湿象显著者,如身重、汗少、尿短等,均可用除湿的方法治疗。除湿一般有两种途径:一是发汗祛湿,适宜于汗少、身重较著的中暑患者;二是利尿渗湿,适用于尿少短赤的中暑患者。

(5)开窍:中暑猝然昏仆倒地,或见四肢抽搐者,此为窍闭,因此开窍是中暑治疗的急救措施,适用于暑风患者。

十九、清代汪昂《医方集解》:阴暑病机

《医方集解·清暑之剂》:"中暑为阴证,为不足。盖肺主气,夏月火盛灼金,则肺受伤而气虚,故多不足。"

条文叙述中暑阴证的病因病机。暑热耗气,故渐见精神困倦等气虚表现,加之阴液耗损,气阴两虚,终至气阴两脱,故见四肢厥逆,面色苍白,脉微细欲绝,呼吸浅促,最后则神志不清。

二十、清代林珮琴《类证治裁》:治则禁忌

《类证治裁·暑证》:"治暑暍,汗液大泄,中气先伤。暑有膈满潮热,最忌攻下,以无形之热,不能随药攻散也。暑有头额重痛,最忌发汗,以表药皆能升举,痰食浊气支撑膈上也。"

现代医学认为中暑的治疗应该注意以下三点:一是对发生中暑闷倒昏迷的患者,要把患者迅速移到风凉之处,因为湿冷刺激反使皮

肤血管收缩,出现寒战,体内产热增加,不利于降温及散热。二是中暑阳证,不能用温热药,若误入之,乃至斑毒发黄,小便不通,可出现闷乱而死的变证。三是中暑阴证,不能用寒凉药,因冷汗自出,手足微冷,说明已由中暑阳证过渡到中暑阴证,呈现休克状态,此时则不宜用寒凉药,清热开窍的安宫牛黄丸、至宝丹、紫雪丹亦当禁用,可用温开之苏合香丸。

二十一、清代程国彭《医学心悟》:急救法

《医学心悟·类中风》:"凡人务农于赤日,

行旅于长途,暑气逼迫,卒然昏倒,自汗面垢,昏不知人,急用千金消暑丸灌之,其人立苏。此药有回生之功,一切暑药,皆不及此,村落中各宜预备。"

条文叙述中暑的病因及抢救措施,建议用千金消暑丸服用解暑。

(周迎春　黄桂琼　黄海军)

第十二节　厥　　脱

厥脱证是临床常见的危重病证之一,主要表现为四肢厥冷、大汗淋漓、神志淡漠或烦躁不安、脉微欲绝,是由各种致病因素急剧影响,导致人体阴阳平衡失调,气血逆乱,阳气衰亡,阴血外脱的危重病证。最早见于《素问·生气通天论》:"阳气者,大怒则形气绝,而血菀于上,使人薄厥。"现代医学中的休克、高血压脑病等可参照本节治疗。

一、《黄帝内经》:病名、病因病机

1.《素问·阴阳应象大论》:"厥气上行,满脉去形。"

条文叙述厥脱的脉象。1998年全国厥脱协作组颁布的诊断标准中有关于脉象的诊断标准,即脉沉细无力,或微细欲绝,或不能触清,明确指出这种脉象是厥脱证脉象的共同特点。

2.《素问·生气通天论》:"阳气者,烦劳则张,精绝,辟积于夏,使人煎厥。""阳气者,大怒则形气绝,而血菀于上,使人薄厥。"

条文叙述煎厥和薄厥的病机。煎厥指内热消烁阴液而出现昏厥的病证,多因平素阴精亏损,阳气亢盛,复感暑热病邪的煎迫而致,相当于现代医学的中暑等病;薄厥是指由于精神

刺激,使阳气急亢,血随气逆,致使血液郁积于头部,发生猝然昏厥的病证,相当于现代医学的脑出血和脑梗死等病。

3.《素问·缪刺论》:"五络俱竭,令人身脉皆动,而形无知也,其状若尸,或曰尸厥。"

条文叙述尸厥的概念。

4.《素问·大奇论》:"脉至如喘,名曰暴厥。"

5.《素问·大奇论》:"暴厥者,不知与人言。"

《黄帝内经》记载的厥证有3类:一指因气逆于上,而致猝然仆倒,不省人事,脉来躁疾如喘的病证,曰"暴厥";二指手足逆冷,曰"寒厥";三指六经形证,如太阳证、阳明证、太阴证、少阴证、厥阴证等。

6.《素问·脉解》:"肝气当治而未得,故善怒,善怒者,名曰煎厥。"

七情所致厥为多,因恼怒所致,情志过极,气血并走于上,而致厥脱,此为煎厥。

7.《灵枢·五乱》:"清气在阴,浊气在阳,营气顺脉,卫气逆行,清浊相干……乱于臂胫,则为四厥。乱于头,则为厥逆,头重眩仆。"

条文叙述厥证与四肢厥冷的共性。现代医学认为寒厥和热厥有本质的区别。热厥虽

有手足厥冷，脉微欲绝，但尚有胸腹灼热，渴而喜冷饮，舌质红干燥甚至黑而起芒刺，大便干结，小便短赤等症状。而寒厥无热象，表现为面色㿠白或晦暗，少尿，下利清谷，口不渴，舌质淡。

8.《灵枢·五色》："厥逆者，寒湿之起也。"

9.《素问·厥论》："厥之寒热者何也？……阳气衰于下，则为寒厥；阴气衰于下，则为热厥。"

条文叙述寒厥和热厥的病机。热厥由于邪热过盛，津液受伤，影响阳气的正常流通，不能透达四肢而见手足厥冷，虽四肢厥冷，却出现胸腹灼热、口渴、烦躁、舌红苔黄糙等一派实热之象；寒厥之为寒也，必从五指而上于膝，多因阳气虚微而引起，症见神倦恶寒，下利清谷，四肢逆冷，口不渴等症。

10.《灵枢·决气》："精脱者，耳聋……液脱者，骨属屈伸不利，色夭，脑髓消，胫酸耳数鸣。血脱者，色白，夭然不泽，其脉空虚，此其候也。"

条文叙述精、气、津、液、血、脉六气脱的表现。六气可合而为一，但六气与五脏各有所属，如精属于肾，气属于肺，津液属于脾，血属于肝，脉属于心。所以六气脱失时，会出现各自的症状。然六气的生成都以脾胃水谷之海为化源，因此也会出现相似的症状。

二、汉代张仲景《伤寒论》：病机、证候

《伤寒论·辨厥阴病脉证并治》："凡厥者，阴阳气不相顺接，便为厥。厥者，手足逆冷者也。"

条文论述厥的病机及临床表现。本论所言之厥，均指手足逆冷，是一个可出现于多种疾病发展过程中的证候，是阴阳不相顺接，气机运行不畅的表现。《伤寒论》言厥，乃指手足逆冷，是四肢厥冷程度严重。

三、隋代巢元方《诸病源候论》：病机

《诸病源候论·冷热病诸候》："夫厥者逆也，谓阴阳二气卒有衰绝，逆于常度。"

条文叙述厥证的病机——阴阳失衡。现代医学认为感受邪毒或内伤五脏，失血亡津，创伤剧痛，导致气血逆乱，阴阳耗脱，而发为本证。

四、宋代朱肱《类证活人书》：辨寒热及证治

1.《类证活人书·问手足厥冷》："冷厥者，初得病日，便四肢逆冷，脉沉微而不数，足多挛卧而恶寒，或自引衣覆盖，不饮水，或乍利清谷，或清便自调，或小便数，外证多惺惺而静，脉虽沉实，按之迟而弱者，知其冷厥也。热厥者，初中病，必身热头痛外，别有阳证，至二三日乃至四五日方发厥，兼热厥者，厥至半日却身热，盖热气深，则方能发厥，须在二三日后也，若微厥即发热者，热微故也。其脉虽沉伏，按之而滑，为里有热，其人或畏热，或饮水，或扬手掷足，烦躁不得眠，大便秘，小便赤，外证多昏愦者，知其热厥也。"

条文叙述寒厥和热厥的临床表现。现代医学认为热厥厥脱之前有便秘、尿涩、口渴、身热、烦躁、面赤、脉数大等表现，厥脱之发则四肢厥冷或四肢不凉而反发热，或手足心热于手足背，胸腹灼热，舌红干燥甚至干黑起芒刺，大便干结。寒厥厥脱之前吐泻不渴，身凉嗜卧，口吐涎沫，脉沉迟或弦紧，厥脱之发则四肢厥冷，面色苍白，口唇、指甲紫黯，脉微细欲绝等。

2.《类证活人书·问手足逆冷》："冷厥者……四逆汤、理中汤、通脉四逆汤、当归四逆汤、当归四逆加吴茱萸生姜汤、白通加猪胆汁汤皆可选用也，热厥者……白虎汤、承气汤随证用之。"

条文叙述寒厥和热厥的治疗。热厥的治则是清热解毒，通腑救逆，热结阳明经证用白虎汤加减；阳明腑实证热深厥亦深者选用大承气汤加减；邪郁少阳，热微厥微，选用四逆散加减。寒厥的治则是温经散寒，回阳救逆，用四逆汤加减；手足逆冷，汗多气促，可选用四逆回阳饮，即四逆汤加人参，或选用参附汤以益气回阳救逆；若血虚受寒，选用当归四逆汤以温经散寒，养血通脉。

3.《类证活人书·问手足逆冷》:"诸手足逆冷,皆属厥阴,不可下,亦不可汗。"

条文叙述厥阴经受寒,不可用下法及汗法。汗下伤阴,阴损及阳,导致阳虚更甚。

条文叙述四逆汤与四逆散的不同适应证。四逆散在《伤寒论》中治"少阴病,四逆"。其证缘于外邪传经入里,气机为之郁遏,不得疏泄,导致阳气内郁,不能达于四末,而见手足不温,此中"四逆"与阳虚阴盛有本质的区别。而四逆汤所治的证候是寒邪深入少阴所致的阳虚寒厥证。《素问·厥论》说:"阳气衰于下,则为寒厥。"寒邪深入少阴,致使肾中阳气衰微,形成肾寒不能温脾,而为脾肾阳虚,或由肾阳虚而导致心阳不足,形成心肾两虚,《素问·至真要大论》说:"寒淫所胜,平以辛热,佐以苦甘。"故用附子、干姜等大热之品。

五、金代刘完素《素问玄机原病式》:热厥证治

《素问玄机原病式·寒类》:"或病本热势太盛,或按法治之不已者,或失其寒药调治,或因失下,或误服热药,或误熨烙熏灸,以使热极而为阳厥者,以承气汤之类寒药下之,热退而寒得宣通,则厥愈矣。慎不可用银粉、巴豆性热大毒丸药下之,而反耗阴气,而衰竭津液,便燥热转甚,而为懊憹、喘满、结胸、腹痛、下利不止、血溢血泄,或为淋闷发黄、惊狂谵妄,诸热变证不可胜举……古人谓治伤寒热病,若用银粉、巴豆之类丸药下之,则如刀剑刃人也。"

条文叙述热厥的治疗,用承气类药物攻下热结,切不可用攻下峻猛的巴豆、银粉等,否则下之太过而耗伤气阴。

六、元代罗天益《卫生宝鉴》:治法

《卫生宝鉴·厥逆》:"(阳厥)治用白虎汤、大承气汤、双解散、凉膈散,以上四方,详证轻重,选而用之……(阴厥)治用通脉四逆汤,或当归四逆汤,或白通加猪胆汁汤。若病人寒热而厥,面色不泽,冒昧,两手忽无脉,或一手无脉,此是将有好汗,宜用麻黄附子甘草汤以助其汗,汗出则愈……""手足冷或身激热,脉皆

沉细微弱而烦躁者,治用四逆汤加葱白,或白通加猪胆汁汤,或用人参三白汤加竹茹,或无忧散,上四方选而用之……手足冷,脉细微而谵语,治用四逆汤……身凉,手足或冷而郑声者,治用四逆汤……身冷,手足或冷而呃逆者,治用四逆汤加人参……呕而身激热,或厥或烦,小便利,脉弱者,治用四逆汤……吐而手足寒,或烦躁,治用四逆汤。"

条文论述厥证的治疗。热厥用清法,出现热结阳明者,可用下法;寒厥用温法,按照证候的变化加减治疗。

七、元代王履《医经溯洄集》:寒热真假

《医经溯洄集·伤寒四逆厥辨》:"热极而成逆厥者,阳极似阴也;寒极而成逆厥者,独阴无阳也。阳极似阴,固用寒药;独阴无阳,固用热药。"

条文叙述寒厥与热厥的鉴别。热厥至深可出现真热假寒证;寒邪直中脏腑,损伤阳气而致寒厥。热厥用寒凉药以清热,寒厥用温热药以回阳救逆。

八、元代朱丹溪《脉因证治》:辨寒热

《脉因证治·五厥》:"厥当分二种,次分五脏。寒厥,为手足寒也。阴气胜则寒,其由乃特壮纵欲于秋冬之间,则阳夺于内,精气下溢,邪气上行,阳衰精竭,阴独行,故为寒厥。热厥,为手足热也。阳气胜则热,其由乃醉饱入房,气聚于脾胃,阴虚阳气入则胃不和,胃不和则精竭,精气竭则四肢不荣,酒气与谷气相搏,则内热而溺赤,肾气衰,阳独盛,故为热厥……厥亦有腹满暴不知人者,或一二日稍知人者,或卒然奄乱者,皆因邪气乱,阳气逆,是少阴肾脉不至也。"

条文叙述厥证分寒厥和热厥及其病因病机。

九、明代孙志宏《简明医彀》:厥脱危证

《简明医彀·厥证》:"急病或重病患者,突然大汗不止,或汗出如油,声短息微,精神疲惫

不支,四肢厥冷,脉微细欲绝,或脉大无力,舌卷少津,为阴阳将脱之危象。"

条文叙述阴阳厥脱的症状。神志异常:轻者神志淡漠或躁扰不宁,重者神昏或昏愦不知人。肌肤色泽与温觉改变:面色可见苍白或潮红或青紫或晦暗,四肢发凉或厥冷或身冷如冰,亦有胸腹灼热、手足尚温者。多汗:轻者气短自汗,严重者冷汗淋漓或汗出如珠。亡阳之汗,汗冷而味淡微黏,口不渴喜热饮;亡阴之汗,汗热而味咸,口渴喜冷饮。呼吸变化:气息微弱或气促息粗。脉象:脉细数或浮数而空,或微细欲绝或不能触及。

十、明代龚廷贤《万病回春》:中风暴厥和食厥

1.《万病回春·中风》:"卒中暴厥者,卒然不省人事也。其症因犯不正之气……"

条文叙述中风暴厥的症状,特点是起病急,病情可以迅速恶化,主要表现为四肢厥冷,昏不知人。

2.《万病回春·中风》:"食厥者,过于饮食,胃气自伤,不能运化,故昏冒也。"

条文叙述食厥。元气素虚者,如果因过度饥饿,气血化源亏乏,气血不足,脑失所养,或暴饮暴食,饮食停于胸膈,清气不升,浊阴不降,阴阳升降受阻,气机逆乱,导致厥逆发生。

十一、明代张景岳《景岳全书》《类经》: 总病机、辨虚实寒热、阴阳亡脱致厥

1.《景岳全书·杂证谟·厥逆》:"厥逆之证,危证也。盖厥者尽也,逆者乱也,即气血败乱之谓也。"

2.《景岳全书·杂证谟·厥逆》:"气并为血虚,血并为气虚,此阴阳之偏败也,今其气血并走于上,则阴虚于下,而神气无根,是即阴阳相离之候,故致厥脱而暴死。""暴脱者,必以其人本虚,偶因奇遇而悉力勉为者有之,或因相慕日久,而纵竭情欲者亦有之,故于事后,则气随精去,而暴脱不返。"

张景岳提出厥证是临床常见的危重病症,其病机是气血逆乱,阴阳失衡。厥脱证的病机

较复杂,与阴阳、气血、脏腑功能盛衰及邪气等多方面因素均有关,或因邪气在先,损伤气血阴阳及脏腑功能,或因已有气血不足、阴阳失衡和脏腑功能衰竭,在病邪的诱发下,正气进一步耗伤,最终导致气血逆乱、阴阳离决、脏腑功能衰竭。

3.《景岳全书·杂证谟·厥逆》:"犯之者……精神不宁,或口噤妄言,痰涎壅塞,或头旋运倒,不省人事。"

张景岳提出痰厥的症状:突然晕厥,喉有痰声,或呕吐涎沫,呼吸气粗。平素多湿多痰,复因恼怒气逆,痰随气升,上闭清窍,故突然晕仆;痰阻气道,痰气相击,故喉中痰鸣,或呕吐涎沫;痰浊阻滞,气机不利,故胸闷气粗;苔白腻,脉滑,为痰浊内阻之征。

4.《景岳全书·杂证谟·厥逆》:"犯之者,突然手足厥冷,肌肤寒栗……"

张景岳提出寒厥的症状。寒厥的症状有四肢厥冷,神情淡漠,自汗,面色㿠白或晦暗,少尿,下利清谷,口不渴,舌质淡,苔白,脉沉微。素有内寒,或食生冷,或寒邪直中,或素体阳虚,寒自内生,寒邪阻滞经脉,阳气被郁,不能达于四末,故四肢厥冷;寒为阴邪,易伤阳气,或素体阳气不足,导致清阳不升,中气下陷,面失濡润,脑失所养,故面色白或晦暗,神情淡漠;阳气不足,卫外不固,故自汗;寒冷气虚,气化不利,故少尿、下利清谷;内有寒邪,故口不渴;阳衰气微,故脉沉微。

5.《景岳全书·杂证谟·厥逆》:"如云寒厥、热厥者,分厥逆之阴阳也。"

张景岳提出寒厥和热厥的病机的不同之处,主要为阴阳失衡的不同。寒厥由感受寒邪或素体阳虚、阴寒内盛所致。热厥由感受热邪或阳热亢盛等引起。

6.《景岳全书·杂证谟·厥逆》:"尸厥一证乃外邪卒中之恶候,凡四时不正之气,及山魔、土煞、五尸、鬾魅之属皆是也。犯之者,忽然手足厥冷,肌肤寒栗,面目青黑,精神不宁,或口噤妄言,痰涎壅塞,或头旋倒,不省人事。"

张景岳提出尸厥的病因病机和症状。早

在《脉经·脉法》中，王叔和就指出："肝胆俱虚，右手关上脉阴阳俱虚者……病若恍惚，尸厥不知人。"葛洪认为"尸厥之病，猝死而脉犹动，听其耳中循循如啸声，股间暖是也。"

7.《景岳全书·杂证谟·厥逆》："血脱者，如大崩大吐，或产血尽脱，则气亦随之而脱，故致卒仆暴死。""若素纵情欲，以致精气之源伤败于此，则厥脱暴仆等病亦因于此，不然则何以忽然仆倒，而神形俱败，表里俱残，全无知觉。"

8.《景岳全书·杂证谟·厥逆》："气并为血虚，血并为气虚，此阴阳之偏败也，今其气血并走于上，则阴虚于下，而神气无根，是即阴阳相离之候，故致厥脱而暴死。"

张景岳提出亡血失津导致厥脱。大汗吐下，气随液耗，创伤出血，产后大量失血等，气随血脱，阳随阴消。

9.《景岳全书·杂证谟·厥逆》："凡纵饮无节之人，多有此病……重者卒尔晕倒，忽然昏愦，或躁烦，或不语，或痰涎如涌，或气喘发热，或咳嗽，或吐血，但查其大便干燥，脉实喜冷饮者，此湿热上壅之证。""酒厥之证即《经》所云热厥之属也，又《经》云酒风者亦此类也。"

张景岳提出酒厥的病因病机和症状。酒厥的临床表现为过量饮酒，饮后昏倒，轻者尚能知人，重者神志不清，或烦躁，痰涎如涌，或气喘发热，舌苔腻或黄腻，脉滑数。现代医学认为酒厥始发，缘于一次过量饮酒，或反复大量长期饮酒。酒性甘辛，性如火烈，若热盛伤络，迫血妄行，可导致各种出血病证；热极生风则表现为高热、神昏、四肢抽搐、颈项强直；酒伤脾胃，痰湿中生，痰阻气道，证如痰厥，使病情加重。

10.《景岳全书·伤寒典·阴厥阳厥》："厥有二证，曰阳厥，曰阴厥也。阳厥者，热厥也。必其先自三阳传入阴分，故其初起必因头痛发热，自浅入深，然后及于三阴，变为四肢逆冷，或时乍温，其证必便结、躁烦、谵语、发渴，不恶寒反恶热，脉沉有力，此以传经热证所化，外虽手足厥冷，内则因于热邪，阳证发厥，故为阳厥。乃阳极似阴也……阴厥者，寒厥也。初无

三阳传经实热等证，而真寒直入三阴，则畏寒厥冷，腹痛吐泻，战栗不渴，脉沉无力者，此阴寒厥逆，独阴无阳也，故为阴厥。"

11.《景岳全书·杂证谟·厥逆》："伤寒之厥，辨在邪气，故寒厥宜温，热厥可攻也。《内经》之厥，重在元气，故热厥当补阴，寒厥当补阳也。二者之治，不可不察。"

张景岳提出厥证可分为寒厥和热厥，寒厥为阴寒内盛或感受寒邪，而热厥为阳气内盛或感受热邪。热厥起病多由三阳始，厥脱之前有便秘、尿涩、口渴、身热、烦躁、面赤、脉数大等表现，厥脱之发则四肢厥冷或四肢不凉而反发热，或手足心热于手足背，胸腹灼热，舌红干燥甚至干黑起芒刺，大便干结。寒证因感受寒邪，或素体阴寒内盛所致，厥脱之前吐泻不渴，身凉倦卧，口吐涎沫，脉沉迟或弦紧，厥脱之发则四肢厥冷，面色苍白，口唇、指甲紫黯，脉微细欲绝等。

12.《景岳全书·杂证谟·厥逆》："气虚卒倒者，必其形气索然，色清白，身微冷，脉微弱，此气脱证也，宜参、芪、归、术、地黄、枸杞、大补元煎之属，甚者，以回阳饮、独参汤之类主之。""血脱者……宜先掐人中，或烧醋炭，以收其气，急用人参一二两煎汤灌之，但使气不尽脱，必渐苏矣。然后因其寒热涂涂为调理，此所谓血脱益气也。""凡色厥之暴脱者……宜急掐人中，仍令阴人揉定，用口相对，务使暖气嘘通，以接其气，勿令放脱，以保其神，随速用独参汤灌之，或速灸气海数十壮，以复阳气，庶可挽回。"

13.《景岳全书·杂证谟·厥逆》："气厥之证有二……随其虚实而调理之。又若因怒伤、气逆，气旋去而真气受损者，气本不实也；再若素多忧郁恐畏，而气怯气陷者，其虚尤可知也。若以此类而用行气开滞等剂则误矣。""血脱……而但用血分等药，则几微之气，忽尔散失，阴无所主，无生机矣。其或有用寒凉以止血者，必至败绝阳气，适足以速其死耳。"

条文叙述气厥的虚证和实证。气厥的虚

证为四肢厥冷,面色苍白,神志淡漠或晕厥,气息微弱,冷汗淋漓,口不渴或口渴喜热饮,舌质淡,脉浮数而空或脉微欲绝,主要是由于邪气偏盛,正不胜邪,导致阳气突然脱失所致。实证气厥主要表现为突然晕倒,不省人事,口噤拳握,呼吸气粗,或四肢厥冷,舌苔薄白,脉沉或沉弦,主要由于肝气郁结,气机逆乱,气壅心胸,阻塞清窍,故突然晕倒,不省人事,口噤拳握;肝气上逆,气机闭塞,肺气不宣,故呼吸气粗;阳气被郁,不能外达,则四肢厥冷;气闭于内,肝气郁结,故脉沉弦或迟;舌苔薄白为肝气郁结之象。

14.《类经·厥逆》:"厥者,逆也。气逆则乱,故忽为眩仆脱绝,是名为厥。"

条文叙述厥脱的病机——气血逆乱。厥脱气血逆乱之候是一种复杂的病理过程,气血衰败,阴阳亡脱,引起瘀血内停,气滞不行,痰饮内停,而瘀血痰饮内停又阻碍气血运行,使阴阳气血不能顺接,而邪气内留,损伤脏腑功能,往往引起正气欲脱。

15.《类经·精气津液血脉脱则为病》:"津脱者,腠理开,汗大泄。汗,阳津也,汗大泄者津必脱,故曰亡阳。"

条文叙述亡阳的病因病机。脱证是脏气虚极、阳气外脱之候,林珮琴在《类证治裁》中进一步指出:"喘促不续,汗多亡阳,神气乱,魂魄离,即脱阳也。"这说明阴阳气血虚极致厥致脱。

十二、明代王肯堂《证治准绳》:证候、治则

1.《证治准绳·卒中暴厥》:"厥者,气逆上也……忽然昏晕,不省人事为厥。"

2.《证治准绳·厥》:"忽然昏晕……为厥。"

条文叙述厥证的症状。厥证是指由于气机逆乱,气血运行失常所致的以突然发生的一时性昏倒,不省人事,或伴有四肢逆冷为主要临床表现的一种急性病证。

3.《证治准绳·卒中暴厥》:"若口开手撒遗尿者,虚极而阳暴脱也。"

条文叙述阳气暴脱的病机及症状。阳

气暴脱是由于邪气过盛,正不胜邪,阳气突然脱失,或久病阳气耗散,或大汗亡阳。阳衰阴盛则四肢厥冷,阳气暴脱,心气涣散,出现神志改变。临床症状主要有四肢厥冷,面色苍白,神志淡漠或晕厥,气息微弱,冷汗淋漓,口不渴或口渴喜热饮,舌质淡,脉浮数而空或脉微欲绝。

4.《证治准绳·厥》:"是故于阳虚而不接者则温之,于阳陷而伏深不与阴相顺者则下之,于邪热入而未深者则散其传阴之热,随其浅深轻重以为治。""寒厥补阳,热厥补阴,正王太仆所谓壮水之主以镇阳光,益火之源以消阴翳,此补其真水火之不足耳。"

条文叙述厥证的治则。早在《素问·厥论》中就提出了"盛则泻之,虚则补之,不盛不虚,以经取之"的总原则。

十三、明代李梴《医学入门》:少阴厥

1.《医学入门·伤寒杂症》:"伤寒邪在三阳,则四肢热……传至少阴、厥阴,则邪入深而陷伏于内,则四肢厥冷。然先由热而后厥者,传经热厥也,轻则四逆散、白虎汤、竹叶石膏汤,重则大柴、承气下之。"

2.《医学入门·传阳变阴》:"脏厥……发热七八日,脉微,肤冷而躁,或吐或泻,无时暂安者,此乃厥阴真脏气尽,故曰脏厥。仲景无治法,四逆汤冷饮救之,又少阴厥而吐利发躁者,三味参萸汤救之。"

条文叙述少阴厥逆的病机不同,治疗亦不同。四逆散在《伤寒论》中治"少阴病,四逆",其证缘于外邪传经入里,气机为之郁遏,不得疏泄,导致阳气内郁,不能达于四末,而见手足不温,此中"四逆"与阳虚阴盛有本质的区别,此四逆重在解除邪热,因此可用白虎汤、竹叶石膏汤,邪热重者可用大柴胡汤或承气汤类。而四逆汤所治的证候是寒邪深入少阴所致的阳虚寒厥证,《素问·厥论》说:"阳气衰于下,则为寒厥。"寒邪深入少阴,致使肾中阳气衰微,形成肾寒不能温脾,而为脾肾阳虚,或由肾阳虚而导致心阳不足,形成心肾两虚,《素问·

至真要大论》说："寒淫所胜,平以辛热,佐以苦甘。"

十四、明代赵献可《医贯》:辨证施治

《医贯·中风论》:"余按常病,阳厥补阴,壮水之主,阴厥补阳,益火之源。此阴厥阳厥,与伤寒之阴阳二厥不同,伤寒阳厥用推陈致新之法,阴厥则用附子理中,冰炭殊涂,死生反掌。"

条文叙述阴厥与阳厥的治法的不同。阴阳互根,阴厥阳厥的治疗体现了"壮水之主,以制阳光","益火之源,以消阴翳"。

十五、清代程杏轩《医述》:病因

1.《医述·厥》:"或外因六淫……阻遏营运之机,致阴阳二气不相接续而厥作焉。"

2. "厥有数种……有因风寒邪闭而作者。"

3.《医述·厥》:"有伤寒新瘥,与妇人交,忽患少腹急痛,外肾牵缩,面黑喘急,冷汗自出者,名曰脱元。有因大吐泻后,卒然肢厥,不省人事者,名曰脱阳。俱急以葱白缚切,安放脐上,再以熨斗熨之,后灌参附姜汤。"

4.《医述·厥》:"凡病伤暴吐血者,出如涌泉,口鼻皆流,须臾不救即死。急用人参一两为末,入飞罗面一钱,新汲水调服;或用独参汤补气。不入血药何也?盖有形之血不能速生,无形之气所当急固,无形自能生有形也。若真阴失守,虚阳上泛,亦大吐血,又须八味地黄汤固其真阴,以引火归元,正不宜用人参,及火既引归,人参又所不禁。"

5.《医述·厥》:"男女涎潮于心,卒然中倒,扶入暖室端坐,作醋炭熏之,令醋气入鼻,其涎自退。轻者即醒,重者亦知人事,不可一点汤水入喉,使痰系心包,必成废人。"

条文叙述厥证的病因病机。正气不足、饮食劳倦、亡血失津、外邪侵袭、七情内伤、剧烈疼痛、药物过敏或中毒、痰饮内停或瘀血阻滞均可以导致气机逆乱、阴阳失衡及脏腑功能失调而致厥脱。

十六、清代何梦瑶《医碥》:病机

1.《医碥·厥逆》:"厥者尽也,逆者上冲也,言正气虚弱,上冲而欲脱也。"

条文叙述厥证的病机为正气虚弱,气血逆乱。厥脱证的病机较复杂,与阴阳、气血、脏腑功能盛衰及邪气等多方面因素均有关,或因邪气在先,损伤气血阴阳及脏腑功能,或因已有气血不足、阴阳失衡和脏腑功能衰竭,在病邪的诱发下,正气进一步耗伤,最终导致气血逆乱、阴阳离决、脏腑功能衰竭。

2.《医碥·诸中总论》:"若见口开,手撒眼合,遗溺,声如鼾,此为脱证,不治。然五症不全见者,速灸脐下气海穴,服参芪实,亦有生者。切忌苏合、牛黄等丸。"

条文叙述厥证的治疗。厥证乃危急之候,当及时救治,醒神回厥是主要的治疗原则,但具体治疗其虚实证时有所不同。实证宜开窍化痰,辟秽醒神,主要是通过开泄痰浊闭阻,温通辟秽化浊,宣窍通利气机而达到苏醒神志的目的。现代医学认为在使用剂型上应该选择丸、散、气雾、含化以及注射之类的药物,宜吞服、鼻饲、注射,不宜加热煎服。虚证宜益气回阳,救逆醒神,主要是通过补益元气,回阳救逆而提高气的统摄能力。现代医学认为,对于失血过急过多者,还应配合止血、输血,以挽其危,气血亏虚者不可妄用辛香开窍之品。

十七、清代叶天士《临证指南医案》:阳脱和阴脱

1.《临证指南医案·脱》:"脱之名,惟阳气骤越,阴阳相离,汗出如油,六脉垂绝,一时急迫之症,方名为脱。"

2.《临证指南医案·汗》:"涂评……亡阳之汗,乃阳气飞越,下焦空虚,此乃急危之症,非参附不能回阳……"

3.《临证指南医案·脱》:"夫脱有阴阳之殊……至于所脱之症不一,如中风、眩晕、呕吐、喘蚰汗多亡阳之类,是阳脱也,泻痢、崩漏、胎产下多亡阴之类,是阴脱也……脏腑窒塞之类,是内闭外脱也。"

条文叙述阴脱和阳脱的病机区别。阴阳是人体的根本。阴平阳秘,精神乃至;阴阳离决,精气乃绝。阴阳平衡破坏导致厥脱,但阴阳有偏盛偏衰之区别。阴盛者常表现为寒厥,阳盛者常表现为阳厥即热厥。阴阳偏衰在厥脱证中表现为阴脱、阳脱或阴阳俱脱。阳脱以体温过低、大汗淋漓、气短、舌淡、脉微细为主要表现,阴脱则表现为面色潮红、口渴不欲饮、舌光剥无苔、脉虚数。内闭外脱则可见高热或低热、咳嗽、憋气、喘促、手足不温或肢冷、冷汗、唇甲发绀、脉沉细或脉微欲绝。

十八、清代林珮琴《类证治裁》:气厥、血厥、食厥

1.《类证治裁·厥症》:"气虚气实,皆能致厥。气虚而厥者,必形色消索,身微冷,脉微弱,为气脱……气实而厥者,形色郁勃,脉沉弦而滑,胸膈喘满,为气逆。"

条文叙述气厥。气厥有虚证和实证之分。实证由肝气不舒,气机逆乱而厥,发作多由情志异常、精神刺激而发,突然昏倒,不省人事,或四肢厥冷,呼吸气粗,口噤拳握,舌苔薄白,脉伏或沉弦;虚证发厥前有明显的情绪紧张、恐惧、疼痛等诱发因素,发作时眩晕昏仆,面色苍白,呼吸微弱,汗出肢冷,舌淡,脉沉细微。

2.《类证治裁·厥证》:"肝本藏血,怒则火起于肝,迫血上行而厥。"

条文叙述血厥。血厥临床表现为突然昏倒,不省人事,牙关紧闭,面赤唇紫,舌红,脉多沉弦。由于暴怒而肝气上逆,血随气升,上闭神明,清窍闭塞,故突然晕厥,不省人事;血菀于上,故面赤唇紫,舌质红;脉沉结乃肝气郁结之象。

3.《类证治裁·厥证》:"食厥由醉饱过度……食气填中,脾阳不运,忽仆不省。"

条文叙述食厥。食厥多由于暴饮多食,食滞中焦,胃气不降,气逆于上,清窍闭塞,故突然晕厥;胃腑浊气,壅于胸中,肺气不利,故气息滞塞;食滞胃脘,故脘腹胀满;舌苔厚腻、脉滑实为食滞不消,浊气不降之征。

4.《类证治裁·厥证》:"吐衄暴崩,及产后血大脱,则气随之,故猝仆。""纵欲竭情,精脱

于下,气脱于上。"

5.《类证治裁·厥证》:"由吐泻后真阴大伤,厥气上逆,阴阳失交……故现痉厥重症。"

条文叙述气随血脱、气随津脱而致厥脱。大汗吐下,气随液耗,创伤出血、产后大量失血等,气随血脱,阳随阴消。

十九、清代沈金鳌《杂病源流犀烛》:与痫证的区别

《杂病源流犀烛·诸痫源流》:"凡癫痫仆时,口中作声,将省时吐涎沫,省后又复发,时作时止,而不休息。中风、中寒、中暑、尸厥之类,则仆时无声,省时无涎沫,其后不再复发。"

条文叙述痫证与厥证的区别。痫证是一种发作性的疾病。其特征为发作性精神恍惚,甚至突然昏仆,昏不知人,口吐涎沫,两目上视,四肢抽搐,或口中如作猪羊叫声,移时苏醒,病有宿根,反复发作,每次发作病状相似。这与厥脱证大不相同,厥脱主要表现为突然昏仆或手足逆冷。西医认为癫痫是大脑皮质或皮质下神经元异常电位发放,导致大脑功能病变,脑电图检查阳性率达90%以上,这是癫痫与其他疾病相鉴别的主要检查方法。

二十、清代张璐《张氏医通》:辨厥证与中风

《张氏医通·厥》:"今人多不知厥证,而皆指为中风也。夫中风者,病多经络之受伤;厥逆者,直因精气之内夺。表里虚实,病情当辨,名义不正,无怪其以风治厥也。"

条文叙述厥脱与中风的区别。中风中脏腑时,可出现内闭与外脱之候,与厥脱证有相似表现。但中风为脑病,平素常有头晕、头痛、耳鸣眼花、腰腿酸软、偏身麻木或无力或一过性语言不利等症状,病变部位在脑髓血脉,临床症状亦可表现为四肢厥冷、大汗淋漓、神志昏迷及脉微欲绝等症状,但醒后多遗留口眼㖞斜、半身不遂、言语謇涩等后遗症,而厥脱证则无。中风与西医的脑血管病变相似,临床由神经系统检查定位体征、头颅CT及磁共振等影像学检查、腰椎穿刺等具有特殊的诊断意义。

(周迎春　陈冰洁　庄　丹)

第十三节 昏 迷

昏迷，中医又称神昏，是指心脑受邪，窍络不通，神明被蒙，导致神志不清的危急重证。其临床表现为神志不清、不省人事、呼之不应、昏不知人，甚至对外界的刺激毫无反应。它多出现在多种疾病的危重阶段。由于原发病不同，兼证亦不同。西医学的流行性乙型脑炎、流行性脑脊髓膜炎、中毒性痢疾、暴发性肝炎、急性脑血管意外、肺性脑病、糖尿病酮症酸中毒、尿毒症、中暑等出现昏迷，均可参考本节进行论治。

一、《黄帝内经》：病因病机

1.《素问·缪刺论》："邪客于手足少阴太阴、足阳明之络，此五络皆会于耳中，上络左角，五络俱竭，令人身脉皆动，而形无知也，其状若尸，或曰尸厥。"

条文叙述尸厥的病因病机和症状。在《脉经》中，王叔和指出："肝胆俱虚，左手关上脉阴阳俱虚者……病若恍惚，尸厥不知人……"葛洪认为："尸厥之病，卒死而脉犹动，听其耳中循循如啸声，股间暖是也。"

2.《素问·调经论》："血之与气，并走于上，则为大厥，厥则暴死，气复反则生，不反则死。"

气血逆乱而致昏迷的主要病机，正如《景岳全书·杂证谟·厥逆》所说："厥者尽也，逆者乱也，即气血败乱之谓也。"气为阳，血为阴，气与血有阴阳相随，互为资生，互为依存，气血的疾病也相互影响。若气机上逆，则血随气升，气血逆乱于上，以致清窍闭塞，则神识不清，发为昏迷；若气能复行于下，血随气降，预后尚可，否则生命危殆。

3.《素问·通评虚实论》："凡治消瘅，仆击、偏枯痿厥，气满发逆，甘肥贵人，则膏粱之疾也；隔塞闭绝，上下不通，则暴忧之病也；暴

厥而聋，偏塞闭不通，内气暴薄也。"

条文叙述昏迷的病因病机。昏迷可由感受湿热之邪，或素体脾虚湿盛，湿聚成痰，兼受热邪的煎浊，痰热互结，上蒙清窍，神明不用，发为昏迷，常可伴有偏瘫，呼吸深慢、呈鼾声呼吸，大小便不通、失禁。

4.《素问·生气通天论》："阳气者，烦劳则张，精绝，辟积于夏，使人煎厥。目盲不可以视，耳闭不可以听，溃溃乎若坏都，汨汨乎不可止。"

条文叙述昏迷的病机及症状。文中煎厥即现代所说的暑厥，酷暑之际，感受暑热之邪或曝晒，导致气阴耗伤，另外，七情所致厥为多，因恼怒所致，情志过极，气血并走于上，而致厥脱。

5.《素问·厥论》："帝曰：厥，或令人腹满，或令人暴不知人，或至半日，远至一日，乃知人者，何也？岐伯曰：阴气盛于上则下虚，下虚则腹胀满。阳气盛于上，则下气重上，而邪气逆，逆则阳气乱，阳气乱则不知人也。"

条文叙述厥证昏迷的病因病机。厥证是指由于气机逆乱，气血运行失常所致的以突然发生的一时性昏倒，不省人事，或伴有四肢逆冷为主要临床表现的一种急性病证。

6.《素问·玉机真脏论》："急虚身中卒至，五脏绝闭，脉道不通，气不往来，譬如堕溺，不可为期，其脉绝不来，若人一息五六至，其形肉不脱，真脏虽不见，犹死也。"

条文叙述昏迷的危候。现代医学认为昏迷的危候有：

（1）神志不清。感觉迟钝，不能吞咽，各种反射逐渐消失，二便失禁，为濒危之象。

（2）体温过高或体温不升，或体温骤降，头身汗出如油，四肢、耳、鼻等末梢部位逐渐变冷，均为重度濒危之象。

（3）脉象微而数，或迟缓，或似隐似现，时有时无，脉微欲绝，或结或代，均为危候。

（4）瞳孔散大，为心神虚散；目不了了，为脑被火邪所灼；目睛直视，瞳神停而不瞬，均为预后不良。

二、汉代张仲景《伤寒论》：外感病证导致昏迷

1.《伤寒论·辨太阳病脉证并治》："妇人中风，发热恶寒，经水适来，得之七八日，热除而脉迟身凉，胸胁下满如结胸状，谵语者，此为热入血室也，当刺期门，随其实而取之。"

条文叙述伤寒太阳与少阳并病及热入血室导致神昏谵语。本证与结胸证相似，但心下痞硬而不痛，且时发时止，故非结胸，乃热入血室之轻证，治疗宜疏肝理气，针其期门穴，根据病情虚实采用不同的手法。

2.《伤寒论·辨太阳病脉证并治》："伤寒十三日，过经谵语者，此有热也，当以汤下之。若小便利者，大便当硬，而反下利，脉调和者，知医以丸药下之，非其治也。若自下利者，脉当微厥，今反和者，此为内实也，宜调胃承气汤。"

本条论述太阳过经于阳明而误用丸药下后的变证及治疗。伤寒十三日，症见谵语者，是为太阳过经于阳明，因阳明有热，胃络通于心，热扰心神，故作谵语，当用调胃承气汤下之。阳明里实证，本当见大便硬，而见"下利"，属虚属实可凭脉审证，如见脉证"调和"，"调和"并非指无病之脉，而是指阳明病脉未变，仍与里实证相应，则反下利是前医误用丸药泻下所致，论其治法，因已用丸药误下，胃气必有所伤，峻下之剂似不相宜，当用调胃承气汤调和胃气为宜。

3.《伤寒论·辨太阳病脉证并治》："太阳病中风，以火劫发汗，邪风被火热，血气流溢，失其常度，两阳相熏灼，其身发黄，阳盛则欲衄，阴虚小便难，阴阳俱虚竭，身体则枯燥，但头汗出，齐颈而还，腹满微喘，口干咽烂，或不大便，久则谵语，甚者至哕，手足躁扰，捻衣摸床，小便利者，其人可治。"

本条对火热之邪伤阴动血的病理变化和证候描述得非常全面，而且也很逼真，实为临床经验的总结。这说明《伤寒论》不仅重视阳气，而且也重视阴血。后世温病学家由此得到启发，从伤寒误用火法，认识到犹如温病误用麻桂辛温之害；又从火逆之害，认识到温病之邪最易伤阴的致病特点。因此学习本条，不要局限于火热变证，应当扩大思维，深入理解其义。

4.《伤寒论·辨太阳病脉证并治》："伤寒腹满谵语，寸口脉浮而紧，此肝乘脾也，名曰纵，刺期门。"

本条论述肝乘脾的证治。病从伤寒开始，而又出现腹满谵语等证，这是太阴、阳明脾胃疾患的反映。若其脉沉实有力，则脉证相符为顺。今"脉浮而紧"，实即寓有弦脉之意，弦为肝脉，可见本病是脾胃之证而见肝胆之脉，此为肝胆之邪乘于脾胃所致，也即木克土，故"名曰纵"。纵，指肝胆之气放纵无羁，顺势而往。由于肝胆影响脾胃为病，故其治当刺肝之募穴期门，泻肝胆之有余，以解脾胃之围。

5.《伤寒论·辨阳明病脉证并治》："阳明病，下血谵语者，此为热入血室，但头出者，刺期门，随其实而泻之，濈然汗出则愈。"

条文叙述阳明病热入血室出现神昏谵语的证治。阳明热盛，侵入血室，邪热迫血妄行，故下血；邪热乘虚而入血分，与血相结，血热上扰，故发神昏谵语。因血室隶属肝脉，故刺期门以泻肝热。

6.《伤寒论·辨阳明病脉证并治》："伤寒若吐若下后不解，不大便五六日，上至十余日，日晡所发潮热，不恶寒，独语如见鬼状。若剧者，发则不识人，循衣摸床，惕而不安，微喘直视，脉弦者生，涩者死。微者，但发热谵语者，大承气汤主之。"

条文叙述大下大吐后燥屎复结的证治。既已大下，为何又有燥屎？"所以然者，本有宿食故也"，张仲景对下之不尽作了注语，意是在病阳明之前即素有食积内停，而后又与燥热相合，故而比较顽固难下。一次大下不能尽除，

燥屎复结,或因六七日不大便,纳食而不化,糟粕不能排出,与下后未尽之燥热相结,形成燥屎。既有宿食不解,燥屎内结,则当再下,故用大承气汤。太阳病表邪未尽可再汗而发之,阳明病腑实下之不尽亦可再下之。但能否再汗与再下,均要从辨证以论治。

7.《伤寒论·辨阳明病脉证并治》:"三阳合病,腹满身重,难以转侧,口不仁,面垢,谵语遗尿,发汗则谵语,下之则额上生汗,手足逆冷,若自汗出者,白虎汤主之。"

本条论述伤寒三阳合病而重在阳明,治以清法为主,切不可妄施汗法、下法。三阳合病,为邪势较盛,同时侵及三阳经。太阳经行于背,阳明经行于腹,少阳经行于胁,三阳经被邪热所困,经气不利,背部、腹部和胁部均受影响,但以阳明经之邪热壅盛为重,故腹满身重,甚至难以转侧。口为胃之窍,胃和则口能知五味。今阳明经中有热,胃气失和,故口不能辨味而"不仁"。阳明为多气多血之经,气血旺盛,其经脉布于面,胃热循经上熏,滞于面部,则面如有油垢而不净。热扰心神,则谵语。热迫膀胱而失户,故小便失禁。"若自汗出者",正说明阳明热盛而迫津外渗。可见此三阳合病,邪热充斥表里内外,而以阳明热盛为主,故当治取阳明,以白虎汤清之。此证表里皆热,以热为主要矛盾,故既不可再发汗以解表,也不能泻下以攻里。若发汗以解表,则更伤胃中津液,热从燥化,胃中干燥,而转属阳明腑证,致谵语更甚;若以泻下之法而攻里,则不仅伤胃阴,而且又能伤阳气。若阴伤于下,而阳脱于上,则见额上汗出,若阳不达四末,阴阳气不相顺接,则见手足厥冷,均为误治之所致。

8.《伤寒论·辨阳明病脉证并治》:"发汗多,若重发汗者,亡其阳,谵语,脉短者死,脉自和者不死。"

本条以脉推断阳明病的预后。阳明病发汗多,而医师更重发汗,汗出太多,不但亡阴,亦可亡阳。阴阳俱伤而且邪热不解,邪热扰心则谵语。脉短者,为上不及寸,下不及尺,是气血不足,鼓动无力,血脉不能充盈的反映。谵语是为邪热盛极,脉短表示正气衰微。脉证不符,正虚而邪实,正不胜邪,故多为死证。如果脉自和,即脉证相符者,说明邪盛而正不虚,虽有神昏谵语,亦仍可救治。由此可体会到:对于疾病的预后,人体的正气起着很重要的作用,正气充盛者病易已,正气衰败者证难愈。所以,阳明病见脉沉迟而有力者,尽管症状严重,却易治愈;脉或短或涩或弱者,则多为不祥之兆。

9.《伤寒论·辨阳明病脉证并治》:"夫实则谵语,虚则郑声。郑声者,重语也。直视谵语,喘满者死,下利者亦死。"

条文叙述以患者的语声辨病之虚实及阳明燥热伤及五脏所导致的死证。谵语、郑声不仅见于外感病,亦可见于内伤杂病。外感病见谵语,多属阳明实热,见郑声多见病及少阴。见直视谵语、喘满、下利者,多属邪盛正衰的危候,故主死;若在以上病情的基础上,更见下利,则表示中焦燥热肆虐,逼迫中、下焦脾、肝、肾之气阴亡脱于下,故亦主死。

10.《伤寒论·辨阳明病脉证并治》:"阳明病,谵语有潮热,反不能食者,胃中必有燥屎五六枚也。若能食者,但硬耳,宜大承气汤下之。"

条文叙述燥屎已成,可下,用大承气汤治疗。据上所述,大承气汤证的典型症状是潮热、手足濈然汗出、大便干硬不下、腹满疼痛等。诸证具备,则反映燥屎已成。它属大肠积热,邪热扰心所致,病位在胃及大肠,治宜攻积通下。

11.《伤寒论·辨少阴病脉证并治》:"少阴病,咳而下利谵语者,被火气劫故也,小便必难,以强责少阴汗也"。

条文叙述少阴病证咳而下利谵语,乃阴虚水热互结之证误用火劫发汗,火热之气内扰心神,则见神昏谵语,发汗更伤少阴阴液,气化无源,小便必难,故有"以强责少阴汗也"。

三、唐代孙思邈《备急千金要方》:痉病、癫痫、昏迷

1.《备急千金要方·论杂风状》:"太阳中

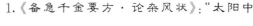

风，重感于寒湿则变痉。痉者，口噤不开，背强而直，如发痫之状，摇头，马鸣，腰反折，须臾十发，气息如绝，汗出如雨，时有脱。"

条文叙述太阳中风所致痉病的症状及其转化为昏迷的病机。痉病是以外感热毒之邪，或金创破伤，伤口不洁，感受风毒，导致阴津亏耗，筋脉失养，临床以项背强直、四肢抽搐甚则角弓反张为主症的内科疾病，与昏迷有明显的区别，但若治疗不当会发展为昏迷。

2.《备急千金要方·风癫》："脉癫疾者，暴仆，四肢之脉皆胀而纵，脉满，尽刺之出血；不满，侠项灸太阳，又灸带脉，于腰相去三寸诸分肉本腧；呕多涎沫，气下泄，不疗。""凡癫发则卧地，吐涎沫无知，若强惊起如狂，及遗粪者难疗。"

条文叙述癫痫的发作症状、治疗及其预后。癫痫证发作时突然仆倒，昏不知人，口吐涎沫，两目上视，四肢抽搐，或口中作猪羊叫声，多为突然发作。轻者可自行恢复，复后如常，并有反复发作病史，每次发作症状相似。重者可发生昏迷，如未经治疗，一般不会自行恢复，需紧急治疗。针灸疗法在癫痫发作期每每显效，法以豁痰开窍，平肝息风为主。取穴以督脉、心及心包经穴为主，常用泻法。

（1）主方：分两组，可交替使用。①百会、印堂、人中、内关、神门、三阴交。②鸠尾、中脘、内关、间使、太冲。

（2）加减法：①阳痫而抽掣搐搦重者，酌加风池、风府、合谷、太冲、阳陵泉。②阴痫而湿痰盛者，酌加天突、丰隆，灸百会、气海、足三里。③癫痫反复频发者，针印堂、人中，灸中脘，也可针会阴、长强。一般来说，病阳痫者，若治疗确当，痫止后再予丸药调理数月，可以控制发作；阴痫及久病正虚而邪实者，则疗效较差。阳痫初发或病程在半年以内者，尤应重视休止期的治疗和精神、饮食的调理。如能防止痫证的频繁发作，一般预后较好。如虽病阳痫，但因调治不当，或经常遇有情志不遂、饮食不节等诱因的触动，可致频繁发作，进而正虚邪盛而转变为阴痫。休止期应注意治疗和调

养，及时给予调脾胃、和气血、健脑髓，或参用顺气涤痰、活血化瘀等法使患者体质渐复，则痫证可以逐渐缓解。亦有个别病例，发痫时突然痰涌喉间而窒息，不及时抢救会导致阴阳离绝而死亡。

四、宋代《太平惠民和剂局方》：中风昏迷与气闭

《太平惠民和剂局方·指南总论》："此病多生于骄贵之人，因事激挫忿怒而不得宣泄，逆气上行，忽然仆倒昏迷，不省人事，牙关紧急，手足拘挛。其状与中风无异，但口内无涎声。"

条文叙述情志刺激所致气闭的病因病机及其与中风的区别。中风病是由于气血逆乱，产生风、火、痰、瘀，导致脑脉痹阻或血溢脑脉之外，临床以突然昏仆、半身不遂、口舌㖞斜、不语或言语謇涩、偏身麻木为主症的常见疾病。依据脑髓神经受损的程度，有中经络、中脏腑之分，临床表现为不同证候。本病多见于中、老年人。四季皆可发病，但以冬春二季最为常见。与气闭不同，气闭不分年龄，且无口舌歪邪、偏身麻木。中风病病因复杂，常由多种病因造成人体阴阳失调、气血逆乱而发为本病。中风的病因之一为五志所伤，情志过极，七情失调，肝失条达，气机郁滞，气郁则血聚不行，瘀于脑脉；暴怒伤肝，则肝阳暴张；或心火暴盛，风火相煽，血随气逆，上冲犯脑。中风发病每有诱因。常见的发病诱因有：天气骤变，烦劳过度，情志相激，用力不当，等等。而气闭以情感突变为主要诱因。

五、宋代陈无择《三因极一病证方论》：闭证及中暑昏迷

1.《三因极一病证方论·四气兼中证论》："七情内忤，亦能涎潮昏塞，手足瘈疭，一如中风，不可例作六淫气治，其至天柱。及素蓄痰涎，随气上厥，使人眩晕，昏不知人，半身不遂，口眼㖞斜，手足瘈疭者。故有中气中痰之别……"

条文叙述痰闭与气闭的病因病机。气闭

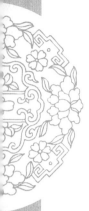

主要见于肝气郁结,气机逆乱,气壅心胸,阻塞清窍,故突然晕倒,不省人事,口噤拳握;肝气上逆,气机闭塞,肺气不宣,故呼吸气粗;阳气被郁,不能外达,则四肢厥冷;气闭于内,肝气郁结,故脉沉弦或迟;舌苔薄白为肝气郁结之象。另外,气闭可见于中风,多见猝然仆倒,昏不知人,伴见嗜睡、口眼㖞斜、半身不遂。痰闭由于思虑过度,气结于中,痰湿内生,或脾失健运,聚而生痰,心窍为痰浊所阻,或热病痰湿互结,神明被遏,故见意识错乱或昏迷;痰浊闭阻,气血不通则半身不遂,口眼㖞斜;痰浊属阴,阴主静,故昏迷多无发热,静而不烦;痰涎壅盛则喉有痰声;痰阻中焦,浊气上逆则恶心呕吐;舌苔白腻或灰腻,脉沉滑,均为痰湿内盛之象。

2.《三因极一病证方论·中暑凡例》:"凡觉中暑,急嚼生姜一大块,冷水送下;如已迷,闷乱,嚼大蒜一大瓣,冷水送下;如不能嚼,即用水研灌之,立醒。"

中暑注重单验方治疗:①鲜荷花或鲜荷叶,水煎服,用于中暑身热多汗,口渴引饮。②鲜荷叶1张,鲜竹茹60g,水煎服,用于中暑身热。③大蒜3～5瓣,捣烂和开水灌下,用于中暑昏倒,不省人事。④韭菜汁(或姜汁)一杯灌下,亦用于中暑神昏。⑤冰片1g,生石膏30g,共为细末,每服1.5g,开水送下,用于中暑发热,胸闷不适。⑥绿豆、西瓜皮、冬瓜皮,不拘用量,水煎服,用于中暑身热汗出。另有刮痧治疗,即可以在患者胸、腹、颈、项、背及手足弯曲处,用羹匙、铜钱边缘刮皮肤,使皮下出血,出现青紫出血斑,可以使患者苏醒并感觉轻快。

六、宋代许叔微《普济本事方》:气厥昏迷

1.《普济本事方·中风肝胆筋骨诸风》:"世言气中者,虽不见于方书,然暴喜伤阳,暴怒伤阴,忧愁失意,气多厥逆,往往多得此疾,便觉涎潮昏塞,牙关紧急,若概作中风候用药,非止不相当,多致杀人。"

条文叙述气厥的实证。现代医学认为气

厥实证主要表现为突然晕倒,不省人事,口噤拳握,呼吸气粗,或四肢厥冷,舌苔薄白,脉沉或沉弦。主要由于肝气郁结,气机逆乱,气壅心胸,阻塞清窍,故突然晕倒,不省人事,口噤拳握;肝气上逆,气机闭塞,肺气不宣,故呼吸气粗;阳气被郁,不能外达,则四肢厥冷;气闭于内,肝气郁结,故脉沉或沉弦;舌苔薄白为肝气郁结之象。

七、元代释继洪《岭南卫生方》:瘀闭昏迷

《岭南卫生方》:"倘瘀血上冲,昏迷不省,良久复苏,此皆血证之候也。"

条文叙述瘀闭的证候及病机。热陷心包兼瘀阻心窍,可见周身灼热,神昏深重,或谵妄昏狂,舌紫绛而润;下焦蓄血,其人如狂,少腹硬满急痛,大便秘结,或自利酱粪;热入血室,谵语如狂,或神气忽清忽乱,壮热,口渴,经水时来时断。舌质深绛带紫,脉沉涩。邪热深入营血,故身热灼手;热陷心包,闭塞心窍,扰及神明,故昏迷谵妄;瘀热结于下焦,故腹痛、便秘,或粪色如酱;邪热与瘀血相搏,故见热入血室诸证。舌紫,脉沉涩,均为瘀血阻络之征。

八、明代张景岳《景岳全书》:鉴别与救治

1.《景岳全书·诸风》:"夫风邪中人,本皆表证,考之《内经》所载诸风,皆指外邪为言,故并无神魂昏愦,直视僵仆,口眼㖞斜,牙关紧急,语言謇涩,失音烦乱,摇头吐沫,痰涎壅盛,半身不遂,瘫痪软弱,筋脉拘挛,抽搐瘈疭,遗尿失禁等说。可见此等证候,原非外感风邪,总由内伤血气也。"

条文叙述风邪所致昏迷与外中风邪的区别。条文认为风邪中人本皆表证,而无神魂昏愦,直视僵仆,口眼㖞斜,牙关紧急,语言謇涩,失音烦乱,摇头吐沫,痰涎壅盛,半身不遂,瘫痪软弱,筋脉拘挛,抽搐瘈疭,遗尿失禁。正如《医经溯洄集·中风辨》所说:"中风者,非外来风邪,乃本气自病也。凡人年逾四旬,气衰之际,或忧喜忿怒伤其气者,多有此疾……"这无

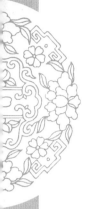

疑对中风的认识作出了一大贡献。

2.《景岳全书·寒热》："凡阴毒寒邪直中三阴者,此即伤寒类所谓直中阴经之阴证也。其于仓卒受寒,以致身冷战栗,或四体拘挛,或心肠疼痛,或口噤失音,昏迷厥逆,或吐泻蜷卧,脉来微细,或沉紧无神者,皆其证也。"

条文叙述寒邪直中三阴经的症状。其主要病因是阴寒之邪侵犯人体,不经过三阳经而直接进入三阴经,引起恶寒、寒战、四肢痉挛,或心腹剧痛,甚则神昏厥逆,泻利不止,倦卧,脉微细或沉紧等一系列证候。

3.《景岳全书·非风》："灸非风卒厥危急等证,神阙,用净盐炒干,纳于脐中,令满,上加厚姜一片盖定,灸百壮至五百壮,愈多愈妙,姜焦则易之,或以川椒代盐,或用椒于下,上盖以盐,再盖以姜灸之亦佳。"

4.《景岳全书·非风》："灸非风连脏,气塞涎上,昏危不语等证,百会、风池、大椎、肩井、曲池、间使、足三里。"

条文论述了昏迷的针灸急救之法。急救当以回阳救逆为大法。神阙穴为任脉循行之处,为诸阴之海,受纳手三阴、足三阴之脉气。脐为十二经之发源地,为先天之本,又为后天之根源。《医学原始》曰:人之始生先于脐与命门,故为十二经脉之始生,五脏六腑之成形故也。脐为五脏六腑之根本,人体元气归藏之所。故温灸神阙,能使阳气温通,回阳固脱,达到阳复厥苏的目的。故神阙是急救的重要穴位。现代昏迷抢救的基本方是:手十二井穴、百会、水沟、涌泉、承浆、神阙、关元、四神聪。①亡阴证:上述基本方减神阙,着重补涌泉、关元、绝骨,其余诸穴平补平泻;阴阳俱亡者,用凉泻法针涌泉,加灸神阙。②亡阳证:重灸神阙,温针关元,用烧山火针针涌泉、足三里,余穴平补平泻。③厥证:上述基本方减神阙,侧重刺十二井穴出血,针水沟、承浆;气虚而厥者,温针足三里,并灸神阙、关元;气实而厥者,刺十二井穴放血,凉泻法针足三里、丰隆;夹痰者,泻天突、丰隆;伤食者,针足三里及上、下巨虚;阳热明显者,重在十二井穴、百会、涌泉放

血;阴寒盛者,平补平泻水沟、承浆、十二井穴,其余各穴均灸或温针。

5.《景岳全书·非风》："若其眼直咬牙,肢体拘急,面赤,强劲有力者,虽见昏沉,亦为可治。先用粗箸之类撬开其口,随以坚实笔撬住牙关,乃用淡淡姜盐汤涂涂灌之。然后以中示二指探入喉中,涂引其吐。若指不能入,则以鹅翎蘸汤代指探吐亦可。如是数次,得吐气通,必渐醒矣。然后酌宜可以进药。此治实痰壅滞之法也。"

条文论述了痰实壅滞所致神昏闭证的症状及急救之法。痰实壅滞型神昏闭证可出现两目直视,牙关紧闭,四肢拘急,面赤气粗,神识昏蒙,或有谵语。其急救方法是吐法,引出停留于咽喉、胸膈、胃脘的痰涎,使机体的气机恢复正常,再治以汤药,可愈。

九、明代王肯堂《证治准绳》:昏迷急救

1.《证治准绳·杂病·卒中暴厥》："但见卒然仆倒,昏不知人,或痰涎壅塞,咽喉作声,或口眼㖞斜,手足瘫痪,或半身不遂,或六脉沉伏,或指下浮盛者……急以生半夏为末吹入鼻中,或用细辛、皂角、菖蒲为末吹入,得嚏则苏。此可以验其受病深浅,则知其可治不可治。"

条文叙述中风昏迷的症状及急救治法。中风昏迷表现为痰闭者应涤痰开窍,方药选涤痰汤加减送服苏合香丸或玉枢丹。方中以半夏、胆南星、橘红燥湿祛痰,人参、茯苓、甘草健脾益气,竹茹、枳实和胃降逆,石菖蒲祛痰开窍,并用苏合香丸或玉枢丹芳香开窍。

2.《证治准绳·杂病·卒中暴厥》："《传心方云》:治男子妇人涎潮于心,卒然中倒,当即时扶入暖室中,扶策正坐,当面作好醋炭熏之,令醋气冲入口鼻内,良久,其涎潮聚于心者自收归旧,轻者即时苏醒,重者亦省人事。"

条文叙述外感昏迷的急救疗法。现有卧龙丹(验方):麝香、蟾酥、冰片、细辛、猪牙皂、闹羊花、硼砂、荆芥炭、灯草灰,研粉外用。若受暑中恶,头晕胸闷,神志不清,可搐入鼻中,引起喷嚏,使昏迷者苏醒。亦可用通关散(《丹

溪心法·附余》)加味:猪牙皂、细辛、薄荷、苦参、麝香,主治突然昏迷,口噤手握,牙关紧闭,不省人事,取嚏开窍。

十、明代吴昆《医方考》:病因病机

1.《医方考·中风门》:"浊邪风涌而上,则清阳失位而倒置矣,故令人暴仆。"

2.《医方考·暴死门》:"暴仆昏绝者,一则阴虚而孤阳欲脱,一则暑邪乘虚而犯神明之府也。""若阴道亏乏,则孤阳无所依附,亦自飞越,故令人暴眩仆绝。"

条文叙述昏迷的病因病机。心藏神,主神明;脑为元神之府,清窍之所在。心、脑主精神意识和思维活动。无论外感、内伤,其病若犯心、脑可发为昏迷。故凡邪热疫毒内攻,痰火秽浊上蒙,阴阳气血逆乱,皆可导致神明失主、清窍闭塞而发病。外感温热疫毒燔灼营血,内陷心包,扰乱神明,常发生神昏谵语,或感受湿热,郁阻不解,酿蒸痰浊,蒙蔽心窍,或脾虚湿盛,聚而成痰,复因热邪蒸灼,痰热互结,上蒙清窍,均可导致神明不用,发为昏迷。夏季中暑或感受暑温之邪,夺气伤津,闭其清窍,乱其神明,发为昏迷。热邪入里与胃肠积滞结成腑实之证,燥热挟浊气熏蒸上冲,扰乱神明,则昏愦不知人,谵语发狂。情志过极,肝阳暴张,引动肝风,风阳挟痰走窜巅顶,闭阻心窍,发为昏迷。热入营血,血热互结,瘀塞心窍,或产褥期感染邪毒,瘀血邪热搏结上冲,扰乱神明,或瘀血心痛,有死血留于心孔,神机失灵,或失血过多,气随血脱,或大汗、大泻、大吐之后,津气枯竭,或久病虚损,脏气衰败,精气消亡,均可使清窍失养,心神失守,神明无所依附而发生昏迷。

十一、明代吴又可《温疫论》:证候

《温疫论》:"至论恶证,口噤不能张,昏迷不认人,足屈不能伸,唇口不住牵动,手足不住振战,直视,圆睁,目瞑,口张,上视,声哑,舌强,遗尿,遗粪,项强发痉,手足俱瘈,筋惕肉,循衣摸床,撮空理线等证,种种不同,因其气血

虚实之不同,脏腑禀赋之各有异,更兼感重感轻之别,考其证候,各自不同,至论受邪则一也。"

条文叙述昏迷的证候。昏迷是以神志不清为特征的一种证候,包括中医文献中所称的"神昏""昏愦""昏厥"及谵妄、昏蒙、不省人事等神志障碍症状,是病情危重的表现。其发病原因,为热、痰、瘀血疫毒阻闭清窍,扰乱神明;或阴阳衰竭,神无所依所造成。时行热病、中风、厥证、痫证、痰证以及疫毒痢、瘴疟、消渴、癃闭、臌胀等疾病过程中,均可出现昏迷。

十二、清代吴鞠通《温病条辨》:温病昏迷及其三焦证治

1.《温病条辨·中焦篇》:"阳明温病,面目俱赤,肢厥,甚则通体皆厥,不瘛疭,但神昏,不大便七八日以外,小便赤,脉沉伏,或并脉亦厥,胸腹满坚,甚则拒按,喜凉饮……"

2.《温病条辨·上焦篇》:"脉虚夜寐不安,烦渴舌赤,有时谵语,目常开不闭,或喜闭不开,暑入手厥阴也。"

3.《温病条辨·上焦篇》:"汗为心液,误汗亡阳,心阳伤而神明乱,中无所主,故神昏。"

4.《温病条辨·上焦篇》:"有邪搏阳明,阳明太实,上冲心包,神迷肢厥,甚至通体皆厥……"

条文叙述邪入上焦所致昏迷的病变及病因病机。湿热证初起见阳明湿热证,由卫入气,阻于上焦之征。上焦湿热蒙蔽清阳,扰及心神,则见眼欲闭,时谵语;若过用发汗法,则致亡阳证,亡阳证由素体虚弱或久病重病不愈,邪热耗气伤津,或汗、吐、泻、失血过甚,真阴耗损,阴损及阳,以致元阳衰微,心神耗散,故见神志昏愦不语、呼吸微弱等症;阳气虚极,气不摄津,故见额汗或大汗;阳气欲脱,失于温煦,则面色苍白,四肢厥逆;摄纳不固,则二便失禁;阳气不布,血运不畅,则口唇青紫;唇舌淡润,脉微欲绝,均属阳气暴脱之征。

5.《温病条辨·上焦篇》:"邪入心包,舌謇肢厥,牛黄丸主之,紫雪丹亦主之。"

6.《温病条辨·上焦篇》:"温毒神昏谵语

者,先与安宫牛黄丸、紫雪丹之属,继以清宫汤。"

7.《温病条辨·上焦篇》:"手厥阴暑温,身热不恶寒,清神不了了,时时谵语者,安宫牛黄丸主之,紫雪丹亦主之。"

8.《温病条辨·上焦篇》:"太阴温病,不可发汗,发汗而汗不出者必发斑疹,汗出过多者必神昏谵语……清宫汤主之,牛黄丸、紫雪丹、局方至宝丹亦主之。"

条文叙述温邪侵犯上焦当以息风、开窍、涤痰、清热解毒为大法,方用安宫牛黄丸、紫雪丹、至宝丹等。安宫牛黄丸主治邪热内陷心包证,有清热开窍,豁痰解毒的作用。《温病条辨》曰:"此芳香化秽浊而利诸窍,咸寒保肾水而安心体,苦寒通火腑而泻心用之方也。牛黄得日月之精,通心主之神。犀角主治百毒、邪鬼瘴气。珍珠得太阴之精,而通神明,合犀角补水救火。郁金,草之香;梅片,木之香;雄黄,石之香;麝香,乃精血之香。合四香以为用,使闭锢之邪热温毒深在厥阴之分者,一齐从内透出,而邪秽自消,神明可复也。黄连泻心火,栀子泻心与三焦之火,黄芩泻胆、肺之火,使邪火随诸香一齐俱散。朱砂补心体,泻心用,合金箔坠痰而镇固,再合真珠、犀角为督战之主帅也。"《温病条辨》中关于紫雪丹的描述:"诸石利水火而通下窍,磁石、元参补肝肾之阴而上济君火,犀角、羚羊泻心、胆之火,甘草和诸药而败毒,且缓肝急。诸药皆降,独用一味升麻,盖欲降先升也。诸香化秽浊,或开上窍,或开下窍,使神明不致坐困于浊邪而终不克复其明也。丹砂色赤,补心而通心火,内含汞而补心体,为坐镇之用。诸药用气,硝独用质者,以其水卤结成,性峻而易消,泻火而散结也。"至宝丹在《绛雪园古方选注》中的描述:"至宝丹,治心脏神昏,从表透里之方也。犀角、牛黄、玳瑁、琥珀,以有灵之晶内通心窍;朱砂、雄黄、金银箔,以重坠之药安镇心神;佐以龙脑、麝香、安息香,搜剔幽隐诸窍……故热入心包络,舌绛神昏者,以此药入寒凉汤药中用之,能祛阴起阳,立展神明,有非他药之可及。若病起头

痛而后神昏不语者,此肝虚魂升于顶,当以牡蛎救逆以降之,又非至宝丹之所能苏也。"

9.《温病条辨·中焦篇》:"吸收秽湿,三焦分布,热蒸头胀,身痛呕逆,小便不通,神识昏迷,舌白,渴不多饮,先以芳香通神利窍。"

10.《温病条辨·中焦篇》:"湿之中人也,首如裹,目如蒙,热能令人昏,故神识如蒙,此与热邪直入包络,谵语神昏有间。"

条文叙述湿邪重着黏滞,若与热结上犯清窍,则头重如裹,目如蒙;若直犯心包络,则可见神昏谵语。

11.《温病条辨·中焦篇》:"阳明温病,面目俱赤,肢厥,甚则通体皆厥,不瘈疭,但神昏,不大便七八日以外,小便赤,脉沉状,或并脉亦厥,胸腹满坚,甚则拒按,喜凉饮者,大承气汤主之。"

12.《温病条辨·中焦篇》:"有邪搏阳明,阳明太实,上冲心包,神迷肢厥,甚至通体皆厥,当从下法。"

13.《温病条辨·中焦篇》:"滞下湿热内蕴,中焦痞结,神识昏乱,泻心汤主之。"

条文叙述中焦湿热蕴结所致昏迷的病机及治疗,并列举了大承气汤及泻心汤的主证。

14.《温病条辨·下焦篇》:"痉厥神昏,舌短烦躁,手少阴证未罢者,先与牛黄、紫雪辈开窍搜邪,再与复脉汤存阴,三甲潜阳,临证细参,勿致倒乱。"

15.《温病条辨·下焦篇》:"温病误表,津液被劫,心中震震,舌强神昏,宜复脉法复其津液,舌上津回则生,汗自出,中无所主者,救逆汤主之。"

16.《温病条辨·下焦篇》:"痉厥神昏,舌寒烦躁,统而言之为厥阴证,然有手经足经之分。在上焦以清邪为主,清邪之后必继以存阴;在下焦以存阴为主,存阴之先,若邪尚有余,必先以搜邪。"

17.《温病条辨·下焦篇》:"热邪久羁,吸烁真阴,或因误表,或因妄攻,神倦瘈疭,脉气虚弱,舌绛苔少,时时欲脱者,大定风珠主之。"

18.《温病条辨·下焦篇》:"暑邪久热,寝

不安、食不甘、神识不清、阴液元气两伤者，三才汤主之。"

条文叙述了下焦病变的治法。可先用牛黄丸、紫雪丹开窍醒神，再用复脉汤、救逆汤或大定风珠治疗，视各证型而定。大定风珠的适应证为由于温病日久，邪热灼伤真阴，或因误汗、妄攻，重伤阴液所致。真阴大亏，故神倦乏力，脉气虚弱，舌绛少苔，有时时欲脱之势。阴虚则水不涵木，以致虚风内动，而手足瘛疭。此时邪气已去八九，真阴仅存一二，故治宜味厚滋补的药物以滋阴养液，填补欲竭之真阴，平息内动之虚风。

十三、清代郑树珪《七松岩集》：直中少阴、脏腑而昏迷

1.《七松岩集·中寒》："足少阴中寒现证：一时暴卒，昏不知人，口噤失音，四肢强直，水液澄彻清冷。"

条文叙述寒邪直中足少阴肾经所导致的昏迷。素体虚弱或久病重病不愈，邪热耗气伤津，或汗、吐、泻、失血过甚，真阴耗损，阴损及阳，以致元阳衰微，心神耗散，或阴经直受寒邪侵袭，暴伤阳气，见神志昏愦不语、呼吸微弱等症；阳气虚极，气不摄津，故见额汗或大汗；阳气欲脱，失于温煦，则面色苍白，四肢厥逆；摄纳不固，则二便失禁；阳气不布，血运不畅，则口唇青紫；唇舌淡润，脉微欲绝，均属阳气暴脱之征。

2.《七松岩集·中脏》："中脏临险之证：唇吻不收，舌强失音，直视摇头，口开手撒，鼻鼾遗尿，痰声如锯，此为中五脏，九窍不通，绝闭而死。"

条文叙述邪气直中脏腑的症状。

十四、清代雷少逸《时病论》：痰闭、寒邪昏迷

1.《时病论·中湿》："今忽中者，必因脾胃素亏之体，宿有痰饮内留，偶被湿气所侵，与痰相搏而上冲，令人涎潮壅塞，忽然昏倒，神识昏迷。"

条文叙述了痰闭的病因病机。症状可见

面色垢滞，神志痴呆，语言错乱或意识朦胧，语言不清，甚则深度昏迷。昏迷后多无发热，静而不烦，喉间痰声漉漉，恶心呕吐，舌苔白腻或灰腻，脉沉滑。思虑过度，气结于中，痰湿内生，或脾失健运，聚而生痰，心窍为痰浊所阻，或热病痰湿互结，神明被遏，故见意识错乱或昏迷；痰浊属阴，阴主静，故昏迷后多无发热，静而不烦；痰涎壅盛则喉有痰声；痰阻中焦，胃气上逆则恶心呕吐；舌苔白腻或灰腻，脉沉滑，均为痰湿内盛之象。

2.《时病论·中寒》："中寒者，交一阳之后，时令过于严寒，突受寒淫杀厉之气，卒然腹痛，面青吐泻，四肢厥冷，手足挛踡，或昏闷身凉，或激热不渴等证……如果脉微欲绝，昏不知人，问之不能答，似此难分经络，始可遵丹溪用温补之剂。"

条文叙述寒邪直中造成昏迷的病机及症状。症状可见猝然昏晕不知人，面青肢冷，腹部胀满，或吐逆恶心，口噤不语，或妄言妄见；舌上有紫气，苔白，脉沉细而微，或忽大忽小。病机分析：秽浊之气，阻碍气机，蒙蔽神明，故昏晕不知人；气郁不通，故面青肢冷；清浊升降失常，故腹部胀满疼痛，或吐逆恶心；浊邪害清，清窍被蒙，故口噤不语；若寒邪内蒙心包，则妄言妄见；舌上有紫气，苔白是寒邪秽浊内阻之象；脉沉细而微，或忽大忽小为气机郁闭之征。

十五、清代周学海《读医随笔》：辨病

《读医随笔·痉厥癫痫》："痉、厥、癫、痫四者，皆有猝倒无知之证，而病名各异者，其病机、病体有不同也。痉之病成于燥也，属于太阳，故项背必强，甚者角弓而反张矣。此筋病也。《内经》、仲景谓痉属于湿者，推其原也。无论温寒、湿热，必化燥而后痉，是津液凝结也。厥亦有寒热之分，而身不强，是卫气逆乱之病也，病在脉外，皆属于实。其虚而厥者，直脱而已。昔曰有寒、有热，究竟统归于热，但有外寒逼热而然者，总是荣气消耗，卫气无所系恋，而奔逸迫塞于心包也。癫无寒热之分，而

93

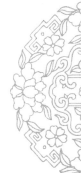

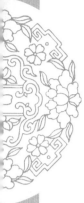

有久暴之别,是营气窒闭之病也,病在脉中。《经》曰心营肺卫,又心主知觉。心包络之脉,为痰血所阻塞,则心之机神停滞而无知矣。是营气壅实,而卫气力不足以推荡之,蓄积以致此也。又心与小肠脉络相通,小肠脉中有凝痰瘀血,阻塞心气,亦发为癫也。厥之病,气实而血虚;癫之病,血实而气虚。其邪皆实,其正皆虚。若夫痫者,由于血热,发于肝风,手足抽掣,五兽同鸣。若人以五兽分五脏,而总归于肝者,肝藏血,热生风,风性动也。此脏病外连经络,盖气血俱实者也。而其本必由于寒……慢惊则全属脾脏阴阳两虚,故阴邪内拒,虚阳上迫,气机乍窒,卒然无知也。"

条文叙述昏迷与痉病、厥证及痫证的区别。痫证发作时突然仆倒,昏不知人,口吐涎沫,两目上视,四肢抽搐,或口中作猪羊叫声,多为突然发作,发作片刻自行恢复,一如常人,并有反复发作病史,每次发作症状相似;昏迷如未经治疗,一般不会自行恢复,并伴有引起昏迷原发病证的症状体征。晕厥多为一过性意识丧失,一般移时苏醒,复如常人;昏迷虽积极救治,常难以在短时间内苏醒,病情较重。痉病以外感热毒之邪,或金创破伤,伤口不洁,感受风毒,导致阴津亏耗,筋脉失养,临床以项背强直、四肢抽搐甚则角弓反张为主症,与昏迷有明显的区别。

(周迎春　吴依芬　黄桂琼　陈红梅)

第二章 外感热病证

WAIGANRE BINGZHENG

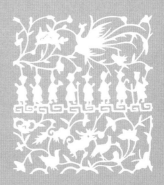

第一节 感 冒

感冒,俗称"伤风",是感受触冒风邪所导致的常见外感疾病。临床以鼻塞、流涕、喷嚏、咳嗽、头痛、恶寒、发热、脉浮等为主症。一般病程3~7天,在整个病程中很少有传变。病情较重,并在一个时期内广泛流行,证候多相类似者,称作时行感冒。西医学所称的上呼吸道感染属于感冒的范畴,流行性感冒属于时行感冒的范畴,均可参考本病辨证论治。

感冒之名,始见于北宋《仁斋直指方论·诸风》。宋代主张以六经为纲进行辨证施治。元、明以来认识到感冒与风寒或风热之邪袭肺有关,提出用辛温或辛凉之剂以疏风解表。及至清代,随着温热病学的发展,对本病的认识,较多地采用了温热病的理、法、方、药,从而使感冒的辨证论治更加完备。

一、《黄帝内经》:类似感冒症状的论述

《素问·骨空论》:"风者,百病之始也……风从外入,令人振寒汗出,头痛,身重,恶寒。"

本条文的论述符合感冒的特点。

二、汉代张仲景《伤寒论》:太阳病

1.《伤寒论·辨太阳病脉证并治》:"太阳之为病,脉浮,头项强痛而恶寒。"

2.《伤寒论·辨太阳病脉证并治》:"太阳病,头痛,发热,身痛,腰痛,骨节疼痛,恶风,无汗而喘者,麻黄汤主之。"

3.《伤寒论·辨太阳病脉证并治》:"太阳中风,阳浮而阴弱。阳浮者热自发,阴弱者汗自出。啬啬恶寒,淅淅恶风,翕翕发热,鼻鸣干呕者,桂枝汤主之。"

4.《伤寒论·辨太阳病脉证并治》:"太阳病,头痛,发热,汗出,恶风者,桂枝汤主之。"

5.《伤寒论·辨太阳病脉证并治》:"太阳

病,发热,汗出者,此为营弱卫强,故使汗出,欲救邪风者,宜桂枝汤。"

张仲景认为,太阳病由于腠理不固,风寒之邪侵袭太阳经脉,致营卫失于调和,出现太阳表证,而见发热恶寒或恶风、头项强痛、脉浮或浮缓等症状。他并制定麻黄汤治疗表实证,桂枝汤治疗表虚证,为后世治疗感冒辨别表实、表虚,奠定了理论基础。

三、隋代巢元方《诸病源候论》:外感风热感冒的成因和临床特征

《诸病源候论·风热候》:"风热病者,风热之气,先从皮毛入于肺也……其状使人恶风寒战,目欲脱,涕唾出……有青黄脓涕。"

本条文说明隋代对外感风热感冒的成因和临床特征已有一定的认识。

四、宋代陈无择《三因极一病证方论》:伤风病名

《三因极一病证方论·叙伤风论》:"甚者以伤风、暑湿、时气、疫疠,凡曰太阳病者,皆谓之伤寒,晋人不经,类皆如此,固不足道……今别立伤风一门,于四淫之前。"

陈无择将伤风列为专题论述。其"伤风"之名,则沿用至今。

五、宋代杨士瀛《仁斋直指方论》:感冒病名

《仁斋直指方论·诸风》:"参苏饮治感冒风邪,发热头痛,咳嗽声重,涕唾稠黏"。

杨士瀛首次提出感冒病名。

六、元代朱丹溪《丹溪心法》:辛温、辛凉两大法则

《丹溪心法·中寒附录》:"伤风属肺者多,

宜辛温或辛凉之剂散之。"

朱丹溪对感冒的治疗立辛温、辛凉两大法则,对后世有深远的影响。

七、明代龚廷贤《万病回春》:风寒感冒

《万病回春·伤寒附伤风》:"四时感冒风寒者宜解表也。"

龚廷贤提出风寒感冒的名称,并主张用解表的方法治疗。

八、明代张景岳《景岳全书》:伤风与伤寒

《景岳全书·伤风》:"伤风之病,本由外感,但邪甚而深者,遍传经络,即为伤寒;邪轻而浅者,只犯皮毛,即为伤风。"

张景岳以邪之深浅、病之轻重来辨别伤风与伤寒。犯皮毛者为伤风,传经络者为伤寒。

九、清代林珮琴《类证治裁》:时行感冒

《类证治裁·伤风》:"时行感冒,寒热注来,伤风无汗,参苏饮、人参败毒散、神术散。"

林珮琴提出"时行感冒"之名,并明确指出寒热往来,伤风无汗者用参苏饮、人参败毒散、神术散治疗。

十、清代李用粹《证治汇补》:补脾胃治虚人伤风

《证治汇补·伤风》:"如虚人伤风,屡感屡发,形气病气俱虚者,又当补中,而佐以和解,倘专泥发散,恐脾气益虚,腠理益疏,邪乘虚入,病反增剧也。"

本条文指出,脾胃内伤或脾胃虚弱是虚人伤风发生之基础,脾胃虚弱则无阳以护其荣卫,则不任风寒,外邪乘虚而入。故其治宜补中,不可专泥发散。

（贺松其　文　彬　陈炜聪）

第二节　风　温

风温是感受风热病邪所引起的以肺卫表热证为初起证候特征的急性外感热病。多见于春、冬两季,其中发于冬季的又称为冬温。患者感邪即病,初起以发热、微恶风寒、咳嗽、口微渴、苔薄白、脉浮数等为主要症状,继则出现邪热壅肺等气分证候,后期多表现为肺胃阴伤。根据风温病的发病季节和临床表现,它与西医学的大叶性肺炎、病毒性肺炎,或冬春季节的上呼吸道感染、流行性感冒和急性支气管炎等疾病相似。

风温之名,首见于《伤寒论》:"太阳病,发热而渴,不恶寒者,为温病。若发汗已,身灼热者,名风温。"但其所指是热病误汗后的坏证。唐代孙思邈《备急千金要方》引《小品方》之葳蕤汤作为治疗《伤寒论》所述风温的主方。风温病作为四时温病中一个独立病种被明确提出来,始于明代汪石山,曰:"又有不因冬月伤寒,至春为病温者,此特感春温之气,可名曰春温,如冬之伤寒、秋之伤湿、夏之中暑相同。"清代,随着温病学说的发展,对风温病的认识也日益深刻和丰富。一些著名温病学家在继承前人理论的基础上,结合自己的临床经验,创造性地总结出了一整套诊治风温的理论和方法,从而形成了对风温病的因证脉治较为全面的认识,其中尤以叶天士和陈平伯的贡献最为突出。叶天士提出:"风温者,春月受风,其气已温。《经》谓春病在头,治在上焦。肺位最高,邪必先伤。此手太阴气分先病,失治则入手厥阴心包络,血分亦伤。"这不仅明确了风温是感受时令风温之邪所致的春季新感温病,而且还阐明了其病机特点、传变趋向以及治疗原则。陈平伯撰有风温专著《外感温病篇》,对风温的病因、病机和证治作了系

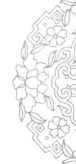

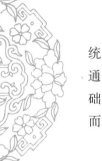

统的论述。此外,清代的一些著名医家如吴鞠通、吴坤安和王孟英等都在叶天士等的理论基础上从不同方面对风温病作了阐述和补充,从而进一步丰富了风温病辨证论治的内容。

一、汉代张仲景《伤寒论》:首次提出风温病名

《伤寒论·辨太阳病脉证并治》:"太阳病,发热而渴,不恶寒者,为温病。若发汗已,身灼热者,名风温。风温为病,脉阴阳俱浮,自汗出,身重,多眠睡,鼻息必鼾,语言难出。"

以上是风温之名的最早的文献记载。但该条所说的风温,多数学者认为是指伏气温病误治后的变证。伏气温病的病理特点是里热炽盛。若误用辛温发汗,无异于火上加油,以致里热益盛,气阴为之耗伤,神机不运,故出现上述种种变证。值得指出的是,后世所称的"风温",一般是指发于春月的新感温病,与此有别。

二、晋代王叔和《伤寒例》:风温与伏气温病

《伤寒例》:"若更感异气变为他病者,当依旧坏病证而治之……阴脉濡弱者,更遇于风,变为风温。"

王叔和师承张仲景之意,提出伤寒病邪尚未清除,病中重感异气变为风温,说明了风温属于伏气温病的范畴。

三、宋代朱肱《类证活人书》:风温的病因、主症及治法

《类证活人书》:"脉尺寸俱浮,头痛身热,常自汗出,体重,其息必喘,四肢不收,嘿嘿但欲眠,此名风温也。其人素伤于风,因复伤于热,风热相搏,即发风温。主四肢不收,头痛身热,自汗出不解,治在少阴、厥阴。不可发汗,发汗即谵语独语,内烦躁扰不得卧,若惊痫,目乱无精,疗之者,复发其汗,如此死者,医杀之也。"

朱肱第一次详述了风温的病因,并且描述

了风温的症状,提出了风温的治疗方法以及治疗禁忌。从文献考察可知,朱肱所述的风温症状,实际上是《伤寒论》所述"风温为病"的证候表现,其实质是指伏气温病。

四、宋代庞安时《伤寒总病论》:风温的病因与证治

《伤寒总病论》:"病人素伤于风,因复伤于热,风热相搏,则发风温。四肢不收,头痛身热,常自汗出不解。治在少阴厥阴,不可发汗,汗出则谵语。"

庞安时对风温的病因、病变部位、症状和治法提出了新的看法,其实质亦承张仲景《伤寒论》之旨意。

五、宋代许叔微《伤寒发微论》:风温病乃感受风邪而成

《伤寒发微论·论风温证》:"大抵温气大行,更感风邪,则有是证。"

本条文揭示了风温病乃感受时令风温之邪而成,影响深远。

六、明代汪石山《重订广温热论》:新感风温

《重订广温热论》:"又有不因冬月伤寒,至春为病温者,此特感春温之气,可名曰春温,如冬之伤寒、秋之伤湿、夏之中暑相同。此新感之温病也。"

这里的春温,即是指春季感受时令风热之邪所引起的新感风温。汪石山之说,改变了长期以来以伏邪学说为主阐述温病的病因发病,并提出新感温病之名称,为风温病的因证脉治奠定了初步的理论基础。

七、清代王孟英《温热经纬》:风温的发病季节、病变部位、病邪传变及治疗宜忌

1.《温热经纬·叶香岩三时伏气外感篇》:"风温者,春月受风,其气已温。《经》谓春病在头,治在上焦。肺位最高,邪必先伤。此手太阴气分先病,失治则入手厥阴心包络,血分亦

伤。盖足经顺传，如太阳传阳明，人皆知之；肺病失治，逆传心包络，人多不知者。俗医见身热咳喘，不知肺病在上之旨，妄投荆、防、柴、葛，加入枳、朴、杏、苏、菔子、楂、麦、橘皮之属，辄云解肌消食。有见痰喘，便用大黄礞石滚痰丸，大便数行，上热愈结。幼稚谷少胃薄，表里苦辛化燥，胃汁已伤，复用大黄大苦沉降丸药，致脾胃阳和伤极，陡变惊痫，莫救者多矣。"

2.《温热经纬·叶香岩三时伏气外感篇》："春季温暖，风温极多，温变热最速，若发散风寒、消食，劫伤津液，变证尤速。初起咳嗽喘促，通行用薄荷（汗多不用）、连翘、象贝、牛蒡、花粉、桔梗、沙参、木通、枳壳、橘红。表解热不清，用黄芩、连翘、桑皮、花粉、地骨皮、川贝、知母、山栀……里热不清，朝上凉，晚暮热，即当清解血分，久则滋清养阴。若热陷神昏，痰升喘促，急用牛黄丸、至宝丹之属。"

以上两条较全面地阐述了风温的发病季节、病变部位、病邪传变及治疗宜忌等。尤其是"肺病失治，逆传心包络""温变热最速"等句，是叶天士独创之论，对临床颇有指导意义。所论治疗次第和具体方药，亦有很高的临床价值。

八、清代陈平伯《外感温病篇》：风温的辨证论治体系的建立

1.《外感温病篇》："风温为病，春月与冬季居多，或恶风，或不恶风，必身热咳嗽烦渴，此风温证之提纲也。"

本条文为风温证之提纲，开宗明义地阐明了风温初起的主要证候和发病季节，使之与伤寒及其他温病有所鉴别。所以，它被列为首条，作为风温证的提纲。

2.《外感温病篇》："风温证，身热畏风，头痛咳嗽，口渴，脉浮数，舌苔白者，邪在表也。当用薄荷、前胡、杏仁、桔梗、桑叶、川贝之属凉解表邪。"

本条文为风温初起，邪在肺卫的证治。陈平伯遵叶天士"在卫汗之可也""在表初用辛凉轻剂"之旨，对于风温初起邪在肺卫者，药以薄荷、桑叶轻清宣透，杏仁、前胡、桔梗宣降肺气，惟川贝母一味，长于润肺化痰止咳，阴虚内伤咳嗽多用之，风温初起，不若浙贝母为佳。

3.《外感温病篇》："风温证，身热咳嗽，自汗口渴，烦闷脉数，舌苔微黄者，热在肺胃也。当用川贝母、牛蒡、桑皮、连翘、橘皮、竹叶之属凉泄里热。"

本条文为风温邪热初传肺胃，热尚未盛的证治。药用川贝母、牛蒡子、桑白皮、连翘、竹叶之属清解里热，轻宣肺气。唯橘皮性偏温燥，于本证似欠妥帖。若热势较甚，栀子、黄芩、瓜蒌、芦根等味亦可择用，以增强清热护津之效。

4.《外感温病篇》："风温证，身热，咳嗽，口渴，下利，苔黄，谵语，胸痞，脉数，此温邪由肺胃下注大肠。当用黄芩、桔梗、煨葛、豆卷、甘草、橘皮之属，以升泄温邪。"

本条文为肺胃邪热下移大肠的证治。所见之证皆是肺胃热盛之候，下利乃是邪热下注于大肠使然。故治以清热止利为主。药用葛根、黄芩、甘草，是取葛根黄芩黄连汤之意急以清热止利；桔梗宣肺利气；因兼胸痞，热中夹湿，故用豆卷、橘皮以宣化湿邪。

5.《外感温病篇》："风温证，身热自汗，面赤神迷，身重难转侧，多眠睡，鼻鼾，语难出，脉数者，温邪内逼阳明，精液劫夺，神机不运。用石膏、知母、麦冬、半夏、竹叶、甘草之属泄热救津。"

本条文为阳明热盛，津液受伤的证治。风温邪热内传阳明，热盛于气分，故见身热自汗、面赤脉数等症；热盛伤津，络脉失养，则身重难以转侧；胃络通心，阳明热盛扰动神明，故见神昏嗜睡，语言难出。这些均为阳明热盛，正邪交争剧烈，津液被劫的证候。药用石膏、知母、竹叶清泻胃热；复加麦冬、甘草补益气阴；配半夏之化痰和胃，以防痰与热闭，又免麦冬滋腻恋邪之弊。纵观用药，实取白虎汤、竹叶石膏汤之意。

6.《外感温病篇》："风温证，热久不愈，咳嗽唇肿，口渴，胸闷不知饥，身发白疹如寒粟

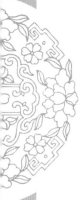

状，自汗，脉数者，此风邪挟太阴脾湿，发为风疹。用牛蒡、荆芥、防风、连翘、橘皮、甘草之属凉解之。"

本条文为风温夹湿，外发白㾦的证治。正如王孟英所说："白疹即白㾦也。虽挟湿邪久不愈而从热化，且汗渴脉数，似非荆、防之可再表。宜易滑石、苇茎、通草，斯合凉解之法矣。若有虚象，当与甘药以滋气液。"

7.《外感温病篇》："风温证，身热咳嗽，口渴胸痞，头目胀大，面发泡疮者，风毒上壅阳络。当用荆芥、薄荷、连翘、玄参、牛蒡、马勃、青黛、银花之属，以清热散邪。"

本条文为风温挟毒，上攻头面的证治。治疗既要清泄风温，又需兼解温毒。药用荆芥、薄荷轻清宣透之品以疏散风热，清宣肺气；复加金银花、连翘、玄参、马勃、青黛之属，是取普济消毒饮之意，以清热解毒消肿，为治大头瘟而设。然板蓝根、蝉蜕、僵蚕、桔梗、生甘草等味亦可加入，以增强清热散风、解毒消肿之效。

8.《外感温病篇》："风温毒邪，始得之，便身热口渴，目赤咽痛，卧床不安，手足厥冷，泄泻，脉伏者，热毒内壅，络气阻遏。当用升麻、黄芩、犀角、银花、甘草、豆卷之属升散热毒。"

本条文为热毒内壅，阻遏络气的证治。本证初起即见阳明热毒炽盛之象，可知并非一般的风温，当为温毒邪热外袭之证，故治以清热解毒为主，酌加升散透泄之升麻以"升散热毒"。如加入生石膏则于证更合。值得注意的是：本证兼有手足厥冷、泄泻、脉伏等症，临床上极易与阴盛格阳之真寒假热证相混淆。两者都可出现上述症状，但病性病机则截然相反，临床上当高度重视。

9.《外感温病篇》："风温证，身灼热，口大渴，咳嗽烦闷，谵语如梦语，脉弦数，干呕者，此热灼肺胃，风火内旋。当用羚羊角、川贝、连翘、麦冬、石斛、青蒿、知母、花粉之属，以泄热和阴。"

本条文为肺胃热盛，风火内旋的证治。身灼热，口大渴，干呕为胃热炽盛，阴液已伤的见症；咳嗽烦闷为肺热壅盛的见症；谵语如梦语为热扰神明的见症；脉弦数说明热入肝经，有动风之势。风火相合，内旋于里，将有燎原之势。根据证情，清热的石膏，泻火的栀子、黄芩，平呕逆的代赭石、竹茹、枇杷叶等皆可随证选用。

10.《外感温病篇》："风温证，身热痰咳，口渴神迷，手足瘛疭，状若惊痫，脉弦数者，此热劫津液，金囚木旺。当用羚羊、川贝、青蒿、连翘、知母、麦冬、钩藤之属，以息风清热。"

本条文为热盛劫津，引动肝风的证治。用羚羊角、钩藤以清肝息风，川贝母涤痰宣窍，连翘清热解毒，青蒿、知母以清透阴分之热，麦冬甘寒生津，诸药共奏清热涤痰，平肝息风之功。王孟英认为，还可加玄参、栀子、丝瓜络，则清热生津息风之力更为优厚。

11.《外感温病篇》："风温证，身大热，口大渴，目赤唇肿，气粗烦躁，舌绛，齿板，痰咳，甚至神昏谵语、下利黄水者，风温热毒，深入阳明营分，最为危候。用犀角、连翘、葛根、玄参、赤芍、牡丹皮、麦冬、紫草、川贝、人中黄解毒提斑，间有生者。"

本条文为风温热甚，气营两燔的证治。若治不及时，最易引起气津两枯而痰热堵塞心窍，出现内闭外脱之危候。本证气分之热极为炽盛，如加入石膏、知母以清热生津则更为贴切。本条文提到"解毒提斑"，虽然症状上未言及斑，但从药物上看却有治斑之意，故有发斑者亦宜。本证极为危重，陈平伯自注云："若其毒不甚重，或气体壮实者，犹可挽回，否则必坏。"

12.《外感温病篇》："风温证，热渴烦闷，昏愦不知人，不语如尸厥，脉数者，此热邪内蕴，走窜心包络。当用犀角、连翘、焦远志、鲜石菖蒲、麦冬、川贝、牛黄、至宝之属泄热通络。"

本条文为风温内陷，邪闭包络的证治。风温证出现身热，口渴，昏厥不知人，不语如尸厥等证，属逆传心包证，故治以清热化痰、清心开窍为主，药用水牛角、麦冬、连翘清心泻热，川贝母、远志清化痰热，石菖蒲芳香开窍，复加牛黄丸、至宝丹之类以增强清心开窍之效。

九、清代吴鞠通《温病条辨》:风温的辨治

1.《温病条辨·上焦篇》:"风温者,初春阳气始开,厥阴行令,风夹温也。"

本条文明确指出了风温的发病季节及致病因素。从临床实践看,春季是流行性感冒、大叶性肺炎等急性热病的好发季节,按中医辨证求因,多为感受风温之邪所致,可见吴鞠通的见解是颇切合临床实际的。

2.《温病条辨·上焦篇》:"太阴风温,但咳,身不甚热,微渴者,辛凉轻剂桑菊饮主之。"

此是治疗风温初起,病情轻浅者的代表方剂,是宗叶天士"在卫汗之可也""在表初用辛凉轻剂"的治则而制。经反复实践,本方对于温病邪在肺卫,出现轻微发热、咳嗽、口微渴、苔薄白、舌边尖红、脉象浮数等症状者有良好的效果。

3.《温病条辨·上焦篇》:"太阴风温……初起恶风寒者,桂枝汤主之;但热不恶寒而渴者,辛凉平剂银翘散主之。"

风温初起,邪在肺卫,纵兼寒邪外束,亦不宜桂枝汤之辛温解表,吴鞠通囿于《伤寒论》之定法,遂遭后世非议。"但热不恶寒而渴"是邪热渐盛的征象,吴鞠通立银翘散、解毒散治之,甚为合拍。是方功擅疏散风温,其清热解毒的作用尤胜于桑菊饮,为治疗温病初起而见发热、口渴、咽痛、舌边尖红、苔薄白或薄黄偏干、脉象浮数的名方。

十、清代吴坤安《伤寒指掌》:天气反常与风温为病

1.《伤寒指掌·伤寒类症》:"凡天时晴燥,温风过暖,感其气者即是风温之邪,阳气熏灼,先伤上焦。其为病也,身热汗出,头胀咳嗽,喉痛声浊,治宜辛凉轻剂解之,大忌辛温汗散,古人治风温,有葳蕤汤、知母葛根汤,内有麻黄、羌活等药,皆不可用。"

本论对风温的致病因子、病邪入侵部位、初起主要症状、治疗法则和治疗禁忌等作了提纲挈领的叙述,语虽不多,但十分明确。至于具体治疗方药,可参下文。

2.《伤寒指掌·伤寒类症》:"风温吸入,先伤太阴肺分,右寸脉独大,肺气不舒,身痛胸闷,头胀咳嗽,发热口渴,或发瘄疹,主治在太阴气分,栀、豉、桑、杏、蒌皮、牛蒡、连翘、薄荷、枯苓、桔梗、桑叶之类清之解之。咳嗽加贝母,声浊不扬加兜铃,火盛脉洪加石膏,咽痛加射干,饱闷加川郁金、枳壳,干咳喉燥加花粉、蔗浆、梨汁,咽喉锁痛加莱菔汁。"

"风温吸入,先伤太阴肺分",与叶天士所说的"温邪上受,首先犯肺"如出一辙。本病初起,吴坤安指出"主治在太阴气分",所用药物乃轻清宣透之品,与病情颇为合拍,随证加减之药亦恰到好处,可师可法。

十一、清代章虚谷《医门棒喝》:天气变化与风温为病

《医门棒喝》:"风温者,冬至一阳来复,则阳进阴退,立春以后,阳气渐旺。若又可所言'温和之气,原不病人',殊不思《灵枢经》云虚风贼邪,四时皆有。人感虚风而当温和之候,即成温病,故方书称为风温……故四时皆有邪风,而春令温暖,又为风木主令,故风温之病较三时为多。若方书所称温热、冬温等名,皆可以'风温'二字赅之。盖冬令温和,未必为病,必中邪风而成温病,温重即成热病,是以不须另分名目也。"

以上说明了风温为病是因为天气变化,人感虚邪贼风而当温和之候。有因外感之邪无不兼风,故风温之病较三时为多。

十二、清代陆子贤《六因条辨》:风与温合的病理

《六因条辨·风温辨论》:"夫风者天之阳气,温者天之热气……冬春久暖,雨泽愆期,风阳化燥,鼓荡寰宇,而人于气交之中,素禀阴亏者,最易凑袭……风与温合,是为风温。"

风温的发病,外邪固然是重要因素,但机体的抗邪能力往往起主导作用。阴亏之体,一般虚火偏亢,同气相求,故风温之邪最易凑袭,此不独风温如此,其他温病莫不皆然。

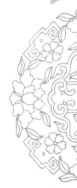

十三、清代张畹香《张氏温暑医旨》:风温从三焦辨治

《张氏温暑医旨》:"风温分三焦治。葳蕤汤、苇茎汤、银翘散、白虎汤,治上焦药也。黄芩汤,提少阳邪,并肺而祛之,亦上焦也。至宝丹、紫雪、牛黄丸,芳香开窍,心肺同属上焦也。凉膈散由上焦至中焦,下药也。舌黄滑厚,痰多,多用象贝母、蒌仁,为贝蒌下肺汤,或葶苈大枣汤,皆肺分下药也。肺热用羚角,入心用犀、地,不应,再加川连。叶氏所云忌下者,不用承气汤耳。若小柴胡汤,张石顽先生云:春天少阳司令,当旺者贵,故可用。予逢夹少阳邪者加柴胡,其头痛由于血虚者,用芎、归无不效。"

以上提出了风温从三焦论治的辨治思想,并且详述了三焦分治的代表方剂,为后来者治疗风温提供了新的思路。

十四、清代张锡纯《医学衷中参西录》:伤寒与风温的异同之治

《医学衷中参西录·伤寒风温始终皆宜汗解说》:"伤寒初得宜用热药发其汗,麻黄、桂枝诸汤是也。风温初得宜用凉药发其汗,薄荷、连翘、蝉蜕诸药是也。至传经已深,阳明热实,无论伤寒、风温,皆宜治以白虎汤。而愚用白虎汤时,恒加薄荷少许,或连翘、蝉蜕少许,注注服后即可得汗。即但用白虎汤,亦恒有服后即汗者,因方中石膏原有解肌发表之力……斯乃调剂阴阳,听其自汗,非强发其汗也。"

以上条文说明,伤寒与风温的早期治疗大相径庭,伤寒宜热药发其汗,风温则宜凉药发汗。至传经至深,则异病同治,皆以白虎汤治之。条文还强调早期与后期的服药求汗有本质的区别。早期强调发其汗,后期则解肌发表,调剂阴阳,听其自汗而已。

(贺松其　文　彬　袁菊辉)

第三节　春　温

春温是感受春季温热病邪而引起的一种急性外感热病。起病急,病情重,变化多,初起以高热、烦渴,甚至神昏、痉厥等里热炽盛证为主要临床表现。多发生于春季。现代医学所说的重型流感、流行性脑脊髓膜炎和病毒性脑炎等,可参考本病辨证施治。

本病导源于《黄帝内经》的"冬伤于寒,春必病温""藏于精者,春不病温"的观点。后代医家在《黄帝内经》的基础上,对本病的病因病机、临床证候和治疗方法多有发挥,直到清代温病学说臻于成熟,春温一证,理法方药始备,后世方有绳墨可循。

一、《黄帝内经》:伏气温病

1.《素问·生气通天论》:"冬伤于寒,春必病温。"

此句为伏气温病的学术渊源。人体在冬季感受寒邪后,可即时发病,亦可不即时发病。不即时发病者,邪气潜伏于体内,越一季以上而发,称伏气温病。

2.《素问·金匮真言论》:"精者,身之本也,故藏于精者,春不病温。"

人体感受寒邪之后,发病与否,主要取决于正气之盛衰,不独感而即发的"伤寒"如是,伏气温病亦不例外。"藏于精",是指冬令起

居有常，房事有节，不妄作劳，使精气固密，以顺应此时"万物深藏"的养生法则，如是则正气充盛，可免于疾病的发生。

3.《素问·热论》："凡病伤寒而成温者，先夏至日者为病温，后夏至日者为病暑。"

伏寒化温而发病，发于夏至日以前的称温病，如春温；发于夏至日之后的则称暑病。此以发病季节而确立其病名。

由上可见，《黄帝内经》已从病因病机、邪伏部位、邪伏时间、内外因素和发病形式等方面对伏气温病的理论有所认识和阐述，从而为伏气温病学说的产生、形成和发展提供了依据，奠定了基础。凡后世论伏气温病之说者，莫不引其以为嚆矢。

二、隋代巢元方《诸病源候论》：春温的病因

《诸病源候论·温病候》："《经》言：春气温和，夏气暑热，秋气清凉，冬气冰寒，此四时正气之序也。冬时严寒，万类深藏，君子固密，则不伤于寒。触冒之者，乃为伤耳。其伤于四时之气者，皆能为病，而以伤寒为毒者，以其最为杀厉之气焉。即病者为伤寒，不即病者为寒毒藏于肌骨中，至春变为温病。是以辛苦之人，春夏必有温病者，皆由其冬时触冒之所致也。凡病伤寒而成温者，先夏至日者为病温，后夏至日者为病暑。"

以上详细阐述了春温的发病原因。伤于冬时严寒者，即病者为伤寒，不即病者，其寒毒藏于肌骨中，至春变为温病。

三、宋代朱肱《类证活人书》：春温与温疫

《类证活人书·四十三问》："夏至以前发热、恶寒、头疼、身体痛，其脉浮紧，此名温病也。春月伤寒谓之温病。冬伤于寒轻者，夏至以前发为温病。盖因春温暖之气而发也，又非温疫也，治温病与冬月伤寒、夏月热病不同，盖热轻故也。"

以上详述了春温的证候特点、脉象以及如

何区分春温与温疫，同时指出春温与冬月伤寒、夏月热病在治疗上的不同之处。

四、宋代郭雍《伤寒补亡论》：春温的范畴

1.《伤寒补亡论》："故伤寒冬不即发，遇春而发者，比于冬之伤寒为重也，又有夏至而发者。盖寒毒浅近在肤腠，正气易胜，故难久留，是以即发其毒，稍深则入于肌肉，正气不能胜，必假春温之气开疏腠理而后可发，是以出为温病……又有冬不伤寒而春感不正之气而病，其病无寒毒之气为之根，虽名温病，又比冬伤于寒，至春再感温气为病轻。然春温冬寒之病乃由自感自致之病也，若夫一乡一邦一家皆同患者，是则温之为疫者然也，非冬伤于寒自感自致之病也。"

2.《伤寒补亡论》："医家论温病多误。盖以温为别一种病，不思冬伤于寒，至春发者谓之温病，冬不伤寒而春自感风寒温气而病者，亦谓之温，及春有非节之气中人为疫者，亦谓之温。"

郭雍认为，春温包括春季的多种温热病，有"冬伤于寒，至春发者谓之温病，冬不伤寒而春自感风寒温气而病者"，以及"春有非节之气中人为疫者"。冬伤于寒，春发温病者为重。冬不伤于寒，春发温病者为轻。条文同时也描述了温疫的发病特点即一乡一邦一家皆同患，说明了温疫具有流行性特征。

五、明代方广《丹溪心法附余》：春温的病理过程

《丹溪心法附余》："温热之病皆由秋冬之时外感风寒，内伤饮食，其时天气收藏不能即发，以致气血怫郁，变成积热，至春夏之际，又因外感内伤，触动积热，其时天气升浮，故能发出其热，自内达外。"

以上更加详细地说明了春温的发病是因为感受秋冬之风寒，不能即发，以至积热于内，致春、夏之季触动积热而发热的病理过程。

第二章　外感热病证

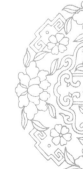

六、明代吴又可《温疫论》：对春温病因的重新认识

《温疫论》："上文所言冬时严寒所伤，中而即病者为伤寒，不即病者至春变为温病，至夏变为暑病。然风寒所伤，轻则感冒，重则伤寒。即感冒一证，风寒所伤之最轻者，尚尔头疼身痛，四肢拘急，鼻塞声重，痰嗽喘急，恶寒发热，当即为病，不能容隐。今冬时严寒所伤，非细事也，反能藏伏过时而发耶？更问何等中而即病？何等中而不即病？何等中而即病者头痛如破，身痛如杖，恶寒项强，发热如炙，或喘或呕，甚则发痉，六脉疾数，躁烦不宁，至后转变，不可胜言，仓卒失治，乃致伤生？何等中而不即病者，感则一毫不觉，既而延至春夏，当其已中之后，未发之前，饮食起居如常，神色声气，纤毫不异，其已发之证，势不减于伤寒？况风寒所伤，未有不由肌表而入，所伤皆营卫，所感均系风寒，一者何其懵懂，藏而不知，一者何其灵异，感而即发？同源而异流，天壤之隔，岂无说耶？既无其说，则知温热之源非风寒所中矣！且言寒毒藏于肌肤之间，肌为肌表，肤为皮之浅者，其间一毫一窍，无非营卫经行所摄之地，即感冒些小风寒，尚不稽留，当即为病，何况受严寒杀厉之气，且感于皮肤最浅之处，反能容隐者耶？以此推之，必无是事矣。"

吴又可对传统的"伏寒化温"说提出了质疑。他认为寒毒藏于肌肤之间，到春、夏季触动积热而发为春温必不可能。因为肌肤之间为肌表肤浅之处，即使感冒些小风寒，尚不能稽留，当即为病，何况受风寒杀厉之气。他还对中而即病和中而不即病的可能性进行了详细的分析，提出了中而不即病的不可信。吴又可这种注重实践，不迷信古人，善于分析，勇于学习创新的精神值得我们学习。

七、清代章虚谷《医门棒喝》：温病病因辨析

《医门棒喝》："或云人身受邪，无不即病，未有久伏过时而发者，其说甚似有理，浅陋者莫不遵信为然，不知其悖经义，又从而和之。

夫人身内脏腑，外营卫，于中十二经、十五络、三百六十五外络、六百五十七穴，细微幽奥，曲折难明。今以一郡一邑之地，匪类伏匿，犹且不能觉察，况人身经穴之渊邃隐激，而邪气如烟之渐熏，水之渐积，故如《内经》论诸痛诸积，皆由初感外邪，伏而不觉，以致渐侵入内所成者也。安可必谓其随感即病而无伏邪者乎？"

以上说明章虚谷坚持《黄帝内经》"冬伤于寒，春必温病"观点，并且强调人身经穴之渊深隐微，外邪内侵渐积而成伏邪，反对随感即病而无伏邪的说法。

八、清代王孟英《温热经纬》：春温的病因病机及小儿春温

1.《温热经纬·叶香岩三时伏气外感篇》："春温一证，由冬令收藏未固，昔人以冬寒内伏，藏于少阴，入春发于少阳，以春木内应肝胆也。寒邪深伏，已经化热，昔贤以黄芩汤为主方，苦寒直清里热，热伏于阴，苦味坚阴，乃正治也。知温邪忌散，不与暴感门同法。若因外邪先受，引动在里伏热，必先辛凉以解新邪，继进苦寒以清里热。况热乃无形之气，时医多用消滞，攻治有形，胃汁先涸，阴液劫尽者多矣。"

叶天士在《黄帝内经》"冬伤于寒，春必温病"和"藏于精者，春不病温"有关论述的基础上，扼要地阐明了春温的病因病机，提出治疗应以黄芩汤为主方，苦寒直清里热，如兼有外邪在表，必先辛凉以解新邪，继进苦寒以清里热，从而为春温的理法方药奠定了基础。尤其是叶天士认为春温易致阴津亏耗，为后世医家运用养阴透邪之法开了先河。

2.《温热经纬·叶香岩三时伏气外感篇》："藏于精者，春不病温，小儿之多温病何耶？良以冬暖而失闭藏耳。夫冬岂年年皆暖欤？因父母以姑息为心，惟恐其冻，注注衣被过厚，甚则拥之以裘帛……昼天令潜藏而真气已暗为发泄矣，温病之多，不亦宜乎？此理不但幼科不知，即先贤亦从未道及也。"

以上详细分析了小儿多温病的病因。小

儿多温病的根本原因在于冬暖小儿失于闭藏。这种失于闭藏往往是由于衣被过厚，真气暗泄而成，不但幼科不知，而且先贤亦未述及。

九、清代俞根初《通俗伤寒论》何秀山按：春温证治分虚实两端

《通俗伤寒论·春温伤寒》何秀山按："春温兼寒，初用葱豉桔梗汤……新加白虎汤加牛蒡、连翘以透斑……此伏气春温实证之治法也；若春温虚证……当以养阴退热为主，如黄连阿胶汤之属，切不可纯用苦寒，重伤正气，此伏气春温虚证之治法也。"

本论将春温证治分成虚实两端，提纲挈领，很切实用。俞根初创制的葱豉桔梗汤、新加白虎汤等，组方合理，疗效确切，具有较高的临床价值，尤其是新加白虎汤，于白虎汤大清气热的基础上，加入薄荷、桑枝、鲜荷叶和鲜竹叶等清透之品，促使邪热外泄，奏效甚捷。

十、清代吴坤安《伤寒指掌》邵仙根按：伏气温病与新感温病

《伤寒指掌·类伤寒辨》邵仙根按："春温病有两种：冬受寒邪不即病，至春而伏气发热者，名曰春温；若春令太热，外受时邪而病者，此感而即发之春温也。辨症之法，伏气春温，初起但热不寒而口渴，此自内而发出于外也；感而即发之春温，初起微寒，后则但热不寒，此由肺卫而受也。"

由伏寒化温而发于春季的伏气温病与感受时令温邪而立即发病的新感温病，在病因病机与症状上有明显不同。本论对两者的临床表现予以辨别，言简意赅，颇切实用。

十一、清代林之翰《温疫萃言》：以清泻里热为本

《温疫萃言·春温》："此证大忌发汗，若误与表散，必燥热无汗，闷乱不宁而死。以其邪伏经中，日久皆从火化而发，其热自内达外，必用辛凉以化在表之热，苦寒以泄在里之热。内气一通，自能作汗。"

春温是伏热在里，最易化燥伤阴，因此在治疗过程中忌用辛温发散之品。纵兼有外感，亦须用辛凉解表之剂，但总以清泻里热为本。

十二、清代何梦瑶《医碥》：伤寒与温病辨治

1.《医碥·春温》："温，春阳之气也，时至春而阳气发动。人应之，身中之阳气亦发动。一遇风寒外袭，闭其腠理，此气不得升发，即郁而为热，与冬月伤风寒发热无异。而有恶寒、不恶寒之分者，以冬时阳气潜藏，表阳虚，故怯寒；春月阳气升发，表阳盛，故不怯寒也。无汗者当发散，然冬月阳微，可用辛温；春月阳盛，宜用辛凉。仲景麻黄汤止为冬月伤寒立法，不可混施于此证也。《经》谓'冬伤于寒，春必病温'，又谓'冬不藏精，春必病温'，又谓'凡病伤寒而成热者，先夏至为病温，后夏至为病暑'……《金鉴》谓能藏精者其病轻，不藏精者其病重，趁矣。"

本条文首先分析了伤寒与春温的不同致病原因，描述了二者之间证候的差异，着重指出二者须分而治之，绝不能混为一谈。伤寒则恶寒，春温不恶寒，此辨证之关键。条文并且从经旨，坚信能藏精者其病轻，不藏精者其病重的观点。

2.《医碥·春温》："春温无汗，虽宜解表，然必兼清里，双解散，审其表里之重轻为加减可也。"

本条文强调春温因新感引动者，虽须解表，但仍当兼顾清里，故以双解散加减。

十三、清代雷少逸《时病论》：春温伏邪之所

《时病论·春温》："春温之病，因于冬受微寒，伏于肌肤而不即发，或因冬不藏精，伏于少阴而不即发，皆待来春加感外寒，触动伏气乃发焉，即《经》所谓'冬伤于寒，春必病温''冬不藏精，春必病温'。"

冬伤于寒，春必病温。然伤于寒者邪伏何处？雷少逸分析了邪之病所（一则伏于肌肤而

不能即发,二则伏于少阴而不即发,皆待来春之温邪触动伏气而发),进一步阐明了伏邪病所在。

十四、清代柳宝诒《温热逢源》:春温辨治的理法方药

《温热逢源·伏温从少阴初发证治》:"原其邪之初受,盖以肾气先虚,故邪乃凑之而伏于少阴。逮春时阳气内动,则寒邪化热而出。其发也,有因阳气内动而发者,亦有时邪外感引动而发者。凡阳气内动,寒邪化热而发之证,外虽微有形寒,而里热炽盛,不恶风寒,骨节烦痛,渴热少汗(初起少汗,至阳明即多汗矣)。用药宜助阴气以托邪外达,勿任留恋。其为时邪引动而发者,须辨其所夹何邪,或风温,或暴寒,或暑热。当于前法中掺入疏解新邪之意。再看其兼夹之邪轻重如何,轻者可以兼治,重者即当在初起时着意先撤新邪,俟新邪既解,再治伏邪方不碍手。此须权其轻重缓急,以定其治法,不可豫设成见也。寒邪潜伏少阴,寒久伤阳,肾阳既弱,则不能蒸化而鼓动之,每见有温邪初发而肾阳先馁,因之邪热冰伏,欲达不达,展转之间,邪即内陷,不可挽救,此最难着手之危证。其或邪已化热,则邪热燎原,最易灼伤阴液,阴液一伤,变证蜂起,故治伏气温病,当步步顾其阴液。当初起时,其外达之路,或出三阳,或由肺胃,尚未有定程,其邪仍在少阴界内……愚意不若用黄芩汤加豆豉、玄参,为至当不易之法。盖黄芩汤为清泄里热之专剂。加以豆豉为黑豆所造,本入肾经,又蒸罨而成,与伏邪之蒸郁而发相同,且性味和平,无逼汗耗阴之弊,故豆豉为宣发少阴伏邪的对之药。再加玄参以补肾阴,一面泄热,一面透邪。凡温邪初起,邪热未离少阴者,其治法不外是矣。"

本论既强调外因,而更突出内因正气(肾之精气)对发病的主导作用,从而对邪伏少阴、发于少阳等难题进行了深入的阐述。少阴肾之精气虚馁,寒邪乘虚侵入,所入之邪又藉虚而蕴伏立足,少阴肾自成容邪之地。此论较之邪伏肌肤、肌骨、膜原、骨髓诸说,既有理论上的圆满解释,又有临床实践的确实印证,很快被多数医家所接受,并有效地指导着临床诊治。

关于春温的病理特点,其证多险恶,变证迭出,常以少阴为据点,或出三阳,或出肺胃,或陷厥阴,或窜太阴,或结少阴。在治疗上基于伏邪自内而发,故宜泻热以逐邪;邪热内燔,最易伤阴,又当步步顾其阴液;若寒邪内蕴,伤及肾阳,无力托邪外达,则予助阳扶正。是为春温总治则。论伏温初发证治,柳宝诒推崇黄芩汤加豆豉、玄参。盖黄芩汤为清泻里热专剂,豆豉用以宣发少阴伏邪,玄参能补肾阴,且泄且透,又兼养阴,熔透、清、养于一炉,充分体现了其治疗伏气温病的学术特色。

十五、清代何廉臣《重订广温热论》:伏气兼夹他邪的治法

《重订广温热论·温热总论》:"治法以伏邪为重,他邪为轻,故略治他邪,而新病即解。如夹痰水、食、郁、蓄血等邪属实者,则以夹邪为先,伏邪为后,盖清其夹邪,而伏邪始能透发,透发方能传变,传变乃可解利。"

对于伏气兼夹他邪的治法,一般说来,兼新感者,应根据先表后里的原则,先解外邪,继清里热为治。伏邪重而新感轻者,亦可两者兼治,或专治伏邪,而新感自解。至于夹水、食、郁、蓄血等有形之邪,当以治夹邪为先,伏邪为后,清其夹邪,伏气始能透发,从而为治疗伏气温病创造有利条件。何廉臣之论,可谓洞中肯綮,堪称阅历有得之见。

十六、清代陆子贤《六因条辨》:风温治法

《六因条辨·春温辨论》:"治法总宜辛凉清解,预顾阴液,大忌辛温升散,鼓动风阳。"

本论为治疗温病之真谛,不仅春温如是,其他温病莫不皆然。

十七、清代张锡纯《医学衷中参西录》:春温的病因病机及辨治

1.《医学衷中参西录·治温病方》:"(春

温）其症因冬月薄受外感,不至即病,所受之邪伏于募原之间,阻塞脉络,不能宣通,暗生内热,迨至春日阳生,内蕴之热原有萌动之机,而复薄受外感,与之相触,则陡然而发。"

近代医家张锡纯对春温的病因病机,也宗《黄帝内经》"冬伤于寒,春必温病"之旨,赞同伏寒化温达外的病因观、怫然自内外达的病因观。

2.《医学衷中参西录·论'冬伤于寒,春必温病'及'冬不藏精,春必温病'治法》:"治之之法,有清一代名医多有谓此证不宜发汗者。然仍宜即脉证之现象而详为区别。若其脉象虽有实热,而仍在浮分,且头疼,舌苔犹白者,仍当投以汗解之剂。然宜以辛凉发汗,若薄荷叶、连翘、蝉蜕诸药,且更以清热之药佐之。若拙拟之清解汤、凉解汤、寒解汤三方,斟酌病之轻重,皆可选用也。此乃先有伏气又薄受外感之温病也。

若其病初得即表里壮热,脉象洪实,其舌苔或白而欲黄者,宜投以白虎汤,再加宣散之品若连翘、茅根诸药……治之者,只可宣散清解,而不宜发汗也。此'冬伤于寒,春必温病'之大略治法也……

又有因伏气所化之热先伏藏于三焦脂膜之中,迨至感春阳萌动而触发,其发动之后,恒因冬不藏精者其肾脏虚损,伏气乘虚而窜入少阴。其为病状,精神短少,喜偃卧,昏昏似睡,舌皮干,亮无苔,小便短赤,其热郁于中而肌肤却无甚热。其在冬令,为少阴伤寒,即少阴证,初得宜治以黄连阿胶汤者也……此即'冬不藏精,春必温病'者之大略治法也。"

张锡纯治疗温病经验丰富,他将春温分为新感触动伏气、冬伤于寒春必温病、冬不藏精春必病温三大类型区别施治,所立治法和方药匠心独运,尤其是清解汤、凉解汤、寒解汤三方,权衡邪热之轻重分别投剂,实践证明疗效卓著,足可师法。

(贺松其　文　彬　孙海涛)

第四节　暑　温

暑温是夏季感受暑热病邪引起,初起以阳明胃热证候为主的急性外感热病。暑温发病急骤,初起即见壮热、汗多、烦渴、面赤和脉洪大等阳明气分热盛证候。本病传变迅速,病情较重,临床上易出现闭窍动风和津气欲脱等重证。根据暑温的发病季节和临床表现,西医学中发生于夏季的流行性乙型脑炎属本病范畴,其他发生于夏季的传染病如登革热和登革出血热、钩端螺旋体病、流行性感冒等亦可参考本病辨证论治。

暑温在清代以前一直隶属于暑病的范畴。早在《黄帝内经》中就有对暑病的病名、发病时令、症状等的描述;汉代张仲景所称中暍、中热,亦即为暑病,他并对病因、临床证候、治法、方药有所论述;至清代吴鞠通所著的《温病条辨》始确立暑温病名,对本病的因证脉做了系统的论述,从而在理论上得到了进一步的发挥。新中国成立以后,对暑温进行了一定的研究,不仅明确了暑温的概念和范围,并在实践中应用暑温的理法方药。特别是根据暑温的理法方药,治疗流行性乙型脑炎,取得了很大成绩。

一、《黄帝内经》:暑病的病名、发病时令及症状、病因病机

1.《素问·热论》:"凡病伤寒而成温者,先夏至日者为病温,后夏至日者为病暑。"

《黄帝内经》虽无暑温之名,但对暑为之病,及其由暑而成温病或暑病,已有论述。本条文提出了暑病是冬季寒邪伏藏体内,至夏而发的伏气温病,该病有一定的发病季节。

2.《素问·生气通天论》:"因于暑,汗,烦

则喘喝,静则多言,体若燔炭,汗出而散。"

本条文则对暑病的临床特点有一定的认识。

二、汉代张仲景《金匮要略》:暑病的病因、临床证候、治法、方药

《金匮要略·痉湿暍病脉证治》:"太阳中热者,暍是也。汗出恶寒,身热而渴,白虎加人参汤主之。"

本条列出了中暑的典型证候和主要治方。伤寒表证失治误治,寒邪入里化热,转属阳明。迨阳明经热不解,耗伤津液之后,其症状、病位、病理与中暑基本相同,故可以白虎加人参汤治之。

三、元代朱丹溪《丹溪心法》:冒暑、伤暑、中暑

《丹溪心法》:"戴思恭云:暑乃夏月炎暑也,盛热之气着人也。有冒、有伤、有中,三者有轻重之分、虚实之辨。"

本条文把暑病分为冒暑、伤暑、中暑,并指出三者有轻重之分、虚实之辨。

四、明代张景岳《景岳全书》:阴暑和阳暑、暑证

1.《景岳全书》:"阴暑者,因暑而受寒者也。""阳暑者,乃因暑而受热者也。"

本条文将该病以受寒受热分为阴暑和阳暑。暑分阴阳之观点多为后人所推崇。

2.《景岳全书》:"暑有八证,脉虚、自汗、身热、背寒、面垢、烦渴、手足微冷、体重是也。"

本条文则指出了该病的 8 种症状,为后世准确辨治暑温提供了依据。

五、明代王纶《明医杂著》:暑病的感邪性质、途径、致病特点及治则

1.《明医杂著·暑病》:"夏至日后病热为暑。暑者,相火行令也。夏月人感之,自口齿而入,伤心包络之经,其脉虚或浮大而数,或弦细芤迟。盖热伤气则气消而脉虚弱。其为症,

汗,烦则喘喝,静则多言,身热而烦,心痛,大渴引饮,头痛自汗,倦怠少气,或下血,发黄,生斑,甚者火热致金不能平木,搐搦不省人事。"

2.《明医杂著·暑病》:"治暑之法,清心利小便最好。暑伤气,宜补真气为要。"

以上两条引文对暑热的临床表现做了描述,据此确定了清心利小便之法。暑热之性,炎热升腾,易入心营,故多见烦躁,甚或昏迷谵语;暑温后期,多因心包络痰热未净,神窍不灵,而见神情呆钝、失语等。心与小肠相表里,利小便能引导心火下行,使暑热下泄,不失为针对暑邪的性质及病理特点而确立的行之有效的治疗原则。

六、明代龚信《古今医鉴》:暑温的治则

《古今医鉴·中暑》:"自汗甚者不可利之。"

本条文指出暑温"自汗甚者不可利之"的特殊治则。

七、明代李梴《医学入门》:暑风

《医学入门》:"暑风、暑厥……即暑暍证,但以手足搐搦为风,手足逆冷为厥。厥与伤寒热厥义同,黄连香薷散。暑风乃劳役内动五脏之火,与外火交炽则金衰木旺生风,香薷散加羌活,或六和汤合消风散;因触暑动痰热生风者,六和汤合星香散。"

本条文论述了暑风的病因病机及治疗。

八、明代王肯堂《伤寒准绳》:中暑与热病的脉证

《伤寒准绳》:"夏至以后,时令炎热,有人壮热烦渴而不恶寒者,热病也。热病与中暑相似,但热病脉盛,中暑脉虚。"

本条文指出了中暑与热病的脉证不同,热病脉实,中暑脉虚。

九、明代张凤逵《伤暑全书》:暑病证治

1.《伤暑全书·辨春夏秋冬温暑寒凉四证病原》:"伤寒者,感于冬之严寒;温病者,感于

春之轻寒。若暑病则专感于夏之炎热。"

本条文指出暑病与伤寒、温病发病的季节、感邪的性质不同。

2.《伤暑全书》:"暑病首用辛凉,继用甘寒,再用酸泄酸敛,不必用下。"

本条文为张凤逵创立的治暑大法,对暑证治疗具有普遍性指导价值,比较符合暑热的病变规律,张凤逵的治暑大法,主要是针对暑证之常。如果暑证兼表,张凤逵并不反对解表,而是主张"清内火为主,而解表兼之"。如果暑结肠腑,后世仍然用下,如《温病条辨》谓"阳明暑温,湿气已化……舌燥黄,脉沉实者,小承气汤各等份下之。"这些则是暑病之变。我们必须知常之变,才能正确掌握和运用张凤逵的治暑经验。

3.《伤暑全书·辨寒暑证各异》:"若暑则变幻无常,人发难测……非若伤寒之有定期定证,可据可疗者。不拘表里,不以渐次,不论脏腑,冒暑蒸毒,从口鼻入者,直中心包络经,先烦闷,后身热,行坐近日,熏烁皮肤肢体者,即时潮热烦渴,入肝则眩晕顽麻,入脾则昏睡不觉,入肺则喘咳痿躄,入肾则消渴,非专心主,而别脏无传入也。中暑归心,神昏猝倒……"

从疾病的传变来看,伤暑与伤寒两者亦有很大的不同。伤暑变幻莫测,非若伤寒之有定期、定证、可疗。张凤逵提出的"冒暑蒸毒,从口鼻入者,直中心包络经"的"中暑归心"论点,很切合临床实际。

4.《伤暑全书·暑证》:"立夏以后,暑热盛行,时人有头痛恶心,身热恶寒,手足厥冷,肢节沉痛,不畏饮食,或气高而喘,或气短而促甚者,用手扪之如火燎皮肤,或腹肠绞痛,或口鼻流血,病候与伤寒相似。不知者误认伤寒,用辛热发汗药,或加衣出汗,则元气益虚,终不知悟。盖此证乃夏属阴虚,元气不足,湿热蒸入,暴伤元气。人初感之,即骨乏腿软,精神倦息,昏睡懒语,其形如睡梦,间或无汗,或微汗不断,或大汗不止,烦渴饮水,胸膈痞闷,小便黄而少,大便溏而频。或呕或泻,或结或霍乱不止。此等证与伤寒大异,按时而施治,据证而

急疗,无不应手者。语曰勿代天和,正因时之道也。亦有不头痛、身痛、恶寒者,治法皆同。治法轻者以五苓散以利小便,导火下泻,而暑自解,或香蒲饮辛散以解暑毒,木瓜治暑之要药也,或藿香正气散、十味香薷饮之类。重者人参败毒散、桂苓甘露饮、竹叶石膏汤、白虎汤之类。弱者用生脉散、清暑益气汤、补中益气汤等。"

此篇论述暑温的证治。张凤逵针对不同的证情,采取相应的治法。论中所列诸方,临床上可随证选用。湿偏胜者,可用五苓散淡渗利湿,引暑下达;暑湿偏于肌表者,以香薷饮、藿香正气散芳香宣透,清涤暑湿;偏热者,以白虎汤、桂苓甘露饮、竹叶石膏汤等辛寒涤暑,清热生津;暑伤元气者,生脉饮。

5.《伤暑全书·暑风》:"忽然手足搐挛,厉声呻吟,角弓反张,如中恶状为暑风。亦有先病热,其后渐成风者,谵语狂呼,浪走气力百倍,此阳风也。治法以寒凉攻劫之,与阴风不同,皆宜解散化痰,不宜汗下。有日久而脾胃弱者,宜温补。"

暑风发病有两种情况:一是起病急骤,突发抽搐、角弓反张等;二是先发热而后动风。究其病机,皆因暑热亢盛,厥阴肝木阴津受劫,风阳暴张所致。张凤逵提出的寒凉攻劫,解散化痰,不失为治疗暑热动风的有效方法。"解散",当作通窍宣闭理解。

6.《伤暑全书·暑瘵》:"盛暑之月,火能灼金,若不禁辛酒,脾火暴甚,有劳热躁扰,而火动于心肺者,令人咳嗽气喘,骤吐血衄血,头目不清,胸膈烦喝不宁。即童稚老夫,间一病此,昧者以为劳瘵,不知火在血上,非真阴亏损而虚劳者等也,宜四物汤、黄连解毒、二陈汤三药内,去川芎、白芍、黄柏,以川贝母易法半夏,加桔梗以抑之,薄荷以散之,麦冬、五味以敛之自愈。或加童便、藕汁,或黄连香薷饮一二剂亦可。静摄数日,忌酒,煎炒自安。是名暑瘵,宜酌而善用焉。或用东垣参苓调中亦妙。"

本证的病因病机是:暑热伤肺,阳络受损。临床除暑热见症外,还有骤然咯血、咳嗽等,故

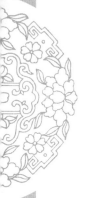

名暑瘵。临床每选用犀角地黄汤合银翘散,与张凤逵用方相比,凉血解毒之力胜之而无苦寒化燥之弊。总之,此条对暑瘵的病因病机、临床证候和治疗方法颇有发挥,可供参考。

十、清代雷少逸《时病论》:暑病的分类及其证治

1.《时病论·夏伤于暑大意》:"夏伤于暑者,谓季夏小暑、大暑之令伤于暑也。其时天暑地热,人在其中,感之皆称暑病。夫暑邪袭人,有伤暑、冒暑、中暑之分,且有暑风、暑温、暑咳、暑瘵之异。伤暑者,静而得之为伤阴暑,动而得之为伤阳暑。冒暑者,较伤暑为轻,不过邪冒肌表而已。中暑者,即中暍也,忽然猝倒,如中风状。暑风者,须臾昏倒,手足瘈抽。暑温者,较阳暑略为轻可。暑咳者,暑热袭肺而咳逆。暑瘵者,暑热劫络而吐血。"

本节提纲挈领地概述了夏伤于暑的各种暑病的主证,也是对暑病的分类。雷少逸根据感受暑邪所引起的不同临床表现,将暑病分为伤暑、冒暑、中暑、暑风、暑温、暑咳和暑瘵等不同的证型,这种分证方法是继承了明代张凤逵在《伤暑全书》中的观点,对于暑病的辨证治疗确有裨益。其实,暑病之所以有上列不同的证型,是由于感邪有轻重,病位有浅深,更有兼寒兼湿之不同所引起的。它们之间既有区别,又有联系,临床不可截然分割。

2.《时病论·伤暑》:"长夏伤暑,有阴阳之别焉。夫阴暑之为病,因于天气炎蒸,纳凉于深堂大厦,大扇风车得之者,是静而得之之阴证也。其脉浮弦有力或浮紧,头痛恶寒,身形拘急,肢节疼痛而心烦,肌肤大热而无汗。此为阴寒所逼,使周身阳气不得伸越,宜用辛温解表法减去防风,益以香薷、藿香治之。呕逆加茯苓、半夏,便泄加厚朴、木香。又有阳暑之病,缘于行旅长途,务农田野,烈日下逼得之者,是动而得之之阳证也。其脉浮洪有力或洪数,面垢喘咳,壮热心烦,口渴欲饮,蒸蒸自汗。此为炎热所蒸,使周身中外皆热,宜以清凉涤

暑法去扁豆、通草,加石膏、洋参治之。呕逆加竹茹、黄连,便泻加葛根、荷叶。更宜审其体实、体虚而药之,自无不当耳。"

雷少逸将暑病分为阴暑、阳暑两大类。他认为阴暑是暑病之偏于寒湿者也,故症见头痛恶寒,体热无汗,身形拘急,脉来浮弦或浮紧,乃卫阳被寒湿所郁,故用辛温解表法加减以温散寒邪,芳香化湿。阳暑是暑热为患,病多归于阳明,是气分热盛之候,故用清凉涤暑法加减以清解暑热,加石膏、洋参,乃取人参白虎汤意,清热而益气阴。呕逆加黄连、竹茹,便泻加葛根、荷叶,这与阴暑呕逆加茯苓、半夏,便泄加厚朴、木香,用药显有不同,一则重在清热以和胃,另一则重在祛湿以安中,以其偏热偏湿之各异也。

3.《时病论·暑温》:"考暑温之证,较阳暑略为轻可。吴淮阴曰:温者热之渐,热乃温之极也。其名暑温,比暑热为轻者,不待言矣。在医者务宜留心慎药,弗使温盛成热耳。夫暑温之初病也,右脉胜于左部,或洪或数,舌苔微白或黄而润,身热有汗,或口渴,或咳嗽,此邪在上焦气分,当用清凉涤暑法加杏仁、蒌壳治之。倘汗少而有微寒,或有头痛者,宜透肌肤之冒,于本法内去扁豆、瓜翠,加藿香、香薷治之。如口不渴者,乃兼湿也,加苡仁、半夏治之。如舌苔黄燥,渴欲喜饮,宜清胃家之热,用凉解里热法治之。如舌苔光绛,伤于阴也,宜用清热保津法加西洋参、北沙参、玄参治之。总当细究其因,或夹冒,或夹湿,或胃热,或阴伤,按证而分治之,未有不向愈者。"

本节叙述暑温的病因病机及其治法方药。暑温是感受暑热之邪而引起的新感温病。其病邪传变,一般由表入里,由上及下。值得指出的是,雷少逸论暑,有阴暑阳暑之说,谓"阴暑之为病,因于天气炎蒸,纳凉于深堂大厦,大扇风车得之者,是静而得之之阴证""阳暑之病,缘于行旅长途,务农田野,烈日下逼得之者,是动而得之之阳证"。其说颇多可议,但据临床病证区分施治的原则甚为可取。不过,本论中所说的"暑温之证,较阳暑略为轻可",似

对暑之划分概念不清,可商榷。

4.《时病论·暑风》:"暑风之病,良由暑热极盛,金被火刑,木无所畏,则风从内而生,此与外感风邪之治法相悬霄壤。若误汗之,变证百出矣。夫木既化乎风,而脾土未尝不受其所制者,是以猝然昏倒,四肢搐搦,内扰神舍,志识不清,脉多弦劲或洪大,或滑数。总当去时令之火,火去则金自清,而木自平,兼开郁闷之痰,痰开则神自安,而气自宁也。拟用清离定巽法,佐以郁金、川贝母治之。倘有角弓反张,牙关紧闭者,宜加犀角、羚羊。痰塞喉间有声者,宜加胆星、天竺。服药之后,依然昏愦者,宜加远志、菖蒲。然而证候至此,亦难治矣。"

本节叙述暑风的病因病机及其治法方药。暑为阳邪,最易化火伤阴,阴伤则木失涵养,肝风内动,而见抽搐甚则角弓反张等症;火邪煎熬津液为痰,风痰相合,内窜心包,神明被扰,则见神识昏迷。雷少逸拟用清离定巽法,功在清热保津,凉肝息风,若兼痰闭心窍,则加郁金、川贝母、胆南星和天竺黄等味。

十一、清代喻嘉言《医门法律》:暑风的病因病机及治则

《医门法律》:"中暑猝倒无知,名曰暑风,大率有虚实两途。实者,痰之实也,平素积痰,充满经络,一旦感召盛暑,痰阻其气,猝倒流涎,此湿暍合病之最剧者也,宜先吐其痰,后清其暑,犹易为也。虚者,阳之虚也,平素阳气衰微不振,阴寒久已用事,一旦感召盛暑,邪凑其虚,此湿暍病之得自虚寒者也,宜回阳药中兼清其暑,最难为也。"

本条文指出暑风的病因病机有二:一为平素积痰所致,属实;二为平素阳气不振,属虚。因此,其治则有异:实者宜先吐其痰,后清其暑;虚者宜回阳药中兼清其暑。

十二、清代吴鞠通《温病条辨》:暑温病名、暑温病的辨治

1.《温病条辨·上焦篇》:"形似伤寒,但右脉洪大而数,左脉反小于右,口渴甚,面赤,汗大出者,名曰暑温,在手太阴,白虎汤主之。脉芤甚者,白虎加人参汤主之。"

"暑温"之名首见于此。吴鞠通认为,暑温是湿热相兼而偏于热者,若纯热不兼湿,仍归温热例,不得混入暑也。暑温以易伤气津为重要临床特征,以肺胃为病变中心。白虎汤辛寒清热,生津解暑,是暑温的常用效方。如脉象洪大带空虚(芤甚),是暑温伤气的反映,故加人参以益气扶正。

2.《温病条辨·上焦篇》:"手太阴暑温,如上条证,但汗不出者,新加香薷饮主之。"

本证为暑月感寒,暑、湿、寒三气杂至,表里同病。大凡温热在表,皆有不同程度的汗出,惟寒束肌表则多无汗。故治疗用新加香薷饮。

3.《温病条辨·上焦篇》:"手太阴暑温,或已经发汗,或未发汗,而汗不止,烦渴而喘,脉洪大有力者,白虎汤主之。脉洪大而芤者,白虎加人参汤主之。身重者湿也,白虎加苍术汤主之。汗多脉散大,喘喝欲脱者,生脉散主之。"

本条文着重提出了暑温夹湿及暑温汗出过多,气津两伤的治疗。暑温夹湿之辨证着眼处,吴鞠通特指出"身重"二字,盖湿性重着黏滞,湿胜故身重,其他如肢体困倦、胸闷等亦可见之,故治疗上以白虎汤清暑热,苍术祛湿,共收清热燥湿之功。暑温汗出过多,气津两伤,喘渴,脉散大,有外脱之势,故惠以生脉散益气生津,扶正固脱。此与四逆汤治四肢厥冷为主的阳气虚脱重在救阳迥然不同,注意鉴别应用。

4.《温病条辨·上焦篇》:"手太阴暑温,发汗后,暑证悉减,但头微胀,目不了了,余邪不解者,清络饮主之。邪不解而入中下焦者,以中下法治之。"

本条论述汗后暑证悉解,余邪未净之证治。但头微胀,目不了了,是余邪留滞肺络,客于清窍,络脉不和之象。吴鞠通自谓"既曰余邪,不可用重剂明矣,只以芳香轻药清肺络中余邪足矣"。

5.《温病条辨·上焦篇》:"脉虚,夜寐不安,烦渴舌赤,时有谵语,目常开不闭,或喜闭不开,暑入手厥阴也。手厥阴暑温,清营汤主之,舌白滑者,不可与也。"

此条论述暑入心营的证治。清营汤能清营中暑热而保阴,且有透热转气之妙。舌白滑者,不惟热重,湿亦重矣。湿重忌柔润药,当于湿温例中求之,故曰不可与清营汤也。

6.《温病条辨·上焦篇》:"手厥阴暑温,身热不恶寒,清神不了了,时时谵语者,安宫牛黄丸主之,紫雪丹亦主之。"

本条可与前条互参。暑温入心,心神受扰,故以安宫牛黄丸、紫雪丹清心开窍、醒神定志。临床经验,以清营汤送服之,较为合适。

7.《温病条辨·上焦篇》:"暑温寒热,舌白不渴,吐血者,名曰暑瘵,为难治,清络饮加杏仁薏仁滑石汤主之。"

本条阐明了暑瘵的证治。本证因暑温之邪侵犯肺脏,损伤肺络所致,临床每以咯血咳嗽并见,故名暑瘵。

8.《温病条辨·上焦篇》:"小儿暑温,身热,卒然痉厥,名曰暑痫,清营汤主之,亦可少与紫雪丹。"

9.《温病条辨·上焦篇》:"大人暑痫,亦同上法。热初入营,肝风内动,手足瘛疭,可于清营汤中加钩藤、丹皮、羚羊角。"

以上两条引文论述了暑痫的证治。暑痫亦名暑风,为暑温炽盛,内引肝风。此症大人小儿均可见之,而"小儿之阴,更虚于大人"(吴鞠通语),暑热内窜,极易陷入厥阴,故尤为多见。

10.《温病条辨·中焦篇》:"阳明暑温,湿气已化,热结独存,口燥咽干,渴欲饮水,面目俱赤,舌燥黄,脉沉实者,小承气汤各等份下之。"

此条论述了阳明暑温的证治。张凤逵《伤暑全书》提出治暑大法为:"一味清内,得寒凉而解,苦酸而收,不必用下。"后世演绎其法,立"初用辛凉,继用甘寒,终用甘酸敛津,不必用下"之说,这是言治暑之常。暑病之变

多端,阳明暑湿本为热重夹湿之证,自当攻下退邪。有是证即用是药,知常达变,方为医中高手。

11.《温病条辨·中焦篇》:"暑温蔓延三焦,舌滑微黄,邪在气分者,三石汤主之。邪气久留,舌绛苔少,热搏血分者,加味清宫汤主之。神识不清,热闭内窍者,先与紫雪丹,再与清宫汤。"

本条论述了暑温蔓延上、中、下三焦,暑湿夹杂而以暑为主者的证治。三焦病证往往有所侧重。舌滑微黄,邪在气分可知,故以治上焦为要领,方用三石汤清热宣肺而利膀胱,使源清流自洁。暑湿久留,舌绛苔少,乃邪搏血分之象,于清宫汤内加知母、金银花、竹沥之辈以涤暑清络。热闭神昏者,清宫汤又当与紫雪丹等"三宝"配伍而用,以增强疗效。

12.《温病条辨·下焦篇》:"暑邪深入少阴,消渴者,连梅汤主之。入厥阴麻痹者,连梅汤主之。心热烦躁,神迷甚者,先与紫雪丹,再与连梅汤。"

本条论述了暑邪深入下焦,肝肾受劫之证治。治当遵"苦酸而收"之旨。足少阴之脉循喉咙夹舌本,肾水不足,津液不得输布,是以消渴。连梅汤酸甘化阴、酸苦泻热,热除阴生,则消渴自已。肝主筋,肝阴不足,筋络无所秉受,故麻痹,连梅汤消暑生津以柔肝养筋。若手少阴有邪,而兼心热烦躁,神识昏迷,则又当予紫雪丹开窍清心,开暑邪之出路,径投连梅汤恐有敛邪之弊。

13.《温病条辨·下焦篇》:"暑兼湿热,偏于暑之热者为暑温,多手太阴证而宜清;偏于暑之湿者为湿温,多足太阴证而宜温;湿热平等者两解之。各宜分晓,不可混也。"

本条文指出暑温与暑湿有别。二者在病因病机及治则上有明显的区别。

综上所述,《温病条辨》首先提出了暑温的病名,并提出了本病的特征。其次,该书创用三焦辨证,结合六经、卫气营血辨证方法,对暑温的病机、病位、病证、兼夹证、变化、转归、治法和方药运用进行了较为系统的论述。另外,

112

该书对暑温、湿温两病证也做了明确的鉴别。

十三、清代王孟英《温热经纬》：暑性纯阳

1.《温热经纬·仲景外感热病篇》："《内经》云：在天为热，在地为火，其性为暑。又云：岁火太过，炎暑流行。盖暑为日气，其字从日，曰炎暑，曰酷暑，皆指烈日之气而言也。夏至后有小暑、大暑，冬至后有小寒、大寒，是暑即热也，寒即冷也。暑为阳气，寒为阴气，乃天地间显然易知之事，并无深微难测之理，而从来歧说偏多，岂不可笑。"

2.《温热经纬·叶香岩外感温热篇》："……暑乃天之热气，流金烁石，纯阳无阴。或云阳邪为热，阴邪为暑者，甚属不经。《经》云：热气大来，火之胜也。阳之动，始于温，盛于暑。盖在天为热，在地为火，其性为暑，是暑即热也，并非二气。"

以上两节互相补充，论证了暑性纯阳，暑即热，暑与热并非二气的道理。

王孟英此论从暑季的天气特点等方面，对暑邪的特性作了浅显的阐述，澄清了"强将暑热分阴阳"等一些模糊认识，这对指导暑证的辨治是有积极意义的。

3.《温热经纬·叶香岩外感温热篇》："更有妄立阴暑阳暑之名者，亦属可笑。如果暑必兼湿，则不可冠以'阳'字，若知暑为热气，则不可冠以'阴'字，其实彼所谓阴者，即夏月之伤于寒湿者耳。设云暑有阴阳，则寒亦有阴阳矣。不知寒者水之气也，热者火之气也，水火定位。寒热有一定之阴阳，寒邪传变，虽能化热而感于人也，从无阳寒之说。人身虽有阴火，而六气中不闻有寒火之名。'暑'字从日，日为天上之火，'寒'字从大，人为地下之水，暑邪易入心经，寒邪先犯膀胱，霄壤不同，各从其类。故寒暑二气，不比风燥湿，有可阴可阳之不同也。况夏秋酷热始名为暑，冬春之热仅名为温。"

4.《温热经纬·仲景外感热病篇》："更有调停其说者，强分动得静得为阴阳。夫动静惟

人，岂能使天上之暑气随人而判别乎？况《内经》有阴居避暑之文，武王有樾荫暍人之事，仲景以白虎汤为热病主方，同条共贯，理益彰彰。何后贤之不察，而好为聚讼以紊道，深文以晦道耶？"

以上两节理义相贯，力排阴暑阳暑之说，阐明暑无阴阳可分。

就暑气而言，王孟英明确指出，暑之一气，在时为夏，在天为热，在地为火，其性纯阳，与湿无涉，故为病也称阳邪，不可以阴暑名之。就暑病言，执阴暑说者，多以阴暑概括那些暑季避暑贪凉，趋阴涧，卧湿地，恣生冷而成病者。其实，彼证之发，虽在盛夏，已与暑气无涉。正因为暑性纯阳，为病多热证阳证，治法要清泻暑热，仲景白虎汤颇为对证；暑热伤及气津的，白虎加人参汤可以取法；暑热内盛，津气大伤的，王孟英为此自立一方，药用西洋参、石斛、麦冬、黄连、竹叶、荷梗、知母、甘草、粳米、西瓜翠衣，名曰清暑益气汤，意在清热涤暑，益气养阴，功效甚著，为后人所乐用。暑病施护，宜乎置病者于荫凉处，就凉避热，以利暑消体复。王孟英所举武王荫暍人于樾下，理即在此。

5.《温热经纬·叶香岩外感温热篇》："或云暑为兼湿者，亦误也。暑与湿，原是二气，虽易兼感，实非暑中必定有湿也。譬如暑与风，亦多兼感，岂可谓暑中必有风耶！若谓热与湿合始名为暑，然则寒与风合，又将何称？"

6.《温热经纬·仲景外感热病篇》："若谓暑必兼湿，则亢旱之年，湿难必得，况兼湿者，何独暑哉！盖湿无定位，分旺四季，风湿寒湿，无不可兼，惟夏季之土为独盛，故热湿多于寒湿。然'暑'字从日，日为天气，'湿'字从土，土为地气，霄壤不同，虽可合而为病，究不可谓暑中原有湿也。"

以上两节斥暑必兼湿说之非，进一步阐明暑性纯阳之理。

喻嘉言、章虚谷等医家，均执暑必夹湿之说。喻嘉言说："热蒸其湿是为暑。"章虚谷说："火湿合气名暑。"王孟英不落窠臼，认为暑为

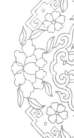

天气,其性纯阳,湿为地气,其性属阴,绝无必兼之理,故非"热与湿合"始成暑也。但从临床实际来看,暑热易蒸动水湿,天暑下逼,地湿上蒸,最多暑湿相兼,人在气交之间,易感其气,而病暑湿,这也是事实。对此,王孟英亦有确切的认识,谓"暑令湿盛,必多兼感,故曰夹,扰之寒邪夹食,湿证兼风,俱是二病相兼,非谓暑中必有湿也"。故在治疗时,他亦强调要注意暑邪之有无夹湿,尝云:"治暑者,须知其夹湿为多焉。"这个观点,是符合客观实际的。

十四、近代曹炳章《暑病证治要略》:暑温的证治

1. 暑温伤毛窍手太阴经者

证见:头胀面赤,微恶寒,后但热不寒,微汗,口燥不引饮,午后热甚,脘闷,舌苔白燥,脉濡数者,宜清暑饮加淡竹叶三十片、西瓜翠衣三钱。

2. 暑温伤上焦气分手少阳经者

证见:蒸蒸自汗,壮热心烦,渴饮,精神昏愦,喘咳胸闷,舌苔微黄而腻,脉洪大而数,宜新加人参白虎汤(西洋参钱半,生石膏五钱,知母三钱,甘草一钱,陈粳米三钱,辰砂五分拌滑石三钱,鲜竹茹三钱,麦冬三钱,西瓜翠衣三钱)。

3. 暑温伤上焦手少阳经,肺气不主宣降者

证见:身热口渴,汗出,咳嗽少痰,胸闷,两手脉濡数者,宜白虎汤加川贝、杜兜铃、苦杏仁各二钱,益元散三钱,西瓜翠衣三钱,枇杷叶五片(擦去毛)。

4. 暑温伤上焦气分入手少阳经,烁肺灼伤阳络,血溢清道者

证见:骤然吐血衄血,头目昏眩,身热心烦,口渴,咳嗽气喘,舌红苔白黄,脉洪大而芤者,宜清络饮加山栀三钱、地骨皮三钱、鲜茅根十支、血见愁二钱。

5. 暑温伤上焦阳明,足少阳、厥阴二火上乘者

证见:身热四五日,口大渴,胸闷欲绝,干呕不止,脉细数,舌光如镜,胃液受劫,胆火上冲,宜三汁饮(西瓜汁、鲜生地汁、甘蔗汁,以磨服广郁金、香附、木香、乌药等味之汁以服之)。此治营阴素亏之人,变通治法也。

6. 暑温伤中焦胃者

证见:目赤,身潮热,手足心汗,口燥咽干,渴喜凉饮,舌苔黄腻燥厚,脉洪实,大承气汤下之(生绵纹三钱,枳实二钱,甘草钱半)。如少腹硬痛,舌苔焦干黑者,去枳实,加鲜生地五钱、玄明粉钱半,则肠中宿垢尽下。

7. 暑温伤上焦手太阴经者

证见:面赤,身壮热,汗大出,口渴甚,舌白黄,右脉洪大而数,左脉反小于右,宜白虎汤主之。脉芤甚者加人参汤主之。

8. 暑温伤上焦手太阴、足太阳者

证见:发热身重而疼痛,小便已洒然毛耸,小有劳即热,口开前板齿燥。若发其汗则恶寒甚,加温针则发热甚,数下则淋甚。可与东垣清暑益气汤。

9. 暑温伤上焦手太阴经者

证见:如上条但汗不出者,宜吴氏新加香薷饮(香薷二钱,金银花二钱,鲜扁豆花三钱,厚朴半钱,连翘三钱)。服吞薷饮后得微汗,不可再服,重伤其表。因暑热伤气,最忌表虚,暑有余证,知在何经,依法治之。

10. 暑温伤上焦手太阴肺经者

证见:或已经发汗,或未发汗,或汗而不止,烦渴而喘,舌白黄,脉洪大而有力者,白虎汤主之;脉洪大而芤者,白虎加人参汤主之;身重者,湿也,白虎加苍术汤主之;汗多,脉散大,喘渴欲脱者,生脉散主之。

11. 暑温伤上焦手太阴经者

证见:发汗后,暑证悉减,但头微胀,目不了了,余邪不解散,宜吴氏清络饮(鲜荷叶边三钱,金银花二钱,西瓜翠衣三钱,扁豆花钱半,丝瓜皮二钱,鲜竹叶二钱)主之。若邪不解而入中下焦者,以中下法治之。

12. 暑温伤上焦气分手太阴者

证见:但咳声高而无痰,口渴者,宜清络饮加甘草一钱、桔梗一钱、甜杏仁二钱、麦冬三钱、知母二钱。

114

13. 暑温伤上中焦两太阴经者

证见:但咳而且嗽,咳声重浊,痰多不甚渴,渴不多饮者,宜小半夏加茯苓汤(半夏三钱,茯苓六钱,生姜四钱),加厚朴钱半、杏仁三钱。

14. 暑温入上焦手厥阴经者

证见:舌赤心烦而渴,时有谵语,脉虚,夜寐不安,日常开不闭或喜闭不开,宜吴氏清营汤[黑犀角钱半(磨汁),鲜生地黄五钱,玄参三钱,麦冬三钱,竹叶心二钱,牡丹皮二钱,黄连钱半,银花三钱,连翘三钱]主之。舌苔白滑、黄滑者,皆不可与也。

15. 暑温入上焦手厥阴者

证见:身热不恶寒,精神不了了,牛黄丸主之,紫雪丹亦主之。时时谵语者,宜安宫牛黄丸主之,紫雪丹亦主之。

以上上焦暑温,共计一十五证。

本论出自近代医家曹炳章的《暑病证治要略》一书,它较全面地总结了前人治疗暑热病的宝贵经验,结合个人临证体会,对暑温的病因、病机、诊断与治疗多有阐发。

此处论述的上焦暑温证治共计十五证,虽谓上焦暑温,但内容涉及肝、胆、脾、胃、膀胱等,较为广泛。综观其论治,暑温初犯,或以清暑饮清暑涤热,或以香薷饮清暑祛湿;暑热盛用白虎汤清泻暑热;气阴伤损用人参白虎汤、清暑益气汤;胃液受劫用三汁饮;胃腑成实用承气汤;肺络伤用清络饮;热入心营用清营汤;昏谵甚用安宫牛黄丸、紫雪丹。曹炳章注意暑与湿、痰、积的兼夹,权衡化裁,颇有法度。

16. 暑温伤中焦气分足阳明经者

证见:面赤,身热恶热,渴喜凉饮,饮不解渴,得水则呕,按之胸下痛,小便短,大便闭,此暑与水饮结于胸也,舌苔黄腻而滑,脉洪滑,宜小陷胸汤(全栝蒌三钱,黄连二钱,竹沥、半夏三钱)加枳实一钱半主之。

17. 暑温伤中焦气分阳明胃者

证见:不食不饥不便,浊痰囊滞,心下痞满,舌白滑腻。脉滑数者,宜半夏泻心汤去人

参、干姜、甘草、大枣,加枳实、杏仁主之。

18. 暑温伤中焦气分阳明经者

证见:湿气已化,热结犹存,口燥咽干,渴欲饮水,目俱赤,舌燥黄腻,脉沉实者,宜小承气汤(大黄三钱,厚朴二钱,枳实一钱半)分下之。

19. 暑温蔓延三焦,分别治之

证见:若舌微黄而滑,邪尚在气分者,宜三石汤主之[滑石三钱,生石膏五钱,寒水石三钱,苦杏仁三钱,竹茹二钱,金银花三钱,通草一钱,金汁一两(冲)]。邪热久留,舌绛苔少,热搏血分者,加味清宫汤主之[玄参三钱,莲子心三钱,竹叶心二钱,连翘心三钱,犀角尖二钱,连心麦冬三钱,加知母三钱、金银花三钱、淡竹沥五茶匙(冲入)]。神识不清,热闭内窍者,先与紫雪丹,再与清宫汤,此吴鞠通法也。

20. 暑温伤上、中焦,手厥阴、足阳明营分者

证见:壮热口渴,舌焦红,苔黄燥,神昏谵语或妄笑发痉,热灼心包,营血已干,脉弦数,宜犀羚镇痉汤[黑犀角钱半(磨汁),羚羊角一钱半,鲜生地五钱,玄参三钱,金银花三钱,连翘三钱,玳瑁一钱半,鲜石菖蒲一钱]。先用紫雪丹五分,灯心茶调下,后服药。

21. 暑温入上、中焦,手厥阴、足阳明营分者

证见:如前证,开泄不效,发痉,神昏妄笑,脉洪数,舌干绛,蕴热结于胸膈,宜凉膈散(焦山栀三钱,连翘三钱,薄荷一钱半,黄芩一钱半,生甘草一钱,大黄一钱半,玄明粉一钱,淡竹叶三十片)。若大便数日不通者,热邪闭结肠胃,可仿承气法微下之。

22. 暑温伤上、中、下三焦阳明营分者

证见:壮热烦渴,舌焦红或缩,斑疹胸痞,自利,神昏,痉厥,暑毒充斥表里三焦,宜镇痉解毒汤(犀角二钱,羚羊角二钱,鲜生地黄五钱,玄参四钱,金银花三钱,老紫草一钱半,鲜石菖蒲一钱半,金汁水二两)。先调服紫雪丹,后服此药。

23. 暑温伤中焦气分足厥阴,风火上升转

痉者

证见：发热数日后，汗出热不除，或为痉，忽头痛不止者，营阴大亏，厥阴风火上升，宜龙齿清络饮（鲜大青四钱，青龙齿四钱，鲜生地三钱，羚羊角一钱，玄参三钱，钩藤三钱，女贞子三钱，桑叶二钱），以滋液熄风为治。

以上是中、下焦暑温，共计八证。

此处论述中、下焦暑温的证治，共计八证。小陷胸汤功在祛痰热，暑温兼痰蕴肺者宜之；半夏泻心汤功在和胃降逆，开结除痞，来证因暑温伤犯阳明胃，兼痰夹饮者，故以之去人参、干姜、大枣、甘草之补壅，加枳实、杏仁以开达；小承气汤功在泻热通下，暑温热结阳明胃腑者最宜；三石汤清热利湿，通利三焦，暑温蔓延三焦者宜之。此外，清宫汤清心热，养阴液；凉膈散泻火通便；犀羚镇痉汤、镇痉解毒汤清热解毒，息风镇痉；龙齿清络饮清营养液，泻热止痉。上述药方各有所宜，对症施治，能奏良功。

十五、现代张耀卿、陈道隆《内科临证录》：暑病的特性

1. 暑病的主要特性是最易耗气伤津

因暑为阳邪，其性属热属火，壮火可以食气，所以，感受暑邪后多伤气分。此外，所谓暑热伤气的"气"，乃是指气血之气。肺主气属卫，气伤则卫外功能不足，腠理失密而汗易外泄，故暑温患者必多汗。同时热盛必伤津液，加以汗多则津泄，故阴分亦易耗损，而致气阴两伤。暑温的发病机制与脉证论治，无不与此有关。

2. 暑的次要特性是每多夹湿

然暑属热，湿属寒，两者迥然不同，何以能相夹？这里需要推究一下，自然界中水气变化的情况。地面上的水受到阳光照射后，蒸发为水气而上升，即《黄帝内经》所谓的"阳化气"，"地气上为云"等。这种水气属于正常的湿气，一年四季都有，万物得之，才能生长和获得滋润。而夏季日光强烈，地面水分蒸发过多，致使大气中湿气郁蒸，这种郁蒸的湿气是不正常的湿气，人处于湿郁热迫的气交下，若正气有伤，即可受邪而致病，故长夏湿令所得暑病多夹湿，且暑为熏蒸之气，湿为黏腻之邪，二气交并，感之者最难骤愈。

以上论述了暑病的主要特性是最易耗气伤津，次要特性是每多夹湿。

（文 彬 贺松其 李胜才 季幸姝）

第五节 暑 湿

暑湿是感受暑湿病邪引起，以暑热见症突出，兼具湿邪郁阻证候为特点的一种急性外感热病。本病在临床上除表现为暑热见证外，还有胸痞、身重、苔腻、脉濡等湿邪内阻的症状。暑湿多发生于夏季或夏、秋季之交。现代医学中发于夏季的上呼吸道感染、急性胃肠炎、钩端螺旋体病、夏季热及某些流行性乙型脑炎等，临床表现与本病相似者，可参照本病辨治。

在《黄帝内经》《金匮要略》及晋、唐诸多医家论暑喝的基础上，至宋元时期，对暑湿已经有了初步认识。如陈无择《三因极一病证方论》指出："冒暑毒，加以着湿，或汗未干即浴，皆成暑湿。"明清时期，对暑湿的病机和辨证的论述渐臻全面、系统，治疗方法也日益丰富。如明代王纶在《明医杂著》中说：治暑之法，清心利小便最好。俞根初在《通俗伤寒论》中首立暑湿伤寒专节，并分暑湿兼外寒、内寒两种证型论治。近代曹炳章在《暑病证治要略》中把暑湿分为十三症进行辨证论治，系统地描述了暑湿病的因证脉治。至此，对暑湿的认识渐趋完善。

一、汉代张仲景《金匮要略》

《金匮要略·痉湿暍病脉证治》："太阳中暍，身热疼重，而脉微弱，此以夏月伤冷水，水行皮中所致也。一物瓜蒂汤主之。"

此条示夏月中暑，水湿内郁，可用一物瓜蒂汤。

二、清代尤怡《金匮要略心典》

《金匮要略心典》："暑之中人也，阴虚而多火者，暑即寓于火之中，为汗出而烦渴；阳虚而多湿者，暑即伏于湿之内，为身热而疼重，故暑病恒以湿为病，而治湿，即所以治暑。瓜蒂苦寒，能吐能下，去身面四肢水气，水去而暑无所依，将不治而自解矣。此治中暑兼湿者之法也。"

暑多兼湿，故应视体质而异治。

三、清代雷少逸《时病论》

《时病论》："秽浊者，即俗称为龌龊也。是证多发于夏、秋之间，良由天暑下逼，地湿上腾，暑湿交蒸，更兼秽浊之气，交混于内。人受之，由口鼻而入，直犯膜原，初起头痛而胀，胸脘痞闷，肤热有汗，频欲恶心，右脉滞钝者是也。然有暑湿之分，不可以不察也。如偏于暑者，舌苔黄色，口渴心烦，为暑秽也；偏于湿者，苔白而腻，口不作渴，为湿秽也。均宜芳香化湿法治之，暑秽加滑石、甘草，湿秽加神曲、茅、苍。"

中暑有偏热偏湿之异，治法有异。

四、清代俞根初《通俗伤寒论》

《通俗伤寒论》："暑湿伤寒。【因】先受湿，继受暑，复感暴寒而触发。亦有外感暑湿，内伤生冷而得者。夏月最多，初秋亦有。【证】暑湿兼外寒者，初起即头痛发热，恶寒无汗，身重而痛，四肢倦怠，手足逆冷，小便已洒洒然毛耸，但前板齿燥，气粗心烦，甚则喘而噫气，则寒热似疟。湿重则寒多热少，暑重则热多寒少，胃不欲食，胸腹痞满，便溏或泄，溺短黄热，舌苔先白后黄，带腻或糙。暑湿兼内寒者，一起即头痛身重，凛凛畏寒，神烦而躁，肢懈胸满，腹痛吐泻，甚则手足俱冷或两胫逆冷，小便不利或短涩热，舌苔白滑或灰滑，甚则黑滑或淡白。【脉】左弦细而紧，有迟而滞者，此由避暑纳凉，暑反为寒与湿所遏，周身阳气不得伸越，张洁古所谓静而得之，因暑自致之病也。若脉沉紧，甚则沉弦而细者，此由引饮过多，及恣食瓜果生冷，脾胃为寒湿所伤，张路玉所谓因热伤冷，而为夏月之内伤寒病也。【治】暑湿兼外寒，法当辛温解表，芳淡疏里，藿香正气汤加西香薷（钱半）、杏仁（三钱）为主。微汗出，外寒解，即以大橘皮汤温化其湿，湿去则暑无所依而去矣。若犹余暑未净者，前方去苍术、官桂，加山栀、连翘、青蒿等肃清之。暑湿兼内寒，法当温化生冷，辛淡渗湿，胃苓汤加公丁香（九支）、广木香（磨汁，两匙，冲）为主。寒水去，吐泻止，即以香砂二陈汤温运胃阳，阳和而暑湿渐从火化，改用大橘皮汤去桂、术，加山栀、黄芩、茵陈、青蒿子等清化之。"

俞根初提出暑湿（中暑）的因证脉治，仍有临床指导意义。

（贺松其　杨雪梅　侯丽颖　侯湘德）

第六节　湿　　温

湿温是湿热病邪所引起的以脾胃为病变中心的急性外感热病。初起以恶寒少汗，身热不扬，身重肢倦，胸闷脘痞，苔腻脉缓为主要临床表现。西医的伤寒、副伤寒、沙门菌属感染、某些肠道病毒感染等，与湿温的临床特征相似，一般归属于湿温范围，这些疾病可参考湿温病的辨证论治方法进行治疗。

湿温病名首见于《难经·五十八难》，后世医家在此基础上多有发挥。晋代王叔和在《难经》的认识基础上，论述了湿温的病因证治。迨至明清时期，随着温病学的逐渐成熟，薛生白著的《湿热病篇》对湿温病的发生发展、病因病机、辨证治疗做了全面、系统的论述。其后，吴鞠通借鉴叶天士论治湿温的经验，在《温病条辨》中立湿温为专病，详细阐述了三焦分证论治的规律。至此，湿温始作为一种独立的疾病而被确定。

一、《难经》:湿温的病名与脉证

《难经·五十八难》:"伤寒有五:有中风，有伤寒，有湿温，有热病，有温病。其所苦各不同。"

这是湿温病名最早的文献记载，并将其列入广义伤寒的范畴，为外感热病之一种，开了后世深入研究湿温病之先河。

二、宋代朱肱《类证活人书》:湿温的因证脉治

《类证活人书》:"问:两胫逆冷，胸腹满，多汗，头目痛，苦妄言者何? 曰:此名湿温也。其人尝伤于湿，因而中暑，湿热相搏，则发湿温。病苦两胫逆冷，腹满，又胸，多汗，头目痛，苦妄言。其脉阳濡而弱，阴小而急。治在太阴，不可发汗。汗出火不能言，耳聋，不知痛所在，身青面色变，名曰重暍。如此死者，医杀之耳。白虎加苍术汤主之。"

本条文系统地论述了湿温的病因病机、临床表现、治法方药及其治疗禁忌。这些论述，不仅对湿温的临床具有指导意义，而且对后世湿温治疗学的发展产生了深远的影响。

三、宋代庞安时《伤寒总病论》

《伤寒总病论·伤寒感异气成温病坏候并疟证》:"病人尝伤于湿，因而中暍，湿热相搏，则发湿温。病苦两胫逆冷，腹满，又胸，头目痛，苦妄言。治在少阴，不可发汗。汗出则不能言，耳聋，不知痛所在，身青而色变，名曰重暍。如此者，医杀之耳。"

本论对湿温的病因病机、临床表现和治法等做了简要的记述，对后世有较大的影响。如清代吴鞠通《温病条辨》提出湿温治疗"三忌"之说，其中忌发汗即是受此启发。

四、金代刘完素《素问病机气宜保命集》

《素问病机气宜保命集·病机论》:"治湿之法，不利小便，非其治也。"

湿为有形之邪，小便是湿邪的主要去路，故治湿之法，当以利小便为上。湿温乃湿与热相合为患，自然不能舍此治法。对此，清代医家叶天士深刻地阐明了通利小便在治疗湿温病中的特殊作用。盖湿热伤人，因湿为阴邪，往往出现湿遏热伏，阳气郁闭不宣的病理现象，昧者不究病机，误用温药宣通阳气，势必助长邪热，其病益甚。惟用化气利湿之法，使小便通利，如是则湿去，阳气自然宣通。

五、明代李梴《医学入门》

《医学入门》:"湿温，胸满妄言，两胫逆冷如雪。夏月先伤湿而后伤暑，名曰湿温。湿与热搏，两胫逆冷，甚则遍身亦冷，胸满头痛，壮热自汗。若再发汗，令人呕聋，身变青色，不语，名重暍，必死。"

李梴对湿温的病因病机、临床表现等做了简要的分析，强调湿温不能发汗，否则令人呕聋，身变青色，不语，名重暍，必死。

六、清代喻嘉言《医门法律》

《医门法律》:"湿温即暑与湿交合之温病。素伤于湿，因复伤暑，两邪相搏，深入太阴。以太阴主湿，合暑而入其中也。"

喻嘉言从六经辨证的角度阐述了湿温的病因病机，首次指出湿、暑两邪相搏，深入太阴而致病。

七、清代张璐《张氏医通》

《张氏医通》:"肥人湿热素盛,加以暑气相搏,则为湿温。证必自汗足冷,漉漉如从水中出,脉必沉细而小便必赤涩,不可误认阴寒而与温药。"

张璐首次提出湿温与体质相关,强调肥人湿热素盛,加以暑气相搏,易患湿温。他同时指出,治疗上不可误认阴寒而与温药。

八、清代熊立品《瘟疫传症汇编》

《瘟疫传症汇编》:"春夏之间,或天行淫雨,或晦室阴浓,或澡浴卧地,涉水,湿气相侵,入伤暑气,暑湿相搏,发为温病,名曰湿温。其证头痛身重,胸满妄言,壮热自汗,两胫逆冷,甚则遍体如水。"

熊立品从 3 个方面分析了暑湿相搏,发为温病的病因,即天行淫雨、晦室阴浓或澡浴卧地涉水,其证可见头痛身重,胸满妄言,壮热自汗,两胫逆冷,甚则遍体如水。

九、清代王孟英《温热经纬》:湿温的病因病机及证治

1.《温热经纬·叶香岩外感温热篇》:"……或渗湿于热下,不与热相搏,势必孤矣。"

湿温乃湿与热胶结为患,湿为有形之邪,热以湿为依附,更难廓清,其势愈炽。故治疗湿温要着力于使湿热两邪分离。叶天士所谓"渗湿于热下",即是通过利小便的方法,使湿邪有所去路,如是则热邪孤立,病易解也。对此,薛生白在《湿热病篇》中亦有深刻的论述。他说:"热为天之气,湿为地之气,热得湿而愈炽,湿得热而愈横。湿热两分,其病轻而缓;湿热两合,其病重而速。"

2.《温热经纬·薛生白湿热病篇》:"湿热病属阳明太阴经者居多,中气实则病在阳明,中气虚则病在太阴。"

本论指出了脾胃为湿温病变之中心。盖脾胃同居中焦,职司运化,脾喜燥恶湿,胃喜润恶燥,两者互为表里,对湿、热之邪各有其亲和性。湿热侵入人体后,其病邪转化又常取决于病人的体质,特别是脾胃功能状态。凡素体中阳偏旺者,湿邪易于化燥而为热重于湿,病偏于胃;素体中阳不足者,则邪从湿化而为湿重于热,病多在脾。以脾胃为中心的湿热病理论,对于指导湿温病的辨证和治疗很有价值。

3.《温热经纬·薛生白湿热病篇》:"湿热证,始恶寒,后但热不寒,汗出胸痞,舌白,口渴不引饮。"

本条提纲挈领地指出了湿热病初起的典型症候,也是本病辨证的要点。薛生白强调指出:"此条乃湿热证之提纲。"

4.《温热经纬·薛生白湿热病篇》:"湿热证,恶寒无汗,身重头痛,湿在表分,宜藿香、香薷、羌活、苍术皮、薄荷、牛蒡子等味。头不痛者去羌活。"

本条为湿伤肌表的证治。《黄帝内经》曰:"其在皮者,汗而发之。"故用藿香、香薷、苍术皮等芳香辛散之品以透表化湿,复入羌活、薄荷、牛蒡子以祛风胜湿。此类药物,偏于辛温,善走肺经而达于肌表,故湿伤肌表,卫阳郁闭者宜之;若湿热在表,或湿已化热之证,则不可轻率用之。所以,对条文之首"湿热证"三字,应灵活看待,不能拘泥于文字。

5.《温热经纬·薛生白湿热病篇》:"湿热证,恶寒发热,身重关节疼痛,湿在肌肉,不为汗解,宜滑石、大豆黄卷、茯苓皮、苍术皮、藿香叶、鲜荷叶、白通草、桔梗等味。不恶寒者,去苍术皮。"

湿邪伤表,有寒湿与湿热之分。本条与上条比较,恶寒身重同,而发热、汗出、关节疼痛不同。究其病因病机,亦同中有异:同者,均为湿伤肌表;异者,上条为湿未化热,卫阳郁闭,此条为湿中蕴热,侵淫关节。在治法上,与上条亦同中有异:因湿邪在表,故亦取藿香之芳香宣化以祛表湿;但湿已化热,则不宜香薷、羌活之辛温解表,而取滑石、茯苓皮、通草等淡渗之品以利湿泻热,更入豆卷、桔梗、苍术皮轻清宣透,善走肌表,助藿香以除表湿。

6.《温热经纬·薛生白湿热病篇》:"湿热

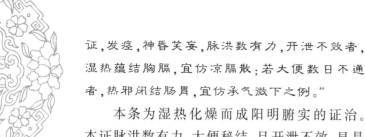

证,发痉,神昏笑妄,脉洪数有力,开泄不效者,湿热蕴结胸膈,宜仿凉膈散;若大便数日不通者,热邪闭结肠胃,宜仿承气微下之例。"

本条为湿热化燥而成阳明腑实的证治。本证脉洪数有力,大便秘结,且开泄不效,显是实热蕴结气分,而非邪陷心包之证。文中虽未言及舌苔,然以证推之,必黄燥或焦燥起刺,与邪入心营之舌绛无苔或少苔自有不同。由于气分实热,证有轻重,故凉膈散、承气汤正为阳明腑实而设,旨在釜底抽薪,通腑泻热,诚如薛生白自注云:"阳明之邪,仍假阳明为出路也。"

7.《温热经纬·薛生白湿热病篇》:"湿热证,壮热口渴,自汗身重,胸痞,脉洪大而长者,此太阴之湿与阳明之热相合,宜白虎加苍术汤。"

此条为热重湿轻证型的治法。方用白虎汤清阳明炽盛之邪热,加苍术以燥太阴之脾湿。本方药简力专,对证施之,常能取得满意的疗效。

8.《温热经纬·薛生白湿热病篇》:"湿热证,寒热如疟,湿热阻遏膜原,宜柴胡、厚朴、槟榔、草果、藿香、苍术、法半夏、干菖蒲、六一散等味。"

本条为湿热阻遏膜原的证治。正因为膜原为半表半里之地,湿热阻遏于此,则枢机不利,营卫气争,故见寒热如疟,其舌苔必浊腻,脉多弦缓或濡缓,且兼胸闷、腹胀与呕恶等脾胃湿滞之征象。盖此证与伤寒少阳证相仿。但此为热邪夹湿阻遏膜原而病涉中焦,彼则无形邪热客于少阳而病在胆经,故一以小柴胡汤和解少阳,清泄胆经为治,另一则以开达膜原,宣化湿浊为法。

9.《温热经纬·薛生白湿热病篇》:"湿热证,初起发热,汗出胸痞,口渴舌白,湿伏中焦,宜藿梗、豆蔻仁、杏仁、枳壳、桔梗、郁金、苍术、厚朴、草果、半夏、干菖蒲、佩兰叶、六一散等味。"

本条为湿热伏于中焦,湿重于热的证治。湿热证的辨治,不仅要细辨病位,更应分清湿与热之孰轻孰重。治法应以苦辛燥湿为主,不

可早用寒凉清热而阻遏湿邪透达,否则病反而难解。

10.《温热经纬·薛生白湿热病篇》:"湿热证,数日后,自利,溺赤,口渴,湿流下焦,宜滑石、猪苓、茯苓、泽泻、草薢、通草等味。"

本条为湿热流注下焦的证治。湿热流注下焦,大肠传导因而失常,小肠不能分清别浊,则大便溏泄而小便赤溺,《黄帝内经》所谓"湿胜则濡泻"是也。前贤有云:"治湿不利小便,非其治也。"

11.《温热经纬·薛生白湿热病篇》:"湿热证,舌根白、舌尖红,湿渐化热,余湿犹滞,宜辛泄佐清热,如豆蔻仁、法半夏、干菖蒲、大豆黄卷、连翘衣、六一散等味。"

本条为湿渐化热而成湿热并重的证治。湿热证的辨治,重点当分清湿与热之孰轻孰重。当然临床须四诊合参,全面分析。薛生白自注说:"此湿热参半之证。"既属湿热并重,临床当兼有胸闷脘痞、腹胀便溏、口苦而黏、小便黄赤等症。故治法以化湿清热并施。

12.《温热经纬·薛生白湿热病篇》:"湿热证,四五日,口大渴,胸闷欲绝,干呕不止,脉细数,舌光如镜,胃液受劫,胆火上冲,宜西瓜汁、金汁、鲜生地汁、甘蔗汁,磨服郁金、木香、香附、乌药等味。"

本条为胃液受劫,肝胆气逆的证治。湿热证,四五日,湿已化热,热灼津伤,胃液大耗,故口大渴,舌光如镜,脉细数,加之肝胆之气乘胃液之虚而上逆,胃失和降,故胸闷欲绝,干呕不止。药用诸汁甘寒清热,滋养胃阴,特别是以汁磨药的独特投药方法,很值得效法。

13.《温热经纬·薛生白湿热病篇》:"湿热证,呕恶不止,昼夜不差欲死者,肺胃不和,胃热移肺,肺不受邪也。宜用川连三四分、苏叶二三分,两味煎汤,呷下即止。"

本条为湿热阻滞,胃气上逆而致肺胃不和的证治。胃气以下行为顺,叶天士所谓"胃宜降则和"。今湿热阻滞于胃,使胃气失通降之职,势必上逆犯肺,肺不受邪,还归于胃,而致呕恶不止,昼夜不差欲死。看似病情危重,实

则邪轻病浅,故仅用黄连、苏叶两味,药少量轻,取"轻可去实"之意,颇具巧思。

14.《温热经纬·薛生白湿热病篇》:"湿热证,数日后,汗出热不除,或痉,忽头痛不止者,营液大亏,厥阴风火上升,宜羚羊角、蔓荆子、钩藤、玄参、女贞子等味。"

本条为热灼阴伤,肝风煽动的证治。湿热化燥,热盛于里,蒸腾于表,故汗出而热不除。汗出既多,热又不退,是以营阴大伤。阴亏则水不涵木,肝阳化风而肆虐。风阳走窜经络则发痉,上扰巅顶则头痛。药用羚羊角(代)、蔓荆子、钩藤凉肝息风以治其标,玄参、生地黄、女贞子滋水涵木以固其本。

15.《温热经纬·薛生白湿热病篇》:"湿热证,七八日,口不渴,声不出,与饮食亦不却,默默不语,神识昏迷,进辛香凉泄、芳香逐秽俱不效,此邪入厥阴,主客浑受,宜仿吴又可三甲散:醉地鳖虫、醋炒鳖甲、土炒穿山甲、生僵蚕、柴胡、桃仁泥等味。"

本证之神识异常非热陷心包或秽浊蒙蔽心窍所致,故用辛香凉泄(如牛黄丸、至宝丹、紫雪丹之类)、芳香逐秽(如苏合香丸之类)俱不获效。因其邪陷经络,气钝血滞,灵机不运而致神识呆滞,故治仿吴又可三甲散,取虫类搜剔之药,合柴胡、桃仁以行血通络,入阴透邪。邪陷得泄,则神机运而神识自可复常。

16.《温热经纬·薛生白湿热病篇》:"湿热证,湿热伤气,四肢困倦,精神减少,身热气高,心烦溺黄,口渴自汗,脉虚者,用东垣清暑益气汤主治。"

本证属气津两伤,余邪未净,邪少虚多之候。东垣清暑益气汤有清暑益气、保肺生津、健脾燥湿的功效,但因其药味庞杂,于本证不甚贴切。王孟英谓其"有清暑之名而无清暑之实",并采用西洋参、石斛、麦冬、黄连、竹叶、荷秆、知母、甘草、粳米和西瓜翠衣等以清暑热而益元气,较李东垣之方,更切合实用,临床屡有效验。

17.《温热经纬·薛生白湿热病篇》:"湿热证,数日后,脘中微闷,知饥不食,湿邪蒙绕三焦,宜藿香叶、薄荷叶、鲜荷叶、枇杷叶、佩兰叶、芦尖、冬瓜仁等味。"

本条为湿热未清,余邪困胃的证治。薛生白以五叶轻清芳化,芦根用尖,取其轻扬宣畅之意,故有清理余邪,疏通气机,醒胃悦脾之效。用于湿热证之恢复期,余邪未尽者,甚为合拍。

18.《温热经纬·薛生白湿热病篇》:"湿热证,十余日,大势已退,唯口渴,汗出,骨节痛,余邪留滞经络,宜元米汤泡于术,隔一宿,去术煎饮。"

本条为病后湿邪留滞经络,阴液已伤的证治。此时,养阴则助湿,治湿则劫阴,故用元米汤泡于术祛邪扶正,相互兼顾,有祛湿而不伤阴、养阴而不助湿之妙。更耐人寻味的是,投剂仿张仲景麻沸汤之法,如泻心汤用麻沸汤泡渍,取气而不取味,亦寓轻可去实之意。

19.《温热经纬·薛生白湿热病篇》:"湿热证,曾开泄下夺,恶候皆平,独神思不清,倦语不思食,溺数,唇齿干,胃气不输,肺气不布,元神大亏,宜人参、麦冬、石斛、木瓜、生甘草、生谷芽、鲜莲子等味。"

湿热证,在其邪实之时,曾用开泄下夺等法,邪气已经顿挫,险恶的症候已平。但由于原来邪盛症重,正气难免受伤,所以至恢复期呈现邪退正衰之象。纵观本证,为病后气津两亏,脾运未健。故以人参、麦冬、石斛益气生津;木瓜与甘草相配,取酸甘化阴之意;更入生谷芽、鲜莲子健脾醒胃,以助运化。

十、清代吴鞠通《温病条辨》:湿温的证治

1.《温病条辨·上焦篇》:"湿温者,长夏……初秋,湿中生热,即暑病之偏于湿者也。"

本条指出湿温的发病和流行季节,以及与暑病的关系,对临床的诊断有一定的指导意义。

2.《温病条辨·上焦篇》:"湿温较诸温,病势虽缓而实重,上焦最少,病势不甚显张,中焦病最多。"

湿温病往往病情缠绵;又因其病变重心在

脾胃,故临床以中焦证最为突出。这些都是本病的特点,明乎此,则有助于诊断。

3.《温病条辨·上焦篇》:"头痛恶寒,身重疼痛,口不渴,脉弦细而濡,面色淡黄,胸闷不饥,午后身热,状若阴虚,病难速已,名曰湿温。汗之则神昏耳聋,甚则目瞑不欲言,下之则洞泄,润之则病深不解。长夏、深秋、冬日同法,三仁汤主之。"

本条文提出了湿温初起的主要表现及湿温的治疗。对湿温的治疗,这里提出了"三禁":禁汗、下、润。其中误汗、误下会伤正,不是伤阴,便是伤阳。治湿温不可性急,古人总结出一字曰"守",即守法守方,不能图其汗、下之快。

4.《温病条辨·上焦篇》:"湿温喉阻咽痛,银翘马勃散主之。"

温病中发生咽痛的病很多,在湿温中,咽痛也是早期的一个伴发症状。这种伴发症状,既是肺气失宣,浊热郁结,治疗当用银翘马勃散以宣开肺气,清解郁热。

5.《温病条辨·上焦篇》:"太阴湿温,气分痹郁而哕者,宣痹汤主之。"

吴鞠通认为,太阴湿温是由湿热之邪留滞上焦气分,郁阻清阳,肺气失宣,冲逆于胸喉之间所致。所以说,它的病位在"太阴",病机是气分"痹郁"。治当用宣痹汤以轻清宣肺。郁金、射干解郁开气,香豉芳化,通草甘淡,入肺以导湿下行,稍佐杷叶,以降气冲逆,使郁解气开,湿化热清,冲逆自平。此治"呃逆"的又一妙法。

6.《温病条辨·上焦篇》:"太阴湿温喘促者,千金苇茎汤加杏仁、滑石主之。"

气喘息促,见于湿温病,为其并发症之一。它除具有湿热郁阻中、上焦的症状外,从所用的方药来看,还必有咳嗽痰浊的表现,才能属"太阴湿温"证。对这一症状的治疗,应用《备急千金要方》苇茎汤加杏仁、滑石,以宣肺平喘,清热利湿。

7.《温病条辨·中焦篇》:"阳明湿温,气壅为哕者,新制橘皮竹茹汤主之。"

本条论胃气上逆作呃的治法。呃逆一证,有实有虚,治法有降有纳,临床上以实证为多见,降法较为多用。本条所论呃逆,主要是湿热阻滞阳明,以致胃气失降,壅塞上逆而呃声动膈,属于实证。它和上焦"气分痹阻"的呃逆,虽都是气机郁阻,逆而不降,治用开气降逆,但由于二者在部位上有上焦、中焦之别,脏腑上有肺、胃之分,故治疗则有开肺气之郁和降胃气之逆的不同。

8.《温病条辨·中焦篇》:"阳明湿温,呕而不渴者,小法半夏加茯苓汤主之。呕甚而痞者,半夏泻心汤去人参、干姜、甘草、大枣,加枳实、生姜主之。"

本条突出了"呕"的一症。就是除湿热的一般症状外,重点以呕为主,并以"不渴"和"痞"作为辨轻重和应用前后两个方药的标准。本条所论,是素有停饮与侵入的湿浊相合,滞留胃中,阻遏胃气不得下泄,酝酿上逆而作呕。这时由于"饮多热少",以饮为主,治用小法半夏加茯苓汤以和胃化饮。如果呕恶较重,并出现胃脘痞闷,按之不舒,那是热邪入里与水饮相搏成"痞",属于实证。这和中虚痞闷的"虚痞"不同。因此,用半夏泻心汤去温补的人参、大枣、干姜、甘草,加枳实、生姜以辛通胃气,泄闷降逆。这与"暑温"病中的"湿热结痞"证基本相同,治疗的方药也基本一样,可前后互参。

9.《温病条辨·中焦篇》:"湿温邪入心包,神昏肢逆,清宫汤去莲心、麦冬,加金银花、赤小豆皮,煎送至宝丹,或紫雪丹亦可。"

本条文为论湿热浊邪上犯心包的症状和治法。本条根据叶天士原案(见"湿"门第十张妪案)记载,患者体壮有湿,又感长夏湿邪,内犯太阴而自利,外着经络而身痛发热。当时误用发汗,一方面助热劫津,耗伤心液,另一方面湿热相搏,酝酿交蒸,浊气为辛温所蒸腾而循经入络,上蒙心包,扰乱神明,湿热内郁,阳不外达,以致造成神志障碍、四肢逆冷等厥闭的逆变。这时病以昏厥为主,故治用清宫汤加减,并加用至宝丹、紫雪丹等。

10.《温病条辨·中焦篇》:"秽湿着里,舌黄脘闷,气机不宣,久则酿热,三加减正气散主之。"

湿浊阻滞,气机不宣,阳气郁遏,久则热由内生,酿成中焦湿重于热之证。本证临床表现多有身热不扬,脘痞腹胀,恶心欲吐,口不渴或渴不欲饮,或渴喜热饮,大便溏泄,小便浑浊,苔黄腻,脉濡缓等见症。故治用三加减正气散,方中藿香叶轻宣达表,透热外出,滑石清利湿热,杏仁开肺气,通调水道,使湿热有下达之机。《温病条辨》中共有5个加减正气散方,其中一加减正气散用于湿邪夹食滞郁阻中焦,脾胃升降失司等证,二加减正气散用于湿邪郁阻表里之症候,三、四、五加减正气散属治疗寒湿之剂,学者可参看选用。

11.《温病条辨·中焦篇》:"脉缓身痛,舌淡黄而滑,渴不多饮或竟不渴,汗出热解,继而复热,内不能运水谷之湿,外复感时令之湿,发表攻里,两不可施,误认伤寒,必转坏证,徒清热则湿不退,徒祛湿则热愈炽,黄芩滑石汤主之。"

本证的病因病机是内外皆被湿阻,气机不畅,阳气郁闭,蕴而生热,所谓热在湿中,湿居热外,湿热裹结,难分难解。其治疗"发表攻里,两不可施""徒清热则湿不退,徒祛湿则热愈炽",故用黄芩滑石汤清热化湿并施。方中黄芩清热燥湿;滑石清热利湿;茯苓皮、通草、猪苓淡渗利湿;大腹皮燥湿行气,使气行湿易祛;豆蔻辛香,醒脾胃,开湿郁。诸药合用,"共成宣气利小便之功,气化则湿化,小便利则火腑通而热自清矣"!

12.《温病条辨·中焦篇》:"湿郁经脉,身热身痛,汗多自利,胸腹白疹,内外合邪,纯辛走表,纯苦清热,皆在所忌。辛凉淡法,薏苡竹叶散主之。"

此为湿热郁于气分而发白疹的证治。薏苡竹叶散是治疗本证的有效方剂。方中薏苡仁、茯苓、滑石、通草四味相配,有清利湿热之功,薏苡仁、茯苓又有健脾之效;豆蔻芳香辛温,燥湿醒胃,宣通气机;竹叶、连翘轻清走表,宣透湿热,使湿热外达。诸药合用,宣透与清

利并施,分消湿热,表里同治,因势利导。正如吴鞠通所说:"此湿停热郁之证,故主以辛凉解肌表之热,辛淡渗在里之湿,俾表邪从气化而散,里邪从小便而驱,双解表里之妙法也。"

13.《温病条辨·下焦篇》:"湿温久羁,三焦弥漫,神昏窍阻,少腹硬满,大便不下,宣清导浊汤主之。"

此为湿温久羁下焦,气分闭塞不通的证治。一般来说,湿温病至下焦,多从燥化而伤阴,但也有从湿化而阻阳者。此条所论少腹硬满,大便不下,非蓄血之象,乃肠腑湿郁气结所致。湿热弥散三焦,神昏窍阻,当有膀胱水道不利。治法主以苦辛淡法,以大便通快为度,使湿浊之邪从二便分消。

十一、清代吴鞠通《温病条辨》叶霖按:湿温成因

《温病条辨》叶霖按:"湿温之因有三:其脉阳濡而阴弱,阴小而急,此先受暑后中湿,乃暑邪蒸湿者是也。证见两胫冷,腹满,又胸,头目痛,苦妄言。治在足太阴,不可发汗。此先伤于湿,因而中暍,湿热相搏者是也。脉濡弱,舌苔白或绛底,呕逆口干,不能饮汤,胸软而满闷,身潮热,汗出稍凉,少顷又热。此春分后秋分前,少阴君火、少阳相火、太阴湿土三气合行,加以天热下降,地湿上腾,由口鼻吸受,着于脾胃者是也。"

叶霖进一步分析了湿温之因有三,主要是因为春分后秋分前,少阴君火、少阳相火、太阴湿土三气合行,加以天热下降,地湿上腾,由口鼻吸受,着于脾胃而致湿温。他并且详细记述了湿温的症状及治疗方药。

十二、清代雷少逸《时病论》:湿温的病因及证治

《时病论·湿温》:"湿温之病,议论纷纷,后学几无成法可遵。有言温病复感乎湿,名曰湿温。据此而论,是病乃在乎春。有言素伤于湿,因而中暑,暑湿相搏,名曰湿温。据此而论,是病又在乎夏。有言长夏初秋,湿中生热,

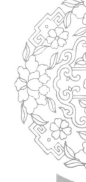

即暑病之偏于湿者名曰湿温。据此而论,是病又在乎夏末秋初。细揆三论,论湿温在夏末秋初者,与《黄帝内经》秋伤于湿之训颇不龃龉,又与四时之气大暑至白露湿土主气亦属符节,当宗夏末秋初为界限也。所有前言温病复感于湿,盖温病在春,当云温病夹湿;言素伤于湿,因而中暑,暑病在夏,当云中暑夹湿;皆不可以湿温名之。考其致病之因,良由湿邪踞于气分,酝酿成温,尚未化热,不比寒湿之病辛散可瘳,湿热之病清利乃解耳。是病之脉,脉无定体,或洪或缓,或伏或细,故难以一定之脉印定眼目也。其证始恶寒,后但热不寒,汗出胸痞,舌苔白或黄,口渴不引饮,宜用清宣温化法去连翘,加厚朴、豆卷治之。倘头痛无汗,恶寒身重,有邪在表,宜用宣疏表湿法加葛、羌、神曲治之。倘口渴自利,是湿流下焦,宜本法内去法半夏,加生米仁、泽泻治之。倘有胫冷腹满,是湿邪抑遏阳气,宜用宣阳透伏法去草果、蜀漆,加陈皮、腹皮治之。如果寒热似疟,舌苔白滑,是为邪遏膜原,宜用宣透膜原法治之。如或失治,变为神昏谵语,或笑或痉,是为邪逼心包,营分被扰,宜用祛热宣窍法加羚羊、钩藤、玄参、生地黄治之。如撮空理线,苔黄起刺或转黑色,大便不通,此湿热化燥,闭结胃腑,宜用润下救津法,以生军易熟军,更加枳壳,庶几攻下有力耳。倘苔不起刺,不焦黄,此法不可乱投。湿温之病,变证最多,殊难罄述,宜临证时活法可也。"

本论对湿温的成因、各阶段的临床症候及其治法做了较全面而浅显的阐述,很有参考价值。雷少逸最后强调"湿温之病,变证最多",确是阅历有得之见。惟《时病论》将湿温与湿热截然分为两种病证,似欠合理,读者参阅《温热经纬·薛生白湿热病篇》,自可得出中肯的结论。

十三、清代吴坤安《伤寒指掌》

《伤寒指掌》:"按湿温证,因长夏每多阴雨,浔日气煦照,则潮湿上蒸,袭人肌表,着于经络,即发热头胀、身痛、足胫痛、舌苔腻白等症。重者兼感时邪不正之气,即为湿温疫症。

邪入气分:暑湿之邪阻于肺,必咽痛,发热,身痛,舌苔黄厚黏腻,烦渴不解,当清上焦,如连翘、桔梗、滑石、射干、薏苡仁、马勃、通草、淡竹叶、金银花、芦根之类。如见身发斑疹,舌黄燥厚,当凉膈疏斑,如连翘、薄荷、生栀子、石膏、牛蒡子、杏仁、枳实、黄芩之类。

邪乘包络:湿温之邪,乘于心包络则神识昏呆,发热身痛,四肢不暖,舌苔鲜红燥刺者,宜解手厥阴之邪,如犀角尖、连翘、石菖蒲、川郁金、玄参、赤小豆、西黄之属主之。

邪入营分:如湿温之邪入于血络,舌苔中黄边赤,发为赤斑丹疹,神昏谵语,宜清疏血分以透斑,佐芳香逐秽以开闭,犀角、连翘、赤芍、金银花、牛蒡子、石菖蒲、郁金、玄参、薄荷、人中黄之类。

邪阻上焦:病起发热头胀,渐至耳聋,喉痛欲闭,鼻中衄血,此邪混气分之象。邪在上焦空虚之所,非苦寒直达胃中之药可以治,病不能即解,即有昏痉之变,宜轻清理上为治,如连翘、马勃、牛蒡子、金银花、射干、白金汁。如见呃忒,加枇杷叶、竹茹。"

吴坤安分别阐述了湿温症邪入气分、邪乘包络、邪入营分及邪阻上焦的临床主症、治疗方药,特别强调重者兼感时邪不正之气,即为湿温疫症,首次提出了湿温疫症的病名。

十四、近代严鸿志《感证辑要》:湿温湿热偏重辨证

《感证辑要·湿热证治论》:"湿多者,湿重于热也,其病多发于太阴肺脾。其舌苔必白腻,或白滑而厚,或白苔带灰兼黏腻浮滑,或白带黑点而黏腻,或兼黑纹而黏腻,甚或舌苔满布,厚如积粉,板贴不松;脉息模糊不清,或沉细似伏,断绝不匀;神多沉困似睡;症必凛凛恶寒,甚而足冷,头目胀痛,昏重如裹如蒙,身痛不能屈伸,身重不能转侧,肢节肌肉疼而且烦,腿足痛而且酸,胸膈痞满,渴不引饮,或竟不渴,午后寒热,状若阴虚,小便短涩黄热,大便溏而不爽,甚或水泻……热多者,热重于湿也,其病多发于阳明胃肠,热结在里,由中蒸上,此时气分邪热郁遏

灼津,尚未郁结血分。其舌苔必黄腻,舌之边尖红紫欠津,或底白罩黄浑油不清,或纯黄少白,或黄色燥刺,或苔白底绛,或黄中带黑,浮滑黏腻,或白苔渐黄而夹黑,伏邪重者,苔亦厚且满,板贴不松;脉象数滞不调;症必神烦口渴,渴不引饮,甚或耳聋干呕,面色红黄黑混,口气秽油,余则前论诸症或现或不现,但必胸腹热满,按之灼手,甚或按之作痛。"

本论对湿温病之湿偏重、热偏重两种类型的病因病机、主要症候阐发无遗,尤其对舌苔的描述更加具体,诚为辨证之着眼点,足资参考。

十五、近代何廉臣《全国名医验案类编》:湿温辨证

《全国名医验案类编》:"湿温之为病,有湿遏热伏者,有湿重热轻者,有湿轻热重者,有湿热并重者,有湿热俱轻者,且有夹痰、夹水、夹食、夹气、夹瘀者。临证之时,首要辨明湿与温之孰轻孰重、有无兼夹,然后对证发药,随机策应,庶可用药当而确收成效焉。"

此为何廉臣对周小农"湿温夹痰"一案所加的按语。湿温病的辨证,分清湿与热之孰轻孰重对于立法遣药至关重要。同时,还须审其有无兼夹他邪,然后对证投剂,才能取效。何廉臣此论,颇具卓识,对临床很有指导意义。

(贺松其　孙嘉玲　文　彬)

<h1 style="text-align:center">第七节　秋　　燥</h1>

秋燥是秋季感受燥热病邪,初起以病在肺卫并具有津气干燥为特征的急性外感热病。一般较少改变,病程较短,易于痊愈,极少病例病邪可传入下焦肝肾。本病发生在秋季,尤以秋分后小雪前为多见。根据秋燥的发病季节和临床表现,它与西医学中发于秋季的上呼吸道感染、急性支气管炎及某些肺部感染等疾病较为相似,这些疾病呈秋燥见症者可以参考秋燥辨证。

中医文献里关于燥邪致病的记载渊源甚早,但确立秋燥的病名却为时较晚。有关燥邪致病的记载最早见于《黄帝内经》,至清代喻嘉言以秋燥立专篇论述,从而首创了秋燥病名。对秋燥的性质,明清各医家有不同的认识,但大多数的医家都认为秋燥的性质有温、凉两类。至吴鞠通,秋燥的理论更趋完善,他在《温病条辨》中,较为详尽地论述了秋燥的病因病机和辨证论治,特别是创立了三焦辨证体系,至此,秋燥作为一个独立的病被临床广泛接受。

一、《黄帝内经》:燥气为病

《素问·气交变大论》:"岁金太过,燥气流行,肝木受邪,民病两胁下、少腹痛,目赤痛,眦疡,耳无所闻,肃杀而甚,则体重烦冤,胸痛引背,两胁满,且痛引少腹。"

《黄帝内经》从五运六气的角度阐述了一年之中,由于岁金太过,燥气流行,而导致肝木受邪,民病两胁下、少腹痛和目赤痛的秋燥致病的情况,首次指出了燥邪致病,并和时令天气变化密切相关。

二、金代刘完素《素问玄机原病式》:燥气为病的病候特点

《素问玄机原病式·燥类》:"诸涩枯涸,干劲皲揭,皆属于燥。"

刘完素根据临床实际,发古从新,大胆立论,阐述了燥气为病的病候特点,确立了燥气作

第二章　外感热病证

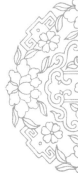

为致病因素和病机类型的存在，对后世医家辨治秋燥很有启发，如喻嘉言的"秋燥论"即渊源于此。

三、明代张景岳《景岳全书》:秋燥有阴阳之分、寒热之别、表里之异

1.《景岳全书·燥有表里之不同》："燥气虽亦外邪之类，然有阴阳。从阳者因于火，从阴者因于寒。热则伤阴，必连于脏；寒则伤阳，必连于经。此所以有表里，必须辨明而治之。"

条文说明燥有阴阳、表里、寒热之不同，故须辨明而治之。

2.《景岳全书·传忠录》："燥证之辨，亦有表里。《经》曰：清气大来，燥之胜也，风木受邪，肝病生焉。此中风之属也。盖燥胜则阴虚，阴虚则血少，所以或为牵引，或为拘急，或为皮膝风消，或为脏腑干结，此燥从阳化，营气不足而伤乎内者也。治当以养营补阴为主。若秋令太过，金气胜而风从之，则肺先受病，此伤风之属也。盖风寒外束，气应皮毛，故或为身热无汗，或为咳嗽喘满，或鼻塞声哑，或咽喉干燥，此燥以阴生，卫气受邪而伤乎表者也。治当以轻扬温散之剂暖肺去寒为主。"

素体阴虚血少，燥从内生，治当养营补阴。但秋天为燥金司令，外感风寒则必夹燥气，其表证虽与外感风寒证相同，然伴有咽喉干燥等症，治疗时除用辛温发散外，须酌加辛润之品。

四、清代喻嘉言《医门法律》:秋燥论

1.《医门法律·秋燥论》："燥之与湿，有霄壤之殊。燥者，天之气也；湿者，地之气也。水流湿，火就燥，各从其类，此胜彼负，两不相谋。春月地气动而湿胜，斯草木畅茂；秋月天气肃而燥胜，斯草木黄落。故春分以后之湿、秋分以后之燥各司其政。今指秋月之燥为湿，是必指夏月之热为寒然后可，奈何《黄帝内经》病机一十九条独遗燥气。他凡秋伤于燥，皆谓秋伤于湿。历代诸贤，随之作解，弗察其讹，昌特正之。大意谓春伤于风，夏伤于暑，长夏伤于湿，秋伤于燥，冬伤于寒，觉六气配四时之旨，与五

运不相背戾，而千古之大疑，始一决也。"

由于《黄帝内经》有"秋伤于湿"之言，故许多医家拘泥经旨，不加深究。虽刘完素阐述燥邪之特性于前，但未能引起医家足够重视。至喻嘉言提出"秋伤于燥"之论，局面始为大变。喻嘉言不但完善了四时六气的病因观，还根据"火就燥"的理论推论，强调燥邪属于温热的性质，从而为后世大开秋燥法门，厥功甚伟。

2.《医门法律·秋燥论》："治燥病者，补肾水阴寒之虚，而泻心火阳热之实；除肠中燥热之甚，济胃中津液之衰。使道路散而不结，津液生而不枯，气血利而不涩，则病自已矣。"

喻嘉言首次提出了秋燥的治疗大法：补肾水，泻心火；除燥热，济津液。使道路散而不结，津液生而不枯，气血利而不涩，则病自已矣。

五、清代张璐《张氏医通》:诸燥之证皆属于肺

《张氏医通·诸伤门·火》："燥有内外诸证，不能尽述。其在皮肤，则毛焦皱揭；在大肠，则脾约便难；在肺经，则干咳痰结；在肺脏，则悲愁欲哭。证虽各异，而脉之微细涩小则一，间有虚大数疾浮芤等状，以意察之，重按无有不涩、不细、不微者，则知诸燥之证，皆肺金之一气，亦不出肺金之一脉也。"

燥证病变重点在于肺，因为秋日燥气主令合于秋，同气相求，故感则肺病为多。但亦须辨别内外燥，确立病变部位，投药始可有的放矢。

六、清代叶天士《三时伏气外感篇》:秋燥与风温

《三时伏气外感篇》："秋深初凉，稚年发热咳嗽，证似春月风温证。但温乃渐热之称，凉即渐冷之意。春月为病，犹冬藏固密之余，秋令感伤，恰值夏热发泄之后，其体质虚实不同，但温自上受，燥自上伤，理亦相等，均是肺气受病。世人误认暴感风寒，混投三阳发散，津劫燥甚，喘急告危。若果属暴凉外束，身热痰嗽，

只宜葱豉汤,或苏梗、前胡、杏仁、枳、橘之属,仅一二剂亦可。更有粗工,亦知热病,与泻白散加芩、连之属,不知愈苦助燥,火增他变。当以辛凉甘润之方,气燥自平而愈。慎勿用苦燥劫烁胃汁。"

以上是对风温、温燥的辨别。秋燥病,是以感受秋天的燥气毒邪为主因的一些呼吸系统外感疾患。但由于它和春天的"风温病"近似,所以叶天士对其同异做了分辨。叶天士认为二者的相同之点有三:一是感受途径都是"邪从上受",二是受邪部位都是"肺先受病",三是见证都以"发热咳嗽"为主。二者的相异之点有四:就病邪说,一为"风热",一为"燥气";就季节说,一在严寒之末,天气渐温时发病,一在酷热之后,天气渐凉时发病;就病机说,一是腠理致密,体气多实,一是发泄津耗,体气偏虚;就治疗说,一是以辛凉宣卫为主,一是以辛凉清润为法。

七、清代俞根初《通俗伤寒论》:秋燥的辨治

1.《通俗伤寒论·秋燥伤寒》:"秋深初凉,西风肃杀,感之者多病风燥,此属燥凉,较严冬风寒为轻;若久晴无雨,秋阳似曝,感之者多病温燥,此属燥热,较暮春风温为重。"

秋燥有凉燥、温燥之分,秋令燥气既可从热而化为燥热之邪,亦可从寒而化为凉燥之邪。燥而偏热的为温燥,燥而偏寒的为凉燥。

2.《通俗伤寒论·秋燥伤寒》:"上燥救津,中燥增液,下燥滋血,久必增精。"

叶天士曾有"上燥治气,下燥治血"之说,俞根初进一步概括了秋燥的初中末3期的治疗大法。燥邪上受,病多在肺,燥热化火,肺受热灼,津液耗损,故宜清肺润燥救津;燥邪传中,灼伤胃阴,故宜养阴生津;燥病日久,伤及下焦肝肾之阴,故宜填补真阴以奉精血,当重用血肉有情之品。

八、清代吴鞠通《温病条辨》:秋燥的因证脉治

1.《温病条辨·上焦篇》:"秋感燥气,右脉数大,伤手太阴气分者,桑杏汤主之。"

本证为温燥袭于肺卫。症见右脉数大,头痛发热,咳嗽少痰,咽干鼻燥,口渴,舌质偏红,苔白少津等。桑杏汤是治疗温燥初起,病在肺卫的代表方,但辛透力较弱,如表证较著可加牛蒡子之类。

2.《温病条辨·上焦篇》:"燥气化火,清窍不利者,翘荷汤主之。"

此条论燥伤清窍的治法。所谓"清窍不利",是指感受燥热毒邪以后,邪从火化,上扰清空,以致头面清窍为燥火所伤,出现耳鸣、目赤、龈肿、咽痛等热象而说。由于病在上焦而属于燥火,所以法用辛凉轻宣,方用翘荷汤清散燥热之邪,以解诸窍之火。

3.《温病条辨·上焦篇》:"燥伤本脏,头微痛,恶寒,咳嗽稀痰,鼻塞,嗌塞,脉弦,无汗,杏苏散主之。"

此为凉燥初起,邪袭肺卫之候,与前条桑杏汤证之温燥迥然不同,故治以辛温甘润。本方为凉燥初起之代表方,如表证重可加豆豉、葱白。

4.《温病条辨·中焦篇》:"燥伤肺胃阴分,或热或咳者,沙参麦冬汤主之。"

秋燥伤及肺胃之阴,比桑杏汤证病深一层。由于燥热伤津,当有咽干口燥、干咳少痰、舌光少苔等症,可用沙参麦冬汤甘寒救津。此外,本方还可用于秋燥病后期阶段外邪已解而阴液未复者。

5.《温病条辨·中焦篇》:"燥伤胃阴,五汁饮主之,玉竹麦冬汤亦主之。"

阳明为燥土,喜润恶燥,燥邪渐入阳明,灼伤胃阴,则见口舌干燥而渴、舌红少苔、脉数细等症。治疗重在滋养胃阴,五汁饮、玉竹麦冬汤均可选用。若津伤较重,可将两方合用,其效更捷。

6.《温病条辨·中焦篇》:"胃液干燥,外感已净者,牛乳饮主之。"

此条论燥邪化热以后劫伤了胃中津液,邪气虽去而津干未复证。牛乳是由精血化生的液体,它味甘,性微寒,能滋润胃肠、补诸虚不

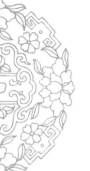

足,用于病后津伤,是润燥生津最好的滋养品。

7.《温病条辨·中焦篇》:"燥证气血两燔者,玉女煎主之。"

秋燥病出现"气血两燔",其性质当和温热病一样。即既应有气分热盛、高热、口燥渴等表现,也必有血热的舌绛无津的特征。治疗也应采用玉女煎,以清气凉血,益阴润燥。

8.《温病条辨·下焦篇》:"燥久伤及肝肾之阴,上盛下虚,昼凉夜热,或干咳,或不咳,甚则痉厥者,三甲复脉汤主之,定风珠亦主之,专翕大生膏亦主之。"

肝肾同源,肾水枯竭则肝木失养。肾主水液而恶燥,故外感燥气伤及肾阴,水不涵木,而见上盛下虚之证。治疗应以滋养津液为主。三甲复脉汤、定风珠滋阴润燥,息风潜阳,以治其急;专翕大生膏多用血肉有情之品,大补肝肾之阴,熬膏为丸而以缓治,膏中选用腥臭脂膏之类,即吴鞠通所谓"咸寒腥臭皆达下焦"之意,因燥气伤及下焦故也。

9.《温病条辨·中焦篇》汪瑟庵按:"燥证路径无多,故方法甚简。始用辛凉,继用甘凉,与温热相似。但温热传至中焦,间有当用寒苦者,燥证则惟喜柔润,最忌苦燥,断无用之之理矣。"

燥为温邪,大法宜凉宜润,步步顾护津液,这是治疗温病的关键。但燥与其他温热之邪在性质上毕竟有所不同,故用药上亦有差异,不宜苦寒泻火之剂,以免化燥伤津,自当切记。

九、清代石寿棠《医原》:治外燥之大法

《医原·燥气论》:"以燥气论,燥邪初起,在未化热时,宜用辛润开达气机,如杏仁、牛蒡子、桔梗之属;兼寒加以温润,加豆豉、前胡、姜、葱之类;邪机闭遏,加以通润,如白芥子、细辛之类;咳嗽不止,胸前懊闷,加苏子、紫菀、百部之类。辛中带润,自不伤津。而且辛润又能行水,燥夹湿者宜之;辛润又能开闭,内外闭遏者宜之。其里气不和者,佐以瓜蒌皮、鲜薤白之类辛滑流利气机,气机一通,大便自解,油邪解而清邪失所依附,亦必化汗而解。其化热

者,于辛润剂中,酌加清润轻虚之品二三味,如梨皮、蔗皮、梨汁、蔗汁、荸荠、芦根、石膏、知母、川贝母、南沙参、桑叶、菊花、金银花、花粉之类,以泄其热,热泄则清肃令行,气机流利,亦必化汗而解。其阴虚者,于辛润剂中,酌加生地黄、玄参、沙参、火麻仁、黑芝麻、蜂蜜之类养阴润肠,但不宜多用,恐腻着邪气。其夹湿者,于辛润剂中,酌加豆蔻仁、通草、茯苓、半夏之类辛淡渗湿,亦不宜多用,恐燥伤津液。其夹湿而化热者,于辛润剂中,酌加滑石、淡竹叶之清渗,连翘、山栀之微苦微燥,重者酌加姜汁、炒木通、炒芩连之类苦降辛通,开化湿热。其邪已传里,依附胃肠渣滓者,则攻下一法,又未可缓施,但下宜适中,不可太过。观仲景用大承气汤,一剂分为三服,视其进退用之,以药力不及犹可再服,药力太过不可挽回,其用心之细,有如此者。且上焦邪气开通,天气下降,地气自随之以运行,又何必峻下为能乎?此治外燥之大法也。"

温燥初起,邪在肺卫,治宜辛凉甘润;凉燥初起,治宜辛温甘润。但无论温燥、凉燥,一旦传里化热,其证治完全相同。燥热入肺伤阴者,治宜清肺泻热,润燥养阴;肺燥肠闭而致便秘者,治宜肃肺化痰,润肠通便;燥热化火而致阳明腑实者,治宜滋阴攻下。但治疗秋燥始终应以滋润为法,切忌温燥伤津、苦寒伤阴。此节论治外燥,可谓大法已备,用药亦多熨帖,可临证选用。

十、清代雷少逸《时病论》:秋燥的辨治

1.《时病论·秋燥》:"凡治初患之燥气,当宗属凉拟法。夫秋燥之气,始客于表,头微痛,畏寒咳嗽,无汗鼻塞,舌苔白薄者,宜用苦温平燥法治之。若热渴有汗,咽喉作痛,是燥之凉气已化为火,宜本法内除去苏、荆、桂、芍,加玄参、麦冬、牛蒡子、象贝治之。如咳逆胸疼,痰中兼血,是肺络被燥火所劫,宜用金水相生法,去玄参、五味,加西洋参、旱莲草治之。如诸证一无,惟腹作胀,大便不行,此燥结盘踞于里,宜用松柏通幽法治之。"

雷少逸论燥,主张燥邪属凉,初起虽采用苦温平燥法,与吴鞠通杏苏散立意相同,然方中桂枝辛热等味,究难恰合病情,不可滥用。至于燥热损伤肺络而出现咳嗽胸痛,痰中带血,所用金水相生法加减,虽有养阴润燥、清金保肺之作用,不若喻嘉言清燥救肺汤更为贴切。再则雷少逸对热渴有汗、咽喉作痛责之于"燥之凉气,已化为火",亦嫌片面。证之临床,凉燥化热而见上述诸症者有之,然感受温燥而致者更为多见。

2.《时病论·秋燥》:"六气之中,惟燥气难明。今人治燥,动手非沙参、玉竹,即生地黄、二冬,不知燥有胜气复气、在表在里之分。如杏苏散是治燥之胜气,清燥救肺汤是治燥之复气……一偏滋补清凉,非法也。"

本条文指出,秋燥须辨证论治。燥有凉燥、温燥之分,用药不同。如滥用滋补清凉之剂,势必贻误病情,不可不慎。

十一、清代陆子贤《六因条辨》:秋燥辨治

1.《六因条辨·秋燥辨治》:"秋燥初起,头胀无汗,洒洒恶寒,翕翕发热,鼻鸣干燥,舌白少津,此燥热伤气,邪尚在表。宜用蒌皮、沙参、甜杏、桔梗、桑叶、连翘、郁金、薄荷、鲜荷叶、枇杷叶、西瓜翠衣等味,辛凉透解也。"

燥热初起,先伤肺金,既不可辛温升阳而助其燥气,又不可过于寒凉而遏其肺气。故宜蒌皮、沙参、甜杏、连翘、桔梗清润肺金,郁金、薄荷、荷叶、枇杷叶疏达腠理,使肺得清肃而燥热自去。

2.《六因条辨·秋燥辨治》:"秋燥汗出,不恶寒而但发热,咳痰不爽,鼻衄口干,舌苔转黄,此邪热伤肺。宜用沙参、花粉、地骨皮、知母、甜杏、玉竹、玄参、甘草、连翘、枇杷叶、西瓜翠衣等味,清肺泄热也。"

汗出不恶寒而但发热,邪已化热传肺,宜用清肺解热之品。又因其燥热为患,故合用滋润之属。

3.《六因条辨·秋燥辨治》:"秋燥热不解,舌赤黄燥,呛咳胸痛,朝凉暮热,此肺热传营,

宜用沙参、麦冬、鲜石斛、鲜生地黄、桑叶、甜杏、川贝母、花粉、连翘等味,清营却热也。"

气分之热不解,邪渐入营,故见呛咳胸痛,朝凉暮热,故宜两清气营为治。

4.《六因条辨·秋燥辨治》:"秋燥烦热口渴,舌赤无苔,夜则热甚,咳嗽有痰血,此热伤肺络。宜用喻氏清燥汤,育阴清热也。"

燥热伤及血络,故痰中带血,以喻嘉言清燥救肺汤中之沙参、麦冬、甜杏、枇杷叶、桑叶、石膏清气分,兼生地黄、阿胶滋阴凉血,是为对症之治。临证还可佐入鲜芦根、白茅根、藕节之类,以宁络止血。

5.《六因条辨·秋燥辨治》:"秋燥经旬不解,舌绛焦黑,神昏谵妄,斑疹累累,此热入血分。宜用犀角地黄汤加鲜石斛、玄参心、连翘心、鲜菖蒲、青竹叶、牛黄丸等味,清络宣窍也。"

营热不解,必入血分,故用水牛角、地骨皮、赤芍、玄参、竹叶、连翘等凉血清热之品,又兼石菖蒲、牛黄丸芳香宣窍逐秽。

6.《六因条辨·秋燥辨治》:"秋燥舌黑,昏谵妄笑,斑色紫黑,便闭腹胀,频转矢气,此热结在腑。宜用生何首乌、鲜生地黄、鲜石斛、大黄、元明粉、甘草等味,逐邪养正也。"

燥热瘀结在腑,消烁津液,并有便闭腹胀、舌黑等症,此非清凉可解,石斛滋养阴液,更以调胃承气汤通腑泻热逐邪,庶为两全。故除神昏谵妄外,宜以何首乌、生地黄,既不伤正,又能逐邪,庶为两全。

十二、清代俞根初《通俗伤寒论》何廉臣按:秋燥证治大纲

《通俗伤寒论·伤寒兼证·秋燥伤寒》何廉臣按:"凡治燥病,先辨凉温。王孟英曰:以五气而论,则燥气为凉邪,阴凝则燥,乃其本气;但秋承夏后,火之余炎未息,若火既就之,阴竭则燥,是其标气。治分温润、凉润二法。费晋卿曰:燥者干也,对湿言之也。立秋以后,湿气去而燥气来。初秋尚热,则燥而热;深秋既凉,则燥而凉。以燥为全体,而以热与凉为

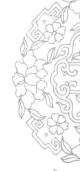

之用,兼此二义,方见"燥"字圆活。法当清润、温润,次辨虚实。叶天士先生曰:秋燥一证,颇似春月风温。温自上受,燥自上伤,均是肺先受病。但春月为病,犹是冬令固密之余,秋令感伤,恰值夏月发泄之后,其体质之虚实不同。初起治肺为急,当以辛凉甘润之方,气燥自平而愈。若果有暴凉外束,只宜葱豉汤加杏仁、苏梗、前胡、桔梗之属。延绵日久,病必入血分,须审体质证候。总之,上燥治气,下燥治血,慎勿用苦燥劫烁胃汁也。又次辨燥湿。石芾南曰:病有燥湿,药有润燥。病有风燥、凉燥、暑燥、燥火、燥郁夹湿之分,药有辛润、温润、清润、咸润、润燥兼施之别。"

此为秋燥的证治大纲,即先辨秋燥的性质属温属凉,次辨病变虚实,再辨燥湿,最后确立治法用药,秩序井然,是秋燥辨证施治的具体运用步骤,堪为完备,切合于临床实际。

十三、近代何廉臣《全国名医验案类编》:燥与火不同

《全国名医验案类编》:"燥与火不同。火为实证,热盛阳亢,身热多汗,法宜苦寒夺其实而泻其热;燥为虚证,阴亏失润,肌肤干燥,法宜甘寒养其阴而润其燥。"

燥与火性质不同,致病各异,一为实证,一为虚证。故治法也大相径庭,一为苦寒清热,一为甘寒润燥。

(文 彬 贺松其)

第八节 温 疫

温疫是由于感受湿热、暑燥等疫毒之邪而发生的急性外感热病。其特点是发病急骤,病情凶险,有强烈的传染性,能引起大的流行。就其性质而言,有湿热疫与暑燥疫之分,如:吴又可《温疫论》所论之温疫,即湿热秽浊之疫;而余师愚《疫疹一得》所论之温疫,则为暑燥淫热之疫。现代医学的某些烈性传染病如鼠疫以及21世纪初出现的严重急性呼吸综合征(非典)均可参照本病辨治。

早在《素问·本病论》及《素问·刺法论》中,就明确记载有"温疫"类疾病。明代以前由于温病学未臻完善,所以温疫未能成为独立的疾病体系。使温疫学说形成理论体系的,当推明末医家吴又可,他编著出我国医学发展史上第一部温疫学专著《温疫论》,对传染病学做出了突出贡献。到了清代,温病学家辈出,叶天士、吴鞠通、王孟英与薛生白并称"温病四大家",他们对温疫的形成及其特异性有了新的认识,特别是叶天士、吴鞠通的诊治经验被后人所推崇使用。杨栗山所著的《伤寒瘟疫条辨》,在温疫之病因和诊治方面,继承并发挥了吴又可的温疫学说。余师愚所著的《疫疹一得》对温疫学说加以充实和发挥,为温疫病的治疗开拓了新的境地。刘松峰的《松峰说疫》、陈耕道的《疫痧草》、王孟英的《霍乱论》等大量有关温疫的专著问世,更是为后人研究传染性疾病提供了宝贵的资料。至此,在中医外感热病学体系中形成了温疫学说。

一、《黄帝内经》:温疫的传染性

《素问·刺法论》:"五疫之至,皆相染易,无问大小,病状相似。"

《黄帝内经》形象地记述了疫病的强烈传染性:不论年龄大小,可以互相传染,并且症状相似。

二、隋代巢元方《诸病源候论》:疫病的病因及预防

1.《诸病源候论》:"其病与时气、温热等病相类,皆由一岁之内,节气不和,寒暑乖候,或有暴风急雨,雾露不散,则民多疫疠。"

本条文说明疫病与时气、温热相类,都

是由于气候不调所导致的。

2.《诸病源候论》:"勿食鼠残食,免生疫病"。

本条文告诫人们食用不清洁或不当食物易染温成病。

3.《诸病源候论》:"预服药及为法术以防之。"

本条文说明提前服药以及法术可以预防温疫的发生,强调温疫的可预防性。

三、宋代庞安时《伤寒总病论》:温疫的流行性

《伤寒总病论》:"天行之病,大则流毒天下,次则一方,次则一乡,次则偏着一家。"

本条文描述了温疫大至世界范畴、小至一家散发的不同流行程度。

四、金代刘完素《伤寒标本》:疫疠与伤寒的区别

《伤寒标本》:"凡伤寒疫疠之病,何以别之?盖脉不浮者,传染也。"

刘完素首次指出疫疠与伤寒的区别是疫疠脉不浮,且有传染性。这些对后世的温疫理论研究,产生了很大影响。

五、明代吴又可《温疫论》:温疫的病因病机、传变途径、治疗方法

1.《温疫论》:"《伤寒论》曰:'发热而渴,不恶寒者为温病。'后人去'氵'加'疒'为瘟,即温也……夫温者热之始,热者温之终,温热首尾一体,故又为热病,即温病也。又名疫者,以其延门阖户,如徭役之役,众人均等之谓也;今省去'殳'加'疒'为疫。又为时疫时气者,因其感时行疠气所发也;因其恶厉,又谓之疫疠。"

本条文明确提出了温疫的概念。此前对"温疫"与"瘟疫"的概念是混淆不清的。吴又可特立"正名"篇以澄清之,认为"温疫"与"瘟疫"都是热病。虽然"温""瘟"二字的字形不同,实际上是同一种疾病。温疫属于温病范畴,是感受疫疠之邪而发生的多种急性传染病

的统称。其特点是发病急剧,病情险恶,有强烈的传染性,易引起大流行。温病的辨证要点是"发热而渴,不恶寒"。

2.《温疫论》:"夫伤寒必有感冒之因……时疫初起,原无感冒之因,忽觉凛凛以后,但热而不恶寒,然亦有因所触而发者……伤寒投剂,可一汗而解;时疫发散,虽汗不解。伤寒不传染于人,时疫能传染于人。伤寒之邪,自毫窍而入;时疫之邪,自口鼻而入。伤寒感而即发,时疫感久而后发。伤寒汗解在前,时疫汗解在后。伤寒投剂,可使立汗;时疫汗解,俟其内溃,汗出自然不可以期。伤寒解以发汗,时疫解以战汗。伤寒发斑则病笃,时疫发斑为外解。伤寒邪感在经,以经传经;时疫以邪在内,内溢于经,经不自传。伤寒感发甚暴,时疫多有淹缠二三日,或渐加重,或淹缠五六日,忽然加重。伤寒初起,以发表为先;时疫初起,以疏利为主。种种不同。其所同者,伤寒时疫,皆能传胃,至是同归于一,故用承气汤辈,导邪而出。要知伤寒时疫,始异而终同也……伤寒下后,无有此法。虽曰终同,及细较之,而终又有不同者矣。"

吴又可对伤寒与温疫的鉴别有其丰富的内容。温疫的病因、病理机转和治则、方药等方面虽然与伤寒不同,但在某些症状表现方面又有相似之处,只有把伤寒与温疫区别开来,才不至失治或误治。

3.《温疫论》:"夫疫者,感天地之戾气也。戾气者,非寒、非暑、非暖、非凉,亦非四时交错之气,乃天地别有一种戾气,多见于兵荒之岁,间岁亦有之,但不甚耳。"

本条原文提出了温疫病因的新概念——戾气学说。在《温疫论》的全书中,又称戾气为异气、疠气与疫气等。吴又可明确指出:温疫病的发生,不是由于四季天气的反常,乃是感染了自然界别有的一种物质"戾气"所致,多见于兵荒马乱和饥荒的年月,其他时间亦可出现,但不甚剧烈。

4.《温疫论》:"邪之着人,有自天受之,有传染受之。所感虽殊,其病则一。"

吴又可对疫病的认识，比前人更加深入。他认为，疫病的传染途径，有直接传染与间接传染。所谓"天受"，是指口鼻呼吸时，吸入有疫邪的空气而传染得病；所谓"传染"，是指接触而得病。吴又可对疫病传染途径的这种认识在缺乏先进技术的时代确是很了不起的。

5.《温疫论》："温疫可下者约三十余证，不必悉具。但见舌心黄，腹痞满，便于达原饮加大黄下之。设邪在募原者，已有动行之机，欲离未离之际，得大黄促之而下，实为开门祛贼之法。即使未愈，邪亦不能久羁，二三日后，余邪入胃，仍用小承气彻（同撤）其余毒……是以仲景自大柴胡以下，立三承气汤，分多与少与，必有轻重之殊，勿拘于下不厌迟之说。应下之证，见下无结粪，以为下之早，或以为不应下而误投下药。殊不知承气本为逐邪，而非专为结粪设也。如必俟其粪结，血液为热所搏，变证迭起，是犹酿病贻害，医之过也。况多有溏粪失下，但蒸作极臭，如败酱，如藕泥，临死不结者，但得秽恶一去，邪毒从此而消，证脉从此而退，岂徒孜孜粪结而后行哉。"

吴又可对疫邪入里之证，力主用攻下法以逐邪。他认为疫病一旦见有入里的趋势，即当使用下法，而不必拘以伤寒的"下不厌迟"之说。由于温疫有起病急、传变速、易伤津等特点，吴又可主张攻邪"贵乎早治"，提出"急症急攻"，趁人体正气未衰，气血未乱，津液未耗之时，及早逐邪外出，以"拔去病根"。这种早期治疗、及时攻邪的思想，是吴又可治疫的宝贵心得，对现在的临床仍有指导意义。

六、清代林之翰《温疫萃言》：疫病的预防

1.《温疫萃言》："男子病秽气出于口……其相对坐之间，必须识其向背。"

本条文说明当时中医不仅认识到隔离的重要性，还认识到隔离不仅对患者，而且对患者的接触者同样重要。医师、护理人员不得不与患者接触时，也应根据不同的朝向采取适当的隔离措施。

2.《温疫萃言》："醒头草佩带身边，名为避瘟方。"

3.《温疫萃言》："取苍术于门前屋内熏烧。""取真降香于宅舍中熏烧。"

以上两条引文说明用绛袋盛药于身边或系带于手臂，悬挂于帐内、宅舍之中或取药在门前屋中焚烧，均可达到避温邪的目的。二者都是行之有效的预防温疫的方法。这些方法在当今仍有借鉴意义。

七、清代戴天章《广瘟疫论》：伤寒、温疫辨别之大纲

1.《广瘟疫论》："辨气……瘟疫气从中蒸达于外，病即有臭气触人，轻则盈于床帐，重则蒸然一室，且专作尸气，不作腐气，以人身脏腑气血津液得生气则香，得败气则臭。瘟疫败气也，人受之，自脏腑蒸出于肌表，气血津液，逢蒸而败，因败而溢，溢出有盛衰，充塞有远近也……辨之既明，治之毋惑，知为瘟疫，而非伤寒……"

戴天章通过大量的临床实践，发现杂气（戾气）具有腐败人身气血津液之特性。"人身脏腑气血津液得生气则香，得败气则臭"，这是《广瘟疫论》辨气的主要依据。瘟疫（温疫）乃感受天地杂气为病，故起病即作尸气，轻则盈于床帐，重则蒸然一室。这一临床特性，在诊断和鉴别诊断上有一定意义。当然，随着现代医护条件的改善，瘟疫患者不一定会出现戴天章所说的那样严重的臭气，我们应该历史地、辩证地看待问题。

2.《广瘟疫论》："辨色……风寒主收敛，敛则急，面色多绷急而光洁；瘟疫主蒸散，散则缓，面色多松缓而垢晦。人受蒸气则津液上溢于面，头目之间多垢滞，或如油腻，或如烟熏，望之可憎者，皆瘟疫之色也。"

察色是中医望诊的一大特点。戴天章发展吴又可的戾气学说，阐明这种戾气具有"蒸散"的特性，并将这一特性与临床表现联系起来解释其病机。就患者的色泽而言，他认为，伤寒与瘟疫的表现有所不同。盖寒邪主收敛，

故面色多绷急光洁;疫邪主蒸散,故面色多松缓而垢晦,此乃"人受蒸气则津液上溢于面"所致。证诸现代临床,不少急性传染病患者,其色泽可出现"头目之间多垢滞,或如油腻,或如烟熏"等现象,这说明戴天章的经验仍有一定的参考价值。

3.《广瘟疫论》:"辨舌……风寒在表,舌多无苔,即有白苔,亦薄而滑,渐传入里,方由白而黄,由黄而燥,由燥而黑;瘟疫一见头痛发热,舌上即有白苔,且浓而不滑,或色兼淡黄,或粗如积粉,若传经入胃,则兼二三色,又有白苔即燥,与至黑不燥者。大抵疫邪入胃,舌苔颇类风寒,以兼湿之故而不作燥耳。惟在表时,舌苔白浓,异于伤寒……"

瘟疫初起,其舌苔往往有特殊的变化,吴又可在《温疫论·温疫初起》中谓"舌上苔如积粉",这与伤寒初起舌苔薄白大相径庭,戴天章推阐吴又可之说,指出"瘟疫一见头痛发热,舌上即有白苔,且浓而不滑,或色兼淡黄,或粗如积粉",并强调"在表时,舌苔白浓,异于伤寒",进一步阐述了瘟疫初起时特征性的舌苔表现,对临床诊断很有帮助。

4.《广瘟疫论》:"辨神……风寒之邪伤人,令人心知所苦,而神自清,如头痛作寒热之类,皆自知之,至传里入胃,始神昏谵语……瘟疫初起,令人神情异常,而不知所苦,大概烦躁者居多,或如痴如醉,扰乱惊悸,及问其何所苦,则不自知,即间有神清而能自主者,亦多梦寐不安,闭目即有所见,有所见即谵妄之根。缘瘟疫为天地邪气,中人人病,中物物伤,故其气专昏人神情也。"

至于辨神,戴天章发现瘟疫有"专昏人神情"的特点,不仅揭示了瘟疫病变的危重性,而且为早期诊断提供了宝贵的经验。我们在实践中也体会到,急性外感热病患者神志正常与否确是区别病情轻重的重要标志之一,临床上能否分清精神状态变化的细微区别,无疑是辨治瘟疫的关键。

5.《广瘟疫论》:"辨脉……瘟疫之脉,传变后与风寒颇同,初起时与风寒迥别……瘟疫从

中道而变,自里出表,一二日脉多沉,迨自里透表,脉始不沉,乃不浮不沉而数,或兼弦兼大而皆不浮,甚至数则模糊而不清楚。其初起脉沉迟,勿作阴寒断,沉者邪在里也,迟者邪在阴分也。脉象同于阴寒,而气色、舌苔、神情依前法辨之,自不同于阴寒。或数而无力,亦勿作虚视,缘热蒸气散,故脉不能鼓指,但当解热,不宜补气。受病之因有不同,故同脉而异断也。"

脉象的变化,在急性外感热病过程中,虽然没有舌苔那样明显,但也不能忽视。瘟疫与伤寒虽同为外感,但由于病因病机不同,故脉象不一,不可不辨。瘟疫自口鼻而入,由膜原中道而分传表里,故初起一二日脉多沉,继则不浮不沉而数,这与伤寒初起之浮脉有着重要的鉴别意义。戴天章从瘟疫的传变形式推导出脉象变化之所以然,很具说服力。此外,戴天章还强调指出,瘟疫初起若见沉迟之脉,切不可作阴寒论治。他还对其机制做了分析,联系《伤寒论》阳明病脉迟的原理,不难理解其实际意义。

以上五辨,是戴天章辨识瘟疫的独到见解和经验总结。皆从临床实践中悟出,言简意赅,乃为辨识瘟疫的关键所在,也是《广瘟疫论》的学术精华,很值得重视。

八、清代杨栗山《伤寒瘟疫条辨》:治疗温疫的升降散

《伤寒瘟疫条辨》:"其名曰升降散,盖取僵蚕、蝉蜕升阳中之清阳,姜黄、大黄降阴中之浊阴,一升一降,内外通和,而杂气之流毒顿消矣……可与河间双解散并驾齐驱,名曰升降,亦双解之别名也。"

升降散为治温疫的首要主方,表里轻重皆可酌用。近代名医蒲辅周对此方极为推尊,认为"温疫之升降散,犹如四时温病之银翘散"。这确实启发了应用升降散之门径。升降散的创立,正体现了杨栗山温疫初起用辛凉透达,清热解毒必兼疏利三焦为治的学术观点。

九、清代王孟英《温热经纬》:疫证与伤寒的鉴别

《温热经纬·余师愚疫病篇》:"疫证初起,

有似伤寒太阳阳明证者。然太阳阳明头痛不至如破,而疫则头痛如劈,沉而不能举。伤寒无汗,而疫则下身无汗,上身有汗,惟头汗更盛……此又痛暑同而汗独异也。有似少阳而呕者,有似太阴自利者。少阳之呕,胁火痛;疫证之呕,胁不痛……频频而作。太阴自利,腹火满;疫证自利,腹不满。大肠为传送之官,热注大肠,有下恶垢者,有旁流清水者,有日及数十度者。此又证异而病同也。"

本条文着重论述了疫证与伤寒的鉴别。温疫与伤寒在某些症状方面虽然相似,但温疫由感受热毒邪火致病,而伤寒则由感受风寒之邪致病,故病因病机截然不同,症状表现亦大有差异。头痛项强方面,伤寒表现较轻,而温疫表现较重,甚至头痛如劈;出汗方面,伤寒初起无汗,而温疫则以头汗独盛为特点;呕吐方面,伤寒少阳之呕多兼胸胁苦满,温疫之呕则不兼胸胁苦满,且呕吐频繁,冲口而出;下利方面,伤寒太阴下利清冷不臭,温疫下利则灼热恶臭,或热结旁流。如此等等,均有所差异。只要细心辨证,自不难鉴别。

十、清代雷少逸《时病论》:论温、瘟不同

《时病论》:"温者,温热也;瘟者,瘟疫也。其音同而其病实属不同。又可《瘟疫论》中谓后人省'氵'加'疒'为瘟,瘟即温也。鞠通《温病条辨》统风温、温热、温疫、温毒、冬温为一例。两家皆以温、瘟为一病,殊不知温热本四时之常气,瘟疫乃大地之厉气,岂可同年而语哉。夫四时有温热,非瘟疫之可比……至于瘟疫之病……其初起先憎寒而后发热,日后但热而无憎寒,初得之二三日,其脉不浮不沉而数,头痛身疼,昼夜发热,日晡益甚者,宜达原饮治之……沿门合境,尽患瘟疫……因忆又可著

书,正崇祯离乱之凶年;鞠通立论,际乾嘉开平之盛世。一为瘟疫,一为温热,时不同而病亦异。由是观之,温病之书,不能治瘟疫;瘟疫之书,不能治温病。故凡春温、风温、温病、暑温、湿温、冬温,字义从'氵';瘟疫、大头、疙瘩、瓜瓢、虾蟆、鸬鹚、杨梅、葡萄等瘟,字又从'疒'。'温''瘟'两字,判然不同,而况病乎?"

本节指出,温病与瘟疫不同。雷少逸认为,温病与瘟疫是有区别的。在病因上,"温热本四时之常气,瘟疫乃天地之厉气"。所谓"四时之常气",即春之温、夏之暑、秋之湿或燥、冬之寒,其发病均与时令之气有关;而瘟疫乃感受厉气所致。他还强调瘟疫有"沿门合境"广泛传染和流行的特点,多发于"凶荒交迫"之年,显然与温病有别。雷少逸上述看法,是继承了周扬俊、陆九芝等医家的观点。周扬俊曾谓:"一人受之则谓之温,一方受之则谓之疫。"其间辨别的关键是"传染不传染耳"。当然,温病并非绝对不传染,只不过传染性较之瘟疫为弱,这点亦须明确。由此可见,吴又可温、瘟不分的观点是不够妥当的,雷少逸的批评不无道理。

至于雷少逸所说的"温病之书,不能治瘟疫;瘟疫之书,不能治温病",未免失之偏颇。事实上,瘟疫专著如吴又可的《温疫论》,其中有不少理、法、方、药是同样适合温病的,如达原饮之治邪客膜原证,不仅瘟疫宜之,温病中的湿温、伏暑等证亦常用之;反之,温病专著如叶天士的《外感温热篇》,其诊察方法(如辨舌、验齿、察斑疹和白痦等)、辨证纲领和治疗法则对瘟疫的诊治同样有着指导作用。所以,我们在实际运用时,不能将温病与瘟疫的著作截然分割,应该相互参考,融会贯通。

(文 彬 贺松其)

第九节 痢 疾

痢疾是感受时邪或疫毒之气所导致的一种急性肠道传染病,临床主要表现为大便频

数、便下脓血、下腹部疼痛、里急后重。现代医学中的细菌性痢疾、阿米巴痢疾均属本病范畴。此外，慢性非特异性溃疡性结肠炎、过敏性结肠炎等，其临床表现与本病相似，故可参照本病辨治。

中医学对本病的认识很早，成书于战国时期的《黄帝内经》里记载的"肠澼"实际就是指痢疾。隋代巢元方《诸病源候论》立"痢病诸候"对本病进行了初步的分类。至金元时期，人们已经认识到痢疾具有传染性。明清时期医学家在继承前人经验的基础上，结合临床实践，对痢疾的因证脉治做了全面而系统的阐述。新中国成立以后，运用中药和针灸疗法治疗湿热痢、疫毒痢等取得了一定的进展，不仅丰富了前人的治痢经验，而且对痢疾的病理变化机制也有了更深入的认识。

一、《黄帝内经》："肠澼"的病因和症状

1.《素问·至真要大论》："岁少阳在泉，火淫所胜，民病注泄赤白，少腹痛溺赤，甚则血便。"

2.《素问·太阴阳明论》："食饮不节，起居不时，阴受之……阴受之则入五脏……入五脏则䐜满闭塞，下为飧泄，久为肠澼。"

3.《灵枢·论疾诊尺》："春伤于风，夏生飧泄肠澼。"

《黄帝内经》所指的"肠澼"即为痢疾，书中对该病的病因和临床特点做了简要论述，说明感受外邪、饮食不节、起居失调均可导致肠澼的发生，其临床特点为腹痛、腹泻、下利赤白甚至血便。

二、《难经》：小肠泄和大瘕泄

《难经》："小肠泄者，溲而便脓血，少腹痛。大瘕泄者，里急后重，数至圊而不能便，茎中痛。"

本条文首次指出小肠泄和大瘕泄的细微区别，所指的小肠泄和大瘕泄从其描述的症状来看与痢疾的某些证型有相似之处。所以，有人认为应为痢疾。但《医贯》认为大瘕泄是一

种似痢证，用大瘕泄命名该病正好合拍，盖"大"者病位在大肠，"瘕"者假也，似痢而非痢，"泄"者言其主症。据此，有人认为，现代医学中的溃疡性结肠炎属大瘕泄范畴。

三、汉代张仲景《金匮要略》：以脉象论预后

《金匮要略·呕吐哕下利病脉证治》："下利脉数而渴者，今自愈。设不瘥，必圊脓血……"

本条文是从脉象来论述下利的预后，原文所指下利病属虚寒。若下利后出现脉数、口渴等正气胜邪之症，即为阳气恢复、阴寒解散的表现，故知病将愈也。倘若阳复太过，内热转盛，也会热邪伤阴而见下利脓血。

四、隋代巢元方《诸病源候论》：冷热不调可致痢疾

《诸病源候论》："热乘于血，血渗肠内则赤也；冷气入肠，搏于肠间，津液凝滞则白也；冷热相交，故赤白相杂。"

巢元方认为冷热不调为痢疾的重要病因病机之一。冷热相交，故赤白相杂。

五、唐代孙思邈《备急千金要方》：滞下及痢的分类

1.《备急千金要方·热冷痔蚀诸痢论》："春伤于风，夏为脓血，多滞下也。"

本条文所指滞下即痢疾，是由于春季感受风邪，至夏季出现便脓血的疾病。

2.《备急千金要方·脾脏下》："大凡痢有四种，谓冷、热、疳、蛊。冷则白，热则赤，疳则赤白相杂……蛊则纯痢瘀血。"

《备急千金要方·热冷痔蚀诸痢论》首次将痢疾分为4类，认为冷痢为白色，热痢为赤色，疳利为赤白相间，而纯痢瘀血的则为蛊痢。

六、宋代杨士瀛《仁斋直指方论》：痢出于积滞

《仁斋直指方论·痢病证治》："痢出于积

第二章 外感热病证

滞。积,物积也;滞,气滞也。物积欲出,气滞而不与之出,故下坠里急,乍起乍出,日夜凡百余度,不论色之赤白、脉之大小,皆通利之,以无积不成痢。"

本条文在病因上强调饮食积滞留于肠胃,在治疗上则强调推其积滞,以通利为法。

七、宋代严用和《重订严氏济生方》:病名及病因病机、辨证

《重订严氏济生方·痢疾》:"今之所谓痢疾者,古所谓滞下是也,盖尝推原其故:胃者,脾之腑,为水谷之海,荣卫充焉。大肠者,肺之腑,为传导之官,化物出焉。夫人饮食起居失其宜,运动劳役过其度,则脾胃不充,大肠虚弱,而风冷暑湿之邪得以乘间而入,故为痢疾。大凡伤热则为赤,伤冷则为白,伤风则纯下清血,伤湿则下如豆羹汁,冷热交并,赤白兼下。"

严用和首先提出"痢疾"的病名,认为痢疾者,古所谓滞下是也。在病因上,严用和认为本病由饮食起居无常,运动劳役过其度,外受风冷暑湿之邪引起。在病机方面,严用和主张脾胃大肠虚弱,营卫不足,气血不和,又受外邪而成痢证。在辨证上,严用和认为痢色赤为热,痢色白为冷,纯下清血为伤风,下如豆羹汁为伤湿,赤白兼下为冷热交并。

八、元代朱丹溪《丹溪心法》:疫毒痢的传染性

《丹溪心法·痢》:"时疫作痢,一方一家之内,上下传染相似。"

本条文说明疫毒痢的传染性。

九、明代李中梓《医宗必读》:痢疾多本脾肾

《医宗必读·痢疾》:"是知在脾者病浅,在肾者病深。肾为胃关,开窍于二阴,未有久痢而肾不损者,故治痢不知补肾,非其治也。"

本条文指出痢疾的发病与脾肾二脏有关,且在脾者病浅,在肾者病深,并且指出久痢必然伤肾,故治痢必补肾。

十、清代喻嘉言《医门法律》:治痢律三条

《医门法律》:"治痢律三条:凡治痢不分标本先后,概用苦寒者,医之罪也……凡治痢不审病情虚实,徒执常法,自持专门者,医之罪也……凡治痢不分湿热所受多寡,辄投合成丸药误人者,医之罪也。"

本条文指出治痢有三忌:一忌不分标本先后,概用苦寒;二忌不审病情虚实;三忌不分湿热多寡。这为后世医家治疗痢疾提供了依据。

十一、清代尤怡《医学读书记》:泻泄与痢疾不同

《医学读书记·泻痢不同》:"痢与泄泻,其病不同,其治亦异。泄泻多起寒湿,寒则宜温,湿则宜燥也;痢病多成湿热,热则宜清,湿则宜利也。暑泄泻亦有热证,然毕竟寒多于热;痢病亦有寒证,然毕竟热多于寒。是以泄泻经久,必伤胃阳,而肿胀、喘满之变生;痢病经久,必损其阴,而虚烦、痿废之疾起。痢病兜涩太早,湿热流注,多成痛痹;泄泻疏利或过,中虚不复,多作脾劳。"

本条文详细地论述了痢疾与泄泻从证到治的鉴别要点,对于临床的辨证论治有着重要的意义。但须指出的是,两者的病机以及临床症状虽有不同,而病变之部位皆在肠间是一致的。所以,症状有同有异,临证时必须同中有异。

十二、清代叶天士《临证指南医案》:痢疾多暑湿

《临证指南医案》:"暑必挟湿,伤在气分,古称滞下,此'滞'字非停滞饮食,暑湿内侵,腑中流行阻遏而为滞也。"

叶天士从病因病机方面分析了痢疾古称为滞的原因,进一步阐述了滞的本质即暑湿内侵,腑中流行阻遏而为滞也。

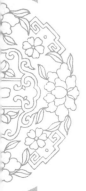

十三、清代吴鞠通《温病条辨》：痢疾的辨治

《温病条辨》："湿温内蕴，夹杂饮食停滞，气不得运，血不得行，遂成滞下，俗名痢疾，古称重证，以其深入脏腑也。初起腹痛胀者易治，日久不痛，并不胀者难治；脉小弱者易治，脉实大数者难治；年老久衰，实大、小弱并难治；脉调和者易治；日数十行者易治，一二行，或有或无者难治；面色、便色鲜明者易治，秽暗者难治；噤口痢属实者尚可治，属虚者难治；先滞（俗所谓痢疾）后利（俗谓之泄泻）者易治，先利后滞者难治；先滞后疟者易治，先疟后滞者难治；本年新受者易治，上年伏暑，酒客积热，老年阳虚积湿者难治；季胁少腹无动气，疝瘕者易治，有者难治。"

本条是论痢疾的大纲。其内容涉及病名、病因、病机及辨别治疗难易等方面，且以后者为中心。

痢疾的病因，不外两种情况：一是湿热秽浊毒邪的传染，二是饮食停滞，二者夹杂为病。痢疾的病机，是病邪侵犯大肠，正邪相搏，壅积于内，气血凝滞。痢疾治疗的难易，文中从脉证、年龄、新病、兼病等方面，提出 10 种辨别方法。总的来说，凡是邪浅病轻、脏腑未伤的多易治，邪深病重、伤及脏腑的多难治；正气抗邪有力的多易治，正衰不能御邪的多难治；新病、单纯痢疾的多易治，久痢合并其他病证或属于其他疾患的难治。

十四、清代沈金鳌《杂病源流犀烛》：痢疾治法不拘一格

《杂病源流犀烛·痢疾源流》："诸痢，暑湿病也。大抵痢之病根，皆由湿蒸热壅，以至气血凝滞，渐至肠胃之病……此各经致痢之原，不可不别而治也。若但拘痢无止法一言，概行攻伐，必愈损血耗气。或又拘初则行、久则涩之语，每至固涩之后，壅滞气血，变为肿胀喘急，非不审其经以治其根而及其流之过哉。总之，痢之由于气者，必疏通之；由于血者，必调和之；由于饮食痰涎者，必推荡之；以至由气血而伤脾胃，必培补中宫；由气血与脾胃而伤肾，必峻补元阳。此治痢之大凡也。然而病之由来不一，更变无穷，固不得不求其详也。"

本条文强调辨治痢疾须根据病因病机灵活变通，不拘一格。即痢之由于气者，必疏通之；由于血者，必调和之；由于饮食痰涎者，必推荡之；由气血而伤脾胃者，必培补中宫；由气血与脾胃而伤肾者，必峻补元阳。此治痢之大凡也。

（贺松其　文　彬　孙海涛）

第十节　疟　疾

疟疾是感受疟邪引起的以寒战、壮热、头痛与汗出为主要特征的急性外感热病，多在夏、秋季节发病。西医学中的疟疾属本病范围，一般可参照本病辨治。

早在《黄帝内经》中，就有专论疟病和治疟的两个篇章，并详论了病因、病机和症治。后世学者在此基础上又各有很大发展。如《金匮要略·疟病》篇中阐发了疟疾的辨证论治，载有用蜀漆（常山带叶枝梢）治疗疟疾。晋代《肘后备急方·治寒热诸疟》则记载了用青蒿治疗疟疾的方法。唐代用截疟法治疗疟疾颇为盛行，如《备急千金要方》《外台秘要》等书中制定了诸多以常山、蜀漆等为主药的截疟方，为后世研究本病提供了借鉴。至清代，《临证指南医案·疟》的邵新甫案中所载的一批疟疾病案为后世治疗疟疾提供了宝贵的经验。至此，对疟疾的证治益臻完备。中华人民共和国成立以后，对治疗疟疾的理、法、方、

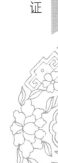

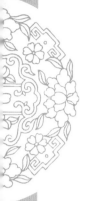

药进行了系统的整理和研究，取得了丰硕的成果。尤其是治疟特效药青蒿素的成功提取，为丰富和发展疟疾的治疗起了重要的作用。

一、《黄帝内经》：疟疾的病因病机及证治

1.《素问·疟论》："夫痎疟皆生于风……阴阳上下交争，虚实更作，阴阳相移也。阳并于阴则阴实而阳虚，阳明虚则寒栗鼓颌也，巨阳虚则腰背头项痛，三阳俱虚则阴气胜，阴气胜则骨寒而痛，寒生于内，故中外皆寒。阳盛则外热，阴虚则内热，外内皆热则喘而渴，故欲冷饮也。此皆得之夏伤于暑，热气盛，藏于皮肤之内、肠胃之外，此营气之所舍也。此令人汗空疏，腠理开，因得秋气，汗出遇风，及得之以浴，水气舍于皮肤之内，与卫气并居。卫气者，昼日行于阳，夜行于阴，此气得阳而外出，得阴而内薄，内外相薄，是以日作。"

本条文详细阐述了疟疾日作有时的病因病机及发作时的症状表现，其病因主要责之夏伤于暑，热气盛，藏于皮肤之内、肠胃之外，此营气之所舍也。病机主要责之于阴阳上下交争，虚实更作，阴阳相移。临床表现为：阴气胜则骨寒而痛，阳盛则外热，阴虚则内热，外内皆热则喘而渴，故欲冷饮也。本条文并进一步说明了日作的机制是暑热气盛，昼日行于阳，夜行于阴，此气得阳而外出，得阴而内薄，内外相薄，是以日作。

2.《素问·疟论》："其气之舍深，内薄于阴，阳气独发，阴邪内着，阴与阳争不得出，是以间日而作也。"

本条文阐述了疟疾间日而作的机制为暑热气盛，气之舍深，内薄于阴，阳气独发，阴邪内着，阴与阳争不得出而成。

3.《素问·疟论》："邪气客于风府，循膂而下，卫气一日一夜大会于风府，其明日日下一节，故其作也晏。此先客于脊背也，每至于风府，则腠理开，腠理开则邪气入，邪气入则病作，以此日作稍益晏也。其出于风府，日下一节，二十五日下至骶骨，二十六日入于脊内，注

于伏膂之脉，其气上行，九日出于缺盆之中，其气日高，故日作益早也。其间日发者，由邪气内薄于五脏，横连募原也，其道远，其气深，其行迟，不能与卫气俱行，不得皆出，故间日乃作也。"

以上经文阐述了疟疾日晏与日早发作的病因病机。日晏而作是因为邪气客于风府，循膂而下，卫气一日一夜大会于风府，其明日日下一节，故其作也晏。日早而作是因为其气上行，九日出于缺盆之中，其气日高，故日作益早。

4.《素问·疟论》："夏伤于大暑，其汗大出，腠理开发，因遇夏气凄沧之水寒，藏于腠理皮肤之中，秋伤于风则病成矣。夫寒者阴气也，风者阳气也。先伤于寒而后伤于风，故先寒而后热也，病以时作，名曰寒疟。"

本条文阐述了寒疟的定义及发病机制。发病机制为夏伤于大暑，其汗大出，腠理开发，因遇夏气凄冷之水寒，藏于腠理皮肤之中，秋伤于风则病成矣。故临床表现为先寒而后热也，病以时作。

5.《素问·疟论》："此先伤于风而后伤于寒，故先热而后寒也，亦以时作，名曰温疟。其但热不寒者，阴气先绝，阳气独发，则少气烦冤，手足热而欲呕，名曰瘅疟。"

本条文阐述了温疟及瘅疟的定义及发病机制。温疟为先伤于风而后伤于寒，故先热而后寒也。瘅疟则但热不寒者，阴气先绝，阳气独发，表现为少气烦冤，手足热而欲呕。

二、汉代张仲景《金匮要略》：疟疾的辨证论治

1.《金匮要略·疟病脉证并治》："疟脉自弦，弦数者多热，弦迟者多寒。弦小紧者下之差，弦迟者可温之，弦紧者可发汗针灸也，浮大者可吐之，弦数者风发也，以饮食消息止之。"

本条文首次提出疟脉自弦，并提出疟疾从脉象而治的基本治法。

2.《金匮要略·疟病脉证并治》："病疟以月一日发，当以十五日愈；设不差，当月尽解；

如其不差……此结为癥瘕,名曰疟母,急治之,宜鳖甲煎丸。"

本条文指出治疗疟母用鳖甲煎丸。

3.《金匮要略·疟病脉证并治》:"阴气孤绝,阳气独发,则热而少气烦冤,手足热而欲呕,名曰瘅疟。若但热不寒者,邪气内藏于心,外舍分肉之间,令人消铄脱肉。温疟者,其脉如平,身无寒但热,骨节疼烦,时呕,白虎加桂枝汤主之。"

温疟以白虎加桂枝汤治疗。

4.《金匮要略·疟病脉证并治》:"疟多寒者,名曰牡疟,蜀漆散主之。"

牡疟以蜀漆散治疗。

三、隋代巢元方《诸病源候论》:疟疾的病因病机

《诸病源候论·山瘴疟疾候》:"此病生于岭南,带山瘴之气,其状发寒热,休作有时,皆由山溪源岭瘴湿毒气故也,其病重于伤暑之疟。"

巢元方首次较为完整地总结了疟疾产生的地理条件、气候环境、病因病机、发病特点及临床症状,并明确指出其病重于伤暑之疟。

四、金代刘完素《素问病机气宜保命集》:疟疾从六经论治

《素问病机气宜保命集·诸疟论》:"在太阳经者,谓之风疟,治多汗之;在阳明经者,谓之热疟,治多下之;在少阳经者,谓风热疟,治多和之。此三阳受病,皆谓之暴疟。发在夏至后、处暑前,此乃伤之浅者,迫而暴也。在阴经则不分三经,总谓之温疟,当从太阴经论之。其病发在处暑后、冬至前,此乃伤之重者。远而为疟,疟者,老也,故谓之久疟。"

刘完素首次对疟疾进行了详细的分类,将其分为风疟、热疟、风热疟、温疟、久疟等,并提出从六经论治,为后世医家对疟疾的分类奠定了基础。

五、明代王纶《明医杂著》:治疟疾以扶持胃气为本

《明医杂著》:"疟是风暑之邪……治法,邪从外入,宜发散之,然以扶持胃气为本,又须分别阳分阴分而用药。疟邪及新发者可散可截,虚疟及久者宜补气血。若过服截疟药致伤脾胃,则必延绵不愈矣。"

本条文指出疟疾因感受风暑之邪所致,邪从外入,宜发散治疗,但应以扶持胃气为本。本条文并指出虚疟及久者,加之过服截疟药致伤脾胃,必气血亏虚,故治疗宜补气血。

六、清代吴鞠通《温病条辨》:疟疾的分类辨治

1.《温病条辨》:"热多昏狂,谵语烦渴,舌赤中黄,脉弱而数,名曰心疟,加减银翘散主之。兼秽,舌浊,口气重者,安宫牛黄丸主之。"

本条文论述了心疟的治疗。首选清心达邪的加减银翘散治疗。如舌苔浊腻,口气秽浊,是受秽浊病邪过重,须防内闭外脱,可急用安宫牛黄丸,以辟秽化浊,清心开窍。实际临床中,一见昏谵狂躁,安宫牛黄丸已是必用的药,不必待到舌浊口秽才用。另外,苔浊、口秽与神昏并见,则是浊邪过重的蒙蔽现象,牛黄凉开,反不够贴切。还不如在前方中,加石菖蒲、郁金、甘露消毒丹(包煎),以辟秽化浊,芳香开窍。

2.《温病条辨》:"舌白渴饮,咳嗽频仍,寒从背起,伏暑所致,名曰肺疟,杏仁汤主之。"

吴鞠通首次规范了肺疟的脉证方治,并指出肺疟是《素问·刺疟》疟疾不同类型证名。吴鞠通在这里是以疟疾兼见咳嗽为主,而名"肺疟"的。且暑多兼湿,它应是感受疟邪,兼夹暑湿伏肺所导致的疟疾兼咳之证。因此,治用杏仁汤轻宣肺气,祛除暑湿。

3.《温病条辨》:"太阴脾疟,寒起四末,不渴多呕,热聚心胸,黄连白芍汤主之。烦躁甚者,可另服牛黄丸。"

吴鞠通论述了脾疟"热聚心胸"的症状和

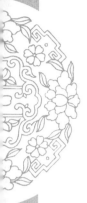

治法。采用苦辛宣降，和胃清里的黄连白芍汤方药治疗。如烦躁不安较重，加服牛黄丸是需要的。

4.《温病条辨》："少阳疟如伤寒证者，小柴胡汤主之。渴甚者，去半夏加栝蒌根。脉弦迟者，小柴胡加干姜陈皮汤主之。少阳疟如伤寒少阳证，乃偏于寒重而热轻，故仍从小柴胡法。"

本条文指出"少阳疟"如"少阳证"，以小柴胡汤为主随证加减治疗。

5.《温病条辨》："太阴三疟，腹胀不渴，呕水，温脾汤主之。"

以上阐述了感受疟邪，深伏足太阴脾经，每三天发作一次的疟疾。邪气虽在太阴，而还未至深重，故用苦辛温里法的温脾汤治疗。

6.《温病条辨》："少阴三疟，久而不愈，形寒嗜卧，舌淡脉微，发时不渴，气血两虚，扶阳汤主之。"

本条文指出疟邪伏于少阴，证较太阴为重，治疗应扶阳逐邪，方用扶阳汤为主。

7.《温病条辨》："厥阴三疟，日久不已，劳则发热，或有痞结，气逆欲呕，减味乌梅丸法主之。"

本条文论述暑湿疟邪深入厥阴，阳明受累，厥阴、阳明同病，阴阳两虚之证。治疗宜用减味乌梅丸为主，以阴阳兼顾，刚柔并用。

8.《温病条辨》："疟久不解，胁下成块，谓之疟母，鳖甲煎丸主之。"

本条文说明了"疟母"的形成是疟邪在人体内结聚日久，破坏营卫气血生化功能的结果。对疟母的治疗，应以化痰消瘀，软坚散结为主。鳖甲煎丸主之。

七、清代雷少逸《时病论》：胎疟当分暑、风、寒、湿而治

《时病论》："胎疟，今之俗名也。有谓褓襁小儿患疟为胎疟，有谓从未患疟为胎疟，又以每年之多寡与疟期相应，此未尽然。总之，无论其褓襁、壮年而未曾患疟者，总称为胎疟也。仍当分暑、风、寒、湿等疟而治。历尝见之，较诸疟逾格缠绵，最难速愈，必俟其势衰微，方可断截耳。"

本条文阐述了胎疟虽有谓褓襁小儿患疟为胎疟，有谓从未患疟为胎疟，又以每年之多寡与疟期相应等多种说法，但其治疗均从暑、风、寒、湿而治。

（文　彬　贺松其　招文婷）

第十一节　大　头　瘟

大头瘟是感受风热时毒而引起的一种以头面焮赤肿大为特征的急性外感热病。本病除全身憎寒发热外，并有头面红肿疼痛的表现。本病多发生于冬、春二季。根据本病的临床特点，西医学中的颜面丹毒可参考本病辨证施治。

在《黄帝内经》《伤寒论》等文献中并无本病病名的记载。隋代巢元方《诸病源候论》在丹毒病诸候、肿病诸候中有类似本病临床表现的记载。唐代孙思邈《千金翼方·疮痈》中所叙述的丹毒，应包括本病在内。首次将本病列

"大头论"专篇论述的为金代刘完素，他在《素问病机气宜保命集》中称本病为"大头病"。李东垣制普济消毒饮，广施其方而全活甚众。至张景岳《景岳全书》始提出"大头瘟"之病名。清代俞根初在《通俗伤寒论》中又把本病称为"大头风"，并指出此乃感受"风热时毒"所致。吴鞠通《温病条辨》将本病归于"温毒"之中，并谓本病"俗名大头温、虾蟆温"。这些不同的名称，从不同的角度反映了本病的特点。

一、金代刘完素《素问病机气宜保命集》：大头病

《素问病机气宜保命集·大头论》："夫大头病者，是阳明邪热太甚，资实少阳相火而为之也。多在少阳，或在阳明，或传太阳，视其肿势在何部位，随经取之。"

刘完素首次明确大头瘟的病因为阳明邪热太甚，或少阳相火而为之也，并有特征性的描述，称之为"大头病"。后世医家在此基础上，又根据其传染性强的特点，定名为"大头瘟"。

二、清代俞震《古今医案按》：大头伤寒

《古今医案按》："泰和二年四月，民多疫病，初觉憎寒壮热体重，次传头面肿甚，目不能开，上喘，咽喉不利，舌干口燥，俗云大头伤寒，染之多不救。张县丞患此，医以承气汤加板蓝根下之，稍缓。翌日其病如故，下之又缓。经莫能愈，渐至危笃。请东垣视之，乃曰：身半以上，天之气也，邪热客于心肺之间，上攻头面而为肿，以承气泻胃，是诛伐无过，殊不知适其病所为故。遂用芩、连各五钱，苦寒泻心肺之火；玄参二钱，连翘、板蓝根、马勃、鼠黏子各一钱，苦辛平，清火散肿消毒；僵蚕七分，清痰利膈；甘草二钱以缓之，桔梗三分以载之，则诸药浮而不沉；升麻七分升气于右，柴胡五分升气于左，清阳升于高巅，则浊邪不能复居其位。《经》曰：'邪之所凑，其气必虚。'用人参二钱以补虚，再佐陈皮二钱以利其壅滞之气，名普济消毒饮子。若大便秘者，加大黄共为细末，半用汤调，时时服之，半用蜜丸噙化。且施其方，全活甚众。"

俞震在《古今医案按》中记载了李东垣辨治大头伤寒（大头瘟）的理、法、方、药，并指出了当时医家"以承气泻胃，是诛伐无过"的错误疗法。李东垣根据患者初觉憎寒壮热体重，次传头面肿甚、目不能开、上喘、咽喉不利、舌干口燥的临床症状，推测其病因乃受天之戾气，邪热客于心肺之间，上攻头面而成，治疗上提出用普济消毒饮泻

心肺之火，清火散肿消毒，其结果是全活甚众。

三、清代俞根初《通俗伤寒论》：大头瘟的病因

《通俗伤寒论》："风温将发，更感时毒，乃天行之疠气。感其气而发者，故名大头天行；病又系风毒，故名大头风；状如伤寒，故名大头伤寒；病多互相传染，长幼相似，故通称大头瘟。多发于春冬两季，间有暑风夹湿热气蒸，亦多发此病。"

本论指出了大头瘟发病的季节性、传染性及状如伤寒的临床表现。外感风热时，其毒是大头瘟的致病主因。在春季温风过暖及冬季应寒反温的天气条件下，易形成风热时毒，如人体正气不足，易感邪发病。

四、清代吴鞠通《温病条辨》：大头瘟的症状及治疗

《温病条辨·上焦篇》："温毒咽痛喉肿，耳前耳后肿，颊肿，面正赤，或喉不痛，但外肿，甚则耳聋，俗名大头温、虾蟆温者，普济消毒饮去柴胡、升麻主之，初起一二日再去芩、连，三四日加之佳。"

普济消毒饮是治疗大头瘟的经世名方，以其功能疏表透邪、清热解毒消肿，临床应用时，可根据具体症情作适当加减。如初起病邪偏着卫表，表证较突出，而黄芩、黄连性凉遏邪，故不用为宜，并酌加荆芥之辛散，以增强透表疏邪的力量。如表邪已解，里热已盛，则须黄芩、黄连苦寒直折，故加之效佳。至于吴鞠通所谓该方去升麻、柴胡，则不必拘泥，因升麻、柴胡与大剂清解药配伍，既能宣透，又能解毒，且能使诸药上达头目，故一般不必去，但用量宜轻。

五、清代吴坤安《伤寒指掌》：大头伤寒（大头瘟）治疗

《伤寒指掌·大头天行》："初起憎寒壮热体重，次传头面大肿，目不能开，或咽喉不利，俗名大头伤寒是也。东垣谓阳明邪热太甚，夹

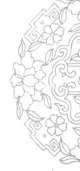

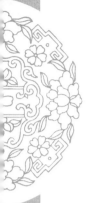
少阳木火而生,阳明湿热甚为肿,少阳木火盛则痛。阳明之邪,首大肿;少阳之邪,肿于耳之前后也。治法不宜药峻,峻则药过其病,所谓上热未除,中寒复起,其死尤速。当少与,时时呷之。方用酒制芩、连、人中黄以解毒,荆、防、薄荷以去风,连翘、天虫、桔梗、牛蒡以散结。头痛、恶寒、无汗加二活以散寒,阳明引经加升麻、犀角水,少阳引经加柴胡、花粉。普济消毒饮妙。十余日表证仍在者,亦用荆、防、薄荷微散之。"

本条文进一步阐述了大头瘟的起病及传变情况,明确指出治法不宜药峻,峻则药过其病,所谓上热未除,中寒复起,其死尤速。宜普济消毒饮为妙,十余日表证仍在者亦用荆、防、薄荷微散之。

六、清代周扬俊《温热暑疫全书》:大头瘟从三阳辨治

《温热暑疫全书》:"大头瘟者,此天行之疠

气也。其温热伤高巅之上,必多汗气蒸,初憎寒壮热,体重,头面肿甚,目不能开,咽喉不利,舌干口燥。不速治,十死八九,宜普济消毒散。如大便硬结,加酒蒸大黄二钱,缓缓服,作丸噙化尤妙。若额上面部焮赤,面肿脉数者,属阳明,本方加石膏,内实加大黄。若发于耳之上下前后,并额角旁红肿者,此少阳也,本方加柴胡、栝楼根,便实亦可加大黄。若发于头脑项下,并耳后赤肿者,此太阳也,荆防败毒散去人参加芩、连,甚者砭针刺之。"

本条文详述了大头瘟的常见症状及兼症,提出以普济消毒散疏风清热,解毒消肿。头为诸阳之会,根据三阳经的循行部位,随症加减用药,其效更捷。

(贺松其　文　彬)

第十二节　烂喉痧

烂喉痧是感受温热时毒所致的以咽喉肿痛糜烂、肌肤丹痧密布等为主要临床特征的急性外感热病。本病多发于冬、春二季。因其能相互传染,引起流行,故又名"疫喉痧"。现代医学的猩红热可参考本病辨证施治。

清代以前,未见烂喉痧病名的记载。东汉张仲景《金匮要略》所称之"阳毒"、隋代巢元方《诸病源候论》中所载的"阳毒"、唐代孙思邈《千金翼方》所列的"丹疹",均与本病类似。烂喉痧的系统论述主要见于清代医学文献。清代温病学家叶天士在《临证指南医案·疫》中记录了治疗以喉痛、丹疹为主证的病案。其表现酷似本病,可以认为是本病首次较可靠的病例记录。陈耕道的《疫痧草》、金保三的《烂喉丹痧辑要》、夏春农的《疫喉浅论》等专著,对于烂喉痧的发生、病机、证治及

防治经验等做了较为系统的论述,为后世治疗本病积累了丰富的经验。

一、清代金保三《烂喉丹痧辑要》:烂喉痧的症状和治则

1.《烂喉丹痧辑要·叶天士先生医案》:"雍正癸丑年间以来,有烂喉痧一症,发于冬春之际,不分老幼,遍相传染,发则壮热烦渴,丹密肌红,宛如锦纹,咽疼痛肿烂,一团火热内炽。医家见其热火甚也,投以犀、羚、芩、连、栀、膏之类,辄至隐伏昏闷,或烂喉废食,延误不治,或便泻内陷,转候凶危,医者束手,病家委之于命。孰知初起之时,频进解肌散表,温毒外达,多有生者。《黄帝内经》所谓'微者逆之,甚者从之'。火热之甚,寒凉强遏,多致不救,良可慨也。"

本条文详细阐述了烂喉痧一症在雍正癸

丑年间的发病及其流传情况,分析了诸多患者被误治致死的根本原因是医家见其火甚,投以犀角、羚羊角、黄芩、黄连、栀子、石膏之类,以致寒凉强遏火热之甚,使患者出现昏闭、烂喉废食或便泻内陷,转候凶危,多致不救。条文最后强调如果在初期频进解肌散表,温毒外达,多有生者,为后世治疗烂喉痧指明了方向。

2.《烂喉丹痧辑要》:"烂喉丹痧,至危之症也。寒暖非时,染成疠毒,一乡传染相同,即是天行之瘟疫也,与寻常咽喉、通行痧疹俱迥然不同……良由冬不藏阳,无冰少雪,温邪为寒所束,若乘势表散,邪从畅汗者得生,否则无有不殒命者……总之畅汗为第一义也。"

本条文首先强调了烂喉痧与寻常的咽喉疾病、通行的痧疹俱迥然不同,为天行之瘟疫,具有强烈的传染性。条文并着重指出在初期,由于邪在肺卫,咽喉受病,治当透表为主,使肺卫之邪从汗出而解,以杜内传生变。"总之畅汗为第一义也",值得细细体会。

二、清代萧霆《痧疹一得》:烂喉痧不可妄用刀针

《痧疹一得》:"疫毒痧感天地之恶气,郁胃烁肺,闭塞咽喉,饮食难进,已具欲溃之机。一用刀针,火邪即于刀疤肆横,肿者愈肿,烂者愈烂,其势莫能遏。故必以麻黄解肌,大黄逐毒,石膏清火,俾火散毒消,肿痛自退。慎勿妄用刀针,致令如水益深,如火益势。"

以上明确指出烂喉痧与喉痈治疗有区别,虽皆有咽喉肿痛之症,但病因不同,治法各异。喉痈以刀针消肿排脓,烂喉痧则须清热解毒,不可妄用刀针。

三、清代汝琴舫《治瘟阐要》:烂喉痧治疗

《治瘟阐要·烂喉痧》:"其症半由于元虚不正,时邪易于感染。重者用紫背浮萍、生石膏等透毒解热,轻者只宜用大力子、桑叶、杏仁、连翘、荆芥、花粉、玄参轻清之品清邪化热,不得早用生地黄、麦冬以腻之,亦不可用芩、连

苦寒之品以遏之。"

本条文首先说明了烂喉痧的发病原因是患者体质素弱,抗病力不足,故易感受温热时毒而致烂喉痧。本病初起宜轻清宣透为治,以利于温毒外泄。不可早用生地黄、麦冬养阴,以滋腻而难以透邪;亦不可因其热甚而用黄芩、黄连苦寒清热,以遏邪毒外透。

四、清代顾仪卿《秘传烂喉痧治法经验》:烂喉痧的病变特征

《秘传烂喉痧治法经验》:"有烂喉痧一症,发于冬春之际,不分老幼,遍相传染,发则壮热烦渴,痧密肌红,宛如锦纹,咽喉肿痛,一团火热内炽。"

本论指出了烂喉痧的发病季节、传染特点与临床症状。

五、清代陈耕道《疫痧草》:烂喉痧辨治

1.《疫痧草·辨论疫痧治法》:"烂喉疫痧,以喉为主,烂喉浅者疫邪轻,烂喉深者疫邪重。疫邪轻者易治,重者难痊。医者当视其喉,喉烂宜浅不宜深也;观其神,神气宜清不宜昏也;按其脉,脉宜浮数有神,不宜沉细无力;察其痧,痧宜颗粒分明而缓达透表,不宜赤如红纸而急现隐约也。合而论之,以定吉凶。"

以上总结了从视其喉、观其神、按其脉和察其痧等4个方面来判定烂喉痧一症的病情之轻重,为后世医家预视患者吉凶指明了方向。

2.《疫痧草·辨论治疫痧法不同治伤寒》:"疫痧之火,迅如雷电,身热一发,便见烂喉,神呆痧隐,肌赤不分颗粒,其毒火炎炎,灼伤脏腑,在片刻间尔,安能如伤寒之传遍六经,绵延日久哉?其治法,必如伤寒之疏达既透而后清之、化之,则恐十死八九矣。治疫痧者,在疫火未肆之前而先化其火,则其火渐化,其病渐松;在疫火既肆之后而化其火,吾恐化之无益矣。汗曷无,身灼热;痧曷隐,无颗粒;脉曷郁,喉已腐;舌曷垢,神已烦。疏不兼清,每多凶,达而兼化,每多吉,必如伤寒症之疏达既透,而后清之、化之,岂非十死八九哉?"

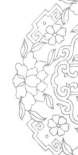

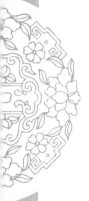

本条文明确指出了烂喉痧与伤寒在治疗方法上截然不同。由于烂喉痧之火迅如雷电，身热一发，便见烂喉，故治疗上强调在疫火未肆之前先化其火，则其火渐化，其病渐松。在疫火既肆之后，则须达而兼化，千万不可如伤寒之疏达既透而后清之、化之。否则，十死八九。

3.《疫痧草·遗毒》："疫痧火毒未清，以致遗毒，遗毒发于项间、腮畔及喉外、四肢为重。痧邪甚者乃遗毒，遗毒之证，不可轻视也。遗毒而烂喉不减，饮食不增，身热不止者，俱难治。其治法，火盛者宜清火化毒，正虚者宜扶正化毒。疫痧恶症，有痧隐神昏，喉烂极盛而喉外坚肿，是毒结咽喉而无从发泄，所以喉外坚肿也，见之不治。此症见多在一候之内。有痧后毒走四肢，四肢光亮水肿者难治，此症见每在两候之外。"

本条文详细阐述了烂喉痧的遗毒症，尤其是遗毒而烂喉不减，饮食不增，身热不止者，为难治之症。治疗上强调火盛者宜清火化毒，正虚者宜扶正化毒。

4.《疫痧草·辨论疫毒感染》："疫痧之毒有感发，有传染。天有郁蒸之气、霾雾之施，其人正气适亏，口鼻吸受其毒而发者为感发；家有疫痧之人，吸受病人之毒而发者为传染。"

烂喉痧的致病主因是外感温热时毒，其发病当然与人体抗病能力不足也有一定关系，特别是素体阴虚者尤易感邪发病。本论不仅说明了体虚者易受邪发病，且指出其传播途径是由"口鼻吸受"。

5.《疫痧草·疫痧汤药章》："邪在表者，疏而达之。发痧无疫，火不内炽，其痧稀，其热轻，其神清，而咽喉不烂，先透后清，是常理也……"

烂喉痧初期当以透表为先务，代表方剂首推《疫喉浅论》的清咽汤，方中荆芥、防风、浮萍、薄荷辛散透表，解在卫之邪，前胡、杏仁、枳实、桔梗宣开肺气，以助达邪，牛蒡、僵蚕、橄榄、生甘草清热解毒利咽。合之共奏遣表解毒之效。该方具有遣表解毒之效，值得后世借鉴。

六、清代夏春农《疫喉浅论》：以清为主要治则

《疫喉浅论·疫喉痧论治》："疫喉痧治法全重乎清也，而始终法程不离乎清透、清化、清凉攻下、清热养阴之旨也。"

本论基本概括了烂喉痧的主要治则。如病初邪在于表，病情尚轻，治宜辛凉宣泄，以透邪外出；若病邪传里，热极化火，治以清火解毒，或苦寒攻下；入营血者，侧重于清营凉血；病至后期而营阴受伤者，治宜清营养阴为主。因本病的病因是温毒之邪，故清热解毒是治疗大法并贯穿病程的始终。

七、近代丁甘仁《喉痧症治概要》：烂喉痧辨治

1.《喉痧症治概要·时疫烂喉痧麻正痧风痧红痧白喉总论》："时疫喉痧，由来久矣，壬寅春起，寒暖无常，天时不正，屡见盛行……独称时疫烂喉痹痧者何也？因此症发于夏秋者少，冬春者多。乃冬不藏精，冬应寒而反温，春犹寒禁，春应温而反冷，《经》所谓非其时而有其气，酿成疫疠之邪也。邪从口鼻入于肺胃，咽喉为肺胃之门户，暴寒束于外，疫毒郁于内，蒸腾肺胃两经，厥少之火，乘势上亢，于是发为烂喉痹痧。痹与痧略有分别，痹则成片，痧则成颗。"

2.《喉痧症治概要·时疫烂喉痧麻正痧风痧红痧白喉总论》："而时疫喉痧，初起则不可不速表，故先用汗法，次用清法，或用下法，须分初、中、末三层，在气在营，或气分多，或营分多，脉象无定，辨之宜确。一有不慎，毫厘千里……先哲云：痹痧有汗则生，无汗则死。金针度人，二语尽之矣。故此症当表则表之，当清则清之，或用釜底抽薪法，亦急下存阴之意。谚云：救病如救火，走马看咽喉。用药贵乎迅速，万不可误时失机。"

丁甘仁辨治时疫烂喉痧，继承、发展了前人经验，有其独到之处。他明晰发病季节及病因病机，并依据温病以卫气营血辨证之纲领，制定了精辟的治则治法。他认为烂喉痧的治疗是以

清泄邪毒为基本原则，具体方法可视病程的阶段、病位的深浅、病情的轻重而有所不同，一般分为初、中、末三期辨治。如初期邪在肺卫，治宜透表散邪；中期邪在气营，宜清气凉营；末期多阴损，宜生津复液。而解毒之法，一以贯之。这些为后人提供了以中医药治疗急性热病的宝贵经验。

八、近代何廉臣《全国名医验案类编》：烂喉痧初起时解表透邪的重要性

《全国名医验案类编·时疫喉痧病案》：

"疫喉痧一症，不外乎风寒温热瘟疠之气而已。其症初起，凛凛恶寒，身热不甚，并有壮热而仍兼憎寒者，斯时邑咽痛烦渴，先须解毒透痧为宜，即或宜兼清散，总以'散'字为重，所谓火郁则发之也。俾汗畅则邪达，邪达则痧透，痧透则烂喉自止。"

本论强调了烂喉痧初起时解表透邪的重要性，与《烂喉丹痧辑要》所说的"总之畅汗为第一义也"相同，可谓得其真诠。

（文　彬　贺松其）

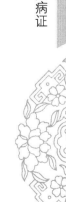

第二章　外感热病证

第三章　气血津液病证

QIXUEJINYE BINGZHENG

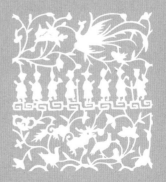

第一节 郁 病

郁病,在古文献中称为"郁",是由于情志不舒、气机郁滞所致,以心情抑郁、情绪不宁、胸部满闷、胁肋胀痛,或易怒易哭,或咽中如有异物梗塞等为主要临床表现的一类病证。郁病范畴较广,根据其临床表现及病因特点,常见于现代医学的神经衰弱、癔症、焦虑症、更年期综合征及反应性精神病等。

郁病,首载于《素问·六元正纪大论》,书中根据其致病原因将郁病分为木、火、土、金、水五郁,即"五郁学说",并包括相应的治疗大法。《金匮要略》则记载了属于郁病的脏躁和梅核气两种病证,认为其多发于女性,所创的半夏厚朴汤、甘麦大枣汤沿用至今。元代朱丹溪从病机着眼,提出气、血、痰、火、湿、食之六郁论,创立了越鞠丸等名方。明清时期医家则进一步阐释了外感、内伤诸因素均可致郁,并指出情志之郁较为多见,依据五行理论从脏腑病位上突出五脏之郁,同时充分注意到精神治疗对郁病具有重要意义,从而使郁病理论得以发展,并趋于成熟完善。

一、《黄帝内经》:五郁

1.《素问·六元正纪大论》:"郁极乃发,待时而作。"

此为中医学史上首次提出郁病的发病原因,它认为五常之气运行失常,影响人体脏腑功能,从而产生郁病。

2.《素问·六元正纪大论》:"木郁之发……民病胃脘当心而痛,上支两胁,膈咽不通,食饮不下,甚则耳鸣眩转,目不识人,善暴僵仆。"

本条阐述木郁主症。木郁为风气大行,病机多为肝气郁滞。肝气失于疏泄,故脘胁疼痛;气逆犯胃,故咽膈痞塞不通、食饮难下;气郁而上逆,故头眩耳鸣,甚则昏仆。

3.《素问·六元正纪大论》:"火郁之发……民病少气,疮疡痈肿,胁腹胸背、面首四支䐜胪胀,疡痱呕逆,瘛疭骨痛……血溢流注,精液乃少,目赤心热,甚则瞀闷懊憹,善暴死。"

本条阐述火郁主症。火郁为炎火流行,病机为火盛闭郁,表现为胸腹、头面、四肢胀痛,甚则火热伤心、迫血,出现血溢流注、疮疡、目赤、烦躁、神昏等症,易突发死亡。

4.《素问·六元正纪大论》:"土郁之发……民病心腹胀,肠鸣而为数后,甚则心痛胁䐜,呕吐霍乱,饮发注下,胕肿身重。"

本条阐述土郁主症。土郁为湿气盛行,病机为湿郁脾土、脾气壅滞,表现为腹胀、呕吐、下利、身重、浮肿等症。

5.《素问·六元正纪大论》:"金郁之发……民病咳逆,心胁满引少腹,善暴痛,不可反侧,嗌干,面尘色恶。"

本条阐述金郁主症。金郁为凉燥之气盛行,病机为肺气郁闭,表现为咳逆、心胁满、嗌干、面尘等症。

6.《素问·六元正纪大论》:"水郁之发……民病寒客心痛,腰椎痛,大关节不利,屈伸不便,善厥逆,痞坚腹满。"

本条阐述水郁主症。水郁为水寒之气盛行,病机为寒邪郁滞肾气,表现为心痛、腰椎痛、关节不利、腹满。

从以上 2—6 条可见,《素问·六元正纪大论》是最早对郁病进行分类的文献,它依据自然界风、热、湿、燥、寒五气的异常变化对人体的影响,将郁病分为木郁、火郁、土郁、金郁、水郁,并对五郁之病进行阐述,后世的论述及发挥皆基于此说。

7.《素问·六元正纪大论》:"木郁达之,火郁发之,土郁夺之,金郁泄之,水郁折之。"

此为郁病治疗的五大法则,亦是郁病治则的最早文献记载。其后不少医家对《黄帝内经》的五郁治法进行阐释,并有所发挥,其中以王冰对《黄帝内经》的注释较为全面。他认为:"木郁达之,达谓吐之,令其条达也;火郁发之,发谓汗之,令其疏散也;土郁夺之,夺谓下之,令无拥碍也;金郁泄之,泄谓渗泄之,解表利小便也;水郁折之,折谓抑之,制其冲逆。"

二、汉代张仲景《金匮要略》:梅核气与脏躁

1.《金匮要略·妇人杂病脉证并治》:"妇人咽中如有炙脔,半夏厚朴汤主之。"

梅核气是郁病中较为常见的一种病证,张仲景首先提出其证治。症见妇人自觉咽中有异物感,咯之不出,吞之不下,但于饮食无碍,即后世所称"梅核气"。其发生多由七情郁结,气机不畅,津聚为痰,与气搏结,上逆咽喉所致。张仲景创半夏厚朴汤治疗,一直沿用至今。方中半夏、厚朴、生姜辛开苦降,辛以散结,苦以降逆,辅以茯苓利湿化痰,佐以苏叶芳香宣气解郁,合而用之,使气顺痰消,则咽中炙脔之感可除。

2.《金匮要略·妇人杂病脉证并治》:"妇人脏躁,喜悲伤欲哭,象如神灵所作,数欠伸,甘麦大枣汤主之。"

脏躁也是郁病中较为常见的一种病证,其证治方法也是张仲景首先提出的。本病多由情志不舒或思虑过度,肝郁化火,伤阴耗液,心脾两虚所致。一般表现为情志不宁,无故悲伤欲哭,情绪易于波动,频作欠伸,神疲乏力等。清代吴谦《医宗金鉴》谓:"藏,心藏也,心静则神藏,若为七情所伤,则心不得静,而神躁扰不宁也,故喜悲伤欲哭,是神不能主情也,象如神灵所凭,是心不能主神明也,即今之失志癫狂病也。"张仲景创甘麦大枣汤治疗,此方也同半夏厚朴汤一样沿用至今。方中小麦养心安神,甘草、大枣甘润补中而缓急,使脏不躁则悲伤叹息将诸证自去。

三、元代朱丹溪《丹溪心法》:六郁

《丹溪心法·六郁》:"气血冲和,万病不生,一有怫郁,诸病生焉。故人身诸病,多生于郁……或寒热之交侵,或雨湿之侵淫,或酒浆之积聚,而成郁疾……凡郁皆在中焦,以苍术、抚芎开提其气以升之。假如食在气上,提其气则食自降矣。余皆仿此。"

本条首次提出气、血、食、痰、热、湿六郁之说。朱丹溪认为郁病形成的根本原因是气机不利,升降失常,气血失和,即所言"当升者不得升,当降者不得降,当变化者不得变化也,传化失常"。其病因论述表明当时已认识到外感、内伤均可致郁,是对郁病认识的重大发展。

朱丹溪根据气血津液运化失常对六郁证候特点进行了具体描述,指出气郁主症为"胸胁痛,脉沉涩",湿郁为"周身走痛,或关节痛,遇寒则发,脉沉细",痰郁为"动则喘,寸口脉沉滑",热郁为"瞀闷,小便赤,脉沉数",血郁为"四肢无力,能食便红,脉沉",食郁为"嗳酸,腹饱不能食,人迎脉平和,气口脉繁盛"。用药上"苍术、抚芎,总解诸郁,随证加入诸药",创越鞠丸以解诸郁,流传后世。其郁病证治论述为后世治疗本病提供了较好的参考。特别是从病机角度出发,开了专题研究郁病论治的先河,颇得后世医家推崇。从《黄帝内经》的五气之郁,到朱丹溪的六郁论,郁病的认识取得了里程碑式的发展。

四、元代王履《医经溯洄集》:郁病病机

《医经溯洄集·五郁论》:"凡病之起也,多由乎郁。郁者,滞而不通之义。或因所乘而为郁,或不因所乘而本气自郁,皆郁也。岂惟五运之变能使然哉?"

王履对郁病的病因病机进行了分类阐述,认为郁病的形成不仅可由外感五运之气而成,还可因脏腑本身的气机运行不畅及脏腑传变而成。可与朱丹溪论郁相参。

五、明代戴思恭《推求师意》:郁病用药

《推求师意·郁病》:"苍术,阳明药也,气

味雄壮辛烈，强胃健脾，开发水谷气，其功最大；香附子，阴血中快气药也，下气最速，一升一降以散其郁；抚芎，手足厥阴药也，直达三焦，俾生发之气，上至目头，下抵血海，疏通阴阳，气血之使也。然此不专开中焦而已，且胃主行气于三阳，脾主行气于三阴，脾胃既有水谷之气行，从是三阴三阳各脏腑自受其燥金之郁者，亦必用胃气可得而通矣，天真等气之不达者，亦可得而伸矣。况苍术尤能径入诸经，疏泄阳明之湿。"

戴思恭也强调"郁病多在中焦"，与李东垣相同；但治疗用药方面又宗朱丹溪之越鞠法，特别推崇朱丹溪用苍术、川芎二味治郁。可见其受"补土派"及"滋阴派"学术思想的影响，是既源于朱丹溪"滋阴派"，又"旁通张、李二家补土之说"。

六、明代孙一奎《赤水玄珠》：五脏之郁

《赤水玄珠·郁证门》："病有因别脏所乘而为郁者，有不因别脏所乘而本气自郁者，此五郁也……木郁者，肝郁也；火郁者，心郁也；土郁者，脾郁也；金郁者，肺郁也；水郁者，肾郁也。"

孙一奎指出，五脏之郁，或由他脏传变，或本脏自病而成，只要脏腑的阴阳平衡失调就会导致郁病的发生，故其在《医旨绪余》中言："五脏一有不平则郁。"虽与《黄帝内经》的"五郁"相对应，但具体内容又有所不同。《黄帝内经》"五郁"分类是以五气失常所致病为根据；孙一奎的分类则是以脏腑病变为依据，其病因包括外感和内伤。

具体来说，心郁表现为"神气昏昧，心胸微闷，主事健忘"，肝郁表现为"两胁微膨，嗳气连连有声"，脾郁表现为"中脘微满，生涎，少食，四肢无力"，肺郁表现为"皮毛燥而不润，欲嗽而无痰"，肾郁表现为"小腹微硬，精髓乏少，或浊或淋，不能久立"。对临床辨治具有极高的参考价值。

七、明代王肯堂《证治准绳》：中焦致郁

《证治准绳·杂病·诸气门·郁》："凡有

六淫七情，劳役妄动，故上下所属之脏气致有虚实克胜之变，而过于中者，其中气则常先四脏，一有不平，则中气不得其和而先郁，更因饮食失节，停积痰饮，寒湿不通，而脾胃自受者，所以中焦致郁多也。"

王肯堂提出"中焦致郁"之说，即将郁之病位定于脾胃，不同于其他医家认为"郁之病位在肝，肝气郁滞乃致郁的主要病机"的观点。李东垣为"补土派"的代表人物，论病多从脾胃入手，郁病亦不例外，其观点或有偏颇，但郁病表现为中焦脾胃受损，摄纳失常确实常见，故此论点对指导郁病的临床诊治具有实际意义。

八、明代张景岳《景岳全书》：情志三郁

1.《景岳全书·郁证》："凡五气之郁，则诸病皆有，此因病而郁也；至若情志之郁，则总由乎心，此因郁而病也。"

根据郁病的起病特点，张景岳将其分为"因病而郁"和"因郁而病"，相当于现代医学的原发性疾病和继发性疾病。"因郁而病"是指情志之郁，即现代中医内科学的狭义郁病。此外，张景岳在《类经》一书中更详述了郁病的病机特点为"结聚不行，乃致当升不升，当降不降，当化不化。或郁于气，或郁于血，或郁于表，或郁于里，或因郁而生病，或因病而生郁"。

2.《景岳全书·郁证》："予辨其三证，庶可无误，盖一曰怒郁，二曰思郁，三曰忧郁。怒郁者，方其大怒气逆之时，则实邪在肝，多见气满腹胀……又若思郁者……思则气结，结于心而伤于脾也。及其既甚，则上连肺胃而为咳喘，为失血，为膈噎，为呕吐；下连肝肾，则为带浊，为崩淋，为不月，为劳损……又若忧郁病者，则全属大虚，本无邪实……此其戚戚悠悠，精气但有消索，神志不振，心脾日以耗伤。"

张景岳对情志三郁的具体证候特点进行了详细分析，并指出治疗关键为必须从病因出发，重视精神心理疗法，即"若思郁不解致病者，非得情舒愿遂，多难取效"。具体如下：

怒郁的治疗要点为：①"暴怒伤肝，逆气未解"者宜选取解肝煎，或六郁汤，或越鞠丸；

②"怒气伤肝,因而动火"者宜化肝煎;③"怒郁不解或生痰"者宜温胆汤;④"怒后逆气既散,肝脾受伤"者宜五味异功散,或五君子煎,或归脾汤。

思郁的治疗要点为:①"初有郁结,滞逆不开"者宜和胃煎加减主之,或二陈汤,或沉香降气散,或启脾丸;②"妇人思郁不解,致伤冲任之源"者宜逍遥饮,或大营煎;③"思忆不遂,心肺不摄"者宜秘元煎;④"思虑过度,肝肾不固"者宜固阴煎;⑤"思郁动火,经脉错乱"者宜保阴煎;⑥"思郁动火,阴虚肺热"者宜四阴煎,或一阴煎;⑦"思结枯肠,心脾受伤"者宜寿脾煎,或七福饮;⑧"心膈气有不顺,或微见疼痛"者宜归脾汤,或加砂仁、白豆蔻、丁香等以"微顺之"。

忧郁的治疗要点为:①"初郁不开,未至内伤"者宜二陈汤、平胃散,或和胃煎,或调气平胃散,或神香散,或六君子汤;②"忧郁伤脾"者宜温胃饮,或神香散;③"忧郁伤脾肺"者宜归脾汤,或寿脾煎;④"忧思伤心脾"者宜五福饮、七福饮,甚者大补元煎。

九、明代赵献可《医贯》:五郁相因

《医贯·郁病论》:"木郁则火亦郁于木中矣,不特此也,火郁则土自郁,土郁则金亦自郁,金郁则水亦郁……凡郁皆肝病也。"

根据五行生克乘侮之原理,赵献可提出五郁相因,强调木能生火,木郁则火亦郁于木中,胆木少阳不伸,则易下克脾土而导致金水并病等,故本病关键在木郁,其他诸郁均继发于木郁。他于《医贯·血症论》中论述"因郁而致血病"时,特别提出"凡郁皆肝病"的观点,与既往医家主张"郁病多在中焦"有所不同,独树一帜;而且指出"五郁相因",即诸郁之间有一定的内在联系,这对指导临床具有实际意义。故对于郁病的治疗,赵献可认为应首选逍遥散以舒泄肝胆之气,使肝胆之气舒展,则诸郁均可因木郁得解而自解。

十、清代叶天士《临证指南医案》:情志疏导治郁病

《临证指南医案·郁证》:"情志之郁……隐情曲意不伸,是为心疾,此草木攻病,难以见长,乃七情之郁损……内伤情怀起病,务以宽怀解释……郁证全在病者能移情易性。"

叶天士主张"郁而成病"主要为"七情之郁",病机关键是"气之升降开阖枢机不利"。对于郁病的治疗,叶天士提出在服用草木之药进行调理的同时,医者应高度重视思想开导,在取得患者充分信任的前提下,使之正确认识和对待疾病,增强治愈疾病的信心,达到"怡悦乐观,移情易性",方能事半功倍。他突出了情志疏导在郁病治疗中的重要意义,明示若患者情志郁结不解,"徒恃药石,其效难者"。这对后人不无启发。

十一、清代何梦瑶《医碥》:郁病分类

1.《医碥·郁》:"外伤于风寒湿三气,皆足以闭遏阳气,郁而成热固也。暑热燥三气,亦足令气郁。"

何梦瑶对六淫致郁的基本病机进行了论述,指出寒性凝滞收引而易使腠理郁闭,湿性重浊黏滞而易阻碍气机,燥则干涩不行,热则耗血伤津,风易兼夹他邪,皆可导致气机郁滞不畅,发为郁病。

2.《医碥·郁》:"至于七情,除喜则气舒畅外,其忧、思、悲、恐皆能令气郁结,而痰食之遏闭,水湿之停阻,又可知矣。"

本条论述七情致郁的基本病机,指出七情中仅喜使气机舒畅(但过喜则伤心气,反而加重郁病),余六情皆可导致气机郁滞,另外痰食、水湿等也可引起气机不畅而致郁病。

十二、清代沈金鳌《杂病源流犀烛》:郁病内因

《杂病源流犀烛·诸郁源流》:"诸郁,脏气病也。其原本由思虑过深,更兼脏气弱,故六郁之病生焉。"

沈金鳌认为情志内伤是郁病的致病原因,但情志因素是否造成郁病,除与精神刺激的强度及持续时间的长短有关之外,也与机体本身内在脏气强弱状况有极为密切的关系。他并

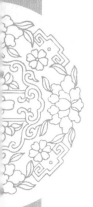

指出机体的"脏气弱"是郁病发病的内在因素，进一步完善了郁病的内伤致病原因。

十三、清代吴澄《不居集》:郁病范畴

《不居集》:"百病皆生于郁,故凡病之属郁者,十常八九……凡七情五志,劳伤食积,各病皆属于郁。"

吴澄明确提出"百病皆生于郁"的观点,进而认为不论是外感还是内伤,不论是"本气自郁"还是"别脏所乘",均可因郁而病、因病而郁,郁病范围较为广泛,即广义之郁,丰富了郁病的认识,也为广泛运用情志疏导、调理气机等方法治疗临床各科疾病奠定了理论基础。

（钟先阳　魏　华　路　洁）

第二节　汗　证

汗证是指由于阴阳失调、腠理不固,而致汗液外泄失常的病证。根据临床表现,一般分为自汗、盗汗、脱汗、战汗、黄汗等。时时汗出,动辄益甚者为自汗;睡中汗出,醒来即止者为盗汗;大汗不止或汗出如油、肢冷息微者为脱汗;急性热病中恶寒战栗而后汗出者为战汗;汗色发黄而染衣者为黄汗。汗证是临床杂病中较为常见的一个病证,既可单独出现,也常伴见于其他疾病过程中。它包括现代医学中的甲状腺功能亢进、自主神经功能紊乱、风湿热、结核病、休克、低血糖反应或某些传染病导致的异常出汗。

早在《黄帝内经》中就明确指出汗液为人体津液的一种,并与血液有密切关系,即"汗血同源",这表明对汗的生理及病理有了一定认识。《金匮要略》首先记载了"盗汗"的名称,并认为其由虚劳所致者较多。朱丹溪对自汗、盗汗的病理属性作了概括,认为"自汗"属气虚、血虚、阳虚、湿、痰所致,"盗汗"属血虚、阴虚所致。王清任在《医林改错》中首创血府逐瘀汤治疗血瘀所致自汗、盗汗,补充了针对血瘀所致自汗、盗汗的治疗方药。历代医家不断地总结实践和丰富发展,逐渐完善了汗证的理法方药体系。

一、《黄帝内经》:汗之生理与病理

1.《素问·阴阳别论》:"阳加于阴谓之汗。"

汗之为物,以阳气为用,以阴精为原料。汗的生成和排泄,既需要充足的阴液,又离不开阳气的化津、摄津作用,即汗是人体阳气蒸化津液而成,如《温病条辨》说:"汗也者,合阳气阴精蒸化而出者也。"如阳气不足,无力蒸化津液,可导致无汗;邪客于表,阳气被遏,不得疏泄,亦不能汗出;阳气有余,阴液不足,则化源匮乏而汗少;阳虚固摄无力,又可见汗出不止。阳气和阴液任何一方发生病理变化,都可引起汗出异常。

健康状态时,出汗是人体的一种生理活动,与气温高低及衣着厚薄有密切关系,如《灵枢·五癃津液别》所言:"天暑衣厚则腠理开,故汗出……天寒则腠理闭,气湿不行,水下留于膀胱,则为溺与气。"但病理情况下的出汗,则是机体阴阳盛衰的重要表现,也是医者判断病患机体阳气、阴液状况的一个重要指标。

2.《素问·宣明五气》:"五脏化液,心为汗。"

汗为人体津液的一种,与血有着密切关系,"汗血同源",为心所主。五液指汗、涕、泪、涎、唾五种分泌液。肾主水液,具有调节体内水液平衡的作用,故汗证与心、肾两脏关系密切。心气虚则液不敛,心液不藏而外泄,可引起自汗或盗汗。肾阴不足则阴虚火旺而汗出,治疗应以养阴固表为主;肾阳不足则卫气不敛而汗出,治以祛逐阴寒、温通阳气。不过,临床上汗证并非仅限于心肾之虚,治疗时当全面考

虑,以免失之偏颇。

3.《素问·生气通天论》:"汗出偏沮,使人偏枯。"

本条指出半身出汗与中风病(即偏枯)的关系,反映了汗之病理特点。经常半身出汗之人多为阳虚,气血循行受阻,不能运行周身,经脉不畅,如遇劳倦内伤、忧思恼怒、饮酒饱食、用力过度,则血随气逆,导致脑脉痹阻或血溢脑脉之外,引起昏仆不遂,发为中风。

4.《灵枢·营卫生会》:"夺血者无汗,夺汗者无血。"

夺,失脱。无通"毋"。血和津液,皆属于阴,都具有营养、滋润的功能,是人体的宝贵物质。在生理上,津液是血液的重要组成部分。血由津液所化,汗由津液所泄,故历来有"汗血同源"之说。在病理上,各种原因引起的大出血,都会损伤津液,出现血耗津伤的病证;而因发汗不当,以致大汗淋漓,或体虚多汗津亏,也会影响到血液,出现津枯血燥的病证。所以,临床上对于失血、出血的患者,一般禁用发汗法,以免更伤津液而损伤生血之源;对于多汗、伤津的患者,一般不用针刺放血疗法,也不宜用耗血动血之药,以免进一步耗伤津液。如《伤寒论》中也有"衄家不可发汗""亡血家不可发汗"的训诫,同出此理。

二、汉代张仲景《伤寒论》:桂枝汤证

《伤寒论·辨太阳病脉证并治》:"太阳中风,阳浮而阴弱,阳浮者,热自发,阴弱者,汗自出……桂枝汤主之。"

张仲景创桂枝汤治疗汗证,并指出桂枝汤证的病理特点。"阳浮"为外邪犯表,卫阳浮盛,抗邪于外;"阴弱"为卫外不固,营不内守,营对浮盛之卫而言相对不足,则阴液不能自安而外泄,故汗自出。这反映营卫不调,卫强营弱,肺气不利,外邪干胃的病理。张仲景并首创桂枝汤方以解肌祛风、调和营卫。

三、汉代张仲景《金匮要略》:盗汗与黄汗

1.《金匮要略·水气病脉证并治》:"食已

汗出,又身常暮晚盗汗出者,此劳气也。"

《金匮要略》首先记载了盗汗的名称,并认为由虚劳所致者较多。食后汗出、暮晚盗汗,是胃气不足、阴虚有热的征象,属虚劳症状。本书另一篇《血痹虚劳病脉证并治》中也称"男子平人,脉虚弱细微者,喜盗汗也",即指出阴阳气血皆虚者,因阳不足者不能固、阴不足者不能守,而极易发生盗汗。

2.《金匮要略·水气病脉证并治》:"黄汗之为病,身体肿,发热汗出而渴,状如风水,汗沾衣,色正黄,如柏汁,脉自沉……宜芪芍桂酒汤主之……"

本条论述黄汗的病机与证治。黄汗是水气病的一种,与脾有关,由于水湿侵犯经脉,阻碍营卫运行,卫郁营热,湿热交蒸于肌腠,从而形成黄汗,表现为"汗沾衣,色正黄,如柏汁",并创芪芍桂酒汤治疗;针对汗出不透,腰以上有汗、腰以下无汗的黄汗证则创桂枝加黄芪汤治疗。张仲景有关黄汗的理法方药的论述具有很强的临床实践价值,后世医家在此基础上,不断发展应用,根据病情配伍茵陈、山栀、黄柏、白鲜皮、防己、赤苓、木通、淡竹叶等品,以增强除湿清热的作用。

四、元代曹世荣《活幼新书》:惊汗

《活幼新书·明本论》:"诸汗有时时冷汗溅出,发根如贯珠,面额上澉澉然,此为惊汗证,宜镇惊丸或琥珀抱龙丸,及茯神汤加麻黄根,水煎服取效。"

曹世荣提出惊汗的证治。惊则气散,气散则不能固摄津液,汗自出,可与镇惊丸、琥珀抱龙丸、茯神汤加麻黄根等治疗。

五、元代朱丹溪《丹溪心法》:自汗与盗汗

1.《丹溪心法·自汗》:"自汗、盗汗有阳虚阴虚之别。自汗属气虚、血虚、湿、阳虚、痰……自汗大忌生姜,以其开腠理故也。"

2.《丹溪心法·盗汗》:"盗汗属血虚、阴虚。小儿不须治,忌用生姜。宜敛心气,益肾水,使阴阳调和,水火升降,其汗自止。"

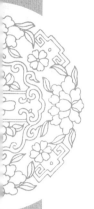

朱丹溪对汗证论述精辟而全面，尤其是自汗与盗汗的鉴别诊断。他指出自汗由气虚所致，属湿与热；盗汗由血虚所致，属阴虚。他主张宜从心、从肾论治汗证，与《素问·宣明五气》"五脏化液，心为汗"是相一致的，且提出治疗自汗、盗汗均禁用生姜，尤其是自汗，因为生姜为发汗解表之物。自汗应首选玉屏风散，盗汗则首选当归六黄汤。这有利于后世医家诊治汗证时遣方选药。

当然，有少数人由于体质关系，平素易于出汗，而不伴有其他症状，如《笔花医镜·盗汗自汗》说："盗汗为阴虚，自汗为阳虚，然亦有秉质如此，终岁习以为常，此不必治也。"

六、明代戴思恭《证治要诀》：脱汗

《证治要诀·汗证》："汗出如胶之黏，如珠之凝，及淋漓如雨，揩拭不逮者，难治。"

戴思恭认为脱汗常表现为大汗淋漓，汗出如珠，多在疾病危重时出现，为病势危急的征象，故又称为绝汗，具有汗多、汗黏等特点。

七、明代张景岳《景岳全书》：汗证辨证

《景岳全书·汗证》："自汗盗汗，亦各有阴阳之证，不得谓自汗必属阳虚，盗汗必属阴虚也。然则阴阳有异，何以辨之？但察其有火无火，则或阴或阳，自可见矣。盖火盛而汗出者，以火烁阴，阴虚可知也；无火而汗出者，以表气不固，阳虚可知也。"

本条指出汗证的辨证要点，即应以阴阳为总纲进行辨证，而不应机械地认为自汗必属阳虚，盗汗必属阴虚。如何辨别自汗、盗汗的阴阳之属呢？张景岳提出根据汗出时"有火无火"进行鉴别，有火为阴虚，无火为阳虚。在汗证的治疗中如能明白上述要点，就掌握了汗证的治疗纲领。

张景岳根据自己的临床实践，认为以下六种汗证的疗效不佳，即"汗出而喘甚者""汗出而脉脱者""汗出而身痛甚者""汗出发润至癫者""汗出如油者""汗出如珠者"；并指出小儿盗汗如汗出太多，可与人参一钱（1钱≈3.72g）

许，煎汤服，常当夜即止。此观点与本节第五条中朱丹溪的"小儿不须治"有所不同。

八、明代吴又可《温疫论》：战汗

《温疫论·原病篇》："今邪在半表半里，表邪有汗，徒损真气，邪气深伏，何能得解？必俟其伏邪渐退，表气潜行于内，乃作大战，振战止而复热，此时表里相通，故大汗淋漓，衣被湿透，邪从汗解，此名战汗。"

吴又可认为战汗是邪气渐退，表里经络之气交通，正气祛邪外出，正邪交争，邪从汗解的表现，故汗出而病愈。这是温病发展过程中，正邪相持日久，正气蓄积到一定程度而奋起祛邪的一种现象。

九、清代吕震名《伤寒寻源》：头汗

《伤寒寻源·头汗》："凡阳明病，一身自汗出者，谓之热越，此热从外达也。若热不得越而从上达，则有头汗证。"

本条论述了头汗证的病机特点。吕震名认为头为诸阳之会，由于里虚表实，玄府不开，邪热内蓄不得发越，则蒸于阳经，上出于头，而为头汗。

十、清代何梦瑶《医碥》：特殊汗证

《医碥·汗》："心孔汗，别处无汗，独心孔一处有汗，由思虑过多，心神浮越使然。头汗，别处无汗，热不得外越，但上蒸也。或因黄郁未发，或因湿家误下，或因水结胸蒸，或因火劫热迫，或因阳明蓄血，或因热入血室……手足汗，别处无汗，脾胃之热达于四肢也。冬月足多汗，气降也。又有手足汗，属脾胃虚寒，不能营运津液，乘虚阳外越，而横溢于四肢者。"

何梦瑶根据自己的临床经验提出"心孔汗""头汗""手足汗""足多汗"等特殊类型的汗证，与今所谓自主神经功能失调引起的不同部位出汗相似。

十一、清代王清任《医林改错》：汗证从瘀论治

《医林改错·血府逐瘀汤所治症目》："醒后

出汗,名曰自汗。因出汗醒,名曰盗汗,盗散人之气血。此是千古不易之定论。竟有用补气、固表、滋阴、降火,服之不效,而反加重者,不知血瘀亦令人自汗、盗汗,用血府逐瘀汤……"

本条补充了针对血瘀所致自汗、盗汗的治疗方药。王清任认为气虚血瘀,则络脉不通,津液不能正常流布而外溢;气血郁滞,瘀久化热,迫津外泄而成汗。在现代也有不少医家从瘀论治汗证。

(钟先阳 魏 华 文小敏)

第三节 消 渴

消渴是以多饮、多尿、多食、形体消瘦或尿有甜味为主要临床表现的病证。它主要包括西医学的糖尿病,是一种发病率高、严重危害人类健康的病证,近年来发病率有上升趋势。此外还包括尿崩症等其他疾病。

祖国医学对消渴病的认识历史悠久,源远流长。消渴一病,首见于《黄帝内经》,称之为"消瘅""肺消""膈消""消中""肾消"等名,并对其主要病机作了初步分析。《金匮要略》立专篇讨论,并首创肾气丸、白虎加人参汤治疗本病。《外台秘要》指出"每发即小便至甜"为本病的临床特点。《黄帝素问宣明论方》论述消渴一证"可变为雀目或内障"。《证治准绳》首先规范了三消的临床分类:"渴而多饮为上消(《黄帝内经》谓膈消),消谷善饥为中消(《黄帝内经》谓消中),渴而便数有膏为下消(《黄帝内经》谓肾消)"。历代医家在前人对消渴病论述的基础上从本病的病因病机、临床特点、并发症、分类、治疗原则及遣方用药等方面不断完善本病的理论与临床实践。

一、《黄帝内经》:消渴概述

1.《素问·奇病论》:"帝曰:有病口甘者,病名为何? 何以得之? 岐伯曰:此五气之溢也,名曰脾瘅。夫五味入口,藏于胃,脾为之行其精气,津液在脾,故令人口甘也。此肥美之所发也,此人必数食甘美而多肥也。肥者令人内热,甘者令人中满,故其气上溢,转为消渴。治之以兰,除陈气也。"

《黄帝内经》最早提出消渴病名,并依据不同的病因病机,提出了"消瘅""肺消""膈消""消中"等病名,一般多称为"消瘅"。后世医家王冰注释:"消谓内消,瘅谓伏热。"也有人认为,消是肌肉消失之谓,瘅是久病或伏热之义,指出《黄帝内经》的消瘅病是一种好发于真阴不足之体和嗜食肥甘之人、因内热偏盛而引起的以消瘦为特征的病证。

本条也论述了消渴的病因病机,认为过食肥甘、醇酒厚味,损伤脾胃,内热丛生,伤津耗液,从而发为消渴。《素问·阴阳别论》中也提出"二阳结,谓之消"之论点,即饮食所伤,气结化热,导致胃肠热结,进而烁耗阴液,遂发消渴。故《素问·通评虚实论》中称消渴病为"膏粱之疾"。相比较现代医学认为饮食因素导致肥胖和胰岛素抵抗而引起糖尿病的结论,中医学早在《黄帝内经》时代就如此明确地认识到过食肥甘之品,损伤脾胃,化热伤阴而引发消渴,可谓领先一步,也是后世医家强调消渴应首先控制饮食的重要理论依据。

2.《灵枢·五变》:"五脏皆柔弱者,善病消瘅。"

本条指出五脏虚弱是发生消渴的基本前提,即多因先天禀赋不足,加之后天失养所致。由此可见,早在春秋战国时期,已认识到先天禀赋不足是引起消渴病重要的内在因素。条文并指出脏腑强弱犹如木之坚脆,"坚者不入,脆者皮弛……坚者则刚,脆者易伤",强调了个体体质差异在消渴病的发生中起着重要作用,这与现代医学认为糖尿病的发生与遗传关系密切的理论不谋而合。但因五脏的生理性能不同,各种因素损伤五脏而引起消渴的具体相关机制也各异。如心为君主之官,主血脉,心虚则血虚,血虚不能濡养周身则诸脏皆虚;又因津血同源,血虚则津枯,阴血不足可导致消渴发生。脾居中属土,为后天之本、气血生化之源,主运化水谷,布散水谷精微。脾虚则诸脏皆虚,水谷运化失常,而易发消渴。肺为水之上源,肺虚不能通调水道,致水液直趋于下,表现为多尿;肺津不足,则口干渴、多饮而发生消渴。肾为先天之本,主藏精,肾亏易出现肾阴亏虚,津液不足;肾为水脏,肾虚则水不制火,虚火内生,发为消渴。肝为将军之官,性喜条达,肝虚则情志失调,肝病及脾,脾虚致水津代谢失常;肝肾同源,肝血不足则肾精亏虚,亦可发生消渴。

3.《灵枢·五变》:"其心刚,刚则多怒,怒则气上逆,胸中蓄积,血气逆留,膻皮充肌,血脉不行,转而为热,热则消肌肤,故为消瘅。"

本条论述情志失调,郁而化火导致消渴的病机。因长期精神刺激,或暴怒,或抑郁,终致气机郁结,内火郁炽,消烁阴津,而发为消渴。清代医家叶天士在《临证指南医案·三消》中指出"心境愁郁,内火自燃,乃消渴大病",即强调了五志过极,郁热伤津是诱发消渴病的重要因素,故医患均应重视情志因素在消渴病中的重要作用。现代医学已明确认识到,长期精神刺激可引起升高血糖的激素(如肾上腺皮质激素和胰高糖素等)分泌增加,拮抗胰岛素作用,引起血糖升高,而诱发或加重糖尿病。

4.《素问·通评虚实论》:"消瘅虚实如何?消瘅脉实大,病久可治;脉悬小坚,病久不可治。"

本条指出消渴病预后主要取决于邪正盛衰。若气血不虚,虽病久亦可治疗;若气血已衰,邪气盛实,则正不胜邪,病久而不可治。条文也强调了该病治疗应注意补益气血、扶培正气的重要性。

二、汉代张仲景《金匮要略》:消渴的病机与证治

1.《金匮要略·消渴小便不利淋病脉证并治》:"寸口脉浮而迟,浮即为虚,迟即为劳。虚则卫气不足,劳则营气竭。趺阳脉浮而数,浮即为气,数即消谷而大坚。气盛则溲数,溲数则坚,坚数相搏,即为消渴。"

本条指出消渴"本虚标实"的病机特点。张仲景认为消渴本虚在肺胃,因寸口脉候肺,肺主气属卫,心主血属营,浮为阳虚、卫气不足之象,迟为营血亏虚之候,浮迟并见,表明消渴病本虚的实质。标实则表现为胃肠燥热所致的多食、多饮、大便坚硬、小便频数等证候特点。

2.《金匮要略·消渴小便不利淋病脉证并治》:"男子消渴,小便反多,以饮一斗,小便一斗,肾气丸主之。"

本条强调肾虚、命门火衰导致下消的基本病机,并创肾气丸治疗本病。在正常情况下,体内津液代谢是通过胃的摄入、脾的运化传输、肺的宣发肃降、肾的蒸腾气化输布全身,经过代谢后的津液,少量化为汗液和气,大部分转变成尿液排出体外。其中肾为水火之脏,内寓真阴真阳。肾的蒸腾气化功能,主宰着整个津液代谢过程,特别是小便的排出更是与其息息相关,而肾的蒸腾气化功能又依赖于命门之火。此火一衰,肾无权蒸津于上和化气于下,故成"渴饮无度,尿频无制"的下消病。

3.《金匮要略·消渴小便不利淋病脉证并治》:"渴欲饮水,口干舌燥者,白虎加人参汤主之。"

燥热阴伤是消渴病的主要病机特点,壮火可以食气,热盛可以伤津。白虎加人参汤是清热与益气生津并用的方剂,其中:生石膏味辛甘,性大寒,善能清热,以制阳明内盛之热,并能止渴除烦;知母味苦性寒质润,寒助石膏以清热,润助石膏以生津;配伍人参大补元气,元气一充,脉有气束,则虚散之象可以复其常;佐以粳米、甘草和中益胃,并可防他药大寒伤中之弊。《金匮要略》开了以清热生津法治疗消渴病的先河。

4.《金匮要略·肺痿肺痈咳嗽上气病脉证

治》:"肺痿之病,从何得之?师曰:或从汗出,或从呕吐,或从消渴,小便利数,或从便难,又被快药下利,重亡津液,故得之。"

消渴常病及多个脏腑,本条指出阴虚燥热,肺失濡润,日久则可并发肺痿之病。消渴日久,可谓变证百生。如肾阴虚,因肝肾同源,可导致肝阴不足,阴虚阳亢,加之过食肥甘膏粱之人痰浊内盛,气郁脉涩,故易动风扰痰,阻滞脉络,即可并发"仆击、偏枯"之中风病;或阴虚燥热内炽,灼液成痰,痰阻经络,蒙蔽心窍,也可引起中风之"仆击、偏枯";或阴虚燥热,津亏血少,不能濡养关节筋脉,更兼燥热熏灼、筋脉枯萎则发为"痿、厥"之病;因肾阴亏损,肝失涵养,肝肾精血不能上承于目,则可并发白内障、雀盲、耳聋。此后许多医家对此又有不断的认识和补充,如刘完素在《黄帝内经素问宣明论方·消渴总论》中指出"(消渴)可变为雀目或内障",《儒门事亲·三消论》中"夫消渴者,多变聋、盲、疮、癣、痤、痱之类"。消渴病往往肾虚、胃热、肺燥并见,临床症状主要表现为多饮、多食、多尿、消瘦。诸脏正虚邪实,互相影响,日久可见诸多变证。消渴病总因于阴虚燥热,阴虚则无以濡养生发肌肤,燥热则消灼机体,故使肌肤削减。《黄帝内经》明确指出以上病证的总特点是"瘦留着也"。

三、隋代巢元方《诸病源候论》:消渴变证和运动疗法

1.《诸病源候论·消渴候》:"其病变多发痈疽。"

消渴常病及多个脏腑而变证百出。本条论述消渴常见的并发症——痈疽脓疡。巢元方认为其病机在于热灼津液,津液竭则经络涩,经络涩则营卫不行,营卫不行、热气留滞而气血壅滞,脉络瘀阻,蕴毒成脓。孙思邈在《备急千金要方》中也指出"消渴之人,必于大骨节间发痈疽而卒,所以戒之在大痈也,当预备痈药以防之",即对于消渴患者应重视皮肤疮痈的诊治,做好预防工作。

2.《诸病源候论·渴利候》:"内消病者,不

渴而小便多是也。由少服五石,石热结于肾,内热之所作也。"

本条阐述内消的病机。魏晋时期服石之法蔚然成风,服石不当常可致病,这对隋唐医家认识消渴的病因病机有很大的影响和启发,也是他们从阴虚燥热论治消渴的理论基础。五石散为金石壮阳之品,多服则燥热伤阴,积久伤肾,肾阴虚竭,虚阳上亢,热烁津液,终致消渴诸症,甚则产生诸多变证。现代医学对服石是否为消渴的病因难以确证,但由此可知隋唐医家较早认识到消渴病"燥热伤肾、虚热上炎"的病理机制。

3.《诸病源候论·消渴候》:"先行一百二十步,多者千步,然后食之。"

早在隋唐时期就认识到消渴患者不能饱食便卧,终日久坐;而应小劳,食毕应行步,稍畅而坐;但也不宜久劳疲极。适当的体力活动对于防治消渴病是有明确益处的,并已得到了现代医学的证实和人们的逐渐重视。

四、唐代孙思邈《备急千金要方》:消渴病的生活调摄和治疗禁忌

1.《备急千金要方·消渴》:"所慎有三:一饮酒,二房事,三咸食及面。能慎此者,虽不服药,而自可无他。不知此者,纵有金丹,亦不可救。深思慎之。"

隋唐医家认为消渴主要是服石不当、饮食不节、房劳过度所致,而且已认识到情志失调可引发消渴诸症,并强调"肾虚"和"燥热"在消渴病理机制中的重要地位。其中"热"又分为实热、虚热两类:实热多由饮食不节,多食肥甘厚腻之品,久而酝酿化热;或由服石不当,及至年老时下焦亏虚而石热独盛所致;"虚热"又多由房劳过度,或服石伤肾,肾阴亏损,终成虚热耗津之候。这一时期的医家对消渴的预防及治疗禁忌已经有了较为深入的认识,尤其表现在注重平时的摄生调养方面,孙思邈在本条已明确指出饮食是消渴能否控制的关键因素。此外,《儒门事亲·三消之说当从火断》中也有类似论述:"(消渴)不减滋味,不戒嗜欲,不节

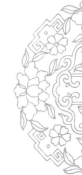

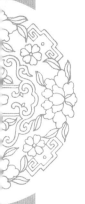

喜怒,病已而复作。能从此三者,消渴亦不足忧矣。"时至今日,现代医学仍十分强调糖尿病应戒酒和节制饮食,尤宜少食高脂肪、高蛋白的饮食,摄入均衡营养,做到定时定量进餐和有规律地生活。

2.《备急千金要方·消渴》:"凡消渴病经百日以上者,不得灸刺。"

消渴患者十分容易合并皮肤及其他组织的感染,应积极预防和尽早治疗其并发症。本条指出消渴病久,应注意不得灸、刺,以避免皮肉外伤,而诱发痈病。这种时时防患于未然的思想充分体现了中医学"治未病"的预防保健特点。

五、唐代王焘《外台秘要》:小便甜

1.《外台秘要·消中消渴消瘅》:"渴而饮水多,小便数,有脂,似麸片甜者,皆是消渴也……"

2.《外台秘要·近效祠部李郎中消渴方二首》:"每发即小便至甜。"

这是世界上最早关于消渴患者"小便至甜"的记载,比1674年英国人托马斯·威廉发现糖尿病患者"尿甜如蜜"的记载早了900多年。《外台秘要》的记载还表明:唐代医家不仅已经认识到消渴患者有小便甜的症状,并将其作为诊断和判断预后的标准,而且认识到"肾气不足,不能蒸腾五谷之气以上濡五脏,谷气下泄而为小便,故小便甜"这一深刻的理论基础。

六、明代王肯堂《证治准绳》:三消

《证治准绳·消瘅》:"渴而多饮为上消(《内经》谓膈消),消谷善饥为中消(《内经》谓消中),渴而便数有膏为下消(《内经》谓肾消)。"

王肯堂根据消渴的临床特点和脏腑病机的不同将其分为上、中、下三消论述,是在前人论述的基础上对其分类的进一步规范。其中上消症见烦渴多饮、口干舌燥、舌边尖红、苔薄黄、脉洪数,为肺热津伤所致;中消以多食易饥、口渴、尿多、形体消瘦、大便干燥、苔黄、脉

滑实有力为发病特点,病机为胃热炽盛;下消表现为尿多、尿频、尿浑浊如脂膏、尿甜、腰膝酸软、乏力、头晕耳鸣、口干唇燥、皮肤干燥、舌红少苔、脉细数,是肾阴亏虚所致。其三消分类、分治观点为后世医家广泛接受。

七、明代张景岳《景岳全书》:先辨虚实以治消

《景岳全书·三消干渴》:"凡治消之法,最当先辨虚实。若察其脉证,果为实火致耗津液者,但去其火则津液自生,而消渴自止。若由真水不足,则悉属阴虚,无论上中下,急宜治肾,必使阴气渐充,精血渐复,则病必自愈。若但知清火,则阴无以生,而日见消败,益以困矣。"

肾为先天之本,主藏精而寓真阴真阳。肾阴亏损则虚火内生,上燔心肺则多饮,中灼脾胃则消谷,阴虚阳亢,固摄失职,故小便量多。此处指出消渴虽有上、中、下三消之分,但因其本在肾,且有虚实之别,故治宜辨别其不同,而相应治以补肾阴和清实火之法。

八、清代程国彭《医学心悟》:三消分治

《医学心悟·三消》:"三消之症,皆燥热结聚也。大法:治上消者,宜润其肺,兼清其胃,二冬汤主之;治中消者,宜清其胃,兼滋其肾,生地八物汤主之;治下消者,宜滋其肾,兼补其肺,地黄汤、生脉散并主之。夫上消清胃者,使胃火不得伤肺也;中消滋肾者,使相火不得攻胃也;下消清肺者,滋上源以生水也。三消之法,不必专执本经,而滋其化源,则病易痊矣。"

消渴病机主要在于阴津亏损、燥热偏盛,病变脏腑虽有肺、胃、肾的不同,但常常相互影响。如肺热津伤,津液失于敷布,则脾胃不得濡养,肾精不得滋助;脾胃燥热偏盛,上可灼伤肺津,下可耗伤肾阴;肾阴不足则阴虚火旺,亦可上灼肺胃,终致肺燥、胃热、肾虚。清热润燥、养阴生津是本病的治疗大法,对上、中、下消虽有侧重润肺、清胃、益肾之别,但因三消之间有着十分密切的内在联系,其病机性质是一

致的,故治疗上往往攻补兼施,兼顾三脏。程国彭此论深得治疗消渴之要旨。

九、清代叶天士《临证指南医案》:三消病机

《临证指南医案·三消》:"三消一症,虽有上、中、下之分,其实不越阴亏阳亢、津涸热淫而已。"

本条论述消渴虽有上消、中消、下消之分,但三者间有着十分密切的内在联系,可相互影响和转化,其总的病机特点仍不离阴津亏损、燥热偏盛。对此,《圣济总录·消渴门》中亦有"原其本则一,推其标有三"的论述。故临证时,许多医家多从此病机特点而制定相应的治则治法。

十、清代唐容川《血证论》:瘀血发渴

《血证论·发渴》:"有瘀血则发渴。"

血瘀是消渴病的重要病机之一,而且与消渴病多种并发症的发生密切相关。因血瘀阻络,血脉瘀滞,则气机运行不畅,水津不能随气上布而发渴。而同时消渴又是一种病及多个脏腑的疾患,也可影响气血的正常运行,且阴虚内热,耗伤津液,亦加重血行不畅而更致血脉瘀滞。故二者相互影响,并逐步加重消渴的发展。唐容川鉴于上述认识,对瘀血发渴者主张予小柴胡汤加牡丹皮、桃仁、血府逐瘀汤治疗,对于夹热蓄血者首选桃仁承气汤,对于夹寒瘀滞者选用温经汤。这对消渴并发症治疗有重要的指导意义。

(魏 华 钟先阳 王振刚)

第四节 内伤发热

内伤发热是指以内伤为病因,以脏腑功能失调、气血阴阳亏虚为基本病机,以发热为主要表现的病证。一般起病较缓,病程较长,或有反复发热的病史。临床上多表现为低热,但有时可以是高热,亦有自觉发热或五心烦热而体温不高者。它包括现代医学中的功能性低热、肿瘤、血液病、结缔组织疾病、内分泌疾病以及部分慢性疾病引起的发热和某些原因不明的发热。

内伤发热的记载最早见于《黄帝内经》。《金匮要略》首创小建中汤治疗虚劳手足烦热,开后世"甘温除热"治法之先声。钱乙提出五脏热证的治疗方药,并创六味地黄丸,为治疗阴虚内热的重要方剂。李东垣创补中益气汤,用于气虚发热的辨证治疗。张景岳进一步发展了阳虚发热的理论,并创右归饮、理中汤、大补元煎等著名方剂。《症因脉治》最先明确提出"内伤发热"的病名。《医林改错》及《血证论》则对瘀血发热的辨证及治疗作出了重要贡献。历代医家在《黄帝内经》的基础上,结合自己的临床实践不断完善内伤发热的理论认识及治法方药,逐渐形成内伤发热的中医诊治特色。

一、《黄帝内经》:内伤发热与五脏热病

1.《素问·阴阳应象大论》:"气厚者为阳,厚则发热。"

2.《素问·逆调论》:"阴气少,而阳气胜,故热而烦满也。"

以上2条为内伤发热的最早记载,指出内伤发热产生的机理是阳气亢盛,既可为实证,也可为虚证,即阴虚阳亢而发热,表现为发热、心烦、口干。至于寒极发热,则非真热,而是真寒假热,临证时尤要注意鉴别。后世医家巢元方在《诸病源候论》中称虚劳发热为"阴气不足,阳气有余";钱乙在金匮肾气丸的基础上予

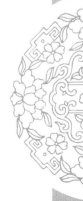

以化裁,创六味地黄丸,专治阴虚发热,从而丰富了《黄帝内经》阴虚发热的理论。

3.《素问·刺热》:"肝热病者,小便先黄,腹痛,多卧,身热,热争则狂言及惊,胁满痛,手足躁,不得安卧,刺足厥阴少阳。心热病者,先不乐,数日乃热,热争则卒心痛,烦闷,善呕,头痛面赤,无汗,刺手少阴太阳。脾热病者,先头重,颊痛,心烦欲呕,身热,热争则腰痛,不可用俯仰,腹满泄,两颔痛,刺足太阴阳明。肺热病者,先淅然厥起毫毛,恶风寒,舌上黄,身热,热争则喘咳,痛走胸膺背,不得太息,头痛不堪,汗出而寒,刺手太阴阳明。肾热病者,先腰痛胻酸,苦渴,数饮,身热,热争则项痛而强,胻寒且酸,足下热,不欲言,刺足少阴太阳。"

本条详述五脏热病的主要症状、病机及主治方法,指出五脏热病可采用"寒疗"方法,主要包括以下 4 种措施:"饮寒水"使其内寒,"刺于穴"令其脉寒,"着寒衣"使其外寒,"居寒处"令其体寒。后世医家钱乙则在此基础上,提出了五脏热证的具体方药,即肝热用泻青丸,心热用导赤散,脾热用泻黄散,肺热用甘桔汤,虚热用泻白散,肾热用地黄丸。

二、汉代张仲景《金匮要略》:虚劳发热

《金匮要略·血痹虚劳病脉证并治》:"虚劳,里急,悸衄,腹中痛,梦失精,四肢痠疼,手足烦热,咽干,口燥,小建中汤主之。"

张仲景对虚劳发热的主证和病机进行了详细论述,并首创小建中汤治疗虚劳手足烦热,开创后世甘温除热治法的先声。李东垣在《内外伤辨惑论》中提出"内伤脾胃,乃伤其气。惟当以辛甘温之剂,补其中,升其阳,甘寒以泻其火则愈……盖温能除大热,大忌苦寒之药泻胃土耳",并创补中益气汤治疗气虚发热,使甘温除热法具体化。其"温能除大热"理论是对张仲景虚劳发热理论的进一步丰富和完善。

三、金代李东垣《内外伤辨惑论》:内伤发热与外感发热的鉴别

《内外伤辨惑论·辨寒热》:"外伤寒邪,发热恶寒,寒热并作。其热也,翕翕发热,又为之拂拂发热,发于皮毛之上,如羽毛之拂,明其热在表也……内伤不足之病……其躁热发于肾间者,间而有之,与外中寒邪,略不相似。"

本条指出内伤发热与外感发热的鉴别要点,即"病人自觉发热恶寒之热及躁作之热上辨之,为准则矣"。李东垣指出外感发热为皮毛间发热,是由外感寒邪,卫气被郁,阳不得伸而发热;主要表现为起病较急,病程较短,发热的热度大多较高。发热的类型随病种的不同而有所差异,发热初期大多伴有恶寒,其恶寒得衣被而不减,常伴有头身疼痛、鼻塞、流涕、咳嗽、脉浮等,属实证者较多。内伤发热为"上彻头顶,旁彻皮毛,浑身躁热,作须待袒衣露居,近寒凉处即已",是由脏腑功能失调,气血阴阳亏虚所致;主要表现为起病缓慢,病程较长,多为低热,或自觉发热,表现为高热者较少。不恶寒,或虽有怯冷,但得衣被则温,常伴有头晕、神疲、自汗、盗汗、脉弱等,属虚证者较多。徐春甫在《古今医统大全·伤寒门下·类伤寒四证》中称:"此烦热者,盖虚也。表既虚,不可汗;里不实,不可下;若攻之者多死,惟宜竹叶石膏汤。虚烦不止者,栀子升麻汤、白虎汤。"可与本条互参。

四、元代朱丹溪《格致余论》:阴虚发热

《格致余论·恶寒非寒病恶热非热病论》:"精神外驰,嗜欲无节,阴气耗散,阳无所附,遂致浮散于肌表之间而恶热也。实非有热,当作阴虚治之,而用补养之法可也。"

朱丹溪认为阴虚发热的治疗关键是保养阴精,即养阴清热。"阳在外,为阴之使;阴在内,为阳之守",提示阴阳相互为用,缺一不可。阴虚发热的关键是"阴气耗散,阳无所附",治疗也应以大补阴精为主,佐以清热。可选用六味地黄丸,大补元煎,火郁汤,四物汤加黄柏、黄芩、龟甲等方药。这进一步丰富了《黄帝内经》阴虚发热的理论。

五、明代徐春甫《古今医统大全》:发热时间与病机

《古今医统大全》:"昼则发热,夜则安静,是阳气自旺于阳分也。昼则安静,夜则发热烦躁,是阳气下陷入阴中也,名曰热入血室。昼则发热烦躁,夜则发热烦躁,是重阳无阴也,当亟泻其阳,峻补其阴。"

本条主要论述内伤发热不同时间的病机特点。徐春甫根据临床经验将内伤发热分为3种情况:白天发热、夜晚安静者是阳盛所致;白天安静、夜晚发热者是热入血室所致;白天与夜晚均发热,则为阳亢阴绝所致,故病情最重,应峻补阴精,并泻其伏热。徐春甫在《古今医统大全·滋阴退热剂》中指出:内伤发热的治疗,应根据不同病机特点而遣方用药,阴虚发热可选用滋肾丸、补阴丸、六味地黄丸,内伤暑热宜选黄连香薷饮,气郁发热则选火郁汤。

六、明代王肯堂《类证治裁》:血虚发热

《类证治裁》:"血虚发热面赤,脉大而渴,当归补血汤。"

由于久病而心肝血虚,或脾虚不能生血,或长期慢性失血,以致血虚失于濡养。血本属阴,阴血不足,无以敛阳而引起发热。《证治汇补》也指出"血虚不能配阳,阳亢发热者,治宜养血",故王肯堂认为血虚发热应首选当归补血汤。张璐在《张氏医通》中也详细阐述了治疗血虚发热的有效方剂:"久病虚劳失血,血枯发热及女人经闭血枯者,宜《素问》四乌贼骨一芦茹丸,或四物(当归、川芎、白芍、地黄)换生地加桃仁、虻虫,作丸服……一切失血,或血虚烦渴,躁热不宁,五心烦热,圣愈汤。"

七、明代张景岳《景岳全书》:内伤发热的病因与治则

1.《景岳全书·寒热·论诸热证治》:"内生之热,则有因饮食而致者,有因劳倦而致者,有因酒色而致者,有因七情而致者,有因药饵而致者,有因过暖而致者,有因阴虚而致者,有偶感而致者,有积累而致者。"

本条详述内伤发热的各种致病原因。

2.《景岳全书·寒热·论诸热证治》:"阴虚之热者,宜壮水以平之。无根之热者,宜益火以培之。"

本条指出阴虚发热与阳虚发热的治则。前者需"壮水",即养阴;后者需"益火",即补阳。阳虚发热轻者可选用五君子煎、理阴煎、六气煎、温胃饮、寿脾煎等,重者则选用大补元煎、右归饮、右归丸、四味回阳饮、六味回阳饮、海藏八味地黄丸等。阴虚发热常根据五脏热病的特点选用,具体方药可参见《黄帝内经》五脏热病相关内容。

3.《景岳全书·火证》:"实火宜泻,虚火宜补,固其法也。然虚中有实者,治宜以补为主,而不得不兼乎清。若实中有虚者,治宜以清为主,而酌兼乎补。"

本条指出内伤发热的基本治则,即"实火宜泻,虚火宜补",但更应注意虚实夹杂的治则。具体来说,属实者,宜以解郁、活血、除湿为主,适当配伍清热;属虚者,则应益气、养血、滋阴、温阳,除阴虚发热可适当配伍清退虚热的药物外,其余均应以补为主;虚实夹杂者,则宜兼顾之。切不可一见发热,便用发散解表及苦寒泻火之剂。

八、明代秦景明《症因脉治》:内伤发热

《症因脉治·发热总论》:"内伤发热分气分、血分发热。"

秦景明首次明确提出"内伤发热"这一病证名称,并将其分为气分发热、血分发热2种。前者主症为"夜则安静,昼则烦热,唇焦口渴,饮水多汗",可选用羌活柴胡汤、地骨皮散、桔梗汤、气虚柴胡汤、气实柴胡汤;后者主症为"昼则安静,夜则发热,唇焦口干,反不饮水,睡中盗汗",可选用天王补心丹、栀连四物汤、犀角地黄汤、血虚柴胡汤、血实柴胡汤等。

九、清代程国彭《医学心悟》:养子火

《医学心悟·火字解》:"养子火有四法:一

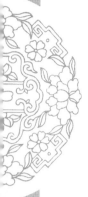
曰达。肝经气结,五郁相因,当顺其性而升之。所谓木郁则达之,如逍遥散之类是也。二曰滋。虚火上炎,必滋其水。所谓壮水之主,以镇阳光,如六味汤之类是也。三曰温。劳倦神疲,元气受伤,阴火乘其土位。《经》曰劳者温之,又曰甘温能除大热,如补中益气之类是也。四曰引。肾气虚寒,逼其无根失守之火,浮游于上,当以辛热杂于壮水药中,导之下行。所谓导龙入海,引火归元,如八味汤之类是也。"

程国彭创"养子火四法"治疗内伤发热,从而丰富了内伤发热的治疗方法。子火是指七情色欲、劳役耗神所致内脏受损而出现的内火,治疗"可养而不可害",即用达(解郁)、滋(养阴)、温(补气)、引(益火)四法。

十、清代王清任《医林改错》:瘀血发热

《医林改错·气血合脉说》:"后半日发烧,前半夜更甚,后半夜轻,前半日不烧,此是血府血瘀;血瘀之轻者,不分四段,惟日落前后烧两时,再轻者,或烧一时,此内烧兼身热而言。"

本条详述了瘀血发热的临床特点。情志郁结、劳倦过度、外伤等原因可导致瘀血,瘀血阻滞经络,气血运行不畅,壅遏不通,因而引起发热。王清任认为血瘀发热,又称心里热、灯笼病,特点是身外凉、心里热。如作虚热而论,则愈补愈瘀;如作实火而言,则愈凉愈凝。故创血府逐瘀汤治疗,一般两三服药即可达到血活热退,从而为瘀血发热的辨证及治疗作出了重要贡献。

唐容川在《血证论》中把瘀血发热分为如下4种:①"瘀血在肌肉",主症为发热、口渴、心烦、肢体刺痛,类白虎汤证。选用当归补血汤加减、血府逐瘀汤。②"瘀血在肌腠",主症为寒热往来。选用小柴胡汤加减。③"瘀血在腑",主症为日晡潮热、昼日明了、暮则谵语,类阳明燥热证。选用桃核承气汤,或小柴胡汤加减。④"瘀血在脏",主症为骨蒸痨热、五心烦热、眼目青黑、毛发摧折。选用柴胡清骨散加减。可与王清任的瘀血发热理论相参。

(钟先阳 魏 华 钟 洪)

第五节 虚 劳

虚劳,又称虚损、劳伤,是由多种原因引起的以脏腑功能衰退、气血阴阳不足为主要病机的多种慢性虚弱证候的总称。它是气血津液病证中涉及脏腑和表现证候最多的一类病证,临床较为常见。凡禀赋不足、后天失养、久病体虚、积劳内伤、久虚不复等所致的多种以脏腑气血阴阳亏损为主要表现的病证,均属于本病证的范围。它包括西医学中多个系统的多种慢性、消耗性疾病。

有关虚劳的论述最早见于《黄帝内经》。在历代中医著作中还有"五劳""七伤""六极""干血劳""童子劳""内损""外损"等名称。张仲景在《金匮要略》中首先提出虚劳病名,并沿用至今。巢元方在《诸病源候论》中对虚劳的病因及各类症状作了比较详细的论述。汪绮石《理虚元鉴》为虚劳专书,对虚劳的病因、病机、治疗、预防及护理均有较系统的论述。经过历代医家的补充完善,虚劳的辨证诊疗体系逐渐建立,其疗效及预后得以不断提高。

一、《黄帝内经》:虚劳概述

1.《素问·玉机真藏论》:"脉细,皮寒,气少,泄利前后,饮食不入,此谓五虚。"

2.《素问·脏气法时论》:"肝病者……虚则目䀮䀮无所见,耳无所闻,善恐,如人将捕之……心病者……虚则胸腹大,胁下与腰相引而痛……脾病者……虚则腹满,肠鸣,飧泄,食不化……肺病者……虚则少气,不能报息,耳聋,嗌干……肾病者……虚则胸中痛,大腹小腹痛,清厥,意不乐。"

3.《灵枢·决气》:"精脱者,耳聋;气脱者,目不明;津脱者,腠理开,汗大泄;液脱者,骨属屈伸不利,色夭,脑髓消,胫痠,耳数鸣;血脱者,色白,夭然不泽;脉脱者,其脉空虚。此其候也。"

虚劳证候虽多,但总不离乎五脏,而五脏之辨,又不外乎气血阴阳,以上3条简明扼要地概述了虚劳主症,其中《玉机真藏论》简要阐述五虚的具体证候,《脏气法时论》详细叙述了五脏虚的主要症状,《决气》则指出六气(气、血、津、液、精、脉)不足的主要表现,并详细列出各自的临床表现。

4.《素问·宣明五气》:"五劳所伤:久视伤血,久卧伤气,久坐伤肉,久立伤骨,久行伤筋。"

5.《灵枢·百病始生》:"忧思伤心,重寒伤肺,忿怒伤肝,醉以入房,汗出当风伤脾,用力过度,若入房汗出,浴则伤肾。"

多种病因均可导致虚劳,正如后世医家汪绮石指出的:"有先天之因,有后天之因,有外感之因,有境遇之因,有医药之因。"以上2条则着重阐述劳累、情绪、外邪等因素对心、肝、脾、肺、肾以及气、血、肉、骨、筋等的侵害。

6.《素问·通评虚实论》:"精气夺则虚。"

7.《素问·调经论》:"阳虚则外寒,阴虚则内热。"

虚劳的基本病机为五脏功能衰退、气血阴阳亏损,即《素问·通评虚实论》中所言"精气夺",此可谓虚劳证的提纲。《灵枢·五禁》则阐述了"精气夺"的主要临床类型,即"形肉已夺""大夺血之后""大汗出之后""大泄之后""新产及大血之后",并强调了此五种情况均不可用针刺泻之。《素问·调经论》进一步把虚劳证分为阳虚、阴虚,并指出其主症分别为"外寒""内热"。以上所论有利于后世医家更深入地认识虚劳病证。

8.《素问·阴阳应象大论》:"形不足者,温之以气;精不足者,补之以味。"

本条明确提出虚劳的治疗原则。阳主外,阴主内。形不足为阳虚,精不足为阴虚。所以形体不足的患者,予气厚药物温补阳气;阴精不足的患者,予味厚药物滋补阴精。《素问·玉机真藏论》中指出可服用"浆粥"以调补脾胃,即重视后天之本的治疗作用。这为后世医家治疗虚劳病证奠定了基础。

二、《难经》:五损

《难经·十四难》:"一损,损于皮毛,皮聚而毛落;二损,损于血脉,血脉虚少,不能荣于五脏六腑;三损,损于肌肉,肌肉消瘦,饮食不能为肌肤;四损,损于筋,筋缓不能自收持;五损,损于骨,骨痿不能起于床。反此者,至脉之病也。从上下者,骨痿不能起于床者死;从下上者,皮聚而毛落者死……损其肺者,益其气;损其心者,调其荣卫;损其脾者,调其饮食,适其寒温;损其肝者,缓其中;损其肾者,益其精。此治损之法也。"

五损实指肺、心、脾、肝、肾五脏受损而致的虚劳证,本条论述了五损的病机、主症、转归及治则。肺主一身之气,肺气虚弱,则全身之气皆虚,故肺脏功能虚损(即肺损)的患者,当补其气。心主一身之脉,心气虚弱,可导致营卫不和、气血失调,故心脏功能虚损(即心损)的患者,当调和营卫。脾主运化,脾脏虚弱,运化失职,会导致食、饮停滞,故脾脏功能虚损(即脾损)的患者,当调节饮食,注意寒温适宜,以保养脾胃,恢复其功能。肝藏血,体阴而用阳,肝损则阴虚阳亢而拘急,且横逆侮脾,故肝脏功能虚损(即肝损)的患者,当滋养肝阴,和中缓急。肾主藏精,肾精亏损则五脏六腑精气皆衰,全身的生理功能都受影响,故肾脏功能虚损(即肾损)的患者,当填补肾精。

后世医家张景岳在《景岳全书》中指出:"盖凡思虑、劳倦、外感等证则伤阳,伤于阳者,病必自上而下也。色欲、醉饱、内伤等证则伤阴,伤于阴者,病必自下而上也。"可作为五损转归的注释。

后世医家方隅在《医林绳墨》中指出:"虚者,血气之空虚也;损者,脏腑之损坏也。"可与本条互参。

三、汉代张仲景《金匮要略》:虚劳证治

1.《金匮要略·血痹虚劳病脉证并治》:"虚劳里急,悸,衄,腹中痛,梦失精,四肢痠疼,手足烦热,咽干口燥,小建中汤主之。"

本条论述了阴阳两虚的虚劳证治。人体阴阳是相互维系的,所以虚劳病的发展,往往阴虚及阳,或阳虚及阴,从而导致阴阳两虚之证。由于人体阴阳的偏盛偏衰,可产生偏热偏寒的证候,所以当阴阳两虚时,就会出现寒热错杂之证。如阴虚生热,则衄血、手足烦热、咽干口燥;阳虚生寒,则里急、腹中痛;心营不足,则心悸;肾虚,则阴精不能内守而梦遗失精;气血虚衰,不能营养四肢,则四肢酸痛。治当"欲求阴阳之和者,必于中气,求中气之立者,必以建中汤也"。《金匮要略直解》云:"里急腹中痛,四肢酸疼,手足烦热,脾虚也;悸,心虚也;衄,肝虚也;失精,肾虚也;咽干口燥,肺虚也。此五脏皆虚,而土为万物之母,故先建其脾土……使荣卫流行,则五脏不失权衡而中气斯建矣。"

2.《金匮要略·血痹虚劳病脉证并治》:"劳之为病,其脉浮大,手足烦,春夏剧,冬秋瘥,阴寒精自出,痠削不能行。"

本条指出虚劳(以阴虚为主)与季节的关系。阴虚则阳浮于外,故脉浮大;阴虚生热,四肢为诸阳之本,故手足烦热。证本阴虚阳亢,春夏木火正盛,阳气外浮,则阴愈出,故病加重;秋冬金水相生,阳气内藏,故病减轻。由于阴虚及阳,精关不固,故阴寒精自出。肾藏精而主骨,精失则肾虚,肾虚则骨弱,故两腿酸痛瘦削,不能行动。

3.《金匮要略·血痹虚劳病脉证并治》:"夫男子平人,脉大为劳,极虚亦为劳。"

虚劳是脏腑诸虚不足而产生的多种疾病的统称。其总的病机是五脏气血阴阳俱虚。气虚则无力推动血行,血虚则不能充盈脉道,故临床上虚劳病人多见两类虚性脉象:或大而无力之脉,或为轻按则软、重按无力的极虚之脉。脉大与脉极虚,虽然形态有所区别,但其

本质基本相同,都是脏腑气血不足、精气虚损之反映。

4.《金匮要略·血痹虚劳病脉证并治》:"男子脉虚沉弦,无寒热,短气里急,小便不利,面色白,时目瞑,兼衄,少腹满,此为劳使之然。"

本条指出了气血两虚的虚劳病的脉证。虚劳病见到沉取带弦而无力的脉象,又无外感寒热的症状,是气血两虚的征象。面白、时目瞑、兼衄是肝脾血虚所致;短气、里急、小便不利、少腹满是肾阳不足,不能温化水液所引起。凡此脉证,均属虚劳范畴。《医宗金鉴》云:"脉虚沉弦,阴阳俱不足也;无寒热,是阴阳虽不足而不相乘也;短气面白,时瞑兼衄,乃上焦虚而血不荣也;里急,小便不利,少腹满,乃下焦虚而气不行也。凡此脉证,皆因劳而病也,故曰'劳使之然'。"

5.《金匮要略·血痹虚劳病脉证并治》:"五劳虚极,羸瘦,腹满,不能饮食,食伤,忧伤,饮伤,房室伤,饥伤,劳伤,经络荣卫伤,内有干血,肌肤甲错,两目黯黑,缓中补虚,大黄䗪虫丸主之。"

干血,血干枯瘀滞之谓,俗称"干血劳",为虚劳证候之一,多见于妇女。虚劳日久不愈,经络气血的运行受到影响,从而产生瘀血;新血难以生成,肌肤失其营养,以致枯干粗糙如鳞甲状;眼目失其滋荣,故双目黯黑。同时,干血患者往往肌肉消瘦,骨蒸潮热,盗汗,口干颧红,头晕易惊,月经涩少或闭经。干血之证属虚中夹实,治疗当用大黄䗪虫丸祛瘀生新,缓中补虚。《金匮要略心典》认为该方"润以濡其干,虫以动其瘀,通以去其闭",是为治干血劳之名。后世医家喻嘉言在《医门法律》中评述该方的特点是"以润剂润其血之干,以蠕动啜血之物行死血",为缓中补虚,以不补为真补的妙招。

四、隋代巢元方《诸病源候论》:五劳、六极、七伤

1.《诸病源候论·虚劳病诸候》:"夫虚劳

者,五劳、六极、七伤是也。五劳者,一曰志劳,二曰思劳,三曰心劳,四曰忧劳,五曰瘦劳。又,肺劳者,短气而面肿,鼻不闻香臭。肝劳者,面目干黑,口苦,精神不守,恐畏不能独卧,目视不明。心劳者,忽忽喜忘,大便苦难,或时鸭溏,口内生疮。脾劳者,舌本苦直,不得咽唾。肾劳者,背难以俯仰,小便不利、色赤黄而有余沥,茎内痛,阴湿,囊生疮,小腹满急。"

巢元方认为五劳、六极、七伤均为虚劳,并从病因角度、证候角度对五劳进行分类,又在《难经》"五损"的基础上进一步提出五脏劳的病因与主症,具体治疗可参考《难经》中"五损"的治则。

2.《诸病源候论·虚劳病诸候》:"六极者,一曰气极,令人内虚,五脏不足,邪气多,正气少,不欲言。二曰血极,令人无颜色,眉发堕落,忽忽喜忘。三曰筋极,令人数转筋,十指爪甲皆痛,苦倦不能久立。四曰骨极,令人酸削,齿苦痛,手足烦疼,不可以立,不欲行动。五曰肌极,令人羸瘦无润泽,饮食不生肌肤。六曰精极,令人少气吸吸然,内虚,五脏气不足,发毛落,悲伤喜忘。"

六极的具体内容是指气极、血极、筋极、骨极、肌极、精极。根据"有诸内必形之于外"的中医传统观点,六极实为从形体方面来阐述脏腑功能虚损的临床表现。《圣济总录》则指出"劳作之甚,身体瘦极,则为六极",可作参考。

3.《诸病源候论·虚劳病诸候》:"七伤者,一曰阴寒,二曰阴痿,三曰里急,四曰精连连,五曰精少,阴下湿,六曰精清,七曰小便苦数,临事不举。又一曰大饱伤脾,脾善噫,欲卧,面黄。二曰大怒气逆伤肝,肝伤血少目暗。三曰强力举重,久坐湿地伤肾,肾伤少精,腰背痛,厥逆下冷。四曰形寒,寒饮伤肺,肺伤少气,咳嗽鼻鸣。五曰忧愁,思虑伤心,心伤苦惊喜怒。六曰风雨寒暑伤形,形伤发肤枯夭。七曰大恐惧不节伤志,志伤恍惚不乐。"

本条从阴精受损的角度把七伤分为阴寒、阴痿、里急、精连连、精少、精清、小便苦

数,又从外邪、七情长期侵袭机体的角度并结合五脏的生理功能把七伤分为脾伤、肝伤、肾伤、肺伤、心伤、形伤、志伤,并分别论述其主要临床表现,有利于后世医家更深入地认识虚劳病。

《圣济总录》中指出对于五劳、六极、七伤,尽管它们有较多变证,但其治疗关键为"皆以补养为宜,形不足者温之以气,精不足者补之以味,气味相得,合而服之,以补精益气"。可作《诸病源候论》的补充。

五、唐代孙思邈《千金翼方》:心肾与虚劳

《千金翼方》:"疾之所起,生自五劳,五劳既用,二脏先损,心肾受邪,脏腑俱病。"

孙思邈认为虚劳的病损部位主要在五脏,但尤以心肾二脏更为重要,与后世医家认为脾肾二脏最重要的观点有所不同,可作参考。

六、宋代严用和《重订严氏济生方》:补脾不如补肾

《重订严氏济生方·脾胃虚实论治》:"古人云,补肾不如补脾,余谓补脾不若补肾。肾气若壮,丹田火经上蒸脾土,脾土温和,中焦自治,膈开能食矣!"

严用和另辟蹊径,指出补脾不如补肾。盖肾为先天之本,主人体一身之阴阳,命门火旺,则人体得以温煦,五脏安和,丹田之火上蒸脾土。脾为后天之本、气血生化之源,中土旺则运化如常,水津四布,中焦自治,则受纳复常。

七、宋代赵佶《圣济总录》:虚劳治则

《圣济总录·补益门》:"虚劳之病……治疗之宜,损者益之,不足者补之。随其缓急而已,是故有平补,有峻补。或益其气,或益其精,或益其血脉,或壮其筋骨,以至益髭发,驻颜色,其治不一。要之,随宜适可,无过不及之患,斯为善矣。"

《黄帝内经》中所言"虚则补之"可谓治疗虚证之提纲,而虚劳病包括气血阴阳之虚,治疗也可参考此论。故本条宗《黄帝内经》之旨

指出虚劳总的治则为"损者益之""不足者补之"。临床上需根据病情的轻重缓急,分平补、峻补两类。此外,由于患者的个体差异及受损的脏腑部位不同,故当分别予以益气、补血、填精、壮筋骨、充毛发等。注意"随宜适可"。

八、元代朱丹溪《格致余论》:阴不足而阳有余

《格致余论·序》:"人之一身,阴不足而阳有余。"

朱丹溪认为"阳常有余而阴常不足"是人体的生理特点,所患疾病的病理生理特点也受此影响。如外邪侵犯人体,经久不愈,往往郁而化热,内外相合,更伤其阴。故治虚劳,朱丹溪多推崇大剂补阴,重视肝肾,善用滋阴降火,即"壮水之主以制阳光"。

九、明代皇甫中《明医指掌》:男子之劳、女子之劳、小儿之劳

《明医指掌·虚损劳瘵证》:"夫男子之劳,起于伤精;女子之劳,起于经闭;小儿之劳,得于母胎。"

本条论述三种虚劳的致病特点。皇甫中认为男子以精为本。肾精充足,则身体强壮;精损太过,则真元耗散,根本不固,形气渐衰而形成虚劳。女子以血用事,经血须以时下。如经血闭阻,则全身血液输布失常,影响脏腑、经络功能,以致气血津液生化不足而产生虚劳。人成形于母腹,若母体虚弱,或妊娠期失于调摄,以致先天不足,禀赋薄弱,也可成为虚劳,出现骨软痿弱、形体消瘦、发育迟缓等症,俗称"童子劳"。小儿之劳虽说得之于母体,但与父精不旺也有密切关系。总而言之,男子、女子、小儿之劳,都是由于机体生理活动的基础物质不足所引起。因此,防治虚劳当以补其不足为主。当然,须按不同对象采取相应疗法。男子以益精、固精为主;女子以养血调经为主;小儿在出生前以强壮父母之体,重视孕期保健为主,出生后则应针对具体情况,及时调补脾肾为上。

十、明代张景岳《景岳全书》:虚劳的病因、治则、危证

1.《景岳全书·虚损》:"凡虚损之由,无非酒色、劳倦、七情、饮食所致。"

本条概述了虚劳病的病因,即认为主要与酒色无度、劳倦太过、七情内伤、饮食不节有关。《素问·上古天真论》说:"以酒为浆,以妄为常,醉以入房,以欲竭其精,以耗散其真……故半百而衰。"《素问·宣明五气》又言:"久视伤血,久卧伤气,久坐伤肉,久立伤骨,久行伤筋,是谓五劳所伤。"可见劳逸过度,皆可导致虚劳。七情内伤,则耗血伤气,损及五脏。《医家四要·病机约论》说:"曲运神机则劳心,尽心谋虑则劳肝,意外过思则劳脾,预事而忧则劳肺,色欲过度则劳肾。"若一脏受损,累及他脏,而引起脏腑失调,脏精亏损,致成虚劳。至于饮食不节,饥饱失调,则可损伤脾胃,致精微不能化生,气血生化无源,内不能和调于五脏六腑,外不能洒陈于经脉肌腠,渐至虚损无疑。

2.《景岳全书·补略》:"善补阳者,必于阴中求阳,则阳得阴助而生化无穷;善补阴者,必于阳中求阴,则阴得阳升而源泉不竭。"

张景岳认为虚劳的根本病机为阴阳不足,而治疗关键为阴阳之辨,即"培其不足,不可伐其有余"。由于阴阳相偶,二者之间具有相互依存、相互转化的关系,阳虚会损及阴,阴虚亦可损及阳,故临证往往不能单纯地补阴或补阳,而是补阳当于阴中求阳气之生,补阴当于阳中求阴精之长。因为阳气的功能活动需要以阴精为物质基础,故补阳的同时佐以滋阴,则阳气得到阴精资助而生生不息;阴精的不断化生需要阳气的推动、温煦,故在补阴的同时佐以补阳,则阴精得到阳气的鼓动、气化而源源不绝。张景岳创立的左归丸、右归丸等方剂,即是此理,从而丰富了肾阴虚、肾阳虚的理论与方药治疗。

3.《景岳全书·虚损》:"凡病虚损者……其有患虚证别无邪热,而谵妄失伦者,此心脏之败,神去之兆也,必死。劳嗽、喑哑声不能

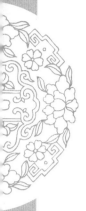

出，或喘急气促者，此肺脏之败也，火死。劳损肌肉脱尽者，此脾脏之败也，火死。筋为疲极之本，凡病虚损者，多有筋骨疼痛。若痛有至极不可忍者，乃血竭不能荣筋，此肝脏之败也，火死。劳损既久，再及大便，泄泻不能禁止者，此肾脏之败也，火死。"

本条论述了虚劳的五大危证，即心脏之败、肺脏之败、脾脏之败、肝脏之败、肾脏之败，并指出其主要症状，认为出现此类情况，表示预后较差，治疗难以奏效，提示对此要尽可能提前防治。

十一、明代李中梓《医宗必读》：肺脾肾与虚劳

1.《医宗必读·虚痨》："夫人之虚，不属于气，即属于血，五脏六腑，莫能外焉。而独举脾肾者，水为万物之元，土为万物之母，二脏安和，一身皆治，百疾不生……救肾者，火本于阴血，血主濡之，血属阴，主下降，虚则上升，当敛而抑，六味丸是也。救脾者，火本于阳气，气主煦之，气为阳，主上升，虚则下陷，当升而举，补中益气汤是也。"

李中梓认为脾、肾二脏是虚劳治疗的关键。脾为后天之本、气血生化之源，脾居中州属土，土为万物生长之根本，脾旺则运化如常，游溢精气，水津四布，五脏六腑皆得所养，人之一生，必资水谷精气以及由此而化生的气血津液，故脾的功能是否正常，对于整个人体的生命活动十分重要。肾为先天之本，肾属水，水为万物造化之源泉，肾气盛则藏精、主水、纳气功能正常。肾藏先天精气，内寓元阴元阳。元阴为诸阴之本，元阳为诸阳之根。肾中精气阴阳对人体的生命活动至关重要。脾和肾的生理功能正常，全身即可安泰无恙。

脾喜燥恶湿，饮食劳倦，多伤脾阳，故救脾者，必本于阳气。脾升胃降，合而为升降之枢，脾胃安和则气机调畅，补中益气汤既可补中益气，又可温中健脾，为救脾之要剂。肾精为肾脏生理功能活动的物质基础，精血同源，故救肾者，必本于阴血。而肾虚有阴虚、阳虚之别，

故治先天根本，有滋阴、温阳之别。其阴虚者，阴虚则内热，治当壮水之主以制阳光，首选六味丸；阳虚则外寒，故当益火之源，以消阴翳，首选八味丸。

后世医家程杏轩在《医述》中指出"肾气虚者，脾气必弱；脾气弱者，肾气必虚"，即脾与肾在生理上相互资助、相互促进，在病理上相互影响、互为因果，治疗中补肾可以实脾，健脾可以强肾。此论可与李中梓的观点相参。

2.《医宗必读·虚痨》："脾有生肺之能，肺无扶脾之力，故补脾之药，尤要于保肺也。"

脾与肺的关系，从五行学说分析，脾属土，肺属金，土能生金，是以脾有生肺之能。从生理情况言，饮食入胃，经脾化生水谷精微，脾气散精，上归于肺，故肺赖脾精以生养。在临床上，脾虚不能生金出现的肺病或肺病迁延、肺气虚衰的病证，单补肺气往往难以获得理想疗效，必须采用培土生金的方法治疗，这样可取得较好的疗效。从这一角度言，"补脾之药，尤要于补肺"。但对于虚劳病，常涉及多个脏腑功能受损，治疗时必须做到"扶脾保肺，两不可缺"，即保肺对提高疗效也具有较重要的作用，可作为救肾、救脾之辅助措施，这有利于加强后世医家对虚劳治疗的认识。

十二、明代汪绮石《理虚元鉴》：女人虚劳与治疗禁忌

1.《理虚元鉴·女人虚劳》："女人虚劳，有得之于郁抑伤阴者，有得之于蓐劳者，有得之于崩带者。"

汪绮石综述历代关于虚劳病因的论述，认为可分为六类，即"先天之因、后天之因、痘疹及病后之因、外感之因、医药之因"，其中肾精不足为"虚证六因"之首，并指出先天禀赋不足可致所生之子体质虚弱，发育迟缓，而见骨软行迟、动作手振、头摇目眩等证，甚至夭折，至幼年易发惊风、痰多气滞，至二十岁左右则易成劳怯之病，强调起居摄生当保持肾精充沛，这些对优生、优育具有实践指导意义。

需要特别提出的是汪绮石还对女人虚劳

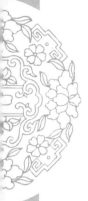

的病因进行了论述，认为由于女性生理的特殊性，在六类病因中，情志抑郁、产娠期劳累、崩带不止等较为多见。

2.《理虚元鉴·虚证有六因》："先伤其气者，气伤必及于精；先伤其精者，精伤必及于气。"

阳气和阴精是人体重要的生命物质，存在着互根互用的密切关系。《灵枢·本神》指出："五脏主藏精者也，不可伤，伤者失守而阴虚，阴虚则无气，无气则死矣。"这说明阴精为阳气的根本，阴精不足，可导致脏腑元气的虚衰；阳气为阴精的主导，阴精之成，有赖脾胃之气化生。在病理上，任何一方的虚损不足都可影响相对一方。汪绮石以善治虚劳著称，更从临床实践和理论的结合上进一步阐明：凡患病先致阳气伤者，也必累及阴精，造成阴精耗损不足；同样，阴精先受伤损者，也必累及阳气，以致阳气亏虚，精气虚损。日久则成劳损。

3.《理虚元鉴·治虚有三本》："治虚有三本，肺、脾、肾是也。肺为五脏之天，脾为百骸之母，肾为性命之根。治肺、治脾、治肾，治虚之道毕矣。"

4.《理虚元鉴·治虚二统》：治虚二统，统之于肺、脾而已……凡阳虚为本者……统于脾也；阴虚为本者……统于肺也。"

理虚即调理虚劳病证。虚劳主要由五脏精气亏损所致。汪绮石认为，五脏之中以肺、脾、肾三脏与虚劳关系最为密切。肺位于胸腔，居诸脏之上，有"华盖"之称，素被喻为"五脏之天"。全身气机、津液的输布运行由它主司。肺虚则营卫不运，精微无以输布，日久成损。脾居中焦，主运化水谷精微，为脏腑、经络、四肢百骸输送气、血、津、精等营养物质。脾属土，土为万物之母，故喻脾为"百骸之母"。脾失健运则机体消化吸收能力下降，全身营养障碍，肌肉消瘦，四肢不用。肾主藏精，主机体生长、发育、生殖，为先天之本，故喻肾为"性命之根"。肾虚则可导致脏腑功能失调。故虚劳之治当以清肺、调脾、补肾为根本。此经验之谈，对虚劳的辨证论治有重要启迪。具体步骤

应"先以清金为主；金气少肃，即以调脾为主；金土咸调，则以补肾要其终"，即汪绮石所言"执两端以用中，合三部以平调"。

此外，汪绮石的"阴虚论治，一统于肺"的用药特色对后世医家论治虚劳也产生了重要影响。肺脏在五行属金，金畏火克，火喜烁金，故肺最畏火，所以当用清法；对于阴虚劳嗽，在清理肺金以后，尚需继以滋阴清补；而病程迁延，日久必使元气耗散，收敛之法理当必用。概而言之，就是"治肺之道，一清一补一敛"。清理之品常用杏仁、黄芩、知母、贝母、马兜铃等，清补收敛之品常用人参、麦冬、五味子、当归、白芍、地骨皮等。对于潮热、骨蒸、五心烦热、干咳，乃至吐血、尸疰等一系列阴虚之证的治疗皆可采取此法。

5.《理虚元鉴·阳虚三夺统于脾》："阳虚成劳之统于脾者，约有三种：曰夺精，曰夺气，曰夺火……以中气不守为最险。故阳虚之治，虽有填精、益气、补火之名别，而以急救中气为最先。"

本条指出阳虚之劳虽有夺精、夺火、夺气之分，但以中焦脾虚为根本。凡色欲过度必夺精，精夺则火与气次第衰竭；劳倦过度致夺气，气夺则火与精次第丧失。此外，也有因过服寒凉药而造成命门火衰者。治疗上，由于夺精、夺火主于肾，夺气主于脾，故分别用填精、益气、补火之法，而以补益脾气为首务。因已夺之精，不能速生；已虚之火，赖气以生，气生则精生火生，故补中益气尤急于填精与补火。张锡纯在《医学衷中参西录》中指出"凡治虚劳之证，固不敢纯用补药，然理气药多于补气药，则脉即加数；补气药多于理气药，则脉即渐缓"，即通过查脉之数与不数，以调整补气药与理气药的执重执轻。

"血为气之母"，大失血患者，往往气亦随血而脱，出现晕厥、虚脱的证候。失血补血，本为常理，但由于补血的效果缓慢，有形之血难以速生，值此生死存亡之际，而投补血药物，非但难解燃眉之急，反会贻误病机，危及生命。气为无形之质，易补易固，故当投峻补元气之

药,如人参等,速培元气。只要元气尚存,生命就不至于丧失。且气能摄血,补气适能止血;气能生血,补气亦可补血。故临床遇有大失血而元气将脱之时,固摄欲脱之气最为当务之急,亦为临床急救之重要方法。后世医家叶天士在《临证指南医案》中也提出"有形精血难复,无形之气急培"的观点,与此论相仿。当然对于现代医学来说,完全可以通过直接输成分血来及时纠正,如能配以固摄欲脱之气,定能提高疗效;在当时则难以做到。

6.《理虚元鉴·治虚药讹一十八辨》:"虚劳治气,与杂症不同。其滞也,不可以利之;其高也,不可以下之;其治满也,不可以破之。"

7.《理虚元鉴·三禁》:"治劳三禁:一禁燥烈,二禁伐气,三禁苦寒是也。"

以上 2 条指出虚劳的治疗禁忌。第一,治气禁用"利""下""破"三法。原因为气滞者多由于气虚推动无力所致,不可予理气通络之法;气机上逆者多由于肾不纳气所致,以下虚为本,不可予重镇降气之品;气聚而胀满者多由气虚所致,治当补气行气,不可予破气之品。

第二,治疗虚劳禁用以下三类药物。一禁燥烈之品,因燥热有助火劫阴之害;二忌苦寒之品,因苦寒有败胃伤脾阳之弊;三不可用散气、泄气之品,因其有耗损元气之虞。虚劳之人阴阳气血甚虚,若复遭劫阴、伤阳、耗气之害,必将进一步损伤正气,对患者无疑是雪上加霜,使病情恶化,甚至危及生命。故前人有虚劳之病死于病者少、死于药者多之说。治疗此病稍有不慎,用药失当,极易造成严重后果,其用药之禁不可不知。

后世医家喻嘉言在《医门法律》中也指出:虚劳病慎用或禁用汗法,以免动血伤阴,致下厥上竭之证;忌过用寒凉之品,以免更伤脾阳而出现泄泻不止。

十三、清代叶天士《临证指南医案》:虚、损、劳

《临证指南医案·虚劳》:"久虚不复谓之

损,损极不复谓之劳。"

本条对文献中较常提到的虚劳、虚损概念给予明确鉴别。叶天士认为虚、损、劳均指元气虚弱、脏腑亏损所致的多种慢性疾病。古人云"虚者可补,损者难复",表明虚者尚属病轻,损者便为病重。《黄帝内经》有"损者益之""劳者温之"的治法,说明损与劳有一定区别。按本条所云,机体亏损程度由轻至重,可分别谓之"虚""损""劳"。目前,凡见禀赋不足、后天失调、病久失养、积劳内伤、身体羸弱、久虚不复而表现为各种亏损证候的,均统称为"虚损劳伤",或简称为"虚劳""虚损"。

十四、清代陈修园《医学从众录》:虚劳辨证与死因分析

1.《医学从众录·虚痨》:"所谓阳虚有二者,有胃中之阳,后天所生者也;有肾中之阳,先天所基者也……所谓阴虚有三者,如肺胃之阴,则津液也;心脾之阴,则血脉也;肝肾之阴,则真精也。液生于气,惟清润之品可以生之。精生于味,非黏腻之物不能填之。血生于水谷,非调补中州不能化之。"

陈修园将虚劳分为阳虚、阴虚两类,并进一步指出阳虚主要为胃阳虚、肾阳虚两种证型,阴虚主要为肺胃阴虚、心脾血虚、肝肾阴虚三种证型,此论的分类、分型方法有利于促进后世医家对虚劳的认识。阳虚主要与先天不足、后天失调有关,阴虚则指津液、血、精的亏损不足。人体阴虚按所病脏腑的不同,阴液的损耗也有所不同,如热病邪热炽盛,最易耗伤肺、胃津液,因此肺胃阴虚以津液耗伤为主要表现。肺津伤可见干咳无痰,鼻燥,痰带血丝;胃津伤则见口燥咽干,渴饮不止。心主血,脾统血,故心脾阴液不足主要以血虚见证为主,如心悸怔忡、失眠多梦、健忘等。肝和肾在生理上互相滋生,关系密切,肝肾阴虚症状常同时出现,真精即真阴,温热病或重病日久往往使肝肾真阴受伤,表现为手足心灼热、遗精、眩晕、消瘦、口干舌燥或颧红、舌干绛等症。就临床而言,肺胃津伤,病势相对较轻浅,及时救

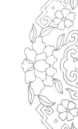

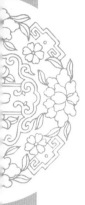

治,阴液恢复也快;心脾血虚则病程稍长,阴血恢复较慢;肝肾真阴亏损,病势最重,阴液恢复时间相对来说更长。

2.《医学从众录·虚痨续论》:"虚痨之病,死于病者少,死于药者多。"

虚痨又称虚劳,是慢性虚弱性病证的总称。陈修园对本病的死因进行了分析,认为多数死于辨证不准、用药不当,真正死于疾病的则相对较少。如阴虚者误用温燥的助阳药,则阴伤更甚;虚中夹实者过用峻猛的逐邪药,邪未必去而正气更受重创,以致不死于病而反死于药。故虚劳之人用药务必谨慎小心,稍有不慎,投药失当,对其本已虚赢之体无疑是雪上加霜,正气一损再损,疾病便难有再愈之日。此论值得后世医家重视,不仅仅是治疗虚劳证,其他病证在辨证论治时也应注意。

十五、清代吴澄《不居集》:虚劳之痰

1.《不居集·三法统要》:"虚损之人,未有无痰者也……至于虚损之痰,有虚无实,有补无攻。论其脏,不出脾、肺、肾三经;论其治,不出理脾、保肺、滋阴三法。"

2.《不居集·治痰之法》:"肺虚有痰宜保肺以滋其津液……脾虚有痰宜培脾以化其痰涎……肾虚有痰宜补肾以引其归脏。"

吴澄认为痰与虚劳的发生、发展关系密切。虚劳之痰,多由脏腑虚损所致,主要与脾、肺、肾三脏有关。脾为生痰之源,肺为贮痰之器,肾中精气的蒸腾气化主宰着整个津液代谢,故脾、肺、肾伤则水谷精微运化输布失常,化而为痰。因此治疗虚劳之痰,除化痰治标外,尤需理脾、保肺、滋肾以治本,禁用攻法。

十六、清代林珮琴《类证治裁》:虚劳预后

《类证治裁·虚损劳瘵》:"虚劳以受补为可治,不受补为不治。"

林珮琴善用补益治疗虚劳,并以能否"受补"判断本病的预后。体虚而补之不见其功,且反增不适,是为虚不受补。不受补则虚不能复,故为不治。临床胃气败绝、水谷不下、药食难进者即是。若因辨证定位不明,选药不当,虽用补药而反增其病者,如肾不纳气而益脾,气阳不足而益血,或理应清补而用滋腻等,为用补不当,非虚不受补之例,不可混淆。

（钟先阳　魏　华　雷作熹）

第六节　积　　聚

积聚,古文献亦称"伏梁""肥气""息贲""癥瘕""痃癖"等,是由于正气亏虚,脏腑失和,致气滞、血瘀、痰浊蕴结腹内,以腹内结块、或胀或痛为主要临床特征的一类病证。其中积属有形,结块固定不移,痛有定处,病属血分,聚则无形,包块聚散无常,痛无定处,病在气分,二者关系密切。它包括西医的腹部肿瘤如胃癌、肝癌、肠癌、肾癌等,肝脾大如肝硬化等,以及增生型肠结核、胃肠功能紊乱、不完全性肠梗阻等疾病。

《灵枢·五变》最早记载了积聚病名,《素问·至真要大论》首先提出了积聚的治疗原则,即"坚者削之""结者散之""留者攻之"等。《金匮要略》则首先提出用鳖甲煎丸治疗本病。《证治准绳》在总结前人经验的基础上,提出治疗积聚应分"初、中、末三法"。历代医家在病因、病机、证候特征、鉴别诊断以及治疗方药等方面不断充实、完善,逐渐形成了具有自身特色的积聚理论和实践经验,尤其是扶正祛邪、攻补兼施的治疗思想及有关的系列方药,对现代医学中的疑难杂病治疗也有重要的指导意义。

一、《黄帝内经》:积聚概述

1.《灵枢·五变》:"人之善病肠中积聚者,何以候之?少俞答曰:皮肤薄而不泽,肉不坚而淖泽。如此则肠胃恶,恶则邪气留止,积聚乃伤。"

本条首先提出积聚病名,并指出其病因为感受邪气,病位为肠,病机为"肠胃恶",主症为消瘦、皮肤无光泽。

2.《灵枢·百病始生》:"积之始生,得寒乃生……卒然外中于寒,若内伤于忧怒,则气上逆,气上逆则六俞不通,温气不行,凝血蕴里而不散,津液涩渗,着而不去,而积皆成矣。"

本条分析积聚形成的病因。外感寒邪,内伤忧、怒,二者相合为病,致脏腑功能失调,气血运行不畅,痰浊内生,气滞血瘀痰凝,日久形成积聚。

3.《灵枢·卫气》:"新积,痛可移者,易已也;积不痛,难已也。"

本条判断积聚的预后。"新积",其病多在气分,疼痛部位不固定,其人正气较旺,以药攻之则患者不会有危险,医生不会犹豫不决,故"易已";积病日久,迁延不愈,由气分进展至血分,则疼痛不明显,多为固定包块,导致邪盛正衰,不耐攻补,故其人难愈。

4.《素问·至真要大论》:"坚者削之,客者除之,结者散之,留者攻之,衰者补之。"

本条首先提出了积聚的治疗原则,具体来说即为软坚散结、活血化瘀、疏肝理气、扶正祛邪等法,至今对积聚治疗仍有重要的临床指导意义。

5.《素问·六元正纪大论》:"大积大聚,其可犯也,衰其大半而止,过者死。"

本条指出积聚重证的治则。积聚重证多采用攻邪法,或行气消积,或活血化瘀,或磨积攻坚。但须注意攻伐适度,病邪削减大半即应停止攻伐。因为积聚的形成乃渐积而来,故患者常表现为实中夹虚。若过度攻伐,必然戕伤脾胃正气,导致不良后果。正如《活法机要》所云:"脾胃怯弱,气血两虚,四时有感,皆能成

积。若遽以磨坚破结之药治之,疾虽去而人已衰矣。"因此,治疗积聚必须处理好"正"与"邪"、"攻"与"补"之间的关系。大积大聚,正气尚强时以攻为主,攻时当顾其虚;正气衰弱时以补为主,补时勿忘消其积。如清代名医沈金鳌所言,治积聚"惟有补益攻伐相间而进,方为正治"。

二、《难经》:积、聚鉴别

《难经·五十五难》:"积者,阴气也;聚者,阳气也。故阴沉而伏,阳浮而动。气之所积名曰积,气之所聚名曰聚。故积者,五脏所生;聚者,六腑所成也。积者,阴气也,其始发有常处,其痛不离其部,上下有所终结,左右有所穷处;聚者,阳气也,其始发无根本,上下无所留止,其痛无常处,谓之聚。故以是别知积聚也。"

本条为论述积、聚鉴别的最早文献记载。积与聚都是腹内结块,或胀或痛,颇为相似;但二者无论在病位、病机及症状上都有不同。积证病邪多在血分,阴血之结沉伏有形而不动;病位在五脏,五脏属阴,阴性凝聚,故其胀痛部位固定,按之有一定形态,边缘清楚。聚证病邪多在气分,阳气无固定之形而主动;病位在六腑,六腑为阳,阳性动散,故其胀痛部位不定,大小形态也不甚分明。后世从汉《金匮要略》、隋《诸病源候论》,直到元、明、清诸家,凡论积聚,皆本《难经》此旨,可见此条影响之深远。

三、汉代张仲景《金匮要略》:积聚预后与鳖甲煎丸

1.《金匮要略·五脏风寒积聚病脉证并治》:"积者,脏病也,终不移;聚者,腑病也,发作有时,展转痛移,为可治。"

此条本《难经》之说,强调积为脏病,病处固定不移;聚为腑病,疼痛呈阵发性,无固定之处。条文同时进一步指出聚证易治,预后较好;积证难治,预后欠佳。

2.《金匮要略·疟病脉证并治》:"病疟以

月，一日发，当以十五日愈；设不瘥，当月尽解。如其不瘥，当云何？师曰：此结为癥瘕，名曰疟母，急治之，宜鳖甲煎丸。"

张仲景首次提出用鳖甲煎丸治疗疟母，即癥瘕（积聚之别名）。疟母形成的原因是疟邪反复发作，导致肝脾气血运行不畅，脉络瘀阻，内生痰浊，日久相合，结为癥瘕；治疗原则应为"急治"，创鳖甲煎丸攻之取效。

四、隋代巢元方《诸病源候论》：癥、瘕鉴别与积聚的病因

1.《诸病源候论·癥瘕病诸候》："癥瘕者，皆由寒温不调，饮食不化，与脏气相搏结所生也。其病不动者，直名为癥；若病虽有结瘕而可推移者，名为瘕。瘕者，假也，谓虚假可动也。"

巢元方认为癥即积，瘕即聚，癥瘕即为积聚之异名。癥瘕的病因为内因与外因相杂而致，即外感寒热之邪、饮食内伤脾胃，内因为脏气亏虚；二者可通过推之能否移动来鉴别，这一方法在现代临床仍有指导意义。而《华佗神方》中则称"癥坚而瘕软，癥以血为之，瘕以气为之也"，可与本条内容互参；《圣济总录》则进一步指出"癥瘕癖结者，积聚之异名也"，认为虽然症状有所不同，但其病本相同，"癥者为隐见腹内，按之形证可验也。瘕者为瘕聚，推之流移不定也。癖者，癖侧在于胁肋。结者，沉伏结强于内"，分析其病因主要有饮食不节、外感风寒、内伤忧思等。

2.《诸病源候论·积聚病诸候》："积聚者，由阴阳不和，腑脏虚弱，受于风邪，搏于腑脏之气所为也……诸脏受邪，初未能为积聚，留滞不去，乃成积聚。"

3.《诸病源候论·积聚病诸候》："积聚瘤结者，是五脏六腑之气已积聚于内，重因饮食不节，寒温不调，邪气重沓，牢瘤盘结者也，若久即成癥。"

4.《诸病源候论·虚劳癥瘕候》："癥瘕病者，皆由久寒积冷，饮食不消所致也……虚劳之人，脾胃气弱，不能克消水谷，复为寒冷所

乘，故结成此病也。"

以上4条详细分析了积聚的病因。脏腑虚弱、血气凝滞、经络不通为致病之根本；如再外感六淫之邪，或饮食内伤脾胃，邪气留滞不去，就会加重脏腑失和，从而进一步影响气血运行，痰浊内生，致气、血、痰互相搏结，日久形成积聚。后世医家李时珍在《本草纲目·陈藏器诸虚用药凡例》中也指出"夫众病积聚，皆起于虚也"，与巢元方的观点相一致。

五、宋代许叔微《普济本事方》：积聚治法

《普济本事方·积聚凝滞五噎膈气》："大抵治积，或以所恶者攻之，或以所喜者诱之，则易愈……若用群队之药，分其势，则难取效。"

许叔微总结了积聚的治法，即攻补二法。他认为积聚初期，其人正气未衰而邪气未坚，故以所恶者攻之，即根据患者的积聚属气积、肉积、血积、水积、涎积、食积、酒积中的哪一种，予以相应治疗，而且还要注意"临时通变"；积聚后期，其人正气已衰而邪气瘤结，则宜攻补兼施。如此，积聚治疗易取效。

六、宋代严用和《重订严氏济生方》：七积与血瘕

1.《重订严氏济生方·癥瘕积聚门》："所谓积者、有气积、肉积、酒积、茶积、食积、痰积，更有妇室月经不通，遂成血积。"

严用和根据积证的形成原因，将其分为七积，即气积、肉积、酒积、茶积、食积、痰积、血积，其中需着重指出的是关于妇人之血积为较早的文献记载，有助于临床诊治妇科积证。与此前许叔微提出用木香、槟榔治气积，硇砂、水银治肉积，神曲、麦芽治酒积，牵牛、甘遂治茶积（即水积），礞石、巴豆治食积，雄黄、腻粉治痰积（即涎积），水蛭、虻虫治血积可互参。

2.《重订严氏济生方·血瘕论治》："妇人血瘕为病，异于丈夫。其所以异者，非独关于饮食不节而已，多因产后劳动太早，喜怒不调，脏虚受寒，或月水注来，取凉过度，恶血不散，遇寒搏之，寒搏则凝，皆能成血瘕也。"

中医典籍串读串讲

ZHONGYI DIANJI CHUANDU CHUANJIANG

本条首次提出妇人积聚,并指出其独特的形成原因,主要有过劳、伤情、受寒以及饮食不节等,而又以感受寒邪为最主要诱因、气血亏虚为根本原因,既可在经期出现,也可在产后出现。严用和指出本病腹中有块,病作之时,令人"心胁攻刺,小腹痛重,或腰背互相引而痛,久而不消,令人黄瘦羸弱,遂致绝产。诊其脉弦急大者生,虚小弱者死不治",并创琥珀丸、六合汤、当归丸等方药治疗本病。陈自明在《新编妇人良方补遗大全》中进一步指出妇人积聚的病机关键为腹内瘀血,《太平圣惠方》则指出妇人积聚的预后为不孕、闭经,张景岳认为妇人积聚的病机要点为"总由血动之时,余血未尽,而一有所逆则留滞,日积而渐以成癥矣"。

血瘕与血积是妇科中常见的一类病证,严用和的相关阐述有助于后世医家对此病的认识。

七、金代张从正《儒门事亲》:九积图

《儒门事亲·五积六聚治同郁断》:"食积,酸心腹满,大黄、牵牛之类,甚者礞石、巴豆。酒积,目黄口干,葛根、麦蘖之类,甚者甘遂、牵牛。气积,噫气痞塞,木香、槟榔之类,甚者枳壳、牵牛。涎积,咽如拽锯,朱砂、腻粉之类,甚者瓜蒂、甘遂。痰积,涕唾稠黏,半夏、南星之类,甚者瓜蒂、藜芦。癖积,两胁刺痛,三棱、广术之类,甚者甘遂、蝎梢。水积,足胫胀满,郁李、商陆之类,甚者甘遂、芫花。血积,打扑肭瘀,产后不月,桃仁、地榆之类,甚者虻虫、水蛭。肉积,瘿瘤核疬,腻粉、白丁香之类,甚者砭刺出血,甚者硇砂、信石。九积皆以气为主,各据所属之状而对治之。"

张从正根据自己的临证经验,结合积证的病因提出九积图,即在七积的基础上增加癖积,把痰积与涎积分开,并分轻、重两型予以处方用药。他着重指出九积的病机关键均以气滞为主,应"据所属之状而对治之",而不可将诸药并为一方统治九积,认为此"大谬也"!此言对临床诊治本病有一定的指导意义。

八、元代朱丹溪《丹溪心法》:积聚的治禁与分类

1.《丹溪心法·积聚痞块》:"凡积病不可用下药,徒损真气,病亦不去。当用消积药使之融化,则根除矣。"

积证多为脏腑失和,气滞、血瘀、痰浊蕴结于腹内,日积月累,渐积而成。故其治疗也须假以时日,缓攻渐消,如妄用下法,往往导致积块未消而正气已伤,于病更为不利。清代医家沈金鳌也指出:"今之治积者,动议吐下,竟谓非此不除,不知吐与下,只治病之卒暴作者。若积之成,必匪朝伊夕,其所由来者渐矣。故积之治,亦必匪朝伊夕。其所由去者,不可不以渐也。"

2.《丹溪心法·积聚痞块》:"五脏之积曰五积,六腑之积曰六聚,积有定形,聚无定处。"

朱丹溪按脏腑分类法将积证分为五脏积,将聚证分为六腑聚,有一定的实用价值,但实际应用时不可完全拘泥此论,因为不少积证的积块就发生在胃、肠等六腑之处。他并认为积证部位固定,聚证结块部位不固定,此论有助于鉴别积、聚。

九、明代李梴《医学入门》:攻补之要

《医学入门·癥瘕》:"善治癥瘕者,调其气而破其血,消其食而豁其痰,衰其大半而止,不可猛攻峻施,以伤元气。宁扶脾胃正气,待其自化。"

积聚多由气、血、痰、食相兼而致,李梴善用调气、破血、消食、豁痰等攻法来治疗积聚实证,特别指出必须适可而止,即"衰其大半而止",转为调补脾胃以善其后,深得攻补相兼法之要点。此论进一步完善了许叔微关于攻补治疗积聚的理论,后世医家张景岳、王肯堂、李中梓等对此也提出了自己的观点,均可互参。

十、明代张景岳《景岳全书》:积聚的转归与治法

1.《景岳全书·积聚》:"凡无形之聚其散

易,有形之积其破难,临此证者,但当辨其有形无形,在气在血,而治积治聚,自可得其梗概矣。"

本条指出积聚的预后及辨证关键。张景岳认为聚为气病,气为弥散状态而无形,唯气聚之时才有形可寻,且时聚时散,虽聚而易散,若治疗得当,解除了病因,可望治愈;积为血病,血为有形之物,瘀而日积月累以成积,病较深重,难以消散,治疗只宜慢慢磨削,扶正祛邪,坚持日久,或能有效,若欲图速效而用峻利攻伐之品,反致误事,故其预后一般较差。鉴于以上分析,积聚的辨证关键为分清有形、无形,辨明在气、在血,再予以相应治疗,如此方能抓住疾病本质。

2.《景岳全书·积聚》:"凡积聚之治,不过四法,曰攻,曰消,曰散,曰补,四者而已……治积之要,在知攻补之宜,而攻补之宜,当于熟缓熟急中辨之。"

本条总结了积聚的四大治法,完善了许叔微论治积聚的理论。具体来说,主要包括以下内容:对于"积坚气实者",予攻法,峻攻选秘方化滞丸、大硝石丸等,次攻选三棱丸、阿魏丸等;对于"不堪攻击者",予消法,选用草豆蔻丸、保和丸等;对于"无形气聚者",予散法,选用十香丸、四磨饮等;对于"积痞势缓而攻补俱有未便者",当予调理脾胃为主,即补法,虚在脾胃者宜五味异功散、归脾汤,虚在肝肾者宜肾气丸、暖肝煎等。此所谓"养正积自除也"。更为重要的是张景岳提出治疗积证时,尤其要处理好攻法与补法的关系,即:积聚未久而元气未损者,治不宜缓,"速攻可也";积聚渐久,元气日虚,治不易攻,否则"不死于积而死于攻矣","当从缓治,只宜专培脾胃以固其本"。总之应根据具体情况,或先攻后补,或先补后攻,或寓补于攻,或寓攻于补。后世医家林珮琴在《类证治裁》中指出应"量新久,酌虚实,或一攻一补,或三攻一补",可作张景岳理论之补充。

3.《景岳全书·积聚》:"积痞在上者,宜灸上脘、中脘、期门、章门之类。积块在下者,宜灸天枢、章门、肾俞、气海、关元、中极、水道之

类。凡灸之法,宜先上而后下,脐腹之壮用宜稍大,皆先灸七壮,或十四壮,以后渐次增加,愈多愈妙。以上诸穴皆能治痞,宜择而用之。"

张景岳善用针灸法,配合药膏外用、汤药内服来治疗顽固积证。他认为坚硬之积必在胃肠之外、募原之间,药力难以到达,宜用阿魏膏、三圣膏之类以攻其外,再用长桑君针法以攻其内,继以灸法收功;如积久成痞,则还需服芦荟丸等以清痞热。具体灸法应先上而后下,循穴而施;但对于不可按穴者,则可在痞块之最坚处,或头或尾或突或动处,察其脉络循行以灸。需要注意的是灸法"非一次便能必效,务须或彼或此,择其要者,至再至三,连次陆续灸之",如此则"无有不愈者"。张景岳此论对治疗顽固积聚之证有较强的指导价值。

十一、明代李中梓《医宗必读》:三期论治积证

《医宗必读·积聚》:"积之成也,正气不足,而后邪气踞之……初中末三法不可不讲也。初者,病邪初起,正气尚强,邪气尚浅,则任受攻;中者,受病渐久,邪气较深,正气较弱,任受且攻且补;末者,病魔经久,邪气侵凌,正气消残,则任受补。"

王肯堂在《证治准绳》中指出以初、中、末三期分治积聚:初起用"除""散""行"法;中期标志是"块日益大",应予"削""软"法;末期则应"住攻击之剂",应予补气、通络。李中梓则在此基础上,结合自己的临证体会,进一步提出治疗积证时应将攻补法与积证病程中初、中、末三期有机地结合起来,而且治疗积证不能急于求成,应根据病情予以"屡攻屡补,以平为期"。具体来说,积证初起时,正气较强,邪气较弱,应以攻为主;中期由于受病渐久,邪气较深,正气较弱,则宜攻补兼施;末期时邪气痼结,正气削残,则宜先扶其正,再攻其邪。此论对临床诊治积证有着重要的指导意义,颇受后世医家重视。

十二、清代喻嘉言《医门法律》:鼓胀

《医门法律·胀病论》:"凡有癥瘕积块痞

块,即是胀病之根。"

喻嘉言认为癥瘕、积聚常是引起鼓胀病的根源。癥瘕、积聚多由气、痰、血郁滞凝聚而成,久则积块日渐增长,气机壅滞更甚。气机壅滞引起脾胃运化失职,而致清阳不升,浊阴不降。清阳不升,则水谷精微无以输布、奉养诸脏腑;浊阴不降,则水湿浊液不能转输、排泄于体外,如此则加重体内水湿停蓄、清浊混淆。而癥瘕、积块常生长于腹部,势必影响肝脾的气血运行而致气滞血瘀;同时影响肾与膀胱的气化功能,而进一步加重水湿内停。血、气、水湿在体内停积凝聚,日久则渐成鼓胀。此论有助于进一步认识本病失治、误治的严重后果。

十三、清代程国彭《医学心悟》:虚人积聚

《医学心悟·积聚》:"虚人患积者,必先补其虚,理其脾,增其饮食,然后用药攻其积,斯为善治,此先补后攻之法也。"

本条指出虚人积聚的治疗要点。程国彭认为患者正气亏虚,虽有积证,若用峻药攻其积,势必重伤气血,甚至导致积未消而命已休的后果。临证遇此种病人,当先培补其气血,调理其脾胃,使脾胃运化有常,饮食增加,气血生化健旺,堪受攻破之药,再攻其积块,或活血化瘀,或行气消积,或行气活血,以使积块逐渐消除。如此方为"善治"。诚然,临床还可用补多攻少的攻补兼施之法。总之,攻积之治,必须时时不忘护养气血。

十四、清代叶天士《临证指南医案》:积聚的治法与选药

1.《临证指南医案·积聚》:"初为气结在

经,久则血伤入络。辄仗蠕动之物,松透病根……血无凝着,气可宣通。"

叶天士运用气血经络学说对积聚的发生、发展过程进行了较为形象的描述,对指导临床有着较为重要的价值。初起时为经病,即经气结滞,表现为聚证,应根据气之偏盛偏衰,或补中以行气,或理气以通脉。气结日久,影响血行,病由经入络,即成络病,表现为积证,也应根据血之偏盛偏衰,或养血通络,或祛瘀通络,治以辛润通络,佐以辛散温通,常选茜草、旋覆花、青葱、当归、桃仁、柏子仁等;由于络病在里在脏属阴,病程往往较长,叶天士善用虫蚁搜剔法,即选取有入络通血脉之功的虫蚁类药物,如蜣螂、蜂房、地龙、䗪虫、全蝎等,以搜剔络脉、深透病根、入阴出阳,从而使气血流通。此法用于临床,确有独特功效。

2.《临证指南医案·癥瘕》:"治癥瘕之要,用攻法,宜缓宜曲;用补法,忌涩忌呆。上逆则想肝脏冲病之源头,下垂则究中气阴邪之衰旺。吞酸吐水,必兼刚药;津枯肠结,当祖滋营;再辨脉象之神力、形色之枯泽、致病之因由,则治法自然无误矣。"

本条指出癥瘕治疗的关键是善用攻补二法,探究病因、准确辨证、善选治法、灵活用药方得治病之要。沈金鳌在《杂病源流犀烛》中也提出治疗积聚应"补益攻伐相间而进",攻伐宜缓,并认为此为"正治"之法,与叶天士的观点当互为补充。

（钟先阳　魏　华　路　洁）

第七节　厥　　证

厥证是指由于气机逆乱,气血运行失常所致的突然发生的以一时性昏倒、不省人事或伴有四肢逆冷为主要临床表现的一种急性病证。它包括西医学中各种原因所致之晕厥、虚脱、中暑等意识障碍疾病。

《黄帝内经》是最早对厥证进行较为详细

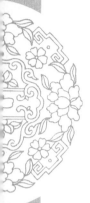

的阐述的医学典籍，分为两种厥证：一种是指突然昏倒，不省人事，如"气乱于头则为厥逆，头重眩仆"；另一种是指四肢厥冷，如"气乱于臂胫则为四厥"。后世医家则以之为基础发展成两种学术观点：一是以张仲景为代表的医家继承和发展了《黄帝内经》中四肢厥冷的论点，多表现在温病、伤寒学说之中，属于外感病中的发厥；二是以隋唐以后医家，如巢元方等继承并发展了《黄帝内经》中突然昏倒、不省人事的论点，属于内伤杂病的发厥。张景岳则总结了明朝以前对厥证的认识，提出以虚实论治厥证的观点，切中临床，促进了厥证理论的发展。历代医家对厥证不断充实、完善，相继提出气、血、痰、食、暑、尸、酒、蛔等厥证，并各有相应的理法方药，从而很好地指导了临床治疗，成为中医善治急症的最好证据。

一、《黄帝内经》：厥证的分类与病机

1.《灵枢·卫气》："下虚则厥。"

2.《素问·厥论》："阳气衰于下，则为寒厥；阴气衰于下，则为热厥。"

3.《灵枢·本神》："肾气虚则厥。"

以上三条指出肾气亏虚为厥证的基本病机，肾阳不足表现为寒厥，肾阴不足则为热厥，此种分类开了后世厥证分类之先河。"下虚者，虚之在本也"，下虚本乎肾虚，肾寓元阴元阳，为一身阴阳之根本，肾阳虚弱则阴寒气逆，邪在三阴，常以"手足寒"为主症，以"饮水必吐，腹必痛，喜火熨之"为兼症，脉"沉微而为数"，发为寒厥，又称"寒极而成厥逆者，独阴无阳也"；肾阴亏虚则"阳气独胜"，邪在三阳，常以"手足热"为主症，以"饮水必吐，熨则腹必痛"为兼症，脉"沉伏而数"，发为热厥，又称"热极而成厥逆者，阳极而似阴也"。

4.《素问·生气通天论》："阳气者，烦劳则张，精绝，辟积于夏，使人煎厥。大怒则形气绝，而血菀于上，使人薄厥。"

5.《素问·调经论》："血之于气，并走于上，则为大厥。"

6.《素问·方盛衰论》："气多少逆皆为厥。"

7.《素问·缪刺论》："令人身脉皆动，而形无知也。其状若尸，或曰尸厥。"

8.《灵枢·五乱》："故气乱于臂胫则为四厥，乱于头则为厥逆，头重眩仆。"

"气多少逆皆为厥"是《黄帝内经》对厥证病机的高度概括，与"肾气亏虚"共为本证的发病机制。气血并行，周流全身，营养脏腑，维持人体的正常生命活动。若气机逆乱，气血并行于上，蒙蔽清窍则为厥逆，神志不清；阻于四肢，阳郁不达，四肢逆冷则为四厥。大厥、煎厥、薄厥、尸厥，表现不同，名称各异，却都基于此病机。

后世医家刘完素认为煎厥常见于夏季，创人参散（人参、远志、赤茯苓、防风各2两，芍药、麦冬、陈皮、白术各1两，上为末，每服3钱，水一盏半，煎至八分，去滓，温服，不计时候，日再服）主治本病；对于薄厥则创赤茯苓汤（赤茯苓、人参、桔梗、陈皮各1两，芍药、麦冬、槟榔各0.5两，上为末，每服3钱，水一盏，生姜5片，同煎至八分，去滓，温服，不计时候）主治本病。

二、《难经》：厥证危候

《难经·十七难》："病若谵言妄语，身当有热，脉当洪大，而反手足厥逆，脉沉细而微者，死也。"

本条指出厥证的危候。"谵言妄语，身当有热，脉当洪大"指阳热盛，热扰心神，内外一派热象，手足当温热而又汗出；如反见手足厥逆，脉沉细，此谓邪盛正衰，故曰"死也"，属危候。此论提示临床诊治疾病时尤应明察脉症不符的病证，以免失治误治。后世医家张景岳在《类经》中也指出："厥者轻则渐苏，重则即死，最为急候。"即明确指出厥证可出现危急病证，并认为应根据"急则治其标"的治则予以醒神苏厥。

三、汉代张仲景《伤寒论》：伤寒厥证

1.《伤寒论·辨厥阴病脉证并治》："凡厥

者,阴阳气不相顺接,便为厥。厥者,手足逆冷者是也。"

《伤寒论》中厥证有寒厥、热厥、蛔厥、脏厥、气厥、痰厥及厥热胜复之分,但其基本病机均为"阴阳气不相顺接",或偏阻,或郁遏,使阳气不能布达四肢。治厥大法,总不离乎调畅阴阳之气。《金匮要略·脏腑经络先后病脉证》中提出了判断厥证预后的特征,即"唇色青,身冷,为入脏,即死;如身和,汗自出,为入腑,即愈",对临床颇具指导意义。仲景之论,迄今仍不失为辨治厥证之绳墨。

此外,张仲景《伤寒论》之厥,单指四肢逆冷,不同于《黄帝内经》之兼有神志异常,开伤寒厥证之先声。

2.《伤寒论·辨厥阴病脉证并治》:"诸四逆,厥者,不可下之,虚家亦然。"

张仲景言"厥"不可用"下"法,并非指所有厥证均不可用"下"法,如阳明厥证应首选大承气汤急下存阴。因此对文中"诸四逆,厥者"要分别看待,切不可认为是泛指一切厥证。

3.《伤寒论·辨厥阴病脉证并治》:"伤寒,一二日至四五日,而厥者必发热。前热者,后必厥。厥深者,热亦深;厥微者,热亦微。厥应下之,而反发汗者,必口伤烂赤。"

本条指出热厥的证候特点是"厥深者,热亦深;厥微者,热亦微"。治疗宜忌,即应下之,勿汗之。热厥形成的主要原因是邪热深伏,阳气内郁,不能外达四肢所致,故肢厥的同时必伴有其他里热征象,实属内真热而外假寒。因热邪郁伏有浅有深,肢厥程度有轻重之异,故也可从四肢厥冷程度推断里热轻重,即条文中所说的证候特点。热厥不可发汗,如误发其汗,势必劫夺津液,导致热邪更炽,火热上炎,易出现其他变证。《伤寒论》其他条文给出了热厥的治疗方剂,如白虎汤。后世医家张景岳认为,热厥也称阳厥,常自三阳传入三分,为阳证发厥,即阳极似阴。它相当于现代医学中急性传染病或感染性热病过程,或伴有中毒性休克、中毒性脑病等。

4.《伤寒论·辨厥阴病脉证并治》:"伤寒,

脉促,手足厥逆,可灸之。"

本条提出可用灸法治疗厥证。清代医家钱天来在《伤寒溯源集》中指出"脉促非结促之促,乃短促之促,阴邪太盛,孤阳不守,故脉作虚数而短促",即脉促非阳虚,实为阳气不通,用灸法可温经通阳,阳气复则厥逆退,常灸太溪穴、关元穴、中脘穴。此论对后世医家治疗厥证有极其重要的价值。

5.《伤寒论·辨厥阴病脉证并治》:"大汗,若大下利而厥冷者,四逆汤主之。"

张仲景首创四逆汤治疗寒厥,为后世医家提供了一首极其有效的治厥方剂。由于阳气大虚,不能固摄于外,则大汗出,大汗则阳亡于外;阴寒充斥于下,阳气失温则大下利,大下利则更致阳亡于内,汗、下误治致使阳气衰微、阴寒太盛,治宜四逆汤救阳驱阴回逆。

四、晋代葛洪《肘后备急方》:尸厥

《肘后备急方·救卒死尸厥方》:"尸厥之病,卒死而脉犹动,听其耳中,循循如啸声,而腹间暖是也,耳中晅然啸声而脉动者,故当以尸厥。"

葛洪详述了尸厥的脉证表现,进一步完善了《黄帝内经》的尸厥理论。尸厥的特点为:神志不清而脉搏、呼吸皆有,体温正常,如《黄帝内经》所言"令人身脉皆动,而形无知也,其状若尸"。巢元方认为本病的病机多为"阴阳离居,营卫不通,真气厥乱,客邪乘之",即气血暂时闭塞、清窍郁闭所致。后世医家则指出可用还魂汤[麻黄3钱,杏仁25粒(去皮尖)、肉桂1钱,炙甘草1钱,水煎大半杯,温服]治疗,也可针百会穴(针入三分)、灸膻中二七壮、急以石菖蒲屑纳鼻两孔中吹之等法治疗本病。

五、隋代巢元方《诸病源候论》:中恶

《诸病源候论·中恶病诸候》:"中恶者,是人精神衰弱,为鬼神之气卒中也。"

本条以中恶统括诸厥证,强调内外因的相关性,发展了厥证的病因理论。内因为正气不足,即"人精神衰弱";外因即为"鬼神之气",亦

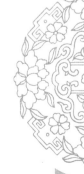

指岚瘴疫疠之气,给后世温病学以启发。

六、金代张从正《儒门事亲》:厥证分类

《儒门事亲·论厥逆近世差元说》:"手足搐搦者为风厥;因醉而得之者为酒厥;暴怒而得之为气厥;骨痛爪枯为骨厥;两足指挛急,屈伸不得,爪甲枯竭为臂厥;身强直如椽者为肝厥;喘而惋者,狂走攀登为阳明厥。皆气逆之所为也。"

本条进一步充实了《黄帝内经》的厥证理论。张从正根据厥证的不同表现及起病原因,将其分为风厥、酒厥、气厥、骨厥、臂厥、肝厥及阳明厥等厥证,并详述了每一种厥证的主症,而且指出诸厥证的根本病机在于"气逆"。其中关于酒厥的阐述直至现代仍有实际意义,后世医家认为可用五苓散加减(茯苓、猪苓、泽泻、白术、黄连、黄芩、干葛,水煎服)治疗酒厥。

七、元代罗天益《卫生宝鉴》:热厥

《卫生宝鉴·厥逆》:"手足逆冷,有时或温,手足心又暖,脉昌沉伏,按之则滑,其证或畏热,或渴欲饮水,或扬手掷足,烦躁不得眠,大便秘,小便赤,此名热厥。"

罗天益继承张仲景"热深者,厥亦深"的理论,详述了热厥的临床表现,认为热厥虽有四肢厥冷之寒象,但脉呈滑状,且有畏热、口渴、烦躁、便秘、溲赤等真热之象,实为真热假寒证。常选用白虎汤、大承气汤、双解散、凉膈散等方剂。

八、元代朱丹溪《丹溪心法》:痰厥

《丹溪心法》:"痰厥者,乃寒痰迷闷,四肢厥冷,宜姜附汤。"

"怪病多痰",朱丹溪以痰为病因论述致厥的病机,并指出可用姜附汤(或导痰汤)来治疗,对临床诊治厥证有较大的参考价值。厥证之痰,为无形之邪,蒙蔽清窍,故致"迷闷";蔽阻阳气,故致"厥冷"。

九、明代王肯堂《证治准绳》:食厥

《证治准绳·诸中门》:"中食之证,忽然厥逆昏迷,口不能言,肢不能举,状似中风,皆因饮食过伤,醉饱之后,或感风寒,或着气恼,以致填塞胸中,胃气有所不行,阴阳痞隔,升降不通,此内伤之至重者。"

食厥也是临床上一种常见的厥证,王肯堂对此阐述得较为详细,并认为它多由饮食太过伤及胃气,再感外邪或内伤七情,致使"胃气升降不通"而发,是对厥证理论的进一步完善。后世医家认为可用平胃散治疗本病。

十、明代张景岳《景岳全书》:厥证虚实

1.《景岳全书·厥逆》:"气厥之证有二,以气虚、气实皆能厥也。气虚卒倒者,其形气索然,色清白,身微冷,脉微弱,此气脱证也。气实而厥者,其形气愤然勃然,脉沉弦而滑,胸膈喘满,此气逆证也。"

2.《景岳全书·厥逆》:"血厥之证有二,以血脱、血逆皆能厥也。血脱者,如大崩大吐或产血尽脱,则气亦随之而脱,故致卒仆暴死。血逆者,即《经》所云血与气并走于上之谓。"

张景岳在系统总结明朝以前医家对厥证的认识之后,结合临床实际提出了以虚实论治厥证,并具体地分气厥、血厥来阐述,较好地完善了厥证的中医理论,有利于提高中医治疗厥证的临床疗效。

十一、明代赵献可《医贯》:血厥

《医贯·附:论口眼㖞斜》:"有人平居无疾苦,忽如死人,身不动摇,默默不知人,目闭不能开,口噤不能言,或微知人,恶闻人声,但如眩冒,移时方寤。此由出汗过多,血少,气并于血,阳独上而不下,气壅塞而不行,故身如死。气过血还,阴阳复通,故移时方寤。名曰郁冒,亦名血厥,妇人多有之。"

汗血同源,过汗亦伤血,阴血少则阳气偏亢,气为血之帅,气血并行于上,阻塞清窍,可见到上述血厥证候。赵献可并指出血厥常见于女性,从而丰富了厥证理论。

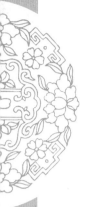

十二、清代姚绍虞《素问经注节解》: 厥证内涵

《素问经注节解·厥论》:"厥凡三义:一谓逆也,下气逆而上也,诸凡言厥逆是也;一谓极至也,本篇之热厥寒厥,盖言寒热之极也;一谓昏迷不省人事也,本篇之言阴盛阳乱是也。"

姚绍虞对清以前历代医家有关厥证内涵的论述进行了总结、概括,认为它包括三个方面的含义:第一种是厥逆,论述最多;第二种是热厥寒厥,以《黄帝内经》《伤寒论》为代表;第三种指昏迷,论述相对较少。该论有利于指导临床诊治厥证。

十三、清代张璐《张氏医通》: 厥证与中风

《张氏医通》:"今人多不知厥证,而皆指为中风也。夫中风者,病多经络之受伤;厥逆者,直因精气之内夺。表里虚实,病情当辨,名义不正,无怪其以风治厥也。"

厥证易与中风相混淆,但二者诊治均不同。前者可发生于各种年龄,醒后无明显后遗症,病机要点为"精气内夺";后者常见于中老年人,醒后常有瘫痪、失语等后遗症,病机要点为"经络受伤"。张璐之言既利于本病的鉴别诊断,也有助于更好地认识本病,从而提高厥证的疗效。

十四、清代叶天士《临证指南医案》: 厥证与痉病

《临证指南医案·痉厥》:"厥者,从下逆上之病也;痉者,明其风强之状也。"

厥证与痉病皆为卒病重症,临床容易混淆,故鉴别诊断十分重要,本条有助于二者的鉴别。厥证以气从下逆上为基本病机,即气机逆乱、升降失常、阴阳气不相顺接所致,临床以四肢逆冷或猝然昏倒,不省人事,醒后无口眼㖞斜、无肢体偏瘫为特点;痉病以筋脉失养而拘急挛缩为基本病机,临床以"风强之状"为主症,即项背强急、四肢抽搐甚则角弓反张为表现特点。

(钟先阳　魏　华　钟　洪)

第八节　血　　证

血证,古文献亦称为"血病"或"失血",是指由多种原因引起火热熏灼或气虚不摄,致使血液不循常道,或上溢于口鼻诸窍,或下泄于前后二阴,或渗出于肌肤所形成的疾患。它是临床中的常见病、多发病,涉及心、肝、脾、胃、肠、肺、肾、膀胱等多个脏腑,既可单独出现,又常伴见于其他病证的过程中,包括西医中多种急、慢性疾病所引起的出血(如支气管扩张、胃出血、肾炎、尿路感染等疾病引起的出血),以及造血系统病变所引起的出血性疾病(如血小板减少性紫癜等)。

早在《黄帝内经》中即对衄血、咳血、呕血、溲血、便血等病证作了记载,并初步认识了血的生理及病理特点。《金匮要略》最早记载了泻心汤、柏叶汤、黄土汤等治疗吐血、便血的方剂。《医学正传》则首先将各种出血病证归纳在一起,并以"血证"之名概之。《景岳全书》将引起出血的病机提纲挈领地概括为"火盛"及"气伤"两个方面。经过历代医家的不断完善,中医血证的理法方药已成体系,而且颇具特色。

一、《黄帝内经》: 血证的病机与分类

1.《素问·六元正纪大论》:"火郁之发……民病血溢流注。"

血为人之阴精,循行于脉道,火热之邪其性属阳,最易伤阴,不仅损伤阴血,而且灼伤脉道,致血不循经而外溢。这是对血证病机最早

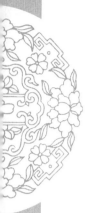

的文献记载。此外,火热伤络,迫血外溢也是现今临床上血证最常见的病因病机。

2.《灵枢·百病始生》:"起居不节,用力过度,则络脉伤。阳络伤则血外溢,血外溢则衄血;阴络伤则血内溢,血内溢则后血。"

本条指出血证多因起居不节、用力过度,损伤络脉所致,并根据损伤失血之源分伤阳、伤阴两类,开血证分类施治之先河。后世医家柯韵伯对此有较详细的注解,并给出了具体的辨证论治及有关方药。他认为:气充于上焦之阳分则阳络伤,血随气而上溢于口鼻而成衄血,即血出上七窍为血溢,桃仁承气汤以下之;血随气下陷于二便而成后血,即二便下血为血泄,补中益气汤以举之。气有余必夹火,当用苦寒以凉其气;气不足便夹寒,宜用甘温以益其气。此调气之大法也。血自心来者,补心丹主之;脾来者,归脾汤主之;肺来者,生脉散主之;肾来者,肾气丸主之。此补血之大法也。

二、汉代华佗《中藏经》:肠风下血

《中藏经·论大肠虚实寒热生死逆顺之法》:"大肠者……热极则便血。又,风中大肠则下血。"

所谓肠风者,风毒也,其性乃为阳热,热极络伤则迫血外溢,血溢大肠,顺谷道而下,故为便血,治当清热解毒、凉血疏风。华佗的肠风下血理论,为后世创立槐花散等清肠疏风之剂提供了理论基础。

三、汉代张仲景《金匮要略》:血证的辨证与治疗

1.《金匮要略·惊悸吐衄下血胸满瘀血病脉证治》:"吐血不止者,柏叶汤主之。心气不足,吐血衄血,泻心汤主之"。

2.《金匮要略·惊悸吐衄下血胸满瘀血病脉证治》:"下血先便后血,此远血也,黄土汤主之。下血先血后便,此近血也,赤小豆当归散主之。"

《金匮要略》最早记载了吐血之名,按便与血的先后顺序对便血进行鉴别也是最早的文献记载;首创柏叶汤、泻心汤、黄土汤以及赤小

豆当归散等方剂,疗效较好,至今在临床上仍被广泛使用。其中关于吐血病机的阐述,即"心气不足"是承接《黄帝内经》火热出血理论,因阳热盛致心之阴气相对不足,迫血不循常道,上溢于口,以大黄、黄芩、黄连、柏叶等苦寒清热之品直折火势,正本清源;关于便血病机的阐述,则是对《黄帝内经》出血病机的补充,即提出虚寒性出血的病机,以伏龙肝、白术、附子温中止血,再佐以生地黄、阿胶滋阴养血,"甘苦合用,刚柔互济"。

3.《金匮要略·惊悸吐衄下血胸满瘀血病脉证治》:"寸口脉弦而大,弦则为减,大则为芤,减则为寒,芤则为虚,寒虚相搏,此名曰革。妇人则半产漏下,男子则亡血。"

本条论述虚寒亡血时的脉象,弦、大是脉失和缓,重按无力,为血失而阳气亦脱之征。

4.《金匮要略·惊悸吐衄下血胸满瘀血病脉证治》:"衄家不可汗,汗出必额上陷,脉紧急,直视……不能眠。"

本条提出衄血证的治疗禁忌,失血者阴精已衰,重发其汗,必致津竭,筋脉失濡而动风,甚者出现低血容量性休克。

以上诸条表明《金匮要略》对血证已经有了比较系统的理论和实践经验,理法方药俱全,体现了审证求因、辨证论治的精神,较《黄帝内经》有了更进一步的认识,奠定了血证治疗的基础。所创制的泻心汤、黄土汤等至今仍是常用的有效方剂,在此基础上,中医的血证治疗方法得以不断发展、充实和提高。

四、唐代孙思邈《备急千金要方》:犀角地黄汤

《备急千金要方·吐血》:"犀角地黄汤:治伤寒及温病应发汗之内蓄血者,及鼻衄吐血不尽,内余瘀血,面黄大便黑,消瘀血方。"

孙思邈秉承《黄帝内经》血热外溢理论,首创犀角地黄汤。犀角(犀牛为保护动物,请用代用品)清解心热,心者主火,解其热以清其源;生地黄凉血滋阴,顾及火热阳邪必伤阴的特点;并佐以芍药清营益阴,牡丹皮清肝凉血

使肝火清,而血得以归藏。本方既可用于鼻衄、吐血,也可用于便血,还可广泛应用于温病热入营血证,具有极高的临床价值。

五、宋代王怀隐《太平圣惠方》:尿血

《太平圣惠方·治尿血诸方》:"夫尿血者,是膀胱有客热,血渗于脬故也。血得热而妄行,故因热流散,渗于脬内而尿血也。"

尿血也是血证中较为常见的一种,古代文献一般指肉眼血尿;随着检测手段的发展,现在也包括"镜下血尿"。本条指出了尿血最常见的一种证型,即膀胱实热,相当于现代医学中的尿路感染。

六、宋代陈无择《三因极一病证方论》:瘀血出血

《三因极一病证方论·失血叙论》:"夫血犹水也,水由地中行,百川皆理,则无壅决之虞。血之周流于人身荣、经、府、俞,外不为四气所伤,内不为七情所郁,自然顺适。万一微爽节宣,必至壅闭,故血不得循经流注,荣养百脉,或泣或散或下而亡反,乃有吐、衄、便、利、汗、痰诸证生焉……随证别之,乃可施治。"

本条论述瘀血出血理论。陈无择认为血贵宁静,不喜疏动,疏动则有泛溢之虞;血宜流通,不当凝滞,凝滞则有瘀着之虑。脉者,血之府也,血循经脉运行周身而不外溢;今脉为瘀阻,则血不循常道而出,上溢者为吐血、衄血,下行者为便血、尿血,治病求本,当化瘀通脉,使血归其道而自止,故有化瘀止血之说。治病更需辨证施治。

七、宋代严用和《重订严氏济生方》:血热气逆

《重订严氏济生方·吐衄》:"夫血之妄行也,未有不因热之所发,盖血得热则淖溢,血气俱热,血随气上,乃吐衄也。"

严用和认为火为阳热之邪,其性炎上,气为血之帅,气有余便是火,气火互助为患,夹血上行,溢于脉道而致吐衄。血热气逆是吐衄常

见病机,验之临床,确乎如此。此说启发了后世医家创立清气降气法论治血证。

八、元代朱丹溪《丹溪心法》:咳血与呕血的鉴别

《丹溪心法·咳血》:"咳血者,嗽出痰内有血者是。呕血者,呕全血者是。"

本条是对呕血、咳血的鉴别,因咳血、呕血皆从口而出,两者的鉴别较为重要。咳血者常先有咳嗽、咽痒,而后血出或痰中带血;呕血者,多先有恶心、呕吐,后有血出,血中可夹有食物。咳血者责之于肺,当清肺润肺,可选用咳血方、养阴润肺汤;呕血者责之于胃与肝,当疏肝清胃、益气养阴,常选用清胃散、龙胆泻肝汤。

九、明代徐彦纯《玉机微义》:灸治便血

《玉机微义·血证门》:"便血不止宜灸劳宫(手厥阴经)、太白(足太阴经)、会阳(足太阳经)、三里(足阳明经)等穴。"

徐彦纯认为便血除常规用黄土汤等口服治疗外,也可用灸法,尤其是便血不止的血证患者。

十、明代张三锡《医学六要》:血证辨治

《医学六要》:"血证有四:曰虚,曰瘀,曰热,曰寒。治法有五:曰补,曰下,曰破,曰凉,曰温。"

张三锡认为血证可分为虚、瘀、热、寒四种证型。血虚者宜用补法;血瘀者宜用下法,女子经停腹痛者则用破法;血热者宜用凉法;血寒者宜用温法,对于吐、衄、便血久而不止,宜用姜附温中焦、桂附温命门,即温补脾肾二经,也属温法。此说自成一系,对临床诊治血证有参考价值。《临证指南医案》中称"一切血证经久不愈,每以胃药收功",可予薄味调养胃阴、甘温建立中阳,常选用麦冬汤、人参建中汤、四君子汤等。

十一、明代缪希雍《先醒斋医学广笔记》:吐血三要法

《先醒斋医学广笔记·吐血》:"吐血三要法,宜行血不宜止血。血不行经络者,气逆上壅也,行血则血循经络,不止自止。止之则血凝,血凝则发热恶食,病日痼矣。宜补肝不宜伐肝。《经》曰:五脏者,藏精气而不泻者也。肝为将军之官,主藏血。吐血者,肝失其职也。养肝则肝气平而血有所归,伐之则肝虚不能藏血,血愈不止矣。宜降气不宜降火。气有余即是火,气降即火降,火降则气不上升,血随气行,无溢出上窍之虞矣。降火必用寒凉之剂,反伤胃气,胃气伤则脾不能统血,血愈不能归经矣。"

缪希雍的吐血三要法独辟蹊径,从血与气、血与肝的关系论治血证,注重从本论治,为临床诊治提供了很好的思路,对后世医家治疗吐血影响深远,而且丰富了吐血的治疗方法。具体来说,气逆于上,携血上行,故治吐血当行其血,使其归于常道,而非单纯止血;肝者血之脏也,伐之,肝虚不能藏血,血愈不止,故当补不当伐;气有余便是火,气降则火降,则血不上逆,故当降其气。清代医家尤怡在《金匮翼·诸血统论》中指出吐血治疗时需重点注意的地方可作为本条的辅助,即"凡吐衄血太甚不止,当防其血晕,用茅根烧烟将醋洒之,令鼻嗅气以遏其势,或蓦然以冷水噀其面,使惊则止","凡呕吐血,若出未多,必有瘀于胸膈者,当先消而去之。骤用补法,血成瘀而热,多致不起"。

十二、明代张景岳《景岳全书》:求本求源治血证

1.《景岳全书·血证》:"凡治血证,须知其要,而血动之由,惟火惟气耳。故察火者,但察其有火无火,察气者,但察其气虚气实,知此四者而得其所以,则治血之法无余义矣。"

张景岳指出治疗血证,应针对各种血证的病因病机及受损伤脏腑的不同,结合证候虚实及病情轻重而辨证论治,具体来说就是辨清有火无火、气虚气实。此论可谓深得血证辨治之关键。

2.《景岳全书·血证》:"血本阴精,不宜动也,而动则为病。血主营气,不宜损也,而损则为病。盖动者多由于火,火盛则逼血妄行。损者多由于气,气伤则血无以存。"

3.《景岳全书·血证》:"暴吐暴衄,失血如涌,多致血脱气亦脱,危在顷刻者……当此之际,速宜以气为主,盖有形之血不能即生,无形之气所当急固,但使气不尽脱则命犹可保,血渐可生。"

从以上两条可见,血证与气火关系密切。气为血之帅,气旺上冲则血随之上逆为溢,气亡则血无以存而外脱,急救时应以益气固脱为主,气存则血亦可存。这为临床抢救血证提供了极为重要的理论指导,如现代临床运用独参汤、参附注射液抢救失血性休克确实取得较好疗效。

张景岳以温补为宗旨,力主人之生气以阳为主,难得易失,自成一家之言,在理论上和临床实践上均丰富了血证的治疗。

4.《景岳全书·血证》:"便血之于肠澼,本非同类。盖便血者,大便多实而血自下也;肠澼者,因泻痢而见脓血,即痢疾也。"

便血与肠澼在临床上易混淆,有必要正确区分以避免失治误治,张景岳对此有极为精辟的阐述。便血者,多为热伤血络而下血,大便多成形,血附于大便之上,或为鲜血,或为黑便,但无赤白脓液,治当清肠凉血,常选用槐花散;肠澼者,痢疾也,多为湿热熏灼大肠,血败肉腐,化生脓浊黏液,大便多不成形,夹有赤白黏胨,治当清热燥湿、行气调血,可选用芍药汤、白头翁汤。

5.《景岳全书·血证》:"凡失血等证,身热脉大者难治,身凉脉静者易治。"

张景岳强调在失血等重证中应脉证合参,这对判断预后具有重要意义。血证预后常与以下三个因素有关:①病因。一般来说,外感易治,内伤难治,新病易治,久病难治。②出血

量。量少者病轻,量多者病重,甚至出现失血性休克。③伴随症状。伴有发热、咳喘、脉数者一般病情较重,即本条所说。凡失血者,血气逸失,脉道空虚,当见芤脉,如患者身体有热而脉来宽大,说明病邪盛而正气衰,故证属难治;若脉静身凉,说明病势渐退,气血虽虚,治疗不难。前者脉证相逆,预后往往不佳,后者脉证相符,即使失血后血气亏损,犹可缓调而愈。

6.《景岳全书·血证》:"凡血枯经闭者,当求生血之源,源在胃也;而呕血吐血者,当求动血之源,源在脏也。"

血证论治关键在于治本,先求"动血之源",后求"生血之源",二者相辅相成,实为治疗出血性疾病不同阶段的要诀,此论进一步完善了血证的治疗。呕血、吐血多因气火上逆太过所致,如肝气上逆、肺气失降、胃火冲逆等,治疗当以清降病脏气火为主;如出血较多,导致气血亏虚,因胃为水谷之海、多气多血之乡,既为五脏之本,又为冲任血海之源,治疗当从胃入手。须指出的是本条力辨呕血吐血之因主要在脏,实为纠偏起见。

十三、明代赵献可《医贯》:当归补血汤与归脾汤

1.《医贯》:"凡失血之后,必大发热,名曰血虚发热,古方立当归补血汤。"

2.《医贯》:"凡治血症,前后调理,须按三经用药。心主血,脾统血,肝藏血。归脾汤,三经之方也。"

失血患者常出现发热,即血虚发热,赵献可指出可用当归补血汤治疗,认为其虽然是补血之剂,但以黄芪为主,因阳旺能生阴血。朱丹溪常用人参、黄芪、当归、川芎、黑姜治疗产后发热,因为黑姜味辛,能引血药入气分,而生新血,可与本条互参。尤须指出的是"按三经用药"调理血证,首选归脾汤,此说对后世医家影响深远。

十四、清代陈复正《幼幼集成》:血证单方

1.《幼幼集成·诸血简便方》:"凡吐血、鼻血以及上下一切血证,用百草霜扫下,研为细末,以糯米煎汤,大人每服三钱,小儿每服一钱,米饮调服,三服立愈。百草霜须乡间烧茅草锅底取之,烧柴炭者不用。"

2.《幼幼集成·诸血简便方》:"治鼻血,以韭菜捣汁一杯,童子小便一杯和匀,温暖服之,血散火降,立时即止。盖韭菜散血,童便降火故也。"

3.《幼幼集成·诸血简便方》:"大便泻血……用霜后干丝瓜烧灰存性,研为细末。每服一钱,酒调空心服。"

4.《幼幼集成·诸血简便方》:"小儿尿血,乌梅烧灰存性,研为细末。每次一钱,米饮调下。"

陈复正对治疗吐血、鼻血、便血、尿血等血证的常用单方进行了总结,值得临床酌情使用;因所用药物极易获取,故更适合于广大缺医少药地区的老百姓服用。

十五、清代尤怡《金匮翼》:血证病机

《金匮翼·诸血统论》:"失血诸证,妄行于上则吐衄;衰涸于内则虚劳;妄返于下则便红;积热膀胱(则)癃闭、尿血;渗透肠间,则为肠风;阴虚阳搏,则为崩中;湿蒸热瘀,则为带下;热极腐化,则为脓血;火极似水,则血色紫黑;热胜于阴,则发为疮疡;湿滞于血,则发为痛痹;瘾疹皮肤,则为冷痹;蓄之在上,其人喜狂;蓄之在下,其人喜忘。"

尤怡详述了常见的失血种类,并分别指出其主要病机,是对当时关于血证病机的最好概括,对临床有较好的指导价值。

十六、清代林珮琴《类证治裁》:和气血以治血证

《类证治裁·血症》:"气和则血循经,气逆则血越络。"

气为血之统帅,血的正常运行依赖于气机和顺。血能流行全身,环周不息,依赖于气的推动作用;血能循经而行,不逸出脉外,依赖于气的固摄作用。因此,气机和顺则血液正常运

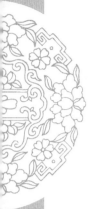

行于脉中,一旦气机逆乱,则血失统摄,奔逸脉外而成血证。而气机和顺又以元气充足为基础,气充则功能健全,气虚则功能减弱,推动无力,血因之而瘀阻,固摄无权,血亦随之而渗逸。

十七、清代唐容川《血证论》:治血四法

1.《血证论》:"惟第用止血,庶血复还其道,不致奔脱尔,故以止血为第一法。血止之后,其离经之血而未吐出者,是为瘀血,故以消瘀为第二法。止血消瘀之后又恐血再潮动,则须用药安之,故以宁血为第三法。去血既多,阴无有不虚者矣,故又以补虚为收功之法。"

血为人体之精,不宜丢失,且血为气之母,血脱气亦无以存,宗"急则治其标、缓则治其本",故以止血为第一要法;止血则恐其止为瘀而留于脉中,致血不归经,导致再度妄走出血,或久则变生骨蒸、干血等证,故以消瘀为第二要法;血本阴精,不宜动也,故应宁血以安之;血损必虚,当补以为功。四法环环相扣,止、消、安、补各具其功,且法不离调气,则血证可愈。唐容川治血四法论述极为精辟,可谓申古人所欲言,补前贤所未备。

2.《血证论·瘀血》:"凡血证,总以祛瘀为要。"

本条进一步强化了治血四法之祛瘀法。不管是吐血、衄血、便血、崩漏,凡有出血,总是溢于脉道之外的离经之血,它与荣养周身、并能载气之血截然不同。故唐容川提出:"此血在身,不能加于好血,而反阻新血之化机。"这种离经之血,无论颜色是清、是鲜还是黑,都属瘀血。瘀血之为病,纷繁多变,但总以瘀滞不通为其病机,故活血祛瘀为根本之治。具体运用时应根据瘀血的轻重新久与所在脏腑部位的不同,酌情施治。

3.《血证论·用药宜忌论》:"血家忌

汗……至于吐法,尤为严禁……血家最忌是动气……至于下法,乃所以折其气者,有急下以存阴法……至于和法,则为血证之第一良法……补法亦有宜有忌。"

治疗血证时需慎重选择治法。其中最禁忌的是"动气",包括治疗中使用耗气、使气机逆乱的药物或其他疗法。因为气为血之先导,血证形成必与气之妄行有关,故治血证当先理气,而不宜动气。此外,汗法、吐法均因消耗阴精,故应禁用;下法常在病初时使用;和法是治疗血证最好的方法,因气平则血和,血和则气畅。常用和法有:表则和其肺气,里则和其肝气,尤需照顾脾肾之气,或补阴以和阳,或损阳以和阴,或逐瘀以和血,或泻水以和气,或补泻兼施,或寒热互用。而补法则需慎用。如邪气不去而补之,是闭门留寇;瘀血未除而补之,是助贼为殃。当补脾者十之三四,补肾者十之五六;补阳者十之二三,补阴者十之八九。此外,血证患者尚需注意调节情志,不宜恼怒、抑郁,以免加重病情。

十八、现代秦伯未《秦氏同门集》:血家宜忌

《秦氏同门集》:"凉者忌于久吐本虚之家,禁于纯用寒凉之剂,而宜于卒病暴吐、本热气实之时;涩者忌于卒疾本旺之躯,禁于本热属实之体,而宜于危急将脱之际。今之医家于血证率用凉涩,而不复敢用温补,因作此文以针之。"

血证以实热者居多,但亦不乏虚寒者,实者泻之,虚者补之,热者寒之,寒者热之,若不加辨证就急于投药,难免会犯虚虚实实之戒,致使变证、坏病丛生,致人危殆。有是证便用是方,辨证施治对挽救危急重症尤为重要,秦伯未此言应为临床医者所警惕。

(钟先阳　魏　华　文小敏)

第九节 肥 胖 症

肥胖症又称肥胖或肥胖病,是由于先天禀赋因素、过食肥甘以及久卧久坐、少劳等引起人体脂肪绝对量增多或相对比例增高,体重超过标准体重 20%,或体重指数(body mass index,BMI)男性≥27、女性≥25,多伴有头晕乏力、神疲懒言、少动气短等症状的一类病证。它包括西医中的单纯性肥胖症(如体质性肥胖症、获得性肥胖症)、继发性肥胖症等。

肥胖症的有关描述最早见于《黄帝内经》,该书认为过食肥甘及缺乏运动是肥胖的重要原因之一。张仲景、朱丹溪等医家在此基础上不断总结临床实践经验,提出"肥人多痰""肥人湿多""肥人多气虚"等理论,逐步加深了对肥胖症的认识,在治疗上不断取得突破,尤其是明清及现代中医诊治肥胖症颇具特色。

一、《黄帝内经》:肥胖的症状、病因病机

1.《灵枢·阴阳二十五人》:"土形之人,比于上宫,似于上古黄帝。其为人黄色,圆面,大头,美肩背,大腹,美股胫,小手足,多肉……水形之人,比于上羽,似于黑帝。其为人黑色,面不平,大头,广颐,小肩,大腹,动手足。"

前者为全身性肥胖,后者为腹形肥胖,本条说明形体的肥胖与先天禀赋有密切关系,按五行归属,主要为脾肾二脏,这是关于肥胖与体质相关的最早文献记载。熊曼琪在此基础上提出"木瘦金方水主肥,土形敦厚背如龟",即形体肥胖受先天禀赋影响。

2.《素问·奇病论》:"必数食甘美而多肥也。肥者令人内热,甘者令人中满。"

3.《素问·通评虚实论》:"肥贵人则膏粱之疾也。"

以上两条指出肥胖的产生与过食肥甘有关,并用"肥贵人(后世称富贵人)"命名本病,这是关于肥胖的病因及病名最早的文献记载。

肥者,指膏粱肥美食物;甘者,指甘味食物。膏粱肥美食物滋腻窒塞,食之过度,就会阻滞阳气条达,郁而化热;甘味食物缓和腻滞,过度进食,可导致脾失健运,胸腹满闷。脾胃运化功能减退,对肥甘厚味的转化功能也逐渐减弱,水谷精微不能化生输布,蓄积体内而为痰湿脂浊,躯脂满溢,形体逐渐肥胖。故有"肥甘生痰"之说。因此,节制饮食,勿贪甘甜厚味,历来被视为养生、减肥要诀。

4.《素问·阴阳应象大论》:"年五十,体重,耳目不聪矣。"

本条指出肥胖为衰老的表现之一。随着年龄增长,脏腑失调(尤其是肝脾肾功能的减退),导致水湿失运、痰瘀渐生,增加肥胖的发生概率。

5.《素问·宣明五气》:"久卧伤气,久坐伤肉。"

本条指出缺乏运动可引起肥胖。因伤气则气虚,伤肉则脾虚,脾气虚损,则运化无权,水谷精微不能输布,致痰湿内生,脂浊积聚,形成肥胖。这是关于肥胖与缺乏运动相关的最早文献记载。

二、汉代张仲景《金匮要略》:肥胖与运动

《金匮要略·血痹虚劳病脉证并治》:"夫尊荣人,骨弱肌肤盛。"

张仲景提出若过食肥甘,又疏于劳作运动,甚或久坐久卧,使体内营养精微不能消耗,加之气机郁结,精微失于输布,痰湿脂浊内聚,日久即可导致肥胖。正如《吕氏春秋·尽数》中所言"形不动则精不流,精不流则气郁",可谓至理名言。后世医家如汪宏在《望诊遵经》中指出"富贵者,身体柔脆,肌肤肥白,缘处深闺广厦之间,此居养不齐,作息无度者易致脂肥停积而成肥人",涂蔚生在《推拿抉微·认症

法·五脏所伤》中也指出"安逸家多肥胖,劳动家多消瘦",二者都认为深居简出、四体不勤、缺乏运动可导致肥胖。

三、元代朱丹溪《丹溪心法》:肥胖与痰湿

《丹溪心法》:"肥白人多痰……""肥人气虚生寒,寒生湿,湿生痰……故肥人多寒湿……""肥人宜二陈汤加参、芪、归、术、银花、连翘等类治之。"

朱丹溪首次提出"肥人多痰""肥人湿多""肥人多气虚"的理论,即痰、湿、虚是肥胖症的最主要病机,为后世肥胖症的治则开了先河。由于形体过于丰盛,全身四肢百骸、内脏器官多处于气虚状态,以致身体笨重,行动迟缓,动辄气促。气虚不能运化、输布水液,则易生水湿痰饮,导致肥人多痰湿。根据其理论观点,朱丹溪提出用二陈汤加味来治疗本病。后世医家傅青主进一步指出妇人更易患肥胖症,原因就是痰湿停积日久,有助膏脂的形成,这与其"恣食厚味"有关。

四、明代龚廷贤《寿世保元》:肥胖与养生

《寿世保元·饮食》:"善养生者养内,不善养生者养外。养内者恬澹脏腑,调顺气血,使一身之气流行中和,百病不作。养外者恣口腹之欲,极滋味之美,穷饮食之乐,虽肌体充腴,容色悦泽,而酷烈之气内蚀脏腑,形神虚矣。"

龚廷贤认为肥胖不利于养生。虽然肥胖者肌肤润泽,但长期进食肥甘厚味之物可引起各脏腑功能减退,最终妨碍养生。他强调养生的关键是养内,而不是养外。

五、清代陈士铎《石室秘录》:肥胖与气虚

《石室秘录·论气虚多痰》:"肥人多痰,乃气虚也,虚则气不能运化,故痰生之。"

陈士铎立足于朱丹溪的"肥人多痰"观点,进一步指出肥胖多痰的根本原因是气虚,主要是脾气亏虚,不能运化水谷,导致痰湿内生,湿浊积聚。而同时代另一医家何梦瑶则在《医碥》中提出"肥人气滞必挟痰",主张用二陈汤

加枳壳、香附,重者加苍术、白芥子来治疗。

六、清代林之瀚《四诊抉微》:肥胖与中风

《四诊抉微·望形气》:"肥人多中风。"

林之瀚指出了肥胖症患者最常见的一种并发症:中风。形体肥胖之人,多嗜膏粱厚味,酒食无度,损伤脾胃,以致气虚而痰湿生。形盛气虚则脉络空虚,风邪乘虚入中经脉,以致气血痹阻。或外风引动痰湿,闭阻经络,以致喝僻不遂,一般称此为外风。有因脾虚生痰,痰浊停滞,郁而化热,热盛生风,气血随之逆乱,气血痰火阻络蒙窍,而成中风,是为内风。李用粹在《证治汇补》中称之为类中。

七、清代叶天士《临证指南医案》:肥胖与湿浊

《临证指南医案》:"湿从内生,必其人膏粱酒醴过度,或嗜饮茶汤太多,或食生冷瓜果及甜腻之物。其人面白而肥,肌肉柔软。"

叶天士详细阐述了"肥胖多湿"理论,提出内湿产生的三个主要因素,认为过食膏粱酒醴、饮茶过多、食用生冷瓜果和甜腻之物均可导致精微物质过剩,化为脂液而引起肥胖,即饮食不节是肥胖形成的重要原因。

八、清代顾世澄《疡医大全》:肥胖与疮疡

《疡医大全·论肥人疮疡》:"夫肥人多湿、多痰、多气虚,形体外实者,外虽多肉,其实内虚,凡体丰气虚之人,疮疡故多痛……又曰:大凡体肥则肉潭于气,加之疗丧,则真气不足以维持,平日语言气短,行动喘急,一遇脓血出多,空火陡发,精散神离,每多暴脱。"

顾世澄认为肥胖,尤其是合并气虚者,易并发疮疡,而且要密切注意其危症,脓血较多时易休克,即暴脱。治疗应采取"内托"的方法,使邪毒不内陷,则易溃、易敛,可取得较好疗效。

九、清代程杏轩《医述》:肥胖治则

《医述·治法》:"肥人之身,以火为宝。"

程杏轩认为肥人大多阴气盛、火气衰,阴

气盛则多湿多痰,而湿、痰又可导致多种疾患。人身的真阳之气能蒸化津液,祛散痰湿,故对肥胖之人尤为珍贵。因此,补气壮阳是肥胖的治疗原则,这是关于该治则最早的文献记载。

十、清代管玉衡《诊脉三十二辨》:肥胖脉象

《诊脉三十二辨·辨肥瘦脉异》:"瘦人脉健,肥人脉沉。瘦人多火,故脉健。肥人多湿,故脉沉。"

管玉衡认为肥胖症主要表现为沉脉,其原因在于湿浊凝滞于内。

十一、清代赵彦晖《存存斋医话稿》所附沈仲圭《吴山散记》:肥胖食疗

《存存斋医话稿·附录:吴山散记》:"碘质有改进人体新陈代谢,减少蓄积脂肪,以治肥胖病之效。考海藻含碘 0.339,昆布含碘1.234,海带含碘 1.168,皆富于碘质之海产植物也。故以昆布、海藻煎汤代茶,海带、海蜇作肴佐膳,乃减肥之简便单方也。"

沈仲圭首先提出用昆布、海藻煎汤代茶和海带、海蜇烹调作菜治疗肥胖症,依据是碘能减少脂肪蓄积,而上述四种中药均含有丰富的碘。这是首次记载肥胖症的食疗处方。

(魏　华　钟先阳　林秀华)

第十节　瘿　病

瘿病,古文献亦称"瘿",是指颈前结喉两侧漫肿或结块,皮色不变,逐渐增大,病程缠绵,难以溃破的一类疾病。它包括西医中的单纯性甲状腺肿、甲状腺功能亢进症、甲状腺功能减退症、甲状腺炎(亚急性甲状腺炎、桥本甲状腺炎)、甲状腺肿瘤等疾病。

瘿病的记载最早见于《庄子·德充符》,而最早的医学文献记载则见于马王堆汉墓帛书《五十二病方》,其中已有关于本病治疗的记载,但内容残缺不全。许慎《说文解字》解释瘿为"颈瘤也,从病婴音"。《华佗神方》首先指出瘿与瘤的鉴别要点。《肘后备急方》首先应用植物类含碘药物海藻、昆布治疗瘿病,并首创治瘿方剂"海藻酒";《僧深集方》首先记述了内服动物甲状腺(鹿靥)治瘿的经验。《诸病源候论》对本病的病因病机进行了比较详细的阐述。《圣济总录》首次对五瘿(石瘿、泥瘿、劳瘿、忧瘿、气瘿)进行了比较详细的阐述。后代医家对瘿病的病因、病机、诊断、治疗、预后进

行了深入的临床研究,使瘿病的中医诊治理论日益完善。

当代医家从中西医结合的角度加强了对瘿病与甲状腺疾病之联系的认识,认为气瘿相当于现代医学中的毒性弥漫性甲状腺肿并甲亢(包括单纯性甲状腺肿、地方性甲状腺肿),肉瘿相当于甲状腺结节(包括甲状腺瘤),血瘿相当于甲状腺功能亢进症,筋瘿相当于甲状腺肿瘤,石瘿相当于甲状腺癌和慢性淋巴细胞性甲状腺炎,泥瘿相当于甲状腺囊肿,劳瘿相当于甲状腺功能减退症,瘿痈相当于亚急性甲状腺炎和瘿肿,夹喉痈相当于急性化脓性甲状腺炎,进一步发挥了瘿病的传统理论在甲状腺疾病诊治中的作用。

一、汉代华佗《华佗神方》:瘿病的病机与手术治疗

《华佗神方》:"瘿之种类甚多,形亦各异,然皆为湿热之病,由小而大,由大而破,由破而

死。初起时宜用小刀割破，略出白水，以生肌散敷之，立愈……忌房事一月，否则必破，不能收口，终身成漏。"

华佗是东汉名医，擅长外科，有"外科圣手""外科鼻祖"之称。《华佗神方》由唐代孙思邈发现并整理出版。本条着重阐述3点：

（1）瘿病虽然种类较多，形态各异，但其病机关键是湿热为患，与后世医家的认识略有差异。

（2）瘿病发展经过为"由小而大""由大而破""由破而死"，并指出刚发病时可用刀割破，并外敷生肌散，这是对本病采取手术治疗的最早记载，不过当时手术的成功率并不高。《三国志·魏书》记有曹操劝告患有瘿病的贾逵不要去开刀割除瘿瘤的故事："吾闻'十人割瘿九人死'。"这个历史故事佐证了当时对瘿病患者进行手术治疗的死亡率较高。

（3）治疗期间需要注意的是"忌房事一月"，否则易出现"溃破"，产生瘘管，难以愈合。

综观本书中华佗所创并流传下来的三首治瘿处方，其药物组成主要为活血化瘀类药和轻粉、水银、硼砂、绿矾、皂矾等药，而未提及含碘的植物类药如海藻、海带、昆布等，也未提及含甲状腺素的动物类药"靥"。

二、晋代葛洪《肘后备急方》：海藻酒与治疗禁忌

1.《肘后备急方》："疗颈下卒结，囊渐大欲成瘿，海藻酒方……稍稍含咽之，日三……"

2.《肘后备急方》："昆布、海藻等分末之，蜜丸，含如杏核大，含稍稍咽汁，日四五。"

3.《肘后备急方》："但不用举重，及悲啼烦恼等事……忌盐。"

瘿病的病位在颈下，囊肿逐渐增大是本病的临床特征之一，葛洪首先提出用含碘的植物类药海藻、昆布治疗本病，并首创治瘿方剂海藻酒，特别指出服法应"稍稍含咽"，其渣也可外敷于颈下患病处。此为后世医家诊治瘿病奠定了实践基础。

海藻、昆布均为含碘较为丰富的中药，虽

归于化痰止咳药，但因为它们能散瘿瘤，现为治疗瘿病的要药，但用于不缺碘的甲状腺功能亢进症目前尚存在分歧。现代医家认为含碘类中药的主要适应证为：①单纯性甲状腺肿或地方性甲状腺肿之弥散性甲状腺肿大者；②甲状腺腺瘤、结节性甲状腺肿或甲状腺癌有局灶性甲状腺肿而无明显的甲亢表现者；③甲亢伴有甲状腺肿大者，待其阳亢症状有所缓解，以阴虚或气阴两虚为主要证候时，可适当投用少量含碘中药以软坚消瘿。其中以含碘较少的中药夏枯草、牡蛎等为宜，至于昆布、海藻、黄药子等含碘量高的中药，则仅在没有功能亢进表现的甲状腺肿大、腺瘤或肿瘤中使用。

三、南北朝陈延之《小品方》：瘿病主症与沙水致瘿

《小品方》："瘿病者，始作与瘿核相似。其瘿病喜当颈下，当中央不偏两边也，乃不急腿然，则是瘿也……长安及襄阳蛮人，其饮沙水，喜瘿有核瘰瘰耳，无根，浮动在皮中，其地妇人患之，肾气实，沙石性合于肾，则令肾实，故病瘿也……昆布丸方……禁盐、生鱼、生菜、猪肉。"

陈延之明确指出瘿病位于颈下的部位为颈前中部，不偏向两侧，而且发展缓慢，逐渐增大，并指出本病与饮沙水有关。现代研究表明沙水为缺碘之水，经常饮用易致本病发生。但当时尚未认识到本病与缺碘有关，而是从"沙石性合于肾"、足少阴肾经循行喉咙、"肾实"可致瘿病等角度给予理论阐释。这是有关本病的病因、病机的最早记载，并记录了治疗瘿病的方药"昆布丸"，同时还提出了本病的治疗禁忌：除葛洪提到的忌盐外，认为还要避免食用生鱼、生菜、猪肉等，以免降低疗效。

四、隋代巢元方《诸病源候论》：瘿病三因三治

1.《诸病源候论·瘿瘤等病诸候》："瘿者，由忧恚气结所生，亦曰饮沙水，沙随气入于脉，搏颈下而成之。初作与樱核相似，而当颈下

也，皮宽不急，垂捶捶然是也。恚气结成瘿者，但垂核捶捶，无脉也；饮沙水成瘿者，有核瘰瘰无根，浮动在皮中。""有血瘿，可破之；有瘤肉瘿，可割之；有气瘿，可具针之。"

巢元方首先以邪实致病立论，对本病产生的内外病因进行了详细阐述。他明确指出本病的内因为忧恚气结，郁而不散，情志不畅，终致肝失疏泄，脾失运化，形成气滞、气郁；外因为常饮沙水（即饮食过偏），伤及中焦，脾失升降，影响气的正常运行，长期的气滞、气郁，积久聚而成形，则导致肿块发生，如蕴结于颈部结喉两侧，即可发生瘿病。此为后世认识瘿病病因提供了较为明确的思路。

书中还首次提出了瘿病的分类，即血瘿、肉瘿、气瘿，并提出了相应的治疗方法，即破法治疗血瘿、割法治疗肉瘿、针法治疗气瘿。这是关于瘿病的分类及治法的最早记载。

2.《诸病源候论·妇人杂病诸候三》："瘿病者，是气结所成……动于肾气，肾气逆，结宅所生。"

本条指出瘿病的发病与肾气上逆有关。肾气实，沙石性合于肾，则令肾实，肾气循经上逆于喉，并在此蕴结，从而发生瘿病。

五、唐代孙思邈《备急千金要方》：山泉致瘿

《备急千金要方·道林养性》："凡遇山水坞中出泉者，不可久居，常食作瘿病，动气增患。"

孙思邈认为久居山区、常饮低凹处的山泉也可引起瘿病，再次强调瘿病的发生与生活地区有关，现代流行病学调查发现甲状腺疾病多见于我国西北高原地带及山区。《崔禹锡食经》中指出"人常饮河边流泉沙水者，必作瘿瘤，宜以犀角（犀牛为保护动物，请用代用品）渍于流中，因饮之，辟瘿瘤"。

六、唐代孙思邈《千金翼方》：瘿病的方药与灸法

1.《千金翼方·杂病下·瘿病》："治五瘿方：取鹿靥酒渍令没，火灵干，纳于酒中，更灵令香，含咽汁……忌姜、辛、猪、鱼、生菜、辛菜、吹火、读诵及大语用气……以瘥为度……不得作生活劳动也……忌怒……陷脉散：主二十、三十年瘿瘤……若疮湿即敷，无汁者以猪膏和敷之，以干为度。"

孙思邈对瘿病的治疗进行了比较详细的总结与阐述。他提出了9首处方，既有单方，如鹿靥、昆布，又有复方，如治五瘿方、治瘿方、陷脉散等7首，表明早在唐代就能熟练应用复方制剂治疗瘿病。

其常用药主要有两类：一为含碘的动植物类药，如海藻、海蛤、昆布；二为动物的甲状腺，如羊靥、鹿靥等。其中用羊靥入药是最早的文献记载，而鹿靥治疗瘿瘤病的最早记载则见于南北朝的《僧深集方》中的"五瘿丸"方，即"鹿靥，以酒渍，炙干，再纳酒中更浸，炙令香（含），咽汁，味尽更易"。这既符合中医"以脏补脏"的治则，也符合现代医学病因学的认识，而且是世界医学史上对地方性甲状腺肿实施甲状腺脏器制剂治疗的开端。

孙思邈的处方多制成丸剂、散剂，取效缓慢，符合瘿病的治疗原则；而且多用酒送服，并含服，从而促进药物吸收。他并明确指出停药指征为"以瘥为度"，还丰富了服药治疗时的注意事项，尤其是提到"忌怒""（忌）大语用气""不得作生活劳动"等。这对后世医家治疗瘿病起到指导性作用。

2.《千金翼方·针灸下》："灸瘿法：灸风池……百壮。又大椎百壮，大椎两边相去各一寸半，小垂下各三十壮。又颈冲……针亦良……灸瘿……以瘥止。瘿，上气短气，灸肺俞一百壮。瘿，上气胸满，灸云门五十壮。瘿，恶气，灸胸堂百壮……瘿气面肿，灸通天五十壮。瘿，灸中封……"

瘿病也可采用针灸方法来治疗，常用穴位有风池、大椎、颈冲、臂臑、肩髃、肺俞、云门、胸堂、天府、曲池、天瞿、通天、中封等，后世医家则补充了臑会、气舍、浮白、冲阳、巨阙、天突、膻中等穴，其中天突穴治一切瘿瘤初起者，膻

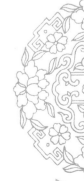

中则禁针,可用灸法。具体灸法则有灸三十壮、五十壮、百壮、三百壮等;有直接灸,也有旁开一寸、三寸;气虚时灸肺俞,气促时灸云门、胸堂、天府、大椎、曲池;脸肿时灸通天;停灸指征为"以瘥止"。这是有关用针灸法,尤其是灸法治疗瘿病的最早文献记载,为后世治疗瘿病开辟了新的方法。

后世医家(如王肯堂)主张服用治瘿丸剂时合用针灸之法,以增加疗效。

七、唐代王焘《外台秘要》:瘿病预后与掐法治瘿

《外台秘要》:"凡水瘿、气瘿可瘥,石瘿不可……平旦手挽瘿令离项,掐其下根,脉断愈。一日一度掐,易愈者七日,如难瘥者三七日愈。"

王焘在《外台秘要》中详细总结了当时治疗瘿病的36首方剂,其中27方为含碘动植物,几乎均以海带、海藻、海蛤、昆布诸药为主,也提到用羊靥治疗本病,并多以酒同服。本条中首次提出瘿病预后,气瘿易治,石瘿难治。

此外,他还提出了瘿病的一种理疗方法,即用手掐其根部,每日1次,也有一定疗效,这是用理疗方法治疗本病最早的文献记载。

王焘也详细指出了治疗期间的注意事项,包括:①饮食方面尤为重要,有忌蒜、葱、笋、炙肉(猪、羊)、臭肉、鲫鱼、生菜、盐等;②调节不良情绪,如嗔、忧、悲等;③避免劳累,如举重等。

八、宋代王怀隐《太平圣惠方》:小儿瘿病

《太平圣惠方》:"夫小儿瘿气之状,颈下皮宽,内结突起垒垒然,亦渐长大,气结所成也。小儿啼未止,因以乳饮之,令气息喘逆,不得消散,故结聚成瘿也。"

王怀隐针对小儿瘿病的主症及病机,分别提出"胸膈噎塞咽粗"可用商陆散,"心胸壅闷、咽喉噎塞"可用木通散、昆布散、半夏散、陈橘皮丸,"肿结渐大"可用海藻散方治疗。所用药中除了海藻、海带、海蛤、昆布等含碘的动植物类

药外,还有羊靥、黄牛食系等动物类药,其中牛靥是首次提出,开拓了应用动物甲状腺的治疗方法。

九、宋代赵佶《圣济总录》:妇人多瘿、瘿病辨证与五瘿分类

1.《圣济总录》:"此疾,妇人多有之,缘忧恚有甚于男子也……瘿之初结,胸膈满闷,气筑咽喉,噎塞不通,颈项渐粗,囊结不解,若此之类,皆瘿初结之证也。"

本条明确指出瘿病多见于妇人,因为与男子相比,妇人更易受情绪影响,这是关于瘿病与性别之关系的最早文献记载。此外,本条也对气瘿的早期症状进行了详细描述,即胸闷、咽喉部通气不畅、颈项渐粗,提出可用海藻散或海藻丸、昆布散或昆布丸、白前汤、通气丸、紫苏膏、琥珀丸、羚羊角丸、二靥散、羊靥丸等治疗瘿病。

2.《圣济总录》:"瘿病咽喉噎塞者,由忧恚之气在于胸膈,不能消散,搏于肺脾故也。咽门者,胃气之道路;喉咙者,肺气之往来。今二经为邪气所乘,致经络否涩,气不宣通,结聚成瘿,在于咽下。噎郁滞留,则为之出纳者,噎塞而不通,病瘿者以是为急也。"

瘿病的突出症状是咽喉堵塞感,主要是由于情志不畅致生邪气,上犯肺脾二脏,致肺失宣降、胃气上逆,结聚于咽喉部,影响气之出入,成为瘿病急症。赵佶指出了瘿病与肺脾二脏功能失常有关,尚未意识到肝的作用。后世医家做了进一步阐述,认为瘿病所产生的症状皆隶属于五脏,但根源在肝火,情绪不畅时引起肝火上炎,导致病情复发或加重。

3.《圣济总录》:"石瘿、泥瘿、劳瘿、忧瘿、气瘿,是为五瘿。石与泥则因山水饮食而得之;忧、劳、气则本于七情,情之所至,气则随之,或上而不下,或结而不散是也"。

《圣济总录》从病因角度,将瘿病作了归类和论述,提出五瘿的分类方法,即石瘿、泥瘿、劳瘿、忧瘿、气瘿,其中前两者是因"山水饮食"所致,后三者是因"七情"所致。

十、宋代陈无择《三因极一病证方论》：五瘿

《三因极一病证方论》："坚硬不可移者，名曰石瘿；皮色不变，即名肉瘿；筋脉露结者，名筋瘿；赤脉交络者，名血瘿；随忧愁消长者，名气瘿。五瘿皆不可妄决破，决破则脓血崩溃，多致夭枉。"

陈无择根据瘿病局部症候的不同，提出五瘿的另一种分类方法，并对其主症作出初步描述：石瘿如石之硬，气瘿如绵之软，血瘿如赤脉细丝，筋瘿乃无骨，肉瘿如袋之状。他并指出不能行手术治疗，因手术治疗具有极高的死亡率，为后世医家所宗。现代医学已突破此限制，手术成为甲状腺瘤等的主要治疗方法，而且疗效较好。

十一、宋代杨士瀛《仁斋直指方论》：猪靥、海带、针砂

《仁斋直指方论》："秘传治瘿方，治一切瘿瘤神效。干猪靥（七个，用灯盏火烘过，干，为末），海螵蛸，木香，青木香，孩儿茶（各五钱），雄黄，神曲，麦芽，辰硝（各一钱）。上为细末，用酒送下，食后令睡时服之，即睡，再不可言语，戒恼怒房室……海带丸，治瘿气久不消者。海带，贝母，青皮，陈皮。上各等分，为末，炼蜜丸如弹子大。每服一丸，食后嚼化。""针沙方，专治气瘿。针沙（浸于水缸中，平日饮食皆用此水，十日一换。针沙服之半年，自然消散，针沙能去积也）。"

杨士瀛创海藻丸、蜡矾丸、针沙方、破结散、昆布丸、海带丸、秘传治瘿方等，其中针沙方用针沙（实为针砂，《本草纲目》称该药有"清积聚、肿满、黄疸，平肝气，散瘿"之效）浸于水缸中，作为日常饮用水，类似现代医学采取的盐中加碘法，这是最早的文献记载。

十二、金代张从正《儒门事亲》：瘿病病案

《儒门事亲》："新寨一妇人，年四十余，有瘿三瓣，戴人以盐吐之。三涌、三汗、三下，瘿

已半消。次服化瘿之药，遂大消去。夫病在上者，皆宜吐，亦自有消息之法耳。""颈如险而瘿，水土之使然也，可用人参化瘿丹，服之则消也。又以海带、海藻、昆布三味，皆海中之物，但得二味投之于水瓮中常食，亦可消矣。"

张从正首次记载了瘿病案例，指出先用吐法，继用汗法、下法，最后用化瘿之药，常用化瘿丹缓慢取效。方中主药为海藻、海带、昆布、猪靥、羊靥、海蛤等，要求临卧嚼化。他并首倡将海藻、海带、昆布等海生植物投之于水瓮之中常食，以改善饮水含碘量来防治本病，此方法非常可贵。

十三、明代朱橚《普济方》：黄药子

《普济方》："治忽生瘿病一二年者，用万州黄药子三斤，须紧重者为上，如轻虚即是他州者，其力即慢。须用焙取无灰酒一斗，投药中，泥封固瓶口，以糠火烧一顿饭时，停住，令酒冷。即令患者时时饮一盏，不令绝酒气。经三日后，常把镜自照，觉消即停饮。"

《普济方》首次提出用黄药子治疗瘿病，特别提出"紧重者"药效较好。虽然本药有一定的毒性，但临床验证其疗效"如神"。该书并指出判断疗效的方法为"常把镜自照，觉消即停饮"，这是迄今为止关于此问题最早的文献记载。

龚廷贤在《万病回春》中总结当时常用的治瘿药，主要包括海藻、昆布、海带、海螵蛸、海粉（飞过）、海螺（醋炙）以及黄药子等。饮食治疗常选用"杜蘅"。他还特别指出羊靥散禁用于孕妇。

十四、明代徐春甫《古今医统大全》：经脉病机与瘿病治法

1.《古今医统大全·瘿瘤候》："瘿瘤之病，乃足阳明之经与任脉二经气血凝滞，加以忧郁之所成也。何则？阳明为多气多血之经，任脉为阴血之至脉，气滞上焦，即血不下流，而着于任脉之杪，故多着于颈项皮宽处是也。"

徐春甫认为瘿病的发生主要与足阳明经

和任脉二经的经气阻滞、血瘀凝结有关,情志不畅是诱因,这是有关瘿病与经脉的关系的最早文献记载,有利于指导本病的治疗。

2.《古今医统大全·瘿瘤候》:"《经》曰坚者削之,留者攻之,结者散之,郁者达、发、夺、泄、折之是也。如海带、昆布之咸以软坚,黄药子之苦辛以行气,破结散之类是也。"

治瘿瘤应以削坚、开郁、行气为法,可选海带、昆布、黄药子等药。

十五、明代李梴《医学入门》:瘿病与五脏的关系

《医学入门》:"惟忧恚耗伤心肺,故瘿多著颈项及肩……瘿内应五脏。"

瘿病虽属颈部局部疾病,但与经络、脏腑均存在密切关系,李梴早在 16 世纪就已指出"瘿内应五脏",并认为关键是心肺二脏,因为忧郁多伤及心肺。后世沈金鳌对"瘿内应五脏"作了进一步阐述:"瘿之为病,其症皆隶属五脏,其源皆由肝火。"结合前述,五脏主要指肝、心、肺、脾、肾,以肝为起病之因,以心、肺、脾为起病之脏,以肾为久病之变。

对于瘿病或软或硬,无痛无痒,体实者,李梴常选用海藻散坚丸、海带丸;痰火盛者,常用舐掌散、神效开结散。此皆化痰行气破坚之剂,体虚者不可妄服。

十六、明代王肯堂《证治准绳》:海藻

《证治准绳·疡医·瘿瘤》:"海藻洗净,切碎,油醋熟,作常菜食之。"

海藻是治疗瘿病的常用中药,既可浸酒单用,也可配合其他中药组成相应处方治疗瘿病。王肯堂则提出海藻作菜肴以经常食用有助于消瘿,此论为海藻用于食疗较早的文献记载。

十七、明代陈实功《外科正宗》:瘿瘤的鉴别、病机关键与辨证施治

《外科正宗·上部疽毒门·瘿瘤论》:"瘿瘤之症,非阴阳正气结肿,乃五脏瘀血、浊气、痰滞而成。瘿者阳也,色红而高突,或蒂小而下垂;瘤者阴也,色白而漫肿,亦无痒痛,人所不觉。瘿瘤初起,元气实者,海藻玉壶汤、六军丸;久而元气虚者,琥珀黑龙丹、十全流气饮,选服此药,自然缩小消磨;切不可轻用针刀,掘破出血不止,多致立危;久则脓血崩溃,渗漏不已,终致伤人。"

陈实功在陈无择、杨士瀛对瘿、瘤认识的基础上更进一步地指出二者的鉴别要点:病机特点除了气滞血瘀外,尚有"痰滞",即均为血、气、痰三者相互郁结而致。瘿病属阳证,颜色红并突出皮肤;瘤病属阴证,颜色苍白,以漫肿、无痒痛为主症。

特别要指出的是,陈实功较早注意到瘿病在其发展过程中,证候可由起病时的实证慢慢转变为虚证,临床治疗时也要随证而变,分虚实而医,如实证可用海藻玉壶汤、六军丸,虚证选用琥珀黑龙丹、十全流气饮,也可用活血散瘿汤等。其中海藻玉壶汤是首创,是现有文献中众多治瘿方剂中能广泛流传后世的屈指可数的一首名方。

对于手术治疗瘿病,陈实功则沿用杨士瀛、严用和、陈无择等的观点,即慎用针刀。而同时代的孙一奎在《赤水玄珠》中则详细载有点瘿法(处方包括桑炭灰、枣木灰、黄荆灰、桐壳灰、荞麦灰、斑蝥、穿山甲、乳香、冰片等),即外治法,其中穿山甲为保护动物,请用代用品。要求临用时入新石灰调膏敷,干则清水润之,神效。

十八、明代丁凤《医方集宜》:瘿病治法

《医方集宜》:"凡瘿瘤之症先须断浓味、戒愠怒,当用利气软坚之药,久则消散矣。瘿气生于颈项之间,肿高,皮白,软而不痛,随气消长,宜用昆布散、木通散、海藻丸、海藻散瘿丸。"

丁凤在《医方集宜》中总结了瘿病治疗大法为"利气软坚",认为本病为慢性病,服药时应"久则消散",治疗期间应"断浓味""戒愠怒"。对于气瘿,可选用昆布散、木通散、海藻散、海藻散瘿丸等处方,方中主药与前世医家

相仿,即昆布、海藻、海蛤等,而且均制成丸剂,多于食后用温酒调下。

十九、清代赵学敏《串雅内外编》:自然铜

《串雅内外编》:"自然铜贮水瓮中,逐日饮食皆用此水,其瘿自消。"

赵学敏提出将自然铜贮于水缸中,以改善水质,作为饮食用水,可治疗瘿病。结合前述,至少已有3名医家主张通过改善水质来治疗本病,他们分别采用针砂,海藻、昆布、海带,自然铜等,对后世影响较大。

二十、清代徐文弼《寿世传真》:紫菜

《寿世传真·修养宜饮食调理》:"紫菜,性寒。宜解烦热,消瘿结。"

徐文弼认为紫菜有消瘿散结之功效,可作为治疗瘿病的食疗处方。

二十一、清代顾世澄《疡医大全》:四海舒郁丸

《疡医大全》:"气颈乃七情抑郁不伸,肝脾气郁不舒,结喉之间气结如胞,随喜怒消长,甚则饮食嗑碍,治以四海舒郁丸主之。"

顾世澄首创四海舒郁丸治疗瘿病。胡源洁在《卫生易简方》中提出用海螵蛸联合海藻、海带、海蛤、昆布及甘草等药治疗项瘿,认为疗效极佳。该方从药物组成来看,可视作《疡医大全》中"四海舒郁丸"的前身,比之多了缩砂、

连翘、玄参、甘草四味药,香附换为青木香、陈皮二味理气药,认为服药的最佳方式为临睡时用飞盐汤送服,并徐徐咽下,也可制成丸剂"噙化"。鲍相璈在《验方新编》中载有消瘿五海饮(海带、海藻、昆布、海蛤、海螵蛸),认为可煎汤当茶饮,甚效。临证应用四海舒郁丸时可借鉴胡源洁、鲍相璈二位医家的相关论述。

二十二、清代天休子《修昆仑证验》:推拿疗法

《修昆仑证验·揉积论》:"瘿瘤皆气血凝结之积,古方皆以药内消,然历见消去者,十不获一。缘病在皮里膜内,药力不能到也,在外揉之,竟可消散。"

本条指出可用揉法治疗瘿病,而揉法是一种常用的推拿手法,这与王焘提出用掐法治疗瘿病的观点相辅相成。同时本条详细阐述了揉法的起效原理。天休子认为瘿病形成的关键为气血停滞于颈部皮里、膜内之间,津液变涎沫以凝结,不能再解,逐渐增大,终成积证。单用药物内服以消去积滞,疗效一般,如能外用揉法,则使经络气血通畅,凝结的津液散开,可提高疗效。因为百病皆以气血为主,通则无积,不通则积,新则积小,久则积大。揉之为法,有益无损,且可窒病之源,拔病之根,是一种较好的防治措施,而且简单易行。

(魏　华　钟先阳　秦　霖)

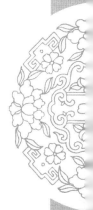

第三章　气血津液病证

第四章　肺系病证

FEIXI BINGZHENG

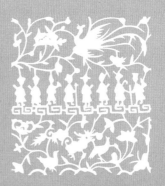

第一节 咳 嗽

一、《黄帝内经》：论咳嗽的成因、病机、分类、治则

《素问·咳论篇》："黄帝问曰：肺之令人咳何也？岐伯对曰：五脏六腑皆令人咳，非独肺也。帝曰：愿闻其状。岐伯曰：皮毛者肺之合也，皮毛先受邪气，邪气以从其合也。其寒饮食入胃，从肺脉上至于肺则肺寒，肺寒则外内合邪因而客之，则为肺咳。五脏各以其时受病，非其时各传以与之。人与天地相参，故五藏各以治时，感于寒则受病，微则为咳，甚者为泄为痛。乘秋则肺先受邪，乘春则肝先受之，乘夏则心先受之，乘至阴则脾先受之，乘冬则肾先受之。帝曰：何以异之？岐伯曰：肺咳之状，咳而喘息有音，甚则唾血。心咳之状，咳则心痛，喉中介介如梗状，甚则咽肿喉痹。肝咳之状，咳则两胁下痛，甚则不可以转，转则两胠下满。脾咳之状，咳则右胁下痛阴阴引肩背，甚则不可以动，动则咳剧。肾咳之状，咳则腰背相引而痛，甚则咳涎。帝曰：六府之咳奈何？安所受病？岐伯曰：五藏之久咳，乃移于六府。脾咳不已，则胃受之，胃咳之状，咳而呕，呕甚则长虫出。肝咳不已，则胆受之，胆咳之状，咳呕胆汁。肺咳不已，则大肠受之，大肠咳状，咳而遗失。心咳不已，则小肠受之，小肠咳状，咳而失气，气与咳俱失。肾咳不已，则膀胱受之，膀胱咳状，咳而遗溺。久咳不已，则三焦受之，三焦咳状，咳而腹满，不欲食饮，此皆聚于胃，关于肺，使人多涕唾而面浮肿气逆也。帝曰：治之奈何？岐伯曰：治藏者治其俞，治府者治其合，浮肿者治其经。帝曰：善。"

咳本属肺，但引起咳嗽的原因很多，并不止于肺。本篇对咳嗽的成因、病机、症状、治疗作了较为全面的论述，是论咳的重要文献。

（一）咳的成因

本篇说："皮毛者肺之合也，皮毛先受邪气，邪气以从其合也。其寒饮食入胃，从肺脉上至于肺则肺寒，肺寒则外内合邪因而客之，则为肺咳。"指出咳嗽的主要原因，一是外感风寒，二是寒饮由胃达肺。"此皆聚于胃，关于肺"，说明肺胃为成咳之源，后世则将咳嗽发生的原因分为外感、内伤两大类。外感咳嗽由于感受外邪所致，内伤咳嗽由于脏腑失调而引起。

（二）咳与季节气候的关系

本篇指出："人与天地相参，故五藏各以治时""五藏各以其时受病"。咳嗽的发病与季节气候有极为密切的关系，"乘秋则肺先受邪……乘冬则肾先受之"。肺为娇脏，不耐邪侵，四时气候的变化最易通过皮毛、呼吸等途径影响及肺，引起咳嗽，肺气虚衰或素有咳痰的患者，每易在气候剧变或季节交换阶段发病或加重。明确这一点，对于咳嗽的防治有重大意义。

（三）咳的病理

咳与肺的关系：本篇虽有"五藏六府皆令人咳"之说，但特别强调咳与肺的关系最大。喻嘉言说："咳者，肺之本病也。"汪昂也说："肺主气，又属金，主声，故咳必由于肺也。"纵然外感内伤均可致咳，但其根本机制都是肺脏在致病因素作用下，影响了肺气宣散、肃降的功能才能引起咳嗽。咳仅是肺病的外在表现，咳证虽多，无非肺病。咳嗽不止于肺，而不离乎肺。

咳与五脏六腑的关系：本篇提出了"五藏六府皆令人咳，非独肺也。"明确告诉我们，咳嗽不仅出现在肺脏疾患，其他脏腑有病累及于肺时，也可发生咳嗽。诸如脾虚生湿，湿痰上渍于肺；肝火上冲，气逆犯肺；肾虚水泛，水寒射肺；胃寒停饮，饮邪迫肺等，皆为致咳的重要病因。

另一方面，肺脏有病，也可影响他脏，久咳

不愈可以并发他脏疾患。本篇也指出"五藏之久咳,乃移于六府。""脾咳不止,则胃受之……肝咳不已,则胆受之。"通过脏腑表里关系,移传于他脏。

(四)咳证的分类

本篇提出了将咳证按照脏腑分类法,分为五脏咳、六腑咳。这里所说的五脏咳、六腑咳,是根据病人在咳的同时兼见五脏六腑的证候而言的。所述各脏的咳状多与经脉循行有关,如手少阴心经"起于心中,出属心系,其支者,从心系上挟咽",所以心咳的特征为"咳则心痛,喉中介介如梗状,甚则咽肿喉痹"。足厥阴肝经"上贯膈,布胁肋",所以肝咳的特征为"咳则两胁下痛,甚则不可以转,转则两胠下满"等。后世医家在"咳论"的基础上,分为外感、内伤两大类。

(五)咳的治则

《内经》论治,详于针刺,略于方药。本篇仅从针刺方面,简述了咳嗽的治疗原则,即:"治藏者治其俞,治府者治其合,浮肿者治其经。"后世则认为治外感以疏散外邪为主,治内伤以调理脏腑为主。

二、汉代张仲景《金匮要略》:论痰饮导致咳嗽的原因

《痰饮咳嗽病脉证并治篇》中"问曰:夫饮有四,何谓也?师曰:有痰饮,有悬饮,有溢饮,有支饮。"

"问曰:四饮何以为异?师曰:其人素盛今瘦,水走肠间,沥沥有声,谓之痰饮。饮后水流在胁下,咳唾引痛,谓之悬饮。饮水流行,归于四肢,当汗出而不汗出,身体疼重,谓之溢饮。咳逆倚息,短气不得卧,其形如肿,谓之支饮。"

痰饮也是导致咳嗽的原因之一。张仲景指出了四饮的不同病候及病所。其人素盛今瘦,是概括凡患饮证的患者共有的情况。痰饮的形成,一般责之于脾胃之阳气不足。平人水谷之气,入于脾胃,变化精微,以充肌肉则形盛。今以中阳不振,不能变化精微,但化为痰饮,故形体瘦削,这具体反映了机体正虚邪实

的情况。病之本在脾胃阳虚,病之标在痰饮,故施治大法,当以温药和之。悬饮的特征为,水饮流入胸胁下,每一咳唾,必引起疼痛。溢饮则系水饮壅塞经表,当汗而不汗,故身体疼重。支饮表现为水饮上逆咳嗽短气,不得卧,是饮邪犯肺,故肺胀而形肿。

"膈上病痰,满喘咳吐,发则寒热,背痛腰疼,目泣自出,其人振振身瞷剧,必有伏饮。"

伏饮亦犹留饮,有潜伏不出之义。胸膈间原停蓄有痰饮,因感寒而诱发满喘咳吐,寒热交作,腰背疼痛,一身颤抖诸证,即是支饮病急性发作,并非支饮之外另有伏饮。徐彬注本条曰:"膈有留饮,湿聚则为痰为满,射肺则为喘为咳,此其常也。乃有不时吐发,即为寒热背痛腰疼,目泣自出,其人振振身瞷剧者,盖谓因吐则诸病俱也。寒热背痛腰疼,俱太阳表证。目泣者,风气与阳明俱入,人瘦则外泄而寒,则为寒中而泣出也。振振身瞷剧者,荣气为痰所虚,表里俱不足,身体不能自主。瞷瞷者,肉动也。剧者,变证零杂也。然必待吐乃发,则知不吐即不发,有伏而为病根者矣。故曰必有伏饮,谓初亦痰满喘咳,支饮无异,唯不即发,知其所处稍僻,故为伏也。"又论曰:"四饮中悬饮溢饮,皆猝感猝发,非逡巡难辨之证,唯痰饮支饮,因循不已,则伏饮岂非二饮之不即发者乎?然不言留而言伏,则义有不同矣。盖痰饮,深者入胃,浅者留胸中,每与中气相干,而与表气不相及。支饮袭入偏旁,既不与表气相干,亦不与中气相碍,唯伏饮则居常能为痰满喘咳,吐则表证俱发,可知伏饮为实邪。乃在近背高处,内与中气相通,外与表气相接,故邪动即大队俱起,义如伏兵,此当从表里并治,如小青龙及木防己汤去石膏,加芒硝、茯苓之类,非从小便可去矣。"

"久咳数岁,其脉弱者可治,实大数者死,其脉虚者必苦冒。其人本有支饮在胸故也,治属饮家。"

此为内有伏饮,外感风寒即发。审察此等患者的脉象,可见正邪消长情况。凡久咳患者,其脉实,反映正虚邪实,预后不良。证虚脉

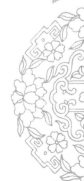

虚,病实脉实,为证脉相符。两虚不死,两实亦不死。惟邪实正虚为可虑,补正恐增邪,攻邪恐伤正,故多难治。

支饮渍肺而咳,饮不去,则咳不已。久咳,肺气必虚,脉反实大数,为邪盛正虚。若脉非实大数而虚,则属邪正两虚。扶正即可以祛邪,祛邪亦可以固正。例如本节久咳患者,头目昏眩,而脉象虚,其病根在于胸中有支饮,去其饮则正复病愈。

三、隋代巢元方《诸病源候论》:论咳嗽的诸种证候

《咳嗽病诸候·咳嗽候》:"咳嗽者,肺感于寒,微者则成咳嗽也。肺主气,合于皮毛。邪之初伤,先客皮毛,故肺先受之。五脏与六腑为表里,皆禀气于肺。以四时更王,五脏六腑皆有咳嗽,各以其时感于寒而受病,故以咳嗽形证不同……

又有十种咳:一曰风咳,欲语因咳,言不得竟是也。二曰寒咳,饮冷食,寒入注胃,从肺脉上气,内外合,因之而咳是也。三曰支咳,心下硬满,咳则引痛,其脉反迟是也。四曰肝咳,咳而引胁下痛是也。五曰心咳,咳而唾血,引手少阴是也。六曰脾咳,咳而涎出,续续不止,引少腹是也。七曰肺咳,咳引颈项,而唾涎沫是也。八曰肾咳,咳则耳聋无所闻,引腰并脐中是也。九曰胆咳,咳而引头痛口苦是也。十曰厥阴咳,咳而引舌本是也。

诊其右手寸口名气口以前脉,手阳明经也。其脉浮则为阳,阳实者,病腹满善气,喘咳微大为肺痹,咳引小腹也。咳嗽脉浮喘者生,小沉伏匿者死。又云脉沉直者生,沉紧者死。咳且呕,腹胀且泄,其脉弦急欲绝者死。咳脱形发热,脉小坚急者死。咳且羸瘦,络脉大者死。咳而尿血,羸瘦脉大者死。"

1. 久咳嗽候 "肺感于寒,微者即成咳嗽。久咳嗽是连滞岁月,经久不瘥者死也。凡五脏俱有咳嗽,不已,则各传其腑。诸久嗽不已,三焦受之,其状咳而腹满,不欲食饮。寒气聚于胃,而关于肺,使人多涕唾而变面浮肿,气逆故也。"

2. 咳嗽短气候 "肺主气,候皮毛。气虚为微寒客皮毛,入伤于肺则不足,成咳嗽。夫气得温则宣和,得寒则否涩。虚则气不足而为寒所迫,并聚上肺间,不得宣发,故令咳而短气也。"

3. 咳嗽上气候 "夫咳嗽上气者,肺气有余也。肺感于寒,微者则成咳嗽。肺主气,气有余则喘咳上气,此为邪搏于气,气壅不得宣发,是为有余,故咳嗽而上气也。其状喘咳上气,多涕唾而面目胕肿,气逆也。"

4. 久咳嗽上气候 "久咳嗽上气者,是肺气虚极,风邪停滞,故其病积月累,年久不瘥,则胸背面肿,甚则唾脓血。"

5. 咳嗽脓血候 "咳嗽脓血者,损肺损心故也。肺主气,心主血。肺感于寒,微者则成咳嗽,嗽伤于阳脉则有血。血与气相随而行。咳嗽极甚,伤血动气,俱乘于肺。肺与津液相搏,蕴结成脓,故咳嗽而脓血也。"

6. 久咳嗽脓血候 "肺感于寒,微者则成咳嗽。咳嗽极甚,伤于经络。血液蕴结,故有脓血。气血俱伤,故连滞积久,其血黯瘀,与脓血相杂而出。"

7. 呷嗽候 "呷嗽者,犹是咳嗽也。其胸膈痰饮多者,嗽则气动于痰,上搏喉咽之间,痰气相击,随嗽动息,呀呷有声,谓之呷嗽。其与咳嗽大体相同,至于投药,则应加消痰破饮之物,以此为异耳。"

8. 暴气咳嗽候 "肺主于气,候皮毛。人有运动劳役,其气外泄,腠理则开,因乘风取凉,冷气卒伤于肺,即发成嗽,故为暴气嗽。其状嗽甚而少涎沫。"

9. 久咳逆候 "肺感于寒,微者则成咳嗽。久咳嗽者,是肺极虚故也。肺既极虚,气还乘之,故连年积月久不瘥。夫气久逆不下,则变身面皆肿满,表里虚,气注来乘之故也。"

10. 咳逆上气候 "肺虚感微寒而成咳。咳而气还聚于肺,肺则胀,是为咳逆也。邪气与正气相搏,正面不得宣通,但逆上喉咽之间,邪伏则气静。邪动则气奔上,烦闷欲绝,故谓之咳嗽上气也。"

11. 久咳逆上气候　"肺感于寒，激者则成咳嗽。久咳逆气，虚则邪乘于气逆奔上。肺气虚极，邪则停心，时动时作，故发则气奔逆乘心，烦闷欲绝，少时乃定，定后复发，连滞经久也。"

12. 咳逆上气呕吐候　"五脏皆禀气于肺，肺感激寒则咳嗽也。寒搏于气，气聚还肺，而邪有动息，邪动则气奔逆上，气上则五脏伤动，动于胃气者，则胃气逆而呕吐也。此是肺咳连滞，气动于胃，而呕吐者也。又如季夏脾王之时，而脾气虚，不能王，有寒气伤之而咳嗽，谓之脾咳。其状咳则右胁下痛，阴阴引膊背，甚则不可动，动咳发。脾与胃合，脾咳不已则胃受之，其状咳嗽而呕，呕甚则长虫出是也。凡诸咳嗽，甚则呕吐，各随证候，知其脏腑也。"

13. 咳逆短气候　"肺虚为微寒所伤则咳嗽，咳则气还于肺间则肺胀，肺胀则气逆，而肺本虚，气还不足，复为邪所乘，壅否不能宣畅，故咳逆短气也。"

《诸病源候论》是中医重要的典籍，以论述病因症候为特点。这段话论述了十几种咳嗽的症候表现，以及脉象与症候的关系。

四、宋代王贶《全生指迷方》：论咳与嗽的区别、成因

《全生指迷方》："论曰古书有咳而无嗽，后人以咳嗽兼言之者。盖其声响，毫不因痰涎而发，谓之咳；痰涎上下随声而发，谓之嗽；如水之漱荡，能嗽其气也。诸咳之原，其来虽各不同，其气必至于肺而后发。若非其时，感邪而发咳者，固因脏气虚弱，抑或五行之气，内相克制，病作即治，无使传注，不即治之，传注他脏，遂至不起。然有因寒者，因风者，因热者。风寒从外至，热从内起。风寒则诸经自受其邪，热则脏腑熏蒸，乘而为病。风则散之，寒则温之，热则调之泻之。因风者恶风，出风中则咳甚，因寒者遇寒则剧，因热者得热发。若因外感风寒，不即治之，邪气留淫日深，攻伤脏气。一脏受极，遂传其所不胜，如肺经受病，久而不去，咳则右胁痛不可转侧，遂传之脾。脾，土也，为木来克，则大便鸭溏，甚则癥瘕，如痫状。

次传之肾，肾属水，为土所克，则骨痿，不能起于床，手足浮肿。次传之心，则死。若因脏气自相熏蒸，如心乘于肺，急补肺而泻心，补肺宜辛甘，泻心宜苦。若脾热熏蒸，但泻其脾，治以甘平，调肺以辛温，谓之间传，学宜知此。"

王贶为宋代名医，著有《全生指迷方》等著作。本文指出咳与嗽之不同，其声响毫不因痰涎而发称为咳；痰涎上下随声而发称为嗽。不论成因如何，诸咳之原虽各不同，其气必至于肺而后发病。但是不同的脏腑致病其表现不同，必须仔细辨明。

五、宋代张锐《鸡峰普济方》：论劳嗽的成因、治法

《鸡峰普济方》："《经》曰人感于寒则受病，激则为咳，甚为泄为痛。凡咳嗽，五脏六腑皆有之，惟肺先受邪。盖肺主气，合于皮毛，邪之初伤先客皮毛。故咳为肺病，五脏则各以治时受邪，六腑则又为五脏所移。古人言肺病难愈，而喜卒死者，肺为娇脏，怕寒而恶热，故邪气易伤而难治，以其汤散经过，针灸不及故也。十种咳嗽者：肺咳、心咳、脾咳、肾咳、肝咳、风咳、寒咳、支饮咳、胆咳、厥阴咳。华佗所谓五嗽者：冷嗽、气嗽、燥嗽、饮嗽、邪嗽。孙真人亦有方治寒毒疰嗽者，历代方论著之甚详。惟今之所谓劳嗽者，无所经见，意其华佗所谓邪嗽，真人所谓疰嗽者是已。此病盖酒色过度，劳极伤肺，损动经络，其重者咯唾脓血，轻者时发时差，又有因虚感邪恶之气，且传疰得之，或先呕血而后嗽，或先咳嗽渐就沉羸，此则非特内损肺经，又挟邪恶传疰之气，所以特甚。病之毒害无过此也。真人治疰嗽通气元方用蜈蚣。……近世名公能推原其意，率用蛤蚧、天灵盖、桃柳枝、麝香、丹砂、雄黄、安息香之类以通神明之药疗之，高出古人之意矣。"

张锐为宋代名医，著有《鸡峰普济方》等著作。此文论述了劳嗽的成因，亦指出了治疗用药的发展。

六、宋代陈言《三因极一病证方论》：论咳嗽病因

《咳嗽叙论》："人之所以滋养其身者，唯气与血。呼吸定息，卫气之常，失常则为咳嗽。津液流润，荣血之常，失常则为痰涎。咳嗽吐痰，气血已乱矣。顾世治嗽之药极多，而卒不能遍效者。盖其致病之因不一，世谓五嗽，且以五脏而言之，要之内因七情，外合六淫，饮食、起居、房劳、叫呼，皆能单复倚互而为病。故《经》云：五脏六腑感寒热风湿，皆令人咳。又微寒微咳，厉风所吹，声嘶发咳。热在上焦，咳为肺痿。秋伤湿，冬咳嗽，皆外所因。喜则气散，怒则气激，忧则气聚，思则气结，悲则气紧，恐则气却，惊则气乱，皆能发咳，即内所因。其如饮食生冷，房劳作没，致嗽尤多，皆不内外因。岂可一法而治之。治之，当推其三因，随脉证治疗，散之、下之、温之、吐之，以平为期。

1. 外因咳嗽证　伤风咳者，憎寒，壮热，无汗，恶风，口干，烦躁。伤寒咳者，憎寒，发热，无汗，恶寒，烦躁，不渴。伤暑咳者，烦热，引饮，口燥，或吐涎沫，声嘶，咯血。伤湿咳者，骨节烦疼，四肢重着，洒洒淅淅，并属外所因。诊其脉，浮为风，紧为寒，数为热，细为湿，随其部位，与人迎相应，推其脏腑，则见病源也。

2. 内因咳嗽证　喜伤心者，咳而喉中介介如肿状，甚则咽肿，喉痹，名为心咳，不已，则小肠受之，小肠咳状，与气俱失。怒伤肝者，咳而两胁下痛，甚则不可以转，转则两胠下满，名为肝咳。不已，则胆受之，胆咳之状，咳呕胆汁。思伤脾者，咳而右胁下痛，阴阴引肩背，甚则不可以动，名为脾咳。不已，则胃受之，胃咳之状，咳而呕，呕则长虫出。忧伤肺者，咳而喘息有声，甚则唾血，名为肺咳。不已，则大肠受之，大肠咳状，咳而遗失。恐伤肾者，咳而腰背相引痛，甚则咳涎，名为肾咳。不已，则膀胱受之，膀胱咳状，咳而遗溺。久咳不已，则三焦受之，三焦咳状，咳而腹满不欲食。此等皆聚于胃，关于肺。

3. 不内外因咳嗽　病者咳嗽，发作寒热，引腰背痛，或复喘满，此同房劳伤肾。病者中满，腹胀，抢心痛，不欲食，此因饥饱伤脾。病者咳嗽，左胁偏痛，引小腹并膝腕疼，此因疲极伤肝。病者咳嗽，吐白涎，口燥，声嘶，此因叫呼伤肝。病者咳嗽，烦热，自汗，咽干，咯血，此因劳神伤心，并属不内外因。诊其脉，随其类，假如尺脉浮涩而数，则知伤肾。右关濡，则知饮食伤脾。左关脉弦短，则知疲极伤肝。但不应人迎气口者，即是不内外因，皆类推。"

陈言的著作《三因极一病证方论》是中医论述病因方面的典籍，对后世影响很大。这里提出的咳嗽三因，曾为后世医家遵循的指南。外因方面，提出了风、寒、暑、湿致病的特点。内因方面，指出了七情对五脏六腑的影响及症状表现。不内外因记述了不便归类的病因，这是病因学说新的归类方法。

七、宋代杨士瀛《仁斋直指附遗方论》：论咳嗽病因、治法

《咳嗽方论》："江流滔滔日夜无声，狂澜激石不平则鸣。所以咳嗽者，痰寒胸腔、气逆不下，冲击而动肺耳。然亦何以致此哉？曰：感风伤冷，挟热受湿，瘀血停水，与夫肺实肺虚皆能壅痰而发嗽也。夫肺为娇脏，外主一身之皮毛，内为五脏之华盖。形寒饮冷最易得寒，燥气郁蒸最易生热，惟其易为冷热，所以内外交侵，动则邪气窒塞矣，此非不平而鸣乎？感风者，鼻塞声重；伤冷者，凄清怯寒；挟热为焦烦，受湿为缠滞，瘀血则膈间腥闷，停水则心下怔忪，或实或虚，痰之黄白，唾之稀稠，从可知也。

治嗽大法：肺脉浮为风邪所客，以发散取之。肺脉实为气壅内热，以清利行之。脉濡散为肺虚以补肺安之。其间久嗽之人，曾经解利以致肺胃俱寒，饮食不进则用温中助胃加和平治嗽等辈。至若酒色过度，虚劳少血，津液内耗，心火自炎，遂使燥热乘肺，咯唾脓血，上气涎潮，其嗽连续而不已。惟夫血不荣肌，故邪在皮毛，皆能入肺，而自背得之尤速，此则人参、芎归所不可无。一种传注病涉邪恶，五脏反克毒害尤深，近世率用蛤蚧、天灵盖、桃柳

枝、丹砂、雄黄、安息香、苏合香圆通神之剂,然则咳嗽证治于此可以问津索途矣。抑犹有说焉,肺出气也,肾纳气也。肺为气之主,肾为气之脏,凡咳嗽暴重动引百骸,自觉气从脐下逆奔而上者,此肾虚不能收气归元也,当以补骨脂、安肾圆主之,毋徒从事于宁肺。诸气诸痰,咳嗽喘壅之烦,须用枳壳为佐,枳壳不惟宽中又能行其气,气下痰下,他证自平。"

本节论述了咳嗽的病因,认为痰塞胸脘、气逆不下、冲击动肺是基本病机。感风伤冷、挟热受湿、瘀血停水以及肺实肺虚是常见的病因。后段提出了治嗽大法。肺脉浮以发散取之,肺脉实以清利行之,脉濡散为肺虚以补肺安之。文中特别强调了补气、补肾的重要性,提出用人参、芎归、补骨脂等治疗。

八、金代刘完素《素问病机气宜保命集》:论咳与嗽之别及治法

《素问病机气宜保命》:"论曰:咳谓无痰而有声,肺气伤而不清也;嗽是无声而有痰,脾湿动而为痰也。咳嗽谓有痰而有声,盖因伤于肺气,动于脾湿,咳而为嗽也。脾湿者,秋伤于湿,积于脾也。故《内经》曰:秋伤于湿,冬必咳嗽。大抵素秋之气宜清,须反动之气必上冲而为咳,甚则动于脾湿,发而为痰焉。是知脾无留湿,虽伤肺气而不为痰也,有痰寒少而热多,故咳嗽者非专主于肺而为病。以肺主皮毛而司于外,故风寒先能伤之也。……所病不等,寒暑燥湿风火六气皆令人咳,唯温病痰饮入胃留之而不行,止入于肺则为咳嗽。假令湿在于心经谓之热痰,湿在于脾经谓之风痰,湿在肺经谓之气痰,湿在肾经谓之寒痰,所治不同宜随证而治之。

若咳而无痰者以辛甘润其肺,故咳嗽者治痰为先,治痰者下气为上。是以南星、半夏胜其痰而咳嗽自愈,枳壳、陈皮利其气而痰自下。痰而能食者,大承气汤微下之,少利为度;痰而不能食者,厚朴治之。夏月嗽而发热者,谓之热痰嗽,小柴胡四两加石膏一两,知母半两用之。冬月嗽而发寒热,谓之寒嗽,小青龙加杏

仁服之,然此为大例,更当随证随时加减之,量其虚实,此治法之大体也。

治无痰而嗽者,当以辛甘润其肺故也,如但使青、陈皮,药皆当杏白。《本草》云:陈皮味辛,理上气,去痰气滞塞,青皮味苦理下气,二味俱用,散三焦之气也。故《圣济》云:陈皮去痰,穰不除即生痰;麻黄发汗,节不去而止汗。"

刘完素在治疗咳嗽上也有自己的观点。他首先指出咳嗽之别,咳谓无痰而有声,嗽是无声而有痰。咳为肺气伤而不清,嗽为脾湿动而痰作祟。咳嗽合称谓既有痰而又有声,盖因伤于肺气,动于脾湿,咳而为嗽也。治法上,提出咳嗽而无痰者以辛甘润其肺;治有痰者下气为上,以南星、半夏胜其痰。

九、金代张从正《儒门事亲》:论咳嗽分六气,毋拘于寒

《儒门事亲》:"风乘肺者,日夜无度,汗出头痛,涎痰不利,非风咳之云乎。热乘肺者,急喘而嗽,面赤潮热,手足寒,乳子亦多有之,非暑咳之云乎。火乘肺者,咳喘上壅,涕唾出血,甚者七窍血溢,非火咳之云乎。燥乘肺者,气壅不利,百节内痛,头面汗出,寒热往来,皮肤干枯,细疮燥痒,大便秘涩,涕唾稠粘,非燥咳之云乎。寒乘肺者,或因形寒饮冷,冬月坐卧湿地,或冒冷风寒,秋冬水中感之,嗽急而喘,非寒咳之云乎。

其治法也,风之嗽,治以通圣散加半夏、大人参半夏丸,甚者汗之。暑之嗽,治以白虎汤、洗心散、凉膈散,加蜜一匙为呷之。火之嗽,治以黄连解毒汤、洗心散、三黄丸,甚者加以咸寒大下之。湿之嗽,治之五苓散、桂苓甘露散及白术丸,甚者以三花神佑丸下之。燥之嗽,治以木香葶苈散、大黄黄连阿胶丸,甚者以咸寒大下之。寒之嗽,治以宁神散、宁肺散。有寒痰在上者,以瓜蒂散越之。此法虽已,几于万全,然老幼强弱,虚实肥瘦不同,临时审定权衡可也。病有变态,而吾之方,亦与之俱变。然则枯矾、干姜、乌梅、罂粟壳,其误人也,不为少矣。呜呼!有人自幼咳嗽,至老不愈而亦不死

者,余平生见此等无限,或少年咳嗽,不计男女,不数月而殒者,亦无限矣。夫宁神、宁肺散,此等之人,岂有不曾服者哉!其不愈而死者,以其非寒嗽故也,波执款冬花、佛耳草,至死不移者,吾与之割席而坐可也。"

此文论述了风乘肺、热乘肺、火乘肺、寒乘肺的证候特点,并提及相应的治疗方药。张从正特别指出咳嗽不拘于寒咳,老幼强弱,虚实肥瘦不同,临时应该审定权衡。病有变态,方药亦与之改变,不可固守一法一方。

十、明代孙一奎《赤水玄珠》:论脏腑咳、湿痰嗽、干咳

1. 脏腑皆有咳 凡咳嗽面赤胸腹胁常热,惟于足乍有凉时,其脉洪者,热痰在胸膈也,宜小陷胸汤、礞石丸之类。清膈降痰甚而不已者,宜吐下其痰热也。面白悲噫或胁急胀痛或脉沉弦细迟而咳者,寒饮在胸腹也,宜辛热吞之。

2. 论湿痰主嗽 洁古曰:嗽者,秋伤于湿,积于脾。经曰:秋伤于湿,冬必咳嗽。……刘宗厚曰:按此论咳,因湿在于经,致痰为咳,五脏亦皆有之,可谓发《内经》之秘矣。然至气郁津液不降,或停饮所致或肾气虚弱,火炎水涸,津液涌而为痰涎于上,此气饮及真脏,非诸经留湿致病也。故易老云:半夏止能泄痰之标,而不能治痰之本是矣。

又有咳而不思食饮,此皆痰聚于胃关于肺,令人多涕唾而面浮肿,此气逆也。谓气上逆肺壅而不下,治以异功白术散。治嗽最要分肺虚实。新嗽挟虚者可用人参,风寒邪盛及久嗽热郁者切不可用,五味子亦然。

治嗽药大概多用干姜,以其辛散也,咳逆非蛤粉、青黛、瓜蒌、贝母不用。有痰者加痰药,用药发散之后必以半夏逐其痰庶不再来。治嗽多用粟壳不必疑,但要先去病根,此收后药也。

夫咳之为病,有一咳则出痰者,脾胜湿而痰滑也;有连咳十数声不出痰者,肺燥胜痰湿也。滑者宜南星、半夏、皂角灰之属燥其脾,若利气之剂所当忌也;涩者宜枳壳、紫苏、杏仁之

属利其肺,若燥肺之剂所当忌也。

3. 干咳嗽 干咳嗽无痰出而咳咳连声者是也,此本于气涩,涩之微者,咳十数声方有痰出,涩之甚者,虽咳十数声亦无痰出。丹溪云:干咳嗽极难治,此系火郁之症,痰郁火邪在中,以苦梗开之,下用补阴药。不已,即成劳,倒仓法好,此不得志者有之,宜用补阴药,四物汤加竹沥、炒柏之类。

孙一奎论述了脏腑皆有咳、湿痰主嗽、干咳嗽的症状表现以及治疗方法。指出治嗽最要分肺的虚实。新嗽挟虚者可用人参,风寒邪盛及久嗽热郁者切不可用人参和五味子之类。另外,治嗽药大概多用干姜,咳逆用蛤粉、青黛、瓜蒌、贝母。有痰者加痰药,用药发散之后必以半夏逐其痰。治嗽多用粟壳,但要先去病根,此收后药也。这些补虚、温肺、祛痰、收后的方法值得借鉴。

十一、明代李梴《医学入门》:论咳嗽的辨证、分类、治则

咳嗽须分痰与声,痰声俱有肺脾经。咳因气动为声,嗽乃血化为痰。肺气动则咳,脾湿动则嗽,脾肺俱动则咳嗽俱作。然以肺为主,故多言咳则包嗽在其中。实者痰稠声且重,虚者声利痰亦清。咳必先审肺脉虚实。实者浮大有力,若沉而滑则痰气盛也,虚者弦大无力,若沉细带数则火郁极也。

外因四气随时令。风乘肺咳则鼻塞重,口干喉痒,语未竟而咳,参苏饮加桑白皮、杏仁或柴胡半夏汤。后用诸咳丸,如久咳、夜咳、冬咳,风入肺窍者宜宣之。寒乘肺咳则胸紧声哑二陈汤加麻黄、杏仁。又有一种遇寒则咳者谓之寒喧,乃寒包热也。解表则桔梗汤加麻黄、防风、杏仁、陈皮、紫苏、木通、黄芩。如风寒郁热夜咳者,三拗汤加知母、黄芩。暑乘肺咳则日燥声嘶吐沫,六一散加辰砂,见血者枇杷叶散。湿乘肺咳则身重,骨节烦疼洒淅,五苓散、不换金正气散。

郁咳、火咳久者,干咳无痰乃肾水焦枯,邪火独炎于肺,泻白散加苦梗为君以开之。久者

诃黎丸，虚者肾气丸。劳咳，五劳虚咳也，疲极伤肝而左胁疼引小腹者，二陈汤加芎归、芍药、青皮、柴胡、草龙胆、黄芩、竹茹，或黄芪建中汤。劳倦伤脾，咳而气短无力者，调中益气汤、补中益气汤。劳伤肾咳而腰背痛寒热者，二陈归芎汤。食咳，因食积生痰，痰气冲胸腹满者，二陈汤加厚朴、山楂、麦芽。痰咳，胸满水咳悸。痰咳，痰出咳止，胸膈多满。《经》曰：秋伤于湿，冬必咳嗽。湿在心谓之热痰，湿在肝谓之风痰，湿在肺谓之气痰，湿在肾谓之寒痰……痰郁肺经咳，则涎多或结胸，二陈汤加桔梗、瓜蒌、黄芩、贝母。水咳，因饮茶水停蓄为涎，上涌身热胸满怔悸者，小青龙汤；身寒胁硬者，玄武汤；结胸，小半夏汤。瘀血碍气胀且腥，瘀血咳，则喉间常有腥气，轻者泻白散加生地、山栀、牡丹皮、麦门冬、桔梗，重者桃仁、大黄、姜汁为丸服。

治分新久求其本。新咳有痰者，外感随时解散，无痰者便是火，只宜清之。久咳有痰者燥脾化痰，无痰者清金降火。盖外感久则郁热，内伤久则火炎，俱宜开郁润燥。其间有七情气逆者则以枳壳、香附顺气为先，停水宿食者则以南星、槟榔分导为要，气血虚者补之敛之，苟不治本而浪用兜铃、粟壳涩剂，反致缠绵。况肺为娇脏，易寒易热，畏人参平药，惟气虚最宜，若肺热有火及风邪初盛者，俱宜沙参或玄参代之，故咳不拘于寒也。久甚还将脾肾宁。久咳曾经利下及劳倦饥饱，以致肺胃寒而饮食少进者，只理脾而咳自上。然肾为气脏，咳嗽动引百骸，自觉气从脐下逆奔而上者，乃肾虚气不归元，宜所服药中加补骨脂、五味子。阴虚者肾气丸，阳虚者黑锡丹以镇之。

本文首先论述了咳嗽须分辨痰与声，先审肺脉虚实。肺气动则咳，脾湿动则嗽，脾肺俱动则咳嗽俱作，然以肺为主。

其次，论述了风乘肺、寒乘肺、暑乘肺、湿乘肺以及郁咳、火咳、劳咳、食咳、痰湿咳、水咳、瘀血咳的症状和治法。

再次，提出治分新久求其本。新咳只宜清，久咳有痰者燥脾化痰，无痰者清金降火。

气血虚者补之敛之，肾虚气不归元，宜加补肾药。苟不治本而浪用粟壳涩剂，反致缠绵。

十二、明代张景岳《景岳全书》：论外感、内伤咳嗽的辨证及治法

《咳嗽论证》："咳嗽一证，窃见诸家立论太繁，皆不得其要，多致后人临证莫知所以，所以治难得效。以余观之，则咳嗽之要，止惟二证，何为二证？一曰外感，一曰内伤而尽之矣。夫外感之咳，必由皮毛而入，盖皮毛为肺之合，而凡外邪袭之则必先入于肺，久而不愈则必自肺而传于五脏也。内伤之嗽必起于阴分，盖肺属燥金，为水之母，阴损于下则阳孤于上，水涸金枯，肺苦于燥，肺燥则痒，痒则咳不能已也。总之，咳证虽多，无非肺病，而肺之为病亦无非此二者而已。但于二者之中，当辨阴阳，当分虚实耳。盖外感之咳，阳邪也。阳邪自外而入故宜辛温，邪得温而自散也。内伤之咳，阴病也。阴气受伤于内，故治宜甘平养阴，阴气复而嗽自愈也。然外感之邪多有余，若实中有虚则宜兼补以散之，内伤之病多不足，若虚中挟实亦当养清以润之，大都咳嗽之因无出于此，于此求之自得其本，得其本则治之无不应手，又何有巢氏之十咳证，陈氏之三因证，徒致乱人心目而不得其际也，留心者其熟味此意。

经云：肺之令人咳。又曰：五脏六腑皆令人咳，非独肺也。又曰：皮毛先受邪气，邪气以从其合也，又曰：五脏各以其时受病，非其时各传以与之。然五脏之咳由肺所传，则肺为主脏而五脏其兼者也，故五脏六腑各有其证以辨其兼证耳。既有兼证则亦当有兼治，虽有兼治，然无非以肺为主也是固然矣。然愚则犹有说焉，则谓外感之咳，与内伤之咳，其所本不同而所治亦异。盖外感之咳，其来在肺，故必由肺以及脏，此肺为本而脏为标也。内伤之咳，先因伤脏，故必由脏以及肺，此脏为本而肺为标也。凡治内伤者，使不知治脏而单治肺则真阴何由以复，阴不复则咳终不愈。治外感者，使不知治阳而妄治阴，则邪气何由以解，邪不解则嗽终不宁。《经》曰：治病必求其本，何今人

之不能察也。

外感有嗽，内伤亦有嗽，此一实一虚治当有辨也。盖外感之嗽必因偶受风寒，故或为寒热或为气急或为鼻塞声重，头痛吐痰。邪轻者，脉亦和缓，邪甚者，脉或弦洪滑数。但其素无积劳虚损等证，而陡病咳嗽者，即外感证也。若内伤之嗽则病来有渐，或因酒色，或因劳伤，必先有微嗽而日渐以甚，其证或为夜热潮热，或为形容瘦减，或颧常赤，或气短喉干。其脉，轻者亦必微数，重者，必细数弦紧。盖外感之嗽其来暴，内伤之嗽其来徐。外感之嗽因于寒邪，内伤之嗽因于阴虚。外感之嗽可温可散，其治易，内伤之嗽宜补宜和，其治难，此固其辨也。然或其脉证素弱而忽病外感者有之。或其形体素强，而病致内伤者亦有之。此中疑似但于病因脉色中细加权察，自有声应可证。若或认之不真而谬其治，则吉凶攸系不浅也，最宜慎之。"

张景岳是明代温补派著名医家，对咳嗽的辨证治疗，他提出了自己的观点：咳嗽一证，立论太繁，多致后人临证莫知所以，治难得效。咳嗽之要，止惟二证，即外感、内伤。二者之中，当辨阴阳，当分虚实。外感之咳，其来在肺，故必由肺及脏，此肺为本而脏为标。内伤之咳，先因伤脏，故必由脏及肺，此脏为本而肺为标。凡治内伤者，不知治脏而单治肺则真阴不复则咳终不愈。治外感者，不知治阳而妄治阴，则邪气不解则嗽终不宁。

1. 外感嗽证治　"外感之嗽，无论四时必皆因于寒邪，盖寒随时气入客肺中，所以治嗽但治以辛温，其邪自散，惟六安煎加生姜为最妙。凡属外感悉宜先以此汤加减主之。若肺脘燥涩痰气不利或年老血衰，咳嗽费力者，于本方加当归二三钱。若寒气太盛或中寒肺气不温，邪不能解者，于此方加北细辛七八分或一钱，若冬月寒盛气闭，邪不易散者即麻黄桂枝俱可加用，或用小青龙汤。若伤风见寒或伤寒见风，而往来寒热咳嗽不止者，宜柴陈煎主之。若寒邪不甚痰气不多者，但以二陈汤加减主之则无有不愈。

"外感之嗽，凡属阴虚少血，或脾肺虚寒之辈，则最易感邪，但察其脉体稍弱，胸膈无滞或肾气不足，水泛为痰或心糟呕恶，饥不欲食或年及中衰，血气渐弱而咳嗽不能愈者，悉宜金水六君子煎加减主之，足称神剂。若兼阳分气虚而脉微，神困懒言多汗者，必加人参，勿疑也。若但以脾土虚不能生金而邪不能解，宜六君子汤以补脾肺或脾虚不能制，水泛而为痰，宜理中汤或理阴煎、八味丸之类以补土母皆良法也。

"外感咳嗽而兼火者，必有内热喜冷脉滑等证，亦但以二陈六安等汤，酌加凉药佐之。热微者可加黄芩一二钱，热甚者再加知母、栀子之属，若火在阳明而兼头痛热渴者，惟加石膏为宜。

"外感之证，春多升浮之气，治宜兼降，如泽泻、前胡、海石、瓜蒌之属是也。夏多炎热之气，治宜兼凉，如芩连、知柏之属是也。秋多阴湿之气，治宜兼燥，如苍术、白术、干姜、细辛之属是也。冬多风寒之气，治宜兼散，如防风、紫苏、桂枝、麻黄之属是也，经言岁气天和即此之类。然时气固不可不知，而病气尤不可不察，若当其时而非其病及时证有不相合者，又当舍时从证也。至于各脏之气，证有兼见者，又当随宜兼治，故不可任胶柱之见。

"咳嗽凡遇秋冬即发者，此寒包热也，但解其寒，其热自散，宜六安煎、二陈汤、金水六君煎三方察其虚实，壮老随宜用之，如果内热甚者，不妨佐以黄芩知母之类。"

张景岳是温补派，对外感之嗽，他强调寒邪的重要性。认为无论四时皆因于寒邪，盖寒随时气，入客肺中，所以治嗽治以辛温，其邪自散。外感之嗽，凡属阴虚少血，或脾肺虚寒，则最易感邪。外感咳嗽而兼火者，必有内热喜冷脉滑等证，亦但以二陈六安等汤，酌加凉药佐之。另外还提及春、夏、秋、冬季外感的治法。

2. 内伤咳证治　"凡内伤之嗽，必皆本于阴分。何为阴分？五脏之精气是也。然五脏皆有精气而又惟肾为元精之本，肺为元气之主，故五脏之气分受伤，则病必自下而上，由肾由脾以极于肺，肺肾俱病则他脏不免矣。所以劳损之嗽最为难治，正以其病在根本而不易为力也。病在根本尚堪治不求本乎。故欲治上者，不在乎上而在乎下，欲治下者，不在乎下而在乎上。知气中有精，精中有气，斯可以言虚劳之嗽矣。

"肺属金，为清虚之脏，凡金被火刑则为嗽，金寒水冷亦为嗽，此咳嗽所当治肺也。然内伤之嗽则不独在肺，盖五脏之精皆藏于肾，而少阴肾脉从肾上贯肝膈入肺中，循喉咙挟舌本。所以肺金之虚，多由肾水之涸，正以子令母虚也。故凡治劳损咳嗽，必当以壮水滋阴为主，庶肺气得充，嗽可渐愈，宜一阴煎、左归饮、琼玉膏、左归丸、六味地黄丸之类择而用之。

"内伤咳嗽，凡水亏于下火炎于上，以致炼肺金而为干渴，烦热喉痛口疮，潮热便结喜冷，尺寸滑数等证则不得不兼清火以存其水，宜四阴煎或加减一阴煎、人参固本丸主之。

"咳嗽声哑者，以肺本属金，盖金实则不鸣，金破亦不鸣。金实者以肺中有邪，非寒邪即火邪也。金破者以真阴受损，非气虚即精虚也。寒邪者宜辛温，火邪者宜甘宜清，气虚者宜补阳，精虚者宜补阴。大都此证邪实者其来暴，其治亦易，虚损者其来途，其治亦难。治损之法当与后咳嗽证参酌用之。

"内伤虚损之嗽多不宜用燥药及辛香动气等剂，如六安二陈之类皆不轻用，惟甘润养阴如乳酥、蜂蜜、百合、地黄、阿胶、麦冬、杏皮核桃肉之类皆所宜也。

"外邪证多有误认为劳伤而遂成真劳者。此必其人气体柔弱而医家望之已有成心，故见其发热遂认为火，见其咳嗽遂认为劳，不明表里率用滋阴降火等剂，不知寒邪既已在表，凉药不宜妄投。若外既有寒，而内又得寒，则表里合邪，必致邪留不能延绵日甚。俗云伤风不愈变成劳。夫伤风岂能变劳，特以庸医误治而日加清削，则柔弱之人能堪几多清理，久而不愈不至成劳不已也，此实医之所误耳。故医于此证最当详察，在表在里及新邪久病等因，脉色形气等辨，辨得其真则但以六安煎、金水六

君煎或柴陈煎之类不数剂而可愈矣，医之不精，此其一也。

"干咳嗽证，在丹溪云火郁之甚，乃痰郁火邪在肺，中用苦梗以开之，下用补阴降火，不已则成劳，须用倒仓法，此证多是不得志者有之。愚谓丹溪此说殊不其然。夫既云不得志，则其忧思内伤岂痰火病也！又岂苦梗倒仓所宜攻也！盖干咳嗽者，以肺中津液不足枯涸而然，此明系内伤亏损，肺肾不交，气不生精，精不化气，所以干涩如此，但其有火无火亦当辨治。若藏平无火者，止因肺虚，故必先补气，自能生精，宜五福饮之类主之。若藏气微寒者，非辛不润，故必先补阳自可生阴，宜理阴煎或六君子汤之类主之。若兼内热有火者须保真阴，故必先壮水自能制火，宜一阴煎或加减一阴煎、兼贝母丸之类主之，若以此证而但知消痰开郁将见气愈耗、水愈亏，未免为涸辙之鲋矣。"

在临床上，内伤咳嗽比较多见，也较难治。张景岳提出了自己的观点，并对前人的治法提出了疑问。他认为：凡内伤之嗽，必皆本于五脏之精气，特别是肾精。五脏之气受伤，则病必自下而上，由肾由脾以极于肺。肺金之虚，多由肾水之涸。强调了肾在咳嗽发病上的重要性，并且指出治咳要补肾。他提出了壮水滋阴、兼清火以存其水、补阳可生阴等等治法。

十三、明代汪绮石《理虚元鉴》：论心肾不交之劳嗽

（一）心肾不交与劳嗽总论

"若夫阴剧相亢，木火乘时，心火肆炎上之令，相火举燎原之焰，肺失降下之权，肾鲜长流之用，以致肺有伏逆之火，膈有胶固之痰，皆畏非时之感，胸多壅塞之邪，气高而喘，咳嗽频作，天突火燃，喉中作痒，咯咽不能，嗽久失气，气不纳于丹田，真水无以制火。于是湿挟热而痰滞中焦，火载血而厥逆清窍，伏火射其肺系，则能坐而不能卧。膈痰滞乎胃络，则能左而不能右，斯时急宜清金保肺，以宣清肃之令；平肝缓火以安君相之位；培土调中以奠生金之母；

滋阴补肾以遏阳光之焰,一以中和为治。补其虚,载其陷,镇其浮,定其乱,解其争,制其过,润其燥,疏其淹滞,收其耗散,庶有济也。若执补火之说,用辛热之品,与波寒凉伤中者,异病而同治,岂不殆哉?"

汪绮石的《理虚元鉴》是专论虚证的名著。这里记载了心肾不交之劳嗽,提出补其虚,载其陷,镇其浮,定其乱,解其争,制其过,润其燥,疏其淹滞,收其耗散的治疗原则。

(二)劳嗽症论

"余于痨嗽症,尝列四候以为准。夫四候者:肺有伏逆之火,膈有胶固之痰,皆畏非时之感,胸多壅塞之气。然此四候,以肺火伏逆为主,余三候则相因而至。盖肺为五脏之天,司治节之令,秉肃清之化,外输精于皮毛,内通调乎四渎。故饮食水谷之精澈,由脾气蒸发以后,悉从肺为主。上荣七窍,下封骨髓,中和血脉,油然沛然,施于周身,而何痰涎之可成哉?惟肺为火薄,则治节无权,而精澈不布于上下,留连膈膜之间,滞而为痰,痰老则胶固而不可解,气无以宣之也。又肺主皮毛,外行卫气,气薄而无以卫外,则六气所感。怯弱难御,动辄受损,则本病而复标邪乘之,或本火标风,则风助火势,而清火易滞其气,驱风炎燥其营;本火标寒,则寒火结聚,而散寒则火煽,降火炎寒收;本火标暑,则暑火同气;本火标湿,则湿火交煎,虚劳一遇此等标邪触发,或兼伤寒,或兼疟痢,必至轻者重而重者危,故于时已至而气未至,时未至而气先至或至而太过,至而不及等皆属虚风贼邪,所宜急防之也。胸者,心肺交加之部,火炎攻肺而气不得以下输,则气多壅塞,尤不当以宽胸理气之剂开之。总之肺气一伤,百病蜂起。风则喘,痰则嗽,火则咳,血则咯,以清虚之脏,纤芥不容,难护易伤故也。故于心肾不交之初,火曷乘金,水能救母,金未大伤者,预当防维清肃之令,以杜渐,而况劳嗽已成,可不以保肺为治哉?"

进一步指出劳嗽症有四候,肺有伏逆之火,膈有胶固之痰,皆畏非时之感,胸多壅塞之气。以肺火伏逆为主。另外,论及本火标风、

本火标寒、本火标暑、本火标湿的成因。认为肺气一伤,百病蜂起。

1. 劳嗽初起治法 "劳嗽初起之时,多兼表邪而发,盖肺部既亏,风邪乘虚而入,风寒入肺,化为火邪,邪火与内火灼则肺金愈伤而咳嗽因之不止。庸医但知劳嗽为内脏本病,而骤以芪术益其气,归地补其血,甚以白芍、五味、枣仁敛其邪,则邪气深滞腠理,胶固而难拔矣。余凡遇此症,先以柴胡、前胡清理表邪及桔梗、贝母、马兜铃之类,清润而不泥滞者,以清理肺金或六七剂后,方用清凉滋阴之品以要其终。但柴胡可用几剂,前胡止可用一二剂,若表邪一清,柴胡亦须急去也。"

汪绮石指出:劳嗽初起之时,多兼表邪而发。庸医但知劳嗽为内脏本病,而骤以芪术益其气,导致邪气深滞腠理,胶固而难拔。他认为先以柴胡、前胡等清理表邪,然后方用清凉滋阴之品以要其终。

2. 咳嗽痰中带血珠血丝 "此症大约皆从郁火伤肺,肺金受邪,不能生水,水火不相济则阴火亢阳,而为痰血凝结,火载上逆,乃煎厥之渐之。多因志节拘滞,预事而忧,或郁怒伤肝或忧愤伤心,不能发泄而成。若不早治,肺金受伤之至,火盛血逆,成块成片,夹痰而出,有时无痰而出,轻则见于清晨,甚则时时频见,或拂郁愤怒则随触随见,即煎厥也。不急治则为薄厥,而病笃矣。"

3. 论劳嗽吐血能治不能治大旨 "血症生死之辨,以大肉不消者其病轻,大肉渐消者其病重。若大肉脱尽者万无生理,倘虚热已退,红症已止,痰嗽皆除,而大肉未消或既消而脾胃犹强,药食滋补,大肉渐渐长起则犹可治。设使仍前不长者,断然不可治,即使饮食自健,亦不过迁延时日而已。每见患怯之人,起居如常,正当进膳之时,执匕箸而去者,即此症也。凡患此症者,如心性开爽,善自调养,又当境遇顺适则为可治。若心性系滞,或善怒多郁,处逆境而冤抑难堪,处顺境而酒色眷恋,又不恪信医药,死何疑焉?"

这两段论述了咳嗽带血的病因和治则,劳

嗽吐血可治与不可治的判断方法。汪绮石是治疗虚证的名医，他认为血症生死，以大肉不消者其病轻，大肉渐消者其病重，若大肉脱尽者万无生理。

（陈达理）

第二节　哮　　喘

一、《黄帝内经》:论喘

对喘证的论述，最早见于《黄帝内经》。《黄帝内经》中提出了喘证的病因病机、病证分类及其证候特点，为后世辨治喘证提供了理论依据。纵观《黄帝内经》经文，喘证不外虚实两类，正如《素问·调经论》所谓:"气有余则喘咳上气，不足则息利少气。"

(一)实喘

临床实喘以喘息气粗，胸满气胀，甚则鼻张为主要特点。大多为外邪袭肺，痰阻气道，肺失肃降而上逆所致，属"气有余"之实证。如《素问·阴阳应象大论》篇的"喘粗为之俯仰";《素问·至真要大论》篇的"腹大满，膨膨而喘咳"。更为典型的是《灵枢经·本神》篇的"实则喘喝，胸盈仰息"，描写出实喘病人喘咳气粗的声息特征。据《黄帝内经》所载，主要有以下几种。

1. 肺热喘　由肺热壅滞肺气而发喘。《素问·刺热》篇谓:"肺热病者，先淅然厥，起毫毛，恶风寒，舌上黄，身热。热争则喘咳，痛走胸膺背。"《素问·阴阳应象大论》篇又谓:"阳胜则身热……喘粗为之俯仰。"可见肺热喘具有喘促气粗而兼发热、心烦、汗出、舌苔黄以及恶风寒、胸膺背痛等特点。其刺治之法，《灵枢经·热病》篇指出:"气满，胸中喘息，取足太阴大指之端，去爪甲如韭叶，寒则留之，热则疾之，气下乃止"是指刺隐白穴，出针要快，以气降喘平为止。后世治此证，法主宣降肺气，清热平喘。属风热犯肺而见喘促，身热，汗出，恶风者，可用《伤寒论》麻杏石甘汤;属痰热壅肺而见喘促、发热、心烦、口干、痰黄稠、舌苔黄者，可用《景岳全书》之桑白皮汤;属痰热壅肺之喘促而兼胸膺背痛者，可用《伤寒论》之小陷胸汤合《备急千金要方》之苇茎汤。

2. 肺寒喘　为寒邪犯肺致喘。《黄帝内经》指出"肺恶寒""形寒寒饮则伤肺"，寒邪伤肺则肺气壅滞而发喘。寒邪伤肺之喘促兼有身体痛、恶寒、发热等特点。其刺治之法，据皇甫谧《甲乙经·卷九》所载:"胸中满，喘不得息"者，当取手太阴之原穴太渊;"皮肤痛，发寒热，上气喘，汗出，咳动户背"者，宜取云门、中府、肺俞，或浅刺缺盆。后世治此证，法主宣肺散寒平喘。若见喘促而兼恶寒身痛无汗者，可用《伤寒论》之麻黄汤，或《和剂局方》之三拗汤;若见喘促而兼恶风寒，自汗出者，可用《伤寒论》之桂枝加厚朴杏子汤;若外受寒邪，内伤寒饮，寒饮郁肺，喘咳并作，恶寒，痰稀白者，可用《金匮要略》之小青龙汤。

3. 肺胀喘　为肺气胀满而喘。《灵枢经·经脉》篇谓:"肺手太阴之脉……是动则病肺胀满，膨膨而喘咳。"后世对肺胀喘做了具体描述，如《金匮要略·肺痿肺痈咳嗽上气脉证并治》谓:"咳而上气，此为肺胀，其人喘，目如脱状。"由是可见，肺胀的症状特点是喘促而兼咳嗽，胸脘部胀满。故临床喘咳日久不愈，症见胸中胀塞、上气喘咳、痰涎壅盛、心中躁烦，甚则面色晦暗、四肢浮肿者，概属肺胀之类。针刺肺胀喘，据《甲乙经·卷九》所载:"胸中满，喘不得息者，取手太阴肺经之太渊穴。"胸满咳逆、喘不得息、烦闷者，取足少阴经之神藏、俞府穴。后世治此证，法主降气平喘，兼以蠲饮泻热，如《金匮要略》所载:"咳而上气，此为肺胀……脉浮大者，越婢加半夏汤主之""肺胀，

第四章　肺系病证

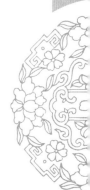

咳而上气,烦躁而喘,脉浮者,心下有水,小青龙加石膏汤主之"皆是其例。此外,若痰热壅肺兼寒邪外束而为肺胀喘促、胸闷痰鸣者,还可用《摄生众妙方》之定喘汤。

4. 心痹喘　为心脉不通,肺气不降而暴发之气喘。《素问·痹论》谓:"心痹者,脉不通,烦则心下鼓,暴上气而喘。"心痹喘的特点是心烦,心中悸动,并突发气逆作喘。针刺宜取神门、心俞穴。后世治疗心痹喘,法主通心脉、降肺气。若属气虚血瘀者,可用《正体类要》二味参苏饮(人参、苏木);属心阳不足,血脉不通而兼痰浊内阻者,可用《金匮要略》瓜蒌薤白白酒汤或瓜蒌薤白半夏汤,并可选用《医学衷中参西录》之活络效灵丹加减治之。

5. 腑实气逆喘　因阳明腑实,气逆犯肺而致喘。《素问·厥论》篇谓:"阳明厥逆,喘咳身热。"指明了阳明腑实气逆作喘的特点。《医碥·喘证》亦明确提出了"胃喘一证,谓胃络不和,气逆作喘。"《温病条辨·中焦篇》所载"喘促不宁,痰涎壅盛,右寸实大,肺气不降者,宣白承气汤主之"即属此类喘证。其刺治之法,据《灵枢经·四时气》篇所载,邪在胃肠之喘,当选气海、足三里、上巨虚等穴。《素问·缪刺论》篇又载:"邪客于手阳明之络,令气满,胸中喘息……刺手大指次指爪甲上,去端如韭叶,各一痏",即针刺商阳穴。后世治此证,法主通腑泻热,降气平喘,可选宣白承气汤。

6. 水气喘　为水气犯肺致喘。《黄帝内经》认为,水气喘的病变与肺、肾、胃最为相关,它包括肾虚水冷致喘、水气射肺致喘、水气犯胃致喘。《素问·水热穴论》篇谓:"水病下为胕肿大腹,上为喘呼,不得卧者,标本俱病,故肺为喘呼,肾为水肿……水气之所留也。"《素问·示从容论》篇又谓:"喘咳者,是水气并于阳明也。"喘呼不得卧,卧则喘益甚,并见腹大胫肿,是水气喘的特点。针刺水气喘,《水热穴论》篇指出了水穴57处。《甲乙经·卷九》指出:"咳逆上气,羨(涎)出多唾,呼吸喘哮,坐卧不安",取足少阴经的或中穴,并可选用肺俞、中府等穴。后世治此证,法主

蠲水平喘。以水气射肺为主者,可选《金匮要略》之葶苈大枣泻肺汤;以水气犯胃为主者,可选《金匮要略》之苓桂术甘汤。

7. 血瘀喘　为瘀血乘肺致喘。《素问·脉要精微论》篇谓:"当病坠若搏,因血在胁下,令人喘逆。"高士宗《素问直解》注曰:"血在胁下,则枢机不利,升降不和,故令人喘。"其人有跌仆搏击外伤史,其喘伴见胸胁痛,痛处固定不移,且舌质紫而有瘀点,即为本证特点。后世治此证,法主祛瘀血,降气平喘。李用粹《证治汇补》主张用二味参苏饮;唐容川《血证论》主张用葶苈大枣泻肺汤加苏木、蒲黄、五灵脂、童便。

(二)虚喘

虚喘临床以呼吸气短,难于接续为主要表现。"少气"是虚喘的主要特征,这是因为脏腑之元气不足的缘故。《素问·藏气法时论》篇谓:"虚则少气不能报息。"张景岳注解说:"报,复也。不能报息,谓呼吸气短,难于接续也。"归纳《黄帝内经》所载虚喘,主要有以下3种。

1. 肺虚喘　由肺气不足而致喘。《素问·玉机真藏论》篇谓:"秋脉者肺也……其不及则令人喘,呼吸少气而咳。"《灵枢经·本神》篇谓:"肺气虚则鼻塞不利少气。"可见肺虚喘是以短气、呼吸不利以及经常反复的鼻塞咳嗽为主要表现。后世治疗此证,法主补肺益气。《永类钤方》之补肺汤(人参、黄芪、熟地、五味子、紫菀、桑白皮)《内经与临证》经验方益气定喘汤(党参、黄芪、紫苏子、代赭石、桔梗、五味子、甘草),临证皆可选用。

2. 肾虚喘　为肾虚不能纳气或肾阴虚衰致喘。《素问·藏气法时论》篇谓:"肾病者……喘咳身重,寝汗出"此属肾虚不能纳气之喘。《灵枢经·经脉》篇谓:"肾足少阴之脉……喝喝而喘……口热舌干,咽肿上气,"此属肾阴虚衰之喘。后世治此证,法主补肾。以肾虚水泛为主者,可用《伤寒论》之真武汤;属肾虚不能纳气者,宜补肾纳气定喘,方用参蛤散合黑锡丹;属肾阴虚而喘者,宜滋肾益肺,方用都气丸合生脉散治之。

中医典籍串读串讲

ZHONGYI DIANJI CHUANDU CHUANJIANG

3. 五脏气败喘　为五脏脏气衰败致喘，显属危候。《灵枢经·天年》篇谓："五藏皆不坚……喘息暴疾。"《素问·玉机真藏论》篇又谓："大骨枯槁，大肉陷下，胸中气满，喘息不便，其气动形……真藏脉见，乃予之期日。"脏气衰败，可以预见其死期，《内经类证》称此为逆证。关于此证治法，李中梓《医宗必读·卷九》谓："喘家……因虚而死者十九，因实而死者十一，治实者攻之即效，无所难也；治虚者补之未必即效，须悠久成功，其间转折进退，良非易也。"后世治疗喘脱证，常用参附汤或生脉散，并加龙骨、牡蛎、蛤蚧粉之类，临证可资借鉴。喘分虚实，已为历代医家所公认。《景岳全书·卷十九》明确指出："气喘之病，亦推二证而已，所谓二证者，一曰实喘，一曰虚喘也。"综观《内经》所论实喘证，较之虚喘，则更为详备。

二、汉代张仲景《金匮要略》：论喘咳治法

（一）温化痰饮法

《金匮要略》对痰和饮的治疗，常用温药以振肺之阳气，通调水道，固卫气以抗邪，助脾阳以运水湿，奋肾阳以化水气，使痰和饮无留滞之弊。温化痰饮法即《金匮要略》谓"温药和之"之法。具有发越阳气、开腠理、通水道的作用。根据脏腑病变之异，又分温通阳气、温补肾阳、温肺复气等法，来调整脾、肾、肺三脏的气化功能。

1. 温通阳气法　《金匮要略》用温通阳气法以复心脾之阳气，创制"苓桂术甘汤"。本方以茯苓益脾利水为君，配桂枝温阳通血脉，以加强通阳利水之功；合白术补脾化湿，以达健脾化饮、培土制水之功。而桂枝配甘草"通经脉，利血气血通"，诸药相配，使阳气复则气化行，脾运健则饮自化，心气旺则血脉通，使痰饮无瘀滞于肺。故本方可作调治慢性支气管炎或伴有心悸、气短、胸脘痞满，甚则小便不利、水肿等心脾阳虚，痰饮内阻之证的基础方。

2. 温补肾阳法　肾气不足，不能为肺摄纳吸入之气，气浮于上，可见动则气急，呼吸困难的症状。当慢性支气管炎表现为咳嗽、气喘，动则尤甚，水肿伴形寒肢冷、精神不振、腰膝酸软等肾阳虚衰者，可用温补肾阳之法，以助肾阳之化气利水，使痰饮从小便而去。即《金匮》曰："短气有微饮，当从小便去之……肾气丸亦主之。"治肾之法又为治肺的固本之法。据临床研究：对慢性支气管炎用补肾之法，可提高本病的治愈率，又可预防复发和延缓复发的病证，起到防病治病的作用。

3. 温肺复气法　《金匮要略》用甘草干姜汤，虽为治肺痿而设，但《金匮要略心典》曰"甘辛合用，为温肺复气"之良剂。吴仪络曰：本方"专复胸中之阳气"。因肺为水之上源，肺中虚冷则不能化气，气虚不能摄津，肺虚则不能通调水道，下输膀胱，使水饮停聚而成涎沫。在临床上，本病如见吐涎，量多为肺寒虚证，用干姜温肺脾之寒，甘草补脾肺之虚，使肺脾用而气化有权，水湿运而不聚则涎唾自愈。

（二）益气涤饮法

适用于正虚兼邪实之证。《金匮要略》用麦门冬汤主治"火逆上气，咽喉不利"病症。症见持续咳嗽，咳痰量少，稠痰不易咳出、胸闷、上气喘促、食少、舌红少苔，即可重用麦冬清肺阴为君，配人参补元气以助麦冬滋水降火；用半夏降逆化痰，甘草、粳米、大枣培土生金。故本方有益气阴，涤痰饮的作用。

《金匮要略》用泽漆汤治"咳而脉沉者"。以泽漆"行气消痰，治痰饮喘咳"为君，配白前、半夏以助化痰降逆止咳喘；配桂枝、生姜通阳以助行水化痰饮；黄芩、紫参皆苦寒之品，有清泄肺热的作用；用人参、甘草补元气扶正气。故本方为水饮久留，挟有肺热，正虚邪留而设，又为寒热并用之剂。对有咳喘、身肿等水饮内停兼痰热者宜之。

《金匮要略》用木防己汤主治"膈间支饮，其人喘满，心下痞坚，面色黧黑，其脉沉紧"。此为水停心下，饮邪上逆迫肺，肾虚水泛之象。故以木防己行水消肿为君；配桂枝通阳以行水化饮，又可治心下痞坚，配石膏治痰热。人参大补元气以扶正，如痰热不甚，而见痰多不爽，

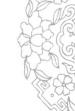

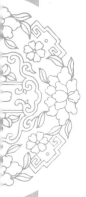

其性黏稠者，以本方去石膏加茯苓、芒硝。对本病具有上述临床表现或伴有水肿者，用本方益气逐饮。如兼郁热者，宜加石膏清肺泄热；如小便不利，水肿甚，宜用茯苓行水化饮；如痰热胶结者，用芒硝软坚破结消痰。

（三）宣肺涤饮法

用于外感风寒，内有痰饮或邪郁化热所致的咳嗽、气喘、咳痰之症。《金匮要略》对外寒内饮所致的咳喘治疗，又以感邪轻重和疾病的性质及其临床表现，以外解风寒，内化痰饮为原则，分别选用小青龙汤、射干麻黄汤、小青龙加石膏汤、越婢加半夏汤和厚朴麻黄汤，以达祛痰止咳平喘的目的。

《金匮要略》用小青龙汤主治"咳逆倚息不得卧"之症。表现为咳嗽痰多，色白而稀，喘息伴有头痛鼻塞，流清涕，打喷嚏，恶寒发热，无汗等风寒表证时，即可用小青龙汤。药用麻黄、桂枝、细辛发散风寒以解外邪，用干姜配半夏温肺脾之寒以化痰降逆，用芍药、五味子、甘草以助止咳平喘之力。诸药合用，有解表散寒，温肺化饮，宣肺止咳平喘的作用。

《金匮要略》用射干麻黄汤主治"咳逆上气，喉中水鸣声"之症。本方与小青龙汤同为温肺解表，降逆化痰，止咳平喘之剂。但温肺解表，降逆平喘之力较小青龙汤为逊，而具有苦寒泻火解毒之功能，以散血消痰之射干为君，配麻黄宣肺以助消痰之力；再配款冬花、紫菀润肺止咳化痰之品，故本方的止咳化痰之力则优于小青龙汤。见咳嗽、气喘、痰鸣之症，无论感邪之属性，即可用本方加减治之。若外寒内饮甚者，以小青龙汤为宜。

《金匮要略》用小青龙汤加石膏汤和越婢加半夏汤主治外邪内饮所致咳嗽、气喘之症。其中小青龙加石膏治疗"烦躁而喘，心下有水"之症。因其心下有水则非温药不能开而去之，其为风寒束表袭肺，故用小青龙汤解表散寒，温肺化饮。又因内有伏饮，郁热于肺则见"烦而喘"，加石膏清热除烦。故小青龙加石膏汤用于感受风寒，内饮挟热之症。而越婢加半夏汤主治"其人喘，目如脱状"。即其气喘之症严重，故用麻黄和石膏宣肺泄热以平喘。越婢加半夏汤所治咳喘之症，为风热闭肺兼有水饮内停，出现饮热上逆射肺之症。如见咳喘甚胸满，咳痰量多，咳吐不利兼有发热、烦躁、汗出等热多寒少之症，宜用越婢加半夏汤宣肺泄热，化痰平喘。如见恶寒发热，烦躁而喘等寒多热少之症，则宜小青龙汤加石膏汤解表化饮，清热除寒。

《金匮要略》用厚朴麻黄汤主治"咳而脉浮者"。其以厚朴消痰下气为君，配干姜、半夏以助降逆化痰饮之力。如见咳嗽、喘逆、胸满而烦躁等症宜用本方，如见咳嗽、咳痰、烦躁而喘者，为外寒内饮挟热之症，宜小青龙加石膏汤。

（四）攻逐痰饮法

《金匮要略》用皂荚丸主治"咳逆上气，时时吐浊，但坐不得卧"之症，为痰浊壅肺，肺失清肃，痰气上逆者，用本方宣壅导滞利窍涤痰以祛除痰涎。如见咳喘不得平卧，咳痰量多，黏稠如胶，胸闷等痰浊壅肺之症，用本方治之，使浊痰变为清稀，易于咳出。唯形体壮实者宜之，且不可久用。

《金匮要略》对"咳有微热，烦满……是为肺痈"之症，用苇茎汤使脓痰从肺中排出。本方虽为"肺痈"而设，但在临床上凡见咳嗽痰多，咳痰黄稠或伴有微热，烦满等痰热内结于肺者，皆可用之。因本方用苇茎为君，以清肺泄热；苡仁色白入肺而清肺排脓消肿，配冬瓜子治痰热咳嗽，有清肺化痰，排脓消肿的作用；桃仁"止咳逆上气"，以活血行瘀消肿止咳。故本方有清肺化痰，活血排脓的作用，对慢性支气管炎并发感染者为宜。

《金匮要略》中葶苈大枣泻肺汤和己椒苈黄丸，皆为逐水之剂。如见喘咳不能平卧，胸胀满兼见面目浮肿等水饮射肺之症，宜用前方以泻肺水。如胸腹胀满，咳喘不能平卧或兼腹水，面目浮肿等水气迫肺之症，应以后方逐水涤饮。《金匮》用厚朴大黄汤主治"支饮胸满"为上病治下之法。症见咳喘、不能平卧、胸腹胀满、舌苔厚腻等痰壅气逆之症，因便秘而致者，可用其疏导肠胃，荡涤实邪，使喘平咳止。

三、清代薛生白《扫叶庄医案》：治痰饮喘咳

薛生白在疑难杂证之施治方面，博见卓识，异迹尤多，医名亦与叶天士相当。就其临床实录《扫叶庄医案》所载痰饮喘咳的诊治经验，稍做归纳，初步整理如下。

(一)宗仲景学说,擅用经方

薛生白治疗痰饮喘咳，宗仲景"温药和之"大法，善于运用经方，随症灵活化裁。现撷要归纳为八法：

1. 开太阳逐饮法　太阳主表，为诸经之藩篱。若内有饮邪聚络，复感外寒，互相搏结，则太阳闭而不开，必喘逆气填胸臆，夜坐不得卧息，痰多呈浊沫稀涎。太阳不开则饮邪不去，故薛氏常取小青龙汤开太阳以驱饮邪。谓："方用麻、桂以达表散邪，半夏以涤饮收阴，干姜、细辛以散结而分邪，甘草以补土而制水，用芍药五味之酸收，以驭青龙兴云致雨之力，翻波逐浪，以归江海，斯在表之邪从汗解，在内之邪从内消。"(《清代名医医案精华·薛生白医案·喘咳》)若症见脉沉、背寒，可用小青龙汤去麻、辛治之。

2. 温通太阳法　下焦真阳素虚，感寒后少阴寒饮上泛，症见秋冬咳甚气冲，入夜上逆欲坐，不能安枕，形寒足冷，咳吐痰沫，脉弦者，可用桂苓五味甘草汤加白芍、干姜以温通太阳，敛气平冲。若湿重者，加薏苡仁；不能纳食者，加南枣；其人形肿者，加杏仁；阴寒甚者，加细辛。

3. 越婢法　立冬未冷，温热之气外入，引动宿饮，始而状如伤风，稀涎数日，继则痰浓咽干。是少阴脉中，乏津上承，五液尽化痰涎。皆因下虚易受冷热，是以饮邪上泛。(《清代名医医案精华·薛生白医案·喘咳》)宜用本法，方选越婢汤加白芍治之。若系饮酒聚湿，久酿痰饮，蕴而生热，复因阳气虚衰，入夜喘逆冲举，有妨卧寝者，亦可用本法宣上郁热，以通痰饮，方选桂苓五味芍姜汤，合木防己汤去人参治之。

4. 辛开淡降法　聚饮膈上，激射于肺，喘逆吐涎沫者，宜用本法。方选苓桂术甘合二陈汤加减，药取茯苓块、桂枝、炒熟法半夏、炒橘红、紫苏子、泽泻、姜汁治之。胸胁痛者，加郁金、白芥子。阳微伏饮者，半夏汤加姜汁。

5. 理气泄饮法　温邪挟饮上逆，肺胃不主宣降，咳逆身热，肢胁痹而不舒者，宜用本法，药取旋覆花、瓜蒌仁霜、橘红、杏仁、冬瓜皮、紫苏子。

6. 温中化饮法　脉濡，中宫阳气不运，湿浊聚痰，不饥不渴不食，胸中气逆喘咳者，宜用本法。方选苓桂术甘汤加减，药用茯苓、桂枝木、草果、广陈皮、厚朴、炒谷芽；或用二陈汤去甘草，加生益智仁、干姜、姜汁。

7. 驱饮醒阳法　肾阳潜藏，斯水液无以上泛而为痰喘。若肾阳不足，浊饮必上攻而为喘咳，甚则呕吐痰涎，胃气伤，则不主纳食。宜用本法，方选真武汤以驱浊饮醒阳。

8. 温补肾阳法　老年肾阳虚亏，水泛化痰阻气，以致喘咳，交冬背冷喘咳，必吐痰，胃脘始爽，喜暖怕寒者，宜用本法。方选肾气丸去牛膝、肉桂，加沉香、五味子。

此外，尚有通腑逐痰法，适用于老年久不更衣，痰气上室，胸闷、咳喘痰稠等症，方选王隐君之滚痰丸。

(二)重调补脾肾,未病先防

薛生白认为，痰饮一症，头绪甚多，然无不关乎脾肾，尝谓："脾阳鼓运，水谷之气何以化湿变痰，肾阳潜藏，斯水液无以上泛而为痰喘。"按邹滋九的话来说："若果真元气足，胃强脾健，则饮食不失其度，运行不停其机，何痰饮之有？"(《临证指南医案》)可见脾肾功能活动的正常与否，对能否产生痰饮起着直接的作用。而影响脾肾功能的主要因素，薛生白概括为"寒暄失时，食味不调"。寒暄失时，易伤人身之藏阳；食味不调，有损脾胃之运化，皆可导致饮邪聚络。凡遇内外感触，必发本病。薛生白总结了仲景治痰饮的经验，提出了总以外饮治脾、内饮治肾为要的原则，充分体现了他治痰饮喘咳注重调补脾肾的学术思想。然仲景对四饮之一的"痰饮"仅叙症状，未立方药。薛

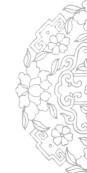

第四章　肺系病证

生白凭借丰富的临床经验，认为"昔肥今瘦，为痰病伤正气不复，下焦无力"，法当"议治脾肾"。药用补骨脂、茯苓、陈皮、生益智仁、生白术、川椒，蒸饼为丸。方中茯苓、白术、陈皮健脾利水，化气利小便，使饮邪从小便而解；补骨脂、益智仁、川椒温肾暖脾，下气消痰，行阳以退阴。药仅六味，着眼调补脾肾，并以丸剂图治，可称组方严谨，颇具巧思。这不但补充了仲景治痰饮方之未备，同时也为后人提供了临床借鉴的范例。

薛生白治疗本病，还强调未病先防。如云："冷哮气喘急数年，根深沉痼。发时以开太阳逐饮，平昔用肾气丸加沉香。"这一防治方法，至今仍为医者所习用。又谓："宜夏月阴气在内时候，艾灸肺俞等穴，更安静护养百日。一交秋分，暖护背部，勿得懈弛。病发之时，暂用汤药，三四日即止。平昔食物，尤宜谨慎。再经寒暑陶溶，可冀宿患之安。"这里含有五层意思：一为冬病夏治；二宜寡欲静养；三应入秋保暖；四当注意饮食，酒肉当禁；五可服药救急，中病即止。若能重视这五个方面的防治措施，则多年的痰饮喘咳可望得到彻底根除。

（陈达理）

第三节　肺　痈

一、汉代张仲景《金匮要略》：论肺痈的病因病机、脉证预后

"《金匮要略·肺痿肺痈咳嗽上气病脉证并治》曰：寸口脉数，其人咳，口中反有浊唾涎沫者何？师曰：为肺痿之病。若口中辟辟燥，咳即胸中隐隐痛，脉反滑数，此为肺痈，咳唾脓血。

问曰：病咳逆，脉之何以知此为肺痈？当有脓血，吐之则死，其脉何类？师曰：寸口脉微而数，微则为风，数则为热，微则汗出，数则恶寒。风中于卫，呼气不入，热过于荣，吸而不出。风伤皮毛，热伤血脉。风舍于肺，其人则咳，口干喘满，咽燥不渴，多唾浊沫，时时振寒。热之所过，血为之凝滞，蓄结痈脓，吐如米粥。始萌可救，脓成则死。

咳而胸满，振寒，脉数，咽干不渴，时出浊唾腥臭，久久吐脓如米粥者，为肺痈，桔梗汤主之。"

《黄帝内经》无肺痈之病名，汉代医家张仲景在《金匮要略》首先提出，并列有专篇进行论述。

肺痿与肺痈在脉证上有明显的区别，若口中辟辟燥，咳即胸中隐隐痛，吐脓血，脉滑数，则为肺痈。肺痿属虚证，其脉数虚；肺痈属实证，其脉数实。

本条论述肺痈的病因、病机，脉证和预后。寸口脉微而数的微字，当依《金鉴》作浮字，文义始属。浮则为风，数则为热；风伤皮毛，腠理开泄，故汗出；热伤血脉，欲生痈脓，故恶寒；风中于卫，卫行脉外，则邪入尚浅，呼气不入，病邪尚能随呼气排出而不致深入；热入于荣，荣行脉中，则邪入较深，吸而不出，病邪随吸气深入而不能复。风舍于肺，故其人咳，口干喘满，咽燥不渴，多唾浊沫，时时振寒，这是肺痈初起的反应。热之所至，则血为之凝滞，蓄结不解，酿成痈脓，故吐如米粥，这是肺痈已成的机制。本病初起，正气未虚，痈未化脓，尚可用清热解毒、活血散结之剂内消，所以说始萌可救；若痈已化脓，正气已虚，则消补两难，预后不良。

二、隋唐以后医家对肺痈的认识

隋代巢元方《诸病源候论·肺痈候》指出："肺痈者，由风寒伤于肺，其气结聚所成也。肺主气，候皮毛，劳伤血气，腠理则开，而受风寒；其气虚者，寒乘虚伤肺，寒搏于血，蕴结成痈；热又加之，积热不散，血败为脓。"强调了正虚

感邪是肺痈的致病原因，病初虽有感受风寒而起者，但之所以化脓成痈，与热邪不散有密切关系，故谓"积热不散，血败为脓。"此外在《诸病源候论·咳嗽脓血候》又说："咳嗽脓血者，损肺损心故也。肺主气，心主血，肺感于寒，微者则成咳嗽，嗽伤于阳脉，则有血，血与气相随而行，咳嗽极甚，伤血动气，俱乘于肺，肺与津液相搏，蕴结成脓，故咳嗽而脓血也。"与肺痈有相似之处。

唐代孙思邈《备急千金要方·卷十七·肺痈》除引用《金匮要略》治疗肺痈的桔梗汤、葶苈大枣泻肺汤外，还提出著名的苇茎汤，并指出服后"当有所见吐脓血。"此外还有："治咳有微热烦满，胸心甲错，是为肺痈，黄昏汤方。"是用合欢皮治疗肺痈之始。

唐代王焘《外台秘要·卷十》列有"肺痈方九首"，其中"疗肺痈经时不瘥"的桔梗汤，以《金匮》的桔梗汤加地黄、当归、白术、薏苡仁、败酱、桑白皮而成，近世对于肺痈之经久不愈，气血衰弱者，仍多采用此方。

宋代《太平圣惠方》将肺痈作为内痈之一，与其他痈证合并列入第六十一卷论述，并在《辨痈疽证候好恶法》一节中，具体指明痈疽"五善七恶"的各种症状，对深入观察病情，判断疾病预后，很有参考价值。

宋代以后，除内科书籍外，亦常在外科书籍中论及肺痈。如元代齐德之《外科精义·论诊候肺疽肺痿法》将肺痈称为肺疮："其肺疮之候，口干喘满，咽燥而渴，甚则四肢微肿，咳唾脓血，或腥臭浊沫"。"大凡肺疮，当咳嗽短气，胸满时唾脓血，久久如粳米粥者难治；若呕脓而不止者，亦不可治也。其呕脓而自止有自愈，其脉短而涩可自痊，浮大者难治，其面色当白而反面赤者，此火之尅金，皆不可治。"指出肺痈的预后，凡病进邪盛，如呕脓不止、面赤脉大者，预后不良；病退邪衰，如呕脓自止、脉短而涩者，预后较好，对临床有一定的指导意义。

明代陈实功《外科正宗·肺痈论》明确指出："夫肺痈者，金受火刑之证也。"并说："初起，脉浮虚细，身体不热，咳嗽有痰，呼吸调匀者顺。已成，脉浮微数，咳吐脓痰，形色鲜明，语声清朗者吉。溃后，咯吐脓痰，间吐鲜血，时发时止，饮食知味者顺。吐脓渐渐稀少，胸胁不疼，面色微微带黄，便调，多稳。初起脉洪弦数，身热多寒，胸疼气喘，面红多汗，损寿。已成，咯吐脓痰，气味腥臭，黄痰如胶粘固，唇反，终亡。咯吐再兼白血，气急多烦，指甲紫而带弯，终归冥路。手掌皮如枯树，面艳颧红，咽痛，音如鸭声，鼻掀，终死。"对肺痈的临床表现，观察细致，指明判别病情顺逆的依据，具有临床实际意义。所提到的"指甲紫而带弯"，类似现今所称的杵状指。在治疗方面，《外科正宗》提出在肺痈初起宜解散风邪或实表清肺，继则滋阴养肺，或降火抑阴，脓成则平肺排脓，最后则补肺健脾收功。

明代龚廷贤《寿世保元·肺痈》说："肺痈，吐脓腥臭，用黄豆一粒，予病人口嚼，不觉豆之气味，是肺痈也。"这种用生黄豆验味觉的辅助诊断方法，可供临床参考。

清代喻昌《医门法律·咳嗽门》指出："凡属肺痿肺痈之咳，误作虚劳，妄补阴血，转滞其痰，因致其人不救者，医之罪也。"说明肺痈不同于虚劳之咳。又在《肺痿肺痈门》说："肺痈由五脏蕴崇之火，与胃中停蓄之热，上乘于肺，肺受火热熏灼，即血为之凝，血凝即痰为之裹，遂成小痈。"并倡议"清肺热，救肺气，清一分肺热，即存一分肺气"。

清代张璐《张氏医通·肺痈》指出："盖由感受风寒，未经发越，停留肺中，蕴发为热，或挟湿热痰涎垢腻，蒸淫肺窍，皆能致此，慎不可用温补保肺药，尤忌发汗伤其肺气，往往不救。"确属经验之谈。另外，张氏还提及肺痈排脓之后，病情仍有反复的情况："肺痈溃后，脓痰渐稀，气息渐减，忽然臭痰复甚，此余毒未尽，内气复发，必然之理，不可归咎于调理服食失宜也。但虽屡发，而势渐轻可，可许收功；若屡发而痰秽转甚，脉形转疾者，终成不起也。"

综上可知，《金匮要略》对肺痈的病因病机、临床特征已有明确的认识，并提出两个处方。唐代治疗肺痈的方剂有所增加，其中以

《备急千金要方》的苇茎汤及《外台秘要》的桔梗汤为代表。宋明以后，对肺痈的认识更为深入，对临床症状的观察、吉凶预后的判断、治疗原则的确立及治疗方药的扩充等方面，都有较为全面的论述。

（陈达理）

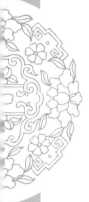

第四节　肺　　胀

一、《黄帝内经》《金匮要略》：论肺胀

早在《黄帝内经》中即有肺胀的记载，如《灵枢·经络》篇有："肺手太阴之脉……是动则肺胀满膨而喘咳。"《灵枢·胀论》篇说："肺胀者，虚满而喘咳。"

汉代张仲景《金匮要略》详细论述了肺胀的症状和治疗方药。《金匮要略·肺痿肺痈咳嗽上气病脉证并治》指出：

"咳而上气，此为肺胀，其人喘，目如脱状，脉浮大者，越婢加半夏汤主之。

越婢加半夏汤方　麻黄六两，石膏半斤，生姜三两，大枣十五枚，甘草二两，半夏半升。右六味，以水六升，先煮麻黄，去上沫，内诸药，煮取三升。分温三服。

肺胀，咳而上气，烦躁而喘，脉浮者，心下有水，小青龙加石膏汤主之。

小青龙加石膏汤方　麻黄、芍药、桂枝、细辛、甘草、干姜各三两，五味子、半夏各半升，石膏二两。上九味，以水一斗，先煮麻黄，去上沫，内诸药，煮取三升。强人服一升，羸者减之，日三服。小儿服四合。"

喘是肺胀主症，乃邪实痹肺，肺失宣肃。脉浮大有力又为邪束肌表。肺外合皮毛，外邪犯表，必伤于肺，外有邪气束表，腠理闭郁；内又有痰浊水饮闭肺，内忧外患致肺气郁闭，宣降之令不行，表里上下俱闭，周身气机皆郁。气滞则水停，发为风水；气郁久化热，可见烦躁。表不解，内外不通，表里之邪俱无出路，故当务之急在解表，表解则腠理开，肺邪亦有出路，表里上下俱通，气机升降自如，则喘咳可平，风水可散，烦躁可消。仲景明示发汗则愈，

并立越婢加半夏汤、小青龙加石膏汤为解表清里之示范。越婢加半夏汤清热解表，镇咳平喘；小青龙加石膏汤散寒解表，化痰平喘，兼清郁热。

二、隋唐以后医家论肺胀

隋代《诸病源候论》谓："肺虚感微寒而成咳。咳而气还聚于肺，肺则胀，是为咳逆也。邪气与正气相搏，正气不得宣通，但逆上喉咽之间，邪伏则气静，邪动则气奔上，烦闷欲绝，故谓之咳逆上气也"。虽先言肺虚，重点在后之邪实闭肺而喘，未直接出肺胀之名，但从病机到症状皆具肺胀之实。

唐代《备急千金要方·肺实热》记载："右手寸口气口以前脉阴实者，手太阴经也，病苦肺胀汗出，若露上气喘，咽中塞，如欲呕状，名曰肺实热也。"指出肺实热可以引起肺胀。还有："肺胀气抢胁下热痛""肺胀胁满呕吐上气""肺胀气急，咳嗽喘粗，上气"等症状的描述，皆是指肺实热证而言。

宋代《圣济总录》记载"其证气胀满，膨膨而喘咳，……喘咳逆倚息，目如脱，其脉浮是也"。指出肺胀的特点是既咳且喘，并有气满胀感。如无胀满，则咳归咳嗽，喘归气喘，说明肺胀是作为一个独立的病名出现。《圣济总录·肺胀》载肺胀证治九方证中有五方证考虑到外感因素，药用麻黄或蝉蜕解表。

元代朱丹溪《丹溪心法·咳嗽》谓："肺胀而嗽，或左或右，不得眠，此痰挟瘀血碍气而病，宜养血以流动乎气，降火疏肝以清痰"。"有嗽而肺胀壅遏不得眠者，难治"。说明了肺胀与痰瘀互结有关，如果肺胀壅遏不能平卧，

则治疗比较困难。戴元礼在《丹溪心法》中注云："肺胀者，动则喘满，气急息重"。对证候描述甚为细致。在治疗上丹溪提出痰挟瘀血者，宜四物汤加桃仁、诃子、青皮、竹沥、姜汁之类。无外邪而内虚之肺胀，治宜敛肺化痰，用诃子、海浮石、香附、瓜蒌仁、青黛、半夏、杏仁、姜汁为末，蜜调噙化之。

后世各家名著如《证治准绳》《古今医鉴》《医宗必读》《张氏医通》《杂病源流犀烛》等，除本《金匮》之说外，均宗丹溪之论，丹溪治疗肺胀之方法.对后世影响颇大。

清代叶天士定肺痹之名，以气喘胸满为主症，表里寒热痰湿之邪闭阻于肺尽属之，其中包括表里同病之证，用麻黄、薄荷、桑叶、牛蒡之属解表，马兜铃、杏仁、象贝之品化痰，类似于《金匮》之肺胀。

近年出版的《中医内科学》教材指出"肺胀是多种慢性肺系疾病反复发作迁延不愈，导致肺气胀满，不能敛降的一种病证。临床表现为胸部膨满、胀闷如塞、喘咳上气、痰多、烦躁、心慌等。其病程缠绵，时轻时重，日久则见面色晦暗、唇甲发绀、脘腹胀满、肢体浮肿，甚则喘脱等危重证候"。专主本虚标实，痰瘀互结，症见桶状胸、喘咳上气、水肿、心悸心慌，相当于肺心病之肺胀，是疾病发展到后期，由气入血，由肺及心，痰瘀交阻，盘结不去，病久难愈，与《金匮要略》所论有先后轻重之殊。

（陈达理）

第五节　肺　　癌

中医的"癌"是指体内发现肿块，表面高低不平，质地坚硬，宛如岩石而言。

远在殷墟甲骨文中就有"瘤"字的记载。《灵枢·刺节真邪篇》里，也有"筋溜""肠溜""昔瘤"等记载。认为"昔瘤"的病因病机主要是由于"已有所结，气归之，津液留之，邪气中之，凝结日以易甚，连以聚居"所致。

宋代《圣济总录·瘿瘤门》有"瘤之为义，留滞而不去也。气血流行不失其常，则形体和平，无或余赘，及郁结壅塞，则乘虚投隙，瘤所以生。初为小核，浸以长大。若杯盂然，不痒不痛，亦不结强，方剂所治，与治瘿法同，但瘿有可针割，而瘤慎不可破尔。"指出了肿瘤的病因病机是气血停滞，形成余赘，郁结壅塞所致，并描述了肿瘤的临床过程及治疗原则。这里论述的瘤非常广泛，包括了良性肿瘤和恶性肿瘤在内。

宋代《卫济宝书》中第一次使用了"嵒"字，说："嵒疾初发，却无头绪，只是肉热痛，过一七或二七，忽然紫亦微肿，渐不疼痛，迤逦软熟紫亦色，只是不破。宜下大车螯散取之，然后服排脓、败毒托里、内补等散，破后用麝香膏贴之。"虽然用了嵒疾的名称，但所描述的症状与恶性肿瘤并不完全符合，只是属于痈疽五发的一种。

杨仁斋《仁斋直指附遗方论，卷二十二发癌方论》对癌的特征叙述较为深刻，说："癌者上高下深，岩穴之状，颗颗累垂……毒根深藏，穿孔透里，男则多发于腹，女则多发于乳，或项或肩或臂，外症令人昏迷。"

陈自明《妇人良方·乳痈乳岩方论第十四》明确提到了乳岩。《疡科心得集》所描述的阴茎发生结节，坚硬痒痛，名为肾岩，至形成溃疡呈菜花样，名肾岩翻花，则大致类似现在的阴茎癌。

至于内脏的一些癌症，则多属癥瘕、积聚、噎膈、反胃、崩漏、带下等范围内。所谓癥，是描写腹内肿块固定不移者，瘕，是指腹内肿块攻冲疼痛而聚散无形者。积聚在古人亦看作是气之留注而生。根据五脏不同，积亦有所区别，如心之积为伏梁，脾之积为痞气，肺之积为息贲，肝之积为肥气，肾之积为奔豚。其中伏梁指心下至脐有肿物，犹梁之横架于胸膈，甚则可以呕血；痞气在胃脘复大如盘，可以出现黄疸，饮食不为肌肤；息贲于右胁下复大如杯。

综上，我国古代医家对"癌证"已有相当的认识，对肉眼可见的体表癌证，有乳岩、肾岩、茧唇、舌菌、失荣、瘿瘤等的区分。对内脏所患的癌证，则散见于癥瘕、积聚、噎膈、反胃、崩漏、带下等病证之中，并对这些病证都作了较为细致的临床观察，积累了很多治疗方药。

但古代医家所说癌证（包括肺癌）概念和内涵和现代所称癌症不完全一致。

古代名著中没有"肺癌"这一名称的记载。

（陈达理）

第六节　肺　痨

一、古代名著论肺痨

《黄帝内经》《金匮要略》等隋朝以前的著作对肺痨有过一些相近的论述，但不十分明确。

唐代孙思邈《千金方·九虫》提出"劳热生虫在肺"，明确认定病位在肺。王焘《外台秘要·卷十六》也指出"肺劳热，损肺生虫"，"生肺虫，在肺为病"。提出"肺虫"之说，已认识到肺痨病是由一种特殊的"肺虫"引起的。《外台秘要·传尸》对肺痨病的临床表现的观察也很详细，认为肺痨病"莫问老少男女，皆有斯疾"，并描述其症状是"有时盗汗，食无滋味，口内生疮，心常烦热，唯欲眠卧，朝轻夕重，两颊口唇悉红亦如傅烟（胭）脂，又时手足五心皆热……"

宋元诸家对本病的研究大有发展。宋代陈言《三因极一病证方论》与严用和《济生方》列"劳瘵"专篇，明确地将肺痨从一般虚劳和其他疾病中独立出来，这在理论上和实践上都是一大发展。《三因极一病证方论·劳瘵》指出本病"内非七情所忤，外非四气所袭"，"多由虫啮"引起，还叙述了肺痨的症状表现，说："其变有二十二种，或三十六种，或九十九种，大略令人寒热、盗汗……或脑后两边有小结核，连复数个。"并强调治肺痨当用"杀虫"的治法。《济生方·劳瘵》同意其说法，认为本病是肺"受虫啮"所致，且"为人之大患，凡受此病者，传变不一"，已注意到对其病机进行研究。

对肺痨的病机研究最有成效者首推元代朱丹溪。《丹溪心法·劳瘵·附录》中提出："盖劳之由，因人之壮年，气血完聚，精液充满之际，不能保养性命，酒色是贪，日夜耽嗜，无有休息，以致耗散真元，虚败精液"。强调了劳瘵形成的内在因素。并认为肺痨的病机是"火盛金衰"，并且说："劳瘵主乎阴虚"，治疗上切忌大寒大热，"殊不知大寒则愈虚其中，大热则愈竭其内"，为治疗肺痨指明了用药方向。

随着实践经验的积累，医家对本病的认识也越来越深入。明代李梴《医学入门》指出了肺痨必具潮热、盗汗、咳嗽、咳血等六大主症，以及某些常见的兼症，为临床诊断提出依据。龚廷贤《寿世保元·劳瘵》则进一步对其病机实质作了阐述："大阴虚火动，劳瘵之疾，由相火上乘肺金而成之也。伤其精则阴虚而火动，耗其血则火亢而金亏。"李中梓《医宗必读·虚痨·传尸劳瘵》进一步提出"补虚以补其元，杀虫以绝其根"的治疗大法，其中特别强调杀虫一法，说："能杀其虫，虽病者不生，亦可绝其传疰耳"。认为杀虫不仅有治疗意义，还有预防意义。清代李用粹《证治汇补·痨瘵》提出"痰瘀稽留"之说，在其病机演变方面又有所发挥。

二、元代葛可久《十药神书》论治肺痨

葛可久撰《十药神书》，为我国现存第一部

论治肺痨的专书。书中论及肺痨咳嗽、咯血症的处理以及病后饮食调养，堪称后世治痨必循之法。

（一）析病因，察虚损，止血为首务

纵观《十药神书》对肺痨的治疗，均列方于前，述症于后，用药之法，逐一条陈。所示10方，冠以甲、乙、丙、丁、戊、己、庚、辛、壬、癸10字，其中治疗肺痨血证三个方（十灰散、花蕊石散、独参汤）；治疗肺痨气血精津虚损证三个方（保真汤、白凤膏、补髓丹）；治疗肺痨久嗽、痨热熏肺转为肺痿证三个方（保和汤、太平丸、润肺膏）；治疗肺痨热嗽壅盛证一个方（沉香消化丸）。其列症状均无舌脉之象（采用舍脉从症法）。这种以方统证的体例精辟扼要、提纲挈领，在运用时一目了然。细读《十药神书》，葛氏认为肺痨的发病原因主要是人体气血精津内虚，痨虫乘虚袭人，感受为病。在自叙中指出"盖因人之壮年，血气充聚、津液完足之际，不能守养，惟务酒色，岂分饥饱？日夜耽欲，无有休息，以致耗散精液"，病即生矣。把肺痨的临床表现"呕血吐痰、骨蒸、烦热、精竭形羸、颊红面白、口干咽燥、小便白浊、遗精盗汗、饮食难进、气力全无"的病机，归纳为"火乘金位"。病情迁延日久，阴损及阳，元气耗损，阴阳两亏，其虚损不仅在肺，久则累及脾肾，治疗不及时"重则半年而毙，轻则一载而倾。"指出用药治疗时，不能妄投乱进大寒大热之药，"大寒则愈虚其中，大热则愈竭其内。"应根据虚损不同，治肺宜清金保肺，勿妄投大寒之药，免伤中土，以利生金；治脾应培土调中，勿进大热之品，免伤肺阴；治肾应益其精，调其脾胃。深刻揭示了治疗肺痨用药的真谛。

葛氏认为肺痨的咳血、咯血，动则多于火，损者多于气，火盛则迫血妄行，气伤则血无以存。故须急则治其标，以止血为首务，减得一分上升之火，留得一分自家之血，后以化瘀、补气而收功。其治疗呕血的程序为：①泻火止血，"先服十灰散遏住"。方中大蓟、小蓟、荷叶、茜草、白茅根凉血止血；棕榈皮、侧柏叶收涩止血，配栀子清泻肝胆之火，大黄导热下达，折其上逆之势；牡丹皮与大黄同用，降火之中合散瘀之品，使血止而不留瘀，组方严谨，确有独到见解。②化瘀止血，葛氏认为吐血即止，而离经之血蓄而不行，存在体内"干血为痨"，壅反为害，迁延数日，有形之血然以速生，冀复元神，必须使"瘀血化为黄水"，"须以花蕊石散止之"。③补气摄血止血。《十药神书》第三方"丙字独参汤，止血后，此药补之"，"令其熟睡，不要惊动，醒则病去六七矣。"然而，葛氏用人参，一是虑失血之后，藏阴大虚，阴虚不能维阳，阳亦随脱，故用二两，任专力大，倾刻奏功；二是以人参补气，因阴虚壮火食气，气不摄血，恐咳血复发，与其他医家，温补回阳迥然而异，不囿俗见。但人参虽有补虚之功，而咳嗽者忌之，葛氏告诫医家：应"细呷之，服后熟睡一觉"，则血从心脏而生，沛然莫之能御。

（二）养真元，固根本，奇而不离正

葛氏在《十药神书》自叙云："夫人之生，皆禀天地之气而成形，宜乎保养真元，固守根本则一病不生，四体轻健；若曰不养真元，不守根本，病即生矣。"真元者，肾也。葛氏治"久痨虚惫，髓干精竭，血枯气少"，从常规用六味地黄丸增减，而遣癸字补髓丹，为肺痨病人觅一回春之路。立方之法旨在调脾胃，鼓舞脾土散精以滋肾精。方用山药、莲肉、京枣、霜柿，取日食之果菜，以悦脾胃之性情；用猪髓、羊髓、甲鱼、乌鸡、牛胶等血肉有情之品，以充脾胃之虚馁，纳四君子汤补脾益气，平胃散和中消导，知母黄柏滋阴降火，自得肯綮。《黄帝内经》谓："精不足者，补之以味。"惟方中黄蜡一味，俗医见之无不惊骇。《本草备要》谓服此物着于肠胃，令人泻利不止，而不知此物性涩，有补髓续绝之功。清代医家王子接在《得宜本草》注云："黄蜡性味缓涩，有续绝补髓之功，专调研丧之阳，分理溃乱之精，故为元阳虚惫、遗浊带下之神品。"葛氏认为：根本者，"气血精津也"。通常医者治疗肺痨失血证，往往循调血者以气为主、调气者实肺为司之陈规，采用泻肺中之伏热，益下焦之化源。而葛氏"治虚弱、骨蒸、体虚"却用保真汤，益气补血，滋阴降火另辟新

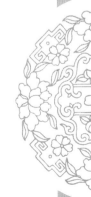

径。方中以十全大补汤去川芎、肉桂大补气血；用麦冬、五味子合人参为生脉散益肺气、养肺阴，并收敛耗散之肺气；用天冬合熟地黄、人参为三才丸，上以补肺阴，中以益脾气，下以壮肾水；合三方于一方中，则气虚、血虚与阴虚均因得补而渐复。又以生地黄补肾阴、知母、黄柏滋阴降火、柴胡退痨热、赤芍凉血热、赤茯苓清心利水，地骨皮清肝之虚热，阴复火降，内热得平，则骨蒸自退。更用陈皮、厚朴理气健脾，和胃宽中，则方中补气补血、滋阴降火，诸药均能发挥其功效。组方轻重得宜，大有法度。《傅青主女科》产后用保真汤系本方加减化裁而来。

(三)审病势，通权变，达神而决要

葛氏在《十药神书》中治疗肺痨仅列十方，然十方中错综变化，似有千百方蕴藏于内。从方测证，无不体现着葛氏审病势、通权变的辨证精髓。

1. 详审病势，同中求异 葛氏在治疗肺痨日久，发为肺痿中，具体病情具体分析，不是示一方而终之。主张治疗肺阴不足，虚火上炎。久嗽咳逆上气用润肺膏；治疗久嗽阴虚内有痰火，兼挟风寒证用保和汤；治疗久嗽、咳血、吐血证用太平丸，三方均治肺痿，立法处方大相径庭。

2. 通权达变，随证加减 葛氏在十方中明示药物加减有二方。一为治"久嗽肺痿"的保和汤，指出：血盛加炒蒲黄、茜根、藕节、大蓟、小蓟、茅花、当归；痰盛加南星、半夏、陈皮、茯苓、枳壳、枳实；喘盛加桑白皮、陈皮、萝卜子、葶苈子、紫苏子；热甚加山栀子、黄连、黄芩、黄柏、连翘、大黄、款冬花；风甚加荆芥、防风、菊花、细辛、香附子、旋覆花；寒甚加人参、桂枝、蜡片、芍药。一为治"虚弱、骨蒸、体虚"的保真汤，条文下有"惊悸加茯神、远志、柏子仁、酸枣仁；淋浊加草薢、乌药、猪苓、泽泻；便涩加石韦、萹蓄、木通、赤苓；遗精加龙骨、牡蛎、莲心、莲须；燥热加石膏、滑石、鳖甲、青蒿；盗汗加浮小麦、牡蛎、黄芪、麻黄根。"二方共加减药物59味，加减选用药物精当决要，临床医家仍袭用至今。

此外，葛氏在《十药神书》中颇讲究服药的方法。①察病情间服："久嗽肺痿"用保和汤，"以水二盏、生姜三片，煎一盏，入饴糖一匙调服，日三食后各进一盏，与保真汤相间服。"②区别病人性别调服："五藏崩损，涌喷血成升斗"用花蕊石散。"男子用酒一半，女人用醋一半，与童便和药服。"③排去异物服：如病人喉中有痰不甚者，葛氏云"每日仍浓煎薄荷汤灌漱喉中"后"用太平丸徐徐咽下……""如痰壅，却先用饧糖烊消化丸百丸吞下，又依前嚼太平丸，令其仰卧而睡，嗽必止矣。"这对增进临床疗效不无裨益。

（陈达理）

第五章　心脑病证

XINNAO BINGZHENG

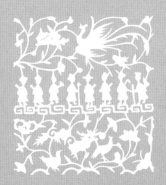

第一节 心 悸

心悸是指气血阴阳亏虚，或痰饮瘀血阻滞心脉所致心失所养、心脉不畅，引起病人自觉心中悸动、惊惕不安，甚则不能自主的一种病证。其中因惊恐、劳累而发，时发时止，不发时如常人，病情较轻者为惊悸；若终日悸动，稍劳尤甚，全身情况差，病情较重者为怔忡。临床多呈阵发性，每因情志波动或劳累过度而发作；常与失眠、健忘、眩晕、耳鸣等症并见。

心悸是临床心脏常见病证，既可为发于心的病变，也可以是由他脏病变波及于心的多脏腑病变。本病以虚证居多，亦可由实转虚，虚实夹杂。

一、《黄帝内经》：心悸病因病机

1.《素问·至真要大论篇》："诸病胕肿，疼酸惊骇，皆属于火。"

2.《素问·至真要大论篇》："心澹澹大动……病本于心。"

3.《灵枢·本神》："心怵惕思虑则伤神。"

4.《素问·举痛论篇》："惊则心无所倚，神无所归，虑无所定，故气乱矣。"

5.《素问·平人气象论》："胃之大络，名曰虚里，贯膈络肺，出于左乳下，其动应衣。"

6.《素问·痹论》："心痹者，脉不通，烦则心下鼓。"

7.《灵枢·口问》："悲哀愁忧则心动。"

8.《素问·三部九候论》："参伍不调者病。"

9.《灵枢·根结》："持其脉口，数其至也，五十动而不一代者，五藏皆受气；四十动一代者，一藏无气；三十动一代者，二藏无气……不满十动一代者，五藏无气。"

根据以上所引述，《黄帝内经》中虽无心悸（惊悸、怔忡）病名，但有惊、惕、惊骇、惊狂、惊惑、惊躁等名，其义相似。需要指出的是，《黄帝内经》初步论述了心悸的病因、病机，认识到心悸的病因主要有宗气外泄、心脉不通、突受惊恐、复感外邪等；并对心悸脉象的变化有较深刻的认识，明确指出脉律不齐是本病的特点，同时还阐明了严重脉律失常与疾病预后的关系。

二、汉代张仲景《伤寒论》与《金匮要略》：惊悸辨证施治

1.《伤寒论·辨太阳病脉证并治》："发汗过多，其人又手自冒心，心下悸，欲得按者，桂枝甘草汤主之……伤寒二三日，心中悸而烦者，小建中汤主之……太阳病发汗，汗出不解，其人仍发热，心下悸，头眩，身瞤动，振振欲擗地者，真武汤主之……伤寒脉结代，心动悸，炙甘草汤主之……脉按之来缓，时一止复来者，名曰结；又脉来动而中止，更来小数，中有还者，反动，名曰结，阴也；脉来动而中止，不能自还，因而复动者，名曰代，阴也。得此脉者，必难治。"

2.《金匮要略·血痹虚劳病脉证并治》："男子面色薄者，主渴及亡血，卒喘悸，脉浮者，里虚也……虚劳里急，悸，衄，腹中痛，梦失精，四肢酸疼，手足烦热，咽干口燥。"

3.《金匮要略·奔豚气病脉证治》："发汗后，脐下悸者，欲作奔豚，茯苓桂枝甘草大枣汤主之。"

4.《金匮要略·痰饮咳嗽病脉证并治》："水在肾，心下悸……夫病人饮水多，必暴喘满，凡食少饮多，水停心下，甚者则悸，微者短气，卒呕吐，心下痞，膈间有水，眩悸者，小半夏加茯苓汤主之。"

5.《金匮要略·惊悸吐衄下血胸满瘀血病脉证治》："寸口脉动而弱，动则为惊，弱则为

悸……火邪者,桂枝去芍药加蜀漆牡蛎龙骨救逆汤主之……心下悸者,半夏麻黄丸主之。"

张仲景在《金匮要略》和《伤寒论》两部著作中首次提出心下悸病名,认为心悸的主要病因过汗损伤心阳、水饮停心、虚劳及阳虚水泛等,并提出心悸的基本治则及常用方药。如以桂枝甘草汤辛甘化阳、振奋心阳而定悸;以小建中汤滋阴和阳、充足气血治心动悸、脉结代;用真武汤温阳化水、益阳消阴而定悸;以炙甘草汤益气养血、通阳复脉而定悸;以茯苓、甘草、生姜通阳化饮而定悸;以半夏、生姜、茯苓化饮降浊而定眩止悸;以四逆散化水宁心而安神定悸;以半夏麻黄丸宣肺涤饮、安谧神气而定悸等。此外,张仲景在《伤寒论》中还指出心悸患者所表现的促脉、结代脉的特点与其鉴别要点。

三、隋代巢元方《诸病源候论》:外感惊悸

《诸病源候论·风病诸候》:"风惊悸者,由体虚,心气不足,心之府为风邪所乘,或恐惧忧迫,令心气虚。亦受于风邪,风邪搏于心,则惊不自安,惊不已,则悸动不定。"

巢元方提出风邪导致惊悸的两种情况:一为心气本虚,复感风邪而导致惊悸;二为心气本不虚,由风邪直接内搏于心引发惊悸。就现代观点来看,此两种情况亦为临床所常见。

四、唐代孙思邈《备急千金要方》:心悸病名的提出

《备急千金要方·卷十三心脏方·心脏脉论》:"阳气外击,阴气内伤,伤则寒,寒则虚,虚则惊掣心悸。"

孙思邈首次提出心悸病名,并指出心悸由虚所致。

五、宋代严用和《济生方》:惊悸与怔忡分类施治

《济生方·惊悸怔忡健忘门》:"夫惊悸者,心虚胆怯之所致也。且心者君主之官,神明出焉;胆者中正之官,决断出焉。心气安逸,胆气

不怯,决断思虑,得其所矣。或因事有所大惊,或闻巨响,或见异相,登高涉险,惊忤心神,气与涎郁,遂使惊悸。惊悸不已,变生诸证,或短气悸乏,体倦自汗,四肢浮肿,饮食无味,心虚烦闷,坐卧不安。"

"夫怔忡者,此心血不足也,……真血虚耗,心帝失辅,渐成怔忡……又有冒风寒暑湿,闭塞诸经,令人怔忡。五饮停蓄,堙塞中脘,亦令人怔忡。"

"治之之法,宁其心以壮胆气,无不瘥者矣……温胆汤,治心虚胆怯,触事易惊,梦寐不详,异象感惑,遂致心惊胆怯,气郁生痰,涎与气搏,复生诸证,或短气悸乏,或复自汗,四肢浮肿,饮食无味,心虚烦闷,坐卧不安。"

"夫怔忡者,此心血不足也……《难经》云:损其心者,益其荣。法当专补真血,真血若富,心帝有辅,无不愈者矣……治之之法,当理心脾,使神意清宁,思则得之矣……归脾汤,治思虑过度,劳伤心脾,健忘怔忡。"

"当随其证,施以治法。"

严用和首次提出怔忡病名,详细论述了惊悸与怔忡的病因病机、变证、治法及方药,认为惊悸乃"心虚胆怯"所致,"惊悸不已"可"变生诸证",治宜"宁其心以壮胆气",方用温胆汤之类;怔忡则多因心血不足,或感受外邪,饮邪停聚所致,治疗"当随其证,施以治法""当理心脾",其中心脾两虚者,选用归脾汤,此名方仍是现代中医治疗心悸的首选方药。

六、金代成无己《伤寒明理论·悸》:气虚、痰饮导致心悸

《伤寒明理论·卷中·悸》:"悸者,心忪是也,筑筑惕惕然动,怔怔忪忪,不能自安者是矣。……心悸之由,不越二种:一者气虚也,二者停饮也……其气虚者,由阳气内弱,心下空虚,正气内动而为悸也;其停饮者,由水停心下,心为火而恶水,水既内停,心不自安,则为悸也。"

成无己在前人的基础上,进一步阐述了惊悸的含义,并提出心悸病因主要为"气虚""痰

饮"两种。

七、金代刘河间《素问玄机原病式》：水衰火旺导致心悸

《素问玄机原病式·热类》："惊，心卒动而不宁也，火主于动，故心火热甚也……所谓恐则喜惊者，恐则伤肾而水衰，心火自甚，故喜惊也……水衰火旺而扰火之动也，故心胸躁动，谓之怔忡。"

刘河间提出水衰火旺可引起心悸，并指出怔忡的主症为"心胸躁动"。

八、元代朱丹溪《丹溪心法》：心悸责之虚与痰

《丹溪心法·卷四·惊悸怔忡》："怔忡者血虚，怔忡无时，血少者多；有思虑便动属虚；时作时止者痰因火动。瘦人多因是血少，肥人属痰。寻常者多是痰。真觉心跳者是血少，四物、朱砂安神之类。"

"惊悸者血虚，惊悸有时，以朱砂安神丸。"

"惊者，恐怖之谓，悸者，怔忡之谓。心虚而郁痰，则耳闻大声，目击异物，遇险临危，触事丧志，心为之忤，使人有惕惕之状，是则为惊。心虚而停水，则胸中漉漉，虚气流动，水既上乘，心火恶之，心不自安，使人有怏怏状，是则为悸。惊者与之豁痰定惊之剂，悸者与之逐水消饮之剂。所谓扶虚，不过调养心血，和平心气而已。"

朱丹溪在心悸病因方面提出"责之虚与痰"的理论，认为血虚与痰火是怔忡致病的根本原因，进一步完善了成无己关于心悸的病因论述；治疗上提出"惊悸"者可用朱砂安神丸，"血少"者用四物（当归、川芎、白芍、熟地黄）朱砂安神之类。惊与悸的鉴别要点为二者发病之本均为心虚；标，在惊为痰，在悸为饮。

九、明代虞抟《医学正传》：惊悸、怔忡的病因病机及其症状鉴别

《医学正传·卷之五·怔忡惊悸健忘证》："夫怔忡惊悸之候，或因怒气伤肝，或因惊气入胆，母能令子虚，因而心血为之不足，又或遇事

繁冗，思想无穷，则心君亦为之不宁，故神明不安则怔忡惊悸之证作矣。"

"夫所谓怔忡者，心中惕惕然动摇而不得安静，无时而作者是也；惊悸者，蓦然而跳跃惊动而有欲厥之状，有时而作者是也。"

虞抟提出惊悸怔忡的病因病机为怒气伤肝、惊气入胆而致心血不足或思虑过度所导致的心神不宁，并认为惊悸与怔忡的鉴别关键是前者发作特点为"有时"，后者为"无时"。

十、明代李梴《医学入门》：心悸转化

《医学入门·惊悸怔忡健忘》："怔忡因惊悸久而成。"

李梴提出惊悸日久可转化为怔忡观点，进一步丰富了前人的理论。

十一、明代王肯堂《证治准绳·杂病》：气虚血虚及饮停心下致惊悸

"心悸之由，不越二种，一者虚也，二者饮也，气虚者，由阳气内虚，心下空虚，火气内动而为悸也，血虚者亦然。其停饮者，由水停心下，心为火而恶水，水既内停，心不自安，故为悸也。"

王肯堂遵成无己之说而有发挥，在《证治准绳》中进一步指出惊悸其虚之病因包括气虚、血虚，即"气虚者由阳气内虚，心下空虚，火气内动而为悸也。血虚者亦然"；而饮则指停饮于心下，"心主火而恶水，水既内停，心不自安，故为悸也"。

十二、明代张景岳《景岳全书》：怔忡、惊悸病因与防治

1.《景岳全书·杂证谟·怔忡惊恐》："怔忡之病，心胸筑筑振动，惶惶惕惕，无时得宁者是也……此证惟阴虚劳损之人乃有之，盖阴虚于下，则宗气无根，而气不归源，所以在上则浮撼于胸臆，在下则振动于脐旁，虚微者动亦微，虚甚者动亦甚。凡患此者，速宜节欲，节劳，切戒酒色。"

张景岳认为怔忡由阴虚劳损所致，且"虚

微者动亦微,虚甚者动亦甚"。在预防与调摄方面,则"宜节欲,节劳,切戒酒色"。

2.《景岳全书·杂证谟·怔忡惊恐》:"惊有二证:有因病而惊者,有因惊而病者。如东方色青,入通于肝,其病发惊骇,及伤寒阳明证闻木音则惕然而惊之类,此则或因岁火之盛,或因岁木之衰,或因风热之相搏,或因金木之相制,是当察客邪以兼治其标。若因惊而病者,如惊则气乱,而心无所倚,神无所归,虑无所定之类,此必于闻见夺气而得之,是宜安养心神,滋培肝胆,当以专扶元气为主。"

张景岳认为惊有因病而惊和因惊致病二证,二者皆与肝木有关,"因病而惊者"应当"察客邪",并注意标证的治疗;"因惊而病"者是在心气不足的基础上受惊而气乱所致,"宜养心神,滋培肝胆",治疗关键是"专扶元气"。

十三、明代王绍隆《医灯续焰》(清代潘楫注):辨惊悸、怔忡

《医灯续焰·悸怔忡》:"悸则心中濈动,如恐如惊。怔忡则心胸振筑,莫知其来,忽尔宁寂,莫知其去,甚则失目眩晕,神志若浮,盖悸之重者也。大抵因痰积饮停,气冲火击所致。亦有中气虚而忡悸者,亦有心经气血不足,火不定,神不安而忡悸者,有心液过耗,汗多亡阳,脉代而忡悸者。"

《医灯续焰》(清代潘楫注)中,从发作情况辨心悸与怔忡,指出怔忡乃"悸之重者也";同时也指明引起怔忡的不同病因,认为除痰饮停积之外,中气虚弱、心经气血不足、过汗亡阳均可导致怔忡。

十四、清代吴谦《医宗金鉴》:惊悸脉象

《医宗金鉴·卷二十·惊悸吐衄下血胸满瘀血病》:"惊自外至者也,惊则气乱,故脉动而不宁;悸自内惕者也,悸因中虚,故脉弱而无力"。

吴谦从脉象表现来分析惊、悸发生的原因,必外有惊扰,内有所虚,内外相合,引发本证;其中惊者脉象特点为"动而不宁",悸者为"弱而无力"。

十五、清代沈金鳌《杂病源流犀烛》:怔忡病因病机

《杂病源流犀烛·怔忡源流》:"怔忡,心血不足病也。人所主者,心;心所主者,血,心血消亡,神气失守,则心中空虚,快快动摇不得安宁,无时不作,名曰怔忡;或由阳气内虚,或由阴血内耗,或由水饮停于心下,水气乘心……或事故烦冗,用心太劳……或由气郁不宣致心动……以上皆怔忡所致之由也。"

沈金鳌进一步系统阐述怔忡的病因病机,认为心血亏虚、阳气内虚、阴血内耗、饮停心下、劳伤心脾及气郁不宣等均可引起怔忡。

十六、清代王清任《医林改错》:瘀血内阻导致心悸

《医林改错·卷上·血府逐瘀汤所治之症目》:"心跳心慌,用归脾安神等方不效,用此方百发百中。"

王清任在《医林改错》中认为瘀血内阻亦能导致心悸怔忡,并创血府逐瘀汤治疗心悸。

十七、清代李用粹《证治汇补》:惊悸辨证

《证治汇补·卷之五·胸膈门·惊悸怔忡》:"人之所主者心,心之所养者血,心血一虚,神气失守,神去则舍空,舍空则郁而停痰,痰居心位,此惊悸之所以肇端也……有停饮水气乘心者,则胸中漉漉有声,虚气流动;水既上乘,心火恶之,故筑筑跳动,使人有快快之状,其脉偏弦……有阳气内虚,心下空豁,状如惊悸,右脉大而无力者是也……有阴气内虚,虚火妄动,心悸体瘦,五心烦热,面赤唇燥,左脉微弱,或虚大无力者是也。"

李用粹认为惊悸发病之因乃由心血亏虚、郁而停痰所致,并从症状、脉象方面将惊悸分为水饮凌心、阳虚及阴虚火旺三种证型。

十八、清代唐容川《血证论》:怔忡分虚实

《血证论·卷六·怔忡》:"心为火脏。无血以养之。则火气冲动。是以心跳。安神丸

清之。归脾汤加麦冬五味子以补之。凡思虑过度及失血家苦血过多者，乃有此虚证，否则多挟痰瘀，宜细辨之。"

唐容川认为怔忡虚证多由思虑太过或失血过多、实证多挟痰挟瘀所致。

十九、清代张锡纯《医学衷中参西录》：痰饮导致心悸的病机及治法

1.《医学衷中参西录·医论·论心病治法》："有其惊悸恒发于夜间，每当交睡于甫睡之时，其心中即惊悸而醒，此多因心下停有痰饮。心脏属火，痰饮属水，火畏水迫，故作惊悸也。宜清痰之药与养心之药并用。方用二陈汤加当归、菖蒲、远志煎汤送服朱砂细末三分，有热者加玄参数钱，自能安枕稳睡而无惊悸矣。"

张锡纯指出痰饮停于心下引起惊悸的临床特点和病机，并据此确立清痰之药与养心之药并用的治疗原则，同时给出了方药，有较强的临床指导意义。

2.《医学衷中参西录·医论·论心病治法》："有非心机亢进而有若心机亢进者，怔忡之证是也。心之本体，原长发动以营运血脉，然无病之人初不觉其动也，惟患怔忡者则时觉心中跳动不安。盖人心中之神明原以心中之气血为凭根据，有时其气血过于虚损，致神明失其凭根据，呈心机之动照常，原分毫未尝亢进，而神明恒若不任其震撼者。此其脉象多微细，或脉搏兼数。宜用山萸肉、酸枣仁、怀山药诸药品以保合其气；龙眼肉、熟地黄、柏子仁诸药以滋养其血；更宜用生龙骨、牡蛎、朱砂（研细送服）诸药以镇安其神明。气分虚甚者可加人参，其血分虚而且热者可加生地黄。"

张锡纯提出怔忡是由于气血过于虚损，神明无所依托，此时，"非心机亢进而有若心机亢进"，治疗宜补气养血，并镇安神明。

（谢　炜　赵云燕　于礼建

丁月文　梁小珊）

第二节　胸　痹

胸痹是由于正气亏虚，痰浊、瘀血、气滞、寒凝而引起心脉痹阻不畅，临床以膻中或左胸部发作性憋闷、疼痛为主要表现的一种病证。轻者偶发短暂轻微的胸部沉闷或隐痛，或为发作性膻中或左胸部含糊不清的不适感；重者疼痛剧烈，或呈压榨样绞痛。常伴有心悸、气短、呼吸不畅，甚至喘促、惊恐不安、面色苍白、冷汗自出等；多因劳累、饱餐、寒冷及情绪激动而诱发，亦可无明显诱因发病。

一、《黄帝内经》：胸痹概述

1.《素问·标本病传论》："心病先心痛。"

2.《素问·缪刺论》："邪客于足少阴之络，令人卒心痛。"

3.《素问·痹论》："心痹者，脉不通，烦则心下鼓，暴上气而喘。"

4.《灵枢·厥论》："病真心痛者，必手足冷至节，爪甲青，旦发夕死，夕发旦死。"

《黄帝内经》首先提出"心痛""卒心痛""厥心痛""心痹"等病名，并将病情凶险、甚至迅速造成死亡者称为"真心痛"。

5.《灵枢·五邪》："邪在心，则病心痛。"

6.《素问·举痛论》："寒气客于背俞之脉……其俞注于心，故相引而痛。"

7.《素问·刺热》："心热病者，先不乐；数日乃热，热争则卒心痛。"

8.《素问·调经论》："寒气积于胸中而不泻，不泻则温气去，寒独留则血凝泣，凝则脉不通。"

9.《素问·脉要精微论》："夫脉者，血之府也……涩则心痛。"

10.《灵枢·经脉》："手少阴气绝，则脉不

通……脉不通则血不流。"

11.《素问·举痛论》:"脉泣则血虚,血虚则痛,其俞注于心,故相引而痛。"

《黄帝内经》指出胸痹的病位在心,认为与寒暑犯心、寒凝血瘀以及气血亏虚有关。

12.《素问·脏气法时论》:"心病者,胸中痛,膺背肩胛间痛,两臂内痛。虚则胸腹大,胁下与腰相引而痛。"

13.《灵枢·厥病》:"厥心痛,与背相控,善瘛,如从后触其心,伛偻者,肾心痛也……厥心痛,腹胀胸满,心尤痛甚,胃心痛也……厥心痛,痛如以锥针刺其心,心痛甚者,脾心痛也……厥心痛,色苍苍如死状,终日不得太息,肝心痛也……厥心痛,卧若徒居,心痛间,动作,痛益甚,色不变,肺心痛也。"

14.《灵枢·邪气脏腑病形》:"心痛引背,食不下。"

《黄帝内经》中对胸痹发病时的症候描述与现代医学心绞痛、心肌梗死等病的临床表现颇为类似。其中对"厥心痛"的描述尤为详尽,如"痛如以锥针刺其心""色苍苍如死状,终日不得太息""心痛间,动作痛益甚"等,与临床表现颇为符合。

15.《灵枢·五味》:"心病宜食薤。"

提出治疗本病宜选用薤白,主要与当时对本病的病因病机认识有关。

16.《素问·标本病传论》:"心病,先心痛,一日而咳,三日胁支痛,五日闭塞不通,身痛体重,三日不已死,冬夜半,夏日中。"

17.《素问·厥论》:"手心主少阴厥逆,心痛引喉,身热死,不可治。"

指出胸痹的预后,如治疗不及时可导致患者死亡。另外《黄帝内经》对胸痹的针刺治疗有较系统的论述,为后世胸痹的辨证论治奠定了基础。

二、汉代张仲景《金匮要略》:胸痹病名、病机、主症、治则及方药

1.《金匮要略·胸痹心痛短气病脉证治》:"夫脉当取太过不及,阳微阴弦,即胸痹而痛,

所以然者,责其极虚也。今阳虚知在上焦,所以胸痹心痛者,以其阴弦故也……胸痹之病,喘息咳唾,胸背痛,短气……胸痹,心中痞气,气结在胸,胸满,胁下逆抢心。"

张仲景首先正式提出了"胸痹"这个病名,并在《金匮要略》一书中设立专篇对其病因病机作了较为详细的分析,归纳其病机为"阳微阴弦",即上焦阳气不足,下焦阴寒气盛,即"本虚标实"之证,由于阴乘阳位、痰浊内阻胸膺以致胸阳不通或胸阳不振,不通或不荣则痛。症状描述也比《黄帝内经》更为具体明确,可见到"胸背痛""心痛彻背""背痛彻心""喘息咳唾""短气不足以息""胸满气塞不得卧""胁下逆抢心"等症状,并指出"胸痹缓急",即心痛有时缓和、有时急剧的发病特点。

2.《金匮要略·胸痹心痛短气病脉证治》:"胸痹之病,喘息咳唾,胸背痛,短气,寸口脉沉而迟,关上小紧数,栝蒌薤白白酒汤主之……胸痹,心中痞气,气结在胸,胸满,胁下逆抢心,枳实薤白桂枝汤主之,人参汤亦主之……胸痹不得卧,心痛彻背者,栝蒌薤白半夏汤主之……胸痹,胸中气塞,短气,茯苓杏仁甘草汤主之,橘枳姜汤亦主之……心中痞,诸逆心悬痛,桂枝生姜枳实汤主之……胸痹缓急者,薏苡附子散主之……心痛彻背,背痛彻心,乌头赤石脂丸主之。"

根据胸痹病机特点,张仲景以辛温通阳或温补阳气为其治疗大法,根据病情的轻重缓急创制了不同的方剂,如以具有辛温通阳功效的栝蒌薤白白酒汤作为治疗本证的基本方;轻症则予清轻宣气之法,方选茯苓杏仁甘草汤、橘枳姜汤等;重症则予温补胸阳、峻逐阴寒之法,方用薏苡仁附子散、乌头赤石脂丸等。其所创方剂至今仍能有效地指导临床实践。

三、隋代巢元方《诸病源候论》:胸痹病因病机、辨证分型及转归

1.《诸病源候论·心痛病诸论》:"心痛者,风冷邪气乘于心也……心有支别之络脉,其为

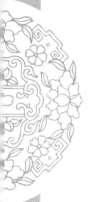

风冷所乘，不伤于正经者，亦令心痛。"

2.《诸病源候论·心痛不能饮食候》："冷乘于心，阴阳相乘，冷热相击，故令痛也。"

3.《诸病源候论·疝病诸候》："夫寒疝心痛，阴气积结所生也。阴气不散，则寒气盛，寒气胜，则痛上下无常，冷气上冲于心，故令心痛也。"

4.《诸病源候论·心痹候》："思虑烦多则操损心，心虚故邪乘之，邪积而不去，则时害饮食……是谓之心痹。"

5.《诸病源候论·心痛病诸候》："诸脏虚受病，气乘于心者，亦令心痛。"

巢元方在《诸病源候论》中详细阐述了胸痹的病因，包括感受外邪，如风、寒等；内伤情志，如思虑过多、正气虚弱等，且外邪多乘正气虚而入，正如《内经》所言"邪之所凑，其气必虚。"

6.《诸病源候论·心痛多唾候》："若冷热相乘，致脏腑不调，津液水饮停积，上迫于心，令心气不宣畅，故痛而多唾也……停饮者，水液之所为也。心气通于舌，心与小肠合，俱象火；小肠，心之腑也，其水气下行于小肠，为溲便，则心络无有停饮也。"

7.《诸病源候论·心痛候》："阴绝者，无心脉也，苦心下毒痛。"

8.《诸病源候论·心痛病诸候》："若诸阳气虚，少阴之经气逆，谓之阳虚阴厥，亦令心痛。"

9.《诸病源候论·心痛病诸候》："心痛而不能饮食者，积冷在内，客于脾而乘心络故也。心，阳气也；冷，阴气也，冷乘于心，故令痛也……心为火，脾为土，是母子也，俱为邪所乘，故痛，复不能饮食也。"

10.《诸病源候论·心懊急懊痛候》："邪迫于阳，气不得宣畅，壅瘀生热，故心如悬而急，烦懊痛也。"

指出胸痹病机主要有阴寒痹阻致胸阳不振、气血虚弱致心脉失养2种，进而分为阳虚寒凝、热结胸中、痰饮阻滞3种证型，提出从脉象特点来辨证，如"心脉微急，为心痛引背，食

不下""寸口脉沉紧，苦心下有寒，时痛""关上脉紧，心下苦痛""左手寸口脉沉则为阴，阴绝者，无心脉也，苦心下毒痛。"对临床实践有较为实用的指导价值。

11.《诸病源候论·心腹痛病诸候》："心腹痛者，……心腹痛，不得息。脉细小者生，大坚疾者死。"

提出根据脉象特点来判断胸痹的转归。

四、唐代孙思邈《备急千金要方》：胸痹的针灸及外敷疗法

1.《备急千金要方·心腹痛第六》："邪在心，则病心痛，善悲，时眩仆，视有余不足而调其输。肾心痛，先取京骨、昆仑，发针不已，取然谷。胃心痛，取太都、太白。脾心痛，取然谷、太溪。肝心痛，取行间、太冲。肺心痛，取鱼际、太渊。心痛引腰脊，欲呕，刺足少阴。心痛引背不得息，刺足少阴，不已，取手少阴。心痛腹胀，涩涩然大便不利，取足太阴……心痛短气不足以息，刺手太阴。心痛不可按，烦心，巨阙主之……心痛身寒，难以俯仰，心疝冲冒，死不知人，中腕主之。心痛如针锥，刺然谷，及太溪主之……心痛冷气上，灸龙颔百壮，在鸠尾上行一寸半，不可刺之……心痛暴绞急绝欲死，灸神府百壮……心痛坚烦气结，灸太仓百壮。心痛，灸臂腕横纹三七壮，又灸两虎口白肉际七壮。"

2.《备急千金要方·胸痹第七》："治胸背疼痛而闷方，熨背散方。乌头、细辛、附子、羌活、蜀椒、桂心各五两，川芎一两六铢，治，下筛帛裹，微火炙令暖，熨背上，取瘥乃止，慎冷如常法。"

孙思邈运用针灸、外敷方法治疗胸痹，总结了诸多行之有效的经验，如"心痛短气不足以息，刺手太阴""心痛如针锥，刺然谷及太溪主之""心痛暴绞急绝欲死，灸神府百壮"等，并创熨背散方外敷治疗胸痹，至今仍有较高的临床价值。

五、宋代《圣济总录》：胸痹类型

1.《圣济总录·卒心痛》："卒心痛者，本于

226

脏腑虚弱,寒气卒然客之,其状心如寒痛,不得息。"

2.《圣济总录·厥心痛》:"诸阳气虚,少阴之经气逆,则阳虚而阴厥,致令心痛,是为厥心痛。"

3.《圣济总录·久心痛》:"其久成痛者,由风冷邪气,乘于心之支别络,停滞不去,发作有时,故经久不瘥也。"

《圣济总录》指出胸痹的病因乃本虚标实,较前人又有进步,并将胸痹分为卒心痛、厥心痛、久心痛三类,颇切合临床实际。

六、宋代王怀隐《太平圣惠方》:正虚邪盛论胸痹

《太平圣惠方·治心痹诸方》:"夫思虑烦多则损心,心虚故邪乘之,邪积而不去,则时害饮食,心中幅幅如满,蕴蕴而痛,是谓之心痹。"

王怀隐等将本证病因病机归于脏腑受损,邪气客之,因而正气不足、邪气偏盛为其病机。该书还收集了多首治疗方剂,多有温通理气、活血通窍的特点。

七、元代危亦林《世医得效方》:温通开窍法治疗胸痹

《世医得效方·心痛》:"苏合香丸治卒暴心痛。"

危亦林首次提出以局方苏合香丸治疗卒暴心痛,取其辛香走窜、开窍通络,沿用至今,仍不失为治疗冠心病的有效方剂。

八、元代朱丹溪《丹溪手镜》:心痛实指胃脘痛

《丹溪手镜·卷之中·心腹痛三十六》:"滑而紧者痛,阳微阴弦者虚,短数心痛。由中气虚,寒邪乘虚客之,治宜温之、散之。或素久不散郁而生热,宜开郁治热。或有热,虚热相搏,结郁胃脘而痛。或素有食积、素痰饮,或气而食相郁,停结胃口作痛。"

"热厥心痛,身热足冷,痛甚则烦躁而吐,

额汗,脉洪,宜刺太溪、昆仑。"

"寒厥心痛,手足逆,冷汗,不渴,便利,溺清,脉微,乃寒客心包络也,宜温之,良姜、菖蒲辛热也。"

朱丹溪所述之心痛,无论从病因、病机,还是从治法上都与胸痹心痛迥异,实指胃脘痛。而其"热厥心痛""寒厥心痛"则与胸痹相类似。金元时期,很多医家多从"九种心痛""心脾痛""心胃痛"论述心痛,实则指胃脘部疼痛而言,直至明代以后,才对胃痛与心痛的混淆做出了明确的区分。

九、明代王肯堂《证治准绳》:胸痹与胃痛鉴别

1.《证治准绳·心痛胃脘痛》:"心与胃各一脏,其病形不同,因胃脘痛处在心下,故有当心而痛之名,岂胃脘痛即心痛者哉。历代方论将二者混同,叙于一门,误自此始。"

王肯堂明确提出应将心痛与胃痛加以区分,并指出胃痛的病位在心下,不可与心痛混同,可谓匠心独具;同代医家虞抟在《医学正传·胃脘痛》中明确指出胃痛应包括前人所言的"九种心痛",即"饮、食、风、冷、热、悸、虫、疰、来去痛";而真心痛乃危重症,"旦发夕死,夕发旦死",应区别施治方可生效。如将心痛与胃痛混为一谈,易贻误病情。后世医家叶天士在《临证指南医案·心痛》中也指出"心痛绝少,而胃痛极多",心痛与胃痛"确是二病","医者细心求之,自能辨其轻重也"。三者宜互参,以利于提高胸痹与胃痛的鉴别诊断。

2.《证治准绳·诸痛门》:"治心痛,但忍气则发者,死血作痛,脉必涩,作时饮汤水下或作呃,壮人用桃仁承气汤下,弱人用归尾、川芎、牡丹皮、苏木、红花、玄胡索、桂心、桃仁泥、赤曲、番降香、通草、大麦芽、穿山甲之属,煎成入童便、酒、韭汁,大剂饮之,或失笑散。"

王肯堂论述瘀血导致的胸痹,采用活血化瘀疗法,以桃仁承气汤或大剂红花、桃仁、降香、玄胡索、失笑散等治疗之,对后世影响极

大，清代王清任著名的血府逐瘀汤与此处大剂活血行气方有异曲同工之妙。

十、明代徐彦纯《玉机微义》：提出虚证胸痹

《玉机微义·心痛》："然亦有病久气血虚损及素作劳羸弱之人患心痛者，皆虚痛者。"

徐彦纯特别提出胸痹一证也有虚证，尤以气血虚损等多见，补充了前人的不足，对胸痹的辨证更加细致。

十一、明代李梴《医学入门》：真心痛与厥心痛鉴别

《医学入门·心痛》："真心痛，因内外邪犯心君，一日即死；厥心痛，因内外邪犯心之胞络，或他脏邪犯心之支脉。"

李梴从病位的角度把真心痛与厥心痛加以区分，认为真心痛病位在"心"，而厥心痛病位则在"心之包络"或"心之别络"，在前人的基础上又进了一步。

十二、明代秦景明《症因脉治》：从部位鉴别胸痛、膈痛及胃痛，并述内伤胸痛之因

1.《症因脉治·胸痛论》："胸与膈，肺之分野，膈痛胸痛两症也。但胸痛止在中间，膈痛则连两胁，故歧骨之上作痛，乃为胸痛；若痛在胸之下，即名胃痛；若胸中满塞而不痛，又名胸痞。"

秦景明按病位将胸痛、膈痛及胃痛三者加以区分，指出胸痛病位居中，膈痛在两侧，而胃痛则在胸之下，也即歧骨之下，此分类法与现代医学分类也基本一致。

2.《症因脉治·胸痛论》："内伤胸痛之因，七情六欲，动其心火，刑及肺金，或怫郁气逆，伤其肺道，则痰凝气结；或过饮辛热，伤其上焦，则血积于内，而闷闭胸痛矣。"

论述内伤胸痛的病因可由气滞、痰凝、血瘀所致。

十三、清代叶天士《临证指南医案》：胸痛与胸痞鉴别

《临证指南医案·胸痹》："胸痛与胸痞不同，胸痞有暴寒郁结于胸者，有火郁于中者，有寒热互郁者，有气实填胸而痞者……亦有上焦湿浊弥漫而痞者。若夫胸痹，则但因胸中阳虚不运，久而成痹……惟《金匮》立方，俱用辛滑温通……阳微阴弦，是知但有寒症，而无热症矣……亦惟流运上焦清阳为主，莫与胸痞、结胸、噎膈、痰食等症混治，斯得之矣。"

叶天士在《临证指南医案·胸痹篇》中，首先从病机方面将胸痹与胸痞加以区分，指出胸痹的病机关键是"阳虚不运，久而成痹"，足见其当时对本病认识之深刻。治疗方面，主张胸痹用药宜"辛滑温通"，以便"流运上焦清阳"。并在《叶选医衡·心痛解》总结了治疗心痛大法，如"急温其经""急温其府""在气则顺之，在血则行之，郁则开之，滞则通之，火多实则清之散之，寒多虚则温之补之"，对临床具有较强的指导意义。

十四、清代陈士铎《辨证录》：真心痛预后

《辨证录·心痛门》："人有真正心痛，法在不救，然用药得宜，亦未尝不可生也。"

古代医家把心痛中的危重证候称为"真心痛"，多数认为乃不治之证，但清代医家陈士铎则明确指出只要"用药得宜"，同样可愈。

十五、清代沈金鳌《杂病源流犀烛》：真心痛证候特点

《杂病源流犀烛·心病源流》："素无心病，卒然大痛无声，咬牙切齿，舌青气冷，汗出不休，手足青过节，冷如冰，是为真心痛……内外邪犯心之包络，或他脏之邪犯心之支脉，故心亦痛，此厥心痛也。谓之厥者，诸痛皆肝肾二经气逆上冲，又痛极则发厥也……心脉微急为痛，微大为心痹，引背痛，短而数或涩者心痛。"

沈金鳌对"真心痛"的症状描述细致，如"卒然大痛无声，咬牙切齿，舌青气冷，汗出不休，手足青过节，冷如冰"等；认为"厥心痛"病机是"肝肾二经气逆上冲"所致；并从脉象细微变化判断病情轻重，足见其精湛的医学修为。

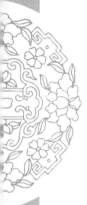

十六、清代林珮琴《类证治裁》：真心痛由寒邪攻心引起，治宜辛温发散

《类证治裁·心痛论治》："心为君主，义不受邪，故心痛多属心包络病。若真心痛，经言旦发夕死，夕发旦死。由寒邪攻触，猝大痛，无声，面青气冷，手足青至节，急用麻黄、桂、附子、干姜之属温散其寒，亦死中求活也。"

林珮琴认为心痛多病在心包络，而真心痛病情危急，是由寒邪攻心引起，治疗若急用麻黄、桂枝、干姜、附子之类辛温发散的药物以温散寒邪，还可以逆流挽舟。

十七、清代王清任《医林改错》：血府逐瘀汤治疗胸痹

《医林改错·血府逐瘀汤》："胸疼在前面，用木金散可愈；后通背亦疼，用瓜蒌薤白白酒汤可愈；在伤寒，用瓜蒌、陷胸、柴胡等皆可愈。有忽然胸疼，前方皆不应，用此方（血府逐瘀汤）一付，痛立止。"

王清任在前人的基础上，运用活血化瘀法创立名方血府逐瘀汤，用于治疗血府血瘀证。至此，将运用活血化瘀法治疗胸痛提高到前所未有的高度。

十八、清代程钟龄《医学心悟》：胸痹分型论治

《医学心悟·心痛》："气痛者，气壅攻刺而痛，游走不定也，沉香降气散主之。血痛者，痛有定处而不移，转侧若刀锥之刺，手拈散主之。热痛者，舌燥唇焦，溺赤便闭，喜冷畏热，其痛或作或止，脉洪大有力，清中汤主之。寒痛者，其痛暴发，手足厥冷，口鼻喜冷，喜热畏寒，其痛绵绵不休，脉沉细无力，姜附汤加肉桂主之。饮痛者，水饮停积也，干呕吐涎，或咳，或噎，甚则摇之作水声，脉弦滑，小半夏加茯苓汤主之。食痛者，伤于饮食，心胸胀闷，手不可按，或吞酸嗳腐，脉紧滑，保和汤主之……虫痛者，面白唇红，或唇之上下有白斑点，或口吐白沫，饥时更甚，化虫丸主之。疰痛者，触冒邪祟，卒尔心痛，面目青黯，或昏愦谵语，脉来乍大乍小，或两手如出两人，神术散、葱白酒、生姜汤并主之，此治心痛之大法也。"

程钟龄系统地将心痛辨证分为气、血、寒、热、饮、食、虚、虫、疰九型，并分别指出各型的辨证要点及治疗方药。然而，这种分类方法将胸痹心痛与胃脘疼痛混淆在一起，却也从侧面说明了临床上心与脾胃常相兼为病，临证时需仔细辨别。

（谢　炜　赵云燕　于礼建

丁月文　梁小珊）

第三节　眩　晕

眩晕是指头晕、眼花为主症的一类病证。眩即眼花，晕是头晕，两者常同时并见，故统称为"眩晕"。轻者闭目可止；重者如坐车船、旋转不定、不能站立，或伴有恶心、呕吐、汗出、面色苍白等症状；严重者可突然仆倒，见于西医学中的高血压、低血压、低血糖、贫血、梅尼埃病、脑动脉硬化、椎-基底动脉供血不足、神经衰弱等病，临床表现以眩晕为主要症状者。

眩晕病证，历代医籍论述颇多。《黄帝内经》对其脏腑、病性归属方面均有记述。汉代张仲景认为痰饮是眩晕的发病原因之一，为后世"无痰不作眩"的论述提供了理论基础。元代朱丹溪倡导痰火致眩学说。明代张景岳

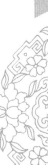

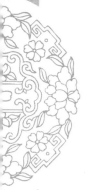

在《黄帝内经》"上虚则眩"的理论基础上,对下虚致眩作了详尽论述。其后历代医家对眩晕的认识不断完善,在理论和治疗上更趋成熟。

一、《黄帝内经》:眩晕病因病机

1.《灵枢·大惑论》:"故邪中于项。因逢其身之虚,……入于脑则脑转,脑转则引目系急,目系急则目眩以转矣。"

2.《灵枢·海论》:"髓海不足,则脑转耳鸣,胫痠眩冒。"

3.《灵枢·卫气篇》:"上虚则眩。"

4.《素问·至真要大论》:"诸风掉眩,皆属于肝。"

5.《素问·六元正纪大论》:"木郁之发……甚则耳鸣眩转。"

6.《素问·五脏生成篇》:"是以头痛癫疾,下虚上实,过在足少阴、巨阳,甚则入肾。徇蒙招尤,目冥耳聋,下实上虚,过在足少阳、厥阴,甚则入肝。"

《黄帝内经》首先提出"眩冒""眩",认为眩晕的病因主要有外邪致病、因虚致病;病位在脑,与肝有关。《黄帝内经·素问·阴阳应象大论》有云:"在天为风,在地为木,在体为筋,在脏为肝。"故风气异常,最易引发肝的病变,伤及所合之脏,所主之窍,而见肢体摇摆震颤之掉摇,视物旋转、站立不稳之眩晕。故云:掉摇、眩晕等风气所致诸证,多为肝之病。

二、汉代张仲景《伤寒论》《金匮要略》:眩晕分类与方药

1.《伤寒杂病论·辨太阳病脉证并治中》:"伤寒若吐、若下后,心下逆满,气上冲胸,起则头眩,脉沉紧,发汗则动经,身为振振摇者,茯苓桂枝白术甘草汤主之。"

2.《伤寒杂病论·辨太阳病脉证并治中》:"太阳病发汗,汗出不解,其人仍发热,心下悸,头眩,身瞤动,振振欲擗地者,真武汤主之。"

3.《金匮要略·痰饮咳嗽病脉证并治》:"假令瘦人,脐下有悸,吐涎沫而癫眩,此水也,

五苓散主之。"

4.《金匮要略·痰饮咳嗽病脉证并治》:"卒呕吐,心下痞,膈间有水,眩悸者,小半夏加茯苓汤主之。"

5.《金匮要略·痰饮咳嗽病脉证并治》:"心下有支饮,其人苦冒眩,泽泻汤主之。"

6.《金匮要略·痰饮咳嗽病脉证并治》:"心下有痰饮,胸胁支满,目眩,苓桂术甘汤主之。"

张仲景认为痰饮是眩晕发病的原因之一,为后世"无痰不作眩"的论述提供了理论基础。对眩晕一证未有专论,仅有"眩""目眩""头眩""身为振振摇""振振欲擗地"等描述。其病因,或邪袭太阳,阳气郁而不得伸展;或邪郁少阳,上干空窍;或肠中有燥屎,浊气攻冲于上;或胃阳虚,清阳不升;或阳虚水泛,上犯清阳;或阴液已竭,阳亡于上;以及痰饮停积胃中(心下),清阳不升等多个方面,并拟定出相应的治法方药。如:小柴胡汤治少阳眩晕;刺大椎、肺俞、肝俞治太少并病之眩晕;大承气汤治阳明腑实之眩晕;真武汤治少阴阳虚水泛之眩晕;苓桂术甘汤、小半夏加茯苓汤、泽泻汤等治痰饮眩晕等,为后世论治眩晕奠定了基础。

三、汉代华佗《中藏经》:胆虚作眩

《中藏经·论胆虚实寒热生死逆顺脉证之法第二十三》:"胆者,虚则伤寒,寒则恐畏,头眩,不能独卧……。"

华佗论述胆虚致眩。

四、隋代巢元方《诸病源候论》:上虚致眩

1.《诸病源候论·风头眩候》:"风头眩者,由血气虚,风邪入脑,而引目系故也。五脏六腑之精气,皆上注于目,血气与脉并于上系,上属于脑,后出于项中。逢身之虚,则为风邪所伤,入脑则脑转而目系急,目系急故成眩也。"

2.《诸病源候论·目眩候》:"目者,五脏六腑之精华,宗脉之所聚也。筋骨血气之精,与脉并为目系,系上所属脑。若腑脏虚,风邪乘虚随目系入于脑,则令脑转而目系急,则目眴,

而眩也。"

巢元方在《黄帝内经》"上虚则眩"的基础上,提出眩晕由气血亏虚,风邪乘虚上扰所致。

五、宋代严用和《济生方》、《重订严氏济生方》:六淫、七情致眩

1.《济生方·眩晕》:"风则脉浮,有汗,顽强不仁;寒则脉紧,无汗,筋挛掣痛;暑则脉虚,烦闷;湿则脉细,沉重,吐逆。及其七情所感,遂使脏气不平,郁而生涎,结而为饮,随气上逆,令人眩晕,眉棱骨痛,眼不可开,寸脉多沉,有此为异耳。"

2.《重订严氏济生方·眩晕门》:"所谓眩晕者,眼花屋转,起则眩倒是也。由此观之,六淫外感,七情内伤,皆能导致。"

严用和首次提出了六淫、七情所伤致眩说,补前人之未备,其中外感风寒暑湿致眩晕,实为外感病的症状表现,但外感的确可致眩晕,这在现代医学也有佐证,如前庭神经元炎即可发生在上呼吸道感染后。

六、宋代窦材《扁鹊心书》:提出眩晕纯属虚证

《扁鹊心书·头晕》:"此证因冷痰聚于脑,又感风寒,故积而不散,令人头旋眼晕,呕吐痰涎,老年人宜服附子半夏汤,少壮人宜服半夏生姜汤。若用凉剂则暂时有效,痰愈凝而愈固,难以速效矣。(此即所谓头风证,故有冷痰聚脑,又感风寒之说,若头晕则纯属于虚,盖肝虚则血不上荣,肺虚则清阳不运,肾虚则厥成颠疾,心虚则火炎浮越。夫风虚痰火,间或有之,至于头风虚证不少,不可不知)

窦材提出眩晕可因肝虚、肺虚、肾虚、心虚等所致,应与冷痰凝聚于脑的头风证相鉴别。

七、金代成无己《伤寒明理论》:眩晕概念及鉴别

《伤寒明理论·头眩》:"伤寒头眩,何以明之?眩非毛而见其毛,眩非玄而见其玄。眩为眼花,眩为眼黑。眩也,运也,冒也,三者形俱相近。有谓之眩运者,有谓之眩冒者,运为运转之运,世谓之头旋者是矣。冒为蒙冒之冒,世谓之昏迷者是矣。"

成无己对眩晕的概念进行详细阐述,并指出眩、晕、冒以及昏迷的鉴别,有利于指导临床诊治。

八、金代刘完素《素问玄机原病式》:风火致眩说

1.《素问玄机原病式·五运主病》:"掉,摇也。眩,昏乱旋运也。"

2.《素问玄机原病式·五运主病》:"人或乘车跃马、登舟环舞而眩运者,其动不正,而左右纡曲,故《经》曰:曲直动摇,风之用也。

3.《素问玄机原病式·五运主病》:"所谓风气甚,而头目眩运者,由风木旺,必是金衰,不能制木,而木复生火,风火皆属阳,多为兼化,阳主乎动,两动相搏,则为之旋转。"

刘完素解释眩晕的定义,并主张眩晕的病因病机应从"风火"立论,认为肝风太过而伐木生火,风火相煽遂致眩晕,后世有"痰火"之说,与火灼津液而为痰有关,因此刘完素之"风火"学说与后世之"痰火"学说不可截然分开。

九、金代张子和《儒门事亲》:宿痰致眩与吐法治眩

《儒门事亲·卷五·头风眩运六十四》:"夫妇人头风眩运,登车乘船亦眩运眼涩,手麻,发退,健忘,喜怒,皆胸中宿痰之使然也。可用瓜蒂散吐之。"

张子和从"痰"立论,并提出吐法为主的治疗方法。

十、金代李东垣《兰室秘藏》:痰厥眩晕

《兰室秘藏·头痛》:"痰唾稠粘……眼黑头旋,恶心烦闷……目不敢开,如在风云中……主以半夏白术天麻汤。"

李东垣提出足太阴痰厥眩晕头痛的病机要点为脾胃气虚、浊痰上逆,运用《医学心悟》中半夏白术天麻汤治疗,并认为"足太阴痰厥

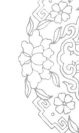

头痛,非半夏不能疗;眼黑头眩,风虚内作,非天麻不能除"。

十一、元代朱丹溪《丹溪心法》《丹溪手镜》:无痰不作眩,从痰火立论

1.《丹溪心法·头眩》:"头风则有汗,寒则掣痛,暑则热闷,湿则重滞,此四气乘虚而眩晕也。……肥白人湿痰滞于上,阴火起于下,痰挟虚火上冲头目,邪正相煽,故忽然眼黑生花,所谓无痰不作眩也。黑瘦人肾水亏少,肝枯木动复挟相火,上偏高巅而眩晕,谓风胜则地动,火得风而旋焰也。……头眩,痰挟气虚并火,治痰为主,挟补气药及降火药。无痰则不作眩,痰因火动。又有湿痰者,有火痰者。湿痰者,多用二陈汤;火者,加酒芩,挟气虚者相火也,治痰为先,挟气药降火,如东垣半夏白术天麻汤之类。(眩晕)不可当者,以大黄酒炒为末,茶汤调下。火动其痰,用二陈加黄芩、苍术、羌活,散风行湿。"

2.《丹溪手镜·卷之中·眩晕三十五》:"因痰饮随气上,伏留于阳经,遇火则动,或七情而生涎,亦同呕吐,眉目疼痛,目不欲开。因血虚眩晕,眼花屋转,起则晕倒。因外感,风在三阳经,头重项强,有汗。因虚则掣痛;暑则热闷;湿则重着,皆令吐逆晕倒。"

朱丹溪力倡"无痰不作眩",风寒暑湿乘虚而眩;肥白之人多因痰作祟,黑瘦之人多肝肾阴虚。治疗上针对"无痰不作眩"多以治痰为主,加用补气及降火药。朱丹溪的立论甚为详备,"无痰不作眩"的理论对后世影响深远,有别于内经"上虚致眩",对眩晕病因病机和治疗的认识进一步深入。

后世医家沈金鳌基于"无痰不作眩"的理论,在《杂病源流犀烛·头痛源流·眩晕》中进一步指出眩晕虽有内外因之别,如"风热痰作眩、寒湿痰作眩、痰火兼虚作眩、气血虚挟痰作眩",但究其本质,总不离"痰"字。

十二、明代徐彦纯《玉机微义》:眩晕辨证论治

《玉机微义·头眩门》:"原病之由,有气虚者,乃清气不能上升,或汗多亡阳而致,当升阳补气。有血虚者,乃因亡血过多,阳无所附而然,当益阴补血。此皆不足之证也。有因痰涎郁遏者,宜开痰导郁,重则吐下。有因风火所动者,宜清上降火。若因外感而得者,严氏曰分四气之异,皆当散邪为主,此皆有余之证也。"

徐彦纯以虚实分条阐释眩晕的病因,究其所指,下虚属气血阴阳亏虚,上盛则指痰涎风火,并针对虚实的不同病因提出相应治法,因势利导。值得注意的是,徐彦纯所言不足之因仅涉及气血,并无肝肾不足之说,宜加以补充。

十三、明代张景岳《景岳全书》:因虚致眩论

《景岳全书·杂证谟·眩运》:"头眩有大小之异,总头旋也,于此察之,可得虚实之情矣。何以言之?如今人之气禀薄弱者,无论少壮,或于劳倦,或于酒色之后,或忽有耳鸣如磬,或头眩眼黑,倏倾而止者,乃人所常有之事。至于中年之外,多见眩仆卒倒等证,亦人所常有之事,但忽运而忽止者,人皆谓之头运眼花;卒倒而不醒者,人必谓之中风中痰。不知忽止者,以气血未败,故旋见而旋止,即小中风也;卒倒而甚者,以根本既亏,故遽病而难复,即大头眩也。"

"头眩虽属上虚,然不能无涉于下。盖上虚者,阳中之阳虚也;下虚者,阴中之阳虚也。阳中之阳虚者,宜治其气,如四君子汤、五君子煎、归脾汤、补中益气汤,如兼呕吐,宜圣术煎加人参之类是也。阴中之阳虚者,宜补其精,如五福饮、七福饮、左归饮、右归饮、四物汤之类是也。然伐下者,必枯其上,滋苗者,必灌其根。所以,凡治上虚者,犹当以兼补气血为最,如大补元煎、十全大补汤,及诸补阴补阳等剂,俱当酌宜用之。眩运证,凡有如前论首条所载病源者,当各因其证,求而治之。其或有火者,宜兼清其火;有痰者,宜兼清痰;有气者,宜兼顺气。亦在乎因机应变,然无不当以治虚为先,而兼治为佐也。"

"虚者居其八九,而兼火兼痰者不过十中一二耳。原其所由,则有劳倦过度而运者,有饥饱失时而运者,有呕吐伤上而运者,有泄泻伤下而运者,有大汗亡阳而运者,有眴目惊心而运者,有焦思不释而运者,有被殴被辱、气夺而运者,有悲声痛楚大叫大呼而运者,此皆伤其阴中之阳也。又有吐血、衄血、便血而运者,有痈脓大溃而运者,有金石破伤、失血痛极而运者,有男子纵欲气随精去而运者,有妇女崩淋产后、去血而运者,此皆伤阴中之阳也。"

张景岳细述眩晕、小中风、大头眩等临床表现及其与中风、中痰的区别。认为眩晕一症,属痰、属火者无几,亦非上盛之病,而是在"上虚则眩"的基础上,对下虚致眩也作了详细论述。并以阴阳为纲,论述眩晕的成因病理,以阴阳互根原理确定了本病的治法,"伐下者,必枯其上,滋苗者,必灌其根",并主张治疗眩晕还须"因机应变""各因其证求而治之",因此,张景岳虽强调因虚致眩的重要性,在治疗时不能忽视火、痰、气郁等因素。

十四、明代虞抟《医学正传》:从体质论治

《医学正传·眩运》:"大抵人肥白而作眩者,治宜清痰降火为先,而兼补气之药。人黑瘦而作眩者,治宜滋阴降火为要,而带抑肝之剂……风木太过之岁,亦有因其气化而为外感风邪而眩者,治法宜祛风顺气,伐肝降火,为良策焉。外有因呕血而眩冒者,胸中有死血迷闭心窍血而然,是宜行血清心自安。"

虞抟考《黄帝内经》之"诸风掉眩,皆属于肝"及"风胜则地动",认为眩冒癫疾虽为气化之所使然,未必不由气之虚衰。气虚肥白之人,湿痰滞于上,阴火起于下,是以痰挟虚火,上冲头目,正气不能胜敌而发眩晕,即朱丹溪之所谓"无痰不作眩"也。但有黑瘦之人,身体羸弱,或劳役过度,相火上炎,亦有时时眩晕,却非湿痰所致,故治疗上肥白与黑瘦之人不同,此外,还提出"血瘀致眩"的论点,对跌仆外伤致眩晕已有所认识。

十五、明代秦景明《症因脉治》:阳气虚致眩

1. 《症因脉治·眩晕》:"气虚即阳虚也。其人面色白,身无热,神识清爽,言语轻微,二便清利。时或虚阳上浮,头面得火,眩晕不止,或热手按之则晕乃定,此气虚眩晕之症也。"

"大病久病后,汗下太过,元气耗散,或悲号引冷,以伤肺气,曲运神机,以伤心气,或恼怒伤肝,郁结伤脾,入房伤肾,饥饱伤胃。"

2. 《症因脉治·眩晕》:"外因者,风在三阳经,头重项强有汗;寒则掣痛;暑则烦闷;湿则重着;皆令吐逆晕倒。内因者,因七情致脏气不行,郁而生涎,结为饮,随气上厥,伏留阳经,呕吐,眉目疼痛,眼不得开。因房劳、饥饱、去血过多者,眼花屋倒,起则晕倒。"

3. 《症因脉治·内伤眩晕》:"有真阴不足,龙雷之火上冲而晕者,此名阴火眩晕,当用天王补心丹,知柏四物汤,肝肾丸,天地煎等,养阴滋阴,敛而降之。"

秦景明认为阳气虚是眩晕发病的主要病理环节,而导致阳气虚的因素有多种。并对外感眩晕进一步论述,分别阐述了风寒眩晕、暑湿眩晕、燥火眩晕的病机及症状;至于内伤,则从"气虚""血虚""痰饮""火冲"等方面加以论述,对于眩晕的内外因详加分析,在病因学方面颇为完整。

十六、清代李用粹《证治汇补》:眩晕病机、治疗与预后

《证治汇补·眩晕》:"有早起眩晕,须臾自定。日以为常,谓之晨晕。此阳虚也。有日晡眩晕,得卧少可,谓之昏晕。此阴虚也……外邪所感者,风则项强自汗,寒则拘挛掣痛,暑则烦闷口渴,湿则重着吐逆。此四气乘虚而眩晕也……血为气配,气之所丽,以血为荣。凡吐衄崩漏产后亡阴,肝家不能收摄荣气,使诸血失道妄行此眩晕生于血虚也……人身阴阳,相抱而不离。故阳欲上脱,阴下吸之。若淫梦过度,肾家不能纳气归原,使诸气逆奔而上,此眩

晕出于肾虚也……虚者,内外之邪,乘虚入表而上攻。实者,内外之邪,郁痰上结而下虚……郁冒者,由肾气大亏,每遇风寒,即发眩冒,不仁不省,冷汗时流……脾为中州,升腾心肺之阳,提防肾肝之阴,若劳役过度,汗多亡阳,元气下陷,清阳不升者,此眩晕出于中气不足也……其状目暗耳鸣,如立舟车之上,起则欲倒,不省人事。盖眩者,言视物皆黑。晕者,言视物皆转。二者兼有方曰眩晕。若甚而良久方醒者,又名郁冒。谓如以物冒其首,不知人事也。

"外邪痰火,主以二陈汤加天麻、蔓荆等。挟风加荆、防。挟寒,加藁本、细辛。挟暑,加香薷、藿香。挟湿,加苍术、厚朴。挟火,加山栀、黄芩。

"凡眩晕言乱,汗多下利,时时自冒,卧亦旋转者,虚极不治……平人手指麻木,不时眩晕,乃中风先兆,须预防之。宜慎起居,节饮食,远房帏,调情志。"

李用粹将眩晕分门别类,从病因到外候,从病理至方药,均进行了详细的阐述,从湿痰、肝火、气郁、停饮、血虚、肾虚、脾虚、阴虚、阳虚等方面详加分析眩晕的病因病机,将"上虚则眩""诸风掉眩,皆属于肝"以及"无痰不作眩"等观点均作分析比较,并提出了眩晕的预后及注意事项,是比较完整的治疗体系。

十七、明代王绍隆《医灯续焰》(潘楫注):眩晕脉象特点及成因

《医灯续焰·眩晕脉证第六十一》:"诸风眩晕,有火有痰。左涩死血,右大虚看。眩者,目乍黑乍明,晌晌不定也。晕者,头昏目旋转,岑岑欲倒也。高巅而见动象,风性为然,故眩晕者多属诸风。又不独一风也,有因于火者,有因于痰者,有因于死血者,有因于虚者。夫火性上炎,冲于巅顶,动摇旋转,不言可知。胸中痰油随气上升。头目位高而空明,清阳所注。浊油之气,扰乱其间,欲其不眩不晕,不可得矣。"

王绍隆分析了眩晕脉象,认为不同病因如

风、火、痰、死血(瘀血)、虚均可引起眩晕,其共同病机是头部气血失养,清阳之气不得上注。

十八、清代陈修园《医学从众录》:从肾虚立论治眩晕

《医学从众录·眩晕》:"盖风非外来之风,指厥阴风木而言,与少阳相火同居,厥阴气逆,则风生火发,故河间以风火立论也。风生火挟木势而克土,土病则聚液而成痰,故仲景以痰饮立论,丹溪以痰火立论也。究之肾为肝母,肾主藏精,精虚则脑海空而头重,故《内经》以肾虚及髓海不足立论也。其言虚者,言其病根;其言实者,言其病象,理本一贯。"

《黄帝内经》言上虚则眩,又云肾虚则头重高摇,髓海不足则脑转耳鸣,皆为不足为病,然仲景论眩以痰饮为先,丹溪谓无痰不作眩,而张景岳专主补虚之说,陈修园认为景岳能详析虚实,但不曾明辨风火。因风非外来之风,指厥阴风木而言,与少阳相火同居,故刘河间以风火立论,仲景以痰饮立论,丹溪以痰火立论。因此陈修园对眩晕主要从肾虚及髓海不足立论,推崇《黄帝内经》之说,治疗上则主张补肾是治其根本。

十九、清代沈金鳌《杂病源流犀烛》:风火相煽致眩晕

《杂病源流犀烛·头痛源流》:"眩晕肝风病也。《内经》曰:头痛巅疾,下虚上实,过在足少阴巨阳,甚则入肾。又曰:徇蒙招尤,目眩耳聋,下实上虚,过在足少阳厥阴,甚则入肝。经言下虚,肾虚也,肾虚者头痛。经言上虚,肝虚也,肝虚者头晕。夫肾厥则巅疾,肝厥则目眩,此其所以异也。故《内经》又曰:诸风掉眩,皆属于肝。夫肝为风,风,阳邪也,主动,凡人金衰不能制木,则风因木旺而煽动,且木又生火,火亦属阳而主动,风火相搏,风为火逼则风烈,火为风扇则火逸,头目因为旋转而眩晕,此则眩晕之本也。"

沈金鳌认为眩晕之本在肝,眩晕是肝风病,由于木能生火,风为阳邪,肝风动上,风火

相煽,出现眩晕。

二十、清代叶天士《临证指南医案》:强调从肝阳论治眩晕

1.《临证指南医案·肝风》:"肝阳内风震动,心悸眩晕少寐。"

"经云:东方生风,风生木,木生酸,酸生肝,故肝为风木之脏,因有相火内寄,体阴用阳,其性刚,主动主升……热则风阳上升,窍络阻塞,头目不清,眩晕跌仆……痰火风在上,舌干头眩。"

2.《临证指南医案·眩晕》:"头为六阳之首,耳目口鼻,皆系清空之窍,所患眩晕者,非外来之邪,乃肝胆之风阳上冒耳,甚则有昏厥跌仆之虞,其症有夹痰、夹火、中虚、下虚,治胆、治胃、治肝之分。火盛者,先生用羚羊、山栀、连翘、花粉、元参、鲜生地、丹皮、桑叶以清泄上焦窍络之热,此先从胆治也。痰多者,必理阳明,消痰如竹沥、姜汁、菖蒲、橘红、二陈汤之类。中虚则兼用人参,《外台》茯苓饮是也。下虚者必从肝治,补肾滋肝,宜阴潜阳,镇摄之治也。至于天麻、钩藤、菊花之属,皆系熄风之品,可随症加入。此症之原,本之肝风,当与肝风、中风、头风门合而参之。"

叶天士主张眩晕为肝阳内风上扰,即"肝胆之风阳上冒"之意,其证有夹痰、夹火、中虚、下虚之别,治法亦有治胃、治肝之分,所谓缓肝之急以息风,滋肾之液以驱热,清上实下;或清营中之热,佐以敛摄神志;或泄肝安胃、填补阳明;或辛甘化风、甘酸化阴、清金平木等,因从肝阳内风上扰立论,治法多不离治肝,如养肝补肝、清肝泄肝、疏肝理肝等。

二十一、清代程国彭《医学心悟》:眩晕虚实分治

《医学心悟·眩晕》:"其中有肝火内动者,《经》云:诸风掉眩,皆属肝木是也,逍遥散主之。有痰湿壅遏者,书云'头旋眼花,非天麻半夏不除'是也,半夏白术天麻汤主之。有气虚挟痰者,书曰:清阳不升,浊阴不降,则上重下

轻也,六君子汤主之。亦有肾水不足,虚火上炎者,六味汤。亦有命门火衰,真阳上泛,八味汤。此治眩晕之大法也。"

程国彭除总结了肝火、湿痰、气虚、肾水不足、命门火衰等眩晕的治疗大法外,还着重介绍了以重剂参、附、芪治疗虚证眩晕的经验。

二十二、清代何书田《医学妙谛》:眩晕阴虚风动论

《医学妙谛·卷中·杂症·头眩章》:"精液有亏,肝阴不足,血燥生热,热则风阳上升,窍络阻塞,头目不清,眩晕跌仆。治宜缓肝之急以熄风,滋肾之液以驱热。如虎潜丸、侯氏黑散、地黄饮子、滋肾丸、复脉饮汤等方。介以潜之,酸以收之,浓味以填之,或清上实下之法。风木过动,必犯阳明,呕吐不食,法当泄肝安胃,或填补阳明。又法辛甘化阴,清金平木,治痰须健中,熄风可缓晕。"

何书田论述肝肾阴虚所致风阳上升、扰动清窍,从而出现头目不清,眩晕跌仆。治疗应以滋补肝肾阴液为主,则肝风自息,虚热自清,眩晕得止,并兼以泻肝和胃治疗兼证。

二十三、清代张璐《张氏医通》:主张眩晕多痰火

《张氏医通·眩晕门》:"眩晕,经曰:'因于风,欲如运枢,起居如惊,神气乃浮',内经论眩,皆属于木,属上虚;仲景论眩,以痰饮为先;丹溪论眩,兼于补虚治痰降火。"

"故丹溪曰:'眩晕不可当者,大黄三次酒炒干为末,茶调下,每服一钱至二钱。'刘宗厚曰:'眩晕乃上实下虚所致,所谓虚者,血与气也,所谓实者,痰涎风火也。'经云:'上虚则眩',又云:'徇蒙招尤,目瞑耳聋,下实上虚',则与刘氏所称,无乃冰炭乎,盖邪之所凑,其气必虚,留而不去,其病为实,亦何冰炭之有,然当以脉法辨之,寸口大而按之即散者为上虚,以鹿茸法治之,寸口滑而按之益坚者为上实,以酒大黄法治之。"

"外感六淫,内伤七情,皆能眩晕,然无不因痰火而作,谚云:'无火不动痰,无痰不作

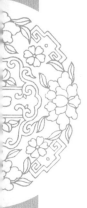

晕',须以清火豁痰为主,而兼治六淫之邪,无不愈者。"

张璐发挥朱丹溪的观点,认为眩晕的产生多因于实邪,"盖邪之所凑,其气必虚,留而不去,其病为实",故以痰火为主,而外感六淫、内伤七情,虽均能导致眩晕,但"因痰火而作",因此治疗主张以清火豁痰为主,而兼治六邪。

二十四、清代唐容川《血证论》:眩晕从瘀血论治

《血证论·瘀血》:"瘀血攻心,心痛头晕,神气昏迷,不省人事,无论产妇及吐衄家,有此证者,乃为危候。急降其血,而保其心。用归芎失笑散,加琥珀、朱砂、麝香治之;或归芎汤调血竭、乳香末,亦佳。"

唐容川认为瘀血攻心,可导致头晕、昏迷等重症,尤以见于产妇及吐、衄血患者更属危候。治疗时应急降其血,用当归、川芎之类酌加安神镇静之品。

(谢　炜　赵云燕　于礼建)

第四节　失　　眠

失眠是指因外感或内伤等病因,致使心、肝、胆、脾、胃、肾等脏腑功能失调,心神失养或不安而引起经常不能获得正常睡眠为特征的一种病证,主要表现为睡眠时间、深度的不足以及不能消除疲劳、恢复体力与精力,轻者入睡困难,或寐而不酣,或时寐时醒,或醒后不能再寐,重则彻夜不寐。由于睡眠时间的不足或睡眠不熟,醒后常见神疲乏力、头晕头痛、心悸健忘及心神不宁等。

失眠在古代医籍中有多种名称。《黄帝内经》称"目不瞑""不得眠""不得卧";《难经》则称"不寐";《中藏经》称"无眠";《外台秘要》称"不眠";《圣济总录》称"少睡";《太平惠民和剂局方》称"少寐";《杂病广要》称"不睡",现今才称为"失眠"。

一、《黄帝内经》:失眠病机及治则

1.《灵枢·邪客》:"阴虚,故目不瞑。"

2.《素问·逆调论》:"阳明者胃脉也,胃者,六腑之海,其气亦下行,阳明逆不得从其道,故不得卧也。《下经》曰:胃不和则卧不安。此之谓也。"

3.《灵枢·营卫生会》:"老者之气血衰,其肌肉枯,气道涩,五脏之气相搏,其营气衰少而卫气内伐,故昼不精,夜不瞑。"

4.《素问·刺热》:"肝热病者,小便先黄,腹痛多卧身热,热争则狂言及惊,胁满痛,手足躁,不得安卧。"

《黄帝内经》首先提出失眠的主要病机是"阴虚"所致,胃气不和、气血衰少、肝热也可导致失眠。

5.《灵枢·邪客》:"补其不足,泻其有余,调其虚实,以通其道,而去其邪。饮以半夏汤一剂,阴阳已通,其卧立至。"

6.《灵枢·营卫生会》:"阴阳相贯,如环无端……营卫之行不失其常,故昼精而夜瞑。"

提出失眠治法及方药。认为人的寤寐由心神控制,而营卫阴阳的正常运行是保证心神调节寤寐的基础,凡影响营卫气血阴阳的正常运行,使神不安舍,都会成为失眠的病因病机。所以失眠治则首先应从本而治,着重调治所病脏腑及其气血阴阳,以"补其不足,泻其有余,调其虚实"为总则,此观点为后世历代医家治疗本病的法度。

二、《难经》:提出"不寐"的病名及病机

《难经·四十六难》:"老人卧而不寐,少壮寐而不寤者,何也?然:经言少壮者,血气盛,

肌肉滑，气道通，荣卫之行不失于常，故昼日精，夜不寐也。老人血气衰，肌肉不滑，营卫之道涩，故昼日不能精，夜不得寐也，故知老人不得寐也。"

《难经》中认为老人不寐的病机为气血亏虚、荣卫运行失常所致。

三、汉代张仲景《伤寒论》与《金匮要略》：失眠名方

1.《伤寒论·辨太阳病脉证并治》："太阳病，发汗后，大汗出，胃中干，烦躁不得眠，欲得饮水者，少少与饮之，令胃气和则愈。"

2.《伤寒论·辨太阳病脉证并治》："发汗吐下后，虚烦不得眠，若剧者，必反复颠倒，心中懊憹，栀子豉汤主之。"

3.《伤寒论·辨少阴病脉证并治》："少阴病，得之二、三日以上，心中烦，不得卧，黄连阿胶汤主之。"

4.《金匮要略·血痹虚劳病脉证并治》："虚劳虚烦不得眠，酸枣仁汤主之。"

张仲景在《黄帝内经》的基础上对不寐证治又有进一步发展，论及有因太阳病汗、下后致胃中干而烦躁不得眠，有因汗、吐、下虚烦不得眠，有邪入少阴、热化伤阴所致失眠，并创黄连阿胶汤治疗阴虚火旺证，用酸枣仁汤治疗虚劳病所致的"虚烦不得眠"，此二方一直沿用至今。

四、汉代华佗《中藏经》：失眠起病于六腑

《中藏经·水法有六论第十五》："病起于六腑者，阳之系也。阳之发也，或上或下，或内或外，或畜在中，行之极也。有能歌笑者，有能悲泣者……有寐而不寤者，有寤而不寐者……状各不同，皆生六腑也。"

华佗认为六腑为病、阳邪为患可致不寐。

五、隋代巢元方《诸病源候论》：荣卫不和致失眠

《诸病源候论·卷三·大病后不得眠候》："大病之后，脏腑尚虚，荣卫未和，故生于冷热。

阴气虚，卫气独行于阳，不入于阴，故不得眠。若心烦不得眠者，心热也；若但虚烦而不得眠者，胆冷也。"

巢元方指出脏腑的功能失调和营卫不和是失眠的主要病机，并结合脏腑功能变化对不寐的证候作了分类，认为病位在心者，多为热邪；病位在胆者，多为虚冷。

六、唐代孙思邈《备急千金要方》：以脉测证辨病机

1.《备急千金要方·卷十六·胃虚实第二》："右手关上脉阳虚者，足阳明经也，病苦胫寒，不得卧……胃虚冷也。"

《备急千金要方·卷十五·脾虚实第二》："右手关上脉阴实者，足太阴经也……烦扰不得卧，名曰脾实热也……右手关上脉阴虚者，足太阴经也，病苦泄注……心烦不得卧，肠鸣，名之曰脾虚冷也。"

《备急千金要方·卷十三·心虚实第二》："左手寸口人迎以前脉阴阳俱实者，手少阴与巨阳经俱实也，病苦头痛身热，大便难，心腹烦满，不得卧，以胃气不转，水谷实也，名曰心小肠俱实也。"

孙思邈以脉测证辨病机，论述了"胃虚冷""脾实热""脾虚冷""心小肠俱实"所引起的失眠。

2.《备急千金要方·卷十二·胆虚实第二》："治大病后虚烦不得眠，此胆寒故也，宜服温胆汤方。"

孙思邈在半夏秫米汤基础上，拟选温胆汤治疗"大病后虚烦不得眠"，为治疗失眠增添了新的内容。

七、唐代王焘《外台秘要》：阴血耗损致失眠

《外台秘要·卷一·伤寒不得眠方四首》："晚复病后仍不得眠者，阴气未复于本故也。"

王焘进一步阐明了在热病后，阴血耗损是引起失眠的常见病因，并收载了较多治疗不寐的处方。

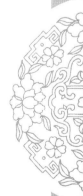

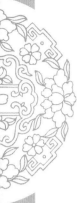
八、宋代许叔微《普济本事方》:"肝有邪"致病论

《普济本事方·卷一》:"肝经因虚,邪气袭之,肝藏魂者也,游魂为变。平人肝不受邪,故卧则魂归于肝,神静而得寐。今肝有邪,魂不得归,是以卧则魂扬,若离体也。"

许叔微提出肝有邪亦可导致不寐,认为肝为藏血之脏,寄神舍魂,以清静疏达为宜,若肝脏虚怯,复为贼邪所干,则魂不附体而常寤不寐。还创制了重镇安神的真珠丸,并提出了"日午夜卧服"的服药法,有一定的临床意义。

九、元代朱丹溪《丹溪手镜》:失眠定义

《丹溪手镜·卷之上·不得眠卧三十七》:"眠者,常睡熟也。不得眠者,虽睡不熟,且安静不烦也。卧者,欲睡着而复醒也。不得卧者,欲安卧而烦闷不能安也。二者皆由汗吐下而生,胃虚则不得眠,心虚则不得卧。"

朱丹溪将失眠分为"不得眠"和"不得卧"两种类型,前者指睡眠深度不够,后者指入睡困难,这与现代医学睡眠障碍定义基本一致,并指出二者皆因汗吐下所致,其中"不得眠"多属胃虚,"不得卧"则多属心虚,对临床治疗有较强的指导意义。

十、明代戴思恭《证治要诀》:失眠的虚实病机特点及"年高阳衰"论

《证治要诀·不寐》:"不寐有二种:有病后虚弱及年高阳衰不寐,有痰在胆经,神不归舍,亦令不寐。虚者,六君子汤加炒酸枣仁、或黄芪各半钱。痰者,宜温胆汤,减竹茹一半,加南星、炒酸枣仁各半钱,下青灵丹。

"自惊悸以后诸证,亦可用温胆汤加减同金银煎竹茹,则随其寒热虚实而去取之;导痰汤加石菖蒲半钱尤治。

"大抵惊悸、健忘、怔忡、失志、不寐、心风,皆是胆涎沃心,以致心气不足,若用凉心之剂,太过则心火愈微,痰涎愈盛,病愈不减,惟当以理痰气为第一义。"

戴思恭将本病分为虚实两种。虚者,除了病后致虚外,更是提出"年高阳衰不寐"之论,独具慧眼;实者,则专责于痰,指出了虚实两种病机的主要特点。同时根据辨证分别施以不同的方药,对临床具有一定的指导意义。

十一、明代徐春甫《古今医统大全》:论失眠的病因病机

《古今医统大全·不寐候》:"痰火扰乱,心神不宁,思虑过伤,火炽痰郁,而致不眠者,多矣。有因肾水不足,真阴不升而心阳独亢,亦不得眠。有脾倦火郁,夜卧遂不疏散,每至五更,随气上升而发躁,便不成寐,此宜快脾发郁、清痰抑火之法也。"

徐春甫详细分析了失眠的病因病机,有痰火扰乱、肾水不足、脾虚火郁等,并对其临床表现及其治疗也有较详细的记载。

十二、明代张景岳《景岳全书》:失眠以邪正辨虚实

1.《景岳全书·卷十七·不寐》:"不寐证虽病有不一,然惟知邪正二字则尽之矣。盖寐本乎阴,神其主也,神安则寐,神不安则不寐,其所以不安者,一由邪气之扰,一由营气之不足耳。有邪者多实证,无邪者皆虚证。凡如伤寒、伤风疟疾之不寐者,此皆外邪深入之扰也;如痰、如火,如寒气、水气,如饮食忿怒之不寐者,此皆内邪滞逆之扰也。舍此之外,则凡思虑劳倦,惊恐犹疑,及别无所累而常多不寐者,总属真阴精血之不足,阴阳不交而神有不安其室耳。"

张景岳明确提出以邪正虚实作为本病辨证的纲要,认为邪气所扰和正气不足皆能导致失眠,并指出有邪者多实、无邪者多虚,颇合临床实际。

2.《景岳全书·卷十七·不寐》:"饮浓茶则不寐……而浓茶以阴寒之性,大制元阳,阳为阴抑,则神索不安,是以不寐也。"

阐述饮浓茶影响睡眠的机制,即"阳为阴抑",阴阳失交之故。

3.《景岳全书·卷十七·不寐》:"有体气素盛,偶为痰火所致不得眠者,宜先用滚痰丸,次用安神丸、清心凉膈之类。有体素弱,或因过劳,或因病后,此为不足,宜用养血安神之类。凡病后及妇人产后不得眠者,此皆血气虚而心脾二脏不足,虽有痰火,亦不宜过于攻治,仍当以补养为君,或佐以清痰降火之药。"

在治疗方面,倡导辨证论治。张景岳根据失眠的不同证候,分别采用不同的治疗原则和方药:实者当清痰降火,选用滚痰丸、安神丸之类;虚者宜养血安神,选用补养药之类;虚中夹实者,仍以扶正为主,佐以祛邪。因此为本病的深入研究起了承前启后的作用。

十三、明代李中梓《医宗必读》:失眠病因病机及方药

《医宗必读·卷十·不得卧》:"不寐之故,大约有五:一曰气虚,六君子汤加酸枣仁、黄芪;一曰阴虚,血少心烦,酸枣仁一两、生地黄五钱、米二合,煮粥食。一曰痰滞,温胆汤加南星、酸枣仁、雄黄末。一曰水停,轻者六君子汤加菖蒲、远志、苍术,重者控涎丹。一曰胃不和,橘红、甘草、石斛、茯苓、半夏、神曲、山楂之类。大端虽五,虚实寒热,互有不齐,神而明之,存乎其人耳!"

李中梓结合自己的临床经验将失眠的病因归为五端:气虚、阴虚、痰滞、水停及胃不和,并分别施以不同方药,此论述颇具体且实用。

十四、明代秦景明《症因脉治》:从外感内伤两端论治失眠

1.《症因脉治·卷三·外感不得卧》:"虚烦不得卧之因,或发汗太过,亡其津液;或误下伤里,中气受伤。或妄用吐法,重伤上焦氤氲之气。凡此皆能致虚烦不得卧也……虚烦不得卧之治,脉见空大者,补中益气汤,加黄柏、知母。脉见细数者,生脉散合凉天地煎。真阳不足,心神失守者,枣仁远志汤,甚则八味肾气丸。"

2.《症因脉治·卷三·内伤不得卧》:"肝火不得卧之因,或因恼怒伤肝,肝气怫郁,或尽力谋虑,肝血有伤,肝主藏血,阳火扰动血室,则夜卧不宁矣……胆火不得卧之因,或因肝胆怫郁,木不条达,或酒食不节,湿热聚于胆家,或恼怒伤肝,胆气上逆,炼胃汁,成痰成饮,则夜不得卧也……肺壅不得卧之因,或肺素有热,金被火刑,或肺家有痰,肺气闭塞,或肺燥液干,肺热焦满,或肺家有寒,肺气不利,凡此皆成肺壅不得卧之症也……胃不和不得卧之因,胃强多食,脾弱不能运化,停滞胃家,成饮成痰,中脘之气,窒塞不舒,阳明之脉,逆而不下,而不得卧之症作矣……心血虚不得卧之因,曲运神机,心血耗尽,阳火旺于阴中,则神明内扰,而心神不宁,不得卧之症作矣……心气虚不得卧之因,真阳素乏,木不生火,心气虚则心主无威,心神失守,而夜卧不安之症作矣……肝火不得卧之治,恼怒伤肝,肝火拂逆,疏肝散。谋虑伤肝者,四物汤加山栀、川连;木燥火生者,龙胆泻肝汤。左尺脉大,家秘肝肾丸……心血虚不得卧之治,阴虚则阳火旺,故心血不足,皆是火症,宜壮水之主,以制阳光,治宜滋阴降火,用归芍天地煎、黄连安神丸。虚人,天王补心丹……心气虚不得卧之治,脉散无神,人参养荣汤、归脾汤。肝肾脉迟者,八味丸。左关脉弱者,补肝散。"

秦景明将本病病因归结为外感与内伤两大类,并分别从症、因、脉、治等方面作了极为详尽的描述:认为外感失眠乃机体感受外邪,经汗、吐、下等误治后伤津耗气,以致"虚烦不得卧",并根据其脉象不同分别施治,如气虚则补气、阳虚则温阳、气阴两虚则益气养阴,分别选用补中益气汤、枣仁远志汤或八味肾气丸、生脉散等加减;内伤失眠则多因肝、胆、心、肺、胃等脏腑功能失调或亏虚所致,并指出从心、肝论治的具体方药,如心气虚选用人参养荣汤、归脾汤等,心血虚选用归芍天地煎、黄连安神丸等,肝郁选用疏肝汤,郁而化火则用龙胆泻肝汤或家秘肝肾丸,肝血虚选用四物汤加减等。此论述仍具有极强的临床指导价值。

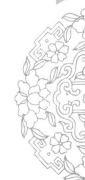

十五、清代吴金寿《医效秘传》：失眠阴虚阳胜说

《医效秘传·不得眠》："夜以阴为主，阴气盛则目闭而安卧，若阴虚为阳所胜，则终夜烦扰而不眠也。心藏神，大汗后则阳气虚，故不眠。心主血，大下后则阴气弱，故不眠。热病邪热盛，神不清，故不眠。新瘥后，阴气未复，故不眠。若汗出鼻干而不得眠者，又为邪入表也。"

吴金寿指出失眠病机为"阴虚为阳所胜"，同时具体分析了几种病后失眠病机，这些论述对临床辨证立法具有一定的指导意义。

十六、清代吴鞠通《温病条辨》：失眠病因病机

《温病条辨·下焦篇》："不寐之因甚多，有阴虚不受阳纳者，有阳亢不入阴者，有胆热者，有肝用不足者，有心气虚者，有蹻脉不和者，有痰饮扰心者。"

吴鞠通在前人的基础上，较为全面地概括了失眠的病因病机：阴虚、阳亢、胆热、肝阴不足、心气虚、蹻脉不和及痰饮扰心等，这与现代中医对本病的认识基本一致。

十七、清代沈金鳌《杂病源流犀烛》：从五脏论治失眠

《杂病源流犀烛·不寐多寐源流》："不寐，心血虚而有热病也。然主病之经，虽专属心，其实五脏皆兼及也。盖由心血不足者，或神不守舍，故不寐，宜归脾汤、琥珀养心丹。有由肝虚而邪气袭之者，必至魂不守舍，故卧则不寐，怒益不寐，以肝藏魂；肝主怒也，宜珍珠丸……若水亏火旺，肺金畏火，不纳肾水，阴阳俱动，故不寐，法宜清热，宜六味丸加知、柏。有由胃不和者，胃之气本下行，而寐亦从阴而主下，非若寤之从阳主上，今胃气上逆，则壅于肺而息有音，不得从其阴降之道，故亦不寐，宜橘红、甘草、金石斛、茯苓、半夏、神麦、山楂。"

沈金鳌在前人的基础上明确提出失眠乃"心

血虚而有热病也"，强调心血亏虚，神不守舍，宜用归脾汤等，并指出虽然其病位在心，但"五脏皆能兼及"理论，并列出相应的治疗的方药，进一步丰富了前人对本病的认识。

十八、清代沈金鳌《沈氏尊生书》：心胆气虚致失眠

《沈氏尊生书·不寐》："心胆俱怯，触事易惊，梦多不祥，虚烦不眠。"

沈金鳌认为心虚胆怯、决断无权、遇事易惊、心神不安，亦能导致失眠，与上述"五脏皆能兼及"相应。

十九、清代林珮琴《类证治裁》：脾血亏虚致失眠

《类证治裁·不寐》："阳气自动而之静，则寐。阴气自静而之动，则寤。不寐者，病在阳不交阴也……思虑伤脾，脾血亏损，经年不寐。"

林珮琴对正常的睡眠机制作了精辟的阐释，认为"阳气自动而之静，则寐；阴气自静而之动，则寤"，并指出失眠的病机在于"阳不交阴"。此外，他还指出顽固性失眠乃"脾血亏损"所致，此论述为临床治疗顽固性失眠提供了思路。

二十、清代唐容川《血证论》：血虚肝旺致失眠

《血证论·卧寐》："肝病不寐者，肝藏魂，入寐则魂游于目，寐则魂返于肝。若阳浮于外，魂不入肝则不寐，其证并不烦躁，清睡而不得寐，宜敛其阳魂，使入于肝。"

唐容川认为肝病不寐的原因是血虚肝旺，魂不守舍。

二十一、清代冯楚瞻《冯氏锦囊秘录》：肾阴亏虚致失眠

《冯氏锦囊秘录·卷十二·杂证·方脉不寐合参》："壮年肾阴强盛，则睡沉熟而长，老年阴气衰弱，则睡轻微而短。"

冯楚瞻基于青年人与老年人睡眠状态不

同,提出睡眠深度与肾阴盛衰有关的观点,并指出老人失眠多因肾阴亏损所致。

二十二、清代程钟龄《医学心悟·不得卧》:失眠的辨证论治

《医学心悟·不得卧》:"有胃不和,卧不安者,胃中胀闷疼痛,此食积也,保和汤主之;有心血空虚,卧不安者,皆由思虑太过,神不藏也,归脾汤主之;有风寒邪热传心,或暑热乘心,以致躁扰不安者,清之而神自定;有寒气在内而神不安者,温之而神自藏;有惊恐不安卧者,其人梦中惊跳怵惕是也,安神定志丸主之;有湿痰壅遏,神不安者,其证呕恶气闷,胸膈不利,用二陈汤导去其痰,其卧立至。"

程钟龄对本病的辨证选方,与现代临床颇为接近,如食积者用保和汤、心血虚者用归脾汤、惊恐不安者用安神定志丸、痰湿者用二陈汤等。

二十三、清代王清任《医林改错》:从瘀血论治失眠

《医林改错·血府逐瘀汤所治之症目》:"夜不安者,将卧则起,坐未稳又欲睡,一夜无宁刻……此血府血瘀。"

"夜睡梦多,是血瘀。"

王清任指出瘀血内阻亦可导致失眠。此类失眠多由情绪过度紧张,突受惊恐,气血逆乱,或屈无所伸,怒无所泄,气滞血瘀,阻滞经脉,壅于血府,心失所养所致。并创血府逐瘀汤治疗血瘀证,一直沿用至今。

二十四、清代何书田《医学妙谛》:论失眠病机

《医学妙谛·卷下·杂症·癫狂怔忡不寐健忘等章》:"不寐总由阳不交阴所致,若因外邪而不寐者,当连去其邪,攘外即所以安内也。若因里症而不寐者,或焦劳过度而离宫内热,或忧劳积郁而耗损心脾,或精不凝神而龙雷振荡,或肝血无藏而魂摇神漾。胃病则阳跷穴满,胆热则口苦心烦,审病用方,法无一定。"

何书田认为不寐由阳不交阴所致,与林珮琴相承,但有所发挥,针对外感或内伤等不同病因,采用不同治法。

二十五、清代张锡纯《医学衷中参西录》:从阴阳互根、心肾相交论述失眠机制

《医学衷中参西录·不寐病门·心虚不寐》:"《易》系辞云:一阴一阳互为之根,此天地之气化也。人禀天地之气化以生,是以上焦之气化为阳,下焦之气化为阴。当白昼时,终日言语动作,阴阳之气化皆有消耗,实赖向晦燕息以补助之。诚以人当睡时,上焦之阳气下降潜藏与下焦之阴气会合,则阴阳自能互根,心肾自然相交。是以当熟睡之时,其相火恒炽盛暗动(得心阳之助),此心有益于肾也。至睡足之时,精神自清爽异常(得肾阴之助),此肾有益于心也,即《易》所谓一阴一阳互为之根也。由斯知人能寐者,由于阳气之潜藏,其不能寐者,即由于阳气之浮越,究其所以浮越者,实因脏腑之气化有升无降也。"

张锡纯认为人的睡眠有赖阳气之潜藏,失眠是由于脏腑气化失常,引起阳气浮越,阴阳不能互根而成。

二十六、现代秦伯未《清代名医医案精华》:心肾不交致失眠

《清代名医医案精华·陈良夫医案》:"心火欲其下降,肾水欲其上升,斯寤寐如常矣……寤多寐少,懊动不宁,甚则惊惕,是心火之亢,亦肾水之亏也。且操劳则伤心,思虑则伤脾,二经专司阴血,而肾尤为阴液之主。"

秦伯未从心肾相交角度来阐释睡眠机制,认为心主火,肾主水,心火下降,肾水上升,水火既济,心肾交通,睡眠才能正常。反之,素体虚弱,或久病之人,肾阴耗伤,不能上奉于心,水不能济火,则心阳独亢;或五志过极,心火内炽,不能下交于肾,心肾失交,心火亢盛,热扰神明,神志不宁,因而不寐。并强调阴血不足是其主要病机。

(谢　炜　赵云燕　丁月文)

第五节　头　痛

　　头痛是指由于外感或内伤,致使脉络绌急或失养,清窍不利所引起的以自觉头部疼痛为特征的一种常见病证,也是一个症状,可以发生在多种急慢性疾病中,有时亦是某些相关疾病加重或恶化的先兆。《黄帝内经》对本病有"首风""脑风"之称。

一、《黄帝内经》:头痛的病名、病因及病机

　　1.《素问·五脏生成篇》:"头痛巅疾,下虚上实,过在足少阴、巨阳,甚则入肾。"

　　2.《素问·风论》:"风气循风府而上,则为脑风……新沐中风,则为首风"。

　　3.《素问·方盛衰论》:"气上不下,头痛巅疾。"

　　4.《素问·通评虚实论篇》:"头痛耳鸣,九窍不利,肠胃之所生也"。

　　《黄帝内经》对本病有"首风""脑风"之称。关于病因、病机,认为外感、内伤均可致病。或风寒外袭,或下虚上实,或肠胃功能失调,致使经气逆上,干于清道,不得运行,壅遏而作痛。

二、《难经》:提出厥头痛和真头痛

　　《难经·六十难》:"手三阳之脉,受风寒,伏留而不去者,则名厥头痛;入连在脑者,名真头痛。"

　　《难经》提出厥头痛和真头痛,后世医家多有发挥。

三、汉代张仲景《伤寒论》及《金匮要略》:六经论治外感头痛

　　1.《伤寒论·辨太阳病脉证并治上》:"太阳之为病,脉浮,头项强痛而恶寒。"

　　2.《伤寒论·辨阳明病脉证并治》:"阳明

病,反无汗而小便利,二三日呕而咳,手足厥者,必苦头痛。"

　　3.《伤寒论·辨少阳病脉证并治》:"伤寒,脉弦细,头痛发热者,属少阳。"

　　"少阳头痛,往来寒热,不可发汗,用柴胡汤调解之。"

　　4.《伤寒论·辨厥阴病脉证并治》:"干呕,吐涎沫,头痛者,吴茱萸汤主之。"

　　张仲景首创头痛分经论治,在条文中明确提出头痛的有太阳病、阳明病、少阳病、厥阴病,而太阴病、少阴病则无。同时还指出了治疗头痛的规矩法度及方药,这些法度和方药至今还被广泛应用,效果颇佳。

四、晋代王叔和《脉经》:外感头痛病脉证治

　　1.《脉经·平三关病候并治宜第三》:"寸口脉浮,中风,发热,头痛,宜服桂枝汤、葛根汤,针风池、风府,向火灸身,摩治风膏,覆令汗出。"

　　"寸口脉紧,苦头痛,骨肉疼,是伤寒,宜服麻黄汤发汗,针眉冲、颞颥,摩治伤寒膏。"

　　王叔和遵《伤寒论》之意,中风、伤寒等外感疾病均可引起头痛。

　　2.《脉经·肝足厥阴经病证第一》:"足厥阴与少阳气逆,则头目痛,耳聋不聪,颊肿,取血者。"

　　王叔和在本篇中指出肝胆气逆所致的疾病,肝胆相表里,肝乃风木之脏,肝气易动,胆火易升,风火相煽,火性炎上,而引起头痛一系列症状。

五、隋代巢元方《诸病源候论》:风痰上逆头痛

　　《诸病源候论·鬲痰风厥头痛候》:"鬲痰

者,谓痰水在于胸鬲之上,又犯大寒,使阳气不行,令痰水结聚不散,而阴气逆上,上与风痰相结,上冲于头,即令头痛,或数岁不已,久连脑痛,故云厥痰风厥头痛……"

巢元方首次论及风痰相结,上冲于头,可引起头痛,并叙述了此头痛可数年不愈,病程较长。

六、宋代陈无择《三因极一病证方论》:头痛三因学说

《三因极一病证方论·头痛证治》:"凡头痛者,乃足太阳受病,上连风府眉角而痛者,皆可药愈。或上穿风府,陷入于泥丸宫而痛者,是为真头痛,不可以药愈,夕发旦死,旦发夕死,责在根气先绝也。原其所因,有中风寒暑湿而疼者,有气血食饮厥而疼者,有五脏气郁厥而疼者,治之之法,当先审其三因,三因既明,则所施无不切中。"

陈无择提出头痛的三因学说,即外感风寒暑湿、气血食饮、五脏气郁三者,认为此三者皆可致头痛,强调治头痛需审因论治。并进一步论述了真头痛的成因、病情的严重性、预后。

七、宋代严用和《济生方·头痛论治》:厥头痛与真头痛

《济生方·头痛论治》:"夫头者,上配于天,诸阳脉之所聚。凡头痛者,血气俱虚,风、寒、暑、湿之邪伤于阳经,伏留不去者,名曰厥头痛。盖厥者逆也,逆壅而冲于头也。痛引脑巅,甚而手足冷者,名曰真头痛,非药之能愈。又有风热痰厥,气虚肾厥,新沐之后,露卧当风,皆令人头痛,治法当推其所由而调之,无不切中者矣。"

"偏正头风,妇人气盛血虚,产后失血过多,气无所主,皆致头痛"。

严用和进一步阐述了厥头痛与真头痛,指出厥头痛乃气血俱虚,加之外感六淫之邪,上犯巅顶,邪气稽留,阻抑清阳所致。根据头痛程度及预后,提出与真头痛相区别,认为"真头痛"一般疼痛剧烈,且非药之能愈;而"厥头痛"

只需"推其所由而调之"则"无不切中"。并根据头痛的部位及程度提出偏正头风的概念。

八、宋代王硕《易简方》:九种头痛

《易简方·续易简方》:"头痛非一种,有风冷头疼、痰厥头疼、肾厥头疼、积滞头疼、气虚头疼、偏正头疼、嗅毒头疼、伤寒头疼、膈痰风厥头疼,更有夹脑风、洗头风,治之各有方。"

王硕将头痛分为风冷、痰厥、肾厥、积滞、气虚、嗅毒、伤寒、膈痰风厥、偏正头痛等九种,说明引起头痛的病因不止一端。

九、金代李东垣《东垣十书》:明确头痛分外感内伤,倡分经用药

1.《东垣十书·内外伤辨惑论》:"内证头痛,有时而作,有时而止;外感头痛,常常有之,直须传入里实方罢。此又内外证之不同者也。"

2."风寒伤上,邪从外入,客于经络,令人振寒头痛。身重恶寒……汗之则愈,此伤寒头痛也。头痛耳鸣,九窍不利者,肠胃之所生,乃气虚头痛也。心烦头痛者,病在鬲中,过在手巨阳,少阴,乃湿热头痛也。如气上不下,头痛巅疾者,下虚上实也,过在足少阴巨阳,甚则入肾,寒湿头痛也。如头半寒痛者……此偏头痛也。有真头痛者,甚则脑尽痛,手足寒至节,死不治……太阴头痛,必有痰,体重或腹痛,为痰癖……少阴头痛,三阴三阳经不流行而足寒气逆为寒厥,其脉沉细,麻黄附子细辛为……血虚头痛,当归、川芎为主,气虚头痛,人参黄芪为主,气血俱虚头痛,调中益气汤。"

3."三阳头痛,羌活、防风、荆芥、升麻、葛根、白芷、柴胡、川芎、芍药、细辛、葱白连须,分两旋加。若阴证头痛,只用温中药足矣,乃理中姜附之类也。"

"大病后气虚头痛,四柱散,加茶一撮煮服。"

李东垣明确提出把头痛分为外感头痛与内伤头痛,这是对头痛病因学的一大贡献,从此头痛即以外感与内伤为纲;又根据发病及临

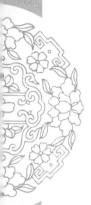
床表现分为伤寒头痛、湿热头痛、偏头痛、真头痛、气虚头痛、血虚头痛、气血俱虚头痛、厥逆头痛等,补充了太阴头痛及少阴头痛;开创了头痛的分经用药,使六经头痛证治趋于完善。

十、金代张子和《儒门事亲》:头痛按经行部位分类

《儒门事亲·卷四·头痛不止三十七》:"头痛不止,乃三阳之受病也。三阳者,各分部分:头与项痛者,是足太阳膀胱之经也;攒竹痛,俗呼为眉楞骨痛者是也;额角上痛,俗呼为偏头痛者,是少阳经也。如痛久不已,则令人丧目。以三阳受病,皆胸膈有宿痰之致然也。"

张子和以经脉循行部位对头痛进行分类,认为头痛是"三阳受病,皆胸膈有宿痰"所致。

十一、元代朱丹溪《丹溪心法》:头痛主痰与火,倡用引经药

1.《丹溪心法·头痛》:"头痛多主于痰,痛甚者火多。有可吐者,可下者。"

2.《丹溪心法·头痛》:"头痛须用川芎,如不愈,各加引经药。太阳川芎,阳明白芷,少阳柴胡,太阴苍术,少阴细辛,厥阴吴茱萸。如肥人头痛,是湿痰,宜半夏、苍术;如瘦人,是热,宜酒制黄芩、防风。"

3.《丹溪治法心要》:"痰热当清痰降火;风寒外邪者,当解散。血虚头痛,自鱼尾上攻头目者,必用芎归汤;气虚头痛、痰厥头痛,或眩运、脉弱、少食,挟内伤病者,半夏白术天麻汤。头旋眼黑头疼,阴虚挟火,安神汤。头痛如破,酒炒大黄半两为末,茶调。"

朱丹溪认为头痛多主痰与火,并且提出若头痛不愈可加引经药,一直指导着后世临床用药。

十二、明代缪希雍《本草经疏》:治疗头痛用药宜忌

《本草经疏·头痛》:"挟风寒者,忌补敛,宜辛温发散。挟邪热者,忌同挟风寒者,宜辛寒、苦寒、解散。挟痰者,忌升、补敛、酸甘、滞腻,宜豁痰降气、辛燥。阴虚者,忌辛热发散,宜补血益阴,甘寒、酸寒。"

缪希雍对头痛不同病因、不同兼证,提出头痛治法、用药的宜忌。

十三、明代张景岳《景岳全书》:审久暂,辨表里,分虚实

《景岳全书·杂证谟·头痛》:"凡诊头痛者,当先审久暂,次辨表里。盖暂痛者,必因邪气;久病者,必兼元气。以暂病言之,则有表邪者,此风寒外袭于经也,治宜疏散,最忌清降;有里邪者,此三阳之火炽于内也,治宜清降,最忌升散,此治邪之法也。其有久病者,则或发或愈,或以表虚者,遇感则发,或以阳胜者,遇热则发,或以水亏于下而虚火乘之则发,或以阳虚于上而阴寒胜之则发。所以暂病者当重邪气,久病者当重元气,此固其大纲也。然亦有暂病而虚者,久病而实者,又当因脉因证而详辨之,不可执也。头痛有各经之辨。凡外感头痛,当察三阳、厥阴。盖三阳之脉俱上头,厥阴之脉亦会于巅,故仲景《伤寒论》则惟三阳有头痛,厥阴亦有头痛,而太阴、少阴则无之。其于辨之之法,则头脑、额颅虽三阳俱有所会,无不可痛,然太阳在后,阳明在前,少阳在侧,此又各有所主,亦外感之所当辨也。至若内伤头痛,则不得以三阳为拘矣……此内证外证之异,所不可不察也。"

张景岳明确提出头痛的辨证既要辨其病程,也要辨其部位,定病性时不可偏执,而必须"因脉、因证而详辨之"。并认为六经辨证可适用于外感头痛,但内伤头痛"不得以三阳为拘",至今仍具有重要的指导意义。

十四、明代李中梓《医宗必读》:论述头痛病因病机、鉴别

1.《医宗必读·头痛》:"愚按:经之论头痛,风也、寒也、虚也。运气论头痛十条,伤寒论太阳头痛一条,皆六气相侵,与真气相搏,经气逆上,干于清道,不得运行,壅遏而痛也。"

"头为天象,六腑清阳之气,五脏精华之

血,皆会于此,故天气六淫之邪,人气五贼之变,皆能相害。或蔽覆其清明,或瘀塞其经络,与气相搏,郁而成热,脉满而痛。若邪气稽留,脉满而气血乱,则痛乃甚,此实痛也。寒湿所侵,真气虚弱,邪不相搏成热,然邪客于脉外,则血泣脉寒,挛缩紧急,外引小络而痛,得温则痛止,此虚痛也。"

李中梓论述头痛的发病机制,以六邪"干于清道""壅遏而痛";并根据疼痛特点区分实痛、虚痛,有利于临床辨证。

2.《医宗必读·头痛》:"头痛自有多因,而古方每用风药何也? 高巅之上,惟风可到;味之薄者,阴中之阳,自地升天者也。在风寒湿者,固为正用,即虚与热者亦假引经。须知新而暴者,但名头痛;深而久者,名为头风,头风必害眼者,经所谓东风生于春,病在肝,目者,肝之窍,肝风动则邪害空窍也。察内外之因,分虚实之证,胸中洞然,则手到病去矣。"

李中梓解释了为何头痛多与风邪关系密切,治疗时多选用风药,认为头痛病因特点是"高巅之上,唯风可到",并提倡根据病程和疼痛程度,将头痛分为头痛与头风二名,对后世有较大影响。

3.《医宗必读·头痛》:"大头风,头大如斗,此天行时疫也,感天地非时之气……真头痛,手足青至节,旦发夕死,夕发旦死……雷头风,头痛面起核块,或头中如雷鸣。"

李中梓指出了头痛的几种特殊类型及其证候特征,认为"雷头风"是乃湿热酒毒夹痰上冲所致,应与头风相鉴别。

十五、明代孙一奎《赤水玄珠》:对雷头风颇有发挥

《赤水玄珠·第三卷·头痛门》:"生生子曰:所谓雷头风者,必是痰结核块。或先暗有于头上,然后随遇而发,或劳役,或酒色,或食煿炙、动风发毒之物,感而发之。或红,或肿,而痛作矣。急则治其标,针而血出,风散火灭,痛因减去,或有之也。若先无结块痰核,卒然发寒热而肿痛者,乃风毒也,不可不察。"

孙一奎对雷头风论述较为详尽,认为雷头风起于痰结核块,遇多种诱因,易"感而发之",应与风毒相区别。

十六、明代秦景明《症因脉治》:论述内伤头痛

《症因脉治》:"头痛之因,或元气虚寒,遇劳即发;或血分不足,阴火攻冲;或积热不得外泄;或积痰留饮;或食滞中焦;或七情恼怒,肝胆火郁。皆能上冲头角而成内伤头痛之症也。"

秦景明比较系统地阐述内伤头痛的病因病机,概括为气、血、痰、热、食滞及七情等方面切合临床实际。

十七、明代王肯堂《证治准绳》《医镜》:头痛与头风实属一病

1.《证治准绳·头痛》:"医书多分头痛、头风为二门,然一病也,但有新久去留之分耳。浅而近者名头痛,其痛卒然而至,易于解散速安也;深而远者为头风,其痛作止不常,愈后遇触复发也。皆当验其邪所从来而治之。"

王肯堂进一步阐述头痛、头风归属一门,执简驭繁,很有创见。自此以后历代医家也大多不列头风一门。

2.《医镜》:"风之起也,愈高而愈狂,山巅木杪先得之,故云行如飞,叶落如雨,皆风使之然也。头居上体,为风之所先及,然以其会乎诸阳,而不畏寒,故人多忽之,而不知所避,风邪一入,头即痛焉,是以头痛之症,风痛居多。夫风何以使之痛,盖风之为物也,善行而数变,其性易入,其气易感,头之诸阳,内聚而拒风,风之势力,外攻以抗阳,风与阳而相争,则两不肯伏,交战于至高之分,而头之诸经始病矣。以诸阳之强,且不能以胜风,而况于诸阴乎? 其有血虚气虚而作痛者,邪系本元之不足,而实风之为病也。盖虚之所在,邪必凑之,使无风以入之,惟觉眩运而已,而何以作痛耶? 但其气血已虚,无力拒风,风邪入而不与之争,故其痛亦不甚也。其有饮食不消,痰涎涌上而作痛者,非尽风罪也,医者宜审而治之。"

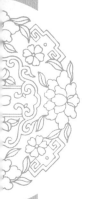

王肯堂详论了风邪在头痛发病中的作用与地位,无论体实、体虚,风邪入争,均可作痛。当然也不排斥非风因素,如痰涎、饮食不消等。

3.《证治准绳·第四册·诸痛门》:"因天之湿淫外着也,因人之湿痰上蒸也,因在下之阴气逆于上也,皆得而头重。何以言之?头象于天,其气极清,地气重油,地者阴也,土湿也。若外着内蒸,火壅蔽清道,致气血不利,沉滞于经隧脉络故重。《内经》曰:阳气者,因于湿,首如裹,是外湿蔽着者也。又曰:脾热病者,先头重,是胃脉引其热上于头也。太阴之复,饮发于中,湿气内逆太阳,上留而重痛,胸中掉瘰尤甚。太阳之胜,湿气内郁,亦头重。巨阳之厥,肿首头重,发为眴仆。"

王肯堂在头痛后列述头重,阐述了头重的病因病机主要与湿、痰或阴气逆上有关。头重在临床上常见,实际上头重应为头痛的一种表现形式,如紧张型头痛即以头重、头部紧缩感为主,但常与头晕相混淆。

十八、明代周慎斋《慎斋遗书》:头痛从血分论治

《慎斋遗书·卷九·头痛》:"上焦有病,气虚不能行血,血行而气自生。上焦气分反行血,如头疼、胸痛多属血滞,实因气虚不能行血,故不用参、芪补气,而用芎、归、紫苏之类也。下焦有病,气滞而血无所化,行气而血自生。下焦血分反行气,盖血从气生,气不达下,故血不化,宜引气下达,则血自生,如小腹痛,用小茴、吴萸之类也。"

"头痛虽在上焦气分,然气分有病,实由血分致之也,故治上宜兼血。头痛,自汗属气虚,四物汤去生地,加人参,再随经加止痛药;发热属血虚,四物汤主之,亦随经加止痛药。风热宜用血药,不可用寒药,四物汤加羌活、防风、蔓荆子,各对证加止痛之药"。

周慎斋提出"血行而气自生""头痛虽在上焦气分,然气分有病,实由血分致之",故当以治血方为基础随证加减,尤其重视四物汤在头痛临床中的应用,与现代治疗头痛的用药特点类似。

十九、明代王绍隆《医灯续焰》(潘楫注):论述头痛脉象特点

《医灯续焰·卷八·头痛脉证第六十二》:"头痛多弦。浮风紧寒,热洪湿细,缓滑厥痰,气虚弦软,血虚微涩,肾厥弦坚,真痛短涩。弦为阴脉,敛直而无抑扬之势,乃阳虚不能张大,或致外邪所乘。况头乃六阳所乘,邪束于外,阳郁于中,安得不痛?故头痛者多弦。多弦者,不皆弦也。亦有脉浮而痛者,属风,风性飘荡虚浮也。脉紧而痛者属寒,寒性收敛紧实也。脉洪而痛者属热,热性充盛洪大也。脉细而痛者属湿,湿性渗汻濡细也。脉缓滑而痛者属痰。痰乃凝水结液,停蓄不流,故替替然缓滑也。脉弦软而痛者属气虚。气虚则弦敛软弱,而无鼓动之力。脉微涩而痛者属血虚。血虚则微弱涩滞,而有干燥之象。脉弦坚而痛者属肾。肾气厥逆,不能接引膀胱。"

王绍隆总结头痛多弦脉,并指出所兼多种脉象的意义。

二十、清代李用粹《证治汇补》:辨头痛部位,以及辨外感内伤

《证治汇补卷四·上窍门·头痛》:"头脑痛连两额属太阳;头额痛连目齿属阳明;头角痛连耳根属少阳。太阳穴痛属脾虚;巅顶痛属肾;目系痛属肝。"

"外感头痛,如破如裂,无有休歇。内伤头痛,其势稍缓,时作时止。"

"因风寒入于脑髓也,盖头为诸阳之会。火其人素有痰火,或栉沐取凉,或醉饱仰卧,贼风入脑,致令郁热闷痛。妇人多患此者。"

"木生于春,病在肝。目者肝之窍,肝风动则邪害孔窍也。故有年久头风,便燥目赤眩晕者,乃肺金乘肝,气郁血壅而然,宜清上彻下之法。世人不知此理,专行苦寒,使火无发越,上攻于目。或专行辛散,使血耗火炎,上瘀于目,宜乎头风之法之必害眼也。"

李用粹指出头痛需按部位辨其分经及脏腑所属，并根据发病特点分辨外感与内伤。对于肺金乘肝所致头痛，宜选用清上彻下治法，而不能单用苦寒或辛散法。

二十一、清代陈士铎《石室秘录》：头痛"非风"之论

《石室秘录卷一》："如人病头痛者，人以为风在头，不知非风也。亦肾水不足而邪火冲于脑，终朝头晕，似头痛而非头痛也。若止治风，则痛更甚，法当大补肾水，而头痛头晕自除。"

陈士铎提出了头痛"非风"之论，其实属内伤头痛中肾水不足、阴不制阳、阳亢扰上所致，因此不能以"风"邪概括一切，此时宜"大补肾水"而不能仅用"治风"之法。

二十二、清代叶天士《临证指南医案》：辨证治疗头风与头痛

《临证指南医案·头风》："头风一症，有偏正之分。偏者主乎少阳，而风淫火郁为多，前人立法，以柴胡为要药，其补泻之间，不离于此。无如与之阴虚火浮，气升吸短者，则厥脱之萌，由是而来矣，先生则另出心裁，以桑叶、丹皮、山栀、荷叶边，轻清凉泄，使少阳郁遏之邪亦可倏然而解，倘久则伤及肝阴，参入咸凉柔镇可也。所云正者，病情不一，有气虚血虚，痰厥肾厥，阴伤阳浮，火亢邪风之不同。按经设治，自古分晰甚明，兹不再述。至于肝阴久耗，内风日旋，厥阳无一息之宁。痛掣之势已极，此时岂区区汤散可解。计惟与复脉之纯甘壮水，胶黄之柔婉以熄风和阳，俾刚亢之威一时顿熄，予用之屡效如神，决不以虚谀为助。"

《临证指南医案·头痛》："头为诸阳之会，与厥阴肝脉会于巅，诸阴寒邪不能上逆，为阳气窒塞，浊邪得以上据，厥阴风火乃能逆上作痛。故头痛一证，皆由清阳不升，火风乘虚上入所致。观先生于头病治法，亦不外此。如阳虚浊邪阻塞，气血瘀痹而为头痛者，用虫蚁搜逐血络，宣通阳气为主。如火风变动，与暑风邪气上郁而为头痛者，用鲜荷叶、苦丁茶、蔓荆子、山栀等辛散轻清为主。如阴虚阳越而为头痛者，用仲景复脉汤、甘麦大枣汤，加胶芍牡蛎，镇摄益虚，和阴熄风为主。如厥阴风木上触，兼内风而为头痛者，用首乌、柏仁、甘菊、生芍、杞子辈，熄肝风滋肾液为主。"

叶天士认为头风与头痛的病机有所不同，头风分偏正，属偏者以风淫火郁为主，属正者与脏腑气血阴阳偏盛有关，而头痛则多由清阳不升、火风乘虚上入所致，治疗以辨证为主。

二十三、清代何梦瑶《医碥》：头痛辨虚实

《医碥卷之三·杂症·头痛》："头为清阳之分，外而六淫之邪气相侵，内而六腑经脉之邪气上逆，皆能乱其清气，相搏击致痛。须分内外虚实。实者，其人血气本不虚，为外邪所犯，或蔽覆其清明，或壅塞其经络，或内之实火上炎，因而血瘀涩滞，不得能通行而痛，其痛必甚，此为实。虚者，其人气血本虚，为外邪所犯，或内之浊阴上干，晕亦血瘀涩滞，不能通行，而搏击无力，其痛不甚，此为虚。"

何梦瑶明确提出头痛不论是外感或内伤致病，须辨虚实，其虚实辨证要点是根据人体的气血亏虚与否来判断。

二十四、清代高世栻《医学真传》：阳虚寒凝头痛属重症

《医学真传·头痛》："世有三阴无头痛之说，岂知阳虚头痛，纯属阴寒，阳几绝灭，病此者，十无一生。所以然者，一如日不丽天，下沉于海，万方崩陷也。盖人与天地相合，天有日，人亦有日，君火之阳，日也；地有四海，人亦有四海，头为髓海，胸为气海，胃为谷海，胞中为血海。在天之日，昼行于天，夜行于海；在人之日，既行于天，亦行于海。自头项至尾闾，如日之行于天也；自血海至髓海，如日之行于海也。今阳虚头痛，乃阴寒蔽日，逆于髓海，不能上巅至项，以行于背，反从阳入阴，以行于腹。是以头痛不

已则心烦，心烦者，阳光逆于气海也；心烦不已则呕吐，呕吐者，阳光逆于谷海也；呕吐不已则神昏，神昏者，阳光逆于血海也。头痛至神昏，则入阴之尽，如日沉海底矣。在天则万方崩陷而大荒，在人则阳光绝灭而身死。不知其源，妄投汤药，至治之不效。"

"有云肝风入脑者，有云客寒犯脑者，有云真头痛者，其言如是，而散风、散寒之药，终以不免。岂知散之之法，非所以治之，适所以害之，旨哉！《灵枢·四海论》云：得顺者生，得逆者败；知调者利，不知调者害。其即日逆于海之头痛，而医者倒行逆施，不善治而致死之谓。"

高世栻指出并非三阴无头痛，阳虚寒凝可致头痛重症，表现为头痛、心烦、呕吐、神昏，类似于现代医学的颅内压增高或脑水肿所致头痛，治之不慎可致"治之不效"，甚至"不善治而致死"。并指出应与"肝风入脑""客寒犯脑""真头痛"等相区别。

二十五、清代王清任《医林改错》：瘀血头痛

《医林改错·血府逐瘀汤所治症目·头痛》："头痛有外感，必有发热恶寒之表症，发散可愈；有积热，必舌干口渴，用承气可愈；有气虚，必似痛不痛，用参芪可愈。查患头痛者，无表症，无里症，无气虚、痰饮等症，忽犯忽好，百方下放，用此方（指血府逐瘀汤）一剂而愈。"

王清任发前人之未备，以血府逐瘀汤治疗头痛，明确活血化瘀法可用于临床治疗头痛，使内伤头痛的辨证治疗趋于完善。

二十六、现代黄文东《黄文东医案》：内伤头痛的病因及相关脏腑

《黄文东医案》："内伤头痛，多由下述病因所致：情志不和，肝失调达，风动阳升，上扰清空；肝肾阴亏，髓海空虚；或肝失所养，风阳上扰；脾虚不运，痰湿内生，痰浊上扰，清阳不展；以及劳倦过度，脾胃虚弱，气血不足，虚阳上扰等等。此外，如头部受伤，瘀血内停，或久痛入络，气滞血瘀等因素，均能导致头痛。主要与肝、脾、肾三脏有关。临床所见，往往相互交错，虚实夹杂，因此不能执一方以论治，必须详细辨证，随症化裁。"

黄文东系统阐明了内伤头痛的病因和病位，认为头痛主要与肝、脾、肾三脏有关。

二十七、现代秦伯未《谦斋医学讲稿》：内伤头痛辨虚实

《谦斋医学讲稿·头痛》："内伤头痛可分虚和实两类：虚证发作缓，实证发作急；虚证多兼晕，实证多兼胀。其中虚证以肝阳为常见，实证以肝火为常见，实证以肝火为常见，说明肝病与头痛有密切关系。气虚和痰浊头痛，主要由于清阳不升，但一为中气不足，一为痰浊阻遏，根本上虚实不同。"

秦伯未按病势和兼证，将内伤头痛分为虚实两端，并分别阐述虚证、实证的临床特点与发病机制，对临床辨证分型提供了很好的依据。

（谢　炜　赵云燕　丁月文）

第六节 中 风

中风又名"卒中"，是以猝然昏仆、口舌㖞斜、半身不遂为主要特征，亦有未见昏仆，仅见㖞僻不遂者。多由忧思恼怒、饮食不节、恣酒纵欲等原因，使阴阳失调、脏腑气机、气血错乱所致。因本病起病急剧，变化迅速，与自然界善行而数变之风邪特征相似，故古人以此类比，名为中风。中风属于本虚标实之证。风、火、痰、湿壅盛，气血瘀阻为标；肝肾亏虚，气血不足为本。临床诊治应依据本虚标实之缓急轻重，采取相应措施。本病发病率、病死率、病

残率均较高,是严重危害人类健康的疾病之一。本病与西医所称的"脑卒中"大体相同,脑卒中包括出血性脑血管病和缺血性脑血管病两大类。出血性脑血管病主要有高血压性脑出血等;缺血性脑血管病主要有脑血栓形成、脑栓塞和短暂性脑缺血发作等。

有关中风的记载,始见于《黄帝内经》。如卒中昏迷期间有"仆击""大厥""薄厥"之称;半身不遂期间有"偏枯""偏风""身偏不用""痱风"等称。《黄帝内经·灵枢·九宫八风篇》谓:"其有三虚而偏于邪风,则为击仆偏枯矣。"所谓"击仆偏枯",即属本病。至汉代张仲景《金匮要略·中风历节病脉证并治第五》篇中,对于本病的病因、脉证,论述较详,自此,始有中风专论。

一、《黄帝内经》:中风定义与病机

1.《素问·调经论》:"血之与气,并走于上,则为大厥,厥则暴死,气复反则生,不反则死。"

认为"大厥"的病机是气机逆乱,外溢脑络。症状是昏厥扑倒,预后是看气血外溢的程度,溢甚则死,溢少则气复反则生。

2.《素问·生气通天论》:"阳气者,大怒则形气绝,而血菀于上,使人薄厥。"

强调大怒使血脉损伤,血溢于脑,引起"薄厥"。

3.《灵枢·刺节真邪》:"虚邪偏客于身半,其入深,内居荣卫,荣卫稍衰,则真气去,邪气独留,发为偏枯。"

4.《灵枢·热病》:"偏枯,身偏不用而痛,言不变,志不乱,病在分腠之间。"

半身不遂,精神思维正常,是"偏枯"的特征。

5.《素问·通评虚实论》:"仆击、偏枯……肥贵人则膏粱之疾也。"

6.《素问·风论》:"心风之状,多汗恶风,焦绝,善怒吓,赤色,病甚则言不可快。"

简要地论述了"心风"的病机和临床特征。

二、汉代张仲景《金匮要略》:中风病因与脉证

《金匮要略·中风历节病脉证并治》:"寸口脉浮而紧,紧则为寒,浮则为虚,寒虚相搏,邪在皮肤;浮者血虚,络脉空虚;贼邪不泻,或左或右;邪气反缓,正气即急,正气引邪,喎僻不遂。邪在于络,肌肤不仁;邪在于经,即重不胜;邪入于腑,即不识人;邪入于脏,舌即难言,口吐涎。"

张仲景首先提出了中络、中经、中腑、中脏的证候分类方法。虽简要描述了中风的病机,但其中杂有风湿痹症的内容。

三、汉代华佗《中藏经》:描述中风症状,其病生于五脏

《中藏经·火法有五论第十六》:"病起于五脏者,皆阴之属也。其发也,或偏枯,或瘈疭,或外寒而内热,或外热而内寒,或心腹膨胀,或手足拳挛,或口眼不正,或皮肤不仁,或行步艰难,或身体强硬,或吐泻不息,或疼痛不宁,或暴无语,或久无音,绵绵默默,状若死人。如斯之候,备出于阴。阴之盛也,阳必不足;阳之盛也,阴必不盈。故前论云:阳不足则助之以火精,阴不足则济之以水母者是也。故喜其汗者汗之,喜其温者温之,喜其热者热之,喜其火者火之,喜其汤者汤之。温热汤火,亦在其宜,慎勿强之。如是,则万全其万。水火之法,真阴阳也。治救之道,当详明矣。"

《中藏经·风中有五生死论第十七》:"风中有五者,谓肝、心、脾、肺、肾也。五脏之中,其言生死,状各不同……中风之病,鼻下赤黑相兼,吐沫而身直者,七日死也。又中风之病,口噤筋急,脉迟者生,脉急而数者死。又心脾俱中风,则舌强不能言也;肝肾俱中风,则手足不遂也。风之厥,皆由于四时不从之气,故为病焉。有瘾疹者,有偏枯者,有失音者……手足不遂者,言语寒涩者,房中而得之……千端万状,莫离于五脏六腑而生矣。所使之候,配以此耳。"

《中藏经·论治中风偏枯之法第三十九》："人病中风偏枯,其脉数,而面干黑黧,手足不遂,语言蹇涩,治之奈何? 在上则吐之,在中则泻之,在下则补之,在外则发之,在内则温之,按之,熨之也。吐,谓出其涎也;泻,谓通其塞也;补,谓益其不足也;发,谓发其汗也;温,谓驱其湿也;按,谓散其气也;熨,谓助其阳也。治之各合其宜,安可一揆? 在求其本。脉浮则发,脉滑则吐之,脉伏而涩则泻之,脉紧则温之,脉迟则熨之,脉闭则按之。要察其可否,故不可一揆而治者也。"

华佗详细描述中风症状,指出病生于五脏,或为五脏阴阳失调,或为风中五脏,提出治疗中风偏枯的吐、泻、补、发、温、按、熨等法。

四、隋代巢元方《诸病源候论》:中风病因病机

1.《诸病源候论·风偏枯候》："风偏枯者,由血气偏虚,则腠理开,受于风湿。"

巢元方指出中风的病因既有"气血偏虚"的因素,又有"风湿"之邪侵袭的因素。

2.《诸病源候论·风偏枯候》："使血气凝涩,不能润养,久不瘥,真气去,邪气独留,则成偏枯。"

说明血滞经脉,是中风的病因之一,非但如此,还指出病之成是"久不瘥",病程缓慢之故。

五、唐代孙思邈《备急千金要方》:中风的分类

《备急千金要方·论杂风状第一》："中风大法有四,一曰偏枯,二曰风痱,三曰风懿,四曰风痹。"

"偏枯者,半身不遂,肌肉偏不用而痛,言不变,智不乱,病在分腠之间。温卧取汗,益其不足,损其有余,乃可复也……风痱者,身无痛,四肢不收,智乱不甚,言微可知则可治。甚即不能言,不可治。风懿者,奄忽不知人,咽中塞,窒窒然,(《巢源》作噫噫然有声)舌强不能言,病在脏腑,先入阴后入阳。治之,先补于

阴,后泻于阳,发其汗,身转软者生。汗不出,身直者,七日死……风痹……各有证候,形如风状,得脉别也,脉微涩,其证身体不仁。"

孙思邈提出的中风分类包括中风在内的"风中"之疾,包含有偏枯、风痱、风懿、风痹等。

六、宋代窦材《扁鹊心书》:中风的内因是肾气虚弱,外因是风邪

《扁鹊心书》："中风半身不遂,语言蹇涩,乃肾气虚损也,灸关元五百壮。"

"此病皆因房事、六欲、七情所伤。真气虚,为风邪所乘客于五脏之俞,则为中风偏枯等证。若中脾胃之俞,则右手足不用;中心肝之俞,则左手足不用。大抵能任用,但少力麻痹者为轻,能举而不能用者稍轻,全不能举动者最重。邪气入脏则废九窍,甚者卒中而死。入腑则坏四肢,或有可愈者。"

窦材指出中风是由于肾气虚弱(真气虚),风邪内客脾胃心肝之俞,可致手足不用。认识到邪气入藏、入腑的病情轻重、预后均不相同。

七、宋代严用和《济生方》:外风邪中引起中风

《济生方·中风论治》："荣卫失度,腠理空疏,邪气趁虚而入,及其感也,为半身不遂……"

严用和指出中风的发病多由于外邪侵入引起,认为中风是外风。当人体脉络亏虚,卫外失固时,招致风邪入中脉络,突然出现口舌喁斜、半身不遂、偏身麻木诸症。

八、金代刘完素《素问玄机原病式》:中风的五志过极论

1.《素问玄机原病式·火类》："多因喜、怒、思、悲、恐之五志,有所过极,而卒中者,由五志过极,皆为热甚故也。"

刘完素指出大凡情志郁怒,五志化火,均可导致人体气机失调,而发为中风。

2.《素问玄机原病式·火类》："腠理致密,而多郁滞,气血难以通利,若阳热又甚而郁结,

故卒中也。"

提出"腠理致密"之人（肥人）气血运行不畅，兼之阳热，易发卒中。

九、金代刘完素《河间六书》：中风发病的情志因素

《河间六书》："暴病暴死，火性疾速故也。斯由平日衣服饮食，安处动止，精魂神志，性情好恶，不遁其宜而失其常，久则气变兴衰而为病也。"

刘完素指出中风病起于饮食起居失宜、劳逸失常、情志失调等，与现代观点颇为接近。

十、元代朱丹溪《局方发挥》《丹溪治法心要》：中风病机为肾水虚衰、心火暴盛

《局方发挥》："俗云风者，言末而忘其本也。所以中风而有瘫痪诸证者，非谓肝木之风实甚而卒中之也，亦非外中于风，良由将息失宜，而心火暴甚，肾水虚衰，不能制之，则阴虚阳实，而热气拂郁，心神昏冒，筋骨不用，而卒倒无所知也。亦有喜、怒、思、悲、恐五志过极而卒中者，五志过热甚故也。"

《丹溪治法心要·卷一·中风第一》："大率主血虚、有痰，以治痰为先，次养血行血，或作血虚挟火与湿。大法：吉痰为主，兼补，姜汁不可少。"

"半身不遂，大率多痰。"

"治中风大法，泻心火则肺金清，而肝木不实，故脾不受伤；补肾水则心火降，故肺不受热，脾肺安则阳明实，阳明实则宗筋润，能束骨而利机关矣。"

朱丹溪认为中风之风的根本，既非肝木之风，也非外风，而是由于肾水虚弱，水不制火，心火暴盛所致。病程中多见有痰，故治疗时还应祛痰，但治疗大法须补肾水、泻心火。

十一、金代李东垣《医学发明》：中风病的内因

《医学发明·中风有三》："故中风者，非外来风邪，乃本气病也。凡人年逾四旬，气衰者，

多有此疾。壮年之际，无有也。若肥盛，则间有之，亦形盛气衰如此。"

李东垣否定了中风为外来风邪，而是由于40岁以后，人体正气虚衰所致。

十二、明代孙一奎《赤水玄珠》：论中风的内外因及先兆

《赤水玄珠·风门》："抱拙子曰：按中风之证，卒然倒仆，口眼斜，半身不遂，或舌强不语，唇吻不收是也。然名各不同……《要略》……皆言风从外入也。刘守真……张洁古……李东垣……朱彦修……皆言风从内出也，夫自古论中风者，悉主于外感，而刘、张诸子，则主于内伤。今详此病，盖因先伤于内，而后感于外，相兼成病者也，但有标本轻重不同耳。假如百病皆有因有证，因则为本，证则为标。古人论中风者，言其证也。诸子论中风者，言其因也。岂可以中风一证歧而为二哉！故古人所论外感风邪者，未尝不由本体虚弱，荣卫失调之所致。诸子所论火盛、气虚、湿痰者，未尝绝无风邪外侵之所作……治法，外感重者，宜先祛外邪，而后补中气；内伤重者，宜先补正气，而后攻外邪。或以散风药为君，而补虚药为佐使；或以补虚药为君，而散风药为佐使。全在活法，量标轻重而治之。凡中风证内邪已除，外邪已尽，当服愈风汤，以行导诸经。"

"又曰：凡中风者，俱有先兆之症。凡人如觉大拇指及次指麻木不仁，或手足不用，或肌肉蠕动者，三年内必有中风之症。经曰：肌肉蠕动，命曰微风。宜先服八风散、愈风汤、天麻丸各一料为愈。夫大拇指、次指，皆手足太阴、阳明经。中风多着此经也。先服祛风涤热之剂，辛凉之药，治内外之邪，是以圣人治未病，不治已病。又云：善治者治皮毛，是治萌芽也。故初成者获愈，固久者伐形，是治未病之先也。"

孙一奎《赤水玄珠》综合前贤对中风的内风、外风之争，提出本病"先伤于内，后感于外"，而"相兼成病"，只是有标本轻重的不同，其中内伤为本、为因，外感为标、为证。

因此选用治法时，亦宜根据轻重缓急，权衡用之。又论中风先兆症状，提出当出现某些征兆时，短期内会出现中风之症，与现代认识类似。

十三、元代王履《医经朔洄集》：中风的病因

1.《医经朔洄集·中风辨》："因于风者，真中风也；因于火、因于气、因于湿者，类中风而非中风也。"

王履指出外风入中所致的病证是"正中风"，而其他病邪如火、气、湿等所致则称为"类中风"。

2.《医经朔洄集·中风辨》："中风者，非外来风邪，乃本气自病也，凡人年逾四旬气衰之际，或因忧喜忿怒伤其气者，多有此疾，壮岁之时无有也，若肥盛则间有之。"

认同张洁古、李东垣之说，否定中风为外风之论。

十四、明代李中梓《医宗必读》：提出中风中脏腑要辨闭证与脱证

1.《医宗必读·真中风》："中腑者，其病在表，多着四肢，故肢节废，脉浮、恶风，拘急不仁，外有六经之形证，以小续命汤及疏风汤汗之。"

"中脏者，其病在里，多滞九窍，故唇缓，二便闭脾，不能言心，耳聋肾，鼻塞肺，目瞀肝，以三化汤及麻仁丸下之。"

"中血脉者，病在半表半里，外无六经之证，内无二便之闭，但见口眼㖞斜，半身作痛，不可过汗，恐虚其卫；不可大下，恐损其营，惟当养血顺气，以大秦艽汤、羌活愈风汤和之。"

"中腑者多兼中脏。"

2.《医宗必读·真中风》："最要分别闭与脱，二证明白，如牙关紧闭，两手握固，即是闭证，用苏合香丸或三生饮之类开之；若口开心绝，手撒脾绝，眼合肝绝，遗尿肾绝，声如鼾肺绝，即是脱证（更有吐沫，直视，肉脱，筋骨痛，发直，摇头，上窜面赤如妆，汗出如珠，皆脱绝

之证），今宜大剂理中汤灌之，及灸脐下，虽曰不治，亦可救十中之一。若误服苏合香丸、牛黄、至宝之类，即不可救矣。盖斩关夺门之将，原为闭证设，若施之脱证，如人既入井而又下之石也。世人蹈此弊而死者，不可胜数，故特表而出之。"

"惟中脏之证是闭而非脱者，宜苏合香丸、牛黄丸、至宝丹、活命金丹之类；若中腑与中血脉之证，断不宜用，为内有麝香入脾治肉，牛黄入肝治筋，龙脑入肾治骨，恐反引风邪深入骨髓，如油入面，莫之能出。"

3.《医宗必读·真中风·半身不遂》："譬如树木，或有一边津液不荫注，而枝叶偏枯。故知偏枯一证，皆由气血不周。"

李中梓提出对中风中脏、中腑的认识，在中脏、中腑之间，认为还有中血脉之证，是病在半表半里（始于李东垣）。从内容看，其中腑实指中经络，而中脏实指中脏腑。从其用方辨治看，李中梓对中风病因的认识是包括外风入中的。不过其主张辨闭、脱二证及用药多为后世所遵从。

十五、明代戴思恭《证治要诀》：论述中风的症状、治法

《证治要诀·中风》："中风之证，卒然晕倒，昏不知人；或痰涎壅盛，咽喉作声；或口眼㖞斜，手足瘫痪；或半身不遂；或舌强不语。"

"舌强语涩等证。治之之法，调气为先。经云：善治风者，以气理风，气顺则痰消。涂理其风，庶可收效。"

"若中风后体虚有痰，不可峻补。"

"治风之法，初得之，即当顺气。及其久也，即当活血。此万古不易之理。"

戴思恭论述了中风的主要症状，体现了中风病的临床证候特征，治法提倡理气为先，继而活血。并提出中风体虚有痰不可峻补的治疗禁忌。

十六、明代张景岳《景岳全书》：明确了中风的内伤积损论

1.《景岳全书·非风》："……皆内伤积损，

颓败而然,原非外感风寒所致。"

2.《景岳全书·非风》:"凡病此者,多以素不能慎,或七情内伤,或酒色过度,先伤五脏之真阴。"

3.《景岳全书·非风》:"……阴亏于前而阳损于后,阴陷于下而阳泛于上,以致阴阳相失,精气不交,所以忽尔昏愦,卒然仆倒……"

4.《景岳全书·非风》:"非风一证,即时人所谓中风证也。此证多见卒倒,卒倒多由昏愦,本皆内伤积损,颓败而然,原非外感风寒所致。而古今相传,咸以中风名之,其误甚矣。故余欲易去"中风"二字,而拟名"类风",又欲拟名"属风"。然类风、属风,仍与"风"字相近,恐后人不解,仍尔模糊,故单用河间、东垣之意,竟以"非风"名之,庶乎使人易晓,而知其本非风证矣。"

张景岳明确提出中风的病因病机非外风所致,而是内伤积损、肝肾不足等引起。甚至欲更其名为"非风",以避免引起误解。

5.《景岳全书·非风诸证治法》:"人于中年之后,多有此证,其衰可知。经云:人年四十而阴气自半,正以阴虚为言也。夫人生于阳而根于阴,根本衰则人必病,根本败则人必危。所谓根本者,即真阴也。"

指出中风的根本为真阴不足,也提出人在中年之后,此病渐增,正如《黄帝内经》所载"人年四十而阴气自半"之意。

十七、清代沈金鳌《杂病源流犀烛》:提倡中风预防观点

1.《杂病源流犀烛·中风源流》:"肥人多中风。河间曰:人肥则腠理致密而多郁滞,气血难以通利,故多卒中也。"

沈金鳌发挥前贤的观点,认为肥人多中风,与临床多相符。

2.《杂病源流犀烛·中风源流》:"若风病既愈,而根株未能悉拔,隔一二年,或数年,必再发,发则必加重,或至丧命,故平时宜预防治之,第一防房劳、暴怒郁结,调气血,养精神,又常服药以维持之,庶乎可安。"

指出中风容易复发,而且复发时病情必然加重,故应强调以预防为主,与现代医学的二级预防相吻合,但提出的时间更早。

十八、清代喻嘉言《医门法律》:中风病情危重

《医门法律·中风论》:"中风一证,动关生死安危,病之大而且重,莫有过于此者。"

喻嘉言强调了中风病情的严重性,关乎生死安危。

十九、清代程钟龄《医学心悟》:详辨中风失语的病机

《医学心悟·中风不语辨》:"若心经不语,必昏冒,全不知人,或兼直视,摇头等证。盖心不受邪,受邪则殆,此败证也。若胞络受邪,则时昏时醒,或时自喜笑。若脾经不语,则人事明白,或唇缓,口角流涎,语言蹇涩;若肾经不语,则腰足痿痹,或耳聋遗尿,以此为辨。"

不语是中风的常见症状,程钟龄从心经、胞络、脾经、肾经等不同方面详论其伴随症状及病机。

二十、清代叶天士《临证指南医案》:中风从肝风立论

《临证指南医案·肝风》:"内风,乃身中阳气之变动,甘酸之属宜之。"

《临证指南医案·肝风》中记载,"经云:东方生风,风生木,木生酸,酸生肝。故肝为风木之脏,因有相火内寄,体阴用阳,其性刚,主动主升,全赖肾水以涵之,血液以濡之,肺金清肃下降之令以平之,中宫敦阜之土气以培之,则刚劲之质,得为柔和之体,遂其条达畅茂之性,何病之有?倘精液有亏,肝阴不足,血燥生热,热则风阳上升,窍络阻塞,头目不清,眩晕跌仆,甚则瘛疭痉厥矣。"

叶天士从肝风立论探讨中风,认为肾水亏虚,水不涵木,肝阳偏亢,阳亢化风。

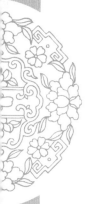
二十一、清代王清任《医林改错》：强调中风气虚血瘀论

《医林改错·下卷·半身不遂辨》："如果是风火湿痰，无论由外中，由内发，必归经络。经络所藏者无非气血。气血若为风火湿痰阻滞，必有疼痛之症。有疼痛之症，乃是身痛之痹症，非是半身不遂。半身不遂无疼痛之症。余平生治之最多，从未见因身痛痹症而得半身不遂者。由此思之，又非风火湿痰所中。"

《医林改错·下卷·半身不遂本源》："或曰：君言半身不遂，亏损元气是其本源，何以亏至五成方病？愿闻其说。余曰：夫元气藏于气管之内，分布周身，左右各得其半。人行坐动转，全仗元气。若元气足则有力，元气衰则无力，元气绝则死矣。若十分元气，亏二成剩八成，每半身仍有四成，则无病。若亏五成，剩五成，每半身只剩二成半，此时虽未病半身不遂，已有气亏之症，因不痛不痒，人自不觉。若元气一亏，经络自然空虚，有空虚之隙，难免其气向一边归并。如右半身二成半，归并于左，则右半身无气；左半身二成半，归并于右，则左半身无气，无气则不能动，不能动，名曰半身不遂。"

王清任强调中风乃"气虚血瘀"所致，详解半身不遂的发生机理，自此中风的病机基本趋于完善。并根据其气虚病因创制"补阳还五汤"，至今仍在临床上广泛应用。另外王清任还指出了中风偏瘫与痹症的区别。

二十二、清代张璐《张氏医通》：治痰之时，勿忘正气

《张氏医通·卷一·中风门》："凡经络之痰，盖即津血之所化也，使果营卫和调，则津自津，血自血，何痰之有？唯是元阳亏损，神机耗败，则水中无气，而津凝血败，皆化为痰耳。此果痰也，果津血也，岂以津血之外，而别有所谓痰者耶？若谓痰在经络，非攻不去，则必并津血而尽去之，庶乎可也；否则安有独攻其痰，而津血自可无动乎？津血复伤，元气愈竭，随去随

化，痰必愈甚。此所以治痰者不能尽，而所尽者惟元气也。矧复有本无痰气，而妄指为痰，以误攻之者，又何其昧之甚也！故凡治痰之药，在元气无伤而有壅滞者，乃可暂用分消，岂云无效？若病及元气，而但知治标，则未有日用而不日败者矣。"

由于痰来源于津血，故攻痰之时必伤津血，使元气受损，因此张璐强调中风时治痰必须顾护正气，以治痰为标，补元气为本。

二十三、清代费伯雄《医醇剩义》：详论中络、中经、中腑、中脏的病机、临床表现及治疗

《医醇剩义·卷一·中风》："故手指麻木，而肌肉不仁，若是者名曰中络。营血不能固内，则风入于经脉，故身体重著，步履艰难，若是者名曰中经。由此而深入，则为中腑。腑者，胃腑也。胃为六腑之长，职司出纳。风入于胃，胃火炽盛，水谷之气，不生津液而化痰涎；痰随火升，阻塞灵窍，故昏不知人也。由此而深入，则为中脏。脏者，心脏也。心体纯阳，风性飙举，风火上扰，神明散乱，故舌不能言，而口流涎沫。此偏枯症中由浅入深之次第也。"

"盖其人有火、气、痰偏胜之处，因中于风，则有火者为风火；有气者为风气；有痰者为风痰。风为主，而火与气与痰，乃与风合并交作，方为标本分明。"

"中络者，风入肌表，肌肉不仁，或手指、足趾麻木。加味桂枝汤主之。"

"中经者，风入经脉，身体重著，步履艰难。养血祛风汤主之。"

"中腑，昏不知人。加味竹沥汤主之。"

"中脏，心为一身之主。风火上犯，则神明散乱，舌不能言，口流涎沫，甚或神昏鼾睡，面色油红，此为难治。姑拟清心饮，以备救急之一法。"

费伯雄对中络、中经、中腑、中脏有所发挥，认为是病邪依次由浅入深的过程。并强调风邪入中，多与人体火、气、痰偏胜有关，认为

以"风为主,而火与气与痰,乃与风合并交作,方为标本分明",对中络、中经、中腑、中脏各列方药,指出中脏为难治。

二十四、清代张锡纯《医学衷中参西录》:类(内)中风与真中风

《医学衷中参西录·治内外中风方》:"特是证名内中风,所以别外受之风也。乃自唐宋以来,不论风之外受内生,浑名曰中风。夫外受之风为真中风,内生之风为类中风,其病因悬殊,治法自难从同。若辨证不清,本系内中风,而亦以祛风之药发表之,其脏腑之血,必益随发表之药上升,则脑中充血必益甚,或至于血管破裂,不可救药。"

"镇肝熄风汤:治内中风证(亦名类中风,即西人所谓脑充血证),其脉弦长有力(即西医所谓血压过高),或上盛下虚,头目时常眩晕,或脑中时常作疼发热,或目胀耳鸣,或心中烦热,或时常噫气,或肢体渐觉不利,或口眼渐形歪斜,或面色如醉,甚或眩晕,至于颠仆,昏不知人,移时始醒,或醒后不能复原,精神短少,或肢体痿废,或成偏枯。"

张锡纯也提倡非外风论,强调"外受之风为真中风,内生之风为类中风",治疗时必须辨清,类中风不宜使用发表之药,主张滋养肝肾、潜阳息风,拟方镇肝息风汤,临床广为应用。并参照西医,认为中风类似"脑充血"。

二十五、清代张山雷《中风校诠》:中风病机为风阳内动

1.《中风校诠》:"肥甘太过,酿痰蕴湿,积热生风,致为暴仆偏枯,猝然而变,如有所击者。"

2.《中风校诠·中风总论》:"故古之中风,皆是外因,治必温散解表者,所以祛外来之邪风也;今之中风,多是内因,治必潜降镇摄者,所以靖内动之风阳也。诚能判别此外内二因之来源去委,则于古今中风证治,思过半矣。"

3.《中风校诠》:"五脏之性肝为暴,肝木横逆则风自生;五志过极皆生火,火焰升腾则风亦动。推之而阴虚于下,阳浮于上,则风以虚而暗煽,津伤液耗,营血不充,则风燥而猖狂。"

张山雷倡中风由内因引起,非前贤所指外因,主要病机在于肝肾亏虚,阴不制阳,或火极生风,皆由内风旋转,气火俱浮,迫血上涌,致成中风危候。主张治疗采用潜降镇摄、滋养肝肾。

(谢　炜　赵云燕　梁小珊)

第七节　痴　呆

痴呆多因先天禀赋不足,或老年精气亏虚,或情志失调、外伤、中毒等导致脑的智能活动发生严重障碍,以呆傻愚笨为主要临床表现的一种神志疾病。其轻者可见神情淡漠、寡言少语、迟钝、健忘等症;重者则表现为终日不语,或闭门独居,或口中喃喃自语,言辞颠倒,(或)举动不经,忽笑忽哭,或不欲食,数日不知饥饿等。

本病早在先秦时期即有记载,《左传》一书中谓之"白痴"。后世医家根据其病证特点又称呆病,所谓"呆",癫也,痴也,不慧也,不明事理之谓也。可见呆有迟钝、笨拙、愚昧、愣傻等意。

一、《左传》:病名的演变

"不慧,盖世所谓白痴。"

先秦时期将本病称之为"白痴",并解释为"不明事理之谓"。

二、《黄帝内经》:禀赋不足致痴呆

1.《素问·五常政大论》:"根于中者,命曰

神机,神去则机息。"

2.《灵枢·海论》:"髓海不足,则脑转耳鸣,胫痠眩冒,目无所见,懈怠安卧。"

《黄帝内经》认为人的智能活动由"神机"所主,神无所主则功能丧失;并强调"髓海不足"是本病发病的主要病机。

三、汉代华佗《华佗神医秘传》:情志所伤致痴呆

《华佗神医秘传·治痴呆神方》:"此病患者,常抑郁不舒,有由愤怒而成者,有由羞恚而成者。"

华佗将本病的临床表现描述为"抑郁不舒",认为多由愤怒或羞恚等不良精神刺激所致。

四、元代罗天益《卫生宝鉴》:中风后肝肾虚型痴呆

1.《卫生宝鉴·卷七·中风门·中风论》:"羌活愈风汤,疗肾肝虚,筋骨弱,语言难,精神昏愦。是中风湿热内弱者,是为风热体重也。或瘦而臂肢偏枯,或肥而半身不遂,或恐而健忘,喜以多思,思忘之道,皆精不足也。故心乱则百病生,心静则万病息。是以此药能安心养神,调阴阳,无偏胜。"

"二丹丸,治健忘、养神、定志、和血。内以安神,外华膝理。"

2.《卫生宝鉴·卷八·风邪入肝》:"真珠丸,治肝经因虚,内受风邪,卧则魂散而不守,状如惊悸。"

罗天益论述中风后继发性痴呆,属肝肾虚型,其治法与方药,与现代血管性痴呆有类似之处。

五、明代张景岳《景岳全书》:首辨癫狂痴

《景岳全书·卷之三十四集·杂病谟·癫狂痴呆·论治》:"痴呆证,凡平素无痰,而或以郁结、或以不遂、或以思虑、或以疑惑、或以惊恐,而渐致痴呆。言辞颠倒,举动不经,或多汗,或善愁,其证千奇百怪,无所不至。脉必或弦、或数、或大、或小,变易不常。"

"此其逆气在心,或肝胆二经,气有不清而然。但察其形体强壮,饮食不减,别无虚脱等证,则悉宜服蛮煎治之,最稳最妙。"

"然此证有可愈者,有不可愈者,亦在乎胃气元气之强弱,待时而复,非可急也。凡此诸证,若以大惊猝恐,一时偶伤心胆,而致失神昏乱者,此当以速扶正气为主,宜七福饮或大补元煎主之。"

张景岳设立"癫狂痴呆"专篇,指出本病乃多种病因渐致而成,且临床表现具有"千奇百怪""变易不常"的特点,本病病位在心及肝胆二经;预后方面,认为本病"有可愈者,有不可愈者,亦在乎胃气元气之强弱";治疗方面,对于因惊恐而损伤正气者,治宜"速扶正气",立有七福饮、大补元煎等,为中医本科教科书《中医内科学》所选用。自此以后,澄清了过去含混不清的认识,使痴呆脱离了癫狂门。

六、明代龚信《古今医鉴》:痴呆的病因病机及治疗

《古今医鉴·卷之八·健忘》:"夫健忘者,陡然而忘其事也,尽心力而思量不来,为事有始无终,言谈不知首尾,皆主于心脾二经。盖心之官则思,脾之官亦主思。此由思虑过多,伤于心则血耗散,神不守舍;伤于脾则胃气衰惫,而虑愈深。二者皆令人事卒然而忘也。盖心生血,因血少不能养其真脏,或停饮而气郁以生痰,气既郁,脾不得舒,是病皆由此作。"

"然治之法,必先养其心血,理其脾土,凝神定智之剂以调理。亦当以幽闲之处,安乐之中,使其绝于忧虑,远其六淫七情,如此日渐安矣。"

龚信仍以健忘作为痴呆的主证,其病位在心,主要由心脾二经失调引起,提出治疗大法为养心血、理脾土。

七、明代龚廷贤《万病回春》:痴呆的病机及治法

《万病回春·杂病篇·预防中风门》:"愈

风汤、黄芪、人参、当归、白芍、生地黄、知母、枸杞子、杜仲、秦艽、肉桂、苍术、石膏、羌活、独活、防风、薄荷、菊花、枳壳、细辛、麻黄、蔓荆子、白芷、地骨皮、黄芩、柴胡、甘草。一方加熟地黄、半夏、厚朴、前胡、防己、茯苓，疗肾肝虚，筋骨弱，语言謇涩，精神昏愦。此药安心养神，调理阴阳，使无偏胜。"

龚廷贤也认为中风后可致痴呆，因肝肾虚而"语言謇涩，精神昏愦"，治当"安心养神，调理阴阳"，推荐应用《卫生宝鉴》所载"羌活愈风汤"。

八、清代何梦瑶《医碥》：记性在脑

《医碥·卷之四·杂症·健忘》："汪讱庵曰：金正希先生尝言，人之记性皆在脑中，凡人外见一物，必有一形影留在脑中，小儿脑未满，老人脑渐空，故皆渐忘。愚思凡人追忆往事，必闭目上瞪而思索之，此即凝神于脑之意也。案此说甚善，脑者髓之海，肾之精也，在下为肾，在上为脑，虚则皆虚，此证之为肾虚，信矣。《易》曰：智以藏注。智，于五行配水、属肾，肾虚故不能藏也。"

何梦瑶赞成"记性皆在脑中"，但脑为髓之海，由肾精所主，所以肾虚不藏，脑髓渐空，可形成痴呆渐忘。

九、清代陈士铎《辨证录》：首立"呆病门"

1. 《辨证录·卷之四·呆病门（六则）》："人有终日不言不语，不饮不食，忽笑忽歌，忽愁忽哭……呆病之成……起于肝气之郁；其终也，由于胃气之衰。肝郁则木克土，而痰不能化，胃衰则土不制水，而痰不能消，于是痰积于胸中，盘据于心外，使神明不清，而成呆病矣。治法开郁逐痰，健胃通气……方用洗心汤……此症用还神至圣汤亦神。"

"人有呆病终日闭户独居，口中喃喃……治其胃气，而祛其痰涎，则呆病可愈也。方用转呆丹……大补其心肝之气血，加之祛痰开窍之药……心气既清，肝气能运，力能祛逐痰涎，随十二经络而尽通之，何呆病而不可愈哉……此症用苏心汤亦神效。"

"人有一时而成呆病者，全不起于忧郁……是起居失节，胃气伤而痰迷之乎……火能生土，而亦能害土，火不来生，则土无生气，火过来生，则土有死气矣……痰成而复伤其胃土，则火且迷心，轻则成呆，而重则发厥矣……治法宜生其胃气，而佐之消痰之品，则痰迷可以再开，不必竟治其呆也。方用启心救胃汤……设……则火以助火，有顷刻发狂而死矣。总之，呆病成于岁月之久，而不成于旦夕之暂，若一时而成呆者，非真呆病也。故久病宜于火中补胃以消痰，而猝病宜于寒中补胃以消痰，又不可不知也……用指迷汤亦效。"

2. 《石室秘录·卷六·呆病》："如饥而悠悠如失也，意欲癫而不能，心欲狂而不敢，有时睡数日不醒，有时坐数日不眠，有时将己身衣服密密缝完，有时将他人物件深深藏掩，与人言则无语而神游，背人言则低声而泣诉，与之食则厌薄而不吞，不与食则吞炭而若快。"

"虽有祟凭之，实亦胸腹之中，无非痰气……治呆无奇法，治痰即治呆也。然而痰势最盛，呆气最深。"

陈士铎专立"呆病门"，不仅对本病的症状描述甚详，并分析其成因是肝气之郁，而最终转为胃气之衰的病理传变过程，其主要病机在于肝郁乘脾，胃衰痰生，积于胸中，弥漫心窍，使神明受累，髓减脑消而病。还提出了本病以开郁逐痰、健胃通气为主的治法，以治痰为要，倡"治呆无奇法，治痰即治呆"，立有洗心汤、转呆丹、还神至圣汤等方。

十、清代冯兆张《冯氏锦囊秘录杂证大小合参》：小儿先天痴呆

《冯氏锦囊秘录杂证大小合参》："解颅鹤膝儿科：母虚赢瘦，父虚解颅。是由禀气不足，先天肾元大亏，肾主脑髓，肾亏则脑气不足，故颅解开。然人无脑髓，犹树无根，不过千日，则成废人。"

"语迟儿科：夫言为心之音，有由妊胎卒被惊恐，内动于胎，故令心气不足。舌本不通，而

不能言者,有因其父肾气耗损,而禀清阳之气不能上升者。"

"行迟儿科:小儿三百六十日,则膝骨成,乃能行期也。有数岁不能行者,禀受肾元不足也。夫骨属肾,凭髓所养,肾气有亏,则不能充髓满骨,故软弱不能行者。"

冯兆张在对小儿先天性痴呆所引起的症状的论述中,将其归为先天脑髓不足,肾不生髓,也可由父母遗传而来。

十一、清代叶天士《临证指南医案》:痴呆部分症状

1.《临证指南医案·肝风》:"神呆不语,心热烦躁,因惊而后,经水即下,肉膶刺痛,时微痞,头即摇。肝风内动,变痉厥之象,(血去阳升)。"

2.《临证指南医案》:"……神呆脉沉,语言不甚明了……,神呆不食,不饥不便。"

叶天士论述了痴呆的临床表现。

十二、清代王清任《医林改错》:肝肾亏虚致痴呆

《医林改错·上卷·脑髓说》:"小儿无记性者,脑髓未满,高年无记性者,脑髓渐空。"

王清任认为老年人病发痴呆,是由于肝肾不足,脑髓不充,则灵机记忆减退,不慧失聪,而成愚之证,其病位在脑。

十三、清代张锡纯《医学衷中参西录》:心与脑共为神明之府

张锡纯《医学衷中参西录·医方九·治癫狂方》:"人之神明,原在心与脑两处。金正希曰'人见一物必留一影于脑中,小儿善忘者,脑髓未满也,老人健忘者,脑髓渐空也',汪讱庵释之曰'凡人追忆往事,恒闭目上瞪,凝神于脑,是影留于脑之明证'。由斯观之,是脑原主追忆往事也。其人或有思慕不遂,而劳神想像,或因从前作事差误,而痛自懊,则可伤脑中之神。若因研究理解工夫太过,或有将来难处之事,而思患预防,踌躇太过,苦心思索,则多伤心中之神。究之,心与脑,原彻上彻下,共为神明之府。一处神明伤,则两处神俱伤。脑中之神明伤,可累及脑气筋。心中之神明伤,亦可累及脑气筋。且脑气筋伤,可使神明颠倒狂乱,心有所伤,亦可使神明颠倒狂乱也。"

张锡纯提出神明由心与脑共主,痴呆的病位在心与脑,心神与脑神受损,均可致病。

(谢　炜　赵云燕　梁小珊)

第八节　痫　病

痫病系指脏腑受伤,神机受累,元神失控所致,以突然意识丧失,发则仆倒,不省人事,两目上视,口吐涎沫,四肢抽搐,或口中怪叫,移时苏醒、一如常人为主要临床表现的一种发作性疾病。又有"痫证""癫痫""羊痫风"之称。它与西医学中的癫痫含义相同。

痫病源于《黄帝内经》,称"胎病",属"巅疾"范畴。《诸病源候论》《备急千金要方》、《古今医鉴》对痫病的临床表现、分类、病因病机及治法方药有较为系统的阐述。历代医家在《黄帝内经》和巢元方的基础上不断总结临床实践经验,进一步加深了对痫病的认识,在理论上和治疗上不断求得发展,日臻完善。

一、《黄帝内经》:痫病定义、病因病机与治疗

1.《素问·奇病论》曰:"人生而有病巅疾者,病名曰何? 安所得之? 岐伯曰:病名为胎病,此得之在母腹中时,其母有所大惊,气上而不下,精气并居,故令子发为巅疾也。"

这是对痫病的最早文献记载。痫病称

"胎病",属"巅疾"范畴。"巅疾"也就是脑病,属神经系统疾病。并指出先天因素是其病因所在。

2.《素问·大奇论》曰:"心脉满大,痫瘛筋挛,肝脉小急,痫瘛筋挛","二阴急为痫厥"。《灵枢·邪气脏腑病形》又曰:"肺脉急甚,为癫疾。"

指出痫病的主要临床表现即"痫瘛筋挛""痫厥",类似于四肢抽搐、意识丧失等。

3.《素问·卷二十一·六元正纪大论篇第七十一》曰:"木郁之发,太虚埃昏,云物以扰,大风乃至,屋发折木,木有变。故民病胃脘当心而痛,上支两胁,膈咽不通,食饮不下,甚则耳鸣眩转,目不识人,善暴僵仆。"

阐述了痫病的病机,认为痫病是由于肝木有变,木郁是痫病的根源所在。

4.《灵枢·癫狂》提出:"癫疾始作,先反僵……",又曰:"而引口啼呼,喘悸者。"

描述了痫病的临床表现。

5.《灵枢·癫狂》云:"癫疾始生……取手太阳、阳明、太阴,血变而止……癫疾始作……候之手阳明、太阳。在强者,攻其右,右强者,攻其左,血变乃止……癫疾始作……候之足太阳、阳明、太阴、手太阳,血变而止";又云:"治癫疾者,常与之居,察其所当取之处,病至,视之有过者即泻之。置其血于瓠壶之中,至其发时,血独动矣,不动,灸穷骨二十壮。"

提出了用针灸治疗痫病。

二、隋代巢元方《诸病源候论》:惊风致痫,痫病先兆与辨阳痫阴痫

1.《诸病源候论·卷之四十五·小儿杂病诸候·惊痫候》:"惊痫者,起于惊怖大啼,精神伤动,气脉不定,因惊而发作成痫也。"

巢元方认为精神情志因素与痫病的发生密切相关,其中惊恐所伤,常常造成气机逆乱,进而伤及脏腑而发痫病。

2.《诸病源候论·卷之四十五·小儿杂病诸候·风痫候》:"风痫者,或衣厚汗出,而风而入。"

强调风邪是痫证诱因之一。

3.《诸病源候论·卷之四十五·小儿杂病诸候·欲发痫候》:"夫小儿未发痫欲发之候,或温壮连滞,或摇头弄舌,或睡里惊掣,数啮齿,如此,是欲发痫之也。"

描述某些病人在发作前多表现有先兆症状,需观察仔细。

4.《诸病源候论·卷之四十五·小儿杂病诸候·风痫候》:"病先身热,瘛疭,惊啼叫唤,而后发痫,脉浮者为阳痫……病先身冷,不惊瘛,不啼唤,乃成病,发时脉沉者为阴痫。"同篇又指出阳痫"内在六腑,外在肌肤,犹宜治";阴痫"内在五脏,外在骨髓,极者难治"。

根据临床症状、脉象等,首次提出痫病分为阳痫、阴痫,论及其预后转归。

三、唐代孙思邈《备急千金要方》:六畜痫

《备急千金要方·卷五上·少小婴孺方上·惊痫第三》:"马痫之为病,张口摇头,马鸣,欲反折……牛痫之为病,目正直视,腹胀……羊痫之为病,喜扬目吐舌……猪痫之为病,喜吐沫……犬痫之为病,手屈拳挛……鸡痫之为病,摇头反折,喜惊自摇……上六畜痫证候。"

孙思邈根据痫病发作的各种临床表现,分别以六畜来命名,有助于辨病,但没有突破以往的认识范畴,实际辨证治疗的意义有限。

四、唐代王焘《外台秘要》:论述五癫(痫)

《外台秘要·卷第十五·五癫方三首》:"《病源》五癫者,一曰阳癫,发时如死人,遗尿,有顷乃解;二曰阴癫,坐小时脐疮未愈,数洗浴,因此得之;三曰风癫,发则眼目相引,牵纵反强,羊鸣,食顷方解,由热作汗出当风,因以房室过度,醉饮饱满行事,令心意逼迫,短气脉悸得之;四曰湿癫,眉头痛身重,坐热沐头,湿结脑,沸未止,得之;五曰马癫,发作时,反目口噤,手足相引,身热,坐小时膏气脑热不和,得之皆然。"

王焘记载有"五癫方""痫方""风痫及惊痫方"等多首方剂,其对癫的论述实指痫病,与前代癫、痫不分有关。

五、宋代钱乙《小儿药证直诀》:提出五痫的概念

《小儿药证直诀·卷上脉证治法·小儿脉法·五痫》:"凡治五痫,皆随脏治之。每脏各有一兽并,五色丸治其病也。犬痫,反折,上窜,犬叫,肝也。羊痫,目瞪,吐舌,羊叫,心也。牛痫,目直视,腹满,牛叫,脾也。鸡痫,惊跳,反折,手纵,鸡叫,肺也。猪痫,如尸,吐沫,猪叫,肾也。"

"五痫重者死,病后甚者亦死。"

钱乙从症状出发,提出五痫的概念,以五声类五畜,五畜对五脏,每一脏腑病变均可引发痫病,对症状描述详细,有助于辨病分类。但目前认为这种分类方法缺少辨证指导意义。

六、宋代窦材《扁鹊心书》:提出痫有先天和后天之分

《扁鹊心书·卷下·痫证》:"有胎痫者,在母腹中,母受惊,惊气冲胎,故生子成疾,发则仆倒,口吐涎沫,可服延寿丹,久而自愈。有气痫者,因恼怒思想而成,须灸中脘穴而愈。(胎痫出于母腹,俗所谓三搐成痫者也。气痫由于七情,故大病后及忧苦人,并纵性贪口腹人率多患此。医书虽有阴阳五脏之分,然皆未得其要,而愈者盖寡。先生此法直中肯綮,予用之而获效者多矣。)"

窦材提出有先天性的"胎痫"和后天性的"气痫",先天之痫因于胎儿在母腹中受惊,后天之痫因于七情内伤,各有治法。首次突破五脏痫的分类认识,对临床具有极大的实际指导意义,对后世有较大启发。

七、宋代陈无择《三因极一病证方论》:小儿痫病分阴阳及痫病的病因

1.《三因极一病证方论·卷十八·急慢惊风证治》:"小儿发痫,俗云惊风,有阴阳二证:身热面赤而发搐搦,上视,牙关紧硬者,阳证也;因吐泻,或只吐不泻,日渐困,面色白,脾虚,或冷而发惊,不甚搐搦,微微目上视,手足微动者,阴证也。阳证用凉药,阴证用温药,不可一概作惊风治也。又有一证,欲发疮疹,先身热惊跳,或发搐搦,此非惊风,当服发散药。"

陈无择认为小儿痫证的俗名为惊风,分为阴阳二证,划分在急慢惊风条目下,指出"阳证用凉药,阴证用温药",而"不可一概作惊风治",但这种归类不清的观点对后世影响深远,明代医家楼英有专论正痫与惊风之不同。陈无择给出了治阳痫方、治阴痫方,并提出鉴别诊断"欲发疮疹,先身热惊跳,或发搐搦,此非惊风,当服发散药"。

2.《三因极一病证方论·卷之九·癫痫叙论》:"夫癫痫病,皆由惊动,使脏气不平,郁而生涎,闭塞诸经,厥而乃成;或在母胎中受惊,或少小感风寒暑湿,或饮食不节,逆于脏气,详而推之,三因备具。风寒暑湿淫之外,惊恐震慑淫之内,饮食饥饱属不内外。三因不同,扞气则一,传变五脏,散及六腑,溢诸络脉。但一脏不平,诸经皆闭,随其脏气,证候殊分,所谓象六畜,分五声,气色脉证,各随本脏所感所成而生诸证。古方有三痫、五脏痫、六畜痫,乃至一百二十种痫,以其禀赋不同,脏腑强弱,性理躁静,故诸证蜂起。推其所因,无越三条,病由都尽矣。"

提出痫病的三因,即内因(得之惊恐震慑)、外因(得之风寒暑湿)、不内外因(得之饮食饥饱)。

3.《三因极一病证方论·卷之九·癫痫证治》:"多因挟热着惊,心动胆慑,郁涎入之所致也,名曰马痫;以马属在午,手少阴君火主之,故其病生于心经。多因少小脐疮未愈,数洗浴,湿袭脾经之所致也,名曰羊痫;以羊属未,坤位,足太阴湿土主之,故其病生于脾经。多因少小燥气伤胃,烦毒内作,郁涎入胃之所致也,名曰鸡痫;以鸡属酉,足阳明燥金

主之,故其病生于胃经……多因少小吐利挟风之所致也,名曰猪痫;以猪属亥,手厥阴心胞风木主之,故其病生于右肾经……多因少小湿热伤肺,涎留肺系,遇燥热则发动,名曰牛痫;以牛属丑,手太阴湿土主之,故其病生于肺经。"

以五畜详论五痫的发病机制。

八、元代朱丹溪《丹溪心法》《丹溪手镜》:从痰论治痫病

1.《丹溪心法·卷四·痫五十九》:"惊与痰宜吐,大率行痰为主,用黄连、南星、栝蒌、半夏,寻火寻痰,分多分少,治之无不愈者。分痰与热,有热者,以凉药清其心;有痰者,必用吐药,吐后用东垣安神丸。大法宜吐,吐后用平肝之剂,青黛、柴胡、川芎之类,龙荟丸正宜服之。且如痫,因惊而得,惊则神不守舍,舍空而痰聚也。"

2.《丹溪手镜·卷之下·惊悸》:"治惊悸癫痫狂妄,大率痰宜吐之,火则下之,血虚宜补血、平木降火。"

朱丹溪主张痫病从痰立论,提出吐法祛痰行之有效,吐后主张以平肝之剂善后。

九、明代王肯堂《证治准绳》:详辨癫、狂、痫

《证治准绳·杂病·神志门·癫狂痫总论》:"癫者,或狂或愚,或歌或笑,或悲或泣,如醉如痴,言语有头无尾,秽洁不知,积年累月不愈,俗呼心风。此志愿高硕而不遂所欲者多有之。狂者,病发之时,猖狂刚暴,如伤寒阳明大实发狂,骂詈不避亲疏,甚则登高而歌,弃衣而走,逾垣上屋,非力所能,或与人语未尝见之事,如有邪根据附者是也。痫病,发则昏不知人,眩仆倒地,不省高下,甚而瘛疭抽掣,目上视,或口眼㖞斜,或口作六畜之声。"

从临床表现分别论述癫、狂、痫的发病特点,至此,癫、狂、痫三者的区别基本清晰。

十、明代汪机《医学原理》:提出治痫当调补中气为本,治痰火为标

《医学原理·痫门》:"有因中风不治,郁液成痰,痰因火动,上泛闭于心窍而致者;有因惊恐,以致神不守舍,神舍空虚,邪乘虚入袭而致者。其状卒倒无知,或口吐涎沫,随邪所入五藏而作五畜之声。丹溪谓:此症大率宜乎寻痰寻火而治,其论固是。但痰火不能自生,必由中气不充,以致津液凝结成痰,郁而为火,且惊亦是气夺邪乘虚入,皆中气亏败所致,治法必须调补中气为主,导火寻痰为标。不然,徒只知标而不知本。古方咸谓大法宜吐,但此法施于形气壮盛之人,多得获效,若用于神气怯弱之辈,必反为祸。况吐又是劫法,只可治标,不能理本。学者必须调补中气为主,苟能中气充实,其痰自除。其火自息。不然,中气愈亏,痰火愈炽。必在临症观形或标本兼治,不可执一。"

"子和朱砂滚痰丸,治一切痫症。盖痫症因火动痰而作,法当坠火豁痰。"

"宝鉴龙脑安神丸,治五藏积热,熏灼心神而成痫症。"

"本事人参散,治中气亏败,生痰作痫。法当补中豁痰。"

"三痫丸,治一切风痰惊痫。法当疏风豁痰。"

"东垣安神丸,治心火炎上成痫。法当清火热以安神。"

汪机提出继发性痫病的观点,中风后痰火扰动心窍,痫病发作,但"痰火不能自生,必由中气不充",因此认为痫病之本在于正虚,故治痫当调补中气为本,治痰火为标。

十一、明代龚信《古今医鉴》:治痫宜豁痰清火

《古今医鉴·五痫》曰:"夫痫者有五等而类五畜,以应五脏。发则……皆是痰迷心窍,如痴如愚。治之不须分五,俱宜豁痰顺气,清火平肝。"

提出痫病虽以五畜命名,但治疗时不必拘泥于此,而应强调痰迷心窍为其发病机制,因此主张治疗痫病应以豁痰顺气,清火平肝为法。

十二、明代张景岳《景岳全书》:用补益剂治疗痫病

《景岳全书·癫狂痴呆》:"癫痫证无火者多。若无火邪,不得妄用凉药,恐伤脾气,以致变生他证。且复有阴盛阳衰及气血暴脱,而绝无痰火气逆等病者,则凡四君、四物、八珍、十全大补等汤,或干姜、桂、附之类,皆所必用,不得谓癫痫尽属实邪,而概禁补剂也。若真阴大损,气不归根,而时作时止,昏沉难愈者,必用紫河车丸,方可奏效。其有虚中挟实,微兼痰火不清,而病久不愈者,《集验》龙脑安神丸最得其宜,随证增减,可为法也。"

张景岳指出痫病"无火者多",无火者不可妄用凉药,主张补益剂治疗,其所载大补元煎现代用于治疗肝肾阴虚型痫病(王永炎主编,普通高等教育中医药类规划教材《中医内科学·痫病》)。

十三、明代龚廷贤《寿世保元》:痫证的病因病机

《寿世保元·卷五·痫症》:"盖痫疾之原,得之于惊,或在母腹之时,或在有生之后,必因惊恐而致疾。盖恐则气下,惊则气乱,恐气归肾,惊气归心,并于心肾,则肝脾独虚,肝虚则生风,脾虚则生痰,蓄极而通,其发也暴,故令风痰上涌,而痫作矣……然所以令人仆地者,厥气并于上,上实下虚,清浊倒置,故令人仆地。闷乱无知者,浊邪上干心主,而神明壅闭也。舌者心之苗,而脾之经络连于舌本。阳明之经络入上下齿缝中,故风邪实于心胸则舌自挺,风邪实于阳明则口自噤,一挺一噤,故令嚼舌。吐沫者,风热盛于内也,此风来潮涌之象。背反张,目上视者,风在太阳经也,足太阳之经,起于睛明,挟脊而下,风邪干之,则实而劲急,故目上视而背反张也。手足搐搦者,属肝木,肝木主筋,风

热盛于肝,则一身之筋牵掣,故令手足搐搦也。搐者四肢屈曲之名,搦者十指开握之义也。或作六畜声者,风痰鼓其气窍,而声自变也,譬之弄笛焉,六孔闭塞不同,而宫商别异是也。夫痫之为病。角弓反张,手足搐搦,口吐涎沫。俗云猪圈风也。亦因金衰木旺生风。"

龚廷贤继其父龚信的观点,对痫病进一步发挥,详论痫病的病机,对痫病的症状也详细解释,认识较为深刻。提出痫证有先天性,也有后天性。其主要的病因病机为五脏失调、肾虚肝旺,或风热之邪干于阳明经、太阳经。

十四、明代周慎斋《慎斋遗书》:痫病之因以先天为主,以肝为要

《慎斋遗书·卷七·羊癫风》:"羊癫风,系先天元阴之不足,以致肝邪克土伤心故也。用二陈去一身之痰,加朱砂以镇心火,菖蒲以开心窍,丹、青二皮以平肝,痰消而心肝之火平,自不致浊气填塞清道而作羊声矣。"

周慎斋提出痫病之因是先天元阴不足,从而导致肝旺,克土伤心,因此治疗时以肝为要,主张平肝祛痰,"痰消而心肝之火平,自不致浊气填塞清道而作羊声矣",对后世从肝论治痫病有一定的启发。

十五、明代楼英《医学纲目》:儿科痫病与急慢惊风之不同

《医学纲目·肝胆部·眩·癫痫》:"痰在膈间,则眩微不仆。痰溢膈上,则眩甚仆倒于地。"

《医学纲目·小儿部·肝主风·惊痫》:"惊痫即急慢之症。但惊痫发时,仆地作声,醒时吐沫。急慢惊则不作声,不吐沫也。"

楼英的《医学纲目》在前人基础上辨儿科痫病与急慢惊风之不同。

十六、清代张璐《张氏医通》:补肾豁痰治痫

《张氏医通·卷六·神志门·痫》:"痫

证……古人虽分五痫，治法要以补肾为本，豁痰为标，随经见证用药。"

张璐也提出治疗痫病时不应以五痫局限，而应以补肾为本，治痰为标。

十七、清代吴谦《医宗金鉴》：痫病不同于癫狂

《医宗金鉴·卷四十一·癫痫总括》："经言癫狂本一病……发意不乐，甚则神痴语不伦。狂怒凶狂多不卧，目直骂詈不识亲。痫发吐涎昏嚎倒，抽搐省后若平人……盖癫疾……狂疾……俱不似痫疾，发则吐涎，神昏猝倒无知，口嚎牙紧，抽搐时之多少不等，而省后起居饮食皆若平人为别也。痫虽分而为五，曰：鸡、马、牛、羊、猪名者，以病状偶类故也。其实痰、火、气、惊，四者而已，所以为治同乎癫狂也（三圣散、青州白丸子、滚痰丸、遂心丹、矾郁丸、控涎丹、抱胆丸、镇心丹）。"

吴谦再论痫病与癫狂的区别，尤以发时出现神昏、抽搐、吐涎，而醒后或不发时则与常人类似。对其治法也不以五痫为指导，而以"痰、火、气、惊"立论，因此以豁痰清火镇惊为主。

十八、清代李用粹《证治汇补》：论述痫病与痰热惊相关，分述阳、阴痫及其治则

《证治汇补·卷之五·胸膈门·痫病》："痫病有阴有阳。大率属痰与热、惊三者而已。不必分五等。"

"内因：或因母腹受惊，或因卒然闻惊而得，惊则神出舍空，痰涎乘间而归之。或因饮食失节，脾胃亏损，积为痰饮，以致涎潮上涌，均能发痫。大抵肥人多痰，瘦人多火，总不外因惊而得。"

"痫分阴阳，先身热掣，惊啼叫喊而后发，脉浮洪者，为阳痫，病属六腑，易治。先身冷，无惊掣啼叫而病发，脉沉者，为阴痫，病在五脏，难治。阳痫痰热客于心胃，闻惊而作；若痰热甚者，虽不闻惊，亦作也，宜用寒凉。阴痫亦本于痰热，因用寒凉太过，损伤脾胃，变而成阴，法当燥湿温补祛痰。"

"治法用药：大率行痰而兼清心降火。寻痰寻火，分多少治之。先以二陈加栝蒌、南星、黄连探吐，吐后服朱砂安神丸，以降南方之火。当归龙荟丸以平东方之木。但化痰火先顺气。顺气火先调中。顽痰胶固，非辛温何以佐其开导之功，故用之。"

李用粹不赞同五痫分法，而主张痫病分为阳痫、阴痫，其主要病因病机为痰、热、惊，治疗时以行痰兼清心降火为主。

十九、清代王清任《医林改错》：痫病的病位在脑

《医林改错·上卷·脑髓说》："试看痫症，俗名羊羔风，即是元气一时不能上转入脑髓。抽时正是活人死脑袋，活人者，腹中有气，四肢抽搐；死脑袋者，脑髓无气，耳聋、眼天吊如死。有先喊一声而后抽者，因脑先无气，胸中气不知出入，暴向外出也。正抽时，胸中有滴滴之声者，因津液在气管，脑无灵机之气，使津液吐咽，津液逗留在气管，故有此声。抽后头疼昏睡者，气虽转入于脑，尚未足也。"

王清任提出痫病的病位在脑髓，病机为脑髓无气，其临床表现均可以此解释，这对中医脑病学的形成、认识有较大的贡献，明确了脑在生理、病理过程中的重要地位。

二十、清代叶天士《临证指南医案》：积痰为厥气内风触发

《临证指南医案·卷七·癫痫》："痫病或由惊恐，或由饮食不节，或由母腹中受惊，以致脏气不平，经久失调，一触积痰，厥气内风，猝焉暴逆，莫能禁止，待其气反然后已。"

叶天士遵前贤痫病三因论，但认为其痰为"积痰"，当有所诱因易触发。

二十一、清代何梦瑶《医碥》：痫病的痰热之邪伏于心下

1.《医碥·卷之四·杂症·狂癫痫》："痫病亦属痰热，而有发有止，则痰未入心，不过伏于心下，气动则发而上乘，气平则止而下退，与

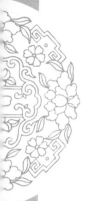

癫狂之痰常迷心窍者异矣。三证各别,皆属于热。"

何梦瑶认为癫狂痫三证的病机皆属于痰热,但"癫狂之痰常迷心窍",而痫病是痰未入心,平素伏于心下,有所诱因时,如"气动则发而上乘",当"气平则止而下退",从而阐释了痫病为何"有发有止"。

2. "而《难经》以痫为癫,有重阳者狂。重阴者癫之说。于是后人以痫为阴寒之证,亦有分痫为阴阳二证,以阴痫为寒者。夫痫证,或因误治而转为虚寒者有之,未有初起即属阴寒者。……阴痫亦本痰热,因寒凉攻下太过,变而成阴,宜温平补胃燥痰之药。若谓不因坏证而有阴阳之分,则是指痰热所客脏腑表里浅深而言,痫病岂本有阴寒者哉?"

何梦瑶纠正"痫为阴寒"说,认为癫、痫并非一病,故"重阴者癫"不适用于痫病,而且阴痫寒证是误治或转为虚寒,不是初起即属阴寒;还提出痫病治法总以行痰为主,阳痫易治,阴痫难治。

二十二、清代陈士铎《辨证录》:论述小儿痫病的病机与治法

《辨证录·卷之四·癫痫门》:"小儿易于发癫痫者,虽因饮食失宜,亦由母腹之中先受惊恐之气也。故一遇可惊之事,便跌仆吐涎,口作猪羊之声,世医谓是猪羊之癫,用祛痰搜风之药而益甚,绝不悟其先天之亏损,而大补其命门、膻中之火,所以愈不能见效也。治法宜补其脾胃之土,而更补命门之火以生脾;复补膻中之火以生胃,不必治痰而痰自消化矣。"

陈士铎提出小儿痫病病发于"胎惊",是由于先天亏损,所以不能一概祛痰搜风,应该既补脾胃,又益命门与膻中之火,不治痰而痰自消。

二十三、清代何书田《医学妙谛》:痫病治当辨虚实

《医学妙谛·卷下·杂症·痫症章》:"痫症或因惊恐,或由饮食不节,或由母腹中受惊,

以致内脏不平,经久失调,一触积痰,厥气内风猝然暴逆,莫能禁止。待其气平然后已。至于主治,要在辨其虚实耳。"

"惊恐痰火升,发痫。黄连、山栀、广皮、胆星、黄芩、枳实、远志、菖蒲。"

"水火郁血滞,兼痫(妇人经来紫黑)。生地、紫丹参、炒山栀、西珀屑、丹皮、胡黄连、茺蔚子。"

"肝肾阳升发痫。入冬不寐,阳不潜藏。虎潜丸,见前。"

何书田认为痫病当辨虚实论治,并分为惊恐痰火、火郁血滞、肝肾阴虚等证型,给出相应治法。

二十四、明代王绍隆《医灯续焰》(潘楫注):论述痫病与痉证的区别,辨治分为阴阳二痫

《医灯续焰·卷七·痫病脉证第五十九》:"痫之始发,卒然跌仆,手足牵掣,口噤作声,或吐沃沫痰涎。一饭顷,气平苏醒。与癫、痉二证,似是而非。癫证则如上文所云,痉证则多身强直,如弓反张,亦无痫证之作声也。"

痫病"然有阴阳二种,正如小儿之急惊、慢惊。阳痫先身热,瘛疭惊啼而后发。其脉浮洪,病属六腑,外在肌肤,轻浅易治。(宜集验龙脑安神丸、河间犀角丸之类。)阴痫身冷,不惊掣,不啼叫,卒然而发,略无先兆。其脉沉搏,病属五脏,内在骨髓,深重难治。(宜清心牛黄丸、神应丹之类。)"

"其脉总宜虚而不宜实。实则邪盛。若实而急,是无胃气。唯强急而不柔和,凶恶之证也。浮则痫发于阳,沉则痫发于阴,滑则痫发多痰,数则痫发多热。因病见脉,因脉知病,亦理之自然耳。"

《医灯续焰》中除强调癫狂痫三者区别外,提出痫病应与痉证相鉴别,治疗时应分清阴阳二痫,治法各不相同。并根据脉象判断疾病的预后,以柔和为吉,强硬为凶。

二十五、清代张锡纯《医学衷中参西录》：治痫当镇肝平木

《医学衷中参西录·医方十·治痫风方》："加味磁朱丸治痫风。"

"磁朱丸方，乃《千金方》中治目光昏耗、神水宽大之圣方也。李濒湖解曰：磁石入肾，镇养真阴，使肾水不外移。朱砂入心，镇养心血，使邪火不上侵。佐以神曲消化滞气，温养脾胃生发之气。然从前但知治眼疾而不知治痫风，至柯韵伯称此方治痫风如神，而愚试之果验，然不若加赭石、半夏之尤为效验也。原方止此三味，

为加赭石、半夏者，诚以痫风之证，莫不气机上逆，痰涎上涌。二药并用，既善理痰，又善镇气降气也；送以铁锈汤者，以相火生于命门，寄于肝胆，相火之暴动实于肝胆有关。此肝胆为木脏，即为风脏，内风之煽动，亦莫不于肝胆发轫；铁锈乃金之余气，故取金能制木之理，镇肝胆以息内风；又取铁能引相火下行也。"

张锡纯提出肝为风脏，治疗时平肝木，息内风，使邪火痰饮不上逆扰动，临床应用加味磁朱丸治疗痫病，颇有效验。

（谢　炜　丁月文）

第九节　癫　病

癫病，是指以精神抑郁、表情淡漠、沉默痴呆、喃喃自语、出言无序、静而少动为特征的临床常见多发的精神病。多见于西医精神分裂症抑郁型与抑郁症，其特征、舌脉与本病类似者。

本病源于《黄帝内经》，对其临床表现、病因病机详尽描述。《难经·二十难》使癫病与狂病相鉴别，但直至金元时期，癫、狂仍未能分清，至明代王肯堂将其详细分辨。《医林改错》则开创瘀血治癫之先河。

一、《黄帝内经》：癫病的病因病机、分类及针灸治疗

1.《素问·脉解》："阳尽在上而阴气从下。下虚上实，故狂巅疾也。"

此处指出了火邪扰心和阴阳失调而发病。

2.《素问·六微旨大论》："出入废则神机化灭，升降息则气立孤危。"

指出了癫病的病机。

3.《素问·脉要精微论》："衣被不敛，言语善恶，不避亲疏者，此神明之乱也。"

4.《灵枢·癫狂》："癫疾始生，先不乐，头重痛，视，举目赤，甚作极，已而烦心。"

5.《灵枢·癫狂》："骨癫疾者，顑齿诸腧、分肉，皆满而骨居，汗出，烦悗，呕多沃沫，气下泄，不治。筋癫疾者，身倦挛急大，刺项大经之大杼脉。呕多沃沫，气下泄，不治。脉癫疾者，暴仆，四肢之脉皆胀而纵，脉满，尽刺之出血；不满，灸之挟项太阳，灸带脉于腰相去三寸，诸分肉本输，呕多沃沫，气下泄，不治。癫疾者，疾发如狂者，死不治。"

6.《灵枢·癫狂》："治癫疾者，常与之居。"

在阐述生理、病理基础之上，探讨了癫病病因病机及治疗，为了观察病情变化，指出了一些治疗护理的可贵方法。骨、筋、脉癫疾的分类系依据患者诸多症状判定病位，再辨虚实，是很有科学价值的分类方法，可根据这一分类选取相应穴位治疗，实者刺而泻之，虚者灸而补之；经文不仅分骨、筋、脉癫疾，还从临床实际出发，指出"疾发如狂者，死不治"的特殊证候。

二、《难经》：辨癫狂

1.《难经·二十难》："重阳者狂，重阴者癫。"

癫病与狂病的病机不同。

2.《难经·五十九难》："狂癫之病，何以别

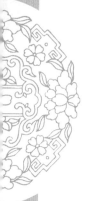

之? 然:狂疾之始发,少卧而不饥,自高贤也,自辨智也,自贵倨也,妄笑,好歌乐,妄行不休是也。巅疾始发,意不乐,僵仆直视,其脉三部阴阳俱盛是也。"

对癫狂二病从临床症状表现上加以区别。

三、汉代张仲景《金匮要略》:癫病病因

《金匮要略·五脏风寒积聚病脉证并治》:"邪哭使魂魄不安者,血气少也,血气少者属于心,心气虚者,其人则畏,合目欲眠,梦远行而精神离散,魂魄妄行。阴气衰者为癫,阳气衰者为狂。"

张仲景对本病的病因作了进一步探讨,提出因心虚而血气少,邪乘于阴则为癫,邪乘于阳则为狂。

四、汉代华佗《中藏经》:癫病病因、症状

1.《中藏经·论心脏虚实寒热生死逆顺脉证之法第二十四》:"心虚则畏人,瞑目欲眠,精神不倚,魂魄妄乱。"

2.《中藏经·水法有六论第十五》:"病起于六腑者,阳之系也。阳之发也,或上或下,或内或外,或蓄在中。行之极也,有能歌笑者,有能悲泣者,有能奔走者,有能呻吟者,有自委曲者,有自高贤者,有寤而不寐者,有寐而不寤者,有能食而不便利者,有不能食便自利者,有能言而声清者,有不能言而声昧者,状各不同,皆生六腑也。"

3.《中藏经·脉病外内证决论第十二》:"阳病人,精神颠倒,寐而不醒,言语失次,脉候浮沉有力者生;无力及食不入胃,下利不定者死。"

华佗虽未明确提出癫病,但从其描述特点,可认为癫病主要起病于心气虚、六腑病变等病因,并通过脉证可判断其预后。

五、晋代王叔和《脉经》:癫病的病机与病位

1."五脏者,魂魄之宅舍,精神之所依托也。魂魄飞扬者,其五脏空虚也,即邪神居之,神灵所使,鬼而下之,脉短而微,其脏不足,则魂魄不安。"

"心病,其色赤,心痛短气,手掌烦热,或啼笑骂詈,悲思愁虑,面赤身热,其脉实大而数,此为可治。"

2.《脉经·平人迎神门气口前后脉第二》:"肺、大肠俱虚,右手寸口气口以前脉阴阳俱虚者,手太阴与阳明经俱虚也。病苦耳鸣嘈嘈,时妄见光明,情中不乐,或如恐怖。"

王叔和指出以心气亏虚、心火亢盛等均可引起癫病一系列症状,从而认识到心是癫病的主要病位。

六、隋代巢元方《诸病源候论》:论风邪致癫

1.《诸病源候论·卷之二十四·注病诸候(凡三十四论)·诸注候》:"又有九种注:一曰风注……其病人欲得解头却巾,头痛,此名温风。病人体热头痛,骨节厥强,此名汗风……或被发狂走,打破人物,此名颠风。或叫呼骂詈,独语谈笑,此名狂风。"

2.《诸病源候论·卷之二·风病诸候下·风邪候》:"风邪者,谓风气伤于人也。"

"风邪者,发则不自觉知,狂惑妄言,悲喜无度是也。"

巢元方指出风邪伤人是引起癫病的重要原因之一。

七、唐代王焘《外台秘要》:收录多首治疗癫病的方剂

1.《外台秘要·卷十五·风邪方八首》:"《广济》疗风邪狂乱失心,安神定志方。"

2.《外台秘要·卷十五·五邪方五首》:"深师五邪丸,疗心惊恐,梦寐愁忧,烦躁不乐,心神错乱,邪气经入五藏,注来烦闷,悲哀啼泣,常如苦怖,吸吸短气,当发之时,恍惚喜卧,心中踊踊,忽然欲怒,颠倒手足,冷清气乏,鬼邪气所中,涉于藏腑,食即呕逆,除气定心神方。"

"又五邪汤,疗风邪恍惚悲涕泣狂走,如有神之状,身体强直,或疼痛,口噤候痹,水浆不

通，面目变色，甚者不识人方。"

"又茯神汤，主五邪气入人体中，见鬼妄语，有所见闻，心悸动摇，恍惚不定方。"

3.《外台秘要·卷十五·风惊恐失志喜忘及妄言方六首》："深师人参汤，疗忽忽善忘，小便赤黄，喜梦见死人，或梦居水中，惊恐惕惕如怖，目视𪾢𪾢，不欲闻人声，饮食不得味，神情恍惚不安，定志养魂方。"

"又龙骨汤，疗宿惊失志，忽忽喜忘，悲伤不乐，阳气不起方。"

"又铁精散，疗惊恐妄言，或见邪魅，恍惚不自觉，发作有时，或如中风方。"

"《古今录验》道士陈明进茯神丸。一名定志小丸。主心气不定，五藏不足，甚者忧愁悲伤不乐，忽忽喜忘，朝差暮剧，暮差朝发，发则狂眩。加茯神为茯神丸，不加茯神为定志丸。二分合少可两度合方。"

"《千金》疗惊劳失志方。出第十四卷中。一云：主惊悸，心神错乱，或是或非，言语无度，茯神汤。"

收录了唐以前多首治疗癫病的验方，以镇惊除邪、安神定志为主要功效。

八、金代刘完素《素问玄机原病式》：论情志化火可致癫病

《素问玄机原病式·六气为病》："《经》注曰多喜为癫，多怒为狂，然喜为心志，故心热甚则多喜，而为癫也；怒为肝志，火实制金，不能平木，故肝实则多怒，而为狂也，况五志所发，皆为热，故狂者五志间发。"

刘完素指出"喜为心志"，情志化火，心热炽盛，可表现"多喜而为癫"。

九、元代朱丹溪《丹溪心法》：首先提出"痰迷心窍"之说，病因有虚实

1.《丹溪心法·卷四·癫狂六十》："癫属阴，狂属阳，癫多喜而狂多怒……大率多因痰结于心胸间，治当镇心神，开痰结。"

朱丹溪提出癫狂的发病与"痰"有关的理论，并首先提出"痰迷心窍"之说，对于指导临床实践具有重要意义，也为后世许多医家所遵循。

2.《格致余论·虚病痰病有似邪祟论》："血气者，身之神也。神既衰乏，邪因而入，理或有之。若夫血气两亏，痰客中焦，妨碍升降，不得运用，以致十二官各失其职，视听言动，皆有虚妄，以邪治之，其人必死。吁哉冤乎！谁执其咎？"

论述癫病并非邪中，可由气血虚、神失所养所致，此时痰客中焦，迷乱心神；若风火相煽或惊动痰火扰心神则为实。治癫治则有养心血、镇心神、开痰结等。《丹溪心法·癫狂》还有精神疗法的记载。

十、金代李东垣《东垣十书》：狂言、谵语及郑声的区分

《东垣十书·此事难知·狂言谵语郑声辨》："狂言者大开目与人语，语所未尝见之事，即为狂言也。谵语者，合目自言，言所日用常见常行之事，即为谵语也。郑声者，声战无力，不相接续，造字出于喉中，即郑声也。"

首次区别狂言、谵语及郑声：狂言为与人说话，讲未经历过之事；谵语为自语，讲常见之事；郑声则为低语无力，不相续接，三者之区别昭然若揭。

十一、明代王肯堂《证治准绳》：辨癫、痫、狂

1.《论治准绳·杂病·神志门·癫狂痫总论》："《素问》只言癫而不及痫，《灵枢》乃有痫，痫厥之名，诸书有言癫狂者，有言癫痫者，有言风痫者，有言惊痫者，有分癫痫为二门者，迄无定论，究其独言癫者，祖《素问》也，言癫痫，言癫狂者，祖《灵枢》也，要之，癫痫狂，大相径庭，非名殊而实一之谓也。"

王肯堂认识到癫与狂、痫为不同的疾病，三者"大相径庭"，并归于"神志门"，分篇论述。

2.《证治准绳·杂病·神志门·癫》："癫病，俗谓之失心风。多因抑郁不遂，佗傺无聊而成。精神恍惚，言语错乱，喜怒不常，有狂之

意,不如狂之甚。狂者暴病,癫则久病也。宜星香散……或以涌剂,涌去痰涎后,服宁神之剂。因惊而得者,抱胆丸。思虑伤心而得者,酒调天门冬地黄膏,多服取效。有心经蓄热,发作不常,或时烦躁,鼻眼觉有热气,不能自由,有类心风,稍定复作,清心汤加石菖蒲。有病癫人,专服四七汤而愈。盖痰迷为癫,气结为痰故也……此病由七情得之,痰涎包络心窍,此药能去郁痰。"

本篇详辨癫病症状,认为与狂病同为神志疾病,但相互区别,发病症状不同。并论述"思虑伤心""心经蓄热""痰迷气结"等证候及其治法。

十二、明代徐彦纯《玉机微义》:区分癫、痫

《玉机微义·卷四十一·风痫门·叙痫病之始》:"又按内经言癫而不言痫,古方以癫痫或并言,或言风癫,或言风痫,或言癫狂,所指不一。盖痫病归于五脏,癫病属之于心,故今以风痫另立一门而癫狂合为一门也。又痫与癫略相类而实不同,其病发身软,时醒者,谓之痫也。身强直反张如弓不时醒者谓之癫也,痫病随其痰之潮作故有时而醒。癫比痫为甚而有挟虚者故因其昏冒而遂致亡者多矣。"

徐彦纯从症状区分癫、痫,认为"痫与癫略相类而实不同",并提出"痫病归于五脏,癫病属之于心",但此处所述之"癫"与本篇内容不吻合,可能与认识上的差别有关。

十三、明代孙一奎《赤水玄珠》:癫病病机及治法

《赤水玄珠·第十四卷·癫狂痫门》:"林亿公曰:狂为痰火盛实,癫为心血不足,狂病宜大吐下。生生子曰:据此言,心血不足者,乃医治攻克太过,以致中气馁弱,而神志不定,非癫病一起初便有此不足症也。"

"生生子曰:按:此以风痫另立一门,明其不与癫狂相类,则是之矣。而云癫狂合为一门,今终集考之,并无癫狂门目,岂未之补欤'。"

"济世方,治失心……此病怵惊得之,痰裹

心窍,此药能去郁痰。"

孙一奎认为,癫病初起可为实,但病久或误治或攻之太过,可致心血不足,神志不定。

十四、明代李梴《医学入门》:癫病的治法

《医学入门·外集·卷四·杂病·内伤·癫狂》:"视听言动俱妄者,谓之邪祟,甚则能言平生未见闻事及五色神鬼。"

此处所谓邪祟,即为幻觉症状。

《医学入门·癫狂》"癫者异常也,平日能言,癫则沉默,平日不宁,癫则呻吟,甚则僵仆直视,心常不乐,此阴虚血少、心火不宁,大调中汤主之,不时晕倒者,滋阴宁神汤;言语失伦者,定志丸;悲哭呻吟者,烧蚕蜕,故纸,酒调二钱,蓖麻仁煎汤常服,可以断根……癫则兼乎安神养血。"

指出治疗癫病以滋阴养血宁神等补益之剂为主。

十五、明代张景岳《景岳全书》:从症状辨癫狂

《景岳全书·卷之三十四天集·杂证谟·癫狂痴呆》:"癫狂之病,病本不同。狂病之来,狂妄已渐而经久难已;癫病之至,忽然僵仆,而时作时止。狂病常醒,多怒而暴;癫病常昏,多倦而静。由此观之,则其阴阳寒热,自有冰炭之异。故《难经》曰:重阳者狂,重阴者癫,义可知也。后世诸家有谓癫狂之病,大概是热,此则未必然也,此其形气脉气自亦有据,不可不辨察阴阳,分而治之。"

张景岳认为癫证无火者多,若无火邪,则不得妄用凉药,恐伤及脾胃而变生他病。若有阴盛阳衰及气血暴脱而绝无痰火气逆等病者,凡四君(人参、白术、茯苓、甘草)、四物(当归、川芎、白芍、熟地黄)、八珍(四君加四物)、十全大补(八珍加黄芪、肉桂)或干姜桂附皆可用,无癫病禁补之说。当然,有虚中挟实,微兼痰火不清而病久不愈者,亦可随症增减。此外,张景岳在《景岳全书》中首先提出

中医典籍串读串讲

ZHONGYI DIANJI CHUANDU CHUANJIANG

"痴呆证"。

十六、明代龚廷贤《寿世保元》：指出癫病与狂、痫病的不同病机

《寿世保元·卷五·癫狂》："喜伤于心，而怒伤于肝，乃二脏相火有余之证，《难经》阴阳之说，恐非理也。大抵狂为痰火实盛，癫为心血不足，多为求望高远，不得志者有之。痫病独主乎痰，因火动之所作也。治法，痫病宜吐，狂宜下，癫则宜安神养血，兼降痰火。"

"养血清心汤：一论癫者，心血不足也，此方主癫狂喜笑不常。"

"加味逍遥散：一论妇人癫疾，歌唱无时，逾垣上屋者，乃营血迷于心包所致也。"

"抱胆丸：一论一切癫痫疯狂，或因惊恐畏怖所致，及妇人产后，血虚惊气入心，并室女经脉通行惊邪蕴结，须服此丸立效。"

龚廷贤认为癫病患者为"为求望高远，不得志者"，由情志所伤而成，引起心血不足，心神失养等，与狂病"痰火实盛"痫病"独主乎痰"不同；并提出"心血不足"、妇人"营血迷于心包""惊邪蕴结"等癫病证型，施以相应方药。其中"加味逍遥散"条在危亦林《世医得效方》也有相同记载。

十七、明代王绍隆《医灯续焰》（清代潘楫注）：癫证病因病机

《医灯续焰·卷七·癫狂脉证第五十八》："今癫云重阴者，谓偏重于阴也。邪入于阴而阴实也。五脏为阴，神志舍于五脏，亦为阴。设或抑郁不伸，谋思不遂，悲哀不置，侘傺无聊，久久藏神凝结，情识昏迷，灵明何有，此癫之成于神志者也（宜灵苑辰砂散、归脾汤、人参琥珀丸之类）。"

"一种因阳虚不能卫外，反下陷而附并于阴……宜升阳益气加补中益气汤、四逆散之类加减用之……一种因三阳经从头下行，三阴经不得从足上行而逆下……宜调其升降，正其逆顺，如交感丹加升麻、巴戟、木香、桂枝之类……一种因内有蓄血，令人如狂，或善忘，或如见鬼……宜桃仁承气汤、代抵当丸之类。"

《医灯续焰》中深究癫证病机，认为重阴即为偏于阴，而五脏为阴，为神志之舍，故癫为神志病。临床多表现为阳虚、蓄血、气逆等证，宜随症治之。

十八、清代吴谦《医宗金鉴》：以脉象预测癫狂的预后与转归

《医宗金鉴·卷二·新著四言脉诀》："癫乃重阴，狂乃重阳，浮洪吉象，沉急凶殃。"

"癫狂二证，皆以浮洪为吉，取其病尚浅也。若沉而急，病已入骨，虽有扁仓，莫之能救矣。"

吴谦指出癫狂均以脉象"浮洪"为吉象，因其病尚浅；"沉急"为凶象，此时病已入骨。

十九、清代沈金鳌《杂病源流犀烛》：论述癫狂的病位与脏腑归属

《杂病源流犀烛·癫狂源流》："癫狂，心与肝胃同病也，而必挟痰挟火。癫由心气虚有热；狂由心家邪热，此癫狂之由。癫属腑，痰在包络，故时发时止；狂属脏，痰聚心主，故发而不止，此癫狂之属。癫之患虽本于心，大约肝病居多；狂之患固根于心，而亦因乎胃与肾，此癫狂兼致之故。"

沈金鳌对癫狂的病因、脏腑归属、兼病、证候等详加论述，剖析源流，指出癫狂病位均主要在心，但有虚实不同，癫病与肝关系密切，而狂则与胃肾相关，癫属腑，而狂属脏。

二十、清代陈士铎《辨证录》：对癫病审因辨证论治

《辨证录·卷之四·癫痫门》："妇人一时发癫……肝火炽盛，思男子而不可得，郁结而成癫也……妇女肝木最不宜旺，旺则木中生火，火逼心而焚烧，则心中不安，有外行之失矣……肝木之火，乃虚火也……何以但癫而不死，盖有肾水之救援耳……水足则木得所养，而火自息于木内；火息则神得所安，而魂自返于肝中。"

"人有思虑过度，耗损心血，遂至癫疾……

第五章 心脑病证

方用归神汤。"

《辨证录·卷之四·呆病门》:"人有终日不言不语,不饮不食,忽笑忽歌,忽愁忽哭……呆病之成……起于肝气之郁……治法开郁逐痰,健胃通气……方用洗心汤……此症用还神至圣汤亦神。"

陈士铎所论癫病因妇人肝气郁结,郁久化火,或肝火旺盛,或肾水不足,水不制木等所致,须使水足方可火息,也论述了思虑过度、肺脾两虚、心血耗损致癫,并比较了癫、呆二病的区别以及治疗的不同。

二十一、清代李用粹《证治汇补》:从痰论治癫病

《证治汇补·卷之五·胸膈门·癫狂》:"痰少降则正性复明,痰复升则又举发,名之曰癫。法当利肺安心,安神滚痰丸主之。"

"癫亦主二陈汤加当归、生地、茯神、远志、枣仁、黄连、胆星、天麻等。"

"癫由心血不足,求望高远,抑郁不遂而成。"

"癫因心火,有心经蓄热,发作不常,或时烦躁,鼻眼觉有热气,不能自由;有类心风,稍定复作,宜清心汤。"

李用粹力主从痰论治癫病,临床可选用二陈汤、安神滚痰丸等方药,并提出补心血、泻心火的治法。

二十二、清代何书田《医学妙谛》:癫病当分虚实论治

《医学妙谛·卷下·杂症·癫狂怔忡不寐健妄等章》:"癫出积忧积郁,病在心脾包络之阴,蔽而不宣,致气郁痰迷,神志为之混淆。"

"癫之实者,以滚痰丸开痰之壅塞,清心丸泻火之郁勃。虚者当养神而通志,归脾丸、枕中丹。"

何书田认为癫病的病因与"积忧积郁"有关,导致气郁痰迷,其病位在心脾包络,临证时须分虚实论治,实证以泻火涤痰开郁为主,虚证应养血安神定志为主。

二十三、清代王清任《医林改错》:瘀血致癫,创立脑髓说

1.《医林改错·卷下·痹症有瘀血说·癫狂梦醒汤》:"癫狂一症,哭笑不休,詈骂歌唱,不避亲疏,许多恶态,乃气血凝滞,脑气与脏腑气不接,如同作梦一样。"

王清任开创癫病瘀血学说之先河。

2.《医林改错·卷上·脑髓说》:"灵机记性在脑者,因饮食生气血,长肌肉,精汁之清者,化而为髓。"

联系本病的发生,如发生血瘀气滞,使脏腑化生的气血不能正常地充养元神之府,或因血瘀阻滞脉络,气血不能上荣脑髓,则可造成灵机混乱,神志失常发为癫狂。并提出"脑气"之名,将本病病位定位于脑,对中医脑病学的发展起到了促进作用。

二十四、清代傅青主《傅青主男女科》:脾胃虚寒致癫病

《傅青主男女科·癫狂门》:"此症多生于脾胃之虚寒,饮食入胃,不变精而变痰,痰迷心窍,遂成癫狂。"

本条所指系脾胃虚寒所致之癫病,因脾胃虚寒,饮食入胃后不能转化成为水谷精微输布全身,而变为痰浊凝滞,痰迷心遂变生癫狂,颇有新意。

二十五、近代裴庆元《三三医书》:癫病多虚论

《三三医书·医学说约·杂证分目·癫狂》:"癫乃重阴,病属五脏;狂乃重阳,症属六腑。癫则癫呆多喜,如醉如痴。若心虚则胆怯,肾虚则失志,脾虚则不乐,肺虚则悲忧,肝虚则怒,皆有痰火不足之症,宜补勿泻。"

癫病,虽有痰火之症,但其病属阴,可由心、肝、脾、肺、肾等五脏之虚发病,故提倡"宜补勿泻"之说。

(赵云燕 谢 炜)

第十节　狂　病

狂病,是指以精神亢奋,狂躁不安,骂詈毁物,动而多怒,甚至持刀杀人为特征的临床常见的精神病,多见于西医的精神分裂症与躁狂型精神病等具有本病证候特征者。

《黄帝内经》中《素问》篇对本病的病因病机、临床病象、治法、方剂均作了详细描述;《灵枢》篇设专篇论癫狂病的表现与鉴别诊断,尤在针灸治疗上为详。《难经》对癫病和狂病的不同表现加以鉴别。至金元,虽有癫、狂、痫的提法,然始终相提并论,混而不清。明代王肯堂详辨其区别。清代王清任首创"气血凝滞"说,且创制癫狂梦醒汤用以治疗癫狂病。

一、《黄帝内经》:狂病的证候、病因、病机及治疗

1.《素问·至真要大论》:"诸躁狂越,皆属于火。"

2.《素问·脉要精微大论》:"衣被不敛言语善恶不避亲疏者,此神明之乱也。"

3.《素问·生气通天论》:"阴不胜其阳,则脉流薄疾,并乃狂。"

4.《素问·宣明五气论》:"五邪所乱:邪入于阳则狂,入于阴则痹,搏阳则为癫疾。"

5.《素问·阳明脉解》:"病甚,则弃衣而走,登高而歌,或至不食数日,逾垣上屋,所上之处,皆非其素所能也……四肢者,诸阳之本也,阳盛则四肢实,实则能登高也……热盛于身故弃衣欲走也……阳盛则使人妄言骂詈不避亲疏,而不欲食,不欲食故妄走也。"

6.《素问·病能论》:"有病怒狂者,此病安生?岐伯曰:生于阳也。帝曰:阳何以使人狂?岐伯曰:阳气者,因暴折而难决,故善怒也……治之奈何?岐伯曰:夺其食即已……使之服生铁落为饮。"

7.《灵枢·本神》:"肺喜乐无极则伤魄,魄伤则狂,狂者意不存人。"

8.《灵枢·癫狂》:"狂始生,先自悲也,喜忘、苦怒、善恐者,得之忧饥。治之取手太阴、阳明,血变而止,及取足太阴、阳明。狂始发,少卧,不饥,自高贤也。自辨智也,自尊贵也,善骂詈,日夜不休,治之取手阳明、太阳、太阴、舌下、少阴。视之盛者,皆取之,不盛,释之也。狂言、惊、善笑、好歌乐、妄行不休者,得之大恐。治之取手阳明、太阳、太阴。狂,目妄见、耳妄闻、善呼者,少气之所生也。治之取手太阳、太阴、阳明,足太阴、头、两顑。狂者多食、善见鬼神、善笑而不发于外者,得之有所大喜。治之取足太阴、太阳、阳明,后取手太阴、太阳、阳明。狂而新发,未应如此者,先取曲泉左右动脉及盛者见血,有顷已;不已,以法取之,灸骨骶二十壮。"

本段所论狂病可分虚实两类症状,由于忧饥及少气者系虚证;表现为妄行骂詈不休诸症者,则为实证。后世医家,又据《难经·二十难》:"重阳者狂,重阴者癫"之论,将狂病分为"狂""癫"两证。狂躁不宁而多热象者,称为狂;沉默自悲而无明显热象者谓之癫。可见后世所言之狂与癫,均属本篇所言之狂病。此外,本段所论针刺治疗狂病,依其证候不同而选取多经施治,然而无论何证均取用脾、胃、大肠三经穴位,反映出调中焦气机以治疗该病的特点。目前治疗狂病常用之法有豁痰、开窍、攻下、重镇、理气、活血、补益等,治法虽多,但均不离五脏,与《黄帝内经》"五神脏"理论一脉相承。

二、《难经》:从症状辨癫狂

1.《难经·第二十难》:"重阳者狂,重阴者癫。"

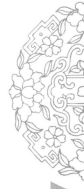

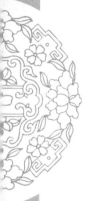

2.《难经·第五十九难》:"狂癫之病,何以别之? 然:狂疾之始发,少卧而不饥,自高贤也,自辨智也,自贵倨也,妄笑,好歌乐,妄行不休是也。癫疾始发,意不乐,僵仆直视,其脉三部阴阳俱盛是也。"

对癫、狂两证从症状表现上加以区别。自此,后世医家将癫、狂分而别论。

三、汉代华佗《中藏经》:狂病因于阴阳失调、胃中炽热

1.《中藏经·脉病外内证决论第十二》:"病寒人,狂言不寐,身冷,脉数,喘息目直者,死;脉有力而不喘者,生。"

"阳病人,精神颠倒,寐而不醒,言语失次,脉候浮沉有力者生,无力及食不入胃,下利不定者死。"

2.《中藏经·论胃虚实寒热生死逆顺脉证之法第二十七》:"胃中热则唇黑,热甚则登高而歌,弃衣而走,颠狂不定,汗出额上,齘齿不止。"

华佗认为狂病因"阴阳失调、胃中炽热",并描述其症状。

四、汉代张仲景《金匮要略》:狂病的病因及误治后发狂的治疗

1.《金匮要略·五脏风寒积聚病脉证并治第十一》:"阴气衰者为癫,阳气衰者为狂。"

指出阳气衰为狂病的发病原因。

2.《伤寒杂病论·辨太阳病脉证并治中》:"伤寒脉浮,医以火迫劫之,亡阳,必惊狂,卧起不安者,桂枝去芍药加蜀漆牡蛎龙骨救逆汤主之。"

系指太阳伤寒用火劫发汗,汗为心液,汗多亡阳,导致心神不安,出现的惊、狂、卧起不安,可用桂枝去芍药加蜀漆牡蛎龙骨救逆汤,温振心阳。蜀漆以去上窜之痰,而惊狂乃定;于桂枝汤原方去芍药者,方欲收之,不欲其泄之也。

五、晋代王叔和《脉经》:心气虚实是病机关键

《脉经·心手少阴经病证第三》:"心气虚,则悲不已;实则笑不休。心气虚,则梦救火阳物,得其时则梦燔灼。心气盛,则梦喜笑及恐畏。"

"邪哭使魂魄不安者,血气少也。血气少者,属于心。心气虚者,其人即畏,合目欲眠,梦远行而精神离散,魂魄妄行。阴气衰者,即为癫,阳气衰者,即为狂。"

"心病,其色赤,心痛短气,手掌烦热,或啼笑骂詈,悲思愁虑,面赤身热,其脉实大而数,此为可治。春当刺中冲,夏刺劳宫,季夏刺太陵,皆补之;秋刺间使,冬刺曲泽,皆泻之。又当灸巨阙五十壮,背第五椎百壮。"

"心病,烦闷,少气,大热,热上荡心,呕吐,咳逆,狂语,汗出如珠,身体厥冷。其脉当浮,今反沉濡而滑。其色当赤,而反黑者,此是水之克火,为大逆,十死不治。"

王叔和提出狂为心病,心气的虚实可引起狂病不同的表现,针刺治疗可依季节时令选穴,并指出狂病的不良预后,根据"其脉当浮,今反沉濡而滑。其色当赤,而反黑者"判为"大逆"之症。

六、隋代巢元方《诸病源候论》:狂病的病机分析

1.《诸病源候论·卷之九·时气病诸候(凡四十三论)·时气狂言候》:"夫病甚则弃衣而走,登高而歌,或至不食数日,逾垣上屋,所上非其素时所能也,病反能者,皆阴阳争而外并于阳。四肢者,诸阳之本也。邪盛则四肢实,实则能登高而歌;热盛于身,故弃衣而走,阳盛故妄言骂詈,不避亲戚。大热遍身,狂言而妄见妄闻也。"

2.《诸病源候论·卷之七·伤寒病诸候上(凡三十三论)·伤寒心痞候》:"若热毒气乘心,心下痞满,面赤目黄,狂言恍惚者,此为有实,宜速吐下之。"

3.《诸病源候论·卷之二·风病诸候下（凡三十论）·风狂病候》："狂病者，由风邪入并于阳所为也。风邪入血，使人阴阳二气虚实不调，若一实一虚，则令血气相并。气并于阳则为狂发，或欲走，或自高贤，称神圣是也。又肝藏魂，悲哀动中则伤魂，魂伤则狂妄不精明，不敢正当人，阴缩而挛筋，两胁骨不举。毛瘁色夭，死于秋。皆由血气虚，受风邪，致令阴阳气相并所致，故名风狂。"

4.《诸病源候论·卷之二·风病诸候下（凡三十论）·风邪候》："风邪者，发则不自觉知，狂惑妄言，悲喜无度是也。"

巢元方提出狂病的病机为"阴阳争而外并于阳"，并详细辨析。同时伤寒、风邪皆可致狂。

七、宋代《圣济总录》："阳气有余"论

1.《圣济总录·卷第二十八·伤寒发狂》："论曰：重阳者狂，谓阳气独盛也。伤寒热毒既盛，内外皆热，则阳气愤嗔而发为狂越……若乃因火为邪，而发为惊狂，及内有瘀血，外证如狂，其为病虽不同，然其为阳气有余则一也。"

2.《圣济总录·卷第一十四·风狂》："论曰：风狂之状，始发则少卧不饥，自高自贤，自辨自贵。盖人之荣卫周身循环，昼夜不穷，一失其平，则有血并于阴，而气并于阳者；有血并于阳，而气并于阴者。阴阳二气，虚实不调，风邪乘虚而入，并于阳则谓之重阳，故其病妄笑好乐，妄行不休，甚则弃衣而走，登高而歌，或至数日不食，故曰狂也。又肝藏魂，魂则随神注来，悲哀动中，有伤于魂，则为狂妄，是亦血气俱虚，风邪乘之，阴阳相并也。"

无论火邪、瘀血所致发狂，究其本因，在于阳气有余，所谓气有余便是火，致火邪发狂；气血阴阳并行失衡导致瘀血于内，致瘀血发狂，凡之种种，皆归因于阳气有余。

八、宋代窦材《扁鹊心书》：狂病虚证并不少见

《扁鹊心书·卷中·风狂》："此病由于心血不足，又七情六欲损伤包络，或风邪客之，故发风狂，言语无伦，持刀上屋。"

"治法：先灌睡圣散，灸巨阙二三十壮，又灸心俞二穴各五壮，内服镇心丹、定志丸。（此证有阳明脉盛而为热狂者，清凉可愈也；有暴折而难决为怒狂者，夺其食则己，治之以生铁落饮，二证皆狂之实者也。然虚证常多，不可误治，设一差讹，害人反掌。有心血不足而病者，有肾水亏损而病者，有神志俱不足而病者，有因惊恐而病者，有因妄想而病者，是皆虚证，体察而治，斯无悖矣）。"

窦材指出虽然传统认为狂病属热属实者多，但"虚证常多，不可误治""有心血不足而病者，有肾水亏损而病者，有神志俱不足而病者，有因惊恐而病者，有因妄想而病者，是皆虚证"，当注意辨证论治，仔细鉴别。

九、宋代朱肱《类证活人书》：阳毒、蓄血发狂

《类证活人书·卷第十一·问发狂》："发狂者有二证，阳毒发狂，蓄血如狂，其外证与脉皆不同。病人烦躁，狂走妄言，面赤、咽痛，脉实，潮热，独语如见鬼状，此阳毒也……唇燥但欲漱水不欲入咽，此脉微而沉，小腹硬满，小便反利，大便必黑，身黄发狂，此血证谛也。"

本条指出阳毒、蓄血发狂的症状及脉象，实为对前代医家发狂病证的补充。辨阳毒与蓄血的区别在于：阳毒发狂证中可见面赤咽痛等热毒内侵之象，脉多潮热；蓄血发狂中可见便黑身黄等瘀阻之象，脉微而沉，临证不难辨别。

十、宋代陈无择《三因极一病证方论》："阳气暴折"说

《三因极一病证方论·卷之九·狂证论》："病者发狂不食，弃衣奔走，或自称神圣，登高笑歌，逾墙上屋，所至之处，非人所能，骂詈妄言，不避亲属，病名狂。多因阳气暴折，蓄怒不决之所致。"

对于狂病的病机，陈无择首次提出"阳气

暴折"之说。

十一、金代张子和《儒门事亲》：肝火致狂说

《儒门事亲·卷六·火形·狂二十七》："夫谵妄烦扰，便属火化，火乘阳明经，故发狂。故《经》言阳明之病，登高而歌，弃衣而走，骂詈不避亲疏。又况肝主谋，胆主决，谵妄迫遽，则财不能支，则肝屡谋而胆屡不能决，屈无所伸，怒无所泄，心火磐礴，遂乘阳明金。然胃本属土，而肝属木，胆属相火，火随木气而入胃，故暴发狂。"

提出肝火致狂说，从不同侧面论述狂病的病因病机。

十二、金代刘完素《素问玄机原病式》：五志化火论

《素问玄机原病式·六气为病·火类·狂越》："狂越，狂者，狂乱而不正定也；越者，乖越礼法而失常也。夫外清而内浊，动乱参差，火之体也，静顺清朗，准则信平，水之体也，由是肾水主志，而水火相反，故心火旺则肾水衰，乃失志而狂越也。或云：重阳者狂，重阴者癫。则与《素问》之说不同也。《经》注曰：'多喜为癫，多怒为狂……'况五志所发，皆为热，故狂者五志间发，但怒多尔。"

提出癫与狂的不同病机，狂由心火旺所致为多。

十三、元代朱丹溪《丹溪心法》《丹溪手镜》：狂病从痰论治

1.《丹溪心法·卷四·癫狂六十》："癫属阴，狂属阳，癫多喜而狂多怒……大率多因痰结于心胸间，治当镇心神，开痰结……心经有损，是为真病，如心经蓄热，当清心除热；如痰迷心窍，当下痰宁志……阳虚阴实则癫，阴虚阳实则狂，狂病宜大吐下则除之。"

2.《丹溪手镜·卷之上·狂》："重阳者狂，重阴者癫，由邪热至极也，宜大下之。"

"又有热在下焦膀胱，如狂而未至于狂，但

卧起不安耳。又狂见蓄血，下焦蓄血亦狂也。"

朱丹溪多立论于痰，认为痰在狂病的发生中也占有重要地位，并指出相应的治法中应予以开痰结，此外，亦提及下焦蓄血所致发狂，崇仲景之说。

十四、明代王肯堂《证治准绳》：狂病的证候及治疗

1.《证治准绳·杂病·神志门·癫狂痫总论》："狂者，病之发时，猖狂刚暴，如伤寒阳明大实发狂，骂詈不避亲疏，甚则登高而歌，弃衣而走，逾垣上屋，非力所能，或与人语所未尝见之事，如有邪依附者是也。"

2.《证治准绳·杂病·神志门·狂》："治法，上实者，从高抑之，生铁落饮、抱胆丸、养正丹。"

上述文字详细地描述了狂病的临床表现，并指出"上实者，从高抑之"的治法，列出相应治疗方药，其中生铁落饮仍为现代临床治疗此病的有效方剂。

十五、明代李梴《医学入门》：治狂力主逐痰降火

《医学入门·外集·卷四·杂病·内伤·癫狂》："狂者，凶狂也。轻则自高自是，好歌好舞，甚则弃衣而走，逾墙上屋，又甚则披头大叫，不避水火，且好杀人，此心火独盛，阳气有余，神不守舍，痰火壅盛而然，小调中汤、三黄汤、控涎丹、单苦参丸。"

李梴治疗狂病基于外感泄瘀热、杂病逐痰火之意，外感伤寒发狂者治之以三黄石膏汤、双解散、大承气汤、葶苈苦酒汤之类；痰火扰心者缘自喜怒无常，当逐痰降火，治之以叶氏清心丸、金箔镇心丸、朱砂安神丸等。

十六、明代张景岳《景岳全书》：从火、从痰、从气论治

《景岳全书·卷之三十四天集·杂证谟·癫狂痴呆》："凡狂病多因于火。此或以谋为失志，或以思虑郁结，屈无所伸，怒无所泄，以致

肝胆气逆，木火合邪，是诚东方实证也，此其邪乘于心，则为神魂不守，邪乘于胃，则为暴横刚强。故治此者当以治火为先，而或痰或气，察其甚而兼治之。若止因火邪而无胀闭热结者，但当清火，宜抽薪饮、黄连解毒汤、三补丸之类主之。若水不制火而兼心肾微虚者，宜朱砂安神丸，或服蛮煎、二阴煎主之。若阳明火盛者，宜白虎汤、玉泉散之类主之。若心脾受热叫骂失常而微兼闭结者，宜清心汤、凉膈散、三黄丸、当归龙荟丸之类主之。若因火致痰者，宜清膈饮、抱龙丸、生铁落饮主之，甚者宜滚痰丸。若三焦邪实热甚者，宜大承气汤下之。若痰饮壅闭气道不通者，必须先用吐法，并当清其饮食，此治狂之要也。"

张景岳提出狂病多因于火，肝胆气逆，木火合邪为实证，故以治火为先，兼治痰与气，至于治法方药，则根据症状不同而随症加减。

十七、明代戴思恭《证治要诀》：痰迷心窍致狂

《证治要诀·卷之九·虚损门·癫狂》："癫狂由七情所郁，遂生痰涎，迷塞心窍，不省人事，目瞪不瞬，妄言叫骂……裸体打人，当治痰宁心。"

提出七情致郁，郁生痰涎，迷塞心窍而狂，治法为豁痰宁心。

十八、明代楼英《医学纲目》：狂病的阴阳失调论

《医学纲目·卷二十五·脾胃部·狂》："狂之为病少卧，少卧则卫独行阳，不行阴，故阳盛阴虚，令昏其神。得睡则卫得入于阴，而阴得卫填不虚，阳无卫助不盛，故阴阳均平而愈矣。"

对内经狂病由阴阳失调而成的理论有所发挥。

十九、明代王绍隆《医灯续焰》（清代潘楫注）：狂病属阳实证

《医灯续焰·癫狂脉证第五十八》："狂……乃重阳、阳实之证也。"

"肝气伤，则魂无所归……宜升达，如逍遥散加郁金、香附、远志、茯神、木香之类……肺气伤，则魄无所归……宜收敛，如天王补心丹、朱雀丸加龙骨、牡蛎、枣仁、茯神之类。"

"阳明病至……宜白虎汤、承气汤、凉膈散、紫雪之类……然而兼痰、兼火、兼风者，常十之五。以三种兼证而较审之，则癫火多痰，而狂火多火、多风也……痰宜滚痰丸、寿星丸，火宜泻青丸之类。"

"其脉浮洪者，是为阳脉。阳狂得之，与证相宜。即阴癫得之，亦从阴转阳，自里达表之象，故均为吉兆。若沉而急，沉则入阴迫里，急则强急不柔，是无胃气之脉也。不论狂癫，凶殃立至。又不独脉为然，而证亦不可忽者，故癫狂篇言呕多沃沫、气下泄者不治，又言癫发如狂者不治。盖呕多沃沫，脾败；气下泄，肾败。脾、肾二脏，为人之先后二天。二脏已败，自无生理。发如狂者，阴竭于内，阳散于外，脱根外越，灯灭忽明之象，亦主死。如是，则脉与证，又不可不参看也。"

潘楫在注《医灯续焰》中，主要论述狂病阳实证的病机、治法与方药，从脉象及症状表现讨论其预后及转归。

二十、清代沈金鳌《杂病源流犀烛》：论狂病病位、病因及辨治

《杂病源流犀烛·卷七·癫狂源流》："癫狂，心与肝胃病也，而必挟痰挟火。"

"狂由心家邪热……狂之患固根于心，而亦因乎胃与肾……若夫心肾不交，二阴二阳两伤之，气交至则肾水空而龙火逆，上与阳明之热交并，亦能惑志失神，而癫狂骂詈，所谓肾精不守，不能主理，使心火自焚也，此言虚病也。又有所谓怒狂者，阳气因暴折而难决，少阳胆木，挟三焦相火、太阳阴火而上升也，古人治法，先夺其食，使下长气于阳，饮以生铁落饮，使金以制木，木平则火降也，此言阳厥病也。"

"狂之病，有因上焦者（宜生铁落饮）。有因阳明实者（宜承气汤）。有因热入血室，狂不知人者（宜牛黄解热丸）。有因火盛而为谵狂奔走者

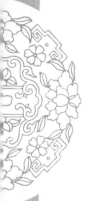

（宜当归承气汤）。有因心经邪热狂乱，而精神不爽者（宜牛黄泻心汤、黄连泻心汤）。有因惊忧得之，痰涎久留于心窍者（宜郁金丸）。有因风涎暴作，气塞倒仆者（宜通泄散）。有因失魄，状若神灵所凭者（宜镇心丹）。有因失心失志，或思虑过多，积成痰涎，留在心包者（宜叶氏雄朱丸）。有因劳神太过，致伤心血，惊悸不宁，若有人捕，渐成心疾癫狂者（宜辰砂宁志丸）。有因悲哀动中而伤魂，魂伤则狂妄不精，不精则不正，当以喜胜之，以温药补魂之阳者（宜惊气丸）。有因喜乐无极而伤魄，魄伤则狂，狂者意不存人，当以恐胜之，以凉药补魄之阴者（宜郁金丸、苦参丸）。有癫狂初起者（宜宁志化痰汤）。有癫狂久不愈者（宜郁金丸）。"

提出狂病的病位在心，但与肝胃肾均相关。并对狂病进行详实的辨证论治。

二十一、清代李用粹《证治汇补》：狂病的病因病机与辨证论治

《证治汇补·卷之五·胸膈门·癫狂》："狂由痰火胶固心胸，阳邪充极，故猖狂刚暴，若有神灵所附。"

"狂主二陈汤加黄连、枳实、瓜蒌、胆星、黄芩等。"

"或大怒而动肝火，或大惊而动心火，或痰为火升，升而不降，壅塞心窍，神明不得出入，主宰失其号令，心反为痰火所没，一时发越……此肝气太旺，木来乘心，名之曰狂，又谓之大癫。法当抑肝镇心，降龙丹主之。"

"醉饱发狂……先用盐汤探吐。后随症施治。"

"刚剂发狂……治宜清热解毒。如三黄石膏汤加黄连、甘草、青黛、板蓝根。"

"外感发狂……大便闭者下之。"

"若暴怒所折……故令人发怒如狂。治宜夺食自己……更服铁落饮者，取铁性沉重，能坠热开结，平肝降火，乃金能制木也。"

"痰食致狂，有忧愤沉郁。痰食交结胸中。"

李用粹提出了狂的病机为痰火胶固心胸，或肝火扰动胸阳所致，治宜豁痰开结，镇肝降火等。

二十二、清代陈士铎《辨证录》：狂证病机多为心胃火盛，火分虚实，治分补泻

《辨证录·卷之四·狂病门》："人有热极发狂，登高而呼，弃衣而走，气喘发汗如雨，此阳明胃经之火也……方用加味白虎汤救之。"

"人有火起发狂……此亦阳明胃火之盛也……方用泻子汤。"

"人有为强横者所折辱，愤懑不平，遂病心狂，时而持刀，时而逾屋，披头大叫，人以为阳明胃火之盛也，谁知是阳明胃土之衰乎……盖阳明虚热，乃内伤而非外感也，因愤懑而生热……为虚热耳，方用平热汤。"

"人有忍饥过劳，忽然发狂，披发裸形，罔知羞恶，人以为失心之病也，谁知是伤胃而动火乎……仍救其胃气之存，而狂自可定也……方用救焚疗胃汤。"

陈士铎论述狂病的病机为心胃火盛，因此应分清胃经之实火、虚火，施以不同治法与方药。

二十三、清代张璐《张氏医通》：洗心散、凉膈散治疗狂病

《张氏医通·神志门·狂》："上焦实者，从高抑之，生铁落饮。阳明实则脉浮，大承气汤去厚朴加当归、铁落饮，以大利为度；在上者，因而越之，来苏膏，或戴人三圣散涌吐，其病立安，后用洗心散、凉膈散调之。"

提出用洗心散、凉膈散治疗狂病后期，以善后调理。

二十四、清代何书田《医学妙谛》：辨狂病病位

《医学妙谛·卷下·杂症·癫狂怔忡健忘等章》："狂由大惊大恐，病在肝胆胃经，三阳并而上升，致火炽痰涌，心窍为之闭塞。"

"发狂，木火动心神虚。"

何书田同样支持狂病的病位在心，但与肝、胆、胃经密切相关，其病性多属阳，病机为肝、胆、胃经之阳并而上升，致火炽痰涌，心窍

闭塞。

二十五、清代傅青主《傅青主男女科》：狂病虚实夹杂型

《傅青主男女科·癫狂门》："更有终年狂而不愈者，或拿刀杀人，或骂亲戚，不认儿女，见水大喜，见食大恶，此乃心气之虚，而热邪乘之，痰气侵之也。"

狂病日久而见虚实夹杂之象，虚者为心气大伤，实者热与痰相加也，痰迷心窍而不识人，热盛于内而喜水恶食。

二十六、清代王清任《医林改错》："气血凝滞"学说

《医林改错·卷下·痹症有瘀血说·癫狂梦醒汤》："癫狂一症，哭笑不休，詈骂歌唱，不避亲疏，许多恶态，乃气血凝滞，脑气与脏腑气不接，如同作梦一样。"

王清任立"气血凝滞"之说，且创"癫狂梦醒汤"治疗狂病。

（赵云燕　梁小珊）

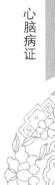

第六章　脾胃病证

PIWEI BINGZHENG

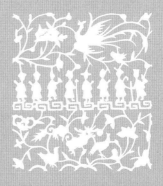

第一节　胃　痛

胃痛,又称胃脘痛,是以上腹胃脘部近心窝处疼痛为主症的病证。

胃痛因其病变位于中脘,心口之下,故胃痛在古代文献中也常称为"心痛"或"心腹痛""心胃痛",民间也俗称"胃口痛"或"心口痛"。胃痛病名始见于《黄帝内经·灵枢·经脉》"脾,足太阴之脉……是动则病舌本强,食则呕,胃脘痛,腹胀善噫,得后与气则快然如衰。"唐代孙思邈将胃痛病因证治归属于"九种心痛",后世医家多宗"九痛"之说,金元时期丰富了胃脘痛的病因证治,明清医家在总结前人经验的基础上正讹纠偏,使胃痛的辨证治疗逐渐趋于成熟和完善。

一、《黄帝内经》:关于胃痛的病名、部位、疼痛特点及致病原因

1.《灵枢·经脉》:"脾足太阴之脉……是动则病舌本强,食则呕,胃脘痛,腹胀善噫,得后与气则快然如衰。"

这是最早提出胃痛的病名及伴随症状的典籍。《黄帝内经》认为,胃为水谷之海,主受纳、腐熟水谷,主通降、以降为顺。若胃失通降,不仅可以影响食欲,而且可因食物在胃肠的停滞,发生口臭、脘腹胀满甚则疼痛,以及大便秘结等症状。如《黄帝内经·素问·阴阳应象大论》所说:"浊气在上,则生䐜胀。"若胃气失于通降,进而形成胃气上逆,则可出现嗳气酸腐、恶心、呕吐、呃逆等症。

2.《灵枢·邪气脏腑病形》:"胃病者,腹䐜胀,胃脘当心而痛,上肢两胁膈咽不通,饮食不下,取之三里也。"

《灵枢》最早对胃痛的病变部位进行了准确的描述。

3.《素问·举痛论》:"寒气客于肠胃之间,膜原之下,血不得散,小络急引故痛……寒气

客于肠胃,厥逆上出,故痛而呕也。"

4.《素问·至真要大论》:"太阳之胜,凝溧且至,非时水冰……寒厥入胃则内生心痛。"

以上两条提出了寒邪侵入人体是引起胃痛的原因之一。若外感寒邪、脘腹受凉、寒邪内客于胃,或饮食生冷、损伤脾胃、运化失职而致寒邪停留。因寒邪凝结,阻滞气机,故收引作痛。其痛多暴作,疼痛剧烈而拒按,并有喜暖恶凉、苔白、脉弦紧等特点。受寒深则寒凝加重,故其痛也增;得热寒散,其痛可缓。

5.《素问·痹论》:"饮食自倍,肠胃乃伤。"

最早论述了饮食不节损伤脾胃,是导致胃痛的常见原因之一。若饮食不节,暴饮暴食,过食肥甘厚味,或食物生硬难化,超过了机体的消化能力,停积于胃脘,可损伤脾胃。胃伤则胃气壅滞,脾伤则脾运失职。故食滞胃脘,阻滞气机而胃脘部胀痛拒按,胃气上逆而为嗳腐、呕恶;进食则积增而痛著,吐后积减则痛缓。

6.《素问·至真要大论》:"湿淫所胜……民病饮积心痛。"

7.《素问·六元正纪大论》:"土郁之发……故民病心腹胀,肠鸣而数为后,甚则心痛胁䐜,呕吐霍乱,饮发注下,胕肿身重。"

以上两条最早且较全面地概括了痰湿所致的胃痛腹胀之证,该证也是胃脘痛的常见证型之一。本证多因嗜饮酒浆,暴饮湿盛,伤及脾胃;或居处卑湿,或冒雨涉水,或天时湿盛,致水湿中阻而致胃痛。

二、汉代张仲景《伤寒论》、《金匮要略》:以心下痛论治

1.《伤寒论·辨太阳病脉证并治》:"伤寒二三日,心中悸而烦者,小建中汤主之。"

2.《金匮要略·血痹虚劳病脉证并治》："虚劳里急,诸不足,黄芪建中汤主之。"

从以上条文可以看出,小建中汤所主之证,均系虚劳所致,此言虚劳,即指中焦虚寒,阴阳不和。脾胃为后天之本,营卫气血生化之源,中焦虚寒,不得温煦,寒主收引,故脘腹时痛,喜得温按,按之痛减。脾虚则失生化之源,而无水谷之精以濡养脏腑,四肢百骸,致生虚劳里急,心悸而烦,甚则虚劳发热等。

东汉医家张仲景所创立的小建中汤为甘温补虚代表方剂,用于虚劳病阴阳两虚,而偏于阳虚者为宜,以胃脘时痛、喜得温按、按之痛减,面色无华,舌淡,苔白滑等为辨证要点。本方之"甘温除热",是对阴阳失调所致的虚热,每因劳累后发作或加重,伴神疲肢冷者,亦常应用。若里寒重,可改桂枝为肉桂,或加花椒,气滞者加木香,便溏者加白术。

本方加黄芪名为"黄芪建中汤"。应用于小建中汤证兼阳虚发热,自汗盗汗,四肢倦怠,神疲短言等症。

3.《金匮要略·腹满寒疝宿食病脉证并治》："按之心下满痛者,此为实也,当下之,宜大柴胡汤。"

上条文论述了少阳证兼有阳明里实热证所致的胃脘部胀满、疼痛,临证时用大柴胡汤治疗。大柴胡汤由小柴胡汤去人参、甘草,合小承气汤去厚朴,并加芍药组成,是以和解少阳为主,轻泻热结之方。

4.《金匮要略·腹满寒疝宿食病脉证并治》："心胸中大寒痛,呕不能饮食,腹中寒,上冲皮起,出见有头足,上下痛而不可近,大建中汤主之。"

本条文论述了中阳衰弱,阴寒内盛,寒邪凝滞中焦,气血不通,阳气不布,胃失和降所致的脘腹剧痛且冷、四肢厥冷、呕不能食等症,用大建中汤治疗。本方有温中散寒,降逆止痛的作用,且温中散寒之力较强,常用于虚寒性胃痛、腹痛、呕吐、虫积、疝痕等。以脘腹剧痛且冷,痛不可近,舌淡苔白滑,脉细紧为辨证要点。

三、唐代孙思邈《备急千金要方》:九种心痛之说

《备急千金要方·心腹痛》:"九种心痛:一虫心痛,二注心痛,三风心痛,四悸心痛,五食心痛,六饮心痛,七冷心痛,八热心痛,九来去心痛。"

孙思邈的《备急千金要方》所说九种心痛应该是引起九种心痛的原因。张仲景在《金匮要略·胸痹心痛短气病脉证治》中云"九痛丸:治九种心痛",所以九种心痛之说从汉代即有之,但张仲景有方无症。张仲景其九痛丸方药组成为:附子(炮)三两,生狼牙(炙香)一两,巴豆(去皮心熬研如脂)一两,人参一两,干姜一两,吴茱萸一两(一两≈37.5g)。方中附子、巴豆散寒冷而破坚积;狼牙杀腹中之虫,而主胸下积癖;吴茱萸温肝止痛,专主心腹冷痛;干姜温中守而不走;人参理中气而补胃气。合而用之,共奏"温中散寒,开结逐瘀,杀虫止痛"之功。临床多用此方治疗寒积,蛔厥和顽痰冷饮,瘀血结聚而致胃脘及心腹疼痛。兼治"卒中恶,腹胀痛,口不能言,又治连年积冷,流注心胸痛,并冷冲上气,落马坠车血疾等皆主之。"从组方来看九痛丸只能治疗虫积及寒积心痛。

四、宋代陈无择《三因极一病证方论》:痛在中脘,非心痛也

《三因极一病证方论·九痛叙论》:"夫心痛者,在方论则曰九痛,内经则曰举痛,一曰卒痛。种种不同,以其痛在中脘,故总而言之曰心痛,其实非心痛也。若真心痛,则手足青至节,若甚,旦发昼死,昼发夕死,不在治疗之数。方中所载者,乃心主包络经也。若十二经络,外感六淫,则其气闭塞,郁于中焦,气与邪争,发为疼痛,属外所因;若五脏内动,泊以七情,则其气痞结聚于中脘,气与血搏,发为疼痛,属内所因;饮食劳逸,触忤非类,使脏气不平,痞隔于中,食饮遁疰,变乱肠胃,发为疼痛,属不内外因。治之当详分三因,通中解散,破积溃

坚,随其所因,无使混淆。依经具录诸证,以备治法云尔。"

早在宋代陈无择已认识到胃痛非心痛,所谓的真心痛,手足青至节,若甚,且发昼死,昼发夕死,则为胸痹心痛,相当于现代医学的冠心病心绞痛。同时还认识到外感六淫,情志内伤,饮食劳逸为本病的致病原因。这与现代的认识完全一致。

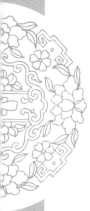

五、金代李东垣《东垣试效方》:心胃痛、脘痛之说

《东垣试效方·心胃及腹中诸痛论》:"夫心胃痛及腹中诸痛,皆因劳役过甚,饮食失节,中气不足,寒邪乘虚而入客之,故卒然而作大痛。经言得炅则止,炅者热也。以热治寒,治之正也。然腹痛有部分,脏位有高下,治之者宜分之。如厥心痛者,乃寒邪客于心包络也。前人以良姜、菖蒲大辛热之味末之,酒醋调服,其痛立止,此折之耳。真心痛者,寒邪伤其君也,手足青至节,甚则旦发夕死。脘痛者,太阴也,理中、建中、草豆蔻丸之类主之。"

李东垣提出由于寒邪所伤的部位不同,分别有厥心痛、真心痛及脘痛,列举了相应的治法。提出了由于中气不足,才使寒邪乘虚客之而致病的理论。

六、元代朱丹溪《丹溪心法》:提出瘀血作痛

《丹溪心法》:"平日喜食热物,以致死血留于胃口作痛。"

朱丹溪认为外感六淫,内伤七情,均可致气滞不畅,血流滞涩,久而成瘀。瘀血阻于胃络,不通则痛。瘀为有形之邪,其疼痛特点为痛有定处,夜间较重。若瘀伤脉络,血不归经,则呕血便黑。治疗上可用活血化瘀,通络止痛之法。

七、元代朱丹溪《丹溪心法》:心痛即胃脘痛之说,对后世造成混淆

《丹溪心法》:"心痛即胃脘痛。"

朱丹溪提出"心痛即胃脘痛"之说,可能是受《黄帝内经》:"胃脘当心而痛"以及二者病变部位接近的影响而提出,对后世造成了混淆。

八、明代王肯堂《证治准绳》:心与胃各一脏,心痛非胃脘痛

《证治准绳》:"丹溪言心痛即胃脘痛。然乎?曰:心与胃各一脏。其病形不同。因胃脘痛处在心下,故有当心而痛之名。岂胃脘痛即心痛者哉。历代方论,将二者混同叙于一门,误自此始。"

王肯堂认为胃脘处在心下,故有当心而痛之名。但胃痛非心痛,《黄帝内经》把胃痛归于心痛之内,并与真心痛又有区别,心腹痛是指从胸部到腹部的疼痛,这是部位的概念。它又可以分为胸痹心痛、胃心痛与腹心痛。胸痹心痛即相当于现代的冠心病心绞痛,胃心痛即胃脘痛,腹心痛即腹痛。隋代巢元方在《诸病源候论·心腹痛门》中分别列了心痛候、心腹痛候与久腹痛候,这说明它们之间是有区别的。

九、明代万密斋《保命歌括》:当心而痛者有三病:胃脘痛、脾疼、胸痹

《保命歌括·心痛》:"胃之上口,名曰贲门。贲门与心相连,故经云胃脘当心而痛。时人未知此义,见其痛在心所,乃呼为心痛也。其在当心而痛者有三病:曰胃脘痛,曰脾疼,曰胸痹。当各求之。胃脘疼者,腹胀当心而痛,上支两胁,膈咽不通。脾疼者,心下急痛,食则呕,腹胀善噫。胸痹者,喘息咳唾,胸背痛。《金匮》云:阳微阴弦,即胸痹而痛,所以然者,责其虚也。今阳虚知在上焦。所以胸痹心痛者,以其阴弦故也。"

万密斋认为胃脘痛非心痛,当心而痛者有三病,即胃脘痛、脾痛及胸痹。胃脘痛与脾疼二者有一定的联系,由脾胃功能失调所致。而胸痹是汉代张仲景《金匮要略》正式提出的名称,包括了以前的"卒心痛""厥心痛"及"真心痛"的称谓。

十、明代张景岳《景岳全书》:胃脘痛非心痛,以理气为主

《景岳全书·心腹痛》:"凡病心腹痛者,有上中下三焦之别。上焦者,痛在膈上,此即胃脘痛也,《内经》曰胃脘当心而痛者即此。时人以此为心痛,不知心不可痛也,若病真心痛者,必手足冷至节,爪甲青,旦发夕死,夕发旦死,不可治也。中焦痛者,在中脘,脾胃间病也。下焦痛者,在脐下,肝肾大小肠膀胱病也。凡此三者,皆有虚实寒热之不同,宜详察而治之……胃脘痛证,多有因食、因寒、因气不顺者,然因食因寒,亦无不皆关于气,盖食停则气滞,寒留则气凝,所以治痛之要,但察其果属实邪,皆当以理气为主,宜排气饮加减主之;食滞者兼乎消导,寒凝者兼乎温中,若止因气逆,则但理其气,病自愈矣。其有诸药不效,气结难解者,唯神香散为妙。若气有滞逆,随触随发者,宜用后简易二方最妙。"

张景岳虽认识到胃脘痛非心痛,也与真心痛有明确不同,仍相因承袭,把胃脘痛放在"心腹痛"中阐述。在治疗上强调以理气为主。脾胃病常见气机逆乱,若气壅阻滞则行之,气弱虚衰则补之,气逆于上则降之,气陷于下则升之。张氏还强调理气之法需根据病情,结合其他方法使用。若食积停滞则配消导化食之法,寒凝则配温中散寒之法,湿热内蕴则配清热利湿之法,瘀血内阻则配活血化瘀之法。

十一、明代虞抟《医学正传》:食积化热伤胃

《医学正传·胃脘痛》:"初致病之由,多因纵恣口腹,喜好辛酸,恣饮热酒煎煿,复餐寒凉生冷,朝伤暮损,日积月深,自郁成积,自积成痰,痰火煎熬……妨碍升降,故胃脘疼痛,吞酸嗳气,嘈杂恶心。"

虞抟论述了饮食不节,暴饮暴食,过食肥厚,或食物生硬难化,停积于胃脘,阻塞气机而致脘闷胀痛。其疼痛特点为得凉则痛缓,得热则痛增;食阻胃气不能顺降,上逆而为嗳气吞酸,嘈杂恶心。

十二、清代李用粹《证治汇补》:过用苦寒致胃痛

《证治汇补·心痛》:"服寒药过多,致脾胃虚弱,胃脘作痛。"

李用粹论述了苦寒清热及泻下剂大都易伤胃气,若过用,则易致脾胃虚弱,引起胃脘作痛。宜得效即止,慎勿过剂。

十三、清代沈金鳌《沈氏尊生书》:治胃勿忘疏肝平肝

《沈氏尊生书》:"胃痛,邪于胃脘病也。惟肝气相乘为尤甚,以木性暴,且正克也。痛必上支两胁,里急,饮食不下。"

沈金鳌论述了肝郁气滞,肝气横逆犯胃之胃脘痛。本证型之胃脘痛常见于早期,是临床的常见证型,盖肝禀木性,专主疏泄,若因忧思恼怒、情志不舒,以致肝气郁结而失疏泄条达所致。其疼痛特点为忧思恼怒则发病或令病重。气为风之渐,其性善动,为病则痛处游走不定。常伴嗳气,食欲减退等症。

十四、清代林珮琴《类证治裁》:治法须分新久

《类证治裁·胃脘痛论治》:"治法须分新久,初痛在经,久痛入络,经主气,络主血也。初痛宜温散以行气,久痛则血络亦痹,必辛通以和营,未可概以香燥例治也。"

林珮琴认为本病初期应以温中散寒,理气通降等治法为主。久病应以补中养阴,化瘀通络为主。

十五、清代程国彭《医学心悟》:心痛有九种,九方治之

《医学心悟·心痛》:"心痛有九种,一曰气,二曰血,三曰热,四曰寒,五曰饮,六曰食,七曰虚,八曰虫,九曰疰,宜分而治之。气痛者,气壅攻刺而痛,游走不定也,沉香降气散主之。血痛者,痛有定处而不移,转侧若刀锥之

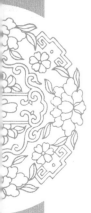
刺,手拈散主之。热痛者,舌燥唇焦,溺赤便闭,喜冷畏热,其痛或作或止,脉洪大有力,清中汤主之。寒痛者,其痛暴发,手足厥冷,口鼻喜冷,喜热畏寒,其痛绵绵不休,脉沉细无力,姜附汤加肉桂主之。饮痛者,水饮停积也,干呕吐涎,或咳,或噎,甚则摇之作水声,脉弦滑,小半夏加茯苓汤主之。食痛者,伤于饮食,心胸胀闷,手不可按,或吞酸嗳腐,脉紧滑,保和汤主之。虚痛者,心悸怔忡,以手按之则痛止,归脾汤主之。虫痛者,面白唇红,或

唇之上下有白斑点,或口吐白沫,饥时更甚,化虫丸主之。疰痛者,触冒邪祟,卒尔心痛,面目青暗,或昏愦谵语,脉来乍大乍小,或两手如出两人,神术散、葱白酒、生姜汤并主之。此治心痛之大法也。"

程国彭所论九种心痛与《备急千金要方》九种心痛有区别,并提出了具体的症状、脉及方药。

（钟　洪　赵　洁　李思颖）

第二节　痞　　满

痞满是指以自觉心下痞塞,胸膈胀满,触之无形,按之柔软,压之无痛为主要症状的病证。按部位可分有胸痞、心下痞等。心下痞即胃脘部,故心下痞又可称胃痞。

胃脘部满闷不舒是临床上很常见的症状,大致可见于西医学中的慢性胃炎、胃十二指肠球部溃疡、胃神经官能症、胃下垂、消化不良等疾病。其他疾病如慢性肝炎、慢性胆囊炎在其疾病发展过程中若出现心下痞满症状,也可参照本病辨证施治。

痞满一病首见于《黄帝内经》,称之为满、痞、痞满、痞塞等。对痞满的认识源于《黄帝内经》,辨证论治奠基于仲景,隋唐时期有所充实,金元时代逐渐深入,明清期间日趋完善。前人有关痞满证候、病因病机和辨治理论或实践都为后世进一步研究本病奠定了基础。

一、《黄帝内经》："痞"之病名

1.《素问·五常政大论》："备化之纪……其病否,……卑监之纪……其病留满否塞,从木化也。"

2.《素问·至真要大论》："太阳之复,厥气上行……心胃生寒,胸膈不利,心痛否满。"

3.《素问·六元正纪大论》："太阴所至为积饮否隔。"

以上三条最早提出痞满的病名。论痞之

源,首见于《黄帝内经》,其主要称为否、满、否塞、否隔,否与痞二者相通用。

4.《素问·太阴阳明论》："饮食不节,起居不时者,阴受之。阳受之则入六腑,阴受之则入五脏。入六腑则身热不时卧,上为喘呼;入五脏则膜满闭塞。"

5.《素问·生气通天论》："味过于甘,心气喘满。"

6.《素问·异法方宜论》："脏寒生满病。"

7.《素问·厥论》："厥或令人腹满。"

8.《素问·脏气法时论》："脾病者,身重,善肌肉痿,足不收行,善瘛,脚下痛;虚则腹满肠鸣,飧泄食不化。"

9.《素问·至真要大论》："诸湿肿满,皆属于脾。"

以上条文对痞满的病因病机进行了论述,提出饮食、起居、冷暖等因素可导致本病。与本病相关的脏腑主要是脾与胃。脾胃同居中焦,脾主升清,胃主降浊,清气升浊气降则人体气机调畅。若外邪入里,饮食不节,食滞于中,脾元受伤,胃气不行,升降失职,气机紊乱可导致浊气上逆而致胀满。

10.《素问·阴阳应象大论》："中满者,泻之于内。"

上文最早提出以消导之法治疗痞满。

二、汉代张仲景《伤寒论》《金匮要略》：痞满的病因及辨证治疗

1.《伤寒论·辨太阳病脉证并治》第151条："脉浮而紧，而复下之，紧反入里，则作痞。按之自濡，但气痞耳。"

2.《伤寒论·辨太阳病脉证并治》："伤寒五六日，呕而发热者，柴胡汤证具，而以他药下之，柴胡证仍在者，复与柴胡汤。此虽已下之，不为逆，必蒸蒸而振，却发热汗出而解。若心下满而鞭痛者，此为结胸也，大陷胸汤主之。但满而不痛者，此为痞，柴胡不中与之，宜半夏泻心汤。"

3.《金匮要略·呕吐哕下利病脉证并治》："呕而肠鸣，心下痞者，半夏泻心汤主之。"

以上条文提出了痞满的成因和症状。脉浮而紧，是太阳伤寒的主脉，应该用辛温发汗之剂，使寒邪从表而解，若反用下法，使正气受损，外邪陷入胃肠，寒热错杂，互结于心下胃脘，气机不畅，则成心下痞满；因中气损伤，则脾胃升降失常，以致清阳不升，浊阴不降，故上为呕吐或干呕，下为肠鸣下利。但临床所见痞证，并非均是误下而成，凡因脾胃功能紊乱，阴阳失调，气机不畅，升降失常，均可致痞。张仲景还提出了痞满与结胸的区别。痞满按之柔软但不疼痛，而结胸证心下满而痛，按之石硬，手不可近，两者有显著的不同。

4.《伤寒论·辨太阳病脉证并治》："心下痞，按之濡，其脉关上浮者，大黄黄连泻心汤主之。"

5.《伤寒论·辨太阳病脉证并治》："伤寒大下后，复发汗，心下痞，恶寒者，表未解也。不可攻痞，当先解表，表解乃可攻痞。解表宜桂枝汤，攻痞宜大黄黄连泻心汤。"

以上条文提出痞证虽具但表证未解的治疗，此时当先解表邪，表解乃可治痞。由于痞证的成因及伴随症状的不同，故治疗也有异。若心下痞，胃有实火者，可用大黄黄连泻心汤。

6.《伤寒论·辨太阳病脉证并治》："心下痞，而复恶寒汗出者，附子泻心汤主之。"

上文提出了痞证而兼阳虚的症状与治法。卫阳虚则恶寒自汗，邪热盛则心下痞满，宜扶阳散痞，用附子泻心汤治疗。

7.《伤寒论·辨太阳病脉证并治》："伤寒汗出解之后，胃中不和，心下痞鞭，干噫食臭，胁下有水气，腹中雷鸣下利者，生姜泻心汤主之。"

本条文提出了伤寒虽汗出、表证已解，但因胃气不振，余热与停滞之水气互结，致"心下痞硬"；胃中不和，故干呕食臭；土虚不能制水，可见"腹中雷鸣而下利"等证。生姜泻心汤有和胃降逆、利水散痞的作用，主要用于治疗脾胃虚所致痞证。

8.《伤寒论·辨太阳病脉证并治》："伤寒中风，医反下之，其人下利日数十行，谷不化，腹中雷鸣，心下痞鞭而满，干呕心烦不得安。医见心下痞谓病不尽，复下之，其痞益甚，此非结热，但以胃中虚、客气上逆、故使鞭也，甘草泻心汤主之。"

本条文提出了胃虚致痞之证，误下后，其痞益甚，这是方不对证，宜用甘草泻心汤以补虚消痞。

9.《伤寒论·辨太阳病脉证并治》："伤寒发汗，若吐若下，解后心下痞硬，噫气不除者，旋覆代赭汤主之。"

本条文提出伤寒经发汗、吐、下后，若见心下痞、噫气者，用旋覆代赭汤治疗。与甘草泻心汤一样，均能补虚消痞，但本方偏于降逆和胃。如《注解伤寒论》曰："大邪虽解，以曾发汗吐下，胃气弱而未和，虚气上逆，故心下痞硬，嗳气不除，与旋覆代赭汤降虚气而和胃。硬则气坚，咸味可以软之，旋覆之咸，以软痞硬。虚则气浮，重剂可以镇之，代赭石之重，以镇虚逆。辛者散也，生姜、半夏之辛，以散虚痞。甘者缓也，人参、甘草、大枣之甘，以补胃弱"。

10.《伤寒论·辨太阳病脉证并治》第165条："伤寒发热，汗出不解，心中痞硬，呕吐而下利者，大柴胡汤主之。"

本方用于治疗少阳与阳明合病。症见往来寒热，胸胁苦满，呕不止，心下痞硬，或心下满痛，大便秘结，或下利，舌苔黄，脉弦有力者。此为少阳病未解，邪入阳明化热成实所致。因少阳病未解，故仍有往来寒热，胸胁苦满；邪入阳明化热，则心烦较甚；化热成实，胃失和降而上逆，则呕吐不止。或见胁热下利，乃是邪入里化热，里热下迫所致。本方所治之痞以实痞为主。

11.《金匮要略·胸痹心痛短气病脉证并治》："心中痞，诸逆心悬痛，桂枝生姜枳实汤主之。"

本条文提出了胃有停饮，水饮阻滞中阳，气机不畅，故心中痞塞不通，水饮上冲则呕恶。宜用桂枝生姜枳实汤治疗。

张仲景在《伤寒论》及《金匮要略》中发展了《黄帝内经》关于"痞"的认识。他认为痞满之成因有外伤与内感之分，外感之痞每因误治传变、本虚标实所致。内伤之痞多因脾胃虚或痰食水饮所造成。痞病之诊断："但满而不痛""心下痞、按之濡""按之自濡但气痞耳"，均为诊断痞病的要点。并特别指出痞病与阳明腑实、结胸硬痛的区别。由于痞病的病因复杂，临床表现不一，故治疗上也有所不同。他创立了五泻心汤及旋覆代赭汤治疗痞证。对热聚于胃，心下痞，按之濡，关脉浮者，用大黄黄连泻心汤治疗；对热陷于内，阳虚于外，心下痞，恶寒汗出者，用附子泻心汤治疗；对胃气不和而挟水寒，心下痞硬，干噫食臭，腹中雷鸣下利者，用生姜泻心汤治疗；对脾胃虚较甚，客气上逆，心下痞硬满，下利日数十行，谷不化，腹中雷鸣，心烦不得安者，用甘草泻心汤治疗；对胃气上逆较甚，呕而肠鸣，心下痞者，用半夏泻心汤治疗；对胃虚浊气上逆，心下痞硬，噫气不除者，用旋覆代赭汤治疗；对胃有停饮，饮阻中阳，心中痞，诸逆心悬痛者，用桂枝生姜枳实汤治疗。张仲景治痞，理法方药颇为周详，被后世视为治痞之规范。

三、隋代巢元方《诸病源候论》：以八痞论治

《诸病源候论·诸痞候》："诸痞者……方有八否，五否或六否，以其名状非一，故云诸否。"

巢元方认为痞满的病因非止一端。且强调引起痞满的内在因素，探讨痞之病因病机。指出："痞者，塞也，言脏腑痞塞不宣通也。"痞是因为"忧恚气积，或坠堕内损，"其病机为"荣卫不和，阴阳隔绝，而风邪外人，与卫气相搏，血气壅塞不通。"痞之症状为"腹内气结胀满，时时壮热。"

四、宋代朱肱《类证活人书》：宣畅气机乃为治疗痞满的基本法则

《类证活人书》："审知是痞，先用桔梗枳壳汤尤妙，缘桔梗枳壳，行气下膈，先用之无不验也。"

朱肱认为痞满之病机为中焦气机阻滞、升降失职，理气通导为治疗之首选。痞满常虚实夹杂，实中有虚，虚中有实，先用桔梗枳壳汤行气下膈，气机通畅，脾胃升降功能恢复正常，则痞满自消。

五、金代李东垣《脾胃论》：元气虚弱，饮食不消之说

《脾胃论·论饮酒过伤》在橘皮枳术丸中云："治老幼元气虚弱，饮食不消，或脏腑不调，心下痞闷。"

李东垣论述了用橘皮枳术丸治疗老人、小儿元气虚弱，饮食不消化，影响到脏腑功能不调、心下痞闷的经验。又在他处论述枳术丸的功用为"治痞，消食强胃。"可见，消化功能差致饮食停滞是痞之病因，而元气虚弱是饮食不消之原因。枳术丸为李东垣的老师张元素根据仲景枳术汤之意化裁的，脾虚当补，气滞宜行。本方用白术气味苦甘，健脾燥湿而益脾元；枳实苦温泻痞闷而消积滞，白术多枳实1倍用量，意在先补后消使药不峻，复以荷叶烧饭为

丸,取其升养脾胃之清气,以助白术健脾益胃之功,与枳实相配,一升清,一降浊,正合"脾宜升则健、胃宜降则和"之理。胃气强、消化功能旺盛,就不会有饮食停滞、心下痞闷之感。现代药理学研究表明:枳术丸主要具有调节胃肠功能的作用,对不同病理、生理状态的作用不尽相同,对自主神经系统有双向调节作用;能明显增加肝糖原,降低血糖,能明显提高实验动物耐缺氧能力,保护肝脏,并增加胆汁分泌。

六、元代朱丹溪《丹溪手镜》:以血药论治

《丹溪手镜·痞》:"因误下多将脾胃之阴亡矣。胸中之气因虚而下陷于心之分野,治宜升胃气,以血药治之。有湿土乘心下,为虚满,若大便秘结、能食,厚朴枳实主之。若大便利,芍药、陈皮主之。有食积痰滞,痞膈胸中,宜消导之。"

痞病之因多认为由饮食不节、寒温不适、痰浊内阻或脾胃虚弱所致,治当消导、温补、清解、理气、化湿等。朱丹溪除以上治疗外,还以血药治之。因为瘀血壅滞,气机阻滞,自然痞闷不舒。李东垣也曾以血病论之,《脾胃论》:"脾无积血不痞。""伤寒谓痞者,从血中来……杂病痞者,亦从血中来。"

七、宋代朱橚、滕弘等《普济方》:以脾胃虚弱论治

《普济方·虚劳心腹痞满》:"夫虚弱之人,气弱血虚,荣卫不足,复为寒邪所乘,食饮入胃,不能传化,停积于内,故中气痞塞,胃胀不通,故心腹痞满也。"

本条文论述脾胃虚弱可导致痞证。素体脾胃虚弱,脾失健运,运化失常,胃纳呆滞,饮食停滞而为痞满。

八、明代张景岳《景岳全书》:辨治痞满,首分虚实

《景岳全书·痞满》:"痞者,痞塞不开之谓;满者,胀满不行之谓,盖满则近胀,而痞则不必胀也。所以痞满一证,大有疑辨,则在虚

实二字。凡有邪有滞而痞者,实痞也;无邪无滞而痞者,虚痞也……实痞实满者可散可消;虚痞虚满者非大加温补不可。此而错用,多致误人。"

张景岳认为对痞满的辨治应分虚痞与实痞两大证型论治。目前临床也多按此分类。实痞多因外邪、食积、情志、或痰浊等为患,致气机不畅,升降失常所致,以邪实为主要矛盾。

治实痞,重在疏理兼扶脾。其病机虽以邪实为主,但临床所见实痞者除实证之外,还有不同程度的脾胃受损现象,只是虚损较轻,尚未达到脾胃虚弱的程度,所以治疗实痞除以疏理气机,化痰消积,疏肝除痞为主外,还要适当加用顾护脾胃之品。治疗虚痞当补益脾胃为先。但虚痞虽以脾胃气虚为病变基础,但以满闷不舒,闭塞不通为直接病机特点,治疗在健脾益气时要适当疏导,气机通则痞满除。

九、明代龚廷贤《万病回春》:中气伐伤,阴伏阳蓄

《万病回春》:"夫痞满者,非痞块之痞也,乃胸腹饱闷而不舒畅也,有气虚中满,有血虚中满,有食积中满,有脾泄中满,有痰膈中满,皆是七情内伤,六淫外侵,或醉饱饥饿失节,房劳过度,则脾土虚而受伤,转输之官失职,胃虽受谷,不能运化,故阳自升而阴自降而成天地不交之痞不通泰也。盖阴伏阳蓄,治用香砂养胃汤、加减枳壳丸,调养脾胃,使心肺之阳下降,肝肾之阴上升而成天地交泰,是无病也。"

痞满为无形之积,胸腹饱闷不舒畅是对本病生动的描述。尽管致病因素有七情内伤,醉饱饥饿失节,房劳过度,其病机为脾胃同居中焦,为全身气机升降之枢,阴气(寒、湿、痰浊、水饮等)凝伏,滞而不化,阻遏中阳,蓄而不达;或中焦虚寒,阴寒湿痰内生,气机升降失职,气壅中焦,升清降浊失职而成痞满。

十、明代虞抟《医学正传》:胸中之气下陷而为心下痞

《医学正传·痞满》:"故胸中之气,因虚而

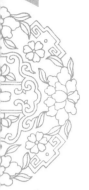

下陷于心之分野,故心下痞。宜升胃气,以血药兼之。若全用利气之药导之,则痞尤甚。痞甚而复下之,气愈下降,必变为中满鼓胀,皆非其治也。"

本条文论述了虚证之痞是因气虚下陷而致,所以宜升胃气。若见痞而用辛散之药,则更耗气,则痞益甚。痞非胀也,不能用下法。

十一、清代李菩《杂症要略》:痞与胀的区别

《杂症要略·痞满》:"痞满者,中满也。与胀不同。胀者,内外俱胀,痞则内满外不胀,皆土邪也。右关必浮弦,实则便秘,虚则便通;食则欲吐,痰则涌涎;火则内热,气则结滞;中虚则如刺,瘀血则阻碍。宜升胃气益脾土,以血药兼之,不可全用利导。大概与湿同治,上下分消可也。"

本条文论述了痞与胀的区别。痞满者中满,而胀为内外俱胀。明代王肯堂在《证治准绳》中云:"胀在腹中,其病有形;痞在心下,其病无形。"痞与胀部位不同。痞在上,位于心下;胀在下,位于腹部。胀其病有形,痞无形。

十二、明代李中梓《证治汇补》:正气虚为本,痰郁为标

《证治汇补·痞满》:"大抵心下痞闷,必是脾胃受亏,浊气挟痰,不能运化为患。初宜舒郁化痰降火,二陈、越鞠、苓连之类;久之固中气,参、术、苓、草之类,佐以他药。有痰治痰,有火清火,郁则兼化。若妄用克伐,祸不旋踵。又痞同湿治,惟宜上下分消其气,如果有内实之症,庶可疏导。"

李中梓认为痞满为本虚标实之证。脾胃虚弱为本,痰、火、郁为标。本虚不能妄用攻伐,初宜舒郁化痰降火,病久者宜益气健脾,兼以化痰降火解郁。在《证治汇补》还云:"肥人心下痞,湿痰也,二陈二术……瘦人心下痞,乃郁热也,宜枳实、黄连以导之,葛根、升麻以发之。"李氏提出治疗痞病时应结合体质进行辨证论治。

十三、清代林珮琴《类证治裁》:不知饥、不欲食是本病的另一特点

《类证治裁·痞满论治》:"痞则闭而不开,满则闷而不舒。病在胸膈气分,而外不胀急,但不知饥,不欲食。"

心下痞塞、胸膈满闷为痞满的自觉症状。而不知饥、不欲食是胃不受纳、脾不运化所反映的痞病的另一特点。《类证治裁·痞满》还云:"暴怒伤肝,气逆而痞。""噎膈痞塞,乃痰与气搏,不得宣通。"认为痞满发病与情志失和、痰气搏结有关。由此可见,古代医家所论痞满的病因病机有饮食不节、起居不时、寒气侵犯、表邪内陷、湿热所侵、情志不和、痰气搏结以及脾胃内伤等方面,所涉及的脏腑有肝、脾、胃等。

十四、清代沈金鳌《杂病源流犀烛》:实痞以痰、湿、热论之

《杂病源流犀烛》:"虚则补其气,实则消食、豁痰、除湿有湿热清热。而消导之,亦不可用峻剂。"

本条文论述了实痞之证,是由于脾失健运,致饮食停滞或水湿不化,痰气交阳,中焦气机不利,升降失司,而成痞满。治疗上应消食导滞,清热除湿,化痰消痞。

十五、清代叶天士《临证指南医案》:阴虚致痞

《临证指南医案》:"肺胃津液枯涩,因燥而痞者。"

古人在论及虚证痞满时,以脾胃虚弱论述者多,阴虚致痞者少。叶氏阴虚致痞论告诫我们,在运用辛开苦降法时,必须详审肺胃阴之盈亏。若胃阴已有亏象而浊阴不降者,常佐以乌梅、生白芍、石斛等益养胃阴而助和降,待津液来复,胃气和降,不攻而痞自消。

(钟 洪 赵 洁 李思颖)

第三节　腹　　痛

腹痛是指胃脘以下，耻骨毛际以上的部位发生疼痛为主症的病证。疼痛的部位又可分为脐腹、胁腹、小腹、少腹。腹痛是临床上的常见症状，内科腹痛可见于西医学的许多疾病之中，如急慢性胰腺炎、胃肠痉挛、不完全性肠梗阻、结核性腹膜炎、腹型过敏性紫癜、肠道激惹综合征、消化不良性腹痛、输尿管结石等，当以腹痛为主要表现，并能排除外科、妇科疾病时，可参考辨证论治。

有关腹痛的论述首见于《黄帝内经》，并提出腹痛由寒热邪气客于胃肠引起。东汉张仲景著《金匮要略》对腹痛的病因、病机、辨证论治，作了较为全面的论述。至隋代巢元方之《诸病源候论》才将腹痛一证单独论述。认为腹痛可分"卒腹痛"和"久腹痛"。所涉及的脏腑，主要是脾、胃、肠。金元时期李东垣提出，心胃痛应与腹痛区别开来，并认为中脘痛属太阴，脐腹痛属少阴，少腹痛属厥阴。朱丹溪在前人的基础上，明确提出了"心痛即胃脘痛"，并将胃脘痛与腹痛分开，为后世腹痛概念的确定，奠定了基础。明清时期，对腹痛的概念已十分明确，许多医家将心痛、胃脘痛、腹痛，进行了严格区分。至清代，李用粹又将内科腹痛与肠痛、痧症、妊娠腹痛、疝气等相鉴别。

一、《黄帝内经》："腹痛"之病名

1.《素问·气交变大论》："岁土太过，雨湿流行，肾水受邪。民病腹痛。"

本条最早明确提出了"腹痛"的病名，并指出脾虚湿盛可致腹痛。

2.《灵枢·五邪篇》："邪在脾胃……阳气不足，阴气有余，则寒中肠鸣、腹痛。"

3.《素问·举痛论》："寒气客于肠胃，厥逆上出，故痛而呕也。寒气客于小肠，小肠不得成聚，故后泄腹痛矣。热气留于小肠，肠中痛，瘅热焦渴则坚干不得出，故痛而闭不通矣。"

以上两条经文指出寒热之邪侵入人体可引起腹痛。这也是现在临床最常见的引起腹痛的病因之一。素体脾胃阳虚，易感受外来寒邪或过食生冷，致寒邪客于肠胃，寒属阴邪主收引，因阳不足，不能温养脏腑，气血为之滞涩，筋脉为之拘急，故腹部拘挛而痛。如《素问·举痛论》云："寒气入经而稽迟，泣而不行……则气不通，故卒然而痛。"若平时嗜食辛辣肥甘厚味，令肠胃积热，热可伤津灼液，损伤肠胃，运化失职，致腑气不通，不通则痛。

二、汉代张仲景《金匮要略》：全面论述了腹痛的病因及治疗

1.《金匮要略·腹满寒疝宿食病脉证治》："病者腹满，按之不痛为虚，痛者为实，可下之；舌黄未下者，下之黄自去。"

张仲景提出了腹满的辨证方法，以按之腹部痛与不痛分虚实，舌之黄与不黄分寒热。按之不痛者，为无形之气，属于虚证，不可用下法；按之疼痛者为有形之积，属于实证，可用下法；舌苔黄者为热，未用下法者，下之则黄苔自去，腹满痛也消。

2.《金匮要略·腹满寒疝宿食病脉证治》："夫瘦人绕脐痛，必有风冷，谷气不行，而反下之，其气必冲，不冲者，心下则痞也。"

本条文指出了平时形瘦体弱，恶冷，消化功能差而致脐腹疼痛者，反用下法而变生他病的证治。

3.《金匮要略·腹满寒疝宿食病脉证治》："痛而闭者，厚朴三物汤主之。"

本条叙证简略，但从方药组成来看，痛而闭者，当是腹痛便闭，为里实气滞之证，实则宜下，滞则宜行，用厚朴三物汤治疗。本证常由

第六章　脾胃病证

平素嗜食厚味辛辣之品，令肠胃积热，热结于里，腑气不通，故大便秘结，腹部胀满疼痛。厚朴三物汤与小承气汤药物相同，只有剂量之差，而主治略异。小承气汤君药为大黄，以通便泻实为主，以治痞满，臣佐厚朴、枳实以利气机；厚朴三物汤即由小承气汤加重厚朴、枳实的剂量，大黄量不变，以疏导气分为主，着重止痛开闭，以治腹满腹痛。

4.《金匮要略·腹满寒疝宿食病脉证治》："腹痛，脉弦而紧，弦则卫气不行，即恶寒；紧则不欲饮食，邪正相搏，即为寒疝。绕脐痛，若发则自汗出，手足厥逆，其脉沉弦者，大乌头煎主之。"

本条论述了寒疝的脉象和形成。本条所论寒疝，其中一部分内容是指现代医学的"腹外疝"。但大部分是指寒邪外来，而引起的阵发性腹痛。因素有阴寒内盛，寒疝遇寒即发，寒气搏结不散，故绕脐腹痛；阳虚不能卫外，故发则冷汗自出；阳气不能达于四末，故手足厥冷；其脉沉紧，沉为在里，紧则为寒，故用大乌头煎急温之。乌头为辛热有毒之品，使用时必须严格掌握剂量及按照正确的煎煮及服用方法。

5.《金匮要略·腹满寒疝宿食病脉证治》："腹中寒气，雷鸣切痛，胸胁逆满，呕吐，附子粳米汤主之。"

本条文论述了虚寒性腹痛呕吐的证治。其发病机制多由肾虚而寒动于中，胃肠为寒气凝滞，故下见腹部"雷鸣切痛"，上为"逆满呕吐"。清代尤怡曰："下焦浊阴之气，不特肆于阴部，而且逆于阳位，中土虚而堤防撤矣，故以附子辅阳驱阴，半夏降逆止呕，而尤赖粳米、甘枣，培令土厚，而使阴气得敛也"，诸药合用，共奏温中止呕，散寒定痛的作用。对急、慢性胃炎，胃痉挛，溃疡病，尿毒症之寒呕等，属于本型者，均可酌情加减使用。

三、隋代巢元方《诸病源候论》：以"寒中"论治虚寒性腹痛

《诸病源候论·腹病诸候》："久腹痛者，脏腑虚而有寒，连滞不歇，发作有时，发则肠鸣而腹绞痛，谓之寒中。是冷搏于阴经，令阳气不足，阴气有余也。寒中久痛不瘥，冷入于大肠，则变下利。"

本条文论述了虚寒性腹痛。本证多由饮食劳倦，损伤中气，阳气不足，阴寒乘之，正邪相争而为疼痛。其痛绵绵，发作有时。中焦阳气不足，不能温化寒湿，则大便溏薄，气短懒言。从本条文也可以看出巢元方将腹痛一证单独立论，与心痛、心腹痛并列，说明其疼痛部位在胃脘以下。他在《诸病源候论·心腹痛候》说："心腹痛者，由府脏虚弱，风寒客于其间故也。邪气发作，与正气相击，上冲于心，则心痛；下攻于腹，则腹痛；下上相攻，故心腹绞痛。"

四、金代成无己《伤寒明理论》：以瘀血论治腹痛

《伤寒明理论·少腹满》："邪气聚于下焦，则津液不得通，血气不得行，或溺或血，留滞于下，是生胀满而硬痛也。"

成无己论述了血瘀可致腹痛。气为血之帅，气行则血行，气滞则血瘀。本证多因气滞不愈，久痛入络，瘀血阻滞不通，故腹部疼痛，痛有定处。《金匮钩玄·腹痛》云："死血痛，每痛有定处，不行移者是。"血瘀为实证，故痛而拒按，触之痛甚，痛点固定。

五、金代刘完素《素问玄机原病式》：因热而致腹痛

《素问玄机原病式》："热郁于内，而腹满坚结痛者，不可言为寒也。"

刘完素对五运六气学说深有研究，并具体运用于临床实践，创独家之言。认为火热是导致各种疾病的原因，总结了热性病的治疗原则，提出辛凉解表和泻热养阴的治法。本条文论述了热结腹痛，本证常由平素嗜食厚味辛辣烤炙，致令肠胃积热。《伤寒论·阳明篇》："腹满痛者，此有燥屎也，所以然者，本有宿食故也。"或寒邪不解郁而化热，热结于里，腑气不通，不通则痛。故腹满硬胀，疼痛

剧烈而拒按,大便秘结不通。《伤寒论·阳明篇》:"病人不大便五六日,绕脐痛,烦躁,发作有时,此有燥屎。"治则应通腑泄热。《丹溪心法·腹痛》:"凡腹痛不可以手按者属实,宜大黄、芒硝下之。"热结腹痛,用药之后便通痛止,即可停用攻下,改用调理胃肠之剂。壮热腹痛可见于急腹症,变化迅速,病势紧急,必须严格观察,及时用药,并应中西医结合治疗。

六、元代王好古《此事难知》:以中脘痛、脐腹痛及少腹痛论治

《此事难知》:"中脘痛,太阴也,理中、建中、黄芪汤之类。脐腹痛,少阴也,四逆、真武、附子汤之类。少腹痛、小腹痛,厥阴也,重则正阳、回阳丹之类,轻则用当归四逆汤。太阴传少阴,痛甚者,当变下利不止。杂证而痛,四物苦楝汤、酒煮当归丸、增损当归丸之类。夏月腹痛,肌热恶热,脉洪疾,手太阴足阳明主之,黄芩芍药汤。秋腹痛,肌热恶寒,脉沉疾,足太阴足少阴主之,桂枝芍药汤。四时腹痛,芍药甘草汤主之。"

王好古宗李东垣之说以部位分论心腹痛,提出了中脘痛、脐腹痛、少腹痛并提出了相应治疗方药。还以季节气候论治腹痛,有夏月腹痛、秋腹痛及四时腹痛等。

七、元代朱丹溪《脉因证治》:各种病因致脾胃升降失常为腹痛之病机

《脉因证治·心腹痛》:"有客寒阻之不行,有热内生郁而不散,有死血食积湿痰结滞,妨碍升降,故痛。盖痛,当分其部分,从其高下而治之。"

六腑以通为用,传化物而不藏,本条文论述了由于外感寒邪、内生郁热、饮食及痰饮内停,致气机及脾胃的升降失常,"不通则痛"。

八、明代龚廷贤《寿世保元》:分寒热虚实以辨证治之

《寿世保元·腹痛》:"治之皆当辨其寒热

虚实。随其所得之证施治,若外邪者散之,内积者逐之,寒者温之,热者清之,虚则补之,实则泻之,泄则调之,闭则通之,血则消之,气则顺之,虫则追之,积则削之,加以健理脾胃,调养气血,斯治人之要也。"

龚廷贤论述了治疗腹痛的辨治方法及治疗原则。治疗腹痛除了辨别寒热虚实外,还要结合所伴随的症状加以辨治。提出了具体的治疗腹痛的十二条原则,均要加以健理脾胃,调养气血之法。

九、明代张景岳《景岳全书》:较全面地论述了腹痛的病因及虚实腹痛的辨证方法

《景岳全书·心腹痛》:"痛有虚实,凡三焦痛证,惟食滞、寒滞、气滞者最多,其有因虫、因火、因痰、因血者,皆能作痛。大都暴痛者,多有前三证;渐痛者,多由后四证。……可按者为虚,拒按者为实;久痛者多虚,暴痛者多实;得食稍可者为虚,胀满畏食者为实;痛徐而缓,莫得其处者多虚;痛剧而坚,一定不移者为实;痛在肠脏中,有物有滞者多实,痛在腔胁经络,不干中脏而牵连腰背,无胀无滞者多虚,脉与证参,虚实自辨。"

张景岳较全面地论述了腹痛的病因以及从痛之久暂、是否拒按、进食后是否缓解、痛处是否能移动诸方面论述了腹痛的虚实辨证方法。

十、明代吴球《活人心统》:常见腹痛的症状及具体治疗

《活人心统·腹痛门》:"腹痛病源:食积痛而有形,气痛人多满闷,冷痛滞而恶寒,热痛往来无定。假如食积,恶食,脉紧而短,宜草果、神曲为君,香附、麦芽为臣,山楂、炒陈皮为佐,厚朴、青皮、甘草为使。冷积气痛,脉沉,木香、砂仁为君,陈皮、延胡索、厚朴为臣,抚芎、香附为佐,青皮、橘叶为使。间以木香槟榔丸服之。冷气脉迟,以苍术、丁皮为君,香附、菖蒲、吴茱萸为臣,青皮、木香为佐,木通为使。脉数口干,久郁热痛,炒黄连、栀子为君,青皮、枳壳、

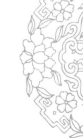

大腹皮为臣,厚朴、香附为佐,槟榔为使。佐以三黄熟艾汤。甚者以痛随利减,宜备急丸治之。"

吴球从食积、气滞、寒、热四型论治腹痛。这四种类型也为目前临床上腹痛最常见之病因。并提出了每型腹痛的具体脉象及治疗药物。

十一、明代龚信《古今医鉴》:寒热腹痛的辨治方法

《古今医鉴·腹痛》:"凡腹中痛甚,饮凉水一盏,其痛稍可者属热痛,当用凉药清之。清之不已,而或绕脐硬痛,大便闭实烦渴,用凉药下之,利气丸之类。若饮水愈加作痛,属寒痛,用温药和之。和之不已,而或四肢厥冷,腹痛呕吐泻痢,急服热药救之,附子理中汤之类,须详脉力有无。"

龚信治热以寒,治寒以热,用凉水一盏来辨腹痛之寒热。热性腹痛应喜冷而恶热,饮凉水一盏,其痛稍缓解,当以热性腹痛来论治。反之,则以寒性腹痛论治。

十二、明代秦景明《症因脉治》:血虚腹痛论治

《症因脉治》:"瘦人多火,阴血日涸,或去血过多,阴分日亏,或忧思过度,煎熬真阴。"

本条文论述了血虚腹痛。本证多由劳心过度,伤耗营血或有失血,致令血虚。血虚内不能充盈脏腑,则腹痛悠悠不已。血虚外不能充盈躯体,则形体瘦弱,面色苍白。血不荣心则心悸失眠,血不上荣头则头晕健忘。

十三、清代林珮琴《类证治裁》:理气活血通腑为治腹痛之大法

《类证治裁·腹痛论治》:"大抵腹痛寒淫为多,热淫为少,以阴寒尤易阻塞阳气也。腹痛气滞者多,血滞者少,理气滞不宜动血,理血

滞则必兼行气也。古谓痛则不通,通则不痛。故治痛大法,不外温散辛通。而其要则初用通腑,久必通络。"

林珮琴论述了治疗腹痛之大法。由于腹痛以寒邪为多,故辛散温通为治疗原则,辛散者理气也,腹痛气滞者多。甘温者温中补气,辛温者温中祛寒。通者,通腑泄热,活血通络也。

十四、清代程国彭《医学心悟》:肝郁气滞之腹痛

《医学心悟·腹痛》:"诸痛皆属于肝,肝木乘脾则腹痛,仲景以芍药甘草汤主之。"

程国彭论述了肝气郁结之腹痛。本证起于忧思忿怒,致令肝失条达,气机郁滞,横逆犯胃肠,气结不通,不通则痛。《素问·举痛论》:"怒则气上……思则气结。"本证腹痛常表现为腹胀闷痛,攻冲不定,痛引两胁,或及少腹,忿怒痛增,时作嗳气,得矢气痛势可缓,脉弦。《景岳全书》:"凡气病而为胀为痛者,必或胀或止而痛无定处,气聚则痛而见形,气散则平而无迹。"治疗上可用芍药甘草汤加味或柴胡疏肝散治疗。

十五、清代叶天士《临证指南医案》:以有形与无形来区分腹痛之病因

《临床指南医案·腹痛》:"腹处乎中,痛因非一,须知其无形及有形之为患,而主治之机宜,已得其要矣。所谓无形为患者,如寒凝火郁,气阻营虚,及夏秋暑湿痧秽之类是也。所谓有形为患者,如蓄血、食滞、癥瘕、蛔蛷、内疝,及平素偏好成积之类是也。"

叶天士论述了腹痛的病因分类。一般腹痛的病因以虚实来分类,也有以有形与无形来分类。但有形之邪多为实证,无形之邪也能转化为有形之邪。

(钟　洪　赵　洁　李思颖)

第四节　呕　　吐

呕吐是指胃失和降,气逆于上,迫使胃中之物从口中吐出的一种病证。一般以有物有声谓之呕,有物无声谓之吐,无物有声谓之干呕。临床呕与吐常同时发生,故合称为呕吐。

呕吐是临床上的常见症状,可见于西医学的多种疾病之中,如急性胃炎、心因性呕吐、胃黏膜脱垂症、贲门痉挛、幽门痉挛、幽门梗阻、十二指肠壅积症、肠梗阻、肝炎、胰腺炎、胆囊炎、尿毒症、颅脑疾病、某些急性传染病以及肿瘤患者使用化学药物时等,当以呕吐为主要表现时,可参考本病辨证施治。

呕吐一病首见于《黄帝内经》。《黄帝内经》对其病因、病机论述颇详。《金匮要略》详细论述了呕吐一证,对不同病因所致呕吐的辨证施治进行了论述,创立了许多至今行之有效的方剂。《景岳全书》对呕以虚实来论述,颇得要领,对后世影响也很大。

一、《黄帝内经》:"呕"之病名

1.《素问·举痛论》:"寒气客于肠胃,厥逆上出,故痛而呕也。"

2.《素问·六元正纪大论》:"火郁之发……疡痱呕逆。"

3.《素问·至真要大论》:"诸呕吐酸,暴注下迫,皆属于热";"厥阴司天,风淫所胜……食则呕";"少阴之胜……炎暑至……呕逆";"燥淫所胜……民病喜呕,呕有苦";"太阴之复,湿变乃举,体重中满,食饮不化,阴气上厥……呕而密默,唾吐清液。"

以上条文最早论述了外感六淫之邪皆可引起呕吐,春夏之风热,长夏之暑湿,秋冬之风寒,若侵及胃腑,胃失和降,气逆而为呕吐。外感所致呕吐,有外感病史,每多卒然而发,平时并无脾胃虚弱之象。或兼有表证,或不兼表证。

4.《素问·厥论》:"太阴之厥,则腹满膜胀,后不利,不欲食,食则呕,不得卧。"

5.《素问·脉解篇》:"太阴所谓病腹胀者,太阴子也……所谓食则呕者,物盛满而上溢,故呕也。"

以上条文论述了呕吐与脾胃的关系密切。脾胃居中焦,胃主受纳,脾主运化,为气机升降之枢纽。脾胃气机升降正常,出入有序,以维持"清阳出上窍,浊阴出下窍;清阳发腠理,浊阴走五脏;清阳实四肢,浊阴归六腑"的各种正常生理活动。反之,食虽入胃,随浊气上逆而为呕吐。

6.《灵枢·四时气》:"邪在胆,逆在胃,胆汁泄,则口苦,胃气逆,则呕苦。"

六腑以通降为顺,若胆汁不循常道,反流入胃,随胃气上逆,则呕而口苦。

二、汉代张仲景《金匮要略》《伤寒论》:"呕"之脉因证治

1.《金匮要略·呕吐哕下利病脉证并治》:"先呕却渴者,此为欲解;先渴却呕者,为水停心下,此属饮家。呕家本渴,今反不渴者,以心下有支饮故也,此属支饮。"

2.《金匮要略·痰饮咳嗽病脉证并治》:"呕家本渴,渴者为欲解;今反不渴,心下有支饮故也;小半夏汤主之。"

3.《金匮要略·呕吐哕下利病脉证并治》:"诸呕吐,谷不得下者,小半夏汤主之。"

4.《金匮要略·痰饮咳嗽病脉证并治》:"先渴后呕,为水停心下,此属饮家,小半夏茯苓汤主之。"

5.《金匮要略·痰饮咳嗽病脉证并治》:"卒呕吐,心下痞,膈间有水,眩悸者,小半夏加茯苓汤主之。"

张仲景提出了呕吐者,因水分的呕出,必

伤津液，应该口渴，若不渴者，为水停心下之支饮，用小半夏汤及小半夏加茯苓汤治疗。小半夏汤为"止呕"剂之祖方，凡是临床有呕吐而不渴的症状者，皆可加用本方。如梅尼埃（美尼尔）综合征、神经性呕吐、胃炎、胰腺炎、胆囊炎及其他呕吐者。

6.《伤寒论·阳明篇》："食谷欲呕，属阳明也，吴茱萸汤主之。"

7.《伤寒论·少阴篇》："少阴病，吐利，手足逆冷，烦躁欲死者，吴茱萸汤主之。"

8.《伤寒论·厥阴篇》："干呕，吐涎沫，头痛者，吴茱萸汤主之。"

9.《金匮要略·呕吐哕下利病脉证并治》："呕而胸满者，吴茱萸汤主之。"

以上条文所列主证虽然有所区别，但均有呕吐，这说明病变中心在胃。胃主受纳，以降为顺。若胃中虚寒，受纳与和降失常，则食谷欲呕；寒性收引凝滞，有碍气血运行，气机不畅，则胸膈满闷，或脘腹作痛。厥阴之脉挟胃属肝，上至巅顶，若厥阴受寒，阴寒之邪循经犯上，则头颠作痛；肝寒犯胃，浊阴上逆，则干呕吐涎沫。若少阴寒水侮土，使脾失健运，胃失和降，则呕吐、下利；寒盛则阳虚，阳气不能外布四肢，则手足厥冷。本方能温肝暖胃，降逆止呕，补中泄浊。对慢性胃炎、溃疡病、妊娠呕吐、血管性头痛、神经性头痛、梅尼埃（美尼尔）综合征等属肝胃虚寒者，可用本方加减治疗。现代药理学研究证明，吴茱萸有较强的镇吐作用，明显抑制硫酸铜所致的家鸽呕吐，与生姜有协同作用。

10.《伤寒论·太阳篇》："太阳与少阳合病，自下利者，与黄芩汤；若呕者，黄芩加半夏生姜汤主之。"

11.《金匮要略·呕吐哕下利病脉证并治》："干呕而利者，黄芩加半夏生姜汤主之。"

以上条文论述了太阳与少阳合病，而见热泻、热痢、里急后重、腹痛等症，可与黄芩汤以清热止痢、缓急止痛。本方有黄芩、芍药、甘草、大枣 4 味药，黄芩为清热燥湿止痢的常用药，含有黄芩苷、黄芩素，有抑菌抗感染的作用。配芍药、甘草后则止痛止泻效果更好。临床常用本方配葛根、黄连等用于治疗急性菌痢、急性胃肠炎，以及过敏性肠炎偏热者。若兼呕者，是邪气上逆，故于本方加半夏、生姜名"黄芩加半夏生姜汤"。

12.《金匮要略·呕吐哕下利病脉证并治》："呕而脉弱，小便复利，身有微热，见厥者，难治，四逆汤主之。"

本条文论述了呕吐阴盛格阳的证治。中焦虚寒，则呕而脉弱；下焦虚寒，则小便自利；虚阳外浮，故身有微热；阴寒内盛，故手足厥冷，用四逆汤治疗。方中附子温下焦之阳，干姜温中焦之阳，甘草以安中，且以缓姜附之燥烈。

13.《金匮要略·呕吐哕下利病脉证并治》："呕而发热者，小柴胡汤主之。"

本条文论述了呕吐邪在少阳的证治。呕而发热是少阳经证，邪在半里则呕，邪在半表则发热。小柴胡汤方中，柴胡解表，黄芩清里，人参补虚祛邪，姜、夏降逆止呕，甘草、大枣安中健胃。诸药合用，使少阳得舒，气机畅达，本证还可兼往来寒热、胸胁苦满、口苦咽干、目眩、脉弦等症。

14.《金匮要略·呕吐哕下利病脉证并治》："胃反呕吐者，大半夏汤主之。"

本条文论述虚寒胃反呕吐的治疗，病因为中焦虚寒，脾胃功能失职，不能腐熟运化食物，久则因虚而寒，因寒而燥，故见朝食暮吐，暮食朝吐，心下痞满，形体消瘦，神疲乏力，大便秘结，舌淡红，脉虚弱等症，故用大半夏汤益气润燥，和胃降逆，方中重用半夏开结降逆，人参白蜜补虚润燥，三药相合，补虚润肠，降逆止呕。

15.《金匮要略·呕吐哕下利病脉证并治》："食已即吐者，大黄甘草汤主之。"

本条文论述了由于热结于肠，致大便秘结，腑气不通，则胃气上逆，食已即吐也。方中大黄荡涤实热，泻下通便，使腑气通、胃气降，邪有出路；以甘草缓和大黄峻下之力，兼和脾胃。两药相辅为用，祛邪而不伤正，使壅于胃肠之实热去,胃气自降则呕吐止。适用于呕吐、食入即吐、腹胀便秘、面赤口渴、舌红苔黄等症。可用于治疗习惯性便秘、食积呕吐、急性胃炎等疾病。

16.《金匮要略·呕吐哕下利病脉证并治》:"胃反,吐而渴,欲饮水者,茯苓泽泻汤主之。"

本条文论述了胃内饮邪上逆而致呕吐的治疗。茯苓泽泻汤即"苓桂术甘汤"加泽泻、生姜而成。主要用于水饮停留,脾失健运,水津不能上布而呕吐口渴同时并见之证。水湿停留当以利水渗湿为主。

17.《金匮要略·消渴小便不利淋病脉证并治》:"渴欲饮水,水入则吐者,名曰水逆,五苓散主之。"

18.《金匮要略·痰饮咳嗽病脉证并治》:"假令瘦人,脐下有悸,吐涎沫而癫眩,此水也,五苓散主之。"

以上条文论述了下焦蓄水,膀胱气化不利,气不化津,饮入之水不得输布,上逆而呕的治疗。方中桂枝通阳化气;泽泻、茯苓、猪苓利水渗湿,通利小便;白术培土制水,输布津液,则小便自利。五药合用,使水行气化,脾健湿祛,而蓄水停饮之证可除。

19.《金匮要略·呕吐哕下利病脉证并治》:"干呕,吐逆,吐涎沫,半夏干姜散主之。"

本条论述了胃中虚冷而干呕吐涎的治疗。本方从症状上看与吴茱萸汤方证有相似之处,均为虚寒之证,有干呕吐涎沫。但吴茱萸汤用于治疗下焦阴寒上逆,而有胸满头痛之症,故用吴茱萸汤温下降逆。

20.《金匮要略·呕吐哕下利病脉证并治》:"病人胸中,似喘不喘,似呕不呕,似哕不哕,彻心中愦愦然无奈者,生姜半夏汤主之。"

本方即小半夏汤,生姜用汁。用于寒饮在胸,恶心欲吐的治疗。

21.《伤寒论·厥阴篇》:"伤寒脉微而厥,至七八日肤冷,其人躁无暂安时者,此为脏厥,非蛔厥也。蛔厥者,其人当吐蛔,令病者静,而复时烦者,此为脏寒,蛔上入其膈,故烦,须臾复止,得食而呕,又烦者,蛔闻食臭出,其人常自吐蛔。蛔厥者,乌梅丸主之,又主久利。"

本条文论述了蛔厥和脏厥的辨证以及蛔厥的治疗。两者均可见脉微、四肢厥冷,但脏厥者伴持续性的躁动;蛔厥者伴呕吐或吐出蛔虫。蛔厥,胆管蛔虫病也。发作时烦闷欲呕吐,时发时止,得食即吐,常自吐蛔,手足厥冷、腹痛时作。本方以安蛔为主,对胆管蛔虫病有良效。

22.《金匮要略·呕吐哕下利病脉证并治》:"吐后,渴欲得水而贪饮者,文蛤汤主之;兼主微风,脉紧头痛。"

文蛤汤即麻杏石甘汤加文蛤、大枣、生姜而成。文蛤和麻杏石甘汤合用有清热止渴的作用,生姜、大枣能和胃降逆。

23.《金匮要略·妇女妊娠病脉证并治》:"妊娠呕吐不止,干姜人参半夏丸主之。"

本条文论述了妇人妊娠呕吐,妊娠呕吐其病因主要有二,即胃热与胃寒。干姜人参半夏丸用于胃寒呕吐。若因胃寒停饮,中焦郁满,胃气上逆,挟胎气上攻,故呕吐不止。方中干姜温中散寒,守而不走;半夏降逆止呕;人参健脾益气,扶正补中兼顾胞胎。用于呕吐不止,呕吐清水涎沫,口不渴,喜热饮,脉弱等症。

24.《金匮要略·妇人产后病脉证并治》:"妇人乳中虚,烦乱呕逆,安中益气,竹皮大丸主之。"

本条文论述了妇人产后在哺乳期间,由于胃虚纳谷无味,而营养缺乏,加之哺乳,阴血不足则虚火乘之,扰心乱胃而虚烦呕逆。方中竹茹、石膏甘寒清胃,除烦热,平呕逆;桂枝调和荣卫;甘草、大枣益气和中;白薇性寒,滋阴退热。本方除适用于产后阴虚,胃气不足而虚烦干呕及神经性呕吐偏于虚火上犯外,还可用于妇人哺乳期,阴血少,虚火扰心,而见心中烦乱不安者。

综上所述,张仲景较全面论述了呕吐一证。对呕吐的脉因证治阐发甚详,创立了许多至今仍行之有效的方剂。在《伤寒论》中对太阳中风之"干呕"用桂枝汤调和营卫以解之;对

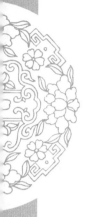

少阳病"心烦喜呕"用小柴胡汤和解而止呕;对太阴病的"腹满而吐"用理中汤温中散寒以止呕;对厥阴病"吐蛔"用乌梅丸安蛔止呕。对伤寒误治后,心下痞硬,噫气不除者,用旋覆代赭汤和胃降逆止呕。特别是在《金匮要略·呕吐哕下利病脉证治》篇,详细论述呕吐一证。对寒、热、虚热、水饮、寒热错杂等呕吐的辨证施治进行了论述。对水饮致呕疾病的转归诊断上,有先呕却渴者,此为呕吐欲解;先渴却呕者,为水停心下;呕家本渴,今反不渴者,此属支饮。对水饮致呕的治疗上,若病在膈上,呕吐后思水,用猪苓散以利水止渴;若水饮不化,胃反吐而渴,欲饮水,用茯苓泽泻汤以利水通阳;若寒饮在胸,似喘不喘,似呕不呕,似哕不哕,彻心中愦愦然无奈,用半夏生姜汤以散寒降逆。对虚寒呕吐,若阴寒上乘,见呕而胸满,干呕吐涎沫,头痛者,用吴茱萸汤以温寒降逆;若阳虚阴盛,见呕而脉弱,小便复利,微热见厥者,用四逆汤以回阳救逆;若胃阴受伤,见呕吐,大便干结者,用大半夏汤以补虚润燥;若胃中虚冷,见干呕吐逆,吐涎沫,腹冷痛者,用半夏干姜散以温中散寒。对热性呕吐的治疗,若胃热上冲,食已即吐者,用大黄甘草汤以泻热通便;若邪在少阳,呕而发热者,用小柴胡汤以和解表里;若余热未清,吐后渴欲得水而贪饮者,用文蛤汤以清热止渴;若肠胃邪热,干呕而利者,用黄芩加半夏生姜汤以清热降逆;若寒热错杂,呕而肠鸣,心下痞者,用半夏泻心汤以降逆和中。在呕吐的治疗禁忌上提出了"夫呕家有痈脓,不可治呕,脓尽自愈""病人欲吐者,不可下之"之说,临床医师可以参考借鉴。

三、隋代巢元方《诸病源候论》:痰水积聚致呕逆

《诸病源候论·痰结实候》:"痰水积聚,化于胸腑,遇冷热之气相搏,结实不消,故令人心腹痞满,气息不安,头眩目暗,常欲呕逆。"

巢元方在本条论述了痰饮呕吐的证治。本证多因居处卑湿,外邪侵袭,或饮食所伤,肺、脾、肾三脏化气、布津、主水功能失调,湿邪

外侵内生,水津停聚,为痰为饮,痰饮停滞胃中,胃失和降而成。因胃失和降,故令人心腹痞满;饮邪上犯,清阳之气不展,故头晕;饮邪凌心,则心悸。

四、唐代王焘《外台秘要》:从身体状况、饮食等方面辨寒热呕吐

《外台秘要·卷六·许仁则疗呕吐方》:"呕吐病有两种,一者积热在胃,呕逆不下食,一者积冷在胃,亦呕逆不下食。二事正反,须细察之,必其食欲寝处将息伤热,又素无冷病,年壮力强,肌肉充满,此则是积热在胃,致此呕逆。如将息,饮食寝处不热,又素有冷病,年衰力弱,肤肉瘦悴,此则积冷在胃,生此呕逆。若是积冷呕逆经久,急须救之。不尔甚成反胃病。"

王焘在本条文论述了实热呕吐及虚寒呕吐的辨证方法。若素体阳盛,感受实热之邪而致呕者,为积热在胃之呕。多因外邪、饮食、七情因素,病邪犯胃所致。一般发病急骤,病程短,呕吐量多,呕吐物多酸腐臭秽,或伴有表证,脉实有力;若素体虚寒,感受寒凉之邪而致呕者,为积冷在胃之呕,常为脾胃虚寒,或胃阴不足而成。多起病缓慢,病程较长,呕而无力,时作时止,吐物不多,酸腐不甚,常伴有精神萎靡,倦怠乏力,脉弱无力。

五、宋代《圣济总录》:浊阴之气上逆则发为呕吐

《圣济总录·呕吐统论》:"人之阴阳升降,三焦调顺,脾胃和匀,乃能腐熟水谷,变化糟粕,传泻行导,下走肠间。若脾胃虚冷,水谷不化,则阴阳否隔,三焦不调,浊阴之气,不能下行,奔冲于上,故发为呕吐。"

北宋政府编撰《圣济总录》条文论述了呕吐的病机。若胃气痞塞,三焦不调,气机升降失常,则发为呕吐。

六、金代刘完素《河间六书》火热致呕之说

1.《河间六书》"胃膈热甚则为呕,火气炎

上之象也。"

2．"烦渴呕吐,皆热证也。"

3．"凡呕吐者,火性上炎也,无问表里,通宜凉膈散。"

刘完素在以上条文论述了热性呕吐及治疗用方。因胸膈热邪炽盛,燥热内结肠道,腑气不通,邪热上逆而为呕吐。胸膈热盛非清不去,肠中燥结非下不除,惟有清上泻下并行,以治其本。凉膈散以调胃承气汤(大黄、芒硝、甘草)荡涤中焦燥实为基础,重用连翘清热解毒,配伍黄芩、栀子清热泻火,用薄荷、竹叶清疏肺胃心胸之热。《成方便读》:"夫火邪至于上中二焦,与胃中宿食渣滓之物,结而不散,则为以上种种诸症。若火之散漫者,或在表,或在里,皆可清之散之而愈。如挟有形之物,结而不散者,非去其结,则病终不痊。故以大黄、芒硝之荡涤下行法,去其结而逐其热。然恐结邪虽去,尚有浮游之火,散漫上中,故以黄芩、薄荷、竹叶清彻上中之火,连翘解散经络之中余火,栀子自上而下,引火邪屈曲下行,如是则有形无形上下表里诸邪,悉从解散,用甘草生蜜者,病在膈,甘以缓之也。"本方体现了"以下为清"之法,寓釜底抽薪之意。临床常用本方加减治疗急性胆囊炎、胆石症等疾病。

七、宋代严用和《重订严氏济生方·呕吐反胃噎膈》:饮食不节致呕的发病机制

"夫人受天地之中以生,莫不以胃为主。盖胃受水谷,脾主运化,生血生气,以统四体者也。若脾胃无所伤,则无呕吐之患。其或饮食失节,温凉不调,或喜餐腥脍乳酪,或贪食生冷肥腻,露卧湿处,当风取凉,动扰于胃,胃既病矣,则脾气停滞,清浊不分,中焦为之痞塞,遂成呕吐之患焉。然此特论饮食过伤,风凉冷湿之所由致者。又如忧思伤感,宿寒在胃,中脘伏痰,胃受邪热,瘀血停蓄,亦能令人呕吐。"

严用和论述了脾胃的生理功能及饮食不节所致呕吐的发病机制。暴饮暴食,寒温失宜,过食肥甘,醇酒辛辣,易使脾胃受损。胃不受纳,脾不输精,食滞内停,以致胃失和降,胃

气上逆而为呕吐。

八、宋代陈无择《三因极一病证方论》:"痰呕"证治

《三因极一病证方论》:"病人素盛今瘦,肠中沥沥有声,食入即呕,食与饮并出,名曰痰呕。或因气郁,涎结于胃口,或因酒食甜冷聚饮之所为也。"

陈无择指出,因气郁,或痰饮积聚,使气机失降失常,壅滞于中,涎结于胃口,致食入即呕者,名为痰呕。若饮食入胃,宿谷不化,经过良久,由胃返出之病,称为反胃。

九、明代张景岳《景岳全书》全面论述了呕吐的虚实辨证

《景岳全书·呕吐》:"呕吐一证,最当详辨虚实,实者有邪,去其邪则愈;虚者无邪,则全由胃气之虚也。所谓邪者,或暴伤寒凉,或暴伤饮食或因胃火上冲,或因肝气内逆,或以痰饮水气聚于胸中,或以表邪传里,聚于少阳、阳明之间,皆有呕证,此皆呕之实邪也。所谓虚者,或其本无内伤,又无外感,而常为呕吐者,此既无邪,必胃虚也。"

呕吐一证,首辨虚实。从症状上看,实呕多吐出半消化的食物,或色深暗赤,呕吐声气急声厉,吐出物酸臭,常兼面赤,形盛。常可见明显的病因,如外感风寒、外感风热、外感暑湿、饮食内伤、痰饮中阻、肝气犯胃等呕吐均为实证呕吐。虚证呕吐多泛呕清水,宿食不化或吐黄水,呕吐声微气短,吐出物不酸不臭,一般多见神倦、面白、形瘦。如脾胃虚寒、热伤胃阴等呕吐均为虚证呕吐。

十、明代龚延贤《寿世保元》:八种呕吐的病因及相应方药治疗

《寿世保元·呕吐》:"有外感寒邪者,有内伤饮食者,有气逆者,三者俱以藿香正气散加减治之;有胃热者,清胃保中汤;有胃寒者,附子理中汤;有呕哕痰涎者,加减二陈汤;有水寒停胃者,茯苓半夏汤;有久病胃虚者,比和饮。"

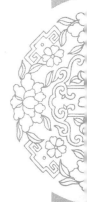

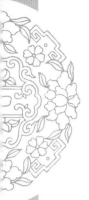

龚延贤论述了外感、内伤饮食、胃气上逆、胃热、胃寒、痰湿、水饮停胃及久病胃虚所致呕吐的几种病因及相应的方药治疗。其中藿香正气散、附子理中汤、二陈汤、茯苓半夏汤仍是现代临床治疗呕吐常用的方剂。

十一、明代吴球《活人心统》：呕与吐的区别与治疗

《活人心统·呕吐门》："呕有声无物，吐无声有物，故曰呕吐。刺心呕者，火也，脉细而数，宜竹茹、柿蒂为君，姜汁、炒黄连、半夏为臣，橘红、茯苓为佐，甘草、生姜为使。吐者，寒食痰也。脉滑而弦，宜藿香、陈皮为君，半夏、神曲、茯苓为臣，砂仁、炙甘草为佐，炮干姜为使。久呕以人参为君，炒半夏、陈皮为臣，白术、茯苓为佐，炙甘草为使。正气不足，手足冷者，倍入附子，兼行接气丹、灵砂白丸子。久吐身冷不治。"

吴球所说之呕与吐的区别，其治疗从组方来看，是以二陈汤的基础加味治疗，其致呕吐的病因，是因湿痰所致。湿浊内盛，最易阻碍清阳，致胃气失和，可见头眩心悸，恶心呕吐等。治宜燥湿化痰，理气和中。

十二、明代徐春甫《古今医统》：卒呕吐为感受外邪所致

《古今医统》："卒然而呕吐，定是邪客胃腑，在长夏暑邪所干，在秋冬风寒所犯。"

风、寒、暑、湿之邪外袭，或秽浊之气犯人，均可导致营卫失和，气机逆乱，以致胃失和降而上逆，故突然呕吐，来势较急。若为风寒之邪，束于肌表，营卫失和，故恶寒发热，头痛。若感受暑湿秽浊之气，以致湿阻中焦，升降失常，清浊不分，故脘部痞满而痛，泛恶，胸闷，或泄泻。卒呕吐多见于急性胃炎。

十三、清代李菩《杂症要略》：以六经及三焦辨治呕吐

《杂症要略·呕吐哕》："呕、吐、哕皆属于胃。呕者有声有物，气血俱病，属阳明。吐者有物无声，血病，属太阳。哕者有声无物，气病，属少阳。上焦吐者气也，脉浮而洪，食已即吐；中焦吐者积也，脉浮而匿，或吐而痛，或痛而吐；下焦吐者寒也，脉沉而迟，朝食暮吐，暮食朝吐，须分而治之。"

李菩论述了呕、吐、哕的区别及分属不同的阳明、太阳、少阳经。以三焦辨证来看，上焦呕吐者多因气逆所致，中焦呕吐者多因积所致，下焦呕吐者多因寒所致，须分而治之。

十四、清代林珮琴《类证治裁》：肝胃不和及蛔厥致呕的治疗

《类证治裁·呕吐》："呕吐症，胃气失降使然也，而多由肝逆冲胃致之……夫胃司纳食，主乎通降，其上逆而呕吐者，乃肝邪犯胃，或胃虚肝乘，故治呕吐，必泄肝安胃，用药主苦降辛通，佐以酸泄。其肝阳上亢，食入呕吐者，用苦辛降逆。如黄连、川楝子、吴茱萸、半夏、厚朴、姜汁之属。或苦酸泄热，如乌梅、白芍、木瓜、枳实、左金丸、戊己汤。其胃阳衰，风木乘克，食入不变者，用温胃平肝。如人参、干姜、丁香、半夏、青皮、白芍。或吴茱萸汤……其中阳虚，浊阴犯胃，吐黑绿苦水者，用辛热开泄。理中汤加川椒、半夏、附子、茯苓之属……其肝火郁热，吞酸吐酸者，用辛咸苦降，左金丸，或盐炒吴茱萸汤去枣……其因惊怒动肝，致胁痛干呕而液虚者，用辛通润补，大半夏汤加茯神、麦冬、青皮、白芍、当归……其气冲心痛，饥不欲食，吐蛔者，用苦辛酸以伏虫，理中安蛔丸。蛔厥者，脏寒蛔上入膈，口干心烦，手足冷，脉沉迟。宜寒热互用，酸苦杂投，乌梅丸。脏厥者，阳气垂绝，痛呕不纳，躁扰不安，安胃丸，或半夏泻心汤加枳实。其久呕致伤肝肾，并冲脉上逆者，用温通柔润。如肉苁蓉、茯苓、当归、杞子、桂心、沙苑子、鹿角霜。其厥阴浊邪上攻，痛从少腹逆冲为呕者，用辛温泄浊。如吴茱萸、小茴香、桂枝、韭白汁、茯苓。其呕而绝粒者，取生鹅血热饮。每食必呕者，煮羊血熟食之，皆立止。"

清代医家林珮琴较全面论述了因肝胃不

和及蛔厥致呕的治疗。肝主疏泄,胃主受纳,脾主运化。肝的疏泄功能正常,则脾胃升降适度,纳化有权。若肝的疏泄功能失常,太过或不及,皆可影响脾胃的生理功能,使脾胃气机升降失常,胃气上逆而为呕吐。

十五、清代费伯雄《医醇賸义》:暑湿呕吐的治疗

《医醇賸义》:"暑月呕吐,乃饮食不节,外感不正之气也,四正散主之。四正散自制,藿香一钱五分,茅术一钱,厚朴一钱,砂仁一钱,茯苓二钱,广皮一钱,半夏一钱,神曲三钱,淡竹茹八分,姜汁两小匙冲服。"

费伯雄论述了暑湿呕吐的治疗。夏天因饮食不节,外感湿浊之气,以致湿阻中焦,升降失常,清浊不分,胃气上逆而致呕吐。本病的呕吐多突然发作,询问病史平时无脾胃虚弱之象,而有饮食不节,感受外邪的病史。本方与藿香正气散功效相似,方中均有藿香、白术、厚朴、陈皮、半夏、茯苓。而藿香正气散还用苏叶、白芷、大腹皮、桔梗,故兼有解表散寒及理气的作用。四正散还用砂仁、淡竹茹、神曲,故兼有清热化痰湿的作用。

(钟　洪　赵　洁　李思颖)

第五节　呃　逆

呃逆是指胃气上逆动膈,以气逆上冲、喉间呃呃连声、声短而频、难以自制为主要表现的病证。健康人平时稍受冷风刺激,或饱餐后引起一时性的呃逆,大多轻微,可以不药而愈;若持续不断,或反复发作者,则需治疗;久病体虚而见呃逆不断者,每为病势衰危的征兆。

现代医学认为它是由膈肌不自主间歇性收缩运动,因空气突然被吸入呼吸道内,且同时伴有吸气期声门突然关闭,从而产生的一种特别音响;病因分反射性、中枢性、代谢障碍性和精神性。

西医学中的单纯性膈肌痉挛即属呃逆。其原因常为饮食失调、太冷、太热或刺激性过强的饮食、急慢性乙醇中毒等。还常见于胃肠神经官能症、胃炎、胃扩张、胃癌、肝硬化晚期、脑血管病、尿毒症,以及胃、食管手术后等引起的膈肌痉挛,均可参考本病辨证施治。

一、《黄帝内经》:"哕"之病名

1.《素问·宣明五气篇》:"胃为气逆,为哕为恐。"

2.《素问·至真要大论》:"太阳之复,厥气上行……唾出清水,及为哕噫。"

本条文最早提出"哕"的病名,病变部位在胃,与胃失和降,胃气上逆有关。

3.《灵枢·口问》:"黄帝曰:人之哕者,何气使然?岐伯曰:谷入于胃,胃气上注于肺,今有故寒气与新谷气,俱还入于胃,新故相乱,真邪相攻,气并相逆,复出于胃,故为哕。"

呃逆总是由胃气上逆动膈而成,其病位在膈,病变的关键脏腑在胃,胃居膈下,其气以降为顺,胃与膈有经脉相连属,胃失和降,逆气动膈,上冲喉间,发生呃逆。肺处膈上,其气肃降,手太阴肺之经脉,还循胃口,上膈属肺;肺气与胃气同主于降,此一脏一腑在生理上相互联系,病理上相互影响;膈居肺胃之间,若肺胃之气失于和降,使膈间气机不畅,逆气上出于喉间,则呃逆不止。

4.《素问·宝命全形论》:"病深者,其声哕。"

5.《素问·三部九候论》:"若有七诊之病,其脉候亦败者死矣,必发哕噫。"

老年正虚、重证后期、急危病人,若出现呃逆连续不继,呃声低微,气不得续,饮食难进,脉细沉伏等症,是元气衰败,胃气将绝之危候。

6.《灵枢·杂病》:"哕,以草刺鼻,嚏,嚏而已;无息,而疾迎引之,立已;大惊之,亦可已。"

本条文提出了治疗呃逆的简易方法,至今仍有一定实用价值。

二、汉代张仲景《伤寒论》《金匮要略》:实呃、寒呃、虚热呃

1.《金匮要略·呕吐哕下利病脉证并治》:"干呕、哕,若手足厥者,橘皮汤主之。"

张仲景论述了胃寒气逆,干呕而哕的治疗。由于脾胃虚寒,寒气上逆则呕逆;中不能温养四肢,则手足厥冷。故用橘皮行气和胃;生姜和胃温中散寒、降逆止呕,并走而不守,温运脾阳,使之运行于四末,阳气振奋则呕逆与厥冷则自愈。

2.《金匮要略·呕吐哕下利病脉证并治》:"哕逆者,橘皮竹茹汤主之。"

本条论述了胃有虚热而致哕逆的治疗。呕呃之证虽均由胃气上逆所致,但有寒热虚实之别。若久病胃气虚弱、气失和降,或胃虚有热、失其通降,则可致呕呃之证发生。本方主要是用于胃虚有热、气逆不降之呕呃之证。胃虚宜补,热邪宜清,气逆宜降,本方以益气清热、降逆止呕为法。但以降逆为主,使气顺热清,胃得和降,则呕呃自止。

3.《伤寒论·辨太阳病脉证并治》:"伤寒发汗,若吐若下,解后,心下痞鞕,噫气不除者,旋复代赭汤主之。"

本条论述了旋复代赭汤的适应证,用于胃气不和或肝胃失和所致的心下痞硬、嗳气、呕吐、呃逆等证。

4.《金匮要略·呕吐哕下利病脉证并治》:"哕而腹满,视其前后,知何部不利,利之即愈。"

本条文论述了邪实致哕的辨证和治法。哕而腹满,为邪气上逆,故当审其前后大小便何部不利。前部不利,为水邪致逆,法当利其小便;后部不利,为热邪致哕,法当通其大便;前后通利,则满去而哕自愈。但张仲景还是在《金匮要略·呕吐哕下利病脉证治》中,把呕吐与哕并列论治。他认为哕有寒热虚实之分,若胃寒气逆而哕,用橘皮汤以散寒降逆;若胃有虚热而哕,用橘皮竹茹

汤以补虚清热。

三、隋代巢元方《诸病源候论》:寒冷之气为呃逆之病因

《诸病源候论·卷二十一》:"脾胃俱虚,受于风邪,故令新谷入胃,不能传化,故新谷之气与新谷相干,胃气则逆,胃逆则腹胀气逆,因遇冷折之则哕也。"

巢元方在本条文论述了寒冷之气为本病的诱因。脾胃虚弱,胃气上逆,遇冷后而引起呃逆。这与现代的观点,饱食后,受冷风刺激,易导致膈肌痉挛而引起呃逆是一致的。

四、元代朱丹溪《丹溪心法》:寒呃、热呃的具体治疗

《丹溪心法·咳逆》:"咳逆为病,古谓之哕,近谓之呃,乃胃寒所生,寒气自逆而呃上,此证最危。亦有热呃,已见伤寒证,其有他病发呃者,宜用半夏一两,生姜半两,水煎热服,或理中汤加枳壳、茯苓各半钱,半夏一钱,不效,更加丁香十粒。吐利后,胃虚寒咳逆者,以羌活附子汤,或丁香十粒,柿蒂十个,切碎水煎服。吐利后胃热咳逆者,以橘皮竹茹汤。亦无别病,偶然致呃者,此缘气逆而生,宜小半夏茯苓汤加枳实、半夏;又或煎汤泡萝卜子,研取汁,调木香调气散热服之,逆气用之最佳。"

从本条文可以看出,在金、元时期,呃逆就有3种称谓并存,古谓之哕,当时称呼之咳逆,也有叫呃者。朱丹溪也认为本病与胃寒有关,因进食太饱太快、过食生冷、过服寒凉药物,寒气蕴蓄于胃,循手太阴之脉上动于膈,膈间气机不利,气逆上冲于喉,发出呃呃之声,不能自止。治疗上朱丹溪仍宗张仲景之法,如用小半夏茯苓汤、理中汤、橘皮竹茹汤。同时,在张仲景的基础上对胃寒呃逆者,还提出用羌活附子汤治疗。或用丁香、柿蒂研碎煎服,至今这一方法还常用于临床。

五、宋代王怀隐《太平圣惠方》:肺气逆行,胃气不摄论治

《太平圣惠方·治咳噫诸方》:"夫咳噫者,

是肺气逆行也。气则为阳,流行腑脏,宣发腠理。而气者,肺之所主也……为微寒所伤,寒搏于气,气不得宣畅,则肺壅而气逆不止;肺虚,微寒之气,复搏于胃,胃口气弱,脾中伏冷,客邪之气,冲于胃管,胃气不摄,使阴阳气相击,所以咳噫也。"

王怀隐在本条文中论述了呃逆是因肺气上逆所致。王氏认为气属阳,流行腑脏,宣发腠理,无所不至,而肺主一身之气。若为寒所伤,肺失肃降,气不得宣畅,则肺壅而气逆不止。复搏于胃,客邪之气,冲于胃管,胃气不摄,则发为呃逆。

六、宋代严用和《严氏济生方》:老、弱、病、产后有此证,乃病深之候

《严氏济生方》:"夫咳逆之病,考详诸书,无该载者,唯孙真人云:咳逆遍寻方论,无此名称,但古人以咳逆为哕耳。多因吐利之后,胃中虚寒,遂成此证。亦有胃虚膈上热,哕至八九声相连,收气不回者,却当仔细看脉与证,施以治法。大抵老人、虚人、久病人及妇人产后,有此证者,皆是病深之候,非佳兆也。"

老人、虚弱久病及产后若出现突发呃逆,声远而长,或手足厥逆,头汗如油,或面黑如垢,神昏不清,或二便失禁,脉沉细欲绝者。为元阳将脱,虚气上逆,阴阳气不相顺接所致,是危证的表现。故有《素问·宝命全形论》:"病深者,其声哕。"《医林绳墨》:"若吐利后发呃,难治;伤寒、痢疾、产后、久病虚损及汗下后致呃者,皆难治。"

七、明代龚信《古今医鉴》:痰热内郁为病因之一

《古今医鉴·咳逆》:"夫咳逆者,气逆上冲而作声也。俗谓之呃逆是也,其发也,或三五声而止。……然所得之由不同,有因久病胃虚而得者,有因伤寒失下而得者,有因痰热内郁火气冲上而得者,有因过服寒剂胃寒得者,有因水气停痰,心下痞硬而得者,大抵咳逆者,不顺之义也。"

从本条文看出,明代万历年间呃逆已为当时之俗称。还提出了痰热内郁火气上冲可致呃逆。

八、明代张景岳《景岳全书》:寒、热、食滞、气滞、阴气衰竭均可致呃

《景岳全书·呃逆》:"凡杂证之呃,皆由气逆,然有兼寒者,有兼热者,有因食滞而逆者,有因中气虚而逆者,有因阴气竭而逆者,但察其因治其气,自无不愈。若轻易之呃,或偶然之逆,气顺则已。本不必治。惟屡呃为患,及呃之甚者,必其气有大逆,或脾肾之气大有亏竭而然。然实呃不难治之,而惟元气败竭者,乃最危之候也……然致呃之由,总由气逆。"

本条文进一步论述了无论何种原因引起的呃逆,总与气逆有关,没有气逆就没有呃逆。张景岳还认为偶然之呃,或轻症之呃,气顺则已,不必治疗。惟屡呃为患,或呃之甚者,则需要治疗。

九、明代吴球《活人心统》:以健脾化痰论治

《活人心统·呃门》:"咳逆者,俗云呃逆也。患由胃气虚寒,浊气抑郁,伤寒宿热痰火。卫气不严,故气逆呃也。胃气感冷,脉弦而滑。以白术为君,半夏、茯苓、炙甘草为臣,沉香为佐,生姜为使。伤寒宿热,脉速而短,以竹茹为君,橘红为臣,半夏、干桃、甘草为佐,生姜为使。脉沉身冷,宜附子为君,干姜、茯苓为臣,人参、白术为佐,甘草为使。气嗝短气,病后势无痰火者,不治。"

在明代,呃逆仍以咳逆称谓,俗称呃。所列举的方药仍以治脾胃虚寒和气滞痰凝为主。

十、明代徐春甫《古今医统》:肝气郁结之呃

《古今医统·咳逆》:"凡有忍气郁结积怒之人,并不得行其志者,多有咳逆之证。"

徐春甫论述了情志不遂,肝气郁结之人,若横逆犯胃,致胃失和降,胃气上逆而成

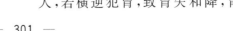

呃。如《辨证录》云："盖肝性最急，一拂其意，则气必下克脾土，而脾土气闭，则腰脐之间不通，气乃上奔于咽喉，而作呃逆矣。"

十一、清代程国彭《医学心悟》：常见呃逆的病因及治疗

《医学心悟·呕吐哕》："呃逆之证，气自脐下直冲上，多因痰饮所致，或气郁所发，扁鹊丁香散主之；若火气冲上，橘皮竹茹汤主之；至于大病中见呃逆者，是谓土败木贼，为胃绝，多难治也。"

程国彭论述了呃逆的几种常见病因及治疗，若因痰饮或气郁所致者，用扁鹊丁香散治疗；因火热致呃者，仍宗仲景之橘皮竹茹汤；若重病后期见呃逆者，则为病势危重的预兆。

十二、清代李菩《杂症要略》：全面论述了呃逆的病因证治及胃呃、肾呃之别

《杂症要略·呃逆》："呃逆者，气逆上冲，土败木贼也。若劳役伤脾则阳火上炎，久病中虚则寒火相搏，宜补之。若噫食不降，痰郁不舒，宜导之。脉浮缓可治，弦急无力者难治。痰火者，脉洪滑有力，口干恶心，二陈加芩、连或山栀子。胃虚者，脉虚软，四肢倦怠，食少，属中气虚，六君子汤加减。右脉多虚大，误认有余，立败。伏阴者，脉沉伏，四肢清冷，或吐泻后得此，理中加丁香。阴火者，两尺洪盛或细数，面时赤，六味加减。瘀血者，脉涩数，夜热晚甚，乃因饱后用力或奔走所致，桃仁承气加红花、韭汁下之。痰滞者，火素有痰症，痰碍气道，用蜜水探吐。痰出为佳，脉火滑实。气郁者，脉沉结胸口，气胀，二陈、越鞠加减。呃逆因痰夹胃火者，多伤寒发呃，有水寒相搏，有燥屎冲肝膈，宜分别治之。若口干舌燥，腹中硬痛，仍用下药，故寒用丁香、柿蒂，热用调胃承气。呃逆脉散者不治。产后呃逆，恶症也。急灸期门乳下黑尽处一韭叶，男左女右，灸三壮。凡发呃，灸之极效。胃呃从中宫起者多气逆，火郁者轻；肾呃由丹田发者多气脱，寒结者重。"

李菩较全面地论述了呃逆的病因与证治。其病因有寒、热、食、痰、瘀血、气郁、阴虚及阳虚等。证型有胃中虚寒、脾胃气虚、气郁痰滞、饮食停滞、血瘀气滞、阴虚火旺、脾肾阳虚。治法有吐、下、和、温、清、消、补法及灸法。提出了胃呃与肾呃之别，胃呃者为中焦胃脘发病，多因气郁、气逆、火炎所致，病情较轻，易治；肾呃者为下焦丹田发病，多因阳虚气脱所致，病情危重，难治。

十三、清代沈金鳌《杂病源流犀烛》：呃之由属火

《杂病源流犀烛·呕吐哕源流》："盖呃之为证，总属乎火，即如胃寒证，亦火火热为寒所遏而然，若纯由乎寒，则火不相激而逆上矣。"

呃逆之因不全属火，火热只是呃逆原因之一，若过食辛热煎炒、醇酒厚味，或过用温补之剂，燥热内生，腑气不行，胃失和降，气逆于上，动膈而出于喉间，发生呃逆，这是因火热所致。但若因进食太饱太快、过食生冷、过服寒凉药物，寒气蕴蓄于胃，循手太阴之脉上动于膈，膈间气机不利，气逆上冲于喉，发出呃呃之声，不能自止，这是因寒凉所致。

十四、清代陈士铎《辨证录》：痰气致呃

《辨证录》："人有痰气不清，一时作呃逆之声者，人以为火逆作祟也。夫火逆之痰，口火作渴，今不渴而呃逆，仍是痰气之故，而非火邪之祟也。夫痰在胃口，而呃逆在丹田，何以能致此耶？盖丹田之气欲升，而痰结胸中以阻之，此种呃逆较虚呃者甚轻。"

陈士铎论述了痰气致呃。本证多因饮食厚味，或嗜酒成癖，或素体痰多，痰湿凝滞体内，壅塞膈上，胃降无权，上逆而为呃。

十五、清代张璐《张氏医通》：寒热虚实辨证

《张氏医通·卷四》："呃逆在（于）辨寒热，寒热不辨，用药立毙。凡声之有力而连续者，虽有手足厥逆，大便火坚，定属火热，下之则

愈,万举万全。若胃中无实火,何以激搏其声,逆而上冲乎,其声低怯而不能上达于咽喉,或时郑声,曷无厥逆,定属虚寒,苟非丁附火无生理。"

张璐强调了呃逆辨证的重要性,首先要辨寒热与虚实。若呃声连连而洪亮,冲逆而出,

口臭烦渴,小便短黄,大便干结,虽有手足厥冷之假象,仍以清下为主,下之则愈;若呃声低弱,气不接续,面色苍白,手足不温,食少困倦,腰膝无力,舌淡,脉沉细者,为虚寒之呃,宜以温补为主。

(钟　洪　赵　洁　李思颖)

第六节　噎　膈

噎膈,是指以吞咽困难,梗塞作痛为主症的一类疾病,与现代医学的食管疾病相近似。本病外见呕吐,故前贤常把本病与反胃、关格、呕吐等病证相提并论,又因噎膈也确实涉及到现代医学中的多种疾病,从而使后来学者难以辨识噎膈病的真面目。

噎膈最早在《黄帝内经》就有相关论述,称之为"膈证""病生于咽嗌",此后历代医家医著围绕着本病的病因病位病性之所属,以及本病的治疗调护预防等方面内容,展开了大量的探讨,取得了可喜的成果,对本病的病理学已有了一个比较完整的认识,指导着医家们的临床实践,但是迄今为止,仍有许多问题有待进一步研究。

一、《黄帝内经》:"膈"之病名

1.《素问·阴阳别论篇》:"一阳发病,少气、善咳、善泄;其传为心掣,其传为膈……三阳结谓之膈。"

《黄帝内经》最早提出了"膈证"的病名。其"三阳结谓之膈"一语,对后世影响深远,也存在不少争议,比如张子和认为"三阳者,谓大肠,小肠,膀胱也,结谓热结也。"而张景岳则认为"《内经》之言三阳结者,乃止言小肠膀胱,全与大肠无涉。盖三阳者,太阳也,手太阳小肠也,足太阳膀胱也。"这个问题有待深入探讨。

2.《素问·血气形志篇》:"形苦志苦,病生于咽嗌,治之以百药。"

指出本病病患部位在咽嗌。

3.《素问·六元正纪大论篇》:"木郁之发……故民病胃脘当心而痛,上支两胁,膈咽不通,食饮不下。"

4.《素问·通评虚实论篇》:"隔塞闭绝,上下不通,则暴忧之病也。"

上两句阐明本病病因与情志有关,为"暴忧之病"。临床实际也确实如此,情志失调是噎膈发病的主要病因之一。

5.《素问·气厥论篇》:"肝移寒于心,狂隔中。"

此句也反证本病不全是热证,张子和认为"结谓热结也"有待推敲,而张景岳之"若下有结闭,而上无热证,此阴结耳,安得谓之热耶?盖阴结者,正以命门无火,气不化精,所以凝结于下,而治节不行,此惟内伤血气,败及真阴者乃有之,即噎膈之属是也"的看法是深得《内经》之要旨。

6.《素问·大奇论篇》:"胃脉沉鼓涩,胃外鼓大,心脉小坚急,皆膈偏枯。"

膈证的脉象特征,反映了本病发病以胃为主,病性上既有邪正搏结之象,又有阴血耗伤之本质。也暗示了本病的复杂性。

7.《灵枢·邪气脏腑病形篇》:"脾脉……微急为膈中,食饮入而还出,后沃沫。"

点明了膈证主证为"食饮入而还出",病关中焦脾。

8.《灵枢·上膈篇》:"黄帝曰:气为上膈者,食饮入而还出,余已知之矣。虫为下膈,下膈者,食晬时乃出,余未得其意,愿卒闻之。岐

第六章　脾胃病证

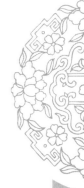

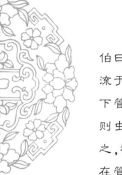

伯曰：喜怒不适，食饮不节，寒温不时，则寒汗流于肠中。流于肠中则虫寒，虫寒则积聚，守于下管，则肠胃充郭，卫气不营，邪气居之。人食则虫上食，虫上食则下管虚，下管虚则邪气胜之，积聚以留，留则痈成，痈成则下管约。其痈在管内者，即而痈深，其痈在外者，则痈外而痛浮，痈上皮热。"

结合前面所引经文，《内经》以膈为中心，称膈以上至咽部隔塞不通者为"上膈"，膈部隔塞不通者为"中膈"，膈下至下脘部位阻塞不通者为"下膈"，病因上多为"喜怒不适，食饮不节，寒温不时"，尤以"暴忧"多见。其中"虫积生痈"的论述为我们现在从中医认识西医之食管癌等病症提供了思路。

9.《灵枢·四时气篇》："在上脘则刺抑而下之，在下脘则散而去之。"

阐述膈证的针灸治疗法则。

二、隋代巢元方《诸病源候论》："噎"之病名

1.《诸病源候论·五膈气候》："五膈气者，谓忧膈、恚膈、气膈、寒膈、热膈也。忧膈之病，胸中气结，烦闷，津液不通，饮食不下，羸瘦不为气力；恚膈之为病，心下苦实满，噎辄酢心，食不消，心下积结，牢在胃中，大小便不利；气膈之为病，胸胁逆满，咽塞，胸膈不通，噎闻食臭；寒膈之为病，心腹胀满，咳逆，腹上苦冷，雷鸣，绕脐痛，食不消，不能食肥；热膈之为病，脏有热气，五心中热，口中烂，生疮，骨烦，四支重，唇口干燥，身体头面手足或热，腰背皆疼痛，胸痹引背，食不消，不能多食，羸瘦少气及癖也。此是方家所说五膈形证也。经云：阳脉结，谓之膈，言忧恚寒热，动气伤神，而气之与神，并为阳也。伤动阳气，致阴阳不和，而腑脏生病，结于胸膈之间，故称为膈气，众方说五膈，互有不同，但伤动之由有五，故云五膈气。"

2.《诸病源候论·五噎候》："夫五噎，谓一曰气噎，二曰忧噎，三曰食噎，四曰劳噎，五曰思噎。虽有五名，皆由阴阳不和，三焦隔绝，津液不行，忧恚嗔怒所生，谓之五噎。噎者，噎塞

不通也。"

3.《诸病源候论·噎候》："夫阴阳不和，则三焦膈绝，三焦膈绝，则津液不利，故令气塞不调也，是以成噎。此由忧恚所致。忧恚则气结，气结则不宣流，使噎。噎者，噎塞不通也。"

巢元方《诸病源候论》首次提出了"噎"之病名。继承了晋代《肘后备急方》五膈之说，且进一步把噎膈细分为气忧食劳思五噎和忧恚气寒热五膈，并对五膈的病机和症状进行了详细的描述，同时，在噎膈的病因上不仅肯定了情志因素："忧恚则气结，气结则不宣流，使噎"；还阐述了寒温失宜也能致噎膈，外感寒邪，久之伤脏，脏气寒冷，不能传化饮食，而致饮食格拒不入，初步形成了本病的病因学说。

三、唐代孙思邈《备急千金要方》：五噎证候

《备急千金要方·噎塞》："古今录验云：五噎者，气噎、忧噎、劳噎、食噎、思噎。气噎者，心悸，上下不通，噎哕不彻，胸胁苦痛。忧噎者，天阴苦厥逆，心下悸动，手足逆冷。劳噎者，苦气膈胁下支满，胸中填塞，令手足逆冷，不能自温。食噎者，食无多少，惟胸中苦塞，常痛，不得喘息。思噎者，心悸动、喜忘，目视䀮䀮。此皆忧恚嗔怒，寒气上入胸胁所致也。"

孙思邈在《诸病源候论》基础上，对五噎的证候做了补充。

四、宋代张锐《鸡峰普济方》：病缘忧思恚怒

《鸡峰普济方》："此病缘忧思恚怒，动气伤划，气积于内，气动则诸证悉见，气静则诸候稍平……此乃神意间病也。"

张锐特别强调了情志因素在本病中的重要地位。指出噎膈是神思间病，惟内观自养者可治，此语深中病情，历代医家奉之为经典，论治本病每以此为基。比如李中梓《增补病机沙篆》言"噎膈则惟以七情所致，由于饮食者亦间有之……然病在神思，所谓心病还须心药也。"

五、宋代严用和《济生方》:"噎膈"之病名

《济生方·五噎五膈》:"盖气之与神并为阳也,逸则气神安,劳则气神耗。倘或寒温失宜,食饮乖度,七情伤感,气神俱扰,使阳气先结,阴气后乱,阴阳不和,脏腑生病,结于胸膈,则成膈,气流于咽嗌,则成五噎。五膈者,忧、恚、寒、热、气也;五噎者,忧、思、劳、食、气也。其为病也,令人胸膈痞闷,呕逆噎塞,妨碍饮食,胸痛彻背,或胁下支满,或心忡喜忘,咽嗌气不舒。治疗之法,调顺阴阳,化痰下气,阴阳平匀,气顺痰下,膈噎之疾,无由作矣。"

严用和首次提出"噎膈"之病名,并归纳了其病之主证有"胸膈痞闷,呕逆噎塞,妨碍饮食,胸痛彻背,或胁下支满,或心忡喜忘,咽嗌气不舒",应该说是比较全面的。同时,强调噎膈系因气机失调、脏腑失和、痰气阻滞为其主要病机,提出"调顺阴阳,化痰下气"的治疗原则,至今仍然有指导意义。

六、金代张子和《儒门事亲》:力宗三阳热结之说

1.《儒门事亲·斥十膈五噎浪分支派疏》:"后世强分为五噎,谓气、忧、食、思、劳也,后又分为十膈五噎,其派既多,其惑滋甚。"

2.《儒门事亲·斥十膈五噎浪分支派疏》:"且俗谓噎食一证,在《内经》苦无多语,惟曰:三阳结谓之膈,三阳者,谓大肠、小肠、膀胱也,结,谓热结也。小肠热结则血脉燥,大肠热结则后不圊,膀胱热结则津液涸。三阳既结则前后闭塞,下既不通,必反上行,此所以噎食不下,纵下而复出也。"

3.《儒门事亲·斥十膈五噎浪分支派疏》:"今代刘河间治膈气噎食,用承气三汤,独超近代。"

张子和不赞同强分十膈五噎,大力推崇《内经》三阳热之说,对噎膈的病因病机,强调"热结"之病机,部分地揭示了噎膈病的病理性质,因为噎膈病机虽复杂,但总不离"气结不行,津血枯燥"。并提倡用刘河间之下法,为后世制定清热润燥、滋阴养血等治法打下了理论基础,如朱丹溪《脉因证治》提出治宜"润养津血,降火散结"。

七、金代李东垣《东垣十书》:阴中伏阳,冲气上逆

1.《脾胃论·随时加减用药法》:"堵塞咽喉,阳气不得出者,曰塞,阴气不得下降者,曰噎。夫噎塞迎逆于咽喉胸膈之间,令诸经不行,则口开目瞪,气欲绝。当先用辛甘气味俱阳之药,引胃气以治其本,加堵塞之药以泻其标也。"

2.《医学发明·膈咽不通四时用药法》:"膈咽之间,交通之气,不得表里者,皆冲脉上行,逆气所作也。"

3.《医学发明·膈咽不通四时用药法》:"塞者,五脏之所生,阴也,血也;噎者,六腑之所生,阳也,气也,二者皆由阴中伏阳而作也。"

李东垣之"阴中伏阳",以及"冲脉上行,逆气所作"实乃一大发现。因为本病病之根在太阴脾与少阴肾,忧思过度则气结,气结则施化不行,后天之本无以继;酒色过度则伤阴,阴伤则精血枯涸,则先天之本日以竭,因而胃中之津液枯涸,下焦虚火挟冲脉上逆,干犯贲吸二门,是以阳结于上,阴涸于下,隔塞不通,食不得入。这一理论也启发了后世医家以平冲降逆的方法治疗本病。

八、元代朱丹溪《局方发挥》:血液俱耗,胃肠干槁

1.《局方发挥》:"积而久也,血液俱耗,胃脘干槁,其槁在上,近咽之下,水饮可行,食物难入,间或可入亦不多,名之曰噎。其槁在下,与胃为近,食虽可入,难尽入胃,良久复出,名之曰膈,亦曰反胃。大便秘小,若羊矢然,名虽不同,病出一体。"

2.《局方发挥》:"夫噎病生于血干,夫血,阴气也,阴主静,内外两静,则脏腑之火不起,而金水二气有养,阴血自生,肠胃津润,传化合宜,何噎之有?"

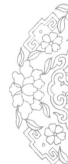

3.《局方发挥》:"痰挟瘀血,遂成窠囊,于是为痞满呕吐,噎膈反胃之次第。"

4.《脉因证治·噎膈》:"宜润养津血,降火散结。"

朱丹溪指出噎膈虽都病发于咽喉,均属于胃,而噎证病在胃之上口,食物咽嗌不下,随即吐出,膈证病在胃之下口,饮食自膈而转,吐出较噎为迟。噎膈病机上总以血液俱耗,胃肠干槁为其发病之根本,故在《脉因证治》中提出了"润养津血,降火散结"的治疗大法,对后世影响深远。同时提到"痰挟瘀血,遂成窠囊"是噎膈的病理学根源,可以说是一创见。

九、明代戴思恭《证治要诀类方》:痰与气搏

1.《证治要诀·噎膈证治》:"诸痞塞及噎膈,乃是痰为气所激而上,气又为痰所隔而滞,痰与气搏,不能流通,并宜用二陈汤加枳实缩砂仁各半钱,木香一钱,或五膈宽中散。"

2.《证治要诀·噎膈证治》:"诸五噎五膈,并宜五膈宽中散;不效,谷神嘉禾散。前痞塞诸药,皆可选用。噎膈甚而水浆不入,药食皆不下,食入口即吐者,当镇坠之,宜盐汤下灵砂丹,仍以嘉禾散作末,干点服。"

戴思恭认识到痰与气搏在本病发病中的作用,是为本病病因病机认识上的又一新解,后世附义者也众,如皇甫中《明医指掌》指出"如好酒之徒患此者,必是顽痰"。同时还创制了五膈宽中散、谷神嘉禾散等治疗噎膈的名方。

十、明代孙一奎《医旨绪余》:噎与膈的病患部位不同

《医旨绪余·噎膈膜之辨》"夫饮食入于噎间,不能下噎,随即吐出,自噎而转,故曰噎。膈,是膈膜之膈,非隔截之谓也。饮食下噎,至于膈间,不能下膈,乃涂吐出,自膈而转,故曰膈。"

孙一奎从病患部位上具体详明地阐发了噎与膈的区别:噎在噎间,不能下噎,自噎而转;膈在膈间,不能下膈,自膈而转。

十一、明代张景岳《景岳全书》:病在脾肾

1.《景岳全书·杂证谟·噎膈》:"噎膈一证,必以忧愁、思虑、积劳、积郁,或酒色过度损伤而成。盖忧思过度则气结,气结则施化不行,酒色过度则伤阴,阴伤则精血枯涸,气不行,则噎膈病于上,精血枯涸,则燥结病于下。且凡人之脏气,胃司受纳,脾主运化,而肾为水火之宅,化生之本。今既食饮停膈不行,或大便燥结不通,岂非运化失职,血脉不通之为病乎?而运行血脉之权,其在上者,非脾而何?其在下者,非肾而何?"

张景岳通过分析和综合前贤对噎膈病机的各种说法,提出本病病机要点在气结与阴伤,病关于胃,但其病之根源却在脾与肾。因而近代名医姚国美阐述云,噎膈多因于五志过极,或纵情嗜欲,如忧思过度则气结,气结则施化不行,色欲过度则伤阴,阴伤则精血亏耗,遂致运守失职,而脾中之生意不遂,五液无生,而胃中之津液枯涸,下焦虚火挟冲任二脉,直上阳明贲吸二门,终日为火燔燎,是以阳结于上,阴涸于下,隔塞不通,食不得入,纵入亦出。所以说噎膈虽发于咽喉,属于胃腑,其原实由于脾肾二脏也。这一观点比较全面地揭示了噎膈的发病机制,至今无出其右者。

2.《景岳全书·杂证谟·噎膈》:"盖反胃者,食犹能入,入而反出,故曰反胃,噎膈者,隔塞不通,食不能下,故曰噎膈。食入反出者,以阳虚不能化也,可补可温,其治犹易;食不得下者,以气结不能行也,或开或助,治有两难,此其轻重之有不同也。且凡病反胃者,多能食,病噎膈者不能食,故噎膈之病,病于胸膈上焦,而反胃之病则病于中下二焦,此其见证之有不同也。所以反胃之治,多宜益火之源,以助化功;噎膈之治,多宜调养心脾,以舒结气,此其证候既有不同,故诊治亦当分类也。"

指出噎膈为气结不能行,反胃为阳虚不能化,两者病机迥异,故治法也不同,可谓是要言

不烦,切中其要。

3.《景岳全书·杂证谟·噎膈》:"矧《内经》之言三阳结者,乃止言小肠膀胱,全与大肠无涉。盖三阳者,太阳也,手太阳小肠也,足太阳膀胱也,小肠属火,膀胱属水,火不化则阳气不行,而传导失职,水不化则阴气不行,而清浊不分,此皆致结之由也。"

4.《景岳全书·杂证谟·噎膈》:"然人之病结者,本非一端,盖气能结,血亦能结,阳能结,阴亦能结,余非曰结必皆寒而全无热也,但阴结阳结自不同,有不可不辨耳。夫阳结者热结也,因火盛烁阴,所以干结,此惟表邪传里,及阳明实热者乃有之。然热结者,必有烦渴发热等证,洪大滑实等脉,最易辨也。若下有结闭,而上无热证,此阴结耳,安得谓之热耶?盖阴结者,正以命门无火,气不化精,所以凝结于下,而治节不行,此惟内伤血气,败及真阴者乃有之,即噎膈之属是也。夫噎膈之证,人皆知为内伤也,内伤至此,其脏气之健否为何如,而犹云为热,岂必使元阳尽去,而别有生生之道乎?噫!此余之所不解也,不得不辨!"

上两段反驳了张子和之力宗三阳热结观点,提出"下有结闭,而上无热证,此阴结耳,安得谓之热耶?盖阴结者,正以命门无火,气不化精,所以凝结于下,而治节不行,此惟内伤血气,败及真阴者乃有之,即噎膈之属是也"可见噎膈也不全为火热证,为更全面地认识噎膈病的本质,奠定基础。

5.《景岳全书·杂证谟·噎膈》:"凡治噎膈大法,当以脾肾为主。盖脾主运化,而脾之大络布于胸膈,肾主津液,而肾之气化主乎二阴,故上焦之噎膈,其责在脾,下焦之闭结,其责在肾。治脾者宜从温养,治肾者宜从滋润,舍此二法,他无捷径矣,然泰交之道,天居地下,故必三阳出土而后万物由之,可见脾土之母,由下而升,褚侍中曰:外病疗内,上病救下,辨病脏之虚实,通病脏之子母,斯言得矣,不可忽也!"

提出治噎膈大法,当以脾肾为主,对于噎膈病中晚期的治疗,深合临床实践。同代的赵献可亦重视调实脾肾,尤其是滋肾养阴运用最多,指出"上病疗下,直须以六味地黄丸料大剂煎饮,久服可挽于十中一二。"

十二、明代李中梓《医宗必读》:噎塞多热,反胃多寒

1.《医宗必读·反胃噎塞》:"大抵气血亏损,复因悲思忧恚,则脾胃受伤,血液渐耗,郁气生痰,痰则塞而不通,气则上而不下,妨碍道路,饮食难进,噎塞所由成也。脾胃虚伤,运行失职,不能熟腐五谷,变化精微,朝食暮吐,暮食朝吐,食虽入胃,复反而出,反胃所由成也,二者皆在膈间受病,故通名为膈也。"

2.《医宗必读·反胃噎塞》:"噎塞之吐,即洁古之上焦吐;反胃之吐,既洁古之下焦吐。王太仆云:食不得入,是有火也;食入反出,是无火也。噎塞大都属热,反胃大都属寒,然亦不可拘也。脉大有力,当作热治;脉小无力,当作寒医。色之黄白而枯者为虚寒,色之红赤而泽者为实热。以脉合证,以色合脉,庶乎无误。《经》曰:能合色脉,可以万全。"

3.《医宗必读·反胃噎塞》:"此证之所以疑难者,方欲健脾理痰,恐燥剂有妨于津液,方欲养血生津,恐润剂有碍于中州,审其阴伤火旺者,当以养血为主,脾伤阴盛者,当以温补为先。更有忧恚盘礴,火郁闭结,神不大衰,脉犹有力,当以仓公、河间之法下之。小小汤丸,累累加用,关启自透,膈间痰盛,激激涌出,因而治下,药势易行,设或不行,蜜盐下导,始终勾引,自然宣通,此皆虚实阴阳之辨,临证之权衡也。或泥于《金匮》《局方》,而偏主辛温;或泥于《玉机》《心法》,而偏主清润。凡若是者,皆赖病合法耳,岂云法治病乎?"

李中梓认识到噎膈发病有虚、有痰、有气、有热等多个因素共同作用。阐明反胃与噎塞的病机有本质上的区别,即"噎塞大都属热,反胃大都属寒",同时提醒无论是辨证还是治疗都仍要辨证看,切不可拘泥:"然亦不可拘也,脉大有力,当作热治,脉小无力,当作寒医,色之黄白而枯者为虚寒,色之红赤而泽者为实热,以脉合证,以色合脉,庶乎无误","或泥于金匮局方,而

偏主辛温。或泥于玉机心法，而偏主清润，凡若是者，皆赖病合法耳，岂云法治病乎?"其牢固的辨证思想，值得后人学习。

十三、明代赵献可《医贯》：噎膈与反胃、关格的鉴别

1.《医贯·噎膈》："噎膈，翻胃，关格三者，名各不同，病原迥异，治宜区别，不可不辨也。噎膈者，饥欲得食，但噎塞迎逆于咽喉胸膈之间……翻胃者，饮食倍常，尽入于胃，但朝食暮吐，暮食朝吐……关格者，粒米不饮食，渴喜茶水饮之，少顷即吐出，复求饮复吐。"

2.《医贯·噎膈》："惟男子年高者有之，年少者无噎膈。"

3.《医贯·噎膈》："盖肾主五液，又肾主大小便，肾与膀胱一脏一腑，肾水既干，阳火偏盛，熬煎津液，三阳热结则前后闭涩，下既不通，必反于上，直犯清道，上冲吸门喉咽，所以噎食不下也。"

4.《医贯·噎膈》："直须以六味地黄丸料大剂煎饮，久服可挽于十中一二。"

噎膈、反胃、关格均有呕吐一症，历代常将三病合论，然三者有大不相同之处，赵献可既描述了三者症状上鉴别要点，而且从病原、治疗上加以区别；同时，观察到噎膈系年高者发病多，其病位在胃之上咽喉胸膈，强调本病与肾阴不足密切相关，故主张治以六味地黄丸，是为可贵之处。

十四、清代李用粹《证治汇补》：病因病机与治疗

1.《证治汇补·胸膈门·噎膈》："噎分五种：有气滞者，有血瘀者，有火炎者，有痰凝者，有食积者。虽有五种，总归七情之变。由气郁化火，火旺血枯，津液成痰，痰壅而食不化也。"

2.《证治汇补·胸膈门·噎膈》："治法：治宜养血生津，清痰降火，顺气调脾，抑肝开郁。治宜调养，治禁香燥，治禁泥滞。"

3.《证治汇补·胸膈门·噎膈》："治在肺肾：夫阴血根于肾，阳气运于肺，胃中之气皆藉

此滋生也。故有气衰不能运化生痰者，亦有血衰不能滋肾生火者，当养金水二脏，使阴血滋润，津液生而噎膈渐开也。"

李用粹总结了噎膈一病的病因有气滞、血瘀、火炎、痰凝、食积等，虽有五种，总归因于七情之变。治法上重视养血生津，清痰降火，顺气调脾，并提出了治在肺肾，治宜调养、禁香燥、禁泥滞等要则，指导着后世医家的临床实践。

十五、清代张璐《张氏医通》：逆气之说

《张氏医通·噎膈》："故知膈咽之间，交通之气不得降者，皆冲脉上行，逆气所作也，惟气逆，故水液不能居润下之常，随气逆从耳。"

张璐认为不一定是津液枯槁，乃是"皆冲脉上行，逆气所作"所致。提出逆气之说，为临床使用和胃降冲治疗本病，提供了理论根据。

十六、清代程国彭《医学心悟》：启膈散

《医学心悟·噎膈》："凡噎膈症，不出胃脘干枯四字。槁在上脘者，水饮可行，食物难入，槁在下脘者，食曓可入，久而复出。夫胃既槁矣，而复以燥药投之，不愈益其燥乎？是以大、小半夏二汤在噎膈门为禁例，予尝用启膈散开关，更佐以四君子汤调理脾胃，挟郁者，则用逍遥散生之。曓然药逍遥而人不逍遥，亦无益也。"

程国彭继承了前人的学术思想，认为"凡噎膈症，不出胃脘干枯四字"，重视滋养胃阴治法，创制了治疗噎膈之名方启膈散及其加减应用，至今依是治疗本病的重要方剂。

十七、清代何梦瑶《医碥》：病在咽喉

《医碥·反胃噎膈》："酒客多噎膈，饮热酒者尤多，以热伤津液，咽管干涩，食不得入也。"

《医碥·反胃噎膈》："瘀血在膈间，阻碍饮食，代抵当丸芥子大三钱……五灵脂为末，黄犬胆汁和丸龙眼大，每服一丸，好黄酒温服三次，亦行瘀之妙剂也。"

何梦瑶直截了当地指出本病病位在食管，以

饮热酒者多见,符合现代医学临床解剖学及流行病学研究结果。并明示了有瘀血在膈间之情形,治当行瘀,反映了众多清代医家已日益体会到本病常有瘀血这一病理因素。

十八、清代叶天士《临证指南医案》:临证总结

《临证指南医案·噎膈反胃》:"其阳结于上,阴亏于下,而为噎膈者,用通阳开痞,通补胃腑,以及进退黄连、附子泻心诸法,上热下寒为治。其肝阴、胃汁枯槁,及烦劳阳亢,肺胃津液枯而成噎膈者,用酸甘济阴,及润燥清燥为主。其液亏气滞,及阳衰血瘀而成噎膈者,用理气逐瘀,兼通血络为主。其胃阳虚而为噎膈、反胃,及忧郁痰阻而成者,用通补胃腑,辛热开浊,以及苦降辛通,佐以利痰清膈为主。其肝郁气逆而为噎膈者,两通厥阴阳明为治。其酒热郁伤肺胃,气不降而为噎膈者,用轻剂清降,及苦辛寒开肺为主。"

叶天士所举病案治则用方,至今依然被临床医师习用,叶天士不愧为临床之大家。

十九、清代尤怡《金匮翼》:或痰或血或津枯

1.《金匮翼·噎膈反胃统论》:"噎膈之病,有虚有实,实者或痰或血,附着胃脘与气相搏,翳膜外裹,或复吐出,膈气暂宽,旋复如初,虚者,津枯不泽,气少不充,胃脘干瘪,食涩不下。虚则润养,实则疏沦,不可不辨也。"

2.《金匮翼·噎膈反胃统论》:"夫膈噎,胃病也,始先未必燥结,久之乃有大便秘少,若羊矢之证,此因胃中津气上逆,不得下行而然,乃胃病及肠,非肠病及胃也。"

3.《金匮翼·噎膈反胃统论》:"噎膈之证,大都年逾五十者,是津液枯槁者居多,若壮年气盛,非血即痰。"

尤怡从虚实两端分述噎膈,指出"实者或痰或血,虚者津枯不泽",观后世医家大多从祛痰、化瘀、滋补治疗本病,可知尤怡之论是很有见地的。其次还指出本病病久之大便秘少,是"胃病及肠,非肠病及胃",值得医家们对腑气上逆而为膈的观点做一重新思考。

二十、清代沈金鳌《杂病源流犀烛》:养血润燥

《杂病源流犀烛·噎膈反胃关格源流》:"治法始终养血润燥为主,而辛香燥热之品概勿轻下。"

明代方隅对于噎膈用养血润燥的治疗方法体会也很深,指出"噎膈不可妄投燥热之药,如其以火济火,何以异于刺人而杀之也,吾闻治之之法,必须清健脾,行痞塞以转泰,助阴抑阳,全化育以和中,宜用生津养血之剂。"

二十一、清代林珮琴《类证治裁》:噎与膈的病机不同

《类证治裁·噎膈反胃论治》:"噎者,咽下梗塞,水饮可行,食物难入,由痰气之阻于上也,膈者胃脘窄隘,食下拒痛,由血液之槁于中也。"

林珮琴阐明噎与膈,不仅病患部位和临床表现不同,而且噎与膈的病机亦有不同:噎由痰气阻于上,膈由血液槁于中。

二十二、清代姜礼《风痨臌膈四大证治》:祛邪扶正,行瘀

1.《风痨臌膈四大证治·噎膈反胃》:"殊不知噎膈之本虽虚,而痰、火、气、血日久凝滞,瘀塞道路,胶固不通,以致食物难入,或虽入而复出,于此时也,若不先以劫夺之药开其固结,而滋补之味又安能透其关启耶?但关开食进之后,即当继以补益之剂,续进饮食,病自愈矣。"

2.《风痨臌膈四大证治·噎膈反胃》:"大抵噎膈之证,多有结痰瘀血相停,若不去之,病必不除。然结散之后,惟在谨慎缓调,戒口绝欲,千日把持,庶可痊愈,否则愈而复发,中气既伤,难可再劫,死者多矣。噎膈既愈之后,不可便与粥饮及诸杂物,每用人参五钱,陈皮二钱,作汤细啜,以扶胃气。旬日半月间,方可小试陈仓米饮,渐进糜粥,进之早者,多致不救,年高病人元气败坏,手足寒冷,粪如羊屎沫大出者,皆不治。

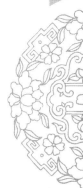

不守禁忌,若怒若郁者,皆不治。"

3.《风痨臌膈四大证治·噎膈反胃》:"消痰顺气,清膈行瘀。"

姜礼把噎膈病的病因病机归纳为痰火气血日久凝滞,瘀塞道路。虽其本为虚,但邪之不去,病必不除,故治当先以动夺之药开其固结,继以补益之剂,续用饮食。这与《杂病证治准绳》之"用药之时,更详轻重,假如秘久,慎勿顿攻,总得攻开,必虑后患,宜先润养,小著汤丸,累累加之,关局自透"治疗先后上略有不同,然而二人在具体实践中,重视祛邪与扶正的关系,临证时小心谨慎,如临深渊,则又所见略同,这些都是非常值得我们学习的。

提出消痰顺气,清膈行瘀是治标的大法,深合临床。事实上,远至金元时期之李东垣、朱丹溪,近则其同代之何梦瑶、叶天士也都已看到治疗本病需行瘀,并施之临床,然今世之医把活血化瘀之法作为治疗噎膈的通治之法,则又有滥用及太过之嫌矣。

二十三、清代吴静峰《医学噎膈集成》:噎膈病专著

1.《医学噎膈集成·噎膈反胃治法论》:"噎膈之症,本肝气郁结,阻塞升降之路,上则咽喉肿痛,饮食难下,下则肠胃干涩,大便秘结。"

2.《医学噎膈集成·噎膈反胃治法论》:"膈本水亏之症。肠胃干涩,饮食入胃,不能下行,故上反而作吐;肠中无津,则大便如羊屎。"

3.《医学噎膈集成·噎膈反胃治法论》:"噎膈口吐白沫,原是病气上逆,挟腹中之津液,皆上行而吐诸口。脏腑不得津液之养,久之则喉门细小,饮食不能多进,强咽一口,移时方能下去;再积久,而贲门亦狭,肠胃炎然干涩,一口结成一个弹子,故大便如羊屎。干粪下行,黏糙肠腑,故腹痛如刀绞。皆因口吐白沫,津液上逆,不能下润肠腑,以有此二症。"

4.《医学噎膈集成·噎膈反胃治法论》:"白沫满口,见食则吐,是病气挟中,下焦之液,上逆作吐。"

5.《医学噎膈集成·噎膈反胃治法论》:"考噎膈,翻胃之医案,治疗原有后先,首在解郁,次在补水,三在引上焦之液以下行。"

6.《医学噎膈集成·噎膈反胃治法论》:"节饮食以调脏腑,戒酒色以养精神,除烦恼则气自平,谢事务则心不劳。"

吴静峰著《医学噎膈集成》是噎膈病唯一的专著,根据所引原文可知,吴静峰论述噎膈病机主要有三大要点:一是肝郁,二是水亏,三是气逆,故而治疗上重在解郁、降逆、养津,并列有方剂八十二则,可资后人借鉴。此外提出了治疗分先后的论述,以及在预防和养生方面的观点,均为金玉之言。

(钟 洪 赵 洁 李思颖)

第七节 泄 泻

泄泻是以排便次数增多,粪质稀薄或完谷不化,甚至泻出如水样为特征的病证。泄泻是由于湿盛与脾胃功能失调所致,是一种常见的脾胃肠病证。此病一年四季均可出现,但以夏秋两季多见。西医中由胃、肠、肝、胆、胰等器官功能性病变或器质性病变导致的腹泻,如急慢性肠炎,肠结核,肠道激惹综合征,吸收不良综合征,慢性胰腺炎等引起的腹泻。泄泻总病机为:脾虚湿盛,外因与湿邪关系最大,内因与脾虚关系最为密切,故有"泄泻之本,无不由于脾胃"的说法。泄泻的病位在肠,但关键病变脏腑在脾胃,与肝肾有密切关系。

泄泻是以大便粪质清稀为主要的诊断依据:大便次数增多,一般为每日3次以上,粪质稀烂;或大便次数不多,粪质清稀,甚则如水状;或完谷不化。伴随症状多见于腹胀、腹痛、肠鸣、食减等。

诱发因素为寒热、饮食、情志等因素。起病或急或缓;或有反复发作史。诊断本病时需除外某些生理性习惯性便次增多,此类患者粪质并不清稀。另外应除外症状性泄泻,如痢疾、霍乱所致的泄泻。完谷不化,腰酸肢冷。

泄泻治疗要点:以运脾祛湿为治疗总则。暴泻以祛邪为主,重用化湿,佐以分利。久泻以扶正为要,健脾为重点。急性泄泻不可骤用补涩。一般使用止涩药的原则是:湿热不清不涩,里急后重不除不涩,滑脱者,方可止涩。慢性泄泻不可漫投分利,以免更伤正气,造成泄泻不止。

一、《黄帝内经》:泄泻的定义与病机

1.《内经》称为"泄"有鹜溏、濡泄、洞泄、飧泄、注泻、注下。

(1)鹜溏:又称为鸭溏,是指泄泻便如鸭粪,属寒。

(2)濡泄:又称为濡泻、湿泻,是指因湿气伤脾所致,症见泻下如水或大便每日次数多而溏薄,苔腻,脉濡,治宜化湿和中,用豆蔻散。

(3)洞泄:有两种含义。一即为濡泄;其二为寒泄,症见食已即泄,完谷不化,治宜温中,用附子丸。

(4)飧泄:又名水谷利,因脾胃气虚阳弱或风、寒、湿、热诸邪客犯肠胃所致。症见泄泻完谷不化。

(5)注泻:指便泻如水之状,多见于湿泻、寒泄、热泻。

(6)注下:即注下赤白,属痢疾。

2.《素问·阴阳应象大论》:"寒气生浊,热气生清,清气在下,则生飧泄……湿盛则濡泄。"

认为泄泻发病原因为清阳之气下陷,湿邪侵犯等。

3.《素问·至真要大论》:"诸病水液澄澈清冷,皆属于寒。诸呕吐酸,暴注下迫,皆属于热。"

认为泄泻如发病急暴、泻下急迫,其病因多为热邪;若泻下清稀,完谷不化,其病因多为

寒邪。

4.《素问·举痛论篇》:"寒气客于小肠,小肠不得成聚,故后泄腹痛矣。"

认为泄泻是因为寒邪侵犯小肠,小肠功能受损,不能消化水谷而成。

5.《灵枢·师传》:"胃中寒,则腹胀,肠中寒,则肠鸣飧泄,胃中寒,肠中热,则胀而且泄。"

认为寒邪、热邪客于胃肠均可导致泄泻。

6.《素问·生气通天论》:"因于露风,乃生寒热,是以春伤于风,邪气留连,乃为洞泄。"

认为外感风邪,邪气在体内留连,影响水谷运化,可出现食已即泄,完谷不化。

7.《素问·金匮真言论》:"长夏善病洞泄寒中。"

认为长夏之际易患泄泻。多以寒湿致病。

8.《素问·举痛论》:"怒则气逆,甚则呕血及飧泄。"

情志的失调可以导致气机逆乱,引起泄泻。

9.《素问·太阴阳明论》:"饮食不节,起居不时者,阴受之……阴受之则入五脏……入五脏则䐜满闭塞,下为飧泄。"

说明饮食、起居失宜,可以导致五脏功能失调,亦可发生泄泻。

10.《素问·脏气法时论》:"脾病者……虚则腹满,肠鸣飧泄,食不化。"

11.《素问·脉要精微论》:"胃脉实则胀,虚则泄。"

12.《素问·宣明五气》:"大肠小肠为泄。"

说明泄泻的病变脏腑与脾胃大小肠有关。

二、《难经·五十七难》:泄泻的分类

"泄凡有几? 皆有名不? 然:泄凡有五,其名不同,有胃泄、有脾泄、大肠泄、有小肠泄和大瘕泄名曰后重。胃泄者,饮食不化,色黄。脾泄者,腹胀满泄注,食即呕吐逆。大肠泄者,食已窘迫,大便色白,肠鸣切痛。小肠泄者,溲而便脓血,少腹痛。大瘕泄者,里急后重,数至圊而不能便,茎中痛。此五泄之要法也。"

《难经》将泄泻分为胃泄、脾泄、大肠泄、小肠泄、大瘕泄五泄。

三、汉代张仲景《伤寒论》:泄泻的辨证与治疗

1.《伤寒论·太阳病篇》第 32 条:"太阳与阳明合病,必自下利,葛根汤主之。"

太阳与阳明合病者,言其既有发热恶寒,头项强痛,无汗之表证,复有腹泻之里证,二者同病,不分先后。自下利说明非误治而成,亦非里虚所致,而是太阳之邪不得外解,内迫阳明,下走大肠,使大肠传导失职,水谷不分,于是泄利自然而作。下利虽属里证,但由表证引起,而且病情偏重在表,故不需治里,只须解表,用葛根汤主之,使表和里自愈,亦称逆流挽舟法。

2.《伤寒论·太阳病篇》第 157 条:"伤寒汗出,解之后,胃中不和,心下痞鞭,干噫食臭,胁下有水气,腹中雷鸣,下利者,生姜泻心汤主之。"

伤寒汗出,表证当解,或因患者脾胃素虚,或因汗不如法,表解后脾胃受伤,运化失职,兼有水气内停,水走肠间,辘辘有声,故腹中雷鸣下利,以生姜泻心汤,和胃降逆,宣散水气。

四、汉代张仲景《金匮要略·呕吐哕下利病脉证治》:泄泻的治疗

《金匮要略》中的"下利"包括了泄泻和痢疾两病,而对泄泻的论述概括为实热与虚寒两大类,并提出实热泄泻用"通因通用"之法。

1.《金匮要略·呕吐哕下利病脉证并治》:"下利腹胀满,身体疼痛者,先温其里,乃攻其表。温里宜四逆汤,攻表宜桂枝汤。"

这是论述表里同病的治疗方法。下利清谷腹胀满为里有虚寒;身体疼痛为外有表邪,治疗当以里虚寒证为急,故先用四逆汤温里,待里气充实后,而表证仍在时,再用桂枝汤以解表邪。

2.《金匮要略·呕吐哕下利病脉证并治》:"下利清谷,里寒外热,汗出而厥者,通脉四逆汤主之。"

下利清谷而见"里寒外热",是阴盛格阳的现象。里寒是疾病的本质,外热是疾病的现象,即所谓真寒假热之证。更见"汗出而厥"者,是阴从利而下竭,阳从汗而外脱,阴阳气不顺接,故四肢厥逆,病势危重,当急以通脉四逆汤回阳救逆。本方即四逆汤倍干姜,其温经回阳之力较四逆汤更强。

3.《金匮要略·呕吐哕下利病脉证并治》:"下利三部脉皆平,按之心下坚者,急下之,宜大承气汤。"

"下利脉迟而滑者,实也,利未欲止,急下之,宜大承气汤。"

"下利,脉反滑者,当有所去,下乃愈,宜大承气汤。"

"下利谵语者,有燥屎也,小承气汤主之。"

以上论述实热下利的脉症与治法。下利本有虚实之分。若下利而心腹坚满,可知为实积中阻所致。察其脉象,寸关尺三部既不实大又不细弱,而见平脉,说明此属暴实下利而正气不虚,可以援用"通因通用"之法,急下其实,故以承气汤去其实积,其利自止。

五、元代朱丹溪《丹溪手镜·泄泻》:各种泄泻的临床表现及治则方药

《丹溪手镜·泄泻》"泄泻,脉沉而细疾或微,欲食不下,目睛不了了。又腹满泄、鹜溏,此阴寒也。脉数疾,声亮,瀑注下迫,渴烦,小便赤涩,水谷消化,此阳热也。虚则无力,不禁固也,温之。实则圊不便,虚坐努积,下之。积泄,脾部脉沉弦,宜逐积。痰积,在太阴分,宜萝卜子吐之。水恣泄,乃大引饮,热在其上,水多入下,胃经无热不胜,宜五苓。风泄,久风为飧泄,水谷不化而完出也,肝病传脾,宜泄肝补脾。脾泄腹胀满,肠鸣,食不化,呕吐,宜理中汤。气泄,躁怒不常,伤动其气,肝气乘脾,脉弦而逆,宜调气。惊泄者,心受惊则气乱,心气不通水入。"

朱丹溪列举了寒、热、虚、实泄泻的临床表现,提出了痰积、水恣泄、风泄、气泄、惊泄等泄泻的治疗法则,同时提出了"理中丸,治冷泻、

脾泻、虚泄。""胃风丸,治气虚。""补胃丸,治气虚下溜。""平胃五苓散,治湿泄、水恣泄、热泄。""椒术丸,治湿。"等。

六、明代孙文胤《丹台玉案·泄泻门》:泄与泻的鉴别

《丹台玉案·泄泻门》:"泄者,如水之泄也,势犹舒缓;泻者,势似直下,激有不同,而其为病则一,故总名之曰泄泻。"

宋代以后则有别于痢疾称"泄泻",并指出泄与泻的鉴别。

七、明代董宿原《奇效良方》:泄与泻的鉴别

《奇效良方》:"泄者,泄漏之义,时时溏薄,或作或愈;泻者,一时水去如注。"

董宿原指出泄与泻的不同临床表现。

八、明代李中梓《医宗必读·泄泻》:治泻九法

《医宗必读·泄泻》:"(泄泻)治法有九:一曰淡渗……一曰升提……一曰清凉……一曰疏利……一曰甘缓……一曰酸收……一曰燥脾……一曰温肾……一曰固涩。"

李中梓在总结前人治泻经验的基础上,提出了这著名的治泻九法,是治疗学上的一大发展,为后世奠定了基础,其实用价值亦为临床所证实。

九、明代龚信《古今医鉴》:阐述泄泻的病因病机

《古今医鉴》:"夫泄泻者,注下之症也,盖大肠为传送之官,脾胃为水谷之海,或为饮食生冷所伤,或为暑湿风寒之所感,脾胃停滞,以致阑门清浊不分,发注于下,而为泄泻也。"

龚信纂认为泄泻的发生,可因饮食不节或外感风寒暑湿,导致脾胃运化失常,大肠失其传送,清浊不分而发病。

十、明代张景岳《景岳全书·泄泻》:对泄泻的病因病机、治则、方药论述

1.《景岳全书·泄泻》:"泄泻之暴病者,或为饮食所伤,或为时气所犯,无不由于口腹,必各有所因,宜察其因而治之。如因食生冷寒滞者,宜抑扶煎、和胃饮之属以温之。因湿滞者,宜平胃散、胃苓汤,或白术芍药散以燥之利之。因食滞而胀痛有余者,宜大、小和中饮之属以平之。因气滞而痛泻之甚者,宜排气饮,或平胃散之属以调之。因食滞而固结不散,或胃气之强实者,宜神祐(右)丸、赤金豆、百顺丸之属以行之。"

张景岳认为饮食、时气、寒湿等均可导致泄泻,并治以和中、燥湿、温胃等。

2.《景岳全书·泄泻》:"泄泻之本,无不由于脾胃,盖胃为水谷之海,而脾主运化,使脾健胃和,则水谷腐熟而化气化血,以行营卫。若饮食失节,起居不时,以致脾胃受伤,则水反为湿,谷反为滞,精华之气,不能输化,乃致合污下降而泻痢作矣。"

认为泄泻发生之根本,乃因脾胃受伤,水谷运化失职,水湿内盛,清浊不分所致。

3.《景岳全书·泄泻》:"凡脾气稍弱,阳气素不强者,一有所伤,未免即致泄泻,此固为初病,便当调理元气,自非强感偶伤者之比。"

平素脾胃阳气不足,如遇饮食、情志、起居失常,或外邪内侵,即可引起泄泻,虽为初病,治疗时亦应调补脾胃阳气为主。

4.《景岳全书·泄泻》:"凡脾泄久泄证,大都与前治脾弱之法不相远,但新泻者可治标,久泻者不可治标,且久泻无火,多因脾肾之虚寒也。"

久泄者,多因脾肾虚寒,治疗上应温补脾肾,以治其根本。

5.《景岳全书·泄泻》:"肾泻证,即前所谓真阴不足证也,每于五更之初或天将明时,即洞泄数次,有经月连年弗止者,或暂愈而复作者,或有痛或有不痛者,其故何也?盖肾为胃关,开窍于二阴,所以二便之开闭,皆肾脏之所主。今肾中阳气不足,则命门火衰,而阴寒独盛,故于子丑五更之后,当阳气未复,阴气盛极之时,即令人洞泄不止也。"

肾虚泄泻者,多于黎明之前,脐腹作痛,肠

鸣即泻,此时因阳气最弱,阴气极盛,若肾中阳气不足,关门不利,则大便下泻。

6.《景岳全书·泄泻》:"泄泻之病,多见小水不利,水谷分则泻自止,故曰:治泻不利小水,非其治也。然小水不利,其因非一,而有可利者,有不可利者,宜详辨之。如湿胜作泻而小水不利者,以一时水土相乱,并归大肠而然也。有热胜作泻而小水不利者,以火乘阴分,水道闭涩而然也。有寒泻而小水不利者,以小肠之火受伤,气化无权而然也。有脾虚作泻而小水不利者,以土不制水,清浊不分而然也,有命门火衰作泻而小水不利者,以真阴亏损,元精枯涸而然也。凡此皆小水不利之候。然唯暴注新病者可利,形气强壮可利,酒湿过度,口腹不慎者可利,实热闭涩者可利,小腹胀满,水道痛急者可利。"

泄泻病证,多伴小便不利,故泄泻的治疗,多兼利小便。但泄泻者,小便不利的原因诸多,有的可利小便,有的则不能利小便,故临证时,须详察细辨。对于急性起病初发,而形体壮实者,或饮酒过度,湿热内生,或饮食不慎,外邪内侵,或实热内闭,小腹胀满者,可以利小便。

7.《景岳全书·泄泻》:"气泄证,凡遇怒气便作泄泻者,必先以怒时挟食,致伤脾胃,故但有所犯,即随触而发,此肝脾二脏之病也。盖以肝木克土,脾气受伤而然。"

肝郁泄泻者,多因情志失调,肝气不舒,横逆克脾,运化失常,水谷不化,每遇怒气进食,更伤脾胃,而成泄泻,此类病人,肝脾二脏同病,治疗时应疏肝健脾。

8.《景岳全书·泄泻》:"泄泻之因,唯水火土三气为最。夫水者寒气也,火者热气也,土者湿气也,此泻痢之本也,虽曰木也能泻,实以土之受伤也;金也能泻,实以金水同气,因其清而失其燥也。知斯三者,若乎尽矣,然而三者之中,则又唯水火二气足以尽之。盖五行之性,不病于寒则病于热,大都热者多实,虚者多寒。凡湿热之证,必其脉盛形强,声音壮亮,食饮裕如,举动轻捷者,此多阳者。虚寒之证,必

其脉息无力,形气少神,言语轻微,举动疲倦者,此多阴也。故必察其因,而于初泻之时,即当辨其有余不足,则治无不愈,而也不致有误矣。"

引起泄泻的原因,以寒热湿最为多见,表现为热象患者,多为实证;虚人泄泻,则多表现为寒象。湿热患者,表现为实证,而虚寒患者,则表现脉弱、语微、神疲乏力等虚象。临证治疗时必须详察细辨,对于初泻者,更应辨其虚实两面、谁轻谁重,只有这样才能治疗有效,而不至于贻误病情。

9.《景岳全书·泄泻》:"凡泄泻之病,多由水谷不分,故以利水为上策。然利水之法,法有不同,如湿胜无寒而泻者,宜四苓散、小分清饮之类主之,但欲分其清浊也。如湿挟微寒而泻者,宜五苓散、胃苓汤之类主之,以微温而利之也。如湿热在脾,热渴喜冷而泻者,宜大分清饮、茵陈饮、益元散之类主之,去其湿热而利之也。"

凡泄泻患者,多因水谷不化,清浊不分所致,所以治疗时必以利水为上策,但利水治法有所不同,如湿胜无寒者,宜四苓散之类以分其清浊;湿挟微寒者,宜五苓散之类微温而利之;湿热在脾者,宜大分清饮之类,去其湿热而利之。

十一、明代李梴《医学入门·泄泻》:泄泻治法

《医学入门·泄泻》:"凡泻皆兼湿,初直分理中焦,渗利下焦;又则升提,必滑脱不禁,然后用药涩之,其间有风胜兼以解表,寒胜兼以温中,滑脱涩住,虚弱补益,食积消导,湿则淡渗,陷则升举,随症变用,又不拘于次序,与痢大同。且补虚不可纯用甘温,大甘则生湿,清热亦不可太苦,苦则伤脾。每兼淡剂利窍为妙。"

李梴认为凡泄泻必兼湿邪致病,初起治从分理中焦,渗利下焦;久则升提收涩并配合辨证用药。

十二、清代沈金鳌《杂病源流犀浊》:认为"湿胜脾虚"为引起泄泻的重要因素

清代《杂病源流犀浊·泄泻源流》:"湿胜则飧泄,乃独由于湿耳。不知风寒热虚,虽皆能为病,苟脾强无湿,四者均不得而干之,何自成泄?是泄虽有风寒热虚之不同,要未有不原于湿者也。"

可见外邪引起的泄泻,属实证者与湿邪关系最为密切,诸邪常挟湿致病。

十三、清代陈念祖《医学三字经》:湿邪是导致泄泻的主要病因

《医学三字经》:"湿气胜,五泄成(鹜溏、濡泄、溏泄、飧泄、滑泻),胃苓散,厥功宏。湿而热,苓连程;湿而冷,萸附行;湿夹积,曲楂迎;虚兼湿,参附苓。脾肾泻,近天明,四神服,勿纷更。"

陈念祖认为湿邪内盛,是各种泄泻的主要致病因素。湿邪挟杂不同的致病因素所引起的泄泻,其有药也各有不同。

十四、清代何梦瑶《医碥》:泄泻与痢疾的鉴别

《医碥》:"泄泻之症,水谷或化或不化,腹痛或不痛,并无努责,亦无脓血及里急后重,惟觉困倦耳,故与痢疾异。"

何梦瑶认为泄泻病变主要责之于脾胃,大便稀溏,泻下爽利,不挟脓血,而痢疾主要病位在大肠,便中挟有脓血或黏液,且伴里急后重,便而不爽。

十五、清代程国彭《医学心悟·泄泻》:泄泻临床表现、分类及其治法方药

《医学心悟·泄泻》:"书云,湿多成五泻,泻之属湿也,明矣。然有湿热,有湿寒,有食积,有脾虚,有肾虚,皆能致泻,宜分而治之。假如口渴、溺赤、下泻肠垢,湿热也。溺清、口和、下泻清谷,湿寒也。胸满痞闷、嗳腐吞酸、泻下臭秽,食积也。食少、便频、面色㿠白,脾

虚也。五更天明,依时作泻,肾虚也。治泻,神术散主之。寒热食积,随症加药。脾虚者,香砂六君子汤,肾虚者,加减七神丸。凡治泻,须利小便,然有食积未消者,正不宜利小便,必俟食积既消,然后利之斯为合法。"

五泄均可因湿而发,但它常与寒热、脾虚、肾虚相兼而病,其临床表现各异,治法方药也随证调整。另外,治疗泄泻,须利小便,然食积未消者,不宜利小便,等到食积消退后方可利小便。

十六、清代雷丰《时病论·食泻》:食泻

《时病论·食泻》:"食泻者,即胃泻也。缘于脾为湿困,不能健运,阳明胃腑,失其消化,是以食积太仓,遂成便泻。"

雷丰认为食泻因食积脾胃而成。

十七、清代林珮琴《类证治裁》:泄泻治法方药及泄泻与痢疾的鉴别

1.《类证治裁·泄泻论治》"泄泻者,胃中水谷不分,并入大肠,多因脾湿不运,《内经》所谓湿多成五泄也。一曰飧泄,完谷不化,脉弦肠鸣,湿兼风也。二曰溏泄,肠垢污积,脉数溺涩,湿兼热也。三曰鹜泄,大便澄清如鸭屎,脉迟溺白,湿兼寒也。四曰濡泄,身重肠鸣,所下多水,脉缓,腹不痛,湿自甚也。五曰滑泄,洞下不禁,脉微气脱,湿兼虚也。"

"凡泄皆兼湿,初宜分理中焦,渗利下焦,久则升举,必脱滑不禁,然后以涩药固之。"

"凡泄水腹不痛者,湿也,宜燥渗。完谷不化者,气虚也,宜温补。腹痛肠鸣,水泄一阵,痛一阵者,火也,宜清利。时泻时止,痰也,宜豁之。泻后痛减,食积也,宜消之。脾泄久宜涩,下陷宜升提。"

林珮琴认为脾受湿困,导致五泄,治疗初期分理中焦,渗利下焦,久泻升举固涩,并根据临床表现论治。

2.《类证治裁·论肾泄》:"肾中真阳虚而泄泻者,每于五更时,或于天将明,即洞泄数次,此由丹田不暖,所以尾闾不固,或先肠鸣,

或脐下痛,或经月不止,或暂愈复作,此为肾泄。盖肾为胃关,二便开闭,皆肾脏所主。今肾阳衰,则阴寒盛,故于五更后,阳气未复,即洞泄难忍。古方治肾泄,用椒附丸、五味子散。若欲阳生于阴,肾气充固,宜八味丸去丹皮,加补骨脂、菟丝子、五味子,用山药糊丸为妙。"

五更泄可用椒附丸、五味子散、八味丸加减治疗。

3.《类证治裁·泻与痢不同及先后传变》:"泻由水谷不分,病在中焦。痢以脂血伤败,病在下焦。在中焦者,分利脾胃之湿。在下焦者,调理肝肾之伤。若水泻久,则传变而痢脓血,是脾传肾,谓之贼邪,故难愈。若痢后泻,是肾传脾,谓之微邪,故易瘳。"

泄泻与痢疾的鉴别是泄泻由水谷不分所致,病在中焦;痢疾以脂血伤败致病,病在下焦。

十八、清代叶天士《临证指南医案》:泄泻的理法方药

1.《临证指南医案》:"泄泻,注下症也。经云:湿多或五泄,曰飧,曰溏,曰鹜,曰濡,曰滑,飧泄之完谷不化,湿兼风也;溏泄之肠垢污积,湿兼热也;鹜溏之澄清溺白,湿兼寒也;濡泄之身重软弱,湿自胜也;滑泄之久下不能禁固,湿胜气脱也。"

叶天士认为五泄以湿邪致病为主,细究其因各有不同,其临床表现也各不相同。

2.《临证指南医案》:"生万物而没于万物。从水从火。为寒为热。历观协热下利者。十不得一二。从水之寒泄者十常八九焉。言当然者。主治在脾。推所以然者。必求之水火。因思人身水火。犹权衡也。一胜则一负。火胜则水负。水胜则火负。五泄多湿。湿水同气。水之胜。则火之衰也。"

寒泄者,主治在脾,但必权衡水湿、阳气之水火平衡。

3.《临证指南医案》:"五泄之治。平水火者清其源。崇堤土者塞其流耳。"

五泄的治法,也以平衡水火为本。

4.《临证指南医案》:"过食泄泻。胃伤气陷。津不上涵。卧则舌干澈渴。且宜薄味调摄。和中之剂。"

食伤泄泻,宜用气轻味薄之品,以和中调摄。

5.《临证指南医案》:"脉细下垂。高年久咳。腹痛泄泻。形神憔悴。乃病伤难复。非攻病药石可愈。拟进甘缓法。"

此属高年中虚腹痛泄泻,宜施甘缓法。

6.《临证指南医案》:"久泻必从脾肾主治。但痛利必有黏积。小溲短缩。不爽。温补不应。议通腑气。"

久泻病人,若温补脾肾不愈,可试用通腑下气治法。

7.《临证指南医案》:"晨泄病在肾。少腹有瘕。亦是阴邪。若食荤腥厚味。病即顿发。乃阳气积衰。议有四神丸。"

晨泄者以四神丸治疗。

十九、清代吴谦《医宗金鉴》:诸泄总括

1.《医宗金鉴》:"湿胜濡泻即水泻,多水肠鸣腹不疼。寒湿洞泻即寒泻,鸭溏清沏痛雷鸣。完谷不化名飧泻,土衰木盛不升清。脾虚腹满食后泻,肾泻寒虚晨数行。"

2.《医宗金鉴》:"伤食作泻即胃泻,噫气腹痛秽而黏。渴饮泻复渴饮泻,时泻时止却属痰。火泻阵阵痛饮冷,暑泻面垢汗渴烦。滑泻日久不能禁,大瘕今时作痢看。"

吴谦对湿泻、濡泻、水泻、洞泻、寒泻、飧泻、脾泻、肾泻、食泻、胃泻、饮泻、痰泻、火泻、暑泻、滑泻、大瘕泻的病名、病因病机、临床表现等加以描述。文中濡者,水也。洞者,直倾下也。鸭溏,如鸭屎之溏,澄彻清冷也。痛者,腹痛也。雷鸣,肠鸣甚也。不升清,谓清气在下不上升也。脾泻,脾虚也。食泻,饮食后即泻也。晨数行,每日早晨行泻数次也。过食作泻,名曰食泻,即胃泻也。秽而黏,所泻之物臭而黏也。渴而饮,饮而泻,泻而复渴,渴而复饮,饮而复泻,饮泻也。时或泻,时或不泻,属痰泻也。阵阵,谓泻一阵、痛一阵也。大瘕泻,

即今时痢疾病也。

二十、清代吴谦《医宗金鉴》:口糜泄泻

《医宗金鉴》:"口糜泄泻晶云热,上下相移亦必虚,心脾开窍于舌口,小肠胃病化职失,糜发生地黄通连草,泻下参苓白术宜,尿少茯苓车前饮,火虚苓桂理中医。"

口疮糜烂泄泻一证,古经未载,以理推之,虽云属热,然其上发口糜下泻即止,泄泻方止,口糜即生,观其上、下相移之情状,亦必纯实热之所为也。心之窍开于舌,脾之窍开于口,心脾之热,故上发口舌疮赤糜烂。胃主消化水谷,小肠主盛受消化,心脾之热下移小肠胃腑,则运化之职失矣,故下注泄泻也。口糜发时,晚用泻心导赤散,滚汤淬服之,即生地黄、木通、黄连、甘草梢也。下泄泻时,早晚用参苓白术散、糯米汤服之。若小便甚少,下利下止,则为水走大肠,宜用茯苓、车前子二味各等分,煎汤时时代饮,利水导热。若服寒凉药口疮不效,则为虚火上泛,宜用理中汤加肉桂大倍茯苓,降阳利水。降阳而口糜自消,水利泄泻自止,可并愈也。

二十一、严世芸《张伯臾医案》:泄泻治法方药

1.《张伯臾医案》:"唯其中涩肠之品的应用,张老医生则有独到见解,认为对于虚寒之慢性泄泻,不可始起即用赤石脂、禹余粮、诃子肉、罂粟壳之类涩肠之品,因其脾肾之阳未振,闭关收涩,则致湿滞内留,易为贻害,故宜先用温补之剂调治,俟脾肾之阳渐振,大便溏泻晶减未止,其时再佐收涩止泻,可助药力,以利脾胃复其运化之常。但是,脾肾阳气大虚而成滑脱者,当不在此例。"

2.《张伯臾医案》:"张老医生善用桂枝汤调治脾胃之疾,其有振奋胃肠功能、温通止痛之功用,他认为对于脾胃虚寒,慢性泄泻,泻而爽者,宜用理中丸、附子理中汤治之;若慢性泄泻而夹白冻或泻而不爽者,为脾胃虚寒而肠有垢滞,非理中辈所宜,应用桂枝汤。于临床中,对于慢性泄泻日久不愈,虚寒之象较重,而便中又夹黏冻,但泻而爽者,张老医生则每以桂枝汤与理中丸或附子理中汤合用,而不单独应用理中辈,以免有闭门留寇之弊;若泻而不爽者或泻后仍有后重感者,则以桂枝汤与瓜蒌、薤白合用,以温通导滞;如见泻物臭、肛热等症,是属挟热,桂枝汤可与香连丸同用。"

(钟 洪 赵 洁 李思颖)

第八节 便 秘

便秘,古今同名,但在唐以前本病病名很多,或曰大便难,或曰不更衣,或曰阴结阳结,等等,虽说是一常见的症状,但对本病病因病机的认识,也经历了一个很长的时期,有赖于历代医家的共同努力,时至今日,才得以对本病有了一个清晰的认识。

对便秘一病的探讨,现代医学不如传统医学做的工作多,因而治疗上也没有中医的手段多。中医古籍中有着大量关于便秘一病的病理、治疗、养生、预防等方面的论述,并经历了数千年的临床实践,证明其正确性与实用性。所以认真整理有关文献,对于进一步理论研究和临床防治本病是大有益处的。

一、《黄帝内经》:大便难的生理病理

1.《素问·至真要大论》:"太阴司天,湿淫所胜……大便难。"

2.《素问·厥论》:"太阴之厥,则腹满膜

胀,后不利。"

这是便秘的最早文献记载,称之为"后不利""大便难",认为病变主要在太阴。

3.《素问·举痛论》:"热气留于小肠,肠中痛,瘅热焦渴,则坚干不得出,故痛而闭不通矣。"

4.《素问·气厥论》:"膀胱移热于小肠,鬲肠不便。"

病因病机上,认为便秘与热邪内郁有关,燥热内结也确是便秘临床上最为常见的病因。

5.《灵枢·营卫生会篇》:"黄帝曰:愿闻下焦之所出,岐伯答曰:下焦者,别回肠,注于膀胱而渗入焉。故水谷者,常并居于胃中,成糟粕而俱下于大肠,而成下焦。渗而俱下,济泌别汁,循下焦而渗入膀胱焉。"

6.《素问·五脏别论》:"魄门亦为五脏使,水谷不得久藏。"

上两条讲述了大便形成的正常生理,说明大便的排泄是受五脏功能制约的,因而提示大便不通之病与五脏六腑都有联系。这点体现了中医的辨证观,结合临床实际,比如痔疮一病,不仅与大肠之湿热蕴结有关,还与肺肝脾肾等脏相关联。

7.《素问·金匮真言论》:"北方黑色,入通于肾,开窍于二阴。"

8.《灵枢·邪气脏腑病形篇》:"肾脉……微急为沉厥奔豚,足不收,不得前后。"

进一步阐述大便功能为肾所主,为后世从肾论治本病提供了理论依据。

二、汉代张仲景《伤寒论》:便秘的分类

(一)病名与分类

1.《伤寒论·辨脉法篇》:"问曰:脉有阳结阴结者,何以别之?答曰:其脉浮而数,能食,不大便者,此为实,名曰阳结也,期十六日当剧。其脉沉而迟,不能食,身体重,大便反硬,名曰阴结也。期十四日当剧。"

便秘的最早分类方法,张仲景把便秘分为阳结阴结两大类,这是一种纲领性的分类方法,后世有从病性分类如寒秘、热秘、虚秘、实

秘。有从病因分类的,如风秘,气秘,湿秘,寒秘,热秘。

2.《伤寒论·阳明病脉证并治》:"少阳阳明者,发汗、利小便已,胃中燥烦实,大便难是也。"

3.《伤寒论·阳明病脉证并治》:"问曰:何缘得阳明病?答曰:太阳病,若发汗,若下,若利小便,此亡津液,胃中干燥,因转属阳明,不更衣,内实,大便难者,此名阳明也。"

张仲景称本病为"大便难""不更衣""阳结""阴结""闭"及其他条中之"脾约""大便硬"等,并把便秘作为阳明病腑证的主证之一,是由于津液亡失,胃中干燥所致。

4.《伤寒论·阳明病篇》:"阳明病,若中寒,不能食,小便不利,手足濈然汗出,此欲作固瘕,必大便初硬后溏。所以然者,以胃中冷,水谷不别故也。"

首次记载了便秘之因于寒者,为全面认清便秘的病机打下了基础。

(二)大便秘结的方证

5.《伤寒论·阳明病脉证并治》:"太阳病三日,发汗不解,蒸蒸发热者,属胃也,调胃承气汤主之。"

6.《伤寒论·阳明病脉证并治》:"伤寒吐后,腹胀满者,与调胃承气汤。"

7.《伤寒论·阳明病脉证并治》:"阳明病,不吐,不下,心烦者,可与调胃承气汤。"

虽原文未言"不大便",言病已入阳明,则不大便自不必说。此3条是说病由阳明经证初入阳明腑证,故经腑之热明显,而里结实满尚轻,故制定调胃承气汤以清经腑之燥热为主,又除在腑之实浊,不使燥热与实浊相合,则病证可解也。

8.《伤寒论·阳明病脉证并治》:"阳明病,其人多汗,以津液外出,胃中燥,大便必硬,硬则谵语,小承气汤主之。"

9.《伤寒论·阳明病脉证并治》:"阳明病,谵语,发潮热,脉滑而疾者,小承气汤主之。"

10.《伤寒论·阳明病脉证并治》:"太阳病,若吐,若下,若发汗后,微烦,小便数,大便

因硬者,与小承气汤和之愈。"

病邪已化热留着于阳明之腑,与实浊相结合,影响胃腑气机通降之功,所喜腑实燥结未甚,故尚无腹部坚实之症,也无灼伤阴液之候,以小承气汤泻热去实,利气消满。

11.《伤寒论·阳明病脉证并治》:"二阳并病,太阳证罢,但发潮热,手足漐漐汗出,大便难而谵语者,下之则愈,宜大承气汤。"

12.《伤寒论·阳明病脉证并治》:"伤寒若吐,若下后不解,不大便五六日,上至十余日,日晡所发潮热,不恶寒,独语如见鬼状;若剧者,发则不识人,循衣摸床,惕而不安,微喘直视,脉弦者生,涩者死。微者,但发热谵语者,大承气汤主之。"

13.《伤寒论·阳明病脉证并治》:"大下后,六七日不大便,烦不解,腹满痛者,此有燥屎也。所以然者,本有宿食故也,宜大承气汤。"

14.《伤寒论·阳明病脉证并治》:"腹满不减,减不足言,当下之,宜大承气汤。"

若邪热完全入里,里热偏亢燥结又盛,腑气不通,证见潮热,谵语,手足漐漐汗出腹部硬满,大便不通,脉沉迟有力,当以大承气汤峻下实热,涤除燥结。

15.《伤寒论·阳明病脉证并治》:"伤寒六七日,目中不了了,睛不和,无表里证,大便难,身微热者,此为实也,急下之,宜大承气汤。"

16.《伤寒论·阳明病脉证并治》:"阳明病,发热汗多者,急下之,宜大承气汤。"

17.《伤寒论·阳明病脉证并治》:"发汗不解,腹满痛者,急下之,宜大承气汤。"

此为阳明燥实结重证,阳热内盛,阴液潜消,主以大承气汤,是变峻下实热为急下存阴。

18.《伤寒论·少阴病脉证并治》:"少阴病,得之二三日,口燥咽干者,急下之,宜大承气汤。"

19.《伤寒论·少阴病脉证并治》:"少阴病,自利清水,色纯青,心下必痛,口干燥者,可下之,宜大承气汤。"

20.《伤寒论·少阴病脉证并治》:"少阴病,六七日,腹胀,不大便者,急下之,宜大承气汤。"

此为少阴阴虚兼阳明燥实,与阳明三急下证相同的是,病机上都是"真实真虚":肠腑燥实,灼伤真阴;不同的是阳明急下以存胃阴,少阴急下以救肾水。

21.《伤寒论·阳明病脉证并治》:"趺阳脉浮而涩,浮则胃气强,涩则小便数,浮涩相搏,大便则硬,其脾为约,麻子仁丸主之。"

麻子仁丸为历代医家喜用,然后世对这条经文经义争议颇多,多数医家比较认同成无己的注解:趺阳者,脾胃之脉诊,浮为阳,知胃气强,涩为阴,知脾为约,约者,俭约之约,又约束之约,《内经》曰"饮入于胃,游溢津气上输于脾,脾气散精,上归于肺,通调水道,下输膀胱,水精四布,五经并行",是脾主为胃行其津液者也,今胃强脾弱,约束津液,不得四布,但输膀胱,致小便数,大便难。与脾约丸通肠润燥。然而,胃属艮土,脾属坤土,两者同气,而艮之气力次于坤气,故有脾旺胃自旺,脾衰胃亦衰,不应有脾弱胃强之病机,况且仲景原文也未言脾弱,可见本汤证仍值得进一步探讨。麻子仁丸攻下之中寓有滋润之意,对后世温病学家启发甚大,如吴鞠通治阴虚便秘的增液汤,以补药之体作泻药之用,实从本方脱胎而来,恽铁樵也云:"麻子仁丸之用,自较承气为平善,然必用之于阳证。若阴证误施,为害亦烈。"

(三)外用法

22.《伤寒论·阳明病脉证并治》:"阳明病,自汗出,若发汗,小便自利者,此为津液内竭,虽硬不可攻之;当须自欲大便,宜蜜煎导而通之。若土瓜根及与大猪胆汁,皆可为导。"

仲景治病,祛邪时推崇因势利导的原则,因而首次创立外用蜜煎导,猪胆汁导等外用药塞肛通便,这在《外台秘要》记载了其具体运用,如近效疗大便不通方"用猪胆和少蜜,于铛中熟令熟稠,丸如枣大,内下部中,即差",后世医家受其启发,也创制了许多其他的外用治法,较之现代医学之灌肠通便法,中医已有了数千年的临床实践。

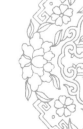

(四)下法禁忌、不大便特例

23.《伤寒论·阳明病篇》:"阳明病,胁下硬满,不大便而呕,舌上白苔者,可与小柴胡汤,上焦得通,津液得下,胃气因和,身濈然而汗出而解。"

24.《伤寒论·阳明病脉证并治》:"伤寒呕多,虽有阳明证,不可攻之。"

25.《伤寒论·阳明病脉证并治》:"阳明病,心下硬满者,不可攻之。攻之,利遂不止者死,利止者愈。"

26.《伤寒论·阳明病脉证并治》:"阳明病面合赤色,不可攻之,必发热,色黄者,小便不利也。"

27.《伤寒论·太阳病篇》:"伤寒五六日,头汗出,微恶寒,手足冷,心下满,口不欲食,大便硬,脉细者,此为阳微结,必有表,复有里也;脉沉,亦在里也。汗出为阳微,假令纯阴结,不得复有外证,悉入在里,此为半在里半在外也。脉虽沉紧,不得为少阴病,所以然者,阴不得有汗,今头汗出,故知非少阴也,可与小柴胡汤。设不了了者,得屎而解。"

虽同为不大便,或同为阳明病,但并非都可用下法承气汤。上述条文提示便秘有不可用下法的,有用其他方法治疗的,其要点在于,祛邪浊、存津液、和胃气。特别指出不可但见不大便即予通下,事实上有些自可通下,这一点,张景岳也提示"此其中本无实邪,即虽10日、20日不解,亦自无妨,切不可因其不便,强为疏导",《温热经纬》也载有"热病后,30日不大便,无所苦者,下之百日死。"指出下法宜慎。可见不大便也当辨证看,不可拘于日期。

三、汉代张仲景《金匮要略》:便秘的方证治疗

(一)诊断

1.《金匮要略·脏腑经络先后病脉证篇》:"问曰:病人有气色见于面部……色黄者便难。"

2.《金匮要略·腹满寒疝宿食病篇》:"趺阳脉微弦,法当腹满,不满者必便难,两胁疼痛,此虚寒从下上也,当以温药服之。"

3.《金匮要略·腹满寒疝宿食病篇》:"病者腹满,按之不痛为虚,痛者为实,可下之。舌黄未下者,下之黄自去。"

4.《金匮要略·腹满寒疝宿食病篇》:"腹满不减,减不足言,当须下之,宜大承气汤。"

5.《金匮要略·腹满寒疝宿食病篇》:"夫瘦人绕脐痛,必有风冷,谷气不行。"

6.《金匮要略·腹满寒疝宿食病篇》:"其脉数而紧乃弦,状如弓弦,按之不移。脉数弦者,当下其寒;脉紧大而迟者,必心下坚;脉大而紧者,阳中有阴,可下之。"

描述了便秘病四诊所得的证候特征,特别是提到便秘之偏于寒实的证候特征。

(二)病因

7.《金匮要略·消渴小便利淋病脉证并治篇》:"趺阳脉浮而数,浮即为气,数即消谷而大坚(一作紧)。气盛则溲数,溲数即坚,坚数相搏,即消渴。"

8.《金匮要略·消渴小便利淋病脉证并治篇》:"趺阳脉数,胃中有热,即消谷引食,大便必坚,小便即数。"

强调津液亏少是导致杂病便秘中的重要原因。

(三)方证

9.《金匮要略·腹满寒疝宿食病篇》:"痛而闭者,厚朴三物汤主之。"

10.《金匮要略·腹满寒疝宿食病篇》:"胁下偏痛,发热,其脉紧弦,此寒也,以温药下之,宜大黄附子汤。"

11.《金匮要略·五脏气寒积聚病篇》:"趺阳脉浮而涩,浮则胃气强,涩则小便数,浮涩相搏,大便则坚,其脾为约,麻子仁丸主之。"

创制了气滞便秘之厚朴三物汤证,寒实便秘之大黄附子汤证,胃强脾弱便秘之麻子仁丸证,至今仍为临床常用。比如厚朴三物汤,所主病证见腹部胀满疼痛,且大便不通,连矢气也无,甚或小便,此实属西医外科之急腹症一类,现已有许多报道关于本方在这一领域的应用。

(四)妇人便秘

12.《金匮要略·妇人产后病脉证治篇》:"问曰:新产妇人有三病,一者病痉,二者病郁冒,三者大便难,何谓也?师曰:新产血虚,多出汗,喜中风,故令病痉;亡血复汗,寒多,故令郁冒;亡津液,胃燥,故大便难。"

13.《金匮要略·妇人产后病脉证治篇》:"产妇郁冒,其脉微弱,不能食,大便反坚,但头汗出。所以然者,血虚而厥,厥而必冒。冒家欲解,必大汗出。以血虚下厥,孤阳上出,故头汗出。所以产妇喜汗出者,亡阴血虚,阳气独盛,故当汗出,阴阳乃复。大便坚,呕不能食,小柴胡汤主之。"

14.《金匮要略·妇人产后病脉证治篇》:"病解能食,七八日更发热者,此为胃实,大承气汤主之。"

15.《金匮要略·妇人产后病脉证治篇》:"产后七八日,无太阳证,少腹坚痛,此恶露不尽;不大便,烦躁发热,切脉微实,再倍发热,日晡时烦躁者,不食,食则谵语,至夜即愈,宜大承气汤主之。热在里,结在膀胱也。"

阐述妇人产后便秘主要是因于新产血虚,启发了后人对血虚便秘的认识。

四、晋代王叔和《脉经》:便秘与肺的关系

"肺脉歌曰:肺脉浮兼实,咽门燥又伤,大便难且涩,鼻内乏馨香。"

"浮脉歌曰:尺部见之风入肺,大肠干涩故难通。"

"杂病歌曰:内实腹胀痛满盈,心下牢强干呕频,手足烦热脉沉细,大小便涩死多真。"

王叔和揭示了便秘与肺的关系,这与《内经》"肺与大肠相表里"理论是相符合的,清代傅青主也有相似的见解,《傅青主男科·大便不通》云"此症人以为大肠燥也,谁知是肺气燥乎,盖肺燥则清肃之气,不能下行于大肠,而肾经之水,仅足自顾,又何能旁流以润涧哉,夫大肠居于下流,最难独治,必须从肾以润之,从肺以清之,启其上窍,则下窍自然流动通利矣,此下病上治之法也。"可见,这对于启迪后世医家从治

肺治气着手治疗便秘,起了极为重要的作用。

五、隋代巢元方《诸病源候论》:病因多样

1.《诸病源候论·大便病诸候》:"大便难者,由五脏不调,阴阳偏有虚实,谓三焦不和,则冷热并结故也。"

2.《诸病源候论·大便病诸候》:"大便不通者,由三焦五脏不调,冷热之气不调,热气偏入肠胃,津液竭燥,故令糟粕否结,壅塞不通也。"

巢元方受《五脏别论》"魄门亦为五脏使,水谷不得久藏"的启发,指出便秘与三焦五脏均有关,为进一步全面认识本病的病因病机开拓了思路。比如秦景明也认识到本病之病因繁杂,《症因脉治·大便秘结论》云"秦子曰:大便秘结之症,外感门,有表未解,太阳阳明之脾约;有半表半里,少阳阳明之大便;又有正阳阳明之胃实,大便难;又有表邪传里,系在太阴,七八日不大便;又有少阴病,六七日不大便;厥阴下利谵语,有燥屎者,以分应下、急下、大下、可下;又互发未可下、不可下。俟之,蜜导、胆汁导等法。内伤门则有积热、气秘、血枯各条之不同。"

六、唐代孙思邈《备急千金要方》:简便用方

《备急千金要方·秘塞》:"人有因时疾瘥后,得秘塞不通,遂致夭命,大不可轻之,所以备述。晏非死病,凡人不明药饵者,拱手待毙,深可痛哉。单复诸方,以虞仓卒耳。凡大便不通,皆用滑腻之物,及冷水并通也,凡候面黄者,即知大便难。"

孙思邈提出大便不通也有死候,不可掉以轻心,并提出以滑腻之物,及冷水为简便用方,对于肠燥便秘之轻证可以试用。

七、宋代《太平惠民和剂局方》:冷秘与半硫丸

《太平惠民和剂局方·卷之六·治泻痢附秘涩》:"半硫圆:除积冷,暖元脏,温脾胃,进饮

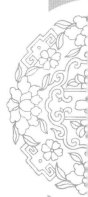

食。治心腹一切痞癖冷气，及年高风秘、冷秘或泄泻等，并皆治之。

半夏（汤浸七次，焙干，为细末），硫黄（明净好者，研令极细，用柳木槌子杀过）。"

大量的临床实践证明，半硫丸确是治疗冷秘的有效方，至今仍为临床广泛应用。

八、宋代朱肱《类证活人书》：大便秘之病名

1.《类证活人书·卷之四》："问：手足逆冷而大便秘，小便赤，或大便黑色，脉沉而滑，曰：此名阳证似阴也。重阳必阴，重阴必阳，寒暑之变也。假令手足逆冷而大便秘，小便赤，或大便黑色，其脉沉而滑者，皆阳证也，轻者白虎汤，甚者承气汤。伤寒失下，血气不通，令四肢逆冷，此是伏热深，故厥亦深，速用大承气加分剂下之，汗出立差。"

2.《类证活人书·卷之十一》："仲景又有阳结阴结之论，不可不别也。其脉浮而数，能食不大便，此为实，名曰阳结，宜用小柴胡汤。所谓和其荣卫以通津液，纵不了了，得屎而解也。其脉沉而迟，不能食，身体重，大便反硬，名曰阴结，宜用金液丹。所谓阳盛则结，促结同也。"

朱肱首次提出"大便秘"这一名词，解析了张仲景之阳结、阴结的理论，充分肯定寒与热均可引起便秘。

九、宋代严用和《济生方》：五秘

1.《济生方·大便》："夫五秘者，风秘、气秘、湿秘、寒秘、热秘是也。更有发汗利小便，及妇人新产亡血，走耗津液，注注皆令人秘结，燥则润之，湿则滑之，秘则通之，寒则温利之，此一定之法也。"

2.《济生方·大便》："秘凡有五……多因肠胃不足，风寒湿热乘之，使脏气壅滞，津液不能流通，所以秘结也。"

严用和从病因角度把本病分为五类，风秘、气秘、湿秘、寒秘、热秘并称之"五秘"。

十、金代张元素《医学启源》：病分为虚实两类

《医学启源·六气方治》："凡治脏腑之秘，不可一例治疗，有虚秘，有实秘，有胃实而秘者，能饮食，小便赤；胃虚而秘者，不能饮食，小便清利。"

张元素明确提出本病分为虚实两类，这种虚实分类法，经后世不断充实与发展，至今仍是临床概括便秘的纲领。但其着重仅言在胃之虚实，后学者不必拘泥于此。

十一、金代李东垣《兰室秘藏》：肾阴亏损

《兰室秘藏·大便燥结》："夫肾主五液，津液润则大便如常，若饥饱失节，劳欲过度，损伤胃气，及食辛热味厚之物，而助火邪，伏于血中，耗散真阴，津液亏少，故大便结燥。然结燥之病不一，有热燥、有风燥、有阳结、有阴结，又有年老气虚，津液不足而结燥者。治法云：肾苦燥，急食辛以润之。"

李东垣强调肾阴亏损在本病发病中的作用，特别是老年人之便秘，肾阴亏损，气虚血少是其最常见的原因。并列举各类便秘的治法用药，可谓是有理论有实践。

十二、金代李东垣《脾胃论》：血结风结

《脾胃论·脾胃损在调饮食适寒温》："润肠丸：治饮食劳倦，大便秘涩，或干燥，闭塞不通，全不思食，及风结、血结，皆能闭塞也。润燥和血疏风，自然通利也。"

提出有血结风结致便秘者，治以润燥、和血、疏风。

十三、元代朱丹溪《丹溪心法》：燥结血少

1.《丹溪心法·燥结》："凡人五味之秀者养脏腑，诸阳之浊者归大肠，大肠所以司出而不纳也，今停蓄蕴结，独不疏导何哉？抑有由矣！邪入里，则胃有燥粪，三焦伏热，则津液中干，此大肠挟热然也……亦有肠胃受风，涸燥秘涩，此证以风气蓄而得之。"

2.《丹溪心法·燥结》:"凡诸秘,服药不通,或兼他证,又或老弱虚极不可用药者,用蜜熬入皂角末少许作锭导之。冷秘生姜汁亦佳。"

3.《丹溪心法·燥结》:"燥结血少,不能润泽,理宜养阴。"

4.《丹溪心法·燥结》:"又老人、虚人、风人、津液少而秘者,宜以药而滑之。用胡麻、麻仁、阿胶等是也。如妄以峻利药逐之,则津液走,气血耗,虽暂通而即秘矣,必更生他病。"

朱丹溪认为便秘是由于血少"燥结血少不能润泽,理宜养阴""肠胃受风,涸燥干涩,此证以风气蓄而得之",对本病治以肛门塞药的适应证及给药方法,较晋唐时期更为具体,在治疗上提出不可妄用攻下"如妄用峻利药逐之,则津液走,气血耗,虽暂通而即秘矣"。文中有关脾约丸论述,通大便禁忌的论述,是很有见地的。

十四、元代刘完素《河间六书》:病在大肠

1.《河间六书·大小便秘涩》:"俗作秘,大便涩滞也,热耗其液,则粪坚结,而大肠燥涩紧敛故也,谓之风热结者……"

2.《河间六书·大小便秘涩》:"小腹痛,不得大小便,邪气入客,约而不行,故谷气不得通也,枳壳丸主之。"

刘完素开始把注意力集中到了大肠,认为"俗作秘,大便涩滞也,热耗其液,则粪坚结,而大肠燥涩紧敛故也"。为后人一致认同便秘的病患部位在大肠,便秘终归是因于大肠传导失常所致提供了理论基础。

十五、明代戴思恭《证治要诀》:冷秘的证治

《证治要诀·大便秘》:"冷秘由冷气横于肠胃,凝阴固结,津液不通,胃道秘塞,其人肠内气攻,喜热恶寒,宜藿香正气散加官桂,枳壳半钱,吞半硫丸,热药多秘,惟硫黄暖而通,冷药多泄,惟黄连肥肠而止泄。"

戴思恭论述了五秘之形,尤其是对冷秘病因病机论述得甚为恰当:"冷秘由冷气横于肠胃,凝阴固结,津液不通,胃道秘塞,其人肠内气攻,喜热恶寒",可作为《太平惠民和剂局方》冷秘之论的补述。

十六、明代虞抟《医学正传》:火盛水亏

1.《医学正传·燥结论》:"饮食之火,起于脾胃,淫欲之火起于命门,以致火盛水亏,津液不生,故传道失常,渐成结燥之证。"

2.《医学正传·燥结论》:"肾主五液,故肾实则津液足而大便滋润,肾虚则津液竭而大便结燥,原其所由,皆房劳过度,饮食失节,或恣饮酒浆,过食辛热。饮食之火起于脾胃,淫欲之火起于命门,以致火盛水亏,津液不生,故传道失常,渐成结燥之证。"

虞抟认为本病不但与肾有关,而且与脾胃亦有关,传导失常是本病的病机,揭示了大便不通最直接的病因病机,是对病机认识的一大进步。同时也指出本病与房劳过度,饮食失节有关是符合临床实际的。

十七、明代李梴《医学入门》:便秘的病因学说

《医学入门·大便燥结》:"燥有风燥,热燥,火燥,气血虚燥,结有能食脉实数者为阳结,不能食脉弦涩者为阴结,亦有年高气血虚结者。燥属少阴津液不足,辛以润之,结属太阴有燥粪,苦以泻之。凡结后仍服润血生津之剂,免其再结再通愈伤元气。湿热怫郁,心腹胀满,有虫积者,槟榔丸,凡燥结有时者为实,无时者为虚,有药石毒者,大小便闭,气胀如鼓者,三和散合三黄汤,饮食毒者,香连丸,胃火者,白虎汤。津少,因发汗,利小便过多及产后失血等证,血液枯者,五仁丸,肾气丸,大补阴丸,或导滞通幽汤加槟榔,条苓,陈皮,气虚者参仁丸,补中益气丸汤,挟七情者,古苏沉丸。脏寒则气涩,脏冷则血枯,有痃癖冷气结滞者,古半硫丸,古姜附汤,五积散,冰冷与之。其病暑宜服阳药,若大便不通者,亦当暂与润剂以微通之,不令闭结。七情气闭,后重窘迫者,三和散,六磨汤,如脉浮昼便难者,陈皮,杏仁等分蜜丸

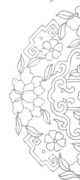

服,脉沉夜便难者,换桃仁。痰滞不通者,二陈汤加枳壳槟榔。伤热物者二黄丸,伤寒物者,丁香脾积丸,通用大黄备急丸。有脾胃伏火者,润肠丸。燥结当用流行肺气,肺与大肠为表里而故也,桔梗汤加紫苏,或苏子降气汤,或苏子麻仁煮粥,又如脾约证,胃强脾弱,约束津液不能四布,但输膀胱,故小便数而大便难,此脾约丸之由制也,但脾属阴,虚火燔金则肺失传化,尤宜滋阴养血,在西北壮实者,以脾约丸开结可也,东南气血虚者,润燥为主。"

李梴提出风燥、热燥、火燥、气血虚燥、虫积、七情气闭、痰滞不通、药石毒、脏寒、伤食等皆可致便秘,更加充实了便秘的病因学说。"凡结后仍服润滑脂血生津之剂,免其再结再通愈伤元气""七情气闭,后重窘迫者,三和散、六磨汤""痰滞不通者,二陈汤加枳壳、槟榔"这些治法可取。李梴还在"医案"中载有用竹简套入肛门,以香油吹入肛门内,治愈一例"因出痘大便不通"百药无效,不大便达25日的患儿,说明李梴已在撷取前人肛门用药的基础上发展到简便的灌肠疗法。

十八、明代龚廷贤《万病回春》:诱因与病史

《万病回春·大便闭》:"身热烦渴,大便不通者,是热闭也;久病人虚,大便不通者,是虚闭也;因汗出多,大便不通者,津液枯竭而闭也;风证大便不通者,是风闭也;老人大便不通者,是血气枯燥而闭也;虚弱并产后及失血,大便不通者,血虚而闭也;多食辛热之物,大便不通者,实热也。"

龚廷贤认为发病原因不同则便秘的性质也不同,可见,问清患者发病的病史及生活习性,对于辨治便秘是很重要的。

十九、明代王肯堂《杂病证治准绳》:外治法

《杂病证治准绳·大便不通》:"凡诸秘服药不通,或虚人畏服利药者,用蜜煎导,或盐及皂角末,和入蜜煎中尤捷,盖盐能软坚润燥,皂

角能通气疏风故也。冷秘,用酱生姜导,或于蜜煎中,加草乌头末,以化寒消结。热者,猪胆汁导,乌梅汤浸杏核,为丸如枣子大,亦可导,酱瓜削如枣,亦可导。"

王肯堂列举了便秘的多种外治法,在外用药的选用上,也结合了辨证的思想,较之前人是一大进步。

二十、明代张景岳《景岳全书》的"阴结阳结"

《景岳全书·杂证谟·秘结》:"秘结一证,在古方书有虚秘、风秘、气秘、热秘、寒秘、湿秘等说,而东垣又有热燥、风燥、阳结、阴结之说,此其立名太烦,又无确据,不得其要,而徒滋疑惑,不无为临证之害也,不知此证之当辨者惟二,则曰阴结阳结而尽之矣,盖阳结者邪有余,宜攻宜泻者也,阴结者,正不足,宜补宜滋者也。"

张景岳提出五秘之分太繁琐,可简分成"阴结、阳结""有火者便是阳结,无火者便是阴结"可谓是言简意赅,切中其要。让后学者便于掌握。

二十一、清代李用粹《证治汇补》:治则

《证治汇补·下窍门·秘结》:"如少阴不得大便以辛润之,太阴不得大便以苦泄之,阳结者清之,阴结者温之,气滞者疏导之,津少者滋润之,大抵以养血清热为先,急攻通下为次。"

李用粹对本病的治则论述得简明扼要,可资临床借鉴应用。

二十二、明代李中梓《医宗必读》:分型论治

《医宗必读·大便不通》:"《内经》之言,则知大便秘结,专责之少阴一经,证状虽殊,总之津液枯干,一言以蔽之也。分而言之,则有胃实、胃虚、热秘、冷秘、风秘、气秘之分。

胃实而秘者,善饮食,小便赤,麻仁丸、七宣丸之类。胃虚而秘者,不能饮食,小便清利,厚朴汤。热秘者,面赤身热,六脉数实,肠胃胀闷,

— 324 —

服,脉沉夜便难者,换桃仁。痰滞不通者,二陈汤加枳壳槟榔。伤热物者二黄丸,伤寒物者,丁香脾积丸,通用大黄备急丸。有脾胃伏火者,润肠丸。燥结当用流行肺气,肺与大肠为表里而故也,桔梗汤加紫苏,或苏子降气汤,或苏子麻仁煮粥,又如脾约证,胃强脾弱,约束津液不能四布,但输膀胱,故小便数而大便难,此脾约丸之由制也,但脾属阴,虚火燔金则肺失传化,尤宜滋阴养血,在西北壮实者,以脾约丸开结可也,东南气血虚者,润燥为主。"

李梴提出风燥、热燥、火燥、气血虚燥、虫积、七情气闭、痰滞不通、药石毒、脏寒、伤食等皆可致便秘,更加充实了便秘的病因学说。"凡结后仍服润滑脂血生津之剂,免其再结再通愈伤元气""七情气闭,后重窘迫者,三和散、六磨汤""痰滞不通者,二陈汤加枳壳、槟榔"这些治法可取。李梴还在"医案"中载有用竹简套入肛门,以香油吹入肛门内,治愈一例"因出痘大便不通"百药无效,不大便达25日的患儿,说明李梴已在撷取前人肛门用药的基础上发展到简便的灌肠疗法。

十八、明代龚廷贤《万病回春》:诱因与病史

《万病回春·大便闭》:"身热烦渴,大便不通者,是热闭也;久病人虚,大便不通者,是虚闭也;因汗出多,大便不通者,津液枯竭而闭也;风证大便不通者,是风闭也;老人大便不通者,是血气枯燥而闭也;虚弱并产后及失血,大便不通者,血虚而闭也;多食辛热之物,大便不通者,实热也。"

龚廷贤认为发病原因不同则便秘的性质也不同,可见,问清患者发病的病史及生活习性,对于辨治便秘是很重要的。

十九、明代王肯堂《杂病证治准绳》:外治法

《杂病证治准绳·大便不通》:"凡诸秘服药不通,或虚人畏服利药者,用蜜煎导,或盐及皂角末,和入蜜煎中尤捷,盖盐能软坚润燥,皂

角能通气疏风故也。冷秘,用酱生姜导,或于蜜煎中,加草乌头末,以化寒消结。热者,猪胆汁导,乌梅汤浸杏核,为丸如枣子大,亦可导,酱瓜削如枣,亦可导。"

王肯堂列举了便秘的多种外治法,在外用药的选用上,也结合了辨证的思想,较之前人是一大进步。

二十、明代张景岳《景岳全书》的"阴结阳结"

《景岳全书·杂证谟·秘结》:"秘结一证,在古方书有虚秘、风秘、气秘、热秘、寒秘、湿秘等说,而东垣又有热燥、风燥、阳结、阴结之说,此其立名太烦,又无确据,不得其要,而徒滋疑惑,不无为临证之害也,不知此证之当辨者惟二,则曰阴结阳结而尽之矣,盖阳结者邪有余,宜攻宜泻者也,阴结者,正不足,宜补宜滋者也。"

张景岳提出五秘之分太繁琐,可简分成"阴结、阳结""有火者便是阳结,无火者便是阴结"可谓是言简意赅,切中其要。让后学者便于掌握。

二十一、清代李用粹《证治汇补》:治则

《证治汇补·下窍门·秘结》:"如少阴不得大便以辛润之,太阴不得大便以苦泄之,阳结者清之,阴结者温之,气滞者疏导之,津少者滋润之,大抵以养血清热为先,急攻通下为次。"

李用粹对本病的治则论述得简明扼要,可资临床借鉴应用。

二十二、明代李中梓《医宗必读》:分型论治

《医宗必读·大便不通》:"《内经》之言,则知大便秘结,专责之少阴一经,证状虽殊,总之津液枯干,一言以蔽之也。分而言之,则有胃实、胃虚、热秘、冷秘、风秘、气秘之分。

胃实而秘者,善饮食,小便赤,麻仁丸、七宣丸之类。胃虚而秘者,不能饮食,小便清利,厚朴汤。热秘者,面赤身热,六脉数实,肠胃胀闷,

时欲得冷，或口舌生疮，四顺清凉饮、润肠丸、木香槟榔丸，实者承气汤。冷秘者，面白或黑，六脉沉迟，小便清白，喜热恶冷，藿香正气散加官桂、枳壳，吞半硫丸。气秘者，气不升降，谷气不行，其人多噫，苏子降气汤，加枳壳，吞养正丹，未效，佐以木香槟榔丸。风秘者，风搏肺脏，传于大肠，小续命汤去附子倍芍药，加竹沥，吞润肠丸，或活血润肠丸。更有老年津液干枯，妇人产后亡血，及发汗利小便，病后血气未复，皆能秘结，法当补养气血，使津液生则自通，误用硝黄利药，多致不救，而巴豆、牵牛，其害更速。八珍汤加苏子、广橘红、杏仁、肉苁蓉，倍用当归……每见江湖方士，轻用硝黄者十伤四五，轻用巴丑者十伤七八，不可不谨也，或久而愈结，或变为肺痿吐脓血，或饮食不进而死。"

李中梓把本病分为胃实、胃虚、热秘、冷秘、风秘、气秘 6 大类，并分别阐述了其证候、病机与治疗，为临床辨治本病提供了更多思路与方法。

二十三、清代陈士铎《石室秘录》：便秘与肺的关系

《石室秘录·腑治法》："大便闭结者，人以为大肠燥甚，谁知是肺气燥乎，肺燥则清肃之气，不能下行于大肠，而肾经之水，仅足以自顾，又何能旁流以润溪涧哉？方用熟地、元参各三两。火麻子一钱，升麻二钱，牛乳一碗。水一盅，煎六分将牛乳同调一碗服之。一剂不解，二剂必大便矣，此方之妙，全在不润大肠，而补肾，尤妙不止补肾，而且补肺，更妙不止补肺，而且升肺，盖大肠居于下流，最难独治。必须从肾经以润之。从肺经经清之。气既下行，沉于海底，非用升提之法，则水注闭塞而不通，启其上孔，则下孔自然流动，此下病治上法，亦腑病脏治之法也。"

大肠属兑，得肺金之气，肺气足则大肠气足，故大肠之主在肺。陈士铎之《石室秘录·大便燥结》言："大便闭结者，人以为大肠燥甚，谁知是肺气燥乎，肺燥则清肃之气，不能下行于大肠"，清晰地阐述了便秘与肺的关系，是难

能可贵的。进而也丰富了治疗本病的方法。同时也强调治病必究其源，值得后人学习。

二十四、清代张璐《张氏医通》：用药宜慎重

《张氏医通·大便不通》："古方治老人燥结，多用苁蓉，不知胃气虚者，下口即作呕吐，肥人胃中多有痰湿，尤非所宜，惟命门火衰，开阖失职者，方可合剂。"

张璐此论说明年高便秘者不可一概从肾虚而治，也提醒临床医生，医著医论只能予人规矩，不能予人巧也，要在辨证论治而已。在《谢映庐医案》中也有肺腑之语"治大便不通，仅用大黄巴霜之药奚难之有？但攻法颇多，古人有通气之法，有逐血之法，有疏风润燥之法，有流行肺气之法，气虚多法，则有补中益气之法，阴气凝结，则有开冰开冻之法，且有导法，熨法……岂仅大黄巴霜哉。"

二十五、清代吴谦《医宗金鉴》：直肠结

《医宗金鉴·大便燥结总括》："直肠结，即燥屎巨硬，结在肛门难出之燥也，从导法治之。"

吴谦以本病现病在肛门，故提出直肠结的名称，并主张用导法治之，这与现代医学理论极为相近。

二十六、清代尤怡《金匮翼》：虚秘

《金匮翼·便闭》："虚秘有二，一以阴虚，一以阳虚也，凡下焦阳虚，则阳气不行，阳气不行，则不能传送而阴凝于下，下焦阴虚，则精血枯燥，精血枯燥，则津液不到，而肠脏干槁。治阳虚者，但益其火，则阴凝自化，治阴虚者，但壮其水，则泾渭自通。"

尤怡认为虚秘的原因很多，但以在肾为多，然在肾之虚秘又有阴阳之分，如《辨证录·大便不通门》有载："人有大便闭结者，其症口干舌燥，咽喉肿痛，头目昏晕，面红烦躁，人以为火盛闭结也，谁知是肾水之涸乎……人有大便闭结，小腹作痛胸中嗳气，畏寒畏冷，喜饮热汤，人以为火衰闭结也，谁知是肾火之微乎。"

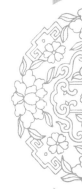

可见,两种肾虚便秘之病状病机不一样,治法也不一样:"治阳虚者,但益其火,治阴虚者,但壮其水",不可不知。

二十七、清代唐容川《血证论》:瘀血便秘

1.《血证论·便闭》:"二便皆脾胃之出路,小便是清道,属气,大肠是浊道,属血,失血家,血虚便燥,尤其应得,四物汤加麻仁主之,血燥者,加桃仁,川军。"

2.《血证论·便闭》:"此外又有瘀血闭结之证,或失血之后,血积未去,或跌打损伤,内有瘀血,停积不行,大便闭结,或时通利,仍不多下,所下之粪,又带黑色,腹中时时刺痛,口渴发热,脉带涩象,宜用桃仁承气汤治之,或失笑散加杏仁、桃仁、当归、白芍。"

虽李东垣有血结便秘之说,但后世附之者甚少,独唐容川特别提出便秘有因于血虚血燥者,也因于瘀血闭结者,治当通腑逐瘀,实乃发前人之所未发也。

(钟 洪 赵 洁 李思颖)

第九节 胃 癌

胃癌是指发于胃黏膜上皮细胞的恶性肿瘤,其发病部位包括贲门,胃体,幽门。中医古典医著并无此病名,有关本病的论述,散见于中医的许多病种中,比如在积聚,伏梁,噎膈,翻胃,胃反,反胃,胃脘痛等病种中都有涵盖胃癌病症的内容,其他一些总论性的病因病机、治则方药、养生调护等方面的论述,也均可资为防治胃癌的理论基础。

早在《黄帝内经》中就有了胃癌一病的相关论述,比如积聚,伏梁,噎膈,胃脘痛即包含有上消化道恶性肿瘤的病症。自此以后,历代医家虽从未把胃癌单独列出来讨论,但不乏对本病日益成熟的认识,所有这些内容至今指导着我们的临床实践。

一、《黄帝内经》:积聚与伏梁

(一)症状描述

伏梁与积聚、胃脘痛。

1.《灵枢·经筋》:"手少阴之筋……其病内急,心承伏梁……其成伏梁唾血脓者,死不治。"

2.《灵枢·邪气脏腑病形篇》:"心脉……微缓为伏梁,在心下,上下行,时唾血。"

3.《素问·腹中论》:"帝曰:病有少腹盛,上下左右皆有根,此为何病?可治不?岐伯曰:病名曰伏梁。帝曰:伏梁因何而得之?岐伯曰:里大脓血,居肠胃之外,不可治,治之每切按之致死。帝曰:何以然?岐伯曰:此下则因阴,必下脓血,上则迫胃脘,生鬲,侠胃脘内痈,此久病也,难治。居齐上为逆,居齐下为从,勿动亟夺,论在《刺法》中。"

4.《素问·腹中论》:"帝曰:人有身体髀股䯒皆肿,环齐而痛,是为何病?岐伯曰:病名伏梁,此风根也。其气溢于大肠而著于肓,肓之原在齐下,故环齐而痛也,不可动之,动之为水溺涩之病。"

伏梁,作为病名,是指具有某种独特症状特征的一类疾病。《医学入门》解析道"伏梁,言如梁之横架心下,令人心烦。"由此可知,这类疾病具有"见一肿物在心下至脐,甚则至脐下,大如臂,如桥梁伏于腹中"的特征,故而称为伏梁病。而《内经》中所记载之伏梁,按张从正《儒门事亲》之意,又可分为两种类型,其一为心之积,即《难经·五十六难》所补充描述的:"心之积,名曰伏梁,起脐上,大如臂,上至心下,久不愈,令病人烦心。"是由于心气郁结,血瘀凝滞而成,此种伏梁包括胃及上腹部的包块或肿物,是属于癥瘕证,其二,为上至心下,下至少腹之肿物,以腹间为主,是由于血瘀化脓,热腐积脓,包裹脓血,上可见呕血,下可见

便血,此种伏梁包括现代之腹腔包块脓疡、炎性肿物等,与癥瘕不同。现代认为伏梁病包括了胃癌、肝、胆、胰腺等肿瘤在内。

5.《素问·四时刺逆从论》:"厥阴……涩则病少腹积气,少阴……涩则病积溲血,太阴……涩则病积,心腹时满,阳明……涩则病积,时善惊,太阳……涩则病积善时巅疾,少阳……涩则病积,时筋急目痛。"

6.《灵枢·五变》:"黄帝曰:人之善病肠中积聚者,何以候之?少俞答曰:皮肤薄而不泽,肉不坚而淖泽,如此则肠胃恶,恶则邪气留止,积聚乃伤。脾胃之间,寒温不次,邪气稍至,蓄积留止,大聚乃起。"

积聚一病包括的范围较广,与现代之肿瘤病比较相近,而胃癌是为肿瘤病之一种,故关于积聚病的许多论述也适合于胃癌。从以上所引经文可知,胃癌病理也是因于经气郁滞,邪气留积而成,这启发后世医家从气滞血瘀认识本病的病因病机。

7.《灵枢·邪气脏腑病形篇》:"胃病者,腹膜胀,胃脘当心而痛,上支两胁,膈咽不通,食饮不下。"

此经文所描述的胃脘痛,症状上与临床所见食管胃贲门肿瘤很相似。

(二)病因病机

1.《素问·六元正纪大论篇》:"木郁之发……故民病胃脘当心而痛,上支两胁,膈咽不通,食饮不下。"

2.《素问·通评虚实论》:"膈塞闭绝,上下不通,则暴忧之病也。"

3.《灵枢·本神篇》:"愁忧者,气闭塞而不行。"

4.《灵枢·百病始生》:"卒然外中于寒,若内伤于忧怒,则气上逆,气上逆则六输不通,温气不行,凝血蕴里而不散,津液涩渗,着而不去,而积皆成矣。"

不良的情志变化,会导致机体阴阳气血和脏腑的生理失衡,产生病理改变。比如:忧思伤脾,脾伤则气结,恼怒则伤肝,肝火横逆犯胃,脾胃升降失和,受纳运化水谷失常,则水谷不化为气血,反生痰湿内停,郁阻气机,日久血行也凝滞,瘀血由生,产生一系列病理变化。说明七情不适,人体气血瘀滞不通均可导致肿瘤病的发生与发展,后世之《医宗金鉴》也谓失荣证由"忧思恚怒,气郁血逆,与火凝结而成"所致,朱丹溪论乳癌时也指出是由于"忧恚郁闷,晰夕积累,脾气消阻,肝气横逆"所致。可见古人对情志致癌的看法是一致的。

5.《灵枢·九针论》:"时者,四时八风之客于经络之中,为瘤病者也。"

6.《灵枢·百病始生》:"黄帝曰:积之始生,至其已成奈何?岐伯曰:积之始生,得寒乃生,厥乃成积也。黄帝曰:其成积奈何?岐伯曰:厥气生足悗,悗生胫寒,胫寒则血脉凝涩,血脉凝涩则寒气上入于肠胃,入于肠胃则䐜胀,䐜胀则肠外之汁沫迫聚不得散,日以成积。卒然多食饮则肠满,起居不节,用力过度,则络脉伤。阳络伤则血外溢,血外溢则衄血;阴络伤则血内溢,血内溢则后血。肠胃之络伤,则血溢于肠外,肠外有寒,汁沫与血相搏,则并合凝聚不得散,而积成矣。"

至于饮食与肿瘤发病有关,后世医家都比较认同,比如《卫生宝鉴·食物所成》云:"凡人脾胃虚弱,或饮食过常,或生冷过度,不能克化,致成积聚结块,心腹胀满,噫气吞酸,面青肌瘦",直截了当地提出饮食失节可导致肿瘤的发生,又如《济生方》"过餐五味,鱼腥乳酪,强食生冷果菜,停蓄胃脘……久则积结为癥瘕"。现代医学同样认为两者有着密切关系,胃癌病因学也已证明,人们长期经常超量饮食营养物质,滥吃寒凉生冷若冰霜食物,辛热食物,滥吃含有病毒、细菌和致癌因子的食物,都易引发胃肠病变,进而可能导致胃癌的发生。其次,感受外邪,特别是感受风寒之邪也与胃癌的发病有关,张景岳提到"风寒外感之邪亦能成积"。但今世之医对此则不是很重视,事实上,外邪在胃癌的病变过程中也是一很常见的病理环节,比如在初期,由于外邪的侵入,超过了机体调节适应的限度,影响脏腑经络功能,阻碍气血运行,和津液输布,致使气滞血

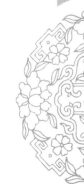

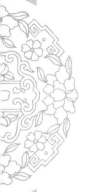
瘀，痰湿凝聚，积久而肿瘤疾病发生，而胃癌之晚期，机体抵抗能力下降，更是易于遭受外邪的侵袭。故而《景岳全书》言"不知饮食之滞，非寒未必成积，而风寒之邪，非食未必成形，故必以食遇寒，以寒遇食，或表邪未清，过于饮食，邪食相搏而积斯成矣。"

7.《灵枢·百病始生》："黄帝曰：余固不能数，故问先师，愿卒闻其道。岐伯曰：风雨寒热，不得虚，邪不能独伤人。卒然逢疾风暴雨而不病者，盖无虚，故邪不能独伤人，此必因虚邪之风，与其身形，两虚相得，乃客其形，两实相逢，众人肉坚。其中于虚邪也，因于天时，与其身形，参以虚实，大病乃成，气有定舍，因处为名，上下中外，分为三员。"

8.《灵枢·百病始生》："是故虚邪之中人也，始于皮肤……在肠胃之时，贲响腹胀，多寒则肠鸣飧泄，食不化，多热则溏出糜。留而不去，传舍于肠胃之外，募原之间，留著于脉，稽留而不去，息而成积。或著孙脉，或著络脉，或著经脉，或著输脉，或著于伏冲之脉，或著于膂筋，或著于肠胃之募原，上连于缓筋，邪气淫泆，不可胜论。"

癌多与正虚有关，自内经以来，历代都很重视这一点，《诸病源候论》曰"积聚者，由阴阳不和，脏腑虚弱，受于风邪，搏于脏腑之气所为也。"张洁古《治法机要》云："壮人无积，虚人则有之。"因而补益法也是历代用得最为普遍的治法之一，时至今日，中医、西医都常以扶正抗癌作为治疗本病总的法则，是有其理论基础。

(三)脉诊

《素问·平人气象论》："寸口脉沉而弱，曰寒热及疝瘕少腹痛。寸口脉沉而横，曰胁下有积，腹中有横积痛……脉急者，曰疝瘕少腹痛。"

脉沉而弱主正虚，脉沉而横、脉急主邪实，是为肿瘤病的常见脉象，也是胃癌之常见脉象，这与临床相符。

(四)治疗

《素问·六元正纪大论》："岐伯曰：大积大聚，其可犯也，衰其大半而止，过者死。"

"邪之所凑，其气必虚"，况胃癌之重症、久症乎，胃癌大多体虚明显，即便有邪实，也多虚实挟杂之症，因而治疗上切不可大下之，不可攻之过度，而应当是"衰其大半而止"，颇有临床指导意义。

二、《难经》：积与聚的区别

1.《难经·五十五难》："病有积有聚，何以别之？然，积者，阴气也。聚者，阳气也。故阴沉而伏，阳浮而动，气之所积名曰积，气之所聚名曰聚。故积者，五脏所生；聚者，六腑所成也。积者阴气也，其始发有常处，其痛不离其部，上下有所终始，左右有所穷处。聚者阳气也，其始发无根本，上下无所留止，其痛无常处，谓之聚。故以是别知积聚也。"

2.《难经·五十六难》："心之积，名曰伏梁，起齐上，大如臂，上至心下，久不愈，令人病烦心……脾之积，名曰痞气，在胃脘，覆大如盘，久不愈，令人四肢不收，发黄疸，饮食不为肌肤。"

《难经》在《内经》的基础上，归纳总结了某些肿瘤的发病原理，并主要从病痛部位的特点、病在脏与在腑、预后情况、病机要点等方面对聚与积作了提纲挈领式的鉴别，可资为现今临床对腹内肿块有良性与恶性的鉴别，也可知前贤早已认识到腹内肿块有良性与恶性的不同。同时对某些内脏肿瘤做了具体描述，其中伏梁、痞气与今日之消化道肿瘤相近，包含了胃癌一病在内。

三、汉代华佗《中藏经》：癥瘕积聚

1.《中藏经·阴阳否格论》："积聚癥瘕杂虫者，皆五脏六腑真气失而邪气并，遂乃生焉……积者系于脏，聚者系于腑，癥者系于气，瘕者系于血。"

2.《中藏经·阴阳否格论》："阳气上而不下曰否，阴气下而不上亦曰否，阳气下而不上曰格，阴气上而不下亦曰格。否格者，谓阴阳不相从也。"

华佗《中藏经》所论当为癥瘕积聚总的发

病机制,是从中医讨论了所有的肿瘤病,其病位在脏腑气血,病因于真气失而邪气并,病机是阴阳不相从,脏腑气血否格不通也。

四、晋代葛洪《肘后备急方》:肿瘤特征

《肘后备急方》:"凡癥坚之起,多以渐生,如有卒觉便牢大,自难治也,腹中癥有结积,便害饮食,转羸瘦。"

葛洪认识到肿瘤病的发生和发展有一个渐进的过程,然而初起时,患者往往难以察觉到,而一旦发觉时多已是晚期,而且肿瘤病人临床上多见不能饮食,并转消瘦,即所谓"恶病质"的表现,胃癌即是如此。

五、隋代巢元方《诸病源候论》:癥瘕的病因

1.《诸病源候论·癥瘕病诸候》:"癥者,由寒温失节,致脏腑之气虚弱,而食饮不消,聚结在内,染渐生长。块瘕盘牢不移动者,是癥也,言其形状,可证验也。若积引岁月,人即柴瘦,腹转大,遂致死。诊其脉弦而伏,其癥不转动者,必死。"

2.《诸病源候论·瘕瘕病诸候》:"癥瘕者,皆由寒温不调,饮食不化,与脏气相搏结所生也。其病不动者,直名为癥。若病虽有结瘕,而可推移者,名曰瘕。瘕者,假也,谓虚假可动也。"

巢元方已认识到癥是由于调养失宜,导致脏腑虚弱,在腹腔内自身逐渐生长的肿块,病久出现恶病质。与瘕不同的是,癥之肿块长大质地坚硬而不能活动。

六、宋代赵佶《圣济总录》:瘤

《圣济总录》"瘤之为义,留滞而不去也,气血流行不失其常,则形体平和,无或余赘及郁结壅塞,则乘虚投隙,病所以生。"

从"瘤"的字义上分析,说明体内气血留滞或某些不正常物质的滞留,就可能产生肿瘤疾病,这也是肿瘤一病虽然虚象很多,但仍不可忘记瘤之肿块终是邪实留着而形成的。

七、宋代严用和《济生方》:积聚伏梁

1.《济生方·积聚》:"夫积有五积,聚有六聚,积者,生于五脏之阴气也,聚者,成于六腑之阳气也。此由阴阳不和,脏腑虚弱,风邪搏之,所以为积为聚也,有如忧思喜怒之气,人之所不能无者,过则伤乎五脏,逆于四肢,传克不行,乃留结而为五积。"

2.《济生方·积聚》:"伏梁之状,起于脐下,其大如臂,上至心下,犹梁之横于胸膈者,是为心积,诊其脉,沉而芤,其色赤,其病腹热面赤,咽干心烦,甚则吐血,令人食少肌瘦,痞气之状,留于胃脘,大如覆杯,痞塞不通,是为脾积,诊其脉,浮大而长,其色黄,其病饥则减,饱则见,腹满呕泄,足肿肉削,久不愈,令人四肢不收。"

《济生方》承袭了内经、难经及张仲景的思想观点,解析了聚积的发病机制,同时也解析了伏梁的病名,认为伏梁"起于脐下,其大如臂,上至心下,犹梁之横于胸膈者,是为心积",为后世深入认识本病打下基础。比如《医学入门》也言"心积脐上曰伏梁,言如梁之横架心下,令人心烦,乃火之郁也,忌热药与灸,又肠痛与此相似,但身股背肿,环脐而痛为痈,脾积胃脘稍右曰痞气,言阳气为湿所畜也,令人黄疸倦怠,饮食不为肌肤,仍忌热药。"其所论之伏梁、脾积便包含有胃癌一病。

八、宋代杨士瀛《仁斋直指附遗方论》:癌的病状

《仁斋直指附遗方论》:"癌者,上高下深,岩穴之状,颗颗累垂,裂如瞽眼。"

杨士瀛对癌的病理形态特征有了初步认识,病性也首次提出了毒的概念,这为后世用苦寒解毒法治疗癌症,提供了理论依据。

九、金代张子和《儒门事亲》:伏梁的解析,祛邪法

1.《儒门事亲·五积六聚治同郁断》:"况伏梁证有二,名同而实异,不可不详焉,其一伏

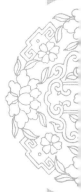

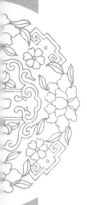
梁,上下左右皆有根,在肠胃之外,有大脓血,此伏梁义同肚痈;其一伏梁,身体髀股胻皆肿,环脐而痛,是为风根,不可动,动则为水溺涩之病,此二者,《内经》虽言不可动,止谓不可大下,非谓全不可下也,恐病去而有害。痞气者,举世皆言寒则痞,《内经》以为湿则痞。虽因饮冷而得,其阳气为湿所畜,以热攻之则不散,以寒攻之,则湿去而寒退矣。"

2.《儒门事亲·五积六聚治同郁断》:"或言余之治积太峻。予曰,不然,积之在脏,如陈莝之在江河。且积之脏,间多着脂膜曲折之处,区臼之处;陈莝之在江河,不在中流,多在汀湾洄薄之地。遇江河之溢,一漂而去。积之在脏,理亦如之。故予先以丸药驱逐新受之食,使无梗塞。其碎着之积,已离而未下。次以散药满胃而下,横江之筏,一壅而尽。设未尽者,以药调之,惟坚积不可用此法,宜以渐除,《内经》曰:坚者削之,今人言块癖是也。"

张子和解析了伏梁证之病名实际上包括两类疾病,一类属肚痈,一类为积聚,不可不明也。并阐发了内经言"坚者削之"的治则理论,认为积病当以丸药驱逐之,使无梗死,次以散药满胃而下,对于初起者可用之,然坚积者不可用此法,可知张从正治疗本病胆大心细,值得后人学习。

十、元代忽思慧《饮膳正要》:饮食

《饮膳正要·序二》:"珍味奇品,咸萃内腑。或风土有所未宜,或燥湿不能相济,倘司庖厨者不能察其性味而概于进献,则食之恐不免于致疾。"

《内经》云"药以祛之,食以随之""毒药攻邪,五谷为养,五果为助,五畜为益,五菜为充,气味和而服之,以补精益气。"可见合理的膳食对于肿瘤病的防治是非常重要的,胃癌患者其病在胃,饮食调护尤其重要。忽思慧总结了当时膳食的各种知识,深刻地认识到并非凡珍味奇品都对患者有利,所以临床医生除了要为患者遣方用药外,也要为其调制合理的膳食。《备急千金要方》即指出"不知食宜者,不足以

存生也,不明药忌者,不能以除病也。"

十一、元代朱丹溪《活法机要》:正虚与积聚

《活法机要》:"壮人无积,虚人则有之。脾胃怯弱,气血两衰,四时有感,皆能成积,若遽以磨坚破结之药治之,疾虽去而人已衰矣,干漆硇砂三棱大黄牵牛之类,用时则暂快,药过则依然,气愈消,疾愈大,竟何益哉,故治积者,当先养正而积自除,……但令其真气实,胃气强,积自消矣。"

朱丹溪着重阐述正虚在肿瘤病发病过程中的重要地位,即"壮者无积,虚人则有之",后世医家大多尊此,从而把扶正以抑癌提到了更高的位置,"养正则积自除"为后世医家认同。

十二、元代朱丹溪《丹溪心法》:积聚痞块的病理

1.《丹溪心法》:"痞块在中为痰饮,在右为食,积在左为血块。"

2.《局方发挥·治法辨惑》:"夫气之初病也,其端甚微,或因些少饮食不谨,或外冒风雨,或内感七情,或食味过厚,偏助阳气,积成膈热,或资禀充实,表密无汗,或性急易怒,火炎上,以致津液不行,清浊相干……痰挟瘀血,遂成窠囊,此为痞为痛为呕吐,为噎膈反胃之次第也,饮食汤液,滞泥不行,渗道塞涩,大便或秘或溏,下失传化,中焦愈停……积而久也,血液俱耗,胃脘干槁,其槁在上,近咽之下,水饮可行,食物难入,间或可入亦不多,名之曰噎,其槁在下,与胃为近,食虽可入,难尽入胃,良久复出,名之曰膈,亦曰反胃,大便秘小,若羊矢然,名虽不同,病出一体。"

朱丹溪阐述积聚痞块的病理物质是"痰饮""血块""食积"瘀滞而成。并且认为"津液不行,清浊相干,痰挟瘀血,遂成窠囊"这一病理变化可导致痞痛、呕吐,噎膈、反胃等多种疾病。然病变所在部位不同,则现证不同,如张洁古分吐证为三端:上焦吐者皆从于气,食则暴吐,中焦吐者,皆从于积,或先吐而痛,或先

痛而吐,下焦吐者,皆从于寒,朝食暮吐,暮食朝吐。又需细辨之。

十三、明代戴思恭《证治要诀》:痰饮

1.《证治要诀·噎膈证治》:"诸痞塞及噎膈,乃是痰为气所激而上,气又为痰所隔而滞,痰与气搏,不能流通,并宜用二陈汤加枳实缩砂仁各半钱,木香一钱,或五膈宽中散。"

2.《证治要诀·噎膈证治》:"有饮癖结成块,在腹胁之间,病类积聚,用破块药多不效,此当行其饮,宜导痰汤,何以知为饮? 其人先曾病疟,口吐涎沫清水,或素来多痰者是也。又多饮人,结成酒癖,腹肚积块,胀急疼痛,或全身肿满,肌黄,少食,宜十味大七气汤,用红酒煎服。"

3.《证治要诀·噎膈证治》:"心积起脐下,直至心,大如臂,腹热,咽干,心烦,甚则吐血,名曰伏梁,宜大七气汤加石菖蒲、半夏各半钱。"

4.《证治要诀·噎膈证治》:"脾积在胃脘,大如覆杯,痞塞不通,背痛,心疼,饥减饱见,腹满吐泄,足肿肉消,久则四肢不收,名曰痞气,宜大七气汤,下红丸子。"

戴思恭着重论述了痰饮在痞塞及噎膈发病中的重要作用,实际上这也承袭了前人的观点,比如《六元正纪大论》太阴所至,为积饮痞隔。《丹溪心法》"痞块在中为痰饮,在右为食积,在左为血块""诸病多因痰而生,凡人身,上中下有块者多是痰",这为后世从痰饮论治胃癌提供了理论依据。

十四、明代李梴《医学入门》:误补致积

1.《医学入门》:"经曰:积聚癥瘕痞满,皆太阴湿土之气,始因外感内伤气郁,医误补而留之以成积。"

2.《医学入门》:"积初为寒,宜辛温消导,大七气汤乌白丸之类。久则为热,宜辛寒推荡,木香槟榔丸通玄二八丹之类。"

3.《医学入门》:"气不能作块成聚,块乃痰与食积死血有形之物,而成积聚癥瘕一也。"

李梴认识到治疗失当可促使肿瘤的发病

"始因外感内伤气郁,医误补而留之以成积"这一点很有深义,当世之人唯恐体虚,喜服参芪补中,医者也常迎合之,不知害人匪浅矣,《河间六书》也有相同的看法"其为治者,但当泻其过甚之气以为病本,不可反误治其兼化也。"故临证时,邪实自当祛邪,邪不除则正不复。同时论述积证有寒也有热,治疗也不同,深合临床。

十五、明代张景岳《景岳全书》:胃癌病因与病位

1.《景岳全书》:"积聚之病,凡饮食血气风寒之属,皆能致之,但曰积曰聚,当详辨也,盖积者,积累之谓也,由渐而成者,聚者,聚散之谓,作止不常者也,由此言之,是坚硬不移者,本有形也,故有形者曰积,或聚或散者,本无形也,故无形者曰聚。诸有形者,或以饮食之滞,或以脓血之留,凡汁沫凝聚,旋成癥块者,皆积之类,其病多在血分,血有形而静也,诸无形者,或胀或不胀,或痛或不痛,凡随触随发,时来时往者,皆聚之类,其病多在气分,气无形而动也。"

进一步对积聚加以区别,认为积者,积累之谓,由渐而成,聚者,聚散之谓,作止不常;积者,其病多在血分,聚者,其病多在气分。当属全新创见。

2.《景岳全书》:"以酷饮无度,伤于酒湿。或以纵食生冷,败其真阳……总之无非内伤之甚,致损胃气而然。"

3.《景岳全书》:"膈者在胸膈胃口之间,或痰或瘀血或食积阻滞不通,食物入胃不得下达而呕出,渐至食下即吐而反胃矣。"

4.《景岳全书》:"少年少见此症,而惟中衰耗伤者多有之。"

5.《景岳全书》:"食入反出者以阳虚不能化也,可温可补,其治犹易;食不得下者以气结不能行也,或开或助,治有两难。"

胃癌在其整个发病过程中,症状表现很多,病因病机也是多方面的,大致有感受外邪、痰饮水湿、气滞血瘀、邪毒内结、胃气上逆、大肠传导失司、血虚气弱等方面,然其根源还在

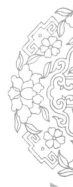

于胃气受损,但须知张景岳所言之胃气,当是指胃之真元之气,胃之真元之气受损,因而胃的各方面功能均不同程度受影响,或食积,或痰饮,或瘀血,或正虚皆由此而生,故此病机变化多端,治疗棘手。

十六、清代吴谦《医宗金鉴》:热结津枯

《医宗金鉴》:"三阳热结,谓胃、小肠、大肠三府热结不散,灼伤津液也,胃之上口为贲门,小肠之上口为幽门,大肠之下口为魄门,三府津液既伤,三门自然干枯,而水谷出入之道不得流通矣,贲门干枯,则纳入水谷之道路狭隘,故食不能下,为噎塞也,幽门干枯,则放出腐化之道路狭隘,故食入反出为翻胃也,二证留连日久,则大肠传导之路狭隘,魄门自应燥涩难行也,胸痛如刺,胃脘伤也,便如羊粪,津液枯也,吐沫呕血,血液不行,皆死证也。"

吴谦从内经三阳热结,阐述热结津枯而致噎塞、翻胃的症候,是对辨治胃癌晚期津枯血燥所致各种疾病的理论基础。

十七、清代高秉钧《疡科心得集》:癌瘤的病因与治疗

《疡科心得集》:"瘿瘤者。非阴阳正气所结肿,乃五脏瘀血,浊气痰滞而成也。"

高秉钧对癌的治疗法则论述,可谓是要言不烦,降火、清痰、行瘀、补虚也正是一直以来中医治疗肿瘤病最为常用的治法。

十八、清代王清任《医林改错》:气滞血瘀

《医林改错》:"结块者,必有形之血也。"

说明腹腔内肿物多由气滞血瘀积聚而成,清代高锦庭也说:"癌瘤者,非阴阳正气所结肿乃五脏瘀血浊气痰滞而成。"可知现代运用活血化瘀法治疗肿瘤是有其理论基础的。

十九、清代唐容川《血证论》:瘀血

1.《血证论》:"此非凝痰,即是里血。"

2.《血证论》:"心下为阳明之部分,乃心火宣布其化之地,君火之气,化血下行,随冲脉以藏于肝,即从心下而起,肾水之阳,化气上行,随冲脉以交于肺,由肺散布以达肌肤,亦从心下而出,阳明中土,乃水火气血,上下注来之都会也。火降血下,气升水布,则此地廓然,设若火不降,则血不下,而滞于此矣,设若气不布,则水不散,而结于此矣。"

3.《血证论》:"可知此地须水升火降,斯为既济之形,设上火下水,阻于中宫,遂成天地否象,故名曰痞。"

唐容川认为积聚之证,是以痰凝瘀血为主,至今医家们普遍也多认同这一看法,且从临床治痰治瘀取得良效得到验证,其次论述的痞滞一症,从肿瘤角度讲,包括了胃癌。

二十、清代张锡纯《医学衷中参西录》:中气衰惫

《医学衷中参西录》:"人之一身,自飞门以至魄门,一气主之,亦一气是之……若中气衰惫,不能撑悬于内,则贲门缩小,以及幽门、小肠、大肠皆为之紧缩……况中气不旺,胃气不能息息下降,而冲气转因胃气不降,而乘虚上干,致痰涎亦随逆气上并,以壅塞贲门,夫此时贲门已缩如藕孔,又加逆气痰涎以壅塞其间,又焉能受饮食以下达乎?故治此证者,当以大补中气为主,方中之人参是也,以降逆安冲为佐,以清痰理气为使,方中之赭石半夏柿霜是也,又虑人参性热,半夏性燥,故又加知母、天冬、当归、柿霜以清热润燥,生津止血也……苁蓉与当归、赭石并用,其润肠通结之功,又甚效也。若服数剂无大效,当系贲门有瘀血,宜加三棱桃仁各二钱。"

张锡纯详细阐述了食管癌或胃底贲门癌的病因病机及理法方药,治疗中强调补中逐瘀降逆安冲的法则,依然指导着我们今日防治肿瘤的临床实践,其在"十四治膈食方"中提出用参赭培气汤治疗膈食证,可资借鉴。

(钟 洪 赵 洁 李思颖)

第七章　肝胆病证

GANDAN BINGZHENG

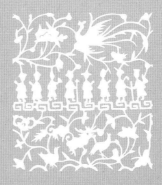

第一节 黄 疸

黄疸，古文献中亦称"黄瘅"，是指以面、目、皮肤色黄，小便黄赤为特征的疾患。它与西医学中的黄疸含义相同，包括西医中的阻塞性黄疸、溶血性黄疸、肝细胞性黄疸，以及凡是引起血中胆红素异常升高的疾病。

黄疸一病，首载于《黄帝内经》，称之为"黄瘅"。《伤寒论》和《金匮要略》分为黄疸、谷疸、酒疸、女劳疸、黑疸等5种，并对其病因病机、治法方药进行了较为系统的阐述。自此之后，历代医家在《黄帝内经》和张仲景的基础上不断总结临床实践经验，逐步加深了对黄疸的认识，在理论上和治疗上不断求得发展，日臻完善。

一、《黄帝内经》：黄疸定义、主症与病因病机

1.《素问·平人气象论》："溺黄赤，安卧者，黄疸……目黄者曰黄疸。"

2.《灵枢·论疾诊尺》："身痛而色微黄，齿垢黄，爪甲上黄，黄疸也。"

黄疸病名首见于《黄帝内经》。其对黄疸主症的描述十分准确，尿黄、目黄是黄疸的基本特征，此外还可见到身体其他的部位发黄。

3.《素问·六元正纪大论》："溽暑湿热相搏，争于左之上，民病黄瘅而为胕肿。"

这是最早对黄疸病因病机的描述。《黄帝内经》提出了炎暑湿热之邪搏结为黄疸的病因病机，这也是至今临床中最常见的病因病机。

4.《素问·玉机真脏论》："病入舍于肺……弗治，肺即传而行之肝……弗治，肝传之脾，病名曰脾风，发瘅，腹中热，烦心，出黄。"

阐述外邪侵入人体，经过脏腑传变而发为黄疸的机制，肝病传脾，木郁克土，土郁生湿，郁而发黄，是为黄疸。

5.《灵枢·经脉篇》："脾所生病者……溏瘕泄，水闭，黄疸"；"肾所生病者……黄疸，肠澼。"

黄疸的形成，除与肝胆的关系密切外，与脾肾也有关。此理论为后世从脾、从肾治疗黄疸提供了思路。

6.《素问·玉机真脏论》："湿热相交，民当病瘅。"

"疸"古字"瘅"，"黄瘅"即黄疸。《康熙字典》解释："瘅者，热、劳也"。因此从字面上看黄疸与"热""劳"有关。《黄帝内经》指出黄疸的病因病机是湿热，即"湿热相交"，后世认为湿热是黄疸的主要病因，其理论渊源于此，正如《丹溪心法》所指出的："疸不用分其五，同是湿热。"

二、汉代张仲景《伤寒论》：黄疸治疗的原则

1.《伤寒论·辨阳明病脉证并治》："阳明病，无汗，小便不利，心中懊恼者，身必发黄。"

2.《伤寒论·辨阳明病脉证并治》："阳明病，发热汗出者，此为热越，不能发黄也。但头汗出，身无汗，剂颈而还，小便不利，渴饮水浆者，此为瘀热在里，身必发黄，茵陈蒿汤主之。"

以上两条经文指出了无汗、小便不利、湿热瘀郁不解是产生黄疸的根本原因。因为无汗则热不得外越，小便不利则湿不得下泄。湿热合邪，郁积不化，便产生黄疸。要点是"瘀热在里"，治疗的原则是给邪以出路。此为后世汗、下、清三大法则治疗黄疸提供了理论基础。

3.《伤寒论·辨阳明病脉证并治》："伤寒发汗已，身目为黄，所以然者，以寒湿在里不解故也。以为不可下也，于寒湿中求之。"

黄疸的形成不仅与湿热有关，与寒湿也有关。湿热黄疸过用苦寒之品，或患者脾胃虚弱，或过食生冷，复感寒邪直伤脾胃；或长期过

量饮酒,既病湿热,又病脾虚,加之久用苦寒,必伤阳气。寒为阴邪,寒性凝滞,使脾阳不振,水湿输布失调,肝胆疏泄失司,以致胆液不循常道,渗入血液,溢于肌肤而发生黄疸。本条所指属于本虚标实之阴黄,患者可见身目发黄、面色晦暗如烟熏、畏寒、口干不喜饮、大便稀溏、恶心呕吐、舌淡、苔白腻、或舌胖边有齿痕,多见于肝病后期。阴黄预后较阳黄为差,严重者可危及生命,如发展至积聚、鼓胀,甚至肝癌阶段的黄疸都是很危重的。

张仲景关于寒湿发黄的理论为后世补脾、温阳化湿法治疗黄疸提供了思路。清代程国彭在《医学心悟》中提出茵陈术附汤,可以看作是对张仲景学术思想的进一步发展。

三、汉代张仲景《金匮要略》:黄疸的分类、治则与预后

1.《金匮要略·黄疸病脉证治》:"额上黑,微汗出,手足中热,薄暮即发,膀胱急,小便自利,名曰女劳疸。腹如水状不治。""心中懊憹而热,不能食,时欲吐,名曰酒疸。"

2.《金匮要略·黄疸病脉证治》:"阳明病,脉迟者,食难用饱,饱则发烦头眩,小便必难,此欲作谷疸。虽下之,腹满如故,所以然者,脉迟故也。"

3.《金匮要略·黄疸病脉证并治》:"夫病酒黄疸,必小便不利,其候心中热,足下热,是其证也。"

4.《金匮要略·黄疸病脉证并治》:"酒疸下之,久久为黑疸,目青面黑,心中如啖蒜齑状,大便正黑,皮肤爪之不仁,其脉浮弱,虽黑微黄,故知之。"

5.《金匮要略·黄疸病脉证并治》:"师曰:病黄疸,发热烦喘,胸满口燥者,以病发时火劫其汗,两热相得。然黄家所得,从湿得之。一身尽发热而黄,肚热,热在里,当下之。"

从以上5条原文可见,《金匮要略》是最早对黄疸进行分类的文献。张仲景将黄疸分为黄疸、谷疸、酒疸、女劳疸、黑疸等5种。其对黄疸的分类主要是从病因来分的,如因饮食失

节、脾胃所伤的为谷疸;因饮酒过多,湿热内蕴的为酒疸。但从其证治内容来看,却有湿热发黄、寒湿发黄、火劫发黄、燥结发黄、女劳发黄等。张仲景还认为谷疸、酒疸的发病与湿热有关,受害脏腑在脾,女劳疸则由于纵欲过度,肾虚热浮所致。

张仲景还强调了黄疸的病因是"从湿得之"。由于湿阻中焦,脾胃升降失调,影响肝胆疏泄,以致胆液不循常道,渗入血液,溢于肌肤而发生黄疸。临床根据湿热、寒湿的不同病因病机有阳黄、阴黄之分。但不论阳黄、阴黄,其总的病机为脾胃升降失调,水液代谢障碍所致,故后世有"无湿不作疸"之论。

6.《金匮要略·黄疸病脉证并治》:"诸病黄家,但利其小便。"

黄疸的发生,多由于湿热内蕴,气化失职,小便不利,导致湿热无从排泄,日久熏蒸而成黄疸。因此,治疗黄疸的大法当以清热化湿、通利小便为主。

对张仲景利小便以治黄,历代医家均有深刻体会,如金代刘完素《河间六书》指出:"小便不利者,湿热发黄之证也。"李东垣在《东垣十书》中记载:"小便不利,烦躁而渴,加茯苓、猪苓、滑石、当归、官桂。"尤怡《金匮要略心典》释曰:"小便利,则湿热除而黄自已,故利小便为黄家通法"。唐容川《金匮要略浅注补正》曰:"但利其小便,是治黄正法,亦治黄定法也"。叶天士深刻领会了张仲景这一治黄要点,在《临证指南医案》所载黄疸案中,应用了大量的利湿药物如滑石、赤小豆、茯苓皮、通草、薏苡仁,收到了良好的效果。

后世医家宗仲景利小便之大法,对阳黄证以清热利湿、通利小便为主,治阴黄证则是在温补脾肾的方药中加入利小便之品,取得了满意的疗效。

7.《金匮要略·黄疸病脉证并治》:"寸口脉浮而缓,缓则为风,缓则为痹。痹非中风。四肢苦烦,脾色必黄,瘀热以行。"

本条对后世的启发颇大,使后世认识到黄疸的病变不仅在肝胆,与脾胃的关系亦非常密

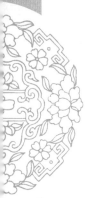

切。早在《黄帝内经》就已经提到黄疸与脾的关系，《黄帝内经·灵枢·经脉篇》云："脾所生病者……溏瘕泄，水闭，黄疸。"说明黄疸的形成，与脾胃有关。盖黄疸的产生首先缘于湿。《黄帝内经·素问·经脉别论》曰："饮入于胃，游溢精气，上输于脾，脾气散精，上归于肺，通调水道，下输膀胱。"故脾气健则水谷得运，湿无以生。胃为六腑之一，"以通为用"，"传化物而不藏"，实物在此不可久留。脾胃一阴一阳，互根互用，脾主升清，胃主和降。胃气得和则脾气得升，脾胃升降协调则中州行湿而不留。《金匮要略·脏腑经络先后病脉证》云："见肝之病，知肝传脾，当先实脾。"所以在临床辨治黄疸过程中，一定要注意到调理脾胃法则的运用。可在治疗阳黄的茵陈蒿汤，治疗阴黄的茵陈术附汤等方剂中加入补脾调胃之品，如党参、黄芪、白术、谷芽、麦芽、鸡内金、神曲、九香虫等。

8.《金匮要略·黄疸病脉证并治》："男子黄，小便自利，当与虚劳小建中汤。"

尤怡注释云："小便利者，不能发黄，以热从小便去也。今小便利而黄不去，知非热病，乃土虚之色外现，宜补中而不可除热也。"可见张仲景开后世补脾法治疗黄疸之先河。

9.《金匮要略·黄疸病脉证并治》："黄疸之病，当以十八日为期，治之十日以上瘥，反剧为难治。"

本条是张仲景对黄疸病程、预后的记录，黄疸消退日期在第 10～18 日，因为黄色属脾土，而脾主四时，寄旺于四季之末各 18 天，故脾病黄疸的病情转归以 18 日为期。张氏指出的黄疸消退日期在第 10～18 日，这是通过大量的临床观察得出的客观结论，与临床实际相符合。如急性黄疸型甲型肝炎，无论采取何种治疗方法，退黄时间总在 2 周左右。若黄疸经久不退，治疗就比较棘手，甚至预后不佳。黄疸拖延日久，缠绵难愈，可能与气滞血瘀有关。

四、隋代巢元方《诸病源候论》：三十六种黄疸和急黄、阴黄

1.《诸病源候论·黄病诸候》："黄疸之病，此由酒食过度，脏腑不和，水谷相并，积于脾胃，复为风湿所搏，瘀结不散，热气郁蒸，故食已如饥，全身而同及爪甲小便尽黄……黄疸也。"

2.《诸病源候论·黄病诸候》："凡诸疸病，皆由饮食过度，醉酒劳伤，脾胃有瘀热所致，其病身面皆发黄，但立名不同耳。"

巢元方《诸病源候论》在第十二卷"黄病诸候"篇中记载了 28 种黄病，即黄病候、急黄候、黄汗候、犯黄候、劳黄候、脑黄候、阴黄候、内黄候、行黄候、癖黄候、噤黄候、五色黄候、风黄候、因黄发血候、因黄发痢候、因黄发痔候、因黄发癖候、因黄发病后小便涩兼石淋候、因黄发吐候、黄疸候、酒疸候、谷疸候、女劳疸候、黑疸候、九疸候（胃疸、心疸、肾疸、脾疸、膏疸、舌疸、髓疸、肉疸、肝疸）、胞疸候、风黄疸候、湿疸候，虽曰二十八种黄，但"九疸候"包括了九种黄疸证候，故实为 36 种证候。这些证候，或从症状命名，或从病因命名，或从病机命名，或从脏腑命名。从此黄疸病的分类呈现了纷繁复杂的局面。

其病因病机，巢氏认为一是饮食不节，二是脏腑不和（尤其是脾胃失调），致使湿热瘀结，热气郁蒸而发黄。

3.《诸病源候论·黄病诸候》曰："脾胃有热，谷气郁蒸，因为热毒所加，故卒然发黄，心满气喘，命在顷刻，故云急黄也。"

4.《诸病源候论·黄病诸候》："阳气伏，阴气盛，热毒加之，故但身面色黄、头痛而不发热，名为阴黄。"

"阴黄"病名最早记载于隋代巢元方所著《诸病源候论》，但此论与后世大多医家关于阴黄的认识不同，巢元方把热毒郁滞于内所致的黄疸称为阴黄。到北宋韩祗和《伤寒微旨论》专设"阴黄篇"，最早以病名形式提出了阴黄、阳黄。世常将寒湿郁滞于内所致的黄疸称为阴黄。

五、唐代孙思邈《千金翼方》:瘀血黄疸

《千金翼方·黄疸》:"凡遇时行热病,多必内瘀著黄。"

孙思邈在《千金翼方·黄疸》最早提出某些黄疸是时行病,并指出了瘀热发黄是黄疸的病机。

从张仲景的"瘀热在里,身必发黄"到孙思邈的"凡遇时行热病,多必内瘀著黄",以及其后叶天士的"气血不行则发黄",周学海的"黄之为色,血与水和杂而然也。善治,盖用化瘀之品一二味,如桃仁、红花、茜草、丹参之类,为其已坏之血而不能还原质,必须化之"到现代医家关幼波的"治黄必治血,血行黄易却",在长期的医疗实践中,中医学逐步形成了"黄疸瘀血说"。可见,黄疸必有瘀,"黄疸一病,病在百脉"。盖脉为血府,气血津液在生理上关系密切,病理上相互影响,湿热交蒸,气滞血瘀,胆汁不循常道而溢入血脉,环行周身可致黄疸;其湿性黏滞,滞气瘀血或热灼津液,热迫血行致瘀又可加重黄疸。从现代医学的观点来看,黄疸的形成也与肝脏组织血液循环障碍有关。患急性肝炎后由于病变组织的微循环障碍,肝脏功能损害,使肝细胞摄取、结合、排泄胆红素的能力减弱,胆红素滞留于血液内;此外,由于肝细胞肿胀,汇管区细胞浸润及水肿等因素,使胆汁排泄受阻,加之胆小管上皮通透性增加,胆汁漏出,胆栓形成而产生不同程度的黄疸等,这些均为瘀血的微观体现,为活血化瘀药的应用提供了现代病理学依据。

因此在治疗上应根据病情轻重,病程的分期而采用不同的活血化瘀方法。一般来说,黄疸期多以活血化瘀、清热利湿为主,用茵陈蒿汤加虎杖等;病情急重,有出血倾向的以清热解毒、凉血散瘀为主,用犀角(代)地黄汤加味(赤芍量宜大);黄疸消退后,以疏肝健脾、活血化瘀为主,用柴胡疏肝散加丹参等。

六、宋代朱肱《活人书·疸病证治》:瘀血与黄疸

《活人书·疸病证治》:"寒湿在里不散,热蓄于脾胃,腠理不开,瘀热与宿谷相搏,郁蒸不消化,故发黄。发黄与瘀血外证及脉俱相似,但小便不利为黄,小便自利为瘀血。要之发黄之人,心脾蕴积,发热引饮,脉必浮滑而紧数,若瘀血证即如狂,大便必黑,此为异耳。"

朱肱认为黄疸是寒湿郁而化热,瘀血与宿谷相搏而形成的,小便之不利与利、发热引饮与大便黑、如狂等症状对鉴别黄疸与瘀血有帮助。

七、宋代王怀隐《太平圣惠方》:肾黄

《太平圣惠方·卷五十五》:"肾黄者,面色青黄,腰背疼痛,耳中飕飕,百般声响,脚膝无力,多唾呕逆,不能下食,悲而不乐。若两脚浮肿,齿黑如大豆者,难治。"

早在《黄帝内经》就已经注意到黄疸与肾的关系,《灵枢·经脉篇》曰:"肾所生病者……黄疸、肠癖。"说明黄疸的形成,与肾有关。《太平圣惠方》一书明确提出"肾黄"概念。盖肾脏虚损,阳气不足,气化失司,寒温内郁而发黄。肾黄常见于黄疸后期脾肾两虚阶段。该书提出的治肾黄处方附子散方,可临床参考。处方如下:附子五分,干姜一分,生干地黄二两。

八、宋代赵佶《圣济总录》:黄疸的病因病机

《圣济总录·黄疸门》:"大率多因酒食过度,水谷相并,积于脾胃,复为风湿所搏,热气郁蒸,所以发黄为疸。"

《圣济总录》指出黄疸的病因病机是饮酒过度,饮食不节,损伤脾胃,运化失职,湿浊内生,郁而化热,熏蒸肝胆,胆汁不循常道,浸淫肌肤而发黄。

九、金代成无己《伤寒明理论》:黄疸有湿和热偏重之异

《伤寒明理论·发黄》:"湿家之黄,身黄如似熏黄,虽黄但色暗不明也。至于热盛之黄,必身黄如橘子色,甚者勃勃出,染著衣正黄如柏,是其正黄色也。"

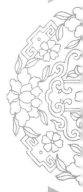

湿为阴邪,热为阳邪,两者相合,胶着难解。但一阴一阳,孰轻孰重却要分明。从现代观点来看,黄疸病理属性与脾胃阳气有关。中阳偏盛,湿从热化,湿热为患,则为阳黄;中阳不足,湿从寒化,寒湿为患,则为阴黄。至于急黄是为湿浊疫毒之邪所致,其属性也与中阳偏盛偏衰密切相关。黄疸病证的转归,早期若能迅速祛除病邪,调整脾胃功能,则病情不至于蔓延。若病邪未能控制,机体自身抗病力弱以及治疗不当则使病情进一步发展。阴黄日久,正虚邪恋而成为积聚、臌胀等疾患。

十、金代刘完素《黄帝素问宣明论方》:积久成疸

《黄帝素问宣明论方·积聚门》:"脾之积,名曰痞气,在胃脘,覆大如杯。久不愈令人四肢不收,发黄疸。"

刘完素提出积聚可以导致黄疸,并创立积气丹、金黄丸等,从行气活血消积角度进行治疗。治黄疸之法,另辟蹊径。

十一、元代朱丹溪《丹溪心法》:疸不必分五

1.《丹溪心法·疸病》:"疸不用分其五,同是湿热。"

2.《丹溪心法·疸病》:"但利小便为先。"

3.《丹溪心法·疸病》:"用茵陈之药过剂,乃成阴证,身目俱黄,皮肤冷,心下疼,眼涩不开,自利,茵陈附子干姜汤。"

在黄疸的分类上,张仲景从病因来分,将黄疸分为黄疸、谷疸、酒疸、女劳疸、黑疸等5种,《诸病源候论》《外台秘要》《太平圣惠方》和《圣济总录》等列载"二十八种病候""九疸""三十六黄",对于黄疸的分类繁多,治法上见仁见智的状况,元代朱丹溪认为过于纷繁,因为黄疸的病因皆为湿热,只分轻重即可,治疗上强调"但利小便为先"。至于阴黄是由于使用苦寒药物过量所致,用茵陈附子干姜汤治疗。朱丹溪这一观点为后来以阴阳来统领黄疸奠定了基础。同时也告诫我们,治疗黄疸不要因苦

寒过度而由阳转阴。

十二、元代罗天益《卫生宝鉴》:黄疸分阴黄阳黄

《卫生宝鉴·发黄》:"身热,不大便,发黄者……阴黄。""皮肤凉又烦热,欲卧水中,喘呕,脉沉细迟无力而发黄者……阳黄。"

自张仲景将黄疸分为黄疸、谷疸、酒疸、女劳疸、黑疸等5种以后,有很多医家,先后提出了"二十八候""九疸""三十六疸"等分类方法,北宋韩祇和《伤寒微旨论》专设"阴黄篇"。罗天益在上述基础上,根据黄疸的病因、症状,将黄疸分为阴黄与阳黄两大类,这为黄疸的临床辨证论治提供了简单明了、确切有效的方向,对后世影响最大,成为黄疸辨治的纲领,后世治疗黄疸,无出其右。罗天益还创茵陈四逆汤等治阴黄方剂。

十三、明代张景岳《景岳全书》:黄疸的分类和阴黄的治疗

1.《景岳全书·杂证谟·黄疸》:"黄疸一证,古人多言为湿热,及有五疸之分者,皆未足以尽之。而不知黄之大要有四:曰阳黄,曰阴黄,曰表邪发黄,曰胆黄也。知此四者,则黄疸之证无余义矣。"

2.《景岳全书·杂证谟·黄疸》:"凡病黄疸而绝无阳证阳脉者,便是阴黄。"

3.《景岳全书·杂证谟·黄疸》:"盖胆伤则胆气败,而胆液泄,故为此证"。

张景岳在《景岳全书》中对黄疸的分类做了进一步阐述,主张分为四类,即阳黄、阴黄、表邪发黄和胆黄。张景岳虽然提出"四黄",但他也赞成以阳黄、阴黄统之黄疸的分类方法。认为:"虽名目如此,总不出阴阳二症。"

张景岳还于文献中第一次提出了胆黄,指出胆黄是由于"胆伤则胆气败,而胆液泄。"张景岳所提出的胆黄,可以看作是古代医家首次认识到黄疸与胆之间的密切关系,对后世利胆退黄治法的应用有启迪作用。

4.《景岳全书·杂证谟·黄疸》："阴黄证，多由内伤不足，不可以黄为意，专用清利，但宜调心脾肾之虚以培血气，血气复则黄必尽退。如四君子汤，五君子煎……皆心脾之要药。若六味、八味丸……皆阴中之阳虚所宜也。"

张仲景治疗黄疸，虽然强调湿热，但也提到无湿无热的"虚黄"，治以小建中汤。张景岳对此进一步地发挥，对阴黄之治，并未拘泥寒湿之说，提出"宜调心脾肾之虚以培血气，血气复则黄必尽退"，有较大的临床指导意义。

十四、明代吴又可《温疫论》：温热黄疸，大黄为主

1.《温疫论》："发黄证乃是腑病，非经病，宜茵陈蒿汤。"

2.《温疫论》："茵陈为治黄疸之专药，今以症证较之，黄因小便不利，故用山栀除小肠屈曲之火，瘀热既除，小便自利。当以发黄为标，小便不利为本。及论小便不利，病原不在膀胱，乃系胃家移热，又当以小便不利为标，胃实为本，是以大黄为专功，山栀次之，茵陈又其次也。设去大黄而服山栀、茵陈，是忘本治标，鲜有效矣。或用茵陈五苓，不惟不能退黄，小便间亦难利。"

吴又可对温热黄疸的治疗，主张以大黄为主，他认为治黄如不用大黄，则很少有效。他认为发黄是由于小便不利，而小便不利则又由于胃移热膀胱所致，即黄疸是腑病，而非经病，用大黄直泻胃热，是治本之法。现代名老中医姜春华教授也说："治黄专利小便，非其治也……利小便仅能排除黄疸，不能根治黄疸。"可见利小便虽是退除黄的主要途径，但若单从利小便着手，往往黄疸不易消除。

吴氏退黄喜欢用茵陈蒿汤，所用茵陈蒿汤（名为茵陈汤）与张仲景之茵陈蒿汤药味完全相同，惟两方的配伍剂量差之甚远。《伤寒论》茵陈蒿汤以茵陈为主药，辅以山栀、大黄，茵陈用量与大黄之比为3：1；而《温疫论》茵陈汤则重用大黄，茵陈与大黄用量之比为1：5。反差之大，可见吴氏更注重攻下泄热退黄。

十五、明代楼英《医学纲目》：黄疸与黄胖

1.《医学纲目·辨诸黄疸》："内伤黄疸，因劳没形体，饮食失节，中州变寒，病生黄。"

楼英《医学纲目》提出黄疸的病因有寒湿、外感、内伤、饮食所伤等，这些多与阴黄有关。

2.《医学纲目·辨诸黄疸》："食劳疳黄，一名黄胖。"

黄疸与黄胖都有皮肤发黄之症，但两者病因病机及临床表现各不相同。黄胖又称为黄肿、脱力黄、食劳疳黄等，其病因正如楼英所指，多由虫积、食伤所致。若因于脾虚，则证见肤色黄而萎暗、面浮足肿、乏力、腹胀、泄泻、饮食偏嗜等。治疗以健脾补血、祛虫消积为主。

十六、明代李中梓《医宗必读》：阴黄特征

《医宗必读·黄疸》："亦有脾肾虚寒，脉沉而细，身冷自汗，泻利溺白，此名阴黄。"

李中梓曾经提出了许多著名的论点如："肾为先天之本，脾为后天之本""气血俱要""乙癸同源、肝肾同治"，颇为后世医家所重视。对阴黄的治疗亦体现了作者的上述学术思想，阴黄与脾肾相关，治疗从脾肾入手。

十七、清代叶天士《临证指南医案》：阴阳分治

《临证指南医案·疸》："阳黄之作，湿从火化，瘀热在里，胆热液泄，与胃之浊气共并，上不得越，下不得泄，熏蒸遏郁，侵于肺则身目俱黄，热流膀胱，溺色为之变赤，黄如橘子色。阳主明，治在胃。阴黄之作，湿从寒化，脾阳不能化湿，胆液为湿所阻，渍于脾，浸淫肌肉，溢于肌肤，色如熏黄。阴主晦，治在脾。"

《临证指南医案》提出阳黄治胃，阴黄治脾，对黄疸的治疗有指导意义。阳黄乃"湿热气蒸而成，治法必用气分宣通自效"。叶天士提出气分宣通之法的优势在于湿热二邪各得出路，一般不首选攻下法，叶氏认为"浊气弥漫，又非有形质滞，此辛香逐秽，宣通是一定法"。叶氏用药，强调"轻药为稳""开上郁，佐

第七章　肝胆病证

中运,利肠间,亦是宣通三焦也。"叶氏常选用杏仁、淡豆豉、豆卷、桔梗、防己宣开上焦,用薏苡仁、半夏、厚朴燥化中焦,选滑石、赤小豆、茯苓皮、通草清利下焦,又从连翘、山栀、金银花、黄柏等中选几味清热解毒之品,共奏湿热分消之功。其后医家据此组成三仁汤、黄芩滑石汤、甘露消毒饮等疸证良方,已为临床所常用。可见分消三焦湿热法是叶氏对仲景治疸诸法的重要补充,使湿热之邪分消,而无伤脾气之弊。

阴黄的病机着眼点在于脾胃阳虚,气血亏损与寒湿瘀邪实两方面。治当健脾益胃,调养气血以扶正,温通寒湿瘀以祛邪,代表方剂如茵陈术附汤。

十八、清代黄元御《四圣心源》:黄疸起于湿土,成于风木

《四圣心源·黄疸根源》:"其病起于湿土,而成于风木。"

《四圣心源》是黄元御的代表作。黄氏认为,黄疸病变的脏腑在肝、胆、脾。盖肝主疏泄,肝失疏泄之职,由脾胃产生的水湿就会停滞不化,水湿郁滞不能及时排泄出外,进一步发展就会产生黄疸。

十九、清代林珮琴《类证治裁》:阴黄补脾

1.《类证治裁·黄胆论治》:"阴黄系脾脏寒湿不运,与胆液漫淫,外渍肌肉,则发而为黄。"

2.《类证治裁·黄胆论治》:"疸久不愈则补脾。"

林珮琴《类证治裁》再次指出了脾与黄疸的关系,对阴黄和慢性黄疸而言,健脾益气具有重要的意义。

二十、清代沈金鳌《沈氏尊生书》:瘟黄

《沈氏尊生书·黄疸》:"天行疫疠,以致发黄者,俗称之瘟黄,杀人最急。"

沈金鳌阐明了黄疸的病因为疫疠,疫毒入侵,熏蒸肝胆,说明了其危重性和传染性。瘟黄类似于后世的"急黄",与现代的重症肝炎相似。

二十一、清代陈士铎《石室秘录》:黄疸预后

《石室秘录·黄疸》:"黄疸之症,一身尽黄,两目亦黄,却是死证。"

陈士铎的《石室秘录》所描述症候与重症黄疸相似,要高度重视。

二十二、清代喻昌《医门法律》:虚黄

《医门法律·黄疸门》:"黄瘅病为湿热之所酿矣。然有湿多热少者,有湿少热多者,有湿热全无者,不可不察。"

喻昌继承了张仲景黄疸虚黄的理论,进行了进一步的总结。张仲景在《金匮要略·黄疸篇》指出:"男子黄,小便自利,当与虚劳小建中汤。""黄疸之人,多有小便不利,今小便自利,病属里虚,乃脾土之色外现,其色黄而不泽。"小建中汤治疗的这类黄疸,即喻昌所言的"湿热全无者",属于"虚黄"范畴。

二十三、清代程文囿《医述》:黄胖

《医述·疸》:"然黄胆则由脾经湿热蒸郁而成;黄胖则湿热未甚,多由虫疳与食积所致。"

黄疸与黄胖都有皮肤发黄之症,但两者的病因病机及临床表现各不相同,必须仔细辨别。早在明代楼英《医学纲目》就指出:"食劳疳黄,一名黄胖。夫黄疸者,暴病也。"程文囿在《医述》又进一步地强调了这种区别。

二十四、清代张璐《张氏医通》:瘀血发黄

《张氏医通·杂门》:"有瘀血发黄,大便必黑,腹胁有块或胀,脉沉或弦,大便不利,脉稍实而不甚弱者,桃核承气汤。下之黑物则退。"

肝主疏泄,性喜条达,且肝与胆,脏腑相连,互相影响。肝气郁结则血行瘀滞,胆汁不循常道,渗入血液,溢于肌肤而发生黄疸。张

璐所言黄疸类似于梗阻性黄疸或肝硬化失代偿期黄疸而出现消化道出血的病症，病情危重。

（杨运高）

第二节 胁 痛

胁痛是指以一侧或两侧胁肋部疼痛为主要表现的病证。胁痛，古又称胠胁肋痛、季胁痛或胁下痛。

一、《黄帝内经》：胁痛的病位和病因

1.《素问·缪刺论》："邪客于足少阳之络，令人胁痛不得息。"

2.《素问·热论》："三日少阳受之，少阳主胆，其脉循胁络于耳，故胸胁痛而耳聋。"

3.《素问·六元正纪大论》："厥阴所至为胁痛、呕泄。"

4.《素问·脏气法时论》："肝病者，两胁下痛引少腹，令人善怒。"

《黄帝内经》首载胁痛证，指出本证以胁肋疼痛为主要临床特征，并描述了胁痛的伴随症状，为后世证候诊断学的发展奠定了基础。此外明确指出胁痛的病位是在足厥阴肝经和足少阳胆经。肝在胁下，其经脉分布于两胁，胆附于肝下，有经脉互为络属，构成表里关系。胆囊内储胆汁，胆汁来源于肝，为肝之余气所化，而胆汁泄注于小肠，又有赖于气机的调畅。所以胆汁的分泌与排泄有赖于肝的疏泄，肝气条达则胆汁排泄通畅，促进食物的消化吸收；若肝失疏泄则胆汁淤滞，久则胁下胀痛、口苦、纳食不化，甚至并发黄疸等症。

5.《素问·举痛论》："寒气客于厥阴之脉，厥阴之脉者，络阴器，系于肝。寒气客于中，则血泣脉急，故胁肋与少腹相引痛矣。"

这段经文论述了寒邪客于肝经，引起胸胁与少腹牵引而痛的机制，并概括了寒凝肝脉的临床症状。

6.《素问·刺热论》："肝热病者，小便先黄……胁满痛，手足躁，不得安卧。"

这条经文指出肝胆湿热也是胁痛的主要病因，肝为将军之官，其性动而主疏泄，湿热壅盛，使肝胆失于疏泄条达而引起胁痛。

7.《灵枢·五邪》："邪在肝，则两胁中痛，寒中，恶血在内。"

《黄帝内经》指出恶血归肝而致胁痛。《素问·五藏生成》："肝藏血，心行之。人动则血运于诸经，人静则血归于肝藏，肝主血海故也"。可见肝能藏血和调节血量功能是维持血液在经脉内正常流动的必要条件，并主要通过肝的疏泄功能来实现。肝藏血功能也决定了在病理状态下易致肝血瘀阻。正如《医学发明》所说："血者，皆肝之所主，恶血必归于肝，不问何经所伤，必留胁下，盖主血故也。"指出肝为凝血之本，瘀阻肝脉留于胁下而致胁痛。现代医学研究发现：肝脏结缔组织以汇管区为核心，不仅含量丰富，而且在病理条件下，肝细胞、贮脂细胞、肌纤维细胞、成纤维细胞等均具有大量合成胶原纤维及其他基质成分的能力，其中肝窦毛细血管化是肝纤维化的最早表现，其本身又阻塞肝窦，与纤维条索对肝小叶的分隔，扭曲肝血管，共同使肝瘀阻加重。

二、汉代张仲景《伤寒杂病论》：胁痛的辨证与治疗

1. 少阳胁痛 《伤寒论·辨太阳病脉证并治》"太阳病，十日已去，脉浮细而嗜卧者，外已解也，设胸满胁痛者，与小柴胡汤。"

张仲景把胁痛作为邪入少阳的标志之一，如本条太阳病出现细脉，以示邪衰病退，若是症见胸满胁痛，因胸胁乃少阳经脉布行部位，满痛是少阳经气不利的缘故。说明表邪已传入少阳，可用小柴胡汤治疗。

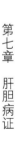

2. 痰饮胁痛

(1)《伤寒论·辨太阳病脉证并治》："太阳中风,下利呕逆,表解者,乃可攻之。其人絷絷汗出,发作有时,头痛,心下痞硬满,引胁下痛,干呕短气,汗出不恶寒者,此表解里未和也,十枣汤主之。"

张仲景提出饮致胁痛,并以十枣汤治疗。饮为有形之邪,停结于胸胁之间,以致胸阳被遏,气机壅滞,故心下痞硬而满;肝肺气机受阻,水饮射肺则短气、咳唾;饮气相击,则牵引胸胁而致疼痛;水饮内结,走窜上下,充斥内外,泛溢周身引起头痛、干呕、下利等症。此外《金匮要略·痰饮咳嗽病脉证治》云:"饮后水流在胁下,咳唾引痛,谓之悬饮"。即将以胁痛为主症的水饮称作悬饮证。用十枣汤峻逐水饮,方中芫花、甘遂、大戟是逐水剧药,三药合而用之,其力尤猛,故用大枣十枚煎汤服下,以顾护胃气。

(2)《金匮要略·痰饮咳嗽病脉证并治》:"留饮者,胁下痛引缺盆,咳嗽则辄已。"

张仲景留饮致胁痛多痛引缺盆。缺盆为足少阳胆经之所过,足厥阴肝经上行络胆布胁贯膈。水饮停留胁下,不仅影响肝肺气机升降,而且导致肝胆经脉不利,形成胁下痛,咳嗽时振动病所,痛势更加剧烈,牵引缺盆亦痛。

(3)《金匮要略·痰饮咳嗽病脉证并治》:"心下有痰饮,胸胁支满,目眩,苓桂术甘汤主之。"

张仲景出痰饮所致胁痛以痞满为主,并多伴有头晕眼花,并以苓桂术甘汤治疗。本方有温化三焦水饮之功,故后世称为苓桂剂之祖方,是"病痰饮者,当以温药和之"的具体应用。现代医学的慢性支气管炎、心源性水肿、阵发性心房颤动、脑积水、内耳眩晕症、神经衰弱等属脾虚水饮内停者,用之均有一定疗效。

3. 肝着　《金匮要略·五脏风寒积聚病脉证并治》:"肝着,其人常欲蹈其胸上,先未苦时,但欲饮热,旋覆花汤主之。"

张仲景指出肝着由肝经气血郁滞,着而不行所致。其证胸胁痞闷不舒,甚或胀痛、刺痛,

若以手揉按或捶打胸部,可使气血运行暂时通畅,则胸满等证稍舒,故谓"其人常欲蹈其胸上"。因初起时,病在气分,热饮可使气机通利,所以"但欲饮热"。及其既成,则经脉凝瘀,虽饮热亦无益。治之以旋覆花汤,行气活血,通阳散结。方中以旋覆花善通肝络而行气,活血化瘀,助以葱茎温通阳气而散结。气行血行,阳通瘀化,则肝着可愈。张景岳最推崇旋覆花汤。他说:"此旋覆花之变制也,去覆花之咸降,加鹿角之上升,方中惟有葱管通下,余俱辛散横行,则络中无处不到矣。"

三、隋代巢元方《诸病源候论》:胁痛病因病机

1.《诸病源候论·胸胁痛候》:"胸胁痛者,由胆与肝及肾之支脉,虚为寒气所乘故也。"

巢元方以经脉循行为据,提出胁痛的发生与肝、胆、肾的经脉有关。病因方面指出寒气乘虚而入而致使胁痛。按照五行生克规律,肝胆属木,系肾水之子,生理上肾水生肝木,而病理上久病入肾或子病及母,故他脏病变均可以导致胁痛。

2.《诸病源候论·胸胁痛候》:"邪气乘于胸胁,故伤其经脉。邪气之与正气交击,故令胸胁相引而急痛也。"

巢元方认为"邪气"侵袭可引起胁痛,且疼痛较急。从条文可看出当时已认识到类似于病毒的"邪气"可引起急性疾病,正如今日临床的急性病毒性肝炎等引起急性胁痛的疾病。

3.《诸病源候论·五脏六腑病诸候》:"肝气盛,为血有余,则病目赤,两胁下痛引少腹,善怒……肝气不足则目不明,两胁拘急。"

巢元方认为肝气有余和肝气不足均会引起胁痛,但疼痛性质及伴随症状则不同。肝气有余疼痛剧烈,痛引少腹,多伴有目赤,善怒;肝气不足以隐痛为主,多伴有视物不清。

4.《诸病源候论·胸胁痛候》:"此由手少阳之络脉虚,为风邪所乘故也……风邪在其经,邪气迫于心络,心气不得宣畅,故烦满;乍上攻于胸,或下引于胁,故烦满而又胸胁痛也。

若经久邪气留连，搏于脏则成积，搏于腑则成聚也。"

巢元方指出胁痛日久不愈可转为积聚，与西医中慢性肝炎久治不愈而致肝硬化相合。现代医学认为乙型肝炎发展成为肝硬化的原因是肝细胞不断地坏死。肝细胞坏死后，正常的肝组织发生"塌陷"，机体的再生功能就会再生出一些纤维来充填"塌陷"的部位。这是机体对坏死的组织的一种正常代偿功能，代表坏死部位的愈合是好事。但是如果肝细胞不断地坏死，肝脏内不断地再生纤维，这些纤维取代了大部分的肝组织，而它们又没有正常肝细胞的功能，肝脏变得又硬又小，即形成了肝硬化。

四、唐代孙思邈《备急千金要方》：胁痛分寒热虚实

1.《备急千金要方·卷三十六》："左手关上脉阴实者，足厥阴经也。病苦心下坚满，常两胁痛，息忿忿如怒状，名曰肝实热也。"

2.《备急千金要方·卷十一》："左手关上脉阴虚者，足厥阴肝经也。病苦胁下坚，寒热、腹满不欲饮食，腹胀悒悒不乐，妇人月经不利，腰腹痛，名曰肝虚寒也。"

孙思邈以病因为据，将胁痛分为肝实热证和肝虚寒证两类进行论治，审证求因，从症状入手区分两证，并指出肝实热以清肝利胆为主，肝虚寒以温经散寒为主。此治疗原则对后世医家大有启发，宋代陈无择最明此意，在《三因极一病证方论·卷之八》提出"泻肝汤治肝实热……补肝汤治肝虚寒"。

五、宋代朱肱《南阳活人书》：饮致胁痛分表里

《南阳活人书·卷十》"大抵胁下痛者，此为有饮，须分表里。干呕激利，发热而咳为表有水，小青龙汤加芫花主之；身体凉，表证罢，干呕而胁下痛为里有水，十枣汤主之。"

朱肱受张仲景启发，提出饮致胁痛分表里进行论治。痰饮可随着气的升降，内而脏腑，外至筋骨皮肉，无所不至。故有"百病多由痰作祟"之说。痰饮若分而言之，则"稠浊者为痰，清稀者为饮"。饮指蓄积停聚于体内而未被气化和排泄的水液。临床上若饮停中州，则脾阳失运，而症见纳少腹泻，肠中雷鸣等；若饮结肠间则可见腹满，口舌干燥之症；若饮聚于腹便为腹水；若饮停胸胁即为悬饮等。

六、宋代严用和《济生续方》：肝病胁痛应区分在脏在经

《济生续方·胁痛》："多因疲极嗔怒，悲哀烦恼，谋虑惊忧，致伤肝脏。既伤，积气攻注。攻于左则左胁痛，攻于右则右胁痛，移逆两胁则两胁俱痛。"

严用和《济生续方》指出肝病胁痛应区分在脏在经。由于肝脏居于右胁之里，肝经分布于两胁之表，肝之气血可循经脉而行于左右两胁，正如《灵枢·经脉》所说："肝足厥阴之脉……挟胃属肝络胆，上贯膈，布胁肋。"所以当病邪伤肝而成肝病时，不但肝脏本身可以出现疼痛，肝气循行的两胁部位亦可受肝病的影响而出现疼痛。

七、金代张子和《儒门事亲》：水气致胁痛

《儒门事亲·沉积水气》："夫一切沉积水气，两胁刺痛，中满不能食，头目眩者，可用茶调散。轻涌讫冷涎一、二升，次服七宣丸则愈矣。木香槟榔丸、导饮丸亦妙。不可用巴豆银粉等药。"

张子和论病首重邪气，认为沉积的水气，藏于经络之内，留而不去，气血壅滞不通，则两胁刺痛；停于中焦脾胃，脾失健运，水湿内停，则中满不能食，上犯清窍，则头目眩晕。张氏治病重在气血流通。他指出：《内经》一书，惟以血气流通为贵。"认为人体在正常的生理情况下，血气本来是流通的，一旦患病便血气壅滞。而邪气侵阻是影响血气流通的根本原因，故在治疗疾病时以祛邪为首要，病邪如得祛除，可以达到恢复人体血气流通的目的，即"使上下无碍，气血宣通，并无壅滞。"并拟茶调散

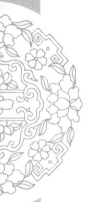

涌吐痰涎而祛邪安正,恢复血气流通,则胁痛可镇,目眩可止。

八、金代李东垣《脾胃论》:胁痛病机

《脾胃论·脾胃胜衰论》:"肝木妄行,胸胁痛,口苦舌干,注来寒热而呕,多怒,四肢满闭,淋溲便难,转筋,腹中急痛,此所不胜乘之也。"

李东垣指出肝木妄行是胁痛的主要病机。脾胃的运化有赖肝主疏泄和胆汁分泌、排泄的正常,故肝胆有病最易传脾。肝病传脾、肝脾同病的病理特点在肝胆疾病中表现得最为突出。脾属土,而制于肝木,若肝木妄行,则"口苦舌干,往来寒热而呕,多怒,四肢满闭,淋溲便难,转筋,腹中急痛,此所不胜乘之也。"治疗当遵仲景"见肝之病,知肝传脾,当先实脾"。

九、元代朱丹溪《丹溪心法》:实证胁痛

《丹溪心法·胁痛》:"胁痛,肝火盛,木气实,有死血,有痰流注。"

朱丹溪认为胁痛系由肝郁、肝火、瘀血、痰饮等病因所致,并列出证治方药。朱丹溪在《脉因证治》指出:"木火盛,宜以辛散之,以苦泻之,当归龙荟丸、泻青丸主之;死血,宜以破血为之,润血为佐,复元活血,当归导痰汤主之;痰积,宜以祛痰行气,二陈汤加南星、青皮、香附、青黛等主之。"其所提的治则和方药,至今仍在临床广泛应用。

十、明代孙一奎《医旨绪余》:气郁胁痛

《医旨绪余·气郁胁痛论》:"盖人于日用之间,不能恬淡虚无,而纯合乎天和;惟不能恬淡虚无而合乎天和,是以七情一有不遂则生郁,郁久则生火,壅遏经隧,充塞清道,而痛作矣。"

孙一奎指出胁痛与肝气郁结关系最为密切。《内经》:"人有五脏化五气,以生喜怒悲恐惊"。可见情志活动的物质基础是五脏的精气血,其与五脏有相对应的规律,即心在志为喜,肝在志为怒,脾在志为思,肺在志为忧,肾在志

为恐。七情活动正常与否直接影响脏腑功能和气机升降,对阴液的流动敷布、阴阳的平衡、内外环境的协调都有重要作用。而社会及自然环境因素的变化、疾病过程中病理变化的影响、人群中个体气质不同皆可导致情志发生变异而致病。若因情志抑郁,或暴怒伤肝,皆能使肝失调达,疏泄不利,气阻络痹而致胁痛。

十一、明代李梴《医学入门》:胁痛辨治

1. 胁痛虚实异治 《医学入门·胁痛》:"胁痛本是肝家病(痛引小腹,善怒),宜分左右审实虚。左为怒火与死血,右食痰饮七情居。"

李梴胁痛分虚实之说是胁痛辨证论治的一大贡献,为后世医家治疗胁痛提供了明确的思路。

2. 胁痛久病成积 《医学入门·胁痛》:"胁痛二、三不已者,乃痰瘀结成积块。肝积肥气,肺积息贲,发作有时,昱皆肝木有余,不可峻攻,宜积术丸加官桂、陈皮、桔梗、甘草,蜜丸服,或复元通圣散。"

李梴进一步阐述胁痛日久成积的机制,提出:"肝积肥气,肺积息贲。"主张朱丹溪的"气有余便是火",明示不可峻攻,宜用积术丸加味、复元通圣散治疗这种类型的胁痛。

十二、明代龚廷贤《万病回春》:推气散治右胁痛

《万病回春·胁痛》:"右胁痛者,肝邪入肺也。推气散治肝邪入肺,右胁痛甚,胀满不食。"

龚廷贤指出肺金可以克制肝木,使其不致太过,若肝胆因病而有余,则易成肝木反侮肺金的病理变化,即肝邪入肺。并拟以推气散治此型胁痛,推气散由姜黄、枳壳、陈皮、半夏、桂心等组成,方中姜黄、枳壳、陈皮行气解郁散瘀,活血散瘀,配桂心以起活血通经止痛之功效。

十三、明代张景岳《景岳全书》:胁痛不独责肝胆

《景岳全书·胁痛》"胁痛之病,本属肝胆

二络,以二经之脉皆循胁肋故也。然而心肺脾胃肾与膀胱亦皆有胁痛之病。此非诸经皆有此证,但以邪气在诸经,气逆不解,必以此相传,延及少阳厥阴,乃致胁肋疼痛。"

张景岳总揽其成,概括了明代以前医家的认识。首先他强调"胁痛之病,本属肝胆"。但他又认为胁痛不独责于肝胆。人体是一个有机整体,某一脏腑发生病理改变时,每常累及其他脏腑,肝胆病尤其如此。按照五行生克规律,肝胆属木,系肾水之子,而为心火之母;木能克脾土,而受制于肺金,故一旦肝胆有病就会影响其余四脏;然其余四脏有病,亦必影响于肝胆。张景岳认为:"胁痛有内伤外感之辨,凡寒邪在少阳经,乃病为胁通耳聋而呕,然后有寒热表证者,方是外感,如无表证,悉属内伤。但内伤胁痛中,十居八九,外感胁痛则间有之矣。"

十四、明代王肯堂《证治准绳》:胁痛分左右

《证治准绳·杂病》:"且夫左右者,阴阳之道路也。是故肝生于左,肺藏于右,所以左属肝。肝藏血,肝阳也,血阴也,乃外阳而内阴也。右属肺,肺主气,肺阴也,气阳也,外阴而内阳也。由阴阳互藏,其左胁多因留血作痛,右胁悉是痰积作痛。"

王肯堂认为胁痛分左右,原因在于瘀血和痰饮。

十五、明代秦昌遇《症因脉治》:疠气胁痛和内伤胁痛

1. 疠气胁痛 《症因脉治·胁痛论》:"有疠气胁痛之症,病起仓卒,暴发寒热,胁肋刺痛,沿门相似,或在一边或在两边,痛之不已,所谓疠气流行之疫症。"

秦昌遇提出疠气可致胁痛,并指出疠气胁痛有传染性,若其传染性强则可于某一区域或更大范围内发生流行,且某种疫毒只导致某种疫病,而以好犯某一脏腑,专发某疫病及病状相似为特征。秦氏所指与今日临床肝胆病中

的急性传染性肝炎相似,如病毒性肝炎就是湿热疫毒由饮食经口而入或自天受之的结果,常无论老少强弱,触之者即病,往往一人得之,祸及全家,甚至一村一方得之,尤以深秋初冬之时易发生流行,且病无长少,均见周身面目发黄。此外,疫毒为病还具有起病急,来势凶,传变快,易致坏证等特点。如急性重症肝炎就表现为起病急骤,黄疸迅速加深,肝脏缩小,很快出现谵妄、神昏、抽搐等精神神经症状;易并发出血倾向,中毒性鼓肠,腹水,肝臭,脑水肿和急性肾功能衰竭等证;常病情凶险,救治极度困难。

2. 内伤胁痛 《症因脉治·胁痛论》:"内伤胁痛之因,或痰饮悬饮凝结两胁;或死血停滞胁肋;或恼怒郁结,肝火攻冲;或肾水不足,龙雷之或上冲;或肾阳不足,虚阳上浮;皆成胁肋之痛矣。"

秦昌遇指出内伤胁痛的主要病因有痰饮、悬饮、死血、恼怒郁结等。由脾虚运化不健,再加外湿所伤或饮食不节,损伤脾阳,饮留肠胃胸胁而致胁痛。如果阳气虚弱,水停为饮,痰饮、悬饮凝集结滞于两胁,血流远行不畅,积滞成瘀,阻塞胁络或外伤后瘀血停留胁部;恼怒伤肝,肝失疏泄,气阻胁络,气郁化火,攻冲两胁;久病体虚劳欲过度,或肝肾之阴亏损不足,则肝肾虚火(龙雷之火)上扰胁部;肾阳虚弱不足,阴寒内盛,逼迫阳气浮越于上。以上诸多因素,客于胁部,以致经脉阻滞,气血不通,不通则痛,本病乃作。一般而言,内伤引起的胁痛发病较为缓慢,各个证型之间亦可互相转化。对此,当审因论治,可用理气疏肝,化饮除湿,祛瘀通络,滋养肝肾等法治之。

十六、明代李中梓《证治汇补》:胁痛病因

《证治汇补·胁痛》:"因暴怒伤触,悲哀气结,饮食过度,风冷外侵,跌仆伤形,叫呼伤气,或痰积流注,或瘀血相搏,皆能为痛。"

李中梓对胁痛的病因重申"外伤风冷",补充了湿热郁火的内容,致使胁痛病因学的发展更加完善。

十七、清代叶天士《临证指南医案》：胁痛初在经久入络

《临证指南医案·积聚》："初病胀痛无形，久则坚似梗。是初为气结在经，久则血伤入络。"

叶天士认为邪气久羁，必然伤及血络。并指出病之新久，有在经在络，在气在血之分。疾病初期，邪气表浅，久则邪气深入，这是疾病发展的一般规律。气分之邪不解，便可转入血分，而使肝的血脉瘀滞，因而出现气滞血瘀之症状。其症轻者，则胁痛如刺，日轻夜重，逢寒则重，得热则减。凡因久病入络而病者，叶天士称为"络病"，并创治络之法，以辛润通络为基础，药如茜草、旋覆花、青葱管、当归、桃红、柏子仁等。更强调应用有入络通血脉之功的虫类药物，如露蜂房、地龙、全蝎等以搜剔经脉、深透病根。此条提示凡经络气血不和之证，其变化规律为由浅入深、由经入络、由气分转入血分、由无形转为有形。

十八、清代沈金鳌《杂病源流犀烛》：胁痛病因及治疗

1. 情伤致胁痛 《杂病源流犀烛·肝病源流》："气郁，由大怒气逆，或谋虑不决，皆令肝火动甚，以致胠胁肋痛。"

沈金鳌指出胆为清静之府，寄附于肝，内寓相火，其禀肝木之气，性喜柔和而恶忧郁，喜宁静而恶烦扰，以不寒不热为常候。若肝气郁滞，则胆气亦必之冲和，以致相火不宁。故胆在病理情况下多表现为相火妄动之症，如眩晕、耳鸣等；而火热灼津，炼液成痰，是以胆病亦每多兼痰，痰流两胁则胁痛。举凡这些病理变化，无不以肝郁为肇始，以胆热为枢纽。

2. 治胁痛勿轻于补肝 《杂病源流犀烛·肝病源流》："胁痛多半是实，不得轻于补肝。"

沈金鳌强调胁痛多半是实。肝气郁结、瘀血停着、外邪侵袭等引起胁痛皆以实证为主，而在肝硬化、肝癌等病的晚期，除胁痛外多伴有形羸少气、面色㿠白、阳痿早泄、声低息微等

一派精气夺则虚的病理表现，则当以虚多实少看待。诚然，久病体虚、劳欲过度等原因引起的精血亏损，均可使肝阴不足，令血虚不能养肝，脉络失养而发生胁痛，但就其本质而言，则仍宜以邪实为本，因其虚象实由痰瘀未尽所致。正如张景岳在《景岳全书·虚实篇》所言："病久致羸，似乎不足；不知病本未除，还当治本"。因此凡肝病临床虽见虚证，亦不可以纯虚论之，而当以攻补兼施，补少攻多，攻少补多，先攻后补或先补后攻等为法，方为允当。

十九、清代林珮琴《类证治裁》：治胁痛忌刚燥

《类证治裁·胁痛论治》："凡胁痛，药忌刚燥，以肝为刚脏，必以柔济之，乃安也。"

林珮琴提出"凡胁痛，药忌刚燥"，与叶天士"肝体阴而用阳"相吻合。肝为风木之脏，以血为本，以气为用，体柔而性刚，过于刚燥则动肝气。此外林珮琴将胁痛分为肝郁、肝瘀、痰饮、食积，肝虚诸类，并提出辛温通络、辛散通瘀、苦辛泄降、凉润滋液、滋液息风，使其分类和辨证论治更加完善。

二十、清代张锡纯《医学衷中参西录》：升降法治胁痛

1.《医学衷中参西录·论肝病治法》："肝气宜升，胆火宜降，然非脾气之上行，则肝气不升；非胃气之下行，则胆火不降。"

张锡纯深领《内经》《金匮》治肝之奥旨，在"厥阴不治，求之阳明"和"见肝之病，知肝传脾，当先实脾"的基础上提出"欲治肝者，原当升脾降胃，培养中宫，俾中宫气化敦浓，以听肝木之自理"。并拟"升降汤"治疗肝郁脾虚，胸胁胀满，不能饮食。方中用桂枝、川芎以疏肝，其余诸药如党参、生黄芪、白术、陈皮、厚朴、鸡内金无非升脾降胃，培养中土。

2.《医学衷中参西录·论肝病治法》："《内经》有'调其中气，使之和平'。所谓调其中气者，即升降脾胃而肝自和平也"。

张锡纯指出肝不能行其疏泄之职而郁，升

降脾胃,使之当升者升,当降者降,升降适宜,助肝疏泄则肝气自和。并拟"培养舒肝汤"治因肝不舒,木郁克土致脾胃之气不能升降,胸中满闷,短气。方中用白术、生黄芪为补药,用桂枝、柴胡能助脾气之升,用陈皮、厚朴能助胃

气之降,清升浊降,满闷自去,无事专理肝气,而肝气自理。

（胡竹平　杨少锋　肖惠珍　华何与　刁建新）

第三节　胆　　胀

胆胀是指胆腑气机通降失常引起以右上腹或右胁胀痛为主要症状的一种病证。相当于西医的慢性胆囊炎、慢性胆管炎、胆石症等以右胁胀痛、反复发作为主症的疾病。多发生在 40～65 岁,女性高于男性,且肥胖的人发病率更高。

胆胀病名最早见于《灵枢·胀论》,张仲景作了进一步阐述,其中"少阳证""结胸证"就与胆胀有关,他还创立了许多与胆胀有关的名方如大柴胡汤、大陷胸汤等。秦景明《症因脉治》的"胆胀者柴胡疏肝饮"及《柳州医话》所立"一贯煎"皆为历代治疗胆胀的有效方。叶天士《临证指南医案》首载胆胀医案,为后世临床辨证治疗积累了丰富的经验。关于胆胀,历代医家多把它放在"胁痛"中一并论述,从未将两者分列论述。但从历代文献对胆胀的记载来看,应将之从胁痛中分离,新版《中医内科学》将以前散在其他各独立病名中具有典型胁痛症状的疾病归集到胁痛门下,同时将胆胀从胁痛病中分离出来,并给予较为明确的定义,这标志着中医疾病命名和疾病分类学的一大进步。

从临床症状来分:胆胀以右上腹或右胁胀痛为主要症状的一种病证,多属于胆。急性发病见右上腹胀痛,多拒按,伴寒热往来、口苦咽干、恶心呕吐、甚至呕出胆汁。慢性发病则见腹胀,右上腹及胁痛绵绵不止、或时作时止,伴见善太息、口苦、恶心、嗳气、矢气、大便时干时溏等症状。而胁痛以一侧或两侧胁痛为主要临床特征,疼痛性质有胀痛、隐痛、灼痛、窜痛或向肩背放射痛,并伴有相兼症状,如口苦、口

干、纳呆、胃脘胀满、善太息、恶心呕吐、大便秘结或不爽、尿黄、寐少梦多、情志抑郁、性情急躁等,胁痛多属于肝。

胆胀的病因主要有:外邪侵袭、情志不调、饮食偏嗜、热久内蕴。病机主要为肝胆疏泄失职,导致不通则痛而为胆胀。胆胀的治疗原则为疏肝利胆,和降通腑。胆胀属实者宜泻中通降,清热利湿;而属虚者则宜补中宣通,理脾和胃。其临床常用的方剂有清胆汤、失笑散、一贯煎、理中汤、柴胡疏肝散、消石散、大柴胡汤、异功散、温胆汤等。

一、《黄帝内经》:胆胀病名及特征

1.《灵枢·胀论》:"胆胀者,胁下痛胀,口中苦,善太息。"

2.《灵枢·邪气脏腑病形》:"胆病者,善太息、口苦、呕宿汁……在足少阳之本末,亦视其脉之陷下者灸之,其寒热者取阳陵泉。"

《黄帝内经》首次提出了胆胀的病名,而且指出了胆胀的基本症状。这与认为胆胀以胁脘疼痛、恶心呕吐为本病的主症的认识基本一致。还指出胆胀会出现呕宿汁,相当于今日临床呕吐胆汁,并提出用针灸阳陵泉治疗胆胀。

《素问·灵兰秘典论》还阐述了胆的生理功能,指出:"胆者,中正之官,决断出焉。"从"决断"二字来认识,它就透析了"中精""无浊"、中正不阿,故用木称胆,其性直而寓相火,助乙木之肝以条达。这一理论为后世认识胆胀的病因病机提供了依据。因为胆为清净之府,藏精汁,泌胆汁,下入小肠以助脾胃运化,

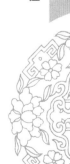

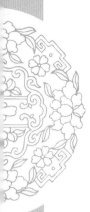

既藏又泄，似脏类腑，故又名奇恒之腑。其性似腑喜通降而恶壅塞，似脏喜洁净而恶浊热，若饮食不调，寒温失节，情志不遂，以及虫积导致肝胆失疏，湿热滞阻，胆失通降，胆汁瘀结，胆体受损即可发为本病。

二、汉代张仲景《伤寒论》：大柴胡汤治之

《伤寒论·辨太阳病脉证并治》："太阳病，过经十余日，反二、三下之。后四、五日，柴胡证仍在者，先与小柴胡。呕不止，心下急，郁郁微烦者，为未解也，与大柴胡汤，下之则愈。"

张仲景《伤寒论》虽无胆胀之病名，但大柴胡汤证条文所述类似于胆胀急性期。胆失疏泄、湿郁化热，热结在里则阻塞胆腑气机，不通则胀痛发作，并伴随发热，心烦，呕吐等症，条文所述症状与今日临床急性胆囊炎相似。大柴胡汤以和解通降为基本点，和的意义在于和解枢机，通达气血；通降的作用在于通腑降气泄浊，因六腑以通为补，以降为顺。大柴胡汤和解通降，为治疗实热型胆胀之代表方剂，为后世所推崇。

三、《中藏经》：胆胀寒热辨

《中藏经》："胆实则热，精神不守。胆热多睡，胆冷则无眠。"

《中藏经》提出胆病寒热都会导致精神改变进而影响睡眠的观点颇为人所赞同。《太平圣惠方·治胆热多睡诸方》解析道："夫胆热多睡者，由营卫气涩，阴阳不和，胸膈多痰，脏腑塞滞，致使精神昏浊，昼夜眈眠。此皆积热不除，肝胆气实故令多睡也。"而《备急千金要方·卷十二·胆虚实第二》亦云："大病后虚烦不得眠，此胆寒故也，宜服温胆汤方。"指出胆寒可导致的无眠，并拟以温胆汤治疗。

四、唐代孙思邈《备急千金要方》：胆胀虚实辨

1.《备急千金要方·胆腑方》："左手关上脉阳实者，足少阳经也。病苦腹中气满，饮食不下，咽干头痛，洒洒恶寒，胁痛，名曰胆实热也。"

孙思邈指出少阳枢机不利而失通降，胆汁内滞而内热滋生导致胆胀。治疗用半夏汤（半夏、宿姜、黄芩、生地黄、远志、茯苓、秫米、酸枣仁）。

2.《备急千金要方·胆腑方》："左手关上脉阳虚者，足少阳经也。病苦眩，厥痿，足趾不能摇，不能起，僵仆，目黄，失精，名曰胆虚寒也。"

胆腑属虚则为虚寒。清窍失养出现有头晕，眼花，虚甚则无力排胆汁，出现目黄。胆附于肝，胆虚甚则及肝，出现筋脉失养、肌肉萎缩。治疗用温胆汤。

五、明代李梴《医学入门》：蛔虫所致

《医学入门·论伤寒杂证》："其人素有食蛔，或因病过饥，虫逆上咽膈而出……又或下利脏寒，则蛔亦上入于膈。"

李梴指出蛔虫上扰，阻碍肝胆气机，则气郁不畅，疏泄失职，胆汁淤滞，日久化热，湿热交蒸，遂成胆胀厥逆。

六、明代秦景明《症因脉治》：柴胡清肝饮治胆胀

1.《症因脉治·六腑腹胀篇》："肝胆主木，最喜条达，不得疏通，胆胀乃成。"

秦景明提出胆胀的成因是肝胆失于疏泄，因六腑以通为用，胆为六腑之一，以通为顺。

2.《症因脉治·六腑腹胀篇》："胁肋作痛，口苦太息，胆胀也。胆胀者，柴胡清肝饮。"

胆胀病根在肝，当从肝论治。然而肝为刚脏，体阴而用阳，秦景明拟以柴胡清肝饮，该方以柴胡、青皮疏肝解郁，栀子、黄芩清肝泻火，现在仍是临床常用的疏肝理气治胆胀之方。

七、明代孙一奎《赤水玄珠》：胆郁

《赤水玄珠·卷十一》："胆郁者，口苦，身微潮热注来，惕惕然如人将捕之。治宜柴胡、竹茹、干姜。"

孙一奎在《赤水玄珠》中所提到的胆郁与七情郁结，气机不畅有关，是胆胀的病因病机之一。盖情志不舒，气郁不伸可导致痰气郁结，临床表现为头晕目眩，口苦纳呆，呕恶胸

闷,烦躁不安,不寐多梦,胸胁不舒,舌苔黄腻,脉弦滑等。治宜调气解郁,清胆化痰,可用温胆汤。

八、清代李用粹《证治汇补》:木郁不达而致胆胀

《证治汇补·胁痛》:"胁者,肝胆之区。肝为厥阴,喜条达而恶凝滞;胆无别窍,喜升发而恶抑郁。故凡木郁不舒,而气无所泄,火无所越,胀甚拒按者,又当疏散升发以达之。不可过用降气,致木愈郁而痛愈甚也。"

李用粹强调胆胀的发病是由于木郁不达所引起的,与明代孙一奎在《赤水玄珠》中提出胆郁相似。后来有医家指出:"人身有木郁之证,当开通之。乃可用吐法以助风木,是木郁则达之义也。"

九、清代费伯雄《医醇賸义》:胆胀后辛汤主之

《医醇賸义·胀》:"胆胀者,胁下痛胀,口中苦,善太息。胆为中正之官,决断出焉,肝曰强,非胆不能断。但气血皆少,为清静之腑。寒气干之,故胁痛口苦;气郁不舒,故善太息也。当轻扬和解,后辛汤主之。"

费伯雄《医醇賸义》,将胆胀的病机归纳为胆腑虚弱,寒气乘之及气郁不舒。并且拟后辛汤。后辛汤为治胆胀专用方,由柴胡、陈皮、栀子皮(姜汁炒)、枳壳各一钱,郁金、当归、茯苓、合欢花各二钱,蒺藜四钱,佛手五分组成。

(胡竹平　刁建新　宋红林

刘　涛　黄清霞　潘艳芳)

第四节　鼓　　胀

鼓胀又称臌胀,是中医内科四大难证之一,以腹胀大如鼓,皮色苍黄,脉络暴露为主要临床表现。它包括西医学的肝硬化腹水、腹腔内肿瘤、结核性腹膜炎、晚期血吸虫病等以腹胀臌为主症的疾病。

鼓胀,在古代文献中又称单腹胀、膨、蜘蛛蛊等。鼓胀一病,最早见于《内经》。但由于时代的变迁,语义概念的更迭,病证称谓众说纷纭,或归其于水肿,或称之为蛊鼓、肿胀、中满,或将其分为水鼓、气鼓、血鼓、虫鼓。张仲景据伴随症状的不同将其分为肝水,脾水,肾水。晋代葛洪提出放腹水疗法,隋代巢元方《诸病源候论》明确提出鼓胀与寄生虫有关。其后历代医家多有阐发,唐宋金元时期,对于鼓胀病认识有新的突破和创新,尤其是金元医家主攻派与主补派的论争,更加促进了鼓胀研究的进一步深入发展。明清时期医学在总结前人论治鼓胀的基础上,赋予新义,并有所发明,无论在病因病机还是诊断、治法方药上均有较大的进步。近现代医学继承和发扬前人经验,并注重与现代医学相结合,使其学术理论与临床实践日趋完善。

一、《黄帝内经》:鼓胀的病名、病机与治疗

1.《素问·腹中论》:"黄帝问曰:有病心腹满,旦食则不能暮食。此为何病?岐伯曰:名为鼓胀,治之以鸡矢醴,一剂知,二剂已。帝曰:其时有复发者,何也?岐伯曰:此饮食不节,故时有病也。虽然其病且已,时故当病,气聚于腹也。"

这是鼓胀病名的最早文献记载,《内经》指出了鼓胀的病因病机与饮食不节,损伤脾胃有关。《灵枢·五变》云:"人之善病肠中积聚者……如此则肠胃恶,恶则邪气留止,积聚乃伤脾胃之间,寒温不次,邪气稍至,蓄积留止,大聚乃起。"进一步说明饮食不洁,生冷不忌,而郁滞中焦,气血郁阻,痰气血浊搏结,日久而成

本病。

至于鸡矢醴，鸡矢为鸡的粪便，醴为酒。古人认为鸡矢有一定的消宿积作用，现代多已不用。

2.《灵枢·水胀》："帝问曰：鼓胀如何？歧伯曰：腹胀，身皆大，大与肤胀等也，色苍黄，腹筋起，此其候也。"

这是对鼓胀临床症状的最早描述，腹胀，色苍黄，腹筋起是鼓胀的基本特征，这与现代之肝硬化腹水患者伴有门脉高压症，腹壁静脉怒张相吻合。

3.《素问·至真要大论》："诸胀腹大，皆属于热……诸病有声，鼓之如鼓，皆属于热。"

以上原文指出腹胀如鼓诸症，大都为热邪所致。积热壅滞肠胃，致气机不利，传化迟滞，故症见肠鸣有声，腹胀中空如鼓。

二、汉代张仲景《金匮要略》：鼓胀辨证及治疗

1.《金匮要略·水气病脉证并治》："肝水者，其腹大，不能自转侧，胁下腹痛，时时津液微生，小便续通。肺水者，其身肿，小便难，时时鸭溏。脾水者，其腹大，四肢苦重，津液不生，但苦少气，小便难。肾水者，其腹大，脐肿腰痛，不得溺，阴下湿如牛鼻上汗，其足逆冷，面反瘦。"

张仲景认识到鼓胀与肝、肺、脾、肾关系密切，并根据不同的伴随症状则病机各有侧重。尤其是"肝水"的概念，很可能是肝硬化腹水的最早提法。

2.《金匮要略·水气病脉证并治》："夫水病人，目下有卧蚕，面目鲜泽，脉伏，其人消渴。病水腹大，小便不利，其脉沉绝者，有水，可下之。"

张仲景提出逐水法治疗鼓胀，为后世用利尿剂治疗腹水提供思路。喻昌在《胀病论》中言："《黄帝内经》明胀病之旨而无其治，仲景微示其端而未立法，然而比类推之，其法不啻详也。仲景于气心下坚大如盘者，两出其方，一方治阴气结于心下，用桂枝去芍药加麻黄附子细辛汤，一方治阳气结于心下，用枳术汤。"

3.《金匮要略·水气病脉证治》："石水，其脉自沉，外证腹满不喘。"

对于这条经文中石水的病机解释，清代尤怡在《金匮要略心典》中指出："石水，水之聚而不行者也……石水因阴之盛而结于少腹，故脉沉腹满而不喘也。"言明石水病机关键在于阴之盛而造成水之聚。

三、隋代巢元方《诸病源候论》：虫蛊与水癥

（一）虫蛊

1.《诸病源候论·水蛊候》："此由水毒气结聚于内，令腹渐大，动摇有声，常欲饮水，皮肤粗黑，如似肿状，名水蛊也。"

"蛊"即人有故造作之，多取虫蛇之类，以器皿盛贮，任其自相啖食，唯有一物独在者。鲁昭公元年，晋平公患病向秦国求医，秦伯派名医医和往诊。医和诊视后说："疾不可为也，是谓近女室，疾如蛊"。《说文解字》中有解释："腹中虫也。《春秋》传曰：皿虫为蛊。晦淫所生也。果碟死之鬼亦为蛊。从虫，从皿。皿，物之用也。"

对寄生虫病，早在远古已有一定认识，但一直到巢氏《诸病源候论》一书，才有突破性的进展。巢氏对中医寄生虫病的研究，颇有独到之处，在许多方面填补了空白。其所收资料丰富，可以说是现存有关中医寄生虫病最为详细的文献之一。巢氏把蛊病分为虫病和蛊毒两大类。前者谓之"九虫"，有伏虫、蛔虫、白虫、肉虫、费虫、胃虫、弱虫、赤虫等之分；后者有射工、沙虱、水毒、飞蛊等之别。其中蛊毒发病以吐血、便血、腹大如鼓等为主症。

2.《诸病源候论·水毒候》："自三吴以东及南诸山郡山县，有山谷溪源处有水毒病。"

三吴，即今江南太湖区，这可能是最早指出血吸虫是一种区域性寄生虫病的文献记载。

3.《诸病源候论·蛊毒候》："凡中蛊毒者，多趋于死，以其毒害势甚。"

可能是血吸虫感染致病，在古代没有有效

的杀虫剂,感染血吸虫后十难生一。

(二)水癥

1.《诸病源候论·水癥候》:"水癥者,由经络否涩,水气停聚在腹内,大小便不利所为也。其病,腹内有结块革强,在两胁间膨膨胀满,遍身肿,所以谓之水癥……若积引岁月,人即柴瘦,腹转大。"

巢元方指出鼓胀出现腹水,是由于腹内有结块在两胁。后来喻昌在《医门法律·胀病论》指出:"癥瘕、积块、痞块,即是胀病之根,日积月累,腹大如箕,腹大如瓮,是名单腹胀,不似水气散于皮肤面目四肢也。"癥瘕、积聚多由气、痰、血郁滞而成,久则积块日渐增长,气机壅滞更甚,气机壅滞引起脾胃运化失职,而致清阳不升,浊阴不降,则水湿浊液不能转输、排泄于体外。这样气、血、水湿在体内停积凝聚,日久渐成鼓胀。因此说癥瘕,积块,痞块常是鼓胀病的根源,这与临床上肝硬化、肝癌引起腹水相一致。

2.《诸病源候论·石水候》:"肾主水,肾虚则水气妄行,不依经络,停聚结在脐间,小腹肿大,硬如石,故云石水。"

进一步阐明石水形成机制,是由于肾阳衰微,水气结于少腹,而致腹硬满如石。

3.《诸病源候论·石水候》:"肝起脐下至少腹垂垂然,上至胃脘则死,不治。"

指出石水为鼓胀的重症,且预后很差,"上至胃脘则死,不治"。今日临床腹水量的多少对预后的判断有重大意义。腹水出现的早晚、腹水量的多少、持续时间长短及反复发生的次数因人而不同。一般来说腹水量越大,反复次数越多,预后不良。

四、金代刘元素《河间六书》:鼓属热论

1.《素问病机气宜保命论·病机论》:"腹胀大而鼓之有声如鼓,热气甚则然也,经所谓热甚则肿,此之类也。是以热气内郁,不散而聚,所以叩之如鼓也。"

2.《素问玄机原病式·六气为病》:"腹胀大,鼓之如鼓。气为阳,阳为热,气甚则如

是也。"

刘完素发挥《黄帝内经》病机十九条:"诸病有声,鼓之如鼓,皆属于热"之意,倡火热,以火热阐发鼓胀的病机。

五、金代李东垣《东垣十书》:胀属脾虚、属热论

(一)胀属脾虚

《兰室秘藏·中满腹胀门》:"皆由脾胃之气虚弱,不能运化精微而制水谷,聚而不散而成胀满。"

李东垣发挥《灵枢·水胀》:"足太阴之别……虚则鼓胀。"强调脾虚为胀病之本。后来清代沈金鳌在此基础上提出"鼓胀病根在脾"。现代医家姜春华对此深有体会,指出:"气虚脾弱是病体,瘀血郁肝是病原"。顾丕荣也主张脾虚为本,并提出本病应重用白术,湿盛为主用生白术,脾虚为主用炒白术。

(二)胀属热

《兰室秘藏·中满腹胀门》:"诸腹胀大,皆属于热,此乃八益之邪,有余之证,自天外而入,是感风寒之邪传里,寒变为热,作胃实,日晡潮热,大渴引饮,谵语,是太阳阳明,并大实大满者,大承气下之;少阳阳明微满实者,小承气下之。泄之则胀已,此之谓也。"

提出用下法来除热胀,用承气汤为主方治疗。

六、元代朱丹溪《丹溪心法》《格致余论》:鼓胀病机、辨证与治疗

(一)病机

《丹溪心法·鼓胀》:"七情内伤,六淫外侵,饮食不节,房劳致虚,脾土之阴受伤,转输之官失职。胃虽受谷,不运化,故阳自升,阴自降,而成天地不交之否。于斯时也,清浊相混,隧道壅塞,郁而为热,热留为湿,湿热相生,遂成胀满,经曰鼓胀是也。"

朱丹溪认为鼓胀形成与情志过极、六淫外侵、饮食不节、房室不节有关,并对脾为湿困、化热成胀的机制做了详尽描述。现代医家谢

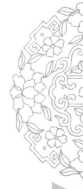

第七章　肝胆病证

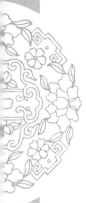

昌仁对此深有体会,指出:"肝硬化腹水的主要病机是脾土虚弱,运化失职,升降失衡,清浊相混,水湿停聚,壅滞中焦所致。如动辄用攻下逐水之剂,不仅腹水难消,而且易损肝功能,往往导致昏迷而死亡。"

(二)辨证与治疗

《格致余论·鼓胀论》:"予曰气无补法,世俗之言也。以气之为病,痞闷壅塞,似难于补,恐增病势。不思正气虚者不能营运,邪滞所着而不出,所以为病。经曰:'壮者气行则愈,怯者著而成病。'苟或气怯不用补法,气何由行。"

李东垣提出胀属脾虚,朱丹溪在仲景"大气一转,其气乃散"基础上倡言塞因塞用,用补益中气以健脾制肝来治疗水臌。后杨志一倡"治水莫离太阴,补土即所以制水"。今日临床腹水多水瘀互结,仅化瘀利水实难收效。气为血之帅,血为气之母,气旺血生瘀自化,久病鼓胀必入血入络,而瘀血久蓄,正气必伤,气不旺血不能行。故化瘀当先补气,关幼波有"见水不治水,见血不治血,气旺中州运,无形胜有形"。此妙在以无形之气治有形之血、水。现代药理研究表明,人参、黄芪、白术等补气之品有保护肝细胞、防止肝糖原减少、促进肝细胞再生的作用。白术、黄芪、茯苓等还有明显的利尿作用,有的补气药还可提高白蛋白,因而促进腹水消退和肝功能的恢复。

(三)治鼓胀反对峻攻

1.《格致余论·鼓胀论》:"此病之起,或三、五年或十余年,根深矣,势笃矣,欲求速效,自求祸耳。"

2.《格致余论·鼓胀论》:"医不察病起于虚,急于作效,炫能希赏,病者苦于胀急,喜行利药,以求一时之快,不知宽得一日半日,其肿愈甚,病邪甚矣,真气伤矣,去死不远。"

朱丹溪认为鼓胀根深蒂固,急于求成必自求其祸。在立法用药上反对一味峻攻,主张稳妥取效。攻伐之剂损伤脾胃,虚败元气,因此使用时应考虑标实本虚之主次,详细辨证,审时度势,或先攻后补,或先补后攻,或攻补兼施。应据病情变化斟酌变理,方能取效。

七、明代李梴《医学入门》:鼓胀病机与辨证

(一)病机

《医学入门·鼓胀》:"大概肥人气虚,多寒湿;瘦人血虚,多湿热,都缘脾湿失运布之职。脾居中,能升心肺之阳,降肾肝之阴。今内伤外感,脾阴受伤,痰饮结聚,饮食之精华不能传布,上归于肺,下注膀胱。故浊气在下,化为血瘀,郁久化热,热化为湿,湿热相搏,遂成鼓胀。"

对于脾脏功能失调导致鼓胀,为众医家所认同,但各有千秋。李东垣论述侧重于脾胃气虚而运化失职,着眼于本之虚;朱丹溪则详于脾阴伤而升降失调,明于邪之实"湿热壅盛";而李梴之说源于丹溪,提出以脾为主,与其他脏腑功能失调相关。

(二)虚胀与实胀的鉴别

《医学入门·鼓胀》:"虚胀阴寒为邪,吐利不食,时胀时减,按之则陷而软;实胀阳热为邪,身热咽干,常胀内痛,按之不陷而硬。"

从痛胀、触诊及伴随症状的差异区别虚寒鼓胀与实热鼓胀。张景岳《景岳全书·杂证谟·肿胀》:"形色红黄,气息粗长者多实;形容憔悴,声音短促者多虚;年轻少壮,气道壅滞者多实,中衰积劳,神疲气结者多虚。"即是从病人体质的强弱、年龄大小、神色气质、声音呼吸来判断属虚属实。今日临床虚证也是以虚寒多见,其病变中心在脾,因水湿为阴邪,裹积于体内,最易伤及脾阳,久则累及肾阳,脾土不运,而致呕吐下利。而实证多以痰热结聚为主。

(三)鼓胀兼证

《医学入门·鼓胀》:"心胀烦心,肝胀胁痛,脾胀善呕哕,肺胀喘嗽,肾胀腰痛,胃胀胃脘痛,大肠胀肠鸣飧泄,小肠胀小腹引腰痛,膀胱胀小便癃闭,三焦胀气满皮肤,胆胀口苦。"

李梴认为臌胀多伴脏腑功能失调,出现各种兼证。水气凌心则心悸不安,腹水后期脏腑功能失调,可出现各种兼证,水气凌心则心悸

不安;逆射于肺则喘急咳嗽;水多胀甚上则累及胃脘,下则渗于肠出现泄泻,后期出现尿闭,三焦气化不利,水气泛溢肌肤,出现全身肿胀;流于肝经则胁痛,入胆则口苦。

八、明代孙一奎《赤水玄珠》:鼓胀病因下元虚寒

《赤水玄珠·鼓胀》:"是肿满之疾,起于下元虚寒也。若非温补下元,则小便何能独利?"

孙一奎在巢元方肾虚致石水的基础上,指出下元虚寒是发病的主要原因。中焦脾胃之腐熟运化水谷,全赖肾阳之温煦,若肾中元阳不足,火衰不能熏蒸中焦,胃无力腐熟水谷,运化水湿,水气内聚,酿痰积瘀,渐成本病。孙一奎还提出"治胀满者,先宜温补下元"的治疗原则,强调下元火旺,才能使"湿气蒸发,胃中温暖,谷气易化。"

九、明代方隅《医林绳墨》:肿与胀治疗有异

《医林绳墨·鼓胀方论》:"肿当利水而实脾,胀宜清气而开郁。"

《医林绳墨》系明代医家方谷与其子方隅共同撰著。该书指出由于肿与胀的产生机制不全相同,故治疗亦须分辨肿与胀的主次而有所侧重。肿系脾虚不能运化水液所致,以腹大胀满,宜温中健脾,行气利水。胀是气滞湿阻而致,以腹胀按之不坚,胁下满胀,嗳气不爽为主症,宜疏肝理气,行湿散满,可用四逆散合五苓散。胀与肿通常相兼并见,所以在临床当法活机圆,不可拘执于一端。

十、明代张景岳《景岳全书》:酒鼓与单腹胀

(一)酒鼓

《景岳全书·肿胀》:"少年纵酒无节,多成水鼓。盖酒为水谷之液,血亦水谷之液,酒入中焦,必求同类,故直走血分……故饮酒者身面皆赤,此入血之证,亦散血之证。扰乱一番,而血气能无耗损者,未之有也。第年当少壮,

则旋耗旋生,固无所觉,及乎血气渐衰,则所生不偿所耗,而且积伤并至,病斯见矣。"

指出嗜酒多度,耗伤脾胃阳气,易于生湿不化,损耗日久,酒湿化而成毒,清浊相混蕴于中焦而成水鼓。清代吴澄在《不居集》中云:"少年纵酒无节,多成酒鼓……其有积日久,而成酒鼓者,则尤多也。盖酒性本湿,壮者气行则已,酒即血也,怯者著而病,酒即水也,不惟以酒为水,而血气既衰,亦皆随酒悉化为水矣。"这与西医之酒精性肝硬化引起腹水相吻合。现代医学认为长期大量饮酒,酒精主要在肝脏分解、代谢,酒精的中间代谢产物乙醛对肝脏造成直接损害,经脂肪肝而发展为肝硬化是酒精性肝硬化的主要发病机制。而脂肪肝患者的肝部脂肪堆积超标,肝的解酒功能和脂质代谢功能已不同程度的遭受损害,所以解酒能力和脂代谢能力均有所下降。酒精可使转运到肝的脂肪增加;使脂代谢发生障碍,分解脂肪能力降低,同时,酒精的代谢产物乙醛对肝脏的直接毒性也是酒精性脂肪肝产生和加重的原因。另外,酒精有特异性地增加胆碱需要量的作用,而胆碱的缺乏可促进脂肪肝的形成。由于酗酒所致的长期营养失调,降低了肝脏对某些毒性物质的抵抗力,在发病上也起一定作用。研究表明,健康人每日饮酒 80 ~ 120g,连续 5 年以上即可有肝损伤,其中 90% 可有脂肪肝,若得不到及时治疗,极有可能导致酒精性肝炎、肝纤维化和肝硬化,尤其是演变为肝癌的发生率高达 9%,所以过度饮酒或罹患脂肪肝的人不仅要少饮酒而且要尽早治疗。

(二)单腹胀

《景岳全书·肿胀》:"且肢体无恙,胀惟在腹,故又名为单腹胀,此实脾胃病也。"

张景岳提出胀惟在腹,肢体无恙的单腹胀,为后世鼓胀与水肿鉴别提供了思路。

十一、明代李中梓《医宗必读》:蛊胀与臌胀之别

《医宗必读·水肿胀满》:"在病名有鼓胀

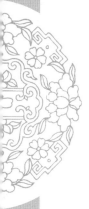

与蛊胀之殊。鼓胀者,中空无物,腹皮绷急,多属于气也;蛊胀者,中实有物,腹形充大,非虫即血也。"

鼓胀为病证名,是据腹部膨胀如鼓而命名。以腹胀大,皮色苍黄,脉络暴露为特征。《黄帝内经灵枢·水胀》云:"鼓胀如何? 歧歧伯曰:腹胀,身皆大,大与肤胀等也。色苍黄,腹筋起,此其候也。"李中梓对蛊胀与鼓胀进行了区别,认为鼓胀"中空无物",属于气分;蛊胀"中实有物",属于血分。这一观点仍为后世所习用。

十二、清代叶天士《临证指南医案》:肿胀辨别与治疗

(一)本虚标实

《临证指南·肿胀》:"胀满之为病,即使正虚,终属标实。"

叶天士指出胀满一病有虚实之分,从临床实际情况看,大凡实胀多而虚胀少,即便是虚胀,多属本虚标实。

(二)肿胀鉴别

1.《临证指南·肿胀》:"肿胀者,大约肿本乎水,胀由乎气。"

2.《临证指南·肿胀》:"且也胀不必兼肿,而肿则必兼胀,亦有肿胀同时并至者。"

以上两条原文指出:肿由水起,胀由气生,水与气本是同类,可以互化,气化则水行,水化则气也能行,两者相关,很难截然分开。胀因于气,气机不得则胀,甚则可有腹部膨大等变化,进而导致水液不化,停聚而肿,因此胀不必兼肿,而肿必兼胀。

(三)证治

1.《临证指南·肿胀》:"考古治胀名家,必以通阳为务。"

从胀病的成因来说,水、气、血、谷停滞成胀都与阳气不运有关。阳虚可致水停,阳虚则火不生土而脾不运,进而致谷食停积。故治胀在利水、理气、行血、消食的同时,须不忘通阳。阳气通,气机畅,清浊升降协调,胀必自除。叶天士强调:"欲驱阴浊,急急通阳",用干姜附子

方(干姜、附子、猪苓、泽泻、椒目)或白通汤(生干姜、生炮附子)。

十三、清代喻昌《医门法律》:治鼓禁忌

1.《医门法律·水肿》:"凡治胀病,而用耗气,散气,泻肺,泻膀胱诸药者,杀人之事也。治病之药,贵得其宜。病有气结而不散者,当散其结。甚有除下荡涤,而其气之结尚未遂散者,渐积使然也。今胀病乃气散而不收,更散其气,岂欲直裂其腹乎? 收之不能遂收,亦渐积使然,缓缓图成可也。"

鼓胀一病多为虚实夹杂,若一味攻伐,必伤正耗气,概用峻药利尿,虽可暂时减轻痛苦,但时间一长,则利尿无效,胀反而会加重,甚至加速死亡。

2.《医门法律·胀病论》:"胀病与水病,非两病也。水气积而不行,火至于极胀,胀病亦不外水裹气结血凝,而以治水诸法施之,百中无一愈者,失于师承无人,妄施妄投耳。"

喻嘉言认为阳衰阴盛,终至水裹气结,血凝于腹中,主张阴行血自散。

3.《寓意草·面议何茂倩令嫒病单腹胀虚将绝之候》:"其始非不遽消,其后攻之不消矣,其后再攻之如铁石矣。"

主张"治病用药,贵得其宜"。提出分期治疗腹水,早期肝脾同病,气滞湿阻,治疗注重"瘀",当化瘀消积;晚期气滞血瘀水停,治疗不仅要行气、化瘀、利水,还当注重"补"。若不谨守病机,注意分期论治,一味攻伐则"其后攻之不消矣,其后再攻之如铁石矣"。

十四、清代陈士铎《石室秘录》:各种鼓胀的特点

1. 水鼓

《石室秘录·鼓胀治法》:"水鼓满身皆水,按之如泥者是。若不急治,水留于四肢而不得从膀胱出,则变为死症。"

指出水鼓的特点是"按之如泥";并明示水留四肢则预后差。指出水鼓病情危急,应急则先治其标,先逐水,否则预后极差。

2. 气鼓

《石室秘录·鼓胀治法》："气鼓乃气虚作肿,似水鼓而非水鼓也,其症一如水鼓之状,但按之皮肉不如泥耳。"

指出气鼓的特点"如水鼓之状,但按之皮肉不如泥",不过只强调气虚作肿,忽视气实的一面。提出治疗气鼓必须健脾行气,加之利水;并拟消气散。后世医家俞尚德指出气鼓当属现代医学的"鼓肠",并提出以实脾饮化裁治疗。

3. 虫鼓

《石室秘录·鼓胀治法》："虫鼓惟小腹作痛,而四肢浮肿,不十分之甚,面色红而带点如虫蚀之象,眼下无卧蚕微肿之形,此是虫鼓也。"

指出虫鼓的特点是"惟小腹作痛,而四肢肿胀不十分之甚",提出治虫鼓须杀虫为主,辅以活血补血,而后补气调理。

4. 血鼓

《石室秘录·鼓胀治法》："血鼓之症,其由来渐矣。或跌闪而瘀血不散,或忧郁而血结不行,或风邪而血蓄不发,遂至因循时日,留在腹中,致成血鼓。饮食入胃,不变精血,反去助邪,久则胀,胀则成鼓矣。"

鼓胀在古代文献中可分为气鼓、食鼓、水鼓、血鼓、虫鼓等类型,分类虽多,但气血水每相互为因,惟有主次之分,而非单独成病。正如《医碥·肿胀》："气水血三者,病常相因,有先病气滞而后血结者,有病血结而后气滞者。"

一般而言,气鼓、食鼓为初起征象,水鼓为中期征象,血鼓为后期征象,虫鼓则从病因而言,故病名虽多,但气虚血滞乃病变之本,湿毒热邪稽留血分是标,进而导致肝肾阴虚、阴虚血热和脾肾阳虚,痰血胶凝也贯穿其中。病理因素不外水裹、气结、血瘀、虫蚀等,尤其是肝、脾、肾三脏失调,导致气虚、气滞、血瘀、水停,气血水内阻又反过来损伤三脏。可见古人虽有气鼓、血鼓、水鼓等分,但常胶结为患,只是偏重不同而已。气、水、血三者并非单独致病,每相互牵连为患,在不同的发展阶段,气结、血

瘀、水裹的主次不同,应据症状辨明主次。《医学入门·鼓胀》云:"凡胀初起是气,久则成水"。鼓胀初起一般以气结为主,按压腹部,随按随起,如按气囊;若治疗不当,气滞血瘀而水停,病变则以水裹或血瘀为主。以水裹为主,腹坚满,摇动有声,按之如泥;以血瘀为主,则见腹壁青筋暴露,面、颈、胸部出现红缕赤痕。

十五、清代姜天叙《风劳鼓膈四大证》:鼓胀虚实异治

《风劳鼓膈四大证》："实者腹中常胀,外坚内痛,按之不陷,法当疏利;虚者时胀时减,虚气留滞,按之则濡,法当温药和之。"

上条原文可以看出姜天叙《风劳鼓膈四大证》治疗鼓胀重视虚实辨证,实者治以疏利,虚者治当温补。

十六、清代吴谦《医宗金鉴》:鼓胀危症及蛊胀与鼓胀之别

《医宗金鉴·胀满水肿死证》："腹胀身热,阳盛胀也。若吐、衄、泄血则阴亡矣。"

吴谦指出肝气郁滞,次起则腹胀,日久化火,肝火横逆犯胃,损伤胃络,络破血溢而致吐血、便血。吴谦当时已认识到本病可出现发热、出血等严重并发症,并指出并发出血预后很差,实属难能可贵。

十七、清代沈金鳌《沈氏尊生书》:胀与肿之别及鼓胀病根在脾论

(一)胀与肿之别

《沈氏尊生书·卷五》："且夫胀与肿,内因则各殊,而外形多相似,要有其易辨者。如先腹大,后四肢肿为胀病;先头足肿,后腹大是水也。但腹肿,四肢竟不肿为胀病;脐腹四肢悉肿是水也……至若胀病有肿有不肿,肿病有胀与不胀,皆当分辨。"

古人对水肿与鼓胀区分不严格,宋代许叔微在《类证普济本事方》云:"脐腹四肢悉肿者为水,但只腹胀而四肢不甚肿者为蛊。"沈金鳌

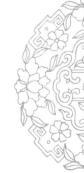

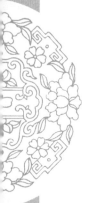
在此基础上进一步细化。沈金鳌所述十分符合临床实际，因为肿和胀本是两病，虽肿必兼胀，胀亦可兼肿，若肿胀并论，则虚实混淆，盖肿者先肿于外而后鼓胀于内，胀者先胀于内而后肿于外，亦有不肿于外者。

（二）鼓胀病根在脾论

《杂病源流犀烛·肿胀源流》："鼓胀病根在脾，脾阳受伤，运化失职。或由怒气伤肝，渐蚀其脾，脾虚之极，故阴阳不交，清浊相混，隧道不通，郁而为热，热留为湿，湿热相生，故其腹胀大。"

沈金鳌强调鼓胀"病根在脾"，为健脾化湿消肿提供了理论基础。他还强调情志致病的重要性，认为鼓胀之成因多为情志所伤，若情志不畅，肝失疏泄，气机不利，则血液运行不畅，致肝之脉络为瘀血阻滞而成本病；指出病机要害皆在郁结。此外，他还提出："有因思虑过度成者，必二便不利，脉虚涩，肠鸣而胀。"

十八、清代李用粹《证治汇补》：鼓胀病机总括

《证治汇补·胀病》："气胀者，七情郁结，胸腹满闷；食胀者，谷食不化，痞满醋心，不能暮食；虫胀者，腹痛能食，善吃茶叶、泥土等物；积胀者，痞块有形，心腹坚硬；水胀者，停饮肠鸣，怔忡喘息；瘀胀者，跌仆，产后大便黑色；虚胀者，腹软任按而食入倒饱；更有单腹胀者，腹大而四肢极瘦，此自胀满既久，气血结聚，不能释散，俗名曰蛊，其病更重。"

李用粹指出气、食、虫、积、水、瘀六种胀病的病机及各种胀病主要症状。气胀多由七情郁结，血液运行不畅，以致肝之脉络为瘀血所阻，瘀阻湿停久而成，多伴有胸腹满闷；食胀者，多由谷食不化，伤及脾胃，运化失职，水液障碍潴留而成，多伴有痞满恶心；虫胀以小儿多见，伴有腹痛喜吃茶泥之物；积胀、瘀胀多有跌仆外伤史，或产后，伴大便色黑。水胀实为今日临床大量腹水患者，出现怔忡喘息等水凌心肺之重症。最后还指出感染寄生虫失治而气血结聚终成鼓胀，预后多不好。

十九、清代赵谦《医门补要》：阴湿鼓胀

《医门补要·卷中》："阴湿鼓胀，寒湿留着中焦，清阳不布，满腹坚胀，面黄，不渴，不食，脉沉迟，宜通阳汤。"

赵谦指出鼓胀乃阳气不到之处，为浊阴凝聚之所。浊阴之邪留滞，当以通阳为要。赵谦在前人的基础上列出阴浊鼓胀，难能可贵。在今日临床腹水病程长者，多属此种证型，症状正如赵氏所述"满腹坚胀，面黄，不渴，不食，脉沉迟"。但大量腹水病人往往伴随唇焦、舌干心烦等阴虚证候。因为水湿津液大量渗于腹腔以后，津液输布而停于中下焦，出现津液不能上承的阴虚内热证，故不可一概以阴浊鼓胀论之。

二十、清代张锡纯《医学衷中参西录》：水鼓气鼓之分

《医学衷中参西录·论气臌水臌治法》："《内经》谓'按之而不起者，风水也。'愚临证体验以来，知系凡水臌，按之皆不能即起。气臌则按之举手即起。或疑若水积腹中，不行于四肢，如方书所谓单腹胀者，似难辨其为气为水。不知果为水证，重按移时，举手则有激痕，而气证则无也。且气臌证，小便自若；水鼓证，多小便不利，此又其明证也。"

水鼓、气鼓形原相近，要分开确实不易。张锡纯结合自己丰富的临证经验对两者进行对比，指出水鼓按之凹陷留有痕，伴有小便不利，气鼓按之放手即起，小便正常。并拟鸡胵汤治疗气鼓，方中用鸡内金消食化滞，佐以柴胡推陈致新，以陈皮理气，一升一降，而气自流通，并佐生姜、芍药、白术兼除水气。方中加白茅根并治水鼓。

（陈　润　官泉生　黄桂琼　蓝伟莲）

第五节　积聚（肝积）

积是指在人体可扪及大小不等、质地较硬的积块，并有疼痛为特征的一类病；聚是以感觉腹中气聚，攻窜胀痛，时作时止为主要临床表现的一类病，因积与聚常常同时并见，故称积聚。

肝癌属于积聚范畴，古文献称为"肝积"，此非朝夕所致，乃日积月累渐积而成。其形成的根本原因是正虚邪实，多为正气虚弱，邪毒踞之；或饮食不洁，毒邪内生以致气滞血瘀，邪凝毒聚，渐成积块。祖国医学中虽无肝癌的名称，但相似的症状体征的记载十分丰富，提到的不少证候，可能都包括有肝癌在内。如伏梁（心积），相当于肝、胆、胰、脾、胃的肿瘤；脾积（痞气），相当于肝癌、肝脾大。肝积（肥气、肝壅、肝胀、癖黄），相当于肝脏肿瘤；还有积气、癥瘕、积聚、痰癖、胁痛、黄疸、膨胀等。有关这些证候的病因病机论述，以及有关的治则、治法，对肝癌的诊治，迄今仍有指导意义。

肝癌，是指发生于肝脏的肿瘤，以肿瘤的原发部位分为原发性肝癌和继发性肝癌。原发性肝癌依其病理形态又可分为肝细胞性肝癌、胆管细胞癌、混合性癌以及未分化癌、肉瘤等。肝癌是目前临床常见的恶性肿瘤之一，死亡率高，被称为"癌中之王"。中医认为肝癌以脏腑气血亏虚为本，气、血、湿、热、瘀、毒互结为标，主病在肝，渐为癥积而成。

一、《黄帝内经》：积聚病名、病机、证候和治法

（一）肥气

《灵枢·邪气藏府病形》："肝脉……微急为肥气，在胁下，若覆杯。缓甚为善呕，微缓为水瘕痹也。"

肥气为肝之积，因突出于胁下，如肌肉肥盛之状，故名肥气。现代认为本病多属于肝部肿瘤。历代医家认为本病多由肝气郁结，瘀血停聚所致，治疗上用理气活血，散寒消积的方法，可采用《三因极一病证方论》肥气丸加减治疗。

（二）伏梁

1.《灵枢·邪气藏府病形》："心脉……微缓为伏梁，在心下，上下行，时唾血。"

2.《灵枢·经筋》："手少阴之筋……其病内急，心承伏梁，下为肘网。其成伏梁唾血脓者，死不治。"

3.《素问·腹中论》："帝曰：病有少腹盛，上下左右皆有根……病名曰伏梁……裹大脓血，居肠胃之外，不可治，治之每切，按之致死……此下则因阴，必下脓血，上则迫胃脘，生鬲，侠胃脘内痈，此久病也，难治。居齐上为逆，居齐下为从，勿动亟夺。"

4.《素问·腹中论》："人有身体髀股胻皆肿，环齐而痛，是为何病……病名伏梁，此风根也。其气溢于大肠而著于肓，肓之原在齐下，故环齐而痛也，不可动之。动之为水溺涩之病。"

伏梁为肿物在心下至脐，甚则至脐下，大如臂，如桥梁伏于腹中，故称伏梁。《内经》中所记载之伏梁可以分为两种。其一，为心之积，由于心气郁结，血瘀凝滞而成。此种伏梁包括胃及上腹部的包块或肿物，属于癥瘕范畴。其二，为上至心下，下至少腹之肿物，以腹部为主，由于血瘀化脓，热腐积脓，包裹脓血，上可呕血，下可便血。包括腹腔包块、炎性肿物、脓肿等，与癥瘕有所不同。

伏梁的治疗可采用李东垣伏梁丸、《金匮要略》桂枝茯苓丸、《金匮要略》泻心汤等方加减治疗。现代认为本病包括胃癌、肝、胆、胰腺等肿瘤在内。以上条文论述了伏梁的病因病机、证候特征及预后等。

(三)积与情志

1.《素问·通评虚实论》:"隔塞闭绝,上下不通,则暴忧之病也。"

2.《灵枢·邪气藏府病形》:"若有所大怒,气上而不下,积于胁下,则伤肝。"

3.《灵枢·百病始生》:"卒然外中于寒,若内伤于忧怒,则气上逆,气上逆则六输不通,温气不行,凝血蕴里而不散,津液涩渗,著而不去,而积皆成矣。"

中医认为,人的情志变化过度会导致人体生理发生变化而生疾病。中医把人的情志概括为七情(喜、怒、忧、思、悲、恐、惊),这是人体对外界环境的一种生理反应。七情太过或不及,能引起体内气血运行失常及脏腑功能失调,导致疾病。反之,脏腑、气血有病也能引起情志方面的变化。七情致病,主要表现在气机方面的变化,如怒则气上、忧(思)则气结、悲则气消、恐则气下、惊则气乱、喜则气缓。七情与五脏的关系是:暴怒伤肝、过喜伤心、忧思伤脾、过悲伤肺、大恐伤肾。所以精神情绪的过度兴奋和抑制,就会影响到全身的气血、脏腑的功能,其中包括现代的神经体液系统的功能在内。肝主疏泄,调畅气机,性喜条达,其疏,可使气的运行通而不滞;其泄,可使气散而不郁。故一身之气机畅达与否主要责之于肝。肝的疏泄功能正常,则气的运动疏泄通畅,血的运行和津液的输布也随之而畅通无阻,经络通利,脏腑器官的活动也正常和调。若内伤七情,情志抑郁,则肝失疏泄,气机失调。气的升发不足,气机的疏通和发散不力,因而气行郁滞,气机不畅,造成肝气郁结。血随气行,气机郁滞,血液的运行障碍,气滞则血瘀,津液失于输布,酿生痰湿。上述因素相互影响,互为因果,逐渐形成以肝脏血瘀为中心,瘀血、痰湿、痰瘀胶着互结的病理改变,形成癥积。

(四)积与外因

1.《灵枢·五变》:"余闻百疾之始期也,必生于风雨寒暑,循毫毛而入腠理,或复还,或留止,或为风肿汗出,或为消瘅,或为寒热,或为留痹,或为积聚。"

2.《灵枢·百病始生》:"积之始生,得寒乃生,厥乃成积也。"

上两段原文论述了外邪在肝积发病中的重要性。肝癌属于肝积范畴,现代医学对肝癌病因进行了很多研究。对化学、物理、病毒等外因环境因素做了深入研究,认为肝癌不是单一因素引起的,而是多因素、多步骤、多基因、多突变等多种内外环境因素长期作用的结果。其中包括环境与遗传两大因素,它们之间相互依存,共同作用,导致正常细胞转化,而且环境因素较遗传因素更重要。80%肝癌病人与外界环境中致癌因素有关。同时,社会发展、环境变化、生活方式改变和人口构成变化对肝癌病因也有一定的影响。由于历史条件的限制,中医学无法提出这些确切的病因,但它强调的"六淫"外邪因素中也包含着这些病因。中医病因学说中的外因,传统说法是指外感六淫(风、寒、暑、湿、燥、火)之邪及流行的疫疠邪毒,这些外邪是与四时气候有关,也就是说与天时、天气、地理及周围环境有关,这些认识是朴素的,也是唯物的。在当时的历史条件下,古代医家能认识到人体癌症的发生与外界的致癌因素有关这一观点是非常可贵的。

(五)积与饮食

1.《灵枢·百病始生》:"卒然多食饮,则肠满,起居不节,用力过度,则络脉伤……肠胃之络伤,则血溢于肠外,肠外有寒,汁沫与血相搏,则并合凝聚不得散,而积成矣。"

2.《素问·生气通天论》:"味过于酸,肝气以津,脾气乃绝。"

3.《灵枢·论勇》:"酒者,水谷之精,熟谷之液也。其气剽悍,其入于胃中,则胃胀,气上逆,满于胸中,肝浮胆横。"

以上条文论述了饮食、起居因素在肝积发病中的重要性。中医学认为,饮食起居等因素能促进肿瘤的发生,食物有五味,五味的偏胜可以致病。饮食不当与肝癌的发生有较大关系,目前认为黄曲霉素(在霉变的花生、大米、玉米、小麦等食物中含量很高)、亚硝酸盐[在烧焦(碳化)、烟熏、盐渍、腌制的食品含量较高]、乙醇(经常饮酒)等与原发性肝癌的发病关系密切。肝癌病例中,有长期饮酒史者,约占30%,可见乙醇也为一个致病因素。

《灵枢·五味》指出:"肝色青,宜食甘,粳米饭、牛肉、枣、葵皆甘。"这可作为肝积患者饮食调养的参考。

(六)积的成因与治法

1.《灵枢·百病始生》:"两虚相得,乃客其形……是故虚邪之中人也……留而不去,传舍于肠胃之外,募原之间,留著于脉,稽留而不去,息而成积。"

《素问·刺法论》指出:"正气存内,邪不可干。"《素问·评热病论》亦指出:"邪之所凑,其气必虚。"说明正气亏虚、脏腑虚弱是肝癌发病的基础之一。在正常情况下,五脏之间的功能有互相促进、互相制约的关系,六腑之间有着承接合作的关系,脏与腑之间有着表与里的相合关系,这样就构成了有机整体。而正气亏虚、脏腑虚亏,功能失调,引起气血逆乱,或者先天脏腑禀赋不足,都可以是产生肝癌的内在因素。《诸病源候论》中也指出:"积聚者,由阴阳不和,脏腑虚弱,受于风邪,搏于脏腑之气所为也。"金代张洁古在《治法机要》中提出:"壮人无积,虚人则有之。"明代张景岳在《景岳全书》中指出脾胃不足及虚弱失调的人,多有积聚之病。

2.《素问·至真要大论》:"坚者削之,客者除之。""结者散之,留者攻之。"

3.《素问·五常政大论》:"能毒者以厚药,不胜毒者以薄药。"

4.《素问·五常政大论》:"帝曰:病在中而不实不坚,且聚且散,奈何?岐伯曰:悉乎哉问也。无积者求其藏,虚则补之,药以祛之,食以随之,行水渍之,和其中外,可使毕已。"

5.《素问·六元正纪大论》:"黄帝问曰:妇人重身,毒之何如?岐伯曰:有故无殒,亦无殒也。帝曰:愿闻其故何谓也?岐伯曰:大积大聚,其可犯也,衰其大半而止,过者死。"

《内经》一书多次提到治疗疾病时要注意维护患者的正气,根据不同患者、疾病发展不同阶段而采用不同的治疗方法。例如在肝癌的治疗中,祛邪抗癌虽然是消除瘤肿的主要手段,但有时不顾病情,一味攻邪,反伤正气,易造成病情的急剧发展,引起严重的后果。现代中医治疗肿瘤一般将病程分为3个阶段,即早、中、晚期,并根据各期的具体情况以扶正与祛邪相结合进行治疗,认为早期以邪盛为主,正气尚未大衰,治则重在祛邪;中期以虚实挟杂为主,治疗以攻补兼施为主,在祛邪的同时兼以扶正;晚期以正虚为主,正气不支,不任攻伐,治疗上则当以扶正为主,必要时少佐以祛邪抗癌。"能毒者以厚药,不胜毒者以薄药",体现了中医学治病重视体质因素,因人而异的思想。

二、《难经》:积聚的鉴别和五脏积

(一)积聚的鉴别

《难经·五十五难》:"气之所积曰积,气之所聚曰聚,故积者,五藏所生;聚者,六府所成也。积者,阴气也。其始发有常处,其痛不离其部,上下有所终始,左右有所穷处。聚者,阳气也,其始发无根本,上下无所留止,其痛无常处,谓之聚。"

《难经》从病因病机、临床表现等方面详细区分了积和聚,明确提出积和聚是两种不同的病。从部位而言,积病在脏,固定不移;聚病在腑,推之能移,时聚时散。从疼痛而言,积病之痛有定处,但无发作性;聚病之痛,左右上下走窜移动有发作性。从病情轻重而言,积病在脏,属阴,累及血分,气血渐积,积块由小到大,按之硬,病根较深,难治;聚病在腑,属阳,损伤气分,其块形状大小不定,按之柔,病根较浅,可治。

(二)五脏积

《难经·五十六难》:"五脏之积各有名乎?以何月何日得之?然:肝之积名曰肥气,在左胁下,如覆杯,有头足。久不愈,令人发咳逆,疟,连岁不已。以季夏戊己日得之。何以言之?肺病传于肝,肝当传脾,脾季夏适旺,旺者不受邪,肝复欲还肺,肺不肯受,故留结为积。

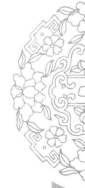

故知肥气以季夏戊己日得之。心之积名曰伏梁,起脐上,大如臂,上至心下。久不愈,令人病烦心。以秋庚辛日得之。何以言之?肾病传心,心当传肺,肺以秋适旺,旺者不受邪,心复欲还肾,肾不肯受,故留结为积。故知伏梁以秋庚辛日得之。脾之积名曰痞气,在胃脘,覆大如盘。久不愈,令人四肢不收,发黄疸,饮食不为肌肤。以冬壬癸日得之。何以言之?肝病传脾,脾当传肾,肾以冬适旺,旺者不受邪,脾复欲还肝,肝不肯受,故留结为积。故知痞气以冬壬癸日得之。肺之积名曰息贲,在右胁下,覆大如杯。久不已,令人洒淅寒热,喘咳,发肺壅,以春甲乙日得之。何以言之?心病传肺,肺当传肝,肝以春适旺,旺者不受邪,肺复欲还心,心不肯受,故留结为积。故知息贲以春甲乙日得之。肾之积名曰贲豚,发于少腹,上至心下,若豚状,或上或下无时。久已,令人喘逆,骨痿少气。以夏丙丁日得之。何以言之?脾病传肾,肾当传心,心以夏适旺,旺者不受邪,肾复欲还脾,脾不肯受,故留结为积。故知贲豚以夏丙丁日得之。此五积之要法也。"

五积为病证名,包括肝积(肥气)、心积(伏梁)、脾积(痞气)、肺积(息贲)和肾积(贲豚)。积,指胸腹内积块坚硬不移,痛有定处的一类疾患。肝积与现代医学的肝癌有关。五脏之积的部位在腹部。其中肝之积在左胁下,肺之积在右胁下,乃根据五行方位而定。令人面南而立,则左为东方,属木,为肝所主;右为西方,属金,为肺所主。如第四十一难云:"肝者,东方木也。"第四十四难云:"肺者,西方金也。"《素问·刺禁篇》曰:"肝生于左,肺藏于右也。"可见,肝左肺右之说并非指脏器之解剖位置而言。"旺者不受邪"说明正气是肝癌发病与否的关键因素。

三、汉代张仲景《金匮要略》:积聚的鉴别及治疗

1.《金匮要略·五脏风寒积聚病脉证并治》:"积者,脏病也,终不移;聚者,腑病也,发

作有时,展转痛移,为可治。"

张仲景在《金匮要略》中对积聚进行了区别。现代认为肝癌属积证范畴,可见腹内肿块,固定不移,推之不动,其由小渐大,由软渐硬,初觉胀痛,继则疼痛逐渐加剧。一般病程较长,病情较重。腹内病变的同时,常出现饮食减少,倦怠乏力,病情较重者甚至面色萎黄,形体日渐消瘦。

2.《金匮要略·血痹虚劳病脉证并治》"五劳虚极羸瘦,腹满不能饮食……内有干血,肌肤甲错,两目黯黑。缓中补虚,大黄䗪虫丸主之。"

此条描述的症状,有与肝癌相似之处。晚期肝癌患者由于肿瘤的长期消耗,或由于手术及放、化疗对机体的不良影响,均具有极度消耗、恶病质表现,属于中医五劳虚极之证;而腹中包块、腹部胀满、疼痛拒按、不能饮食、肌肤甲错、两目黯黑等干血留内,营血运行不畅者也极为常见。临床上,遇有肌肤甲错等证候的肝癌患者,可选本方与扶正法结合应用。

四、晋代葛洪《肘后备急方》:癥积的临床症状

1.《肘后备急方·第二十六》:"治卒暴癥,腹中有物如石,痛如刺,昼夜啼呼,不治之,百日死。"

葛洪《肘后备急方》所描述的症状与现代的肝癌晚期肝区疼痛较为相似。中晚期肝癌以肝区痛为首发症状者占绝大多数,约为 57.8%,常因肿瘤迅速增大累及肝包膜所致。疼痛多位于剑突下或右肋胁部,多呈持续性。早期多为隐痛不适,中晚期常表现为胀痛、刺痛或剧痛,可时轻时重或短期自行缓解,甚至短期消失;疼痛夜间或劳累时加重,休息或药物难以控制,有时需用镇静剂;左侧卧位常较其他体位疼痛明显;右肝癌以右上腹或右季肋部疼痛为主,癌肿若位于右叶膈顶则疼痛亦可放射至右肩或右背部,左肝癌则较早出现中上腹胀痛,癌肿位于肝实质深部者,一般反而甚少有疼痛,少数肝癌结节破裂可以突然发生肝区

剧痛或腹膜刺激症状,伴血性腹水及休克。

2.《肘后备急方·第二十六》:"凡癥坚之起,多以渐生,如有卒觉便牢大,自难治也。腹中癥有结积,便害饮食,转羸瘦。"

腹部肿块(肝脾大)、消化道症状、消瘦与乏力,是肝癌的主要症状与体征。肝脏多呈进行性肿大,质地硬,表面高低不平,有大小不等的结节或硬块,边缘钝而不整齐,常有不同程度的压痛。消化道症状主要有食欲减退、腹胀、恶心、呕吐、腹泻等,其中以食欲减退和腹胀多见。消化道症状常与肿瘤增大压迫或累及胃部或肝功能损害导致肠胃功能失调有关。消瘦、乏力系肝癌致机体的消耗性表现,早期多不明显,常是中晚期肝癌的主要临床表现。

五、隋代巢元方《诸病源候论》:肝积、癖黄与水症

1.《诸病源候论·积聚病诸候》:"诊得肝积脉,弦而细,两胁下痛,邪走心下,足胫寒,胁痛引小腹……身无膏泽,喜转筋,爪甲枯黑,春瘥秋剧,色青也。"

2.《诸病源候论·黄病诸候》:"气水饮停滞,结聚成癖,因热气相搏,则郁蒸不散,故胁下满痛,而身发黄,名为癖黄。"

巢元方所讲的肝积、癖黄与肝癌非常相似。肝癌属于癥瘕积聚病中的癥积、肝积等范畴。如《难经·五十六难》论述的五脏积病中的肥气、痞气、伏梁。又如在此论及的肝积、癖黄。情志久郁,疏泄不及,气机不利,肝气郁结,气滞血瘀,形成肝癌;饮食失调,劳倦过度,损伤脾胃,脾胃虚弱,饮食不能化精微而变为痰浊,痰阻气滞,肝脉阻塞,痰血互结,形成肝癌。或情志不遂,气滞肝郁日久,化热化火,火郁成毒或肝郁乘脾,运化失常,痰湿内生,湿热结毒,郁阻胆道,形成肝癌。

3.《诸病源候论·积聚病诸候》:"积聚者,由阴阳不和,腑藏虚弱,受于风邪,搏于腑藏之气所为也。"

4.《诸病源候论·积聚病诸候》:"诸脏受邪,初未能为积聚,留滞不去,乃成积聚。"

肝癌发病有内因与外因。内因可由禀赋薄弱,或后天失养,正气亏虚,不能抵御外邪侵袭;或他病日久,耗伤正气,致阴阳失调,气血逆乱,脏腑功能紊乱,瘀血留滞不去,而成肝脏之癥积。外因可由寒、湿、热等多种外邪及邪毒长期作用于人体,或侵袭人体之后留着不去,而导致受病脏腑失和,气血运行不畅,痰浊内生,气滞血瘀痰凝,日久形成肝脏之癥积。

5.《诸病源候论·水肿病诸候》:"其病腹内有结块坚强,在两胁间,膨膨胀满,遍身肿,所以谓之水症。"

肝积晚期常见腹部胀满水肿,此皆因肝气横逆,侵犯脾胃,不能运化水湿,水湿停聚,则可见胸膈满闷,纳少呕恶,便溏,面浮肢肿,腹水等症。

六、《中藏经》:正虚邪并致癥积

《中藏经·第十八》:"积聚癥瘕杂虫者,皆五脏六腑真气失而邪气并,遂乃生焉。"

《中藏经》认为由于七情、劳倦内伤,外感六淫疫疠,饮食不洁或失调,脏腑虚损、气血不和,导致气滞血瘀、痰气凝聚日久而成积聚癥瘕。

七、唐代王焘《外台秘要》:肝积见黄疸

《外台秘要·卷第十二》:"心腹积聚久症癖,块大如杯碗,黄疸,宿食朝起呕变,支满上气,时时腹胀。"

王焘《外台秘要》所述类似晚期肝癌并发黄疸。肝癌的形成乃脾虚湿聚,郁久化热,湿热郁蒸;或为湿热结毒,郁阻胆道,导致肝胆气机受阻,疏泄失常,胆汁外溢。由于肝气横逆,侵犯脾胃,脾胃功能失调故还可见呕吐、腹胀等症。

八、宋代严用和《济生方》:积之证候

《济生方·卷四》:"伏梁之状,起于脐下,其大如臂,上至心下,犹梁之横架于胸膈者,是为心积……其病腹热面赤,咽干心烦,甚则吐血,令人食少肌瘦。"

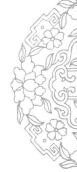

严用和所述伏梁（心积）一病，早在《内经》《难经》中就有记载。此处的描述与肝癌、胃癌、肺癌的晚期征象相似。

九、宋代《圣济总录》：积之证候及治疗

1.《圣济总录·卷第七十二》："积气在腹中，久不瘥，牢固推之不移者，癥也。此由寒温失宜，饮食不节，致脏腑气虚弱，饮食不消，按之其状如杯盘牢结，久不已，令人身瘦而腹大，至死不消。"

2.《圣济总录·卷第六十一》："心间烦闷，腹中有块，痛如虫咬，吐逆喘粗，此是血黄。"

3.《圣济总录·卷第六十一》："齿黄目如丹赤，口燥热渴，气力虚乏，身体青黄，即是肝黄。宜服知母汤及灸烙百会。"

《圣济总录》所描述的症状如腹部肿块、腹大、消瘦、黄疸、发热、出血倾向与肝癌的证候相似。提出了饮食不节是肝癌发生发展的一个重要因素。并对肝积早期诊断、临床进展、晚期的恶病质、预后等都做了较为细致的观察。其所述知母汤由知母、柴胡、菌陈蒿、甘草、常山及鳖甲组成。

十、金代刘完素《素问玄机原病式》：积之特征

《素问玄机原病式·六气为病》："癥，腹中坚硬，按之应手，谓之癥也。"

刘完素《素问玄机原病式》所论，虽然很短，但却画龙点睛，道出肝积的主要体征"腹中坚硬，按之应手"。肝大是原发性肝癌的主要体征，肝脏多呈进行性肿大，质地硬，表面高低不平，有大小不等的结节或巨块，边缘钝而不整齐，常有不同程度的压痛。肝癌突出在右胁下或剑突下时，上腹部可呈现局部隆起或饱满，显著增大时，亦可平脐或更大。位于右叶上部的肝癌可使膈肌抬高，运动受限或固定，肝浊音界上升，而肝下缘可不肿大。若发生坏死液化或瘤内出血，则肿块有时质地变软甚至呈囊性感。部分患者是自己偶然触及上腹部肿块而来就诊的。

十一、金代李东垣《脾胃论》：积从脾治

《脾胃论·胃虚脏腑经络皆无所受气而俱病论》："脾病，当脐有动气，按之牢若痛，动气筑筑然，坚牢如有积而硬，若似痛也，甚则亦大痛，有是，则脾虚病也。"

李东垣《脾胃论》论述了积与脾胃虚的关系，患者证见上腹肿块、肝区疼痛、发热，此可归于脾虚证。其中，按之牢若痛，甚则亦大痛，坚牢如有积而硬等种种，东垣均指为"脾病"，明确指出为"脾虚病也"。这对指导肝积的临床治疗具有重要的意义。

十二、元代罗天益《卫生宝鉴》：饮食不节致肝积

1.《卫生宝鉴·腹中积聚》："内经云：大积大聚，衰其大半而止。满实中有积气，大毒之剂尚不可过，况虚中有实者乎。"

2.《卫生宝鉴·腹中积聚》："凡人脾胃虚弱，或饮食过常，或生冷过度，不能克化，致成积聚结块。"

罗天益《卫生宝鉴》上两条原文论述了积与饮食的关系。饮食不当，过饱或过饥，或过食肥甘厚腻，损伤脾胃，脾失健运，水谷运化失常，水湿蕴结成痰，痰湿凝聚，致生痞块，久而不消，病成肝之癥积。

十三、元代滑寿《难经本义》：积与气滞血瘀

《难经本义·五十五难》："积，蓄也，言血脉不行，蓄积而成病也。"

滑寿《难经本义》指出"积"的病机是气滞血瘀，"血脉不通"。气为血帅，气行血行，气推动血液在血管中流动，故气滞血瘀日久可成癥瘕积聚。肝为藏血之脏，肝气郁久，则血行不畅。初则"气留而不畅"，续而"血壅而不漏"，导致瘀血结于肝中，日久变生积块。故参合调理气机、活血化瘀的方法，是治疗肝积的重要法则。

十四、明代张景岳《景岳全书》：积的病因病机、证候与治疗

1.《景岳全书·积聚》："积聚之病，凡饮食、血气、风寒之属，皆能致之，但曰积曰聚，当详辨也。盖积者，积垒之谓，由渐而成者也；聚者，聚散之谓，作止不常者。由此言之，是坚硬不移者也，本有形也，故有形者曰积；或聚或散者，本无形也，故无形者曰聚。诸有形者，或以饮食之滞，或以脓血之留，凡汁沫凝聚，旋成块者，皆积之类，其病多在血分，血有形而静也。诸无形者，或胀或不胀，或痛或不痛，凡随触随发，时来时注者，皆聚之类，其病多在气分，气无形而动也。"

2.《景岳全书·积聚》："凡脾肾不足及虚弱失调之人，多有积聚之病。"

3.《景岳全书·积聚》："凡无形之聚其散易，有形之积其破难。"

4.《景岳全书·积聚》："治积之要，在知攻补之宜，而攻补之宜，当于孰缓孰急中辨之。凡积聚未久而元气未损者，治不宜缓，盖缓之则养成其势，反以难制，此其所急在积，速攻可也。若积聚渐久，元气日虚，此而攻之，则积气本远，攻不易及，胃气切近，先受其伤，愈攻愈虚，则不死于积而死于攻矣。"

5.《景岳全书·积聚》："故凡治虚邪者，当从缓治，只宜专培脾胃以固其本，或灸或熨，以疏其经，但使主气日强，经气日通，则积痞自消。"

张景岳《景岳全书》对肝积的病因病机，积与聚的鉴别及治疗进行了较为详细的论述。肝癌属于肝积范畴，因其上腹部肿块固定不移，呈进行性增大，质地坚硬而拒按，故属积证。其病因病机是正虚于内，邪毒凝结。肝癌是在正虚感邪、正邪斗争而正不胜邪的情况下，邪气踞之，逐渐发展而成。故病证危重，防治棘手。本病病程短，病势凶险，预后极差。张介宾的攻补法治积对肝癌的治疗具指导意义。肝癌患者虚实错杂，急则治其标，当以驱邪为主；缓则治其本，宜攻补兼施，扶正驱邪。

十五、明代李中梓《医宗必读》：积的病因病机与治疗

1.《医宗必读·积聚》："积之成也，正气不足，而后邪气踞之。"

李中梓《医宗必读》指出人体正气亏虚是"积"发病的内在因素。反之，"积"一旦形成与生长，更易损害人体正气，形成恶性循环。因此扶持正气、培补本元是中医治疗肝积的根本大法之一。临床上用药物扶正固本的具体方法有二，一是健脾益气法：治疗肝癌病人以气虚为主要表现的基本方法，临床上常用四君子汤、补中益气汤。二是养阴柔肝法：治疗肝癌病人以肝阴耗衰为主要表现的基本方法，常用药物有沙参、麦冬、白芍、当归等。

2.《医宗必读·积聚》："正气与邪气势不两立，若低昂然，一胜则一负。邪气日昌，正气日削，不攻去之，丧亡从及矣。然攻之太急，正气转伤，初、中、末之三法不可不讲也。初者，病邪初起，正气尚强，邪气尚浅，则任受攻；中者，受病渐久，邪气较深，正气较弱，任受且攻且补；末者，病魔经久，邪气侵凌，正气消残，则任受补。盖积之为义，日积月累，匪朝伊夕，所以去之亦当有渐，太亟则伤正气，正气伤则不能运化，而邪反固矣。"

李中梓把攻补两大治法与积聚病程中初中末三期有机地结合起来，并指出治积不能急于求成，可以"屡攻屡补，以平为期"，颇受后世医家的重视。

十六、清代喻嘉言《医门法律》：单腹胀

《医门法律·胀病论》："凡有瘕积块、痞块，即是胀痛之根，日积月累，腹大如箕，腹大如瓮，是名单腹胀。"

喻嘉言《医门法律》指出，情志失调，郁结肝气，先阻滞气机然后瘀浊内结，日积月累，结成肝之癥积。血瘀日甚，肝之积块与日俱增，胁痛随之而生。肝血瘀滞，津液不能输注于脉而蓄于腹，更兼脾肾皆虚，水湿不能输化，于是亦成鼓胀之病。

十七、清代尤怡《金匮翼》:积聚及内外因而成

《金匮翼·积聚统论》:"积聚之病,非独痰、食、气、血,即风寒外感,亦能成之。然痰、食、气、血,非得风寒,未必成积;风寒之邪,不遇痰、食、气、血,亦未必成积。"

尤怡《金匮翼》强调积聚是内因与外因相互作用的结果。外因有外感时邪,邪凝毒结;内因有情志久郁,气机不畅,痰饮内停,饮食不节等。

十八、清代程钟龄《医学心悟》:积聚治疗

《医学心悟·积聚》:"治积聚者,当按初、中、末之法焉。邪气初客,积聚未坚,宜直消之,而后和之。若积聚日久,邪盛正虚,法从中治,须以补泻相兼为用。若块消及半,便从末治,即住攻击之药,但和中养胃,导达经脉,俾荣卫流通,而块自消矣。更有虚人患积者,必先补其虚,理其脾,增其饮食,然后用药攻其积,斯为善治,此先补后攻之法也。"

程钟龄《医学心悟》继承前人积聚分初、中、末三期的学术思想,并进一步发挥。其治积聚根据其发展阶段及症状表现的不同,分别采用疏肝理气、健脾益气、活血化瘀、清热解毒、清利湿热、软坚散结、消癥破积、滋补肝肾、平肝息风等方法。

十九、清代沈金鳌《杂病源流犀烛》:积聚与正虚

《杂病源流犀烛·积聚癥瘕痃癖痞源流》:"壮盛之人,必无积聚。必其人正气不足,邪气留着,而后患此。"

沈金鳌《杂病源流犀烛》指出正气亏虚是积聚发病的基础之一。这在前代医著中早已多次论及。正虚是指正气虚弱(正气不足),正气,即是真气,是由先天元气及得于后天饮食之气结合而成。是对人体的脏腑经络、阳气、阴精等物质及其功能活动、对外界环境的适应能力、抗病能力、康复能力的总称。正气是与邪气相对而言,正气实际上也是对机体内部因素的一种特定表述和概括的形式。疾病的发生,是机体处于病邪的损害与正气的抗损害之间的矛盾斗争过程。即"正邪相搏",而正虚邪实正是积聚发病的主要病理变化,正虚引致邪实,而邪实进一步加剧正虚。

二十、清代王清任《医林改错》:结块与气滞血瘀

《医林改错·膈下逐瘀汤所治之症目》:"肠胃之外,无论何处,皆有气血……气无形不能结块,结块者必有形之血也。血受寒则凝结成块,血受热则煎熬成块。"

王清任《医林改错》指出气滞血瘀,血瘀内结是肝积的基础病因病机之一,为后世运用活血化瘀治疗肝癌提出了理论依据。气是人体一切生命活动的动力,人体各种功能活动,均依赖于气血的运行而维持。血液的再生是由食物经过气的作用(消化、吸收)转化而成,全身各脏腑组织器官,都有赖血的濡养。气和血一阳一阴,互相化生,互相依存,关系十分密切,所以有"气为血帅,血为气母"之说。在病理上,气病可伤血,血病也可伤气,如气滞则血瘀,血虚则气少,因此气血以循环运行不息为常。气在正常情况下,升降出入,流畅无阻,循行全身各部。如因某些原因引起气的运行失调,可出现气郁、气滞、气聚,日久成疾。血随气行,血的阻滞凝结多由气行不畅引起,"气塞不通、血壅不流""气滞则血瘀",气滞日久必有血瘀,故血瘀多伴气滞,血液瘀积滞凝久之则成肿块。

(陈 润 苟 珊 陈佩婵
陈玲玲 陈恋戈)

第六节　肝痈（肝脓肿）

肝痈是指肝脏脓疡性疾病，以寒热往来或寒战高热，右胁肋疼痛，肝脏肿大为特征。常因热毒入侵肝脏，腐化成脓而致本病。肝痈属内痈范畴，包括西医中的细菌性肝脓肿和阿米巴肝脓肿。

中医认为：本病多为感受疫毒，或嗜酒肥甘而生热，或阳亢肝郁而化火，致火热成毒，瘀滞于肝，使血肉腐败而成痈。其中热毒痰瘀是致病主因，热瘀互结，熏滞于肝，致气血凝阻，肉腐成脓为致病机制。由于热毒痰瘀壅结于肝，化腐成脓，治当以清热解毒、化痰祛瘀、消痈排脓为法，对肝痈成脓期有较好疗效，可免手术之苦。

本病早在《内经》中就有记载，称之为"肝雍"，后世多沿此而言肝痈。宋、元医籍中也有一些对肝痈的论述，清代对于肝痈的病因病机，症状及治疗已有了更深刻的认识，随着历代医籍的不断补充完善，医学技术的不断进步，中医对于此病的治疗也日趋规范化。

一、《黄帝内经》：首载肝痈病名、主症和病机

1.《素问·大奇论》："肝雍，两胠满，卧则惊，不得小便。"

2.《灵枢·上膈》："喜怒不适，食饮不节，寒温不时……积聚以留，留则痈成。"

肝痈是热毒壅滞、血败肉腐的内脏痈类疾病。肝痈病名始见于《素问·大奇论》，文中描述了肝痈的临床症状。本病的发病原因，《内经》认为是"积聚以留，留则痈成。"从临床来看，感受暑、湿、燥、火、瘀血流注，或其他热毒，或过食膏粱厚味，或湿热痢失治、误治，湿热火毒从内而生，致使营卫不和，经络阻遏，气血为毒邪壅滞着于胁下，腐而成脓肿，发为肝痈，其中"腐而成脓"类似于《内经》所说的

"留则痈成"。

3.《灵枢·痈疽》："其痈……热气下入……内熏肝肺。"

本病热毒痰瘀是致病主因，热瘀互结，熏滞于肝，致气血凝阻，肉腐成脓为致病机制。由于热毒痰瘀壅结于肝，化腐成脓而成肝痈，即《灵枢·痈疽》所说的"内熏肝肺"。此与西医学细菌性肝脓肿近似。

二、晋代皇甫谧《针灸甲乙经》：肝痈的主症、病因病机

1.《针灸甲乙经·卷十一》："肝痈两胁下满，卧则惊，不得小便。"

2.《针灸甲乙经·卷十一》："黄帝问曰：病之生时，有喜怒不测，饮食不节，阴气不足，阳气有余，营气不行，乃发为痈疽。阴阳气不通而热相搏，乃化为脓。"

《针灸甲乙经》在《素问·大奇论》基础上对肝痈的症状和病因病机做了进一步的阐述，指出"雍"是"痈"，"胠满"是"两胁下满"；其病机是体内阴不足而阳有余，气血阻滞，瘀热搏结而成。

3.《针灸甲乙经·卷十》："虚邪之中人也，凄索动形，起毫毛而发腠理，其入深，内薄于骨则为骨痹……薄于脉中则为血闭而不通，则为痈。"

《针灸甲乙经》指出"痈"的病机是外邪内侵，脉中气血不畅而发为痈。

4.《针灸甲乙经·卷四》："疾脉急甚为恶言，微急为肥气，在胁下，若覆杯……大甚为内痈。"

5.《针灸甲乙经·卷十一》："痈发于胁名曰败疵……其状大痈脓，其中乃有生肉，大如赤小豆。"

"疾脉"即肝脉，弦为肝脉。此两条为肝痈

已成和肝痈破溃时的症状。

三、明代陈实功《外科正宗》：肝痈分型、治法

1.《外科正宗·胁痛第五十一》："胁痛多从郁怒肝火者发之，肥胖内实者鲜此症。初起宜栀子清肝汤、柴胡清肝汤解郁泻火；已成者托里消毒散加青皮、香附；脓已成者即针之，勿伤内膜；已破后八珍汤加丹皮、山萸、泽泻，兼滋肾水。"

陈实功的《外科正宗》是一部代表明代以前外科学伟大成就的重要文献。《外科正宗》所说的胁痛类似于肝痈，系情志抑郁，肝火内生，气滞血瘀而为痈。该书还将胁痛分为"初起""已成""已破""破后"4 种类型。

2.《外科正宗·杂忌须知第十四》："治发背并五脏内痈……初起但未出脓，坚硬疼痛不可忍者并服，青皮、陈皮、乳香、没药、连翘、黄芪、当归、甘草节、白芷、射干、天花粉、穿山甲、贝母、白芍、金银花、皂角刺各八分，木香四分，大黄二钱。水、酒各一碗，煎至八分，量病上下，食前后服之。"

内消沃雪汤是外科的著名方剂，治内痈初起脓未成时，可用于肝痈初起，脓未成时。该方以贝母、大黄、皂角刺直折火毒，以辛凉之品连翘、金银花宣透，佐以白芷辛温加强散邪之功，乳香、没药、穿山甲（代）等活血化瘀，青皮、木香等行气解郁，陈皮、黄芪、当归等扶正祛邪。

四、明代虞抟《医学正传》：肝痈病因病机及治法

1.《医学正传·疮疡》："若夫饮食失节，肥甘过伤，以致湿热蕴积于肠胃之间，烧烁脏腑，煎熬真阴，此经之所谓阴之五官，伤在五味，味伤发热，久而增气。故湿之气，聚于下焦，阴火炽盛，蓄于八脉，八脉沸腾，逆于经隧，气凝血滞，故其滋养精微之气，不能如常荣于肉理，是以结聚而成痈肿矣，经曰热胜则肉腐是也。"

虞抟指出饮食不节是肝痈等发病的重要原因，湿热瘀毒，血败肉腐是本病的主要病机。

2.《医学正传·疮疡方法》："痈疽因积毒在脏腑，当先助胃壮气，使根本坚固，而以行经活血药为佐，参以经络时令，使毒气外发，施治之早，可以内消，此内托之意也。"

《黄帝内经》云："正气存内，邪不可干。"任何疾病的痊愈，都必得自身正气之恢复，正气不复，邪亦难去。内痈相对外痈而言，多由脏腑蕴毒而发，证属邪实而正先虚。肝痈的扶正之法，就是以托为本，扶正祛邪综合并举，可以黄芪、人参、白术、山药等为主药，重在健脾益气，鼓动气血生化之源，促进疮疡部位的痰浊、痰秽、邪毒彻底排出。

3.《医学正传·疮疡》："诸经惟少阳厥阴二经生痈疽宜预防之，以其多气少血也。血少而肌肉难长，疮久未合，必成死症。苟不知此，遽用驱逐利药，以阀其阴分之血，祸不旋踵。"

少阳厥阴二经均与肝脏有密切关系，虞抟已经认识到肝痈的危害，提出"宜预防之"的防重于治的思想。

五、明代万全《万氏秘传·外科心法》：肝痈病因

《万氏秘传·外科心法》："上胁痈，生于胁下二、三寸远，乃肝经风热壅甚，故生此毒。"

万全指出肝痈是由于肝经风热郁滞过甚，邪热化毒所致。

六、清代陈士铎《辨证录》：宣郁化毒汤

《辨证录·卷十三》："人有左胁间疼痛非常，手按之更甚……方用宣郁化毒汤：柴胡二钱，白芍一两，香附二钱，薄荷二钱，当归一两，陈皮一钱，枳壳一钱，天花粉三钱，生甘草三钱，金银花一两。"

陈士铎指出肝痈疼痛剧烈时用此方以宣郁解毒。

七、清代陈士铎《石室秘录》：肝痈方

《石室秘录·卷四》："肠痈、肝痈者，必须从内消之也……肝痈方用：白芍三两，当归三两，炒栀子三钱，生甘草三钱，金银花十两，水

十碗,煎取四碗,分二碗泡前药,再加水二碗同煎,滓又加水二碗,同金银花汁两碗,煎一碗,服二剂愈。"

陈士铎《石室秘录》用肝痈方治疗肝痈,不仅注意清热解毒,还用到柔肝养肝之法,为后世肝痈的治疗提供了新的思路。

八、清代吴谦《医宗金鉴》:肝痈分期治疗

1.《医宗金鉴·外科心法要诀》:"痈疽原是火毒生,经络阻隔气血凝。"

2.《医宗金鉴·外科心法要诀》:"肝痈愤郁气逆成,期门穴肿更兼疼,卧惊胠满溺不利,清肝滋肾即成功。"

3.《医宗金鉴·外科心法要诀》:"此证始发期门穴……初服复元通气散,次服柴胡清肝汤;痛胀已止,宜服六味地黄丸;脾虚食少,则佐以八珍汤,滋养补肾,治之则效。"

吴谦《医宗金鉴》从病因病机主证治法进行论述,提出了"痈疽原是火毒生,经络阻隔气血凝"病机及"肝痈愤郁气而成,期门穴肿更兼疼,卧惊胠满溺不利,清肝滋肾即成功"的主证治法,与现代医学的肝脓肿症状、病位、诊断极相吻合。

《医宗金鉴》还强调肝痈分期治疗,由于肝痈起于肝郁火旺,故肝痈初起以清肝泻火为法,方用柴胡清肝汤(柴胡、生地黄、当归、赤芍、川芎、连翘、牛蒡子、黄芩、生栀子、天花粉、甘草节、防风),后世治疗肝痈多采用此方,取得较好疗效。肝痈后期,邪微正复,则用六味地黄丸等以扶正祛邪。

九、清代高秉钧《疡科心得集》:肝痈治法

《疡科心得集·辨胁痈肋痈论》:"初起宜栀子清肝汤解郁泻火,已成四妙汤加青皮、香附。"

《疡科心得集》指出:肝痈初起以清热解毒、解郁祛瘀,已成则宜消痈排脓为法,该一思路基本为后世所沿用。

(王康慧　李莉洁　张锡滔
邓　佳　陈　莉)

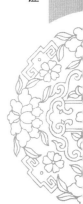

第八章 肾系病证

SHENXI BINGZHENG

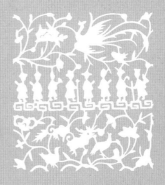

第一节　水　　肿

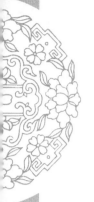

水肿是指因各种原因导致体内水液潴留，泛滥肌肤，表现以头面、眼睑、四肢、腹背，甚至全身浮肿为特征的一类病证。它与西医水肿含义相同，西医分类包括肾性水肿、肝性水肿、心性水肿、营养不良性水肿、黏液性水肿、特发性水肿等。

本病在《黄帝内经》中称为"水"，并根据不同症状分为风水、石水、涌水，同时提出"水"要与"肤胀""臌胀"相鉴别，《金匮要略》称为"水气"。从此，历代医家在《黄帝内经》和张仲景医理的基础上不断总结经验，逐步加深对水肿的认识，在理论上和治疗上不断求得发展，日臻完善。

一、《黄帝内经》：水肿的病因病机、临床表现、治疗原则

1.《素问·六元正纪大论》："湿胜则濡泄，甚则水闭胕肿。"

2.《素问·阴阳应象大论》："热胜则胕肿。"

3.《素问·至真要大论》："诸病胕肿疼酸惊骇，皆属于火。"

4.《素问·至真要大论》："诸胀腹大，皆属于热"。

5.《素问·水热穴论》："肾者，牝脏也……勇而劳甚则肾汗出，肾汗出逢于风，内不得入于藏府，外不得越于皮肤，客于玄府，行于皮里，传为胕肿，本之于肾，名曰风水。"

6.《灵枢·五癃津液别论》："邪气内逆则气为之闭塞而不行，不行则为水胀。"

水肿的病因，《黄帝内经》明确指出的有湿邪、热（火）邪，也指出"劳而汗出伤于风"也可引起风水之病。后世医家也多从此认为湿热为水肿主要病邪，体虚、过劳、伤风、外邪皆可能为致病因素。

7.《素问·阴阳别论》："三阴结谓之水。"

8.《素问·至真要大论》："诸湿肿满，皆属于脾。"

9.《素问·水热穴论》："其本在肾，其末在肺，皆聚水也。"

10.《素问·水热穴论》："黄帝问曰：少阴何以主肾？肾何以主水？岐伯对曰：肾者至阴也，至阴者盛水也，肺者太阴也，少阴者冬脉也，故其本在肾，其末在肺，皆积水也。帝曰：肾何以能聚水而生病？岐伯曰：肾者胃之关也，关门不利，故聚水而从其类也。上下溢于皮肤，故为胕肿。胕肿者，聚水而生病也。"

11.《灵枢·五癃津液别论》："阴阳气道不通，四海闭塞，三焦不泻，津液不化，水谷并于肠胃之中，别于回肠，留于下焦，不得渗膀胱，则下焦胀，水溢则为水肿。"

在生理上，正如《素问·经脉别论篇》指出"饮入于胃，游溢精气，上输于脾，脾气散精，上归于肺，通调水道，下输膀胱。水精四布，五经并行"，反映了水液代谢与肺、脾、肾关系密切。上述各条进一步明确了水肿病机，明确肺、脾、肾、三焦等脏腑在水肿发病中的作用。所谓"三阴结"，后世诸家均理解为手太阴肺、足太阴脾、足少阴肾三阴经，因此，上述内容明确了水肿病的病因病机，明确指出脾、肺、肾是与水肿病发生关系最密切的脏腑。后世有明代《景岳全书·水肿论治》又明确提出"凡水肿等证，皆肺脾肾三脏相干之病"，至今仍为广大医家所认同。

12.《灵枢·水胀》："水始起也，目窠上微肿，如新卧起之状，其颈脉动，时咳，阴股间寒，足胫肿，腹乃大，其水已成矣。以手按其腹，随手而起，如裹水之状，此其候也。"

13.《素问·评热病论》："诸有水气者，微肿先见于目下也……水者阴也，目下亦阴也，

腹者至阴之所居，故水在腹者，必使目下肿也。"

14.《素问·水热穴论》："故水病下为胕肿大腹，上为喘呼，不得卧者，标本俱病，故肺为之喘呼。肾为水肿，肺为逆不得卧，分为相输，俱受者水气之所留也。"

15.《灵枢·水胀》："肤胀者，寒气客于皮中，鼓之空然不坚，腹身大尽肿，皮厚，按其腹窅而不起，腹色不变，此其候也。"

16.《素问·气厥论》："肺移寒于肾为涌水。涌水者，按腹不坚，水气客于大肠，疾行则鸣濯濯，如囊裹浆。水之病也。"

17.《素问·阴阳别论》："阴阳结邪，多阴少阳曰石水，少腹肿。"

18.《灵枢·邪气藏府病形》："肾脉……微大为石水，起脐以下至小腹肿肿然，上至胃脘，死不治。"

19.《素问·大奇论》："肾肝并沉，为石水。"

上述条文详细讲述了水肿病（水胀、肤胀、涌水、石水）的症状体征，明确指出水肿重症可有"上为喘呼，不得卧""下为胕肿大腹"等表现，说明了水肿病的一般类型及发展过程。同时，《黄帝内经》还提出"涌水""石水"的概念及区别，同时认为"石水"为"阴阳结邪，多阴少阳"，预后不佳。

后世医家对《黄帝内经》描述作了很多更为详细的注解。如北宋《圣济总录·水肿门》："论曰：《内经》谓，肾者，胃之关也。关闭不利，故聚水而从其类，上下溢于皮肤而为胕肿，胕肿者，聚水而生病也。其状目窠上微肿，若新卧起然，颈脉微动，时作咳嗽，股冷肤肿，口苦舌干，不得正偃，偃则咳清水；不得卧，卧则惊而咳，甚则小便黄涩，以手按肿处，随手而起，如裹水之状是也。以脉别之，脉沉者水病也。"

20.《素问·汤液醪醴论》："平治于权衡，去宛陈莝，微动四极，温衣，缪刺其处，以复其形，开鬼门，洁净府，精以时服，五阳已布，疏涤五脏，故精自生，形自盛，骨肉相保，巨气乃平。"

本条讲述水肿病的治疗原则。清代张璐《张氏医通》对本条作了比较详细的注释："平治权衡者，使阴阳各得其平也；宛者积也，陈者久也，莝者腐也。阴阳平治，水气自去。微动四极者，运动四肢也。温则水气易行，故须温衣。不拘隧穴，名曰缪刺。腠理谓之鬼门，膀胱谓之净府。开者发汗也……阳气既和，阴精时复。由是五阳宣布，阴水尽涤，精血自生，形肉自盛，骨肉与衣相保，大气平矣。"自此，调阴阳、补脾肾、发汗、利小便等治疗水肿的基本方法便形成了。

二、汉代张仲景《伤寒论》：外感病合并水肿（水气）的治疗

1.《伤寒论·辨太阳病脉证并治》："伤寒表不解，心下有水气，干呕，发热而咳，或渴，或利，或噎，或小便不利，小腹满，或喘者，小青龙汤主之。"

本条论述伤寒兼里停水饮证的临床表现和治疗。张仲景论述"水气"病主要内容在《金匮要略》，但《伤寒论》的贡献仍不可忽视，至今小青龙汤仍在治疗水肿病中发挥着重要作用。

2.《伤寒论·辨太阳病脉证并治》："太阳病，发汗后，大汗出，胃中干，烦躁不得眠，欲得饮水者，少少与饮之，令胃气和则愈。若脉浮，小便不利，微热消渴者，五苓散主之。"

3.《伤寒论·辨太阳病脉证并治》："本以下之，故心下痞，与泻心汤，痞不解，其人渴而口燥，烦，小便不利者，五苓散主之。"

本条论述太阳蓄水证的表现及治法，虽然条文中未提及水肿、水气，但提到"小便不利""渴而口燥"。提到的五苓散能化气利水、发汗解表，是治疗水肿之名方。

4.《伤寒论·辨太阳病脉证并治》："太阳中风，下利，呕逆，表解者，乃可攻之。其人漐漐汗出，发作有时，头痛，心下硬满，引胁下痛，干呕，短气汗出不恶寒者，此表解里未和也，十枣汤主之。"

本条论述水积于心下，引起心下痞硬，胁下痛等症，并拟定十枣汤治疗。十枣汤能攻逐

水饮,药力峻猛,至今临床还常用于胸腔积液、腹腔积液的治疗,但要注意慎重用药,中病即止,同时注意扶养正气。

5.《伤寒论·辨阳明病脉证并治》:"脉浮,发热,渴欲饮水,小便不利者,猪苓汤主之。"

本条论述阳明病津伤水热互结的证治。猪苓汤能育阴润燥、清热利水,对阴伤而水结于内者,仍为首选方剂。

三、汉代张仲景《金匮要略》:水肿定义、分类、治疗

1.《金匮要略·水气病脉证并治》:"师曰:病有风水,有皮水,有正水,有石水,有黄汗,风水其脉自浮,外证骨节疼痛,恶风,皮水其脉亦浮,外证胕肿,按之没指,不恶风,其腹如鼓,不渴,当发其汗,正水其脉沉迟,外证自喘,石水其脉自沉,外证腹满不喘。黄汗其脉沉迟,身发热,胸满四肢头面肿,久未愈必致痈脓。"

2.《金匮要略·水气病脉证并治》:"寸口脉沉滑者,中有水气,面目肿大,有热,名曰风水。视人之目窠上微拥,如蚕新卧起状,其颈脉动,时时咳,按其手足上,陷而不起者风水。"

3.《金匮要略·水气病脉证并治》:"太阳病,脉浮而紧,法当骨节疼痛,反不疼,身体反重而痠,其人不渴,汗出即愈,此为风水。恶寒者,此为极虚,发汗得之。渴而不恶寒者,此为皮水。身肿而冷,状如周痹,胸中窒,不能食,反聚痛,暮躁不得眠,此为黄汗。痛在骨节。"

张仲景认为水肿(水气)病可分为风水、皮水、正水、石水、黄汗五大类,并论述了它们的临床表现及鉴别诊断要点。程林著《金匮要略直解》注曰:"风水与皮水相类,属表;正水与石水相类,属里。但风水恶风,皮水不恶风;正水自喘,石水不喘为异耳。"说明五水之中有表里、轻重之分。

4.《金匮要略·水气病脉证并治》:"脉得诸沉,当责有水,身体肿重。水病脉出者,死。"

5.《金匮要略·水气病脉证并治》:"病人腹大,小便不利,其脉沉绝者,有水,可下之。"

6.《金匮要略·水气病脉证并治》:"师曰:诸有水者,腰以下肿,当利小便,腰以上肿,当发汗乃愈。"

张仲景在上述条文论述了水肿(水气)病的基本脉证及治法。水肿患者,基本脉象为沉脉,若出现脉浮而无根,则预后不良。在治疗上,提出发汗、利小便的治法,与《黄帝内经》一脉相承。但《金匮要略》还指出腰以上肿用发汗,腰以下肿用利小便,具有开创性的指导意义,至今在临床上还有指导价值。

7.《金匮要略·水气病脉证并治》:"心水者,其身重而少气,不得卧,烦而躁,其人阴肿。"

8.《金匮要略·水气病脉证并治》:"肝水者,其腹大,不能自转侧,胁下腹痛,时时津液微生,小便续通。"

9.《金匮要略·水气病脉证并治》:"肺水者,其身肿,小便难,时时鸭溏。"

10.《金匮要略·水气病脉证并治》:"脾水者,其腹大,四肢苦重,津液不生,但苦少气,小便难。"

11.《金匮要略·水气病脉证并治》:"肾水者,其腹大,脐肿腰痛,不得溺,阴下湿如牛鼻上汗,其足逆冷,面反瘦。"

上述五条论述了五脏水肿病候,水肿(水气)病按五脏病因可分为心水、肝水、肺水、脾水、肾水五类。从临床表现看,肝、脾、肾三脏为阴脏,位居下腹,病变重心在里在下,故三脏病水均有腹大;心肺二脏,属于阳脏,位居于胸,病变重心在上在表,故心肺病水有身重、身肿、烦躁不得卧等症。五脏水的分类方法,具有一定的临床指导意义,可理解为属于正水、石水的一类疾患。

12.《金匮要略·水气病脉证并治》:"问曰:病有血分水分,何也?师曰:经水前断,后病水,名曰血分,此病难治;先病水,呈经水断,名曰水分,此病易治。何以故?去水,其经自下。"

张仲景还将水肿(水气)病分类为水分、血分。本条讲述水分与血分的区别,并言明"血

分难治""水分易治"的道理。后人《妇人良方》进一步讲述了血分与水分之不同证治:"妇人经水不通,则化为血,血不通,复化为水。故先因经水断绝,后至四肢浮肿,致小便不通,名曰血分,宜用椒仁丸(夫气者水之母,血者气所化,非气无以生血,非血无以养气。若经水不通,则血病,血病气亦病,岂有水不通而能化血乎? 血不通而化水者,乃是气壅不能化血而成水也。观椒仁丸可想矣)。若先因小便不通,后身面浮肿,致经水不通,名曰水分,宜用葶苈丸。经水不通而化为水,流走四肢,悉皆肿满,亦名血分,其证与水证相类,实非水也,用人参丸。"

13.《金匮要略·水气病脉证并治》:"脉浮身重,汗出恶风者,防己黄芪汤主之。腹痛加芍药。"

14.《金匮要略·水气病脉证并治》:"皮水者,一身面目黄肿,其脉沉,小便不利,故令病水……越婢加术汤主之。"

15.《金匮要略·水气病脉证并治》:"风水恶风,一身悉肿,脉浮而渴,续自汗出,无大热,越婢汤主之。"

16.《金匮要略·水气病脉证并治》:"皮水为病,四肢肿,水气在皮肤中,四肢聂聂动者,防己茯苓汤主之。"

17.《金匮要略·水气病脉证并治》:"皮水,越婢加术汤主之,甘草麻黄汤亦主之。"

18.《金匮要略·水气病脉证并治》:"厥而皮水者,蒲灰散主之。"

以上条文讲述了水肿(水气)病的方药治疗,拟出了防己黄芪汤、越婢加术汤、越婢汤、防己茯苓汤、甘草麻黄汤等诸方,这些方剂,有些能发汗,有些能利小便,符合仲景"腰以下肿,当利小便,腰以上肿,当发汗乃愈"的原则。

四、汉代华佗《中藏经》:水肿病病因病机复杂,十水定义

《中藏经·论水肿脉症生死候》:"人中百病难疗者,莫过于水也。水者肾之制也,肾者人之本也。肾气壮则水还于海,肾气虚则水散于皮。

又三焦壅塞,荣卫闭格,血气不从,虚实交变,水随气流,故为水病。有肿于头目者(按:目疑面讹),有肿于腰脚者,有肿于四肢者,有肿于双目者,有因嗽而发者,有因劳而生者,有因凝滞而起者,有因虚乏而成者,有因五脏而出者,有因六腑而来者,类目多种而状各不同。"

本条论述了水肿病不仅临床表现复杂,而且病因病机也很复杂,故而难治。

五、隋代巢元方《诸病源候论》:脾肾虚致水肿,十水

1.《诸病源候论·水肿病诸候》:"水病者,由肾脾俱虚故也。"

2.《诸病源候论·水肿病诸候》:"风水病者,由脾肾气弱所为也。"

3.《诸病源候论·水肿病诸候》:"夫水肿病者,皆由荣卫痞涩,肾脾虚弱所为。"

4.《诸病源候论·水肿病诸候》:"小儿肿满,由将养不调,肾脾二脏俱虚也。"

上述四条强调水肿的病因为脾肾虚弱。正气不足,则外邪入侵,脾肾虚弱,则水行失节,故而引起水肿。较之《黄帝内经》"三阴结谓之水",更明确了体虚在水肿发病中的作用。

5.《诸病源候论·水肿病诸候》:"病源十水者,青水、赤水、黄水、白水、黑水、悬水、风水、石水、里水、气水也。青水者,先从面目,肿遍一身,其根在肝;赤水者,先从心肿,其根在心;黄水者,先从腹肿,其根在脾;白水者,先从脚肿,上气而咳,其根在肺;黑水者,先从脚足趺踵,其根在肾;悬水者,先从面肿至足,其根在胆;风水者,先从四肢起,腹满大,目尽肿,其根在胃;石水者,先从四肢,小腹肿独大,其根在膀胱;里水者,先从腹满,其根在小肠;气水者,乍盛乍虚,乍来乍去,其根在大肠。皆由荣卫痞涩,三焦不调,腑脏虚弱所生,虽各证不同,并令身体虚肿,喘息上气,小便黄涩也。"

这是《诸病源候论》对水肿的分类法,其中提到"气水"一说,认为其"乍盛乍虚,乍来乍去,根在大肠",但总体分类基础还是源于《黄帝内经》《金匮要略》,而且过于繁琐,目前

已基本被弃用。

六、唐代孙思邈《千金翼方》：水肿预后

《千金翼方·杂病中》："凡水肿有五不治：一面肿苍黑，是肝败不治；二掌肿无纹理，是心败不治；三腹肿无纹理，是肺败不治；四阴肿不起，是肾败不治；五脐满肿反者，是脾败不治。"

反映了五脏与水肿的密切联系，水肿后期会引起五脏衰败。出现上述体征，是病情严重之标志。

孙思邈提出"水肿不治"的表现。后世医家对水肿预后也有发挥，如《圣济总录·水肿门》："以脉别之，脉沉者水病也。洪大者可治，微细者难医。水病有不可治者五，唇黑伤肝，一也；缺盆平伤心，二也；脐出伤脾，三也；足下平满伤肾，四也；背平伤肺，五也。盖脾肾气虚，三焦闭塞，至阴之气内蓄巨阳之气，不得宣通，如是则水道不利，饮湿攻脾，散于肌肉，而为水肿之病矣。"清代陈念祖著《医学从众录》也提到"肿胀危候"："大凡水肿，先起于腹而后散四肢者，可治；先起于四肢，而后归于腹者，难治。掌肿无纹者死。大便滑泄，水肿不消者死。唇黑、唇肿、齿焦者死。脐肿突出者死。缺盆平者死。阴囊及茎俱肿者死。脉绝、口张、足肿者死。足趺肿，膝如斗者死。肚上青筋见，泻后腹肿者死。"此三者可以互参。

七、唐代孙思邈《备急千金要方》：水肿需清淡饮食

《备急千金要方·水肿》："大凡水病难治，瘥后特须慎于口味。又复水病人多嗜食不廉，所以此病难愈也。"

孙思邈最先提出水肿病人要行清淡饮食，其《备急千金要方》记载治水肿方49首，多次在其中提及用药时要"慎勿用盐""始终一切断盐""慎盐酱五辛"等注意事项，这与现代对水肿病人常限制盐的摄入是一致的。

八、宋代严用和《济生方》：阳水、阴水概念的起源，水肿病机、治法

1.《济生方·水肿门》："然肿满最慎于下，

当辨其阴阳。阴水为病，脉来沉迟，色多青白，不烦不渴，小便涩少而清，大腑多泄，此阴水也，则宜用温暖之剂，如实脾散、复元丹是也；阳水为病，脉来沉数，色多黄赤，或烦或渴，小便赤涩，大腑多闭，此阳水也，则宜用清平之药，如疏凿饮子、鸭头丸是也。"

严用和首次提出了"阳水、阴水"的概念。后世明代朱丹溪提出"若遍身肿，烦渴，小便赤涩，大便闭，此属阳水"；"若遍身肿，不烦渴，大便溏，小便少，不赤涩，此属阴水。"此均为阴水、阳水辨证之理论根源。

2.《济生方·水肿门》："水肿为病，皆由真阳怯少，劳伤脾胃，脾胃既寒，积寒化水。"

3.《济生方·水肿门》："又有年少，血热生疮，变为肿满，烦渴，小便少，此为热肿。"

4.《济生方·水肿门》："治疗之法，先实脾土，脾实则能舍水，土得其政，面色纯黄，江河通流，肾水行矣，肿满自消。次温肾水，骨髓坚固，气血乃从。"

5.《济生方·水肿门》："然水病最难治。特须慎于口味，戒房劳谑戏，若不能戒此，愈而复病者多矣。"

上述几条讲述水肿的两个病因病机：一为脾肾阳虚致积寒化水；二为血热生疮转化为水肿。在治疗上，对脾肾阳虚的水病，当以健脾实土、温肾阳壮骨髓的治法。同时指出，病愈后的调养也极为关键，必须慎于饮食，戒房劳，否则容易复发。

九、元代朱丹溪《丹溪心法》：脾虚水肿

1.《丹溪心法·水肿》："水肿之因，盖脾虚不能制水，肾为胃关，不利则水渍妄行，渗透经络。"

2.《丹溪心法·水肿》："水肿，因脾虚不能制水，水渍妄行，当以参、术补脾，气得实则自能健运，自能升降，运动其枢机，则水自行，非五苓之行水也。"

朱丹溪特别强调脾虚与水肿的密切关系，强调治疗水肿应治以"参术补脾""非五苓之行水"，这与前人水肿"三阴结"的理论是有所区

别的。

十、明代徐春甫《古今医统大全》：水肿与胀满之区别

《古今医统大全·胀满门》："胀满与水肿不同，胀满只是腹胀中满，曷主于脾，有湿热寒暑气血之殊异，而非四肢肿胀，为水溢经络皮肤之下。治以消水，《内经》所谓开鬼门，洁净府者是也。水肿之病轻而易治，胀满之病重而难治。"

徐春甫对水肿病与胀满病、鼓胀病等进行比较详细的鉴别，是很有意义的。目前现代医学所言之水肿，有部分属于古代"胀满""鼓胀"的内容，在进行中医辨证论治的时候，必须区别对待。

十一、明代李梴《医学入门》：水肿禁忌

《医学入门》："水肿初起，其势方锐，最忌甘温助湿作满之药，尤戒针刺，犯之流水而死，当绝酒色，却盐酱，戒忿怒，以全太和，否则不治。"

古代医家对水肿的护理调养作了很多精辟的论述，李梴的论述较为全面。水肿初起多为实证，故忌甘温补益之品；而针刺则可能引起流水易并发疮毒；酒色能进一步损伤肾气；盐酱则易留邪。现代临床强调休息、低盐饮食、防治感染，与本条精神都是相符的。

十二、明代张景岳《景岳全书》：嗜酒可引起水肿，水肿脏腑病机概括、治则

1.《景岳全书·肿胀总论》："少年纵酒无节，多成水鼓。"

张景岳对水肿的论述很有其独特之处，具有很高的实用价值。本条论述纵酒成水鼓之病，鼓胀虽与水肿不完全相同，但却均为水液潴留之病。纵酒能损伤脾肾，故而易致水肿、鼓胀。

2.《景岳全书·肿胀》："凡水肿等症，乃肺脾肾三脏相干之病，盖水为至阴，故其本在肾；水化于气，故其标在肺；水唯畏土，故其制在脾。今肺虚则气不化精而化水，脾虚则土不制水而反克，肾虚则水无所主而妄行。"

本条与黄帝内经"三阴结"理论相对应，明确提出水肿"其本在肾，其标在肺，其制在脾"理论，总结得非常精辟。

3.《景岳全书·肿胀》："故凡治肿者，必先治水。治水者，必先治气。若气不能化，则水必不利。惟下焦之真气得行，始能转化。"

4.《景岳全书·肿胀》："肿胀之病……惟在气水二字……病在气分则当以治气为主；病在水分当以治水为主。然水气本为同类，故治水者，当兼理气，盖气化水自化也；治气者，亦当兼水，以水行气亦行也。此中玄妙，难以尽言，曷条例如左，运用之法，贵在因机通变也。"

5.《景岳全书·肿胀》："水肿等症，以精血皆化为水，多属虚败，治宜温脾补肾，此正法也。"

6.《景岳全书·肿胀》："无论气鼓、水鼓，凡气实可下者，宜用赤金豆，或百顺丸，以渐利之。"

上述诸条讲述水肿治法，可归纳为：①水肿治法要治水治气同步，要因机变通；②温补脾肾为正治法；③气实者应分消渐利。气水同治说具有很高的实用价值，临床上常用桂枝、肉桂等药物化气，或加入香附、厚朴、黄芪等行气、补气治疗。

十三、明代朱橚《普济方》：治水肿不可峻利

《普济方·水病门》："大凡治水，只可涂涂轻取，不要暴使过峻之药，以残病人之肾气。"

《普济方》是明代太医院朱橚、滕硕、刘醇等编写的大型医学专著，反映了明代的医学水平。对于治疗水病，不可过于峻利，要顾护肾气，已经成为当时医家共识。

十四、清代沈金鳌《杂病源流犀烛》：以虚实辨水肿

1.《杂病源流犀烛·肿胀源流》："水之肿胀，又有内外之别，先肿于内后肿于外者，小便

赤涩,大便秘结,色泽红亮,声音高爽,脉滑数有力,实热也。"

2.《杂病源流犀烛·肿胀源流》:"凡实,或六淫外客,或饮食内伤,阳邪急速,甚至火暴,每成于数日之间。"

3.《杂病源流犀烛·肿胀源流》:"先肿于外后胀内者,小便淡黄,大便不实,气色枯白,语言低怯,脉微数无力,虚寒也。"

4.《杂病源流犀烛·肿胀源流》:"凡虚,或情志多劳,或酒色过度,日积月累,其来有渐,每成于经月之后。"

沈金鳌明确了水肿实证、虚证的鉴别要点,可与阴水、阳水的分类互参。

十五、清代程国彭《医学心悟》:水肿与臌胀的区别

"问曰:水肿、鼓胀,何以别之? 答曰:目窠与足先肿,后腹大者,水也;先腹大,后四肢肿者,胀也。然水肿亦有兼胀者,胀亦有兼水者,须按其先后多寡而治之,今分为两门,治者宜合参焉。"

水肿与鼓胀在概念上是有明确区别的,但因两者均有明确的水液潴留,在治疗上可以互相参照。

十六、清代何梦瑶《医碥》:标本同治

1.《医碥·肿胀》:"水与气本一物,病常相兼,则治水当兼理气,治气当兼行水。"

2.《医碥·肿胀》:"阴水虽宜补阳,然小火不能胜大水,必先泻去其水,乃用暖药以补元气。阴水虽寒,久亦郁而成热。寒,本也;热,标也。"

何梦瑶认同张景岳的气水同治之说,同时指出要标本兼治,即补阳与利水、温阳与清热同治。

十七、清代唐宗海《血证论》:瘀血化水

1.《血证论·阴阳水火气血论》:"失血家往往水肿,瘀血化水,亦发水肿,是血病而兼水也。"

2.《血证论·汗血》:"水病不离血。"

3.《血证论·汗血》:"水病则累血,血病则累气。"

唐容川《血证论》明确提出"瘀血化水"的理论,与张仲景《金匮要略·水气病脉证并治第十四》"血不利则为水"理论是一脉相承的,所不同的是,张仲景强调的是水肿病的分类,即"水分"与"血分"的区别,而唐容川则强调气、血、水三者相互为因,这是一大进步,为活血化瘀法在水肿病中的应用奠定了理论基础。现代研究已经表明,多种水肿性疾病均可伴有血液流变学改变,有凝血倾向,如肾病综合征、心功能不全、肝硬化腹水等,临床上应用活血化瘀的治法治疗水肿已取得重大进展,利水同时配合活血化瘀药往往能取得良效。

十八、现代时振声《时氏中医肾脏病学》:"治水八法"

时振声教授在主编《时氏中医肾脏病学》中提出治水八法,分别为:宣肺利水、健脾利水、温肾利水、行气利水、活血利水、清热利水、养阴利水、攻泻利水。同时指出:"在用法组方上要知常达变,不可胶柱鼓瑟,执一法一方而不变,根据病情需要,有时可将两法或三法合用……有时是先攻后补,有时攻补兼施,这样方可取得较好的疗效。"

(罗　仁　雷作熹)

第二节　淋　　证

淋证是指小便频数短涩、滴沥刺痛、小腹拘急,引痛腰腹的一类病证。可见于西医学中的急性和慢性泌尿系统感染、泌尿系结石、急性和慢性前列腺炎、乳糜尿、膀胱肿瘤等。

淋证首载于《黄帝内经》,《黄帝内经·素问》曰:"小便黄赤,其则淋。"张仲景在《金匮要略》中阐述了淋证的病因病机。汉代以后对淋证的认识有了较大的发展,尤其在分类上论述甚详。《备急千金要方》提出五淋之名。《外台秘要》以气、石、膏、劳、热为五淋。《诸病源候论》分石、劳、气、血、膏、寒、热为七淋。后代各医家在前人基础上不断总结理论与临床实践,逐步加深了对淋证的认识与治疗上的完善。

一、《黄帝内经》:淋证定义与病机

《素问·六元正纪大论》:"阳明司天之政,初之气小便黄赤,甚则淋。"

这是《黄帝内经》对"淋"的最早论述,认为"淋"表现为"小便黄赤"。对其病机,又曰:"清阳出上窍,浊阴出下窍。故清阳不升,则浊阴不降,而成淋闭之患矣。"

二、汉代张仲景《金匮要略》:淋证症状、病机及治疗

1.《金匮要略·五藏风寒积聚病脉证并治》:"热在下焦,则尿血,亦令淋秘不通。"

2.《金匮要略·消渴小便不利淋病脉证并治》:"淋之为病,小便如粟状,小腹弦急,痛引脐中"。

3.《金匮要略·消渴小便不利淋病脉证并治》:"淋家,不可发汗,发汗必便血。"

4.《金匮要略·消渴小便不利淋病脉证并治》:"小便不利者,有水气,其人若渴,栝蒌瞿麦丸主之。"

5.《金匮要略·消渴小便不利淋病脉证并治》:"小便不利,蒲灰散主之,滑石白鱼散、茯苓戎盐汤并主之。"

6.《金匮要略·消渴小便不利淋病脉证并治》:"脉浮发热,渴欲饮水,小便不利者,猪苓汤主之。"

张仲景将"淋证"与"小便不利"放在一起描述,认为"淋"与"热在下焦"有关。实际上,由于"小便不利"是"淋"的一个主要症状,部分医家认为《金匮要略》中描述治疗"小便不利"的方药可用于淋证治疗,包括栝蒌瞿麦丸、蒲灰散、猪苓汤等药,均常用于治疗淋证。另外,张仲景还提出"淋证忌发汗"的学术思想,这与发汗可致亡津液,加重内热导致血热妄行,出现血证有关。

三、汉代华佗《中藏经》:淋证病因、分类

1.《中藏经·论诸淋及小便不利篇》:"诸淋与小便不利者,皆由五脏不通,六腑不和,三焦痞涩,荣卫耗失,冒热饮酒,过醉入房,竭散精神,劳伤气血。或因女色兴,而败精不出;或因迷宠不已,而真髓多输;或惊惶不次;或思虑未宁;或饥饱过时;或奔驰才定;或隐忍大小便;或发泄久兴;或寒入膀胱;或暑中胞囊,伤动不慎。致起斯疾。"

2.《中藏经·论诸淋及小便不利篇》:"(诸淋)状候变异,名亦不同。则有冷、热、气、劳、膏、砂、虚、实之八种耳。冷淋者,小便数,色白如泔也;热淋者,小便涩,而色赤如血也;气淋者,脐腹满闷,小便不通利而痛也;劳淋者,小便淋沥不绝,如水之滴漏而不断绝也;膏淋者,小便中出物如脂膏也;砂淋者,腹脐中隐痛,小便难,其痛不可忍须臾,从小便中下如砂石之类,有大者如皂子,或赤或白(一作黄),色泽不定。"

上述两文讲述了淋证病因及分类。淋证病因包括过劳(包括房事不节)、外感寒热、内伤七情、饮食不节等。《中藏经》将淋分为冷、热、气、劳、膏、砂、虚、实八种,但只叙述前七种,虚、实两淋,实属诸淋再行辨证所得。其分类体系,对《诸病源候论》等后世淋证分类影响极大。

3.《中藏经·论诸淋及小便不利篇》:"(砂淋)此由肾气弱而贪于女色,房而不泄,泄而不止,虚伤真气,邪热渐强,结聚而成砂。又如以水煮盐,火大水少,盐渐成石之类。谓肾者水也,咸归于肾,水消于下,虚热日甚,煎结而成,此非一时而作也。盖远久乃发,成节五岁,败即三年。壮人,五载祸必至矣。宜乎急攻。八淋之中,唯此最危,其脉盛大而实者可治,虚小

而涩者不可治。虚者谓肾与膀胱俱虚,而精滑梦泄,小便不禁者也;实则谓经络闭涩,水道不利,而茎痛腿酸者也。"

4.《中藏经·论诸淋及小便不利篇》:"又诸淋之病,与淋相从者活。反者死凶。治疗之际,亦在详酌耳。"

上述两条讲述了砂淋的成因、预后。《中藏经》认为砂淋与肾气虚弱、邪热结聚有关,同时,砂淋预后较差,数年之内可致衰竭。表明古人对泌尿系结石已有一定认识。

四、隋代巢元方《诸病源候论》:病证分类及病机分析

1.《诸病源候论·诸淋候》:"诸淋者,由肾虚膀胱热故也……肾虚则小便数,膀胱热则水下涩。数而且涩,则淋沥不宣,故谓之为淋。其状:小便出少起数,小腹弦急,痛引脐是也。又有石淋、气淋、热淋、血淋、寒淋。"

2.《诸病源候论·解散热淋候》:"肾虚则小便数,热结则小便涩,涩则茎内痛,故淋沥不快也。"

3.《诸病源候论·淋候》:"淋者,肾虚而膀胱热也……腑脏不调,为邪所乘,肾虚则小便数,膀胱热则小便涩。其状:小便痛疼涩数,淋沥不宣,故谓之淋也。"

巢元方根据淋证的症状特点,对各种淋证的总病机概括为"肾虚膀胱热",其中"肾虚"为小便数的原因,"膀胱热"则为小便涩的原因。后世发展为"肾虚为本、膀胱热为标"的淋病病机,成为淋病的主要病机理论。

4.《诸病源候论·热淋候》:"热淋者,三焦有热,气搏于肾,流入于胞而成淋也。其状:小便赤涩。亦有宿病淋,今得热而发者,其热甚则变尿血。亦有小便后如似小豆羹汁状者,蓄作有时也。"

5.《诸病源候论·石淋候》:"石淋者,淋而出石也……其病之状,小便则茎里痛,尿不能卒出,痛引少腹,膀胱里急,沙石从小便道出。甚者塞痛,令闷绝。"

6.《诸病源候论·石淋候》:"淋而出石,谓

之石淋。肾主水,水结则化为石,故肾客沙石。肾为热所乘,则成淋,肾虚则不能制石,故淋而出石。细者如麻如豆,大者亦有结如皂荚核状者,发则塞痛闷绝,石出乃歇。"

7.《诸病源候论·气淋候》:"气淋者,肾虚膀胱热,气胀所为也……其状:膀胱小腹皆满,尿涩,常有余沥是也。亦曰气癃。诊其少阴脉数者,男子则气淋。"

8.《诸病源候论·膏淋候》:"膏淋者,淋而有肥,状似膏,故谓之膏淋,亦曰肉淋。此肾虚不能制于肥液,故与小便俱出也。"

9.《诸病源候论·劳淋候》:"劳淋者,谓劳伤肾气,而生热成淋也。肾气通于阴。其状:尿留茎内,数起不出,引小腹痛,小便不利,劳倦即发也。"

10.《诸病源候论·血淋候》:"血淋者,是热淋之甚者,则尿血,谓之血淋。心主血,血之行身,通遍经络,循环腑脏。其热甚者,血则散失其常经,溢渗入胞,而成血淋也。"

11.《诸病源候论·寒淋候》:"寒淋者,其病状,先寒战,然后尿是也。由肾气虚弱,下焦受于冷气,入胞与正气交争,寒气胜则战寒而成淋,正气胜则战寒解,故得小便也。"

巢元方系统地阐述小便病的临床表现、病因病机并将其分门别类。十四卷专列淋病诸候,同时又对淋证进一步分为石淋、气淋、膏淋、劳淋、热淋、血淋、寒淋7种,描述其不同证候特点、病机要点。巢氏对诸淋的分类基本上奠定了淋证分型证治的框架,具有重大的历史意义。

12.《诸病源候论·因黄发病后小便涩兼石淋候》:"黄病后,小便涩,兼石淋,发黄疸,此皆由蓄热所为。热流小肠,小便涩少而痛,下物如沙石也。"

13.《诸病源候论·妊娠患子淋候》:"妊娠之人,胞系于肾,肾患虚热成淋,故谓子淋也。"

14.《诸病源候论·产后淋候》:"因产虚损,而热气客胞内,虚则起数,热则泄少,故成淋也。"

巢元方还对"黄疸"兼发石淋、妊娠患淋、

产后淋等证候进行了描述。对后世也有一定影响。

五、宋代陈言《三因极一病证方论》：淋证三因学说

1.《三因极一病证方论·淋闭叙论》："淋，古谓之癃，名称不同也。癃者，罢也；淋者，滴也。今名曰淋，于义为得。"

2.《三因极一病证方论·淋闭叙论》："古方皆云：心肾气郁，致小肠膀胱不利，复有冷淋、湿淋、热淋等，属外所因；既言心肾气郁，与夫惊忧恐思，即内所因；况饮啖冷热，房室劳逸，及乘急忍溺，多致此病，岂非不内外因。三因备明，五淋通贯，虽证状不一，皆可类推，所谓得其要者，一言而终也。"

陈言对诸病都用三因学说描述其病因。对于淋证，陈氏认为外因为感受冷、湿、热邪，内因为惊忧恐思等情志因素，不内外因为饮食、房劳等所伤。因此，淋证的病因是多方面的、复杂的。

六、金代李东垣《兰室秘藏》：分在气在血治淋

《兰室秘藏·小便淋闭论》："（淋证）当分在气在血而治之，以渴与不渴而辨之，如渴而小便不利，热在上焦气分，肺金主之，……宜用淡渗之药，以茯苓、泽泻、琥珀、灯心、通草、车前子、瞿麦、萹蓄之类，而清肺金之气，泻其火以滋水之上源也。不渴而小便不利者，热在下焦血分，肾与膀胱主之，……宜用气味俱阴之药，知母、黄柏、滋肾丸是也，除其热，泄其闭塞，以滋膀胱肾水之下元也。"

李东垣认为淋证治疗要分在气在血，在气者热在上焦肺，在血者热在下焦肾与膀胱。治疗用药亦有不同，在用淡渗清利药时，要注意归经使用。这些用药经验，有其独到之处。

七、元代朱丹溪《丹溪心法》：淋证病因及血淋证治

1.《丹溪心法·淋》："淋有五，皆属乎热。"

2.《丹溪心法·淋》："淋者，小便淋沥，欲去不去，不去又来，皆属于热也。"

3.《丹溪心法·淋》："小便滴沥涩痛者谓之淋，小便急满不通者谓之闭，宜五苓散、灯心汤调服。"

朱丹溪认为淋证病因为热，故而使用五苓散、灯心汤等清热利湿方剂治疗。

4.《丹溪心法·淋》："血淋一证，须看血色分冷热，色鲜者，心、小肠实热；色瘀者，肾、膀胱虚冷……若热极成淋，服药不效者，宜减桂五苓散加木通、滑石、灯芯、瞿麦各少许，蜜水调下……痛者为血淋，不痛者为尿血。"

5.《丹溪心法·溺血》："溺血，痛者为淋，不痛者为溺血"。

朱丹溪还提到血淋与尿血鉴别，痛者为血淋，不痛者为尿血。在治疗血淋上，要注意分清实热与虚冷之不同。

八、元代朱丹溪《丹溪治法心要》：淋证治法

1.《丹溪治法心要·淋》："淋有五，皆属热，解热利小便为主。山栀子之类同虎杖、甘草，煎汤服。"

2.《丹溪治法心要·淋》："小蓟汤，治下焦热结血淋。"

3.《丹溪治法心要·淋》："治淋，山栀去皮一两炒，白汤送下。"

4.《丹溪治法心要·淋》："淋证不可发汗，汗之必便血。"

5.《丹溪治法心要·淋》："又有肾虚极而淋者，当补肾精及利小便，不可独泻。"

6.《丹溪治法心要·淋》："老人亦有气虚者，人参、白术中带木通、山栀。"

7.《丹溪治法心要·淋》："亦有死血作淋者，牛膝膏亦能损胃不食，不宜多服。"

8.《丹溪治法心要·淋》："治气虚淋，八物汤加黄芪同虎杖、甘草，煎汤服诸药，中加牛膝。一方益元散加山栀、木通。夏月，以茴香煎汤调益元散服之。"

9.《丹溪治法心要·淋》："痰热隔滞，中焦

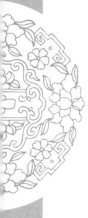

淋涩不通,玄明粉。"

10.《丹溪治法心要·淋》:"血气中有热者,八物汤加黄柏、知母。妇人、男子淋闭,血药不效者,川黄柏新瓦上焙,牡蛎火煅,上为细末,食前调服,或小茴香汤亦可。"

朱丹溪在《丹溪治法心要》中对淋证治疗又有所发挥。其中提及对于虚性淋证的治疗,包括肾虚致淋、气虚淋、虚热淋等。要特别加以注意。

九、明代张景岳《景岳全书》:淋证有虚实不同

1.《景岳全书·淋浊》:"淋之初病,则无不由乎热剧。"

2.《景岳全书·淋浊》:"(淋)有久服寒凉而不愈者,又有淋久不止,及痛涩皆去,而膏液不已,淋如白浊者,此惟中气下陷,及命门不固之证也。"

张景岳认为淋证初起多为"热",此为实。后期可见中气下陷型、命门不固型等,此为虚。

十、明代周慎斋《周慎斋遗书》:淋证虚实鉴别要点

《周慎斋遗书》:"凡淋痛者为实,不痛者为虚。"

淋证虚实的一个重要特点是实证多痛甚,虚证则痛轻。当然,不是完全无痛。周慎斋的论述意思大抵如此。

十一、清代李用粹《证治汇补》:淋证治疗选方用药

1.《证治汇补·淋病》:"劳淋,遇劳即发,痛引气街,又为虚淋。"

2.《证治汇补·淋病》:"淋有虚实,不可不辨。如气淋脐下妨闷,诚为气滞,法当疏利;若气虚不运者,又宜补中。血淋腹硬茎痛,知为死血,法当去瘀;然血虚血冷者,又当补肾。惟膏淋有精溺混浊之异,非滋阴不效;劳淋有脾肾困败之状,非养正不除。"

李用粹强调虚实辨证,如气淋实证(气滞),表现为脐下妨闷,治用疏利法;气淋虚证(气虚),则治用补中法;血淋实证(血瘀),治用活血祛瘀法;血淋虚证(血虚),治用补肾法。同时认为劳淋只有虚证,必须用补益脾肾法。上述论述都相当准确。但他认为膏淋治疗一定要用滋阴,则对实证(湿热型)膏淋有所遗漏,此为不足。

3.《证治汇补·淋病》:"膀胱热结,用五淋散;肺脾气燥,用清肺饮;下焦阴虚,滋肾丸;下焦阳虚,肾气丸;脾经湿痰,二陈汤,加苍术、泽泻、升麻、草薢;肝经气滞,逍遥散,加黄柏、泽泻、山栀、青皮。"

4.《证治汇补·淋病》:"大抵淋病茎痛,必用甘草梢;溺赤,用淡竹叶;有瘀,用牛膝;有热,用木通;行气,用青皮、木香;开郁,用琥珀、郁金,此东垣法也。"

5.《证治汇补·淋病》:"血淋,用三生益元散;气淋,用木香汤;膏淋,用草薢分清饮;砂淋,用石韦散;劳淋,用清心莲子饮;又有积久淋病,用前法不效者,以补中益气汤升提阳气。"

李氏对淋证辨证相当准确,选方用药也相当精辟。上述论述,值得体会。

(罗 仁 雷作熹 聂晓莉)

第三节 尿 血

尿血是指小便中混有血液甚至血块的病症。随出血量多少的不同,尿血可使小便呈淡红色、鲜红色,或茶褐色。它与西医"肉眼血尿"相对应,临床上见于各种原发性和继发性肾小球疾病、遗传性肾炎、泌尿系感染、泌尿系结石、泌尿系肿瘤等。现代中医也认为,镜下

血尿也可按尿血辨证论治。

尿血在古代又称为"溺血""溲血",属于"血证"范畴。在古代,其概念常与"血淋"相混淆,但大多医家认为"尿血"不伴排尿疼痛,而"血淋"则伴有小便滴沥涩痛。如《丹溪心法·尿血》说:"尿血,痛者为淋,不痛者为尿血"。

一、《黄帝内经》:尿血病位、病机、危症

1.《素问·气厥论》:"胞移热于膀胱,则癃、溺血。"

2.《素问·痿论》:"悲哀太甚,则胞络绝,胞络绝则阳气内动,发为心下崩,数溲血也。"

3.《素问·四时刺逆从论》:"少阴有余病皮痹隐轸,不足病肺痹,滑则病肺风疝,涩则病积溲血。"

4.《灵枢·热病》:"病者溲血,病足少阴之水脏也。"

《黄帝内经》明确指出尿血病位在膀胱、肾,并指出其病机为膀胱有热、瘀血积聚等。

5.《灵枢·玉版》:"黄帝曰:诸病皆有逆顺,可得闻乎。岐伯曰:……咳且溲血,脱形,其脉小劲,是四逆也。"

本条论述尿血的危症,尿血伴咳血、消瘦、脉细弱,此为极虚,预后不好。

二、汉代张仲景《金匮要略》:尿血病因

1.《金匮要略·五藏风寒积聚病脉证并治》:"热在下焦者,则尿血,亦令淋闷不通。"

张仲景认为热邪在下焦时可出现尿血、淋闭等症。这种观点与《黄帝内经》相同。

三、隋代巢元方《诸病源候论》:尿血病因

1.《诸病源候论·血病诸候》:"小便血候:心主于血,与小肠合。若心家有热,结于小肠,故小便血也。"

2.《诸病源候论·血病诸候》:"下部脉急而弦者,风邪入于少阴,则尿血。尺脉微而芤,亦尿血。"

3.《诸病源候论·血病诸候》:"《养生方》云:人食甜酪,勿食大酢,必变为尿血。"

4.《诸病源候论·虚劳病诸候》:"虚劳尿血候:劳伤而生客热,血渗于胞故也。血得温而妄行,故因热流散,渗于胞而尿血也。"

5.《诸病源候论·妇人杂病诸候》:"尿血候:血性得寒则凝,得热则流散。若劳伤经络,其血虚,热渗入胞,故尿血也。"

6.《诸病源候论·妇人妊娠病诸候》:"妊娠尿血候:尿血,由劳伤经络而有热,热乘于血,血得热流溢,渗入于胞,故尿血也。"

7.《诸病源候论·妇人产后病诸候》:"产后尿血候:夫产伤损血气,血气则虚,而挟于热,搏于血,血得热流散,渗于胞,故血随尿出,是为尿血。"

8.《诸病源候论·小儿杂病诸候》:"尿血候:血性得寒则凝涩,得热则流散;而心主于血。小儿心脏有热,乘于血,血渗于小肠,故尿血也。"

巢元方认为尿血与热邪伤胞有关,热甚则动血。而热邪原因包括:①心热下移小肠;②劳伤至阴血亏虚而生内热;③过食甜酪大酢;④产伤损气血而生热。总体上,《诸病源候论》的病因说还是秉承了《黄帝内经》的说法。

四、宋代窦材《扁鹊心书》:尿血有虚实不同

《扁鹊心书·溺血》:"凡膏粱人,火热内积,又多房劳,真水既涸,致阴血不静,流入膀胱,从小便而出。可服延寿丹,甚者灸关元。若少壮人,只作火热治之,然在因病制宜。火热为积,实证也,一剂寒凉可解;房劳传肾,虚证也,非温补不可。审证而治,大有分别。"

窦材认为,尿血之症有虚实之分,有单纯火热或阴虚兼热,治疗大有区别。

五、宋代陈言《三因极一病证方论》:尿血与心肾气结有关,与肾虚有寒有关

1.《三因极一病证方论·失血叙论》:"夫血犹水也,水由地中行,百川皆理,则无壅决之虞。血之周流于人身荣、经、府、俞,外不为四气所伤,内不为七情所郁,自然顺适,万一激爽

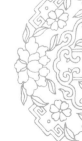

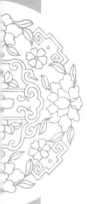
节宣,必到壅闭,故血不得循经流注,荣养百脉,或泣,或散,或下而亡反,或逆而上溢,乃有吐、衄、便、利、汗、痰诸症生焉。"

2.《三因极一病证方论·尿血》:"尿血证治:病者小便出血,多因心肾气结所致,或因忧劳,房室过度,此乃得之虚寒。故《养生》云:不可专以血得热为淖溢为说,二者皆致尿血,与淋不同,以其不痛,故属尿血,痛则当在血淋门。"

陈言认为,诸血证均为血不循经流注所致,而尿血则与心肾气结或肾虚有寒有关。同时也认同痛者为血淋,不痛者为尿血之说。

六、元代朱丹溪《丹溪心法》:尿血与血淋鉴别

《丹溪心法·溺血》:"溺血,痛者为淋,不痛者为溺血"。

朱丹溪简明扼要地指出尿血与血淋的鉴别要点,即尿血带痛者为血淋,不痛者为尿血。

七、元代朱丹溪《丹溪治法心要》:尿血证治

1.《丹溪治法心要·溺血》:"(溺血)属热。血虚。溺血属热,炒山栀煎服,或小蓟、琥珀。有血虚者,四物汤加牛膝膏。尿血实者,可下,当归承气汤下之,后以四物汤加炒山栀服之。妇女无故尿血,龙骨一两,酒调方寸匕。"

2.《丹溪治法心要·溺血》:"大抵溲血、淋血、便血三者,晷以前后阴所出之不同,然于受病则一也,故治法分标本亦一也。其散血、止血,无殊于数十品之间,惟引导佐使,各得其乡者,为少异耳。"

朱丹溪指出在治疗尿血时,要注意血热和血虚的区别。他还认为尿血与淋血、血淋、便血等病因相同,用药相似,只是引经药不同。辨证论治诸血症时可以互参。

八、明代王肯堂《证治准绳》:五脏损伤均可致尿血

《证治准绳·诸血门》:"血晷主于心,其四

脏孰无血以为养,所尿之血,岂拘于心肾气结者哉。……五脏凡有损伤妄行之血,皆得如心下崩者渗于胞中,五脏之热,皆得如膀胱之移热传于下焦。"

王肯堂认为尿血不仅仅由心肾气结所致,五脏损伤之血皆可下传膀胱,五脏之热皆可下移膀胱,引起尿血。

九、明代张景岳《景岳全书》:尿血辨证治疗

1.《景岳全书·血证》:"溺孔之血,其来远者,出自小肠。其证则溺孔不痛而血随溺出,或痛隐于脐腹,或热见于脏腑。盖小肠与心为表里,此丙火气化之源,清油所由以分也。故无论焦心劳力,或厚味酒浆,而上中二焦五志口腹之火,凡从清道以降者,必皆由小肠以达膀胱也。治须随证察因,以清脏腑致火之源,宜于寒阵中择方用之。"

2.《景岳全书·血证》:"精道之血,必自精宫血海而出于命门。盖肾者主水,受五脏六腑之精而藏之,故凡劳伤五脏,或五志之火致令冲任动血者,多从精道而出。然何以辨之?但病在小肠者,必从溺出;病在命门者,必从精出。凡于小腹下精泄处觉有酸痛而出者,即是命门之病,而治之之法亦与水道者不同。盖水道之血宜利,精道之血不宜利;涩痛不通者亦宜利,血滑不痛者不宜利也。若果三焦火盛者,惟宜清火凉血为主,以生地、芍药、丹皮、地骨、茜根、栀子、槐花及芩、连、知、柏之类主之,或约阴丸、约阴煎俱可用。若肾阴不足而精血不固者,宜养阴养血为主,以左归饮,或人参固本丸之类主之。若肾虚不禁,或病久精血滑泄者,宜固涩为主,以秘元煎、苓术菟丝丸、金樱膏、玉锁丹、金锁思仙丹之类主之。或续断乌梅之属,亦所宜用。若心气不定,精神外驰,以致水火相残,精血失守者,宜养心安神为主,以人参丸、天王补心丹、王荆公妙香散之类主之。若脾肺气虚下陷,不能摄血而下者,宜归脾汤、人参养营汤、补中益气汤、举元煎之类主之。"

3.《景岳全书·血证》:"血从精道出者,是

即血淋之属,多因房劳以致阴虚火动,营血妄行而然。凡血出命门而涩痛者为血淋;不痛者为溺血。好色者,必属虚也。"

张景岳认为尿血来源不同,有来源于溺孔,也有来源于精道,与小肠、心、命门、肾、三焦、脾、肺等脏腑相关,有实热、虚火、气虚等区别,故而在治疗上要注意辨证、有区别地用药。

十、明代朱橚《普济方》:心有热则尿血

《普济方·尿血(附论)》:"夫小儿尿血者,为血性得寒则凝涩,得热则流散,而心主于血,小儿心脏有热,热乘于血,血渗于小肠,故尿血也。"

《普济方》是明代太医院朱橚、滕硕、刘醇等编写的大型医学著作,认为小儿尿血病因为心热渗于小肠。

十一、明代张洁《仁术便览》:辛温药可用于尿血

《仁术便览·溺血》:"溺血属热盛。下焦痛者为血淋,不痛者为溺血。不必纯用寒凉药,必用辛温升药,如酒煮、酒炒之类。"

张洁认为尿血可用辛温药,说明尿血有部分为虚寒证。

十二、清代李用粹《证治汇补·溺血》:尿血病因、症状、治法、用药

1.《证治汇补·溺血》:"溺血未有不本于热者,但有各藏虚实之不同耳。"

2.《证治汇补·溺血》:"内因:或肺气有伤,妄行之血,随气化而下降,胞中或脾经湿热内陷之邪,乘所胜而下传水府。或肝伤血枯,或肾虚火动,或思虑劳心,或劳力伤脾,或小肠结热,或心胞伏暑,俱使热乘下焦,血随火溢。"

3.《证治汇补·溺血》:"外候:全无疼痛,血从精窍而出。非若血淋茎痛,血随溺窍而出也。"

4.《证治汇补·溺血》:"治法:暴热实火,宜甘寒清火,房劳虚损,宜滋阴补肾,此病日久

中枯,非清心静养,不可治也。"

5.《证治汇补·溺血》:"用药:实热,用导赤散,加山栀、黄芩、淡竹叶、赤苓,煎成调滑石末饮之。虚热,宜四物汤,加生地、茯苓、山栀、牛膝、麦冬,煎成调发灰饮之。久不止者,胶艾四物汤。虚甚者,鹿角秋石丸。阻塞不通,加冬葵子、生蒲黄以化之。"

李用粹总结了尿血的病因、证候、治法、用药。主要分型有实热、虚热、肾虚、血瘀等。

十三、清代冯兆张《冯氏锦囊秘录》:茎衄

《冯氏锦囊秘录·杂症大小合参》:"若小便尿血而不痛者,此为茎衄也。当用清利膀胱溺血之药,如山栀、小蓟、琥珀、归尾、生地、牛膝之类,务使脏腑和平,其血不治自愈。一加止遏,即为痛为淋矣,淋证无出于热,大法流行滞气,疏利小便,清解邪热,调平心火,然有隔二隔三之分,如膀胱有热不渴,则宜泻膀胱火,乃正治也。"

冯兆张认为尿血为"茎衄",病机属热,应清利膀胱。

十四、清代张璐《张氏医通·诸血门》:尿血辨治

《张氏医通·诸血门·溲血》:"经云:胞移热于膀胱,则癃溺血,可知溺血之由,无不本诸热者。多欲之人,肾阴亏损,下焦结热,血随溺出,脉必洪数无力,治当壮水以制阳光,六味加生牛膝。溺血不止,牛膝一味煎膏,不时服之。有气虚不能摄血者,玉屑膏最妙,方用人参、黄芪等分为末,以白莱菔切片蜜炙,不时蘸末食之,岂非虚火宜补宜缓之意欤。然痛属火盛,则谓之血淋,不痛属虚,谓之溲血,二者不可不辨。溲血,先与导赤散加桂、苓作汤,若服药不效,此属阴虚,五苓散加胶、艾,下四味鹿茸丸。小便自利后有血数点者,五苓散加桃仁、赤芍。暴病脉滑实者,加大黄、滑石、甘草、延胡索下之。溲血日久,元神大虚而挟虚热,所下如砂石而色红,有如石淋之痛,神砂妙香散加泽泻、肉桂。病久滑脱者,古黄芪、山药、桔梗、木香,

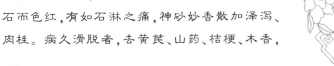

加煅飞龙骨、益智仁,即王荆公妙香散。虚寒,以此汤吞四味鹿茸丸。老人溲血,多是阴虚,亦有过服助阳药而致者,多难治,惟大剂六味丸加紫菀茸作汤服之。咳而溲血脱形,脉小劲而搏,逆也。溲血日久,形枯六味加五味子作汤,另用肉桂末三钱,飞罗面糊,分三丸。用煎药调下,甫入喉,其血顿止,少顷,口鼻吐血块数枚而愈。自此数年之患,绝不再发。"

张璐在论述内经条文及论述尿血辨治方面颇有深意。本条表明尿血有虚有实,虚者亦有阴虚、阳虚、气虚、血虚之分,在辨证论治时必须注意。所提供多个方剂,仍具有临床实用价值。

十五、清代程国彭《医学心悟》:尿血可有心火、肝火、气血虚等症

《医学心悟》:"尿血:心主血,心气热,则遗热于膀胱,阴血妄行而溺出焉。又肝主疏泄,肝火盛,亦令尿血。清心,阿胶散主之;平肝,加味逍遥散主之。若久病气血俱虚而见此症,八珍汤主之。凡治尿血,不可轻用止涩药,恐积瘀于阴茎,痛楚难当也。"

程国彭认为尿血可辨证为心火热、肝火盛、气血虚等症,心火热治以阿胶散,肝火盛治以加味逍遥散,气血虚治以八珍汤。同时指出,不能轻用止涩药。这些理论,在临床上仍具有实用价值。

十六、清代尤怡《金匮翼》:尿血虚实病因诊治不同

1.《金匮翼·大便下血统论》:"溲血有虚有实,实者下焦积热,血为热迫,尿血成淋。虚者房劳内作,血失统御,溺血不已。亦有心脏有热。热乘于血,血渗小肠而尿血者,当参合脉证治之。"

2.《金匮翼·大便下血统论》:"凡小便血出,成淋作痛,或杂尿而出者,从膀胱中来也。如血出不痛者为尿血,乃心热移于小肠,血从精窍中来也。"

尤怡认为尿血有虚实的不同,实证为下焦

有热,血为热迫;虚证为房劳损伤,血失统御。治疗上宜区别对待。

十七、清代沈金鳌《杂病源流犀烛》:肾虚导致尿血

《杂病源流犀烛》:"尿血,溺窍病也。其原由于肾虚,非若血淋之由于湿热,其分辨处,则以痛不痛为断,盖痛则血淋,不痛则为尿血也,而以尿血亦为有火者非(宜太极丸、无比山药丸)。"

沈金鳌认为尿血病因为肾虚,故而小便尿血而不痛。

十八、清代罗国纲《罗氏会约医镜》:孕妇和产后尿血

《罗氏会约医镜·孕胎门》:"妊妇劳伤经络,热乘于血,血得热,则渗入脬,故尿时痛而下血。宜四物加山栀、发灰,或加阿胶、熟地、麦冬、五味之类。"

2.《罗氏会约医镜·产后门》:"产后尿血:小腹痛者,乃败血渗入膀胱;小腹不痛,但尿时涩痛者,乃内热也。"

罗国纲认为孕妇尿血与血热有关,产后尿血则与败血有关。

十九、清代郑玉坛《大方脉》:血瘀尿血诊治

《大方脉·尿血》:"血与尿先后出,茎中不痛,此为精窍之病,阴络受伤也,主以四物汤加牛膝(见理血门)。若因提气采战,忍精不泄,或因年老竭欲而成尿血者,其血成块,窍滞不利,茎中急痛欲死,服诸药不效,用珀珠散如法常服。若大便燥结,先用八正散加牛膝、郁金下之,下后方服前散(俱见利湿门)。若尿闭不通,先用导赤散加牛膝、郁金利之,利后仍服前散(见泻火门)。至若血淋,乃热伤阳络之病,血、尿同出,茎中胀痛,症治载四卷淋症门。"

郑玉坛认为尿血可与血瘀有关。实际上,用四物汤加牛膝治疗尿血在孙思邈《千金翼方》中就已出现,《丹溪治法心要》又有所提及。

郑玉坛不仅继承了先人方法,还予发挥,对血瘀重者加珀珠散常服,有热邪者则用牛膝、郁金两药加入八正散、导赤散中应用。

临床上,在治疗尿血时常用琥珀、珍珠母、牛膝、郁金等药,对辨证有瘀的,确实可以收到奇效。

二十、清代刘国光《灸法秘传》:灸关元治疗肾阳虚型尿血

《灸法秘传·应灸七十症》:"经谓胞移热于膀胱则溺血,是症未有不本于热者。当灸关元数壮。"

尿血也有虚寒证,灸关元有补肾壮阳之功,故可用于治疗虚寒型尿血。

二十一、清代唐容川《血证论》:尿血分型治疗

1.《血证论·尿血》:"膀胱与血室,并域而居。热入血室,则蓄血;热结膀胱,则尿血……有内外二因。一外因,乃太阳阳明传经之热,结于下焦……一内因,乃心经遗热于小肠,肝经遗热于血室……宜仲景桃仁承气汤治之,小

柴胡汤加桃仁、丹皮、牛膝,亦治之。"

2.《血证论·尿血》:"尿血治心与肝而不愈者,当兼治其肺,肺为水之上源,金清则水清,水宁则血宁。盖此证原是水病累血,故治水即是治血。人参泻肺汤,去大黄加苦参治之;清燥救肺汤,加藕节蒲黄亦治之。"

3.《血证论·尿血》:"此外又有虚证,溺出鲜血,如尿长流,绝无滞碍者。但当清热滋虚,兼用止血之药,无庸再行降利矣……宜用四物汤加减治之。"

唐容川认为尿血之证,病因为热结膀胱,其热可由外感后太阳阳明传经而来,也可由内伤后心经遗热小肠、肝经遗热血室而来。对于上述两种情况,唐容川采用桃仁承气汤、小柴胡汤加桃仁、牡丹皮、牛膝等治疗。对内伤型治心与治肝,若不愈,则应兼治肺,可选用人参泻肺汤加减,或清燥救肺汤加减。

同时,唐容川还特别指出尿血有虚证,此时不能再行降利,治宜滋阴清热,兼用止血,可用四物汤加减。

(罗　仁　雷作熹　蔡红兵)

第四节　癃　闭

癃闭是由于肾和膀胱气化失司而导致尿量减少,排尿困难,甚则小便闭塞不通为主症的一种病证。其中又以小便不利、点滴而短少、病势较缓者称为"癃";以小便闭塞、点滴全无、病势较急者称为"闭"。癃和闭虽有区别,但都是指排尿困难,只有程度上的不同,因此多合称为癃闭。

癃闭包括西医学中各种原因引起的尿潴留及无尿症,如神经性尿闭、膀胱括约肌痉挛、尿路结石、尿路肿瘤、尿路损伤、尿道狭窄、老年人前列腺增生症、前列腺肥大、脊髓炎等病所出现的尿潴留及肾功能不全引起的少尿、无尿、排尿困难。对于这些疾病,都可参考本节

内容辨证论治。

癃闭之名,首见于《黄帝内经》。东汉殇帝姓刘名隆,由于避讳,将癃改为"淋",或改为"闭"。所以《伤寒论》和《金匮要略》都没有癃闭的名称,只有淋病和小便不利的记载。这一避讳影响极为深远,直至宋元,仍淋、癃不分。宋代陈言《三因极一病证方论》说:"淋,古谓之癃,名称不同也。"元代《丹溪心法》也只有小便不利和淋的记载,而没有癃闭的名称。明代以后,始将淋、癃分开,而各自成为独立的疾病。

第八章　肾系病证

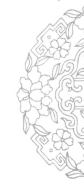

一、《黄帝内经》:癃闭的定义、病因、病位、病机

1.《素问·宣明五气》:"膀胱不利为癃,不约为遗溺。"

2.《素问·标本病传论》:"膀胱病,小便闭。"

3.《素问·六元正纪大论》:"阳明司天之政……民病癃闭。"

4.《素问·奇病论》:"有癃者,一日数十溲,此不足也。"

自《黄帝内经》始,即有"癃闭"之病名,也有"癃"和"闭"的分述。在概念上,指出"癃"为"膀胱不利""一日数十溲",即指小便不利、点滴难下。

5.《素问·灵兰秘典论》:"小肠者,受盛之官,化物出焉。三焦者,决渎之官,水道出焉。膀胱者,州都之官,津液藏焉,气化则能出矣。"

6.《素问·气厥论》:"胞移热于膀胱,则癃溺血。"

7.《灵枢·邪气脏腑病形》:"肾有热,则为小便闭癃。"

8.《素问·五常政大论》:"涸流之纪,其病癃闭,邪伤肾也。"

9.《灵枢·经脉》:"足少阴之别,名曰大钟……实则闭癃,虚则腰痛。"

10.《灵枢·本输》:"三焦者……入络膀胱,约下焦,实则闭癃,虚则遗溺,遗溺则补之,闭癃则泻之。"

11.《灵枢·经脉》:"肝足厥阴之脉……是主肝所生病者……遗溺、闭癃。"

12.《灵枢·口问》:"中气不足,溲便为之变。"

13.《素问·玉机真藏论》:"帝曰:夫子言脾为孤脏,中央土,以灌四傍,其太过与不及,其病皆何如?岐伯曰:太过则令人四肢不举,其不及则令人九窍不通,名曰重强。"

上述几条阐述了癃闭的病位、病机。从《黄帝内经》起即已认识到癃闭病位在膀胱、肾,还与三焦、肝、脾有关。病机主要为膀胱、肾、三焦有实热,也与中气不足有关。这些论述,对后世癃闭辨证分型有重要的指导意义。

正常人小便的通畅,有赖于三焦气化的正常,而三焦气化主要又依靠肺、脾、肾三脏来维持。故而本病除与肾、膀胱有密切关系外,还与肺、脾、三焦有关。肺主肃降,通调水道,下输膀胱,若其功能失调,可发生癃闭;脾主运化水谷,还主传输水液,若脾失传输,不能升清降浊,也可发生癃闭;肾主水,司二便,与膀胱相为表里,肾的气化作用可使水液在体内正常分布,清者上归于肺而布散周身,浊者下输膀胱而排出体外,若肾气化功能丧失,则关门开阖不利,可发生癃闭。肝主疏泄,若肝气郁滞,则疏泄不及,影响三焦水液的运化及气化功能,也可致使水道通调受阻,形成癃闭。因此,各种病邪、病因引起上述脏腑功能失调,是癃闭的主要病因。

14.《灵枢·热病》:"癃,取之阴跷及三毛上及血络出血。"

15.《灵枢·癫狂》:"内闭不得溲,刺足少阴、太阳与骶上以长针。"

上述两条阐述了用针灸治疗癃闭的方法。从此看出,针灸在治疗癃闭上的优势是自古就有的。

二、汉代张仲景《伤寒论》:关格

《伤寒论·平脉法》:"关则不得小便,格则吐逆。"

"关""格"二词最早见于《黄帝内经》,主要讲的是脉象和病理,对其临床表现没有具体描述。汉代张仲景《伤寒论》对"关""格"的描述是最经典的定义,即小便不通为关,呕吐不止为格。因此,后世还经常以"关"来代表"小便不通",与"癃闭"相混用。但"关"与"格"合用时,一般认为是"关格",是指在小便不通基础上合并呕吐,是一个由脾、肾脏气衰微,阳不化水,水湿内留,壅塞三焦,导致气机不能升降的内科重症,与"癃闭"是有区别的,两者在病因病机、治疗原则、病情危重程度、预后等方面完全不同。然而,若癃闭失治或治疗不当,病情

可转为严重,此时临床上出现头晕、目糊、胸闷、喘促、恶心、呕吐、水肿,甚至昏迷、抽搐等症,则是转为关格,若不及时抢救,可导致死亡。

三、汉代张仲景《金匮要略》:水气闭于下可致癃闭

《金匮要略·水气病脉证并治》"郁于心而烦躁,闭于下而小便不通利也,此其进退微甚之机。不同如此,而要皆水气伤心之所致。"

张仲景《伤寒论》和《金匮要略》均无"癃"之名,而代之以"淋""小便不通"等,此因避皇帝刘隆之讳。因此,他对癃闭的论述很少。本条论述了水气郁于下可致癃闭的病机。

四、汉代华佗《华氏中藏经》:下焦实热可致癃闭

《华氏中藏经》:"下焦实热,则小便不通。"

《华氏中藏经》托名华佗所作,其关于下焦实热可致癃闭的论述与《黄帝内经》是一脉相承的。

五、晋代皇甫谧《针灸甲乙经》:针灸治疗癃闭

1.《针灸甲乙经·五脏传病发寒热第一》:"骨寒热,溲难,肾俞主之。"

2.《针灸甲乙经·三焦膀胱受病少腹肿不得小便第九》:"胞转不得溺,少腹满,关元主之。小便难,水胀满,胞转不得溺,曲骨主之。溺难,痛,白浊,卒疝,少腹肿……行间主之。阴胞有寒,小便不利,承扶主之。气癃,溺黄,关元及阴陵主之。气癃,小便黄,气满,虚则遗溺,石门主之。癃,遗溺,鼠鼷痛,小便难而白,期门主之。小便难,窍中热,实则腹皮痛,虚则痒瘙,会阴主之。劳瘅,小便赤难,前谷主之。"

皇甫谧著《针灸甲乙经》是现存的最早的专门收集和整理古代针灸资料的文献。针灸是一个治疗癃闭的重要方法,在《针灸甲乙经》中描述已相当具体,上述提及诸穴,均可用于针灸治疗,其中有隔盐灸,简单有效,堪称经典。

六、隋代巢元方《诸病源候论》:小便不通病因病机、证候类型

1.《诸病源候论·小便病诸候》:"小便不通候:小便不通,由膀胱与肾俱有热故也……诊其脉,紧而滑直者,不得小便也。"

2.《诸病源候论·小便病诸候》:"小便不通利候:小便不通利者,肾与膀胱热故也。此二经为表里,俱主水。水行于小肠,入胞为小便,热气在其脏腑,水气则涩,故小便不通利也。"

3.《诸病源候论·小便病诸候》:"小便不通候:水行于小肠,入胞为小便。肾与膀胱俱主水,此二经为脏腑,若内生大热,热气入小肠及胞,胞内热,故小便不通,令小腹胀满,气喘息也。"

上述条文强调小便不通病因为"肾与膀胱有热"。肾与膀胱均主水,若有湿热阻滞,则肾与膀胱气化不利,故而小便不通而为癃闭。

4.《诸病源候论·小便病诸候》:"解散小便不通候:夫服散石者,石势归于肾,而内生热,热结小肠,胞内痞涩,故小便不通。"

5.《诸病源候论·小便病诸候》:"伤寒小便不通候:伤寒,发汗后而汗出不止,津液少,胃内极干,小肠有伏热,故小便不通。"

6.《诸病源候论·小便病诸候》:"伤寒大小便不通候:伤寒,是寒气客于皮肤,搏于血气,使腠理闭密,不宣泄,蕴积生热,故头痛、体疼而壮热。其大小便不通,是寒搏于气而生热,热流入大小肠,故涩结不通。凡大小便不通,则内热不歇,或干呕,或言语。而气还逆上,则心腹胀满也。"

7.《诸病源候论·小便病诸候》:"时气小便不通候:此由汗后津液虚少,其入小肠有伏热,故小便不通也。"

8.《诸病源候论·小便病诸候》:"热病小便不通候:热在膀胱,流于小肠,热盛则脾胃干,津液少,故小便不通也。"

9.《诸病源候论·小便病诸候》:"温病小

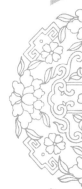

便不通候：发汗后，津液少，膀胱有结热，移入于小肠，故小便不通也。"

10.《诸病源候论·小便病诸候》："妊娠小便不通候：小肠有热，热入于胞，内热结甚者，故小便不通，则心胁小肠俱满，气喘急也。"

上述条文论述各种"小便不通"的病因病机，病因包括"服散石""伤寒""时气""热病""温病""妊娠"等。同时，巢元方还认为上述多种病因均可引起"热结"，包括热结小肠、热结膀胱等，因"水行于小肠，入胞为小便"，故小肠与膀胱有热均可引起小便不通。

11.《诸病源候论·小便病诸候》："胞转候：胞转者，由是胞屈辟不通，名为胞转。其病状：脐下急痛，小便不通是也。此病或由小便应下，便强忍之，或为寒热所迫。此二者，俱令水气还迫于胞，使胞屈辟不得充张，外水应入不得入，内溲应出不得出，外内相壅塞，故令不通。此病至四五日，乃有致死者。饱食、食讫，应小便而忍之，或饱食讫而走马，或小便急因疾走，或忍尿入房，亦皆令胞转，或胞落，并致死。"

12.《诸病源候论·小便病诸候》："产后小便不通候：因产动气，气冲于胞，胞转屈辟，不得小便故也。亦有小肠本挟于热，因产水血俱下，津液竭燥，胞内热结，则小便不通也。然胞转则小腹胀满，气急绞痛；若虚热津液竭燥者，则不甚胀急，但不通。津液生，气和，则小便也。"

本条论述"小便不通"的一种特殊证候——"胞转"。"胞转"在后世也称"转胞""转脬"，是由于各种原因引起"胞屈辟"（可理解为膀胱屈曲）导致的一种脐下急痛、小便不通的证候，此证多见于孕妇，可由胎儿压迫膀胱所致，或由于孕妇生产时动气，气冲于胞所致。如《医学心悟》指出："转脬者。胞系转戾。脐下并急而痛。小便不通者是也。"《医碥》则指出："孕妇胎满，逼压尿胞，胞转侧倾侧，胞系转戾，不得小便，名转胞。"

"胞转"是癃闭中的急症，故巢元方指出："病至四五日，乃有致死者"。必须认真对待。

13.《诸病源候论·小便病诸候》："关格大小便不通候：关格者，大小便不通也。大便不通，谓之内关；小便不通，谓之外格；二便俱不通，为关格也。由阴阳气不和，荣卫不通故也。阴气太盛，阳气不得荣之，曰内关。阳气太盛，阴气不得荣之，曰外格。阴阳俱盛，不得相荣，曰关格。关格则阴阳气痞结，腹内胀满，气不行于大小肠，故关格而大小便不通也。"

本条论述关格与癃闭的鉴别诊断。巢元方认为关格为大小便均不通，为阴阳气不和，荣卫不通所致，与张仲景所言"关格"有一定的区别。目前的"关格"概念，一般以张仲景的定义为准。

七、唐代孙思邈《备急千金要方》：针灸法、导尿法治癃闭，瘀血致小便不通

1.《备急千金要方·心腹第二》："长强、小肠俞主大小便难，淋癃。秩边、胞肓主癃闭下重，大小便难。然谷主癃疝。"

2.《备急千金要方·淋闭第二》："脐中着盐，灸三壮……治小便不通。"

孙思邈著有《备急千金要方》等著作，有众多治疗癃闭、小便不通的方剂，如地肤子汤。也有众多针灸处方、外治法。他对癃闭的基本认识也是肾、膀胱有热，多用清热利湿药治疗。这里引用其二条治疗癃闭的针灸方法，其中脐中隔盐灸法具有很高的实用价值。

3.《备急千金要方·膀胱腑脉论第一》："胞囊者，肾膀胱候也，贮津液并尿。若脏中热病者，胞涩，小便不通……为胞屈辟，津液不通。以葱叶除尖头，内阴茎孔中深三寸，微用口吹之，胞张，津液大通，即愈。"

孙思邈首次提出用导尿法治疗癃闭、小便不通。虽然其方法简单，但仍有效，可以说是现代导尿术之始祖。

4.《备急千金要方·诸般伤损第三》："桃仁汤……又方，治腹中瘀血，痛在腹中不出，满痛短气，大小便不通方。"

从本条可以看出孙思邈已认识到瘀血内阻可引起小便不通，并可用桃仁汤加以治疗。

后世有明代张景岳明确指出癃闭的瘀血证："或以败精，或以槁血，阻塞水道而不通也。"

八、金代李东垣《兰室秘藏》：小便不通分在气在血辨治

1.《兰室秘藏·小便闭淋门》："难经云：病有关，有格，关则不得小便。又云：关，无出之谓，皆邪热为病也，分在气在血而治之，以渴与不渴而辨之。如渴而小便不利者，是热在上焦肺气分……不渴而至小便不利，热在下焦血分。"

2.《兰室秘藏·小便闭淋门》："渴而小便不利者，热在上焦气分也……宜清肺而滋其化源也……茯苓泽泻琥珀灯心通草车前子木通瞿麦萹蓄之类，以清肺之气，泄其火，资水之上源也。"

3.《兰室秘藏·小便闭淋门》："不渴而小便不利者，热在下焦血分也……须用感北方寒水之化气之味俱阴之药，以除其热，泄其闭塞……也须用感地之水运而生大苦之味，感天之寒药而生大寒之气……夫用大苦寒之药治法当寒因热用。"

李东垣认为小便不通分在气在血，在气者，为热在上焦气分，伴有口渴，此时宜用淡渗利水之药；在血者，为热在下焦血分，伴不渴，宜用苦寒之药。用口渴与不渴分其病位，是中医辨证的常用方法，但同时也要综合其他症状，进行全面的辨证。

九、元代朱丹溪《丹溪心法》：吐法治疗癃闭

1.《丹溪心法·小便不通》："小便不通，有气虚、血虚、有痰、风闭、实热。气虚，用参、芪、升麻等，先服后吐，或参、芪药中探吐之；血虚，四物汤，先服后吐，或芎归汤中探吐亦可；痰多，二陈汤，先服后吐。以上皆用探吐。若痰气闭塞，二陈汤加木通（一作木香）、香附探吐之，以提其气。气升则水自降下，盖气承载其水也。有实热者当利之，砂糖汤调牵牛末二三分，或山栀之类。有热、有湿、有气结于下，宜

清、宜燥、宜升。有孕之妇，多患小便不通，胞被胎压下故也。"

2.《丹溪心法·关格》："关格，必用吐，提其气之横格，不必在出痰也。有痰宜吐者，二陈汤吐之，吐中便有降。有中气虚不运者，补气药中升降。寒在上，热在下，脉两手寸俱盛四倍以上"

朱丹溪对吐法很有研究，其《丹溪心法》还有专门"论吐法"。对于癃闭，朱丹溪认为，不论气虚、血虚、有痰、风闭、实热等证，均可采用吐法，认为吐法可提气，气升则水自降。后世医家总结时将其法形象比喻为"提壶揭盖"。

3.《丹溪心法·淋》："淋闭，古方为癃。癃者，罢也。不通为癃，不约为遗，小便滴沥涩痛者谓之淋，小便急满不通者谓之闭，宜五苓散、灯心汤。"

本条再次论述癃与淋的区别与联系。因汉时为皇帝刘隆避讳，"癃"与"淋"在一定的历史时期是混淆不清的。清代程国彭著《医学心悟·小便不通》也说："癃闭与淋证不同，淋则便数而茎痛，癃闭则小便点滴而难通。"

十、明代鲁伯嗣《婴童百问》：小儿小便不通因心经腧热

"凡小儿小便不通，皆因心经不顺，或伏热，或惊起，心火上攻，不能降济，肾水不能上升，故使心经腧热，而小肠与心合，所以小便不通。"

鲁伯嗣认为小儿小便不通与心经有热邪、下传小肠有关。因心与小肠互为表里，而小肠主司分清泌浊，浊即为小便，故心经腧热可下传小肠，引起小便不通。

十一、明代张景岳《景岳全书》：癃闭的四个病机及论治

1.《景岳全书·癃闭》："凡癃闭之证，其因有四，最当辨其虚实。有因火邪结聚小肠膀胱者，此以水泉干涸，而气门热闭不通也。有因热居肝肾者，则或以败精，或以槁血，阻塞水道而不通也……气闭之证，则尤为危候。然气闭

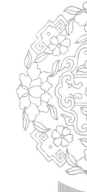

之义有二焉：有气实而闭者，有气虚而闭者……凡病气虚而闭者，必以真阳下竭，元海无根，水火不交，阴阳痞隔，所以气自气，而气不化水，水自水，而水蓄不行。气不化水，则水腑枯竭者有之；水蓄不行，则浸渍腐败者有之。气既不能化，而欲强为通利，果能行乎？阴中已无阳，而再用苦寒之剂，能无甚乎？理本甚明，何知之者之不多见也？至若气实而闭者，不过肝强气逆，移碍膀胱，或破其气，或通其滞，或提其陷，而壅者自无不去。此治实者无难，而治虚者必得其化，为不易也。故凡临此证，不可不详辨其虚实。"

2.《景岳全书·癃闭》："火在下焦，而膀胱热闭不通者，必有火证火脉，及溺管疼痛等证，宜大厘清饮、抽薪饮、益元散、玉泉散，及绿豆饮之类以利之。若肝肾实火不清，或遗浊，或见血者，大都清去其火，水必自通，前法俱可通用。"

3.《景岳全书·癃闭》："凡气实者，气结于小肠膀胱之间而壅闭不通，多属肝强气逆之证。惟暴怒郁结者多有之，宜以破气行气为主。如香附、枳壳、乌药、沉香、茴香之属，兼四苓散而用之。若气陷于下，药力不能骤及者，当即以此药多服，探吐以提其气，使气升则水自降也。有痰气逆滞不通者。即以二陈汤、六安煎之类探吐之。有热闭气逆者，及以大厘清饮探吐之。有气实血虚而闭者，用四物汤探吐之。凡气实等证，无如吐之妙者，譬之滴水之器，闭其上窍，则下窍不通，开其上窍，则下窍必利。盖有升则有降，无升则无降，此理势之使然也。"

4.《景岳全书·癃闭》："凡气虚而小便闭者，必以素多斫丧，或年衰气竭者，方有此证。正以气有不化，最为危候，不易治也。然凡病此者，必其有渐，但觉小便短少，或便时费力，便当留心速治。若恃其剧，恐无及也。但治此者，亦当辨其脏气之寒热。若素无内热之气者，是必阳虚无疑也。或病未至甚，须常用左归、右归、六味、八味等汤丸，或壮水以厘清，或益火以化气，随宜用之，自可渐杜其原。若病已至甚，则必用八味丸料，或加减《金匮》肾气汤大剂煎服，庶可挽回。或疑桂附辛热不敢轻用，岂知下元

阳气亏甚，得寒则凝，得热则行。舍此二者，更有何物可以直达膀胱而使水因气化也？若气虚下陷，升降不利者，宜补中益气汤主之，或即用此汤探吐之，最妙。若素禀阳脏内热，不堪温补，而小便闭绝者，此必真阴败绝，无阴则阳无以化，水亏证也。治宜补阴抑阳，以化阴煎之类主之。或偏于阳亢而水不制火者，如东垣之用滋肾丸亦可，但此即火证之属耳。"

5.《景岳全书·癃闭》："大小便俱不通者，必先通其大便，则小便自通矣，宜八正散之类主之。"

张景岳提出癃闭的病因病机有：①火邪结聚小肠膀胱致气门热闭不通；②热居肝肾导致败精、槁血阻塞水道；③气虚：真阳下竭，气不化水，致水府枯竭或水蓄不行；④气实：肝强气逆，移碍膀胱致小便闭。同时，张景岳还认为实证易治，虚证难治，虚实治疗完全不同。治疗上重视"腑以通为用"，但应通之有法，实证宜清湿热、散瘀结、利气机；虚证宜补脾肾、助气化。方药选择上，张景岳也指出了很多实用方剂，如实证选用大分清饮、沉香散等，虚证选用补中益气汤、济生肾气丸等。这些论述，对后世临床用药提供了理论基础。

6.《景岳全书·癃闭》："怀妊之妇，每有小便不通者，此以胎气下陷、溺孔被压而然，多以气虚不能举胎所致，宜八珍汤、补中益气汤之类主之。若临盆之际，胎压膀胱而小便不通者，宜以手指托起其胎，则小水自出。"

张景岳提到妊娠妇女"转胞"证属胎气下陷，可用八珍汤、补中益气汤治疗；若临盆胎压膀胱，则用手法治疗。

7.《景岳全书·癃闭》："膀胱无水等证，有因泄泻，水归大肠而小水不通者，此当但治泄泻，泄泻止而水自利也。有因大汗多汗，气从汗泄而小水不利者，此当调治营卫，表气收而小便自利也。有虚劳亡血伤精，水随液去，五内枯燥而小水不利者，此当调补真阴，血气渐充而小水渐利也。凡此数者，皆膀胱无水枯涸之证。水泉既涸，故不可再加分利。内惟泄泻证亦有可分利者，然亦不过十之三耳。诸如此

者,当于各门详察治之,皆非有水不通而为癃闭之类也。"

张氏首次提到"膀胱无水"证出现的小便不通,指出大量泄泻、大汗、虚劳亡血伤精、五内枯燥等均可致"膀胱无水",此时应治疗原发病,补真阴,使血气渐充,才能出现小便。张氏指出这种情况与水道不通的癃闭不同,应予鉴别。这在临床上常见于各种原因导致的肾功能衰竭无尿症。

十二、明代赵献可《医贯》:升举肺气法治癃闭

《医贯·郁病论》:"肺为肾水上源。凡水道不通者,升举肺气,使上窍通则下窍通。"

赵献可明确提出用升举肺气法治疗癃闭,因肺为上源,主通调水道,肺气郁闭导致的癃闭,可通过升举肺气而治之。这也是一种"提壶揭盖"之法。后世有清代张锡纯在其《医学衷中参西录》中,拟"升陷汤""升麻黄芪汤""醒脾升陷汤"等方治疗癃闭,就是这种方法的具体应用。

十三、明代楼英《医学纲目》:"闭""癃"之区别

《医学纲目》:"闭癃,合而言之,一病也,分而言之,有暴久之殊。盖闭者暴病为溺闭,点滴不出,俗名小便不通是也。癃者久病为溺癃,淋沥点滴而出,一日数十次或百次。名淋病是也。"

楼英著《医学纲目》提到,"闭"为暴病,"癃"为久病,同时,"癃"又名"淋",均为小便不畅,或为小便不通之症。

十四、清代尤怡《金匮翼》:"癃"与"闭"的鉴别

《金匮翼·闭癃遗溺》:"《元珠》闭癃遗溺不禁之辨,谓闭者,小便不出,塞而不通也。癃者,罢弱而气不充,淋淋沥沥,点滴而出,或涩而疼,一日数十次,俗名淋病者是也。闭则是急病,癃则是缓病;遗溺睡梦中溺出,醒而方知是也。"

本条论述了"癃"与"闭"的鉴别诊断。指出"闭"为小便不出,塞而不通,病势较急;"癃"为小便淋淋沥沥,点滴而出,病势较缓。同时指出"癃"可兼有涩痛,俗名淋,此为古代概念不清。现代认为"癃"与"淋"亦有区别,"癃"者无涩痛,"淋"则有涩痛。明末李中梓著《医宗必读》也提到了"癃"与"闭"的鉴别:"癃与闭,二症也。暴病为溺闭,小便点滴,内急,胀满而难通;久病为溺癃,欲解不解,屡出而短少。"

《元珠》全名为《素问·六气玄珠密语》,托名王冰所作,成书于唐代后期。但因本书遗佚,故引用清代尤怡《金匮翼》一书,直至清代,对"癃闭""淋"的认识才与现代相同。

十五、清代陈复正《幼幼集成》:小儿小便不通由脏气虚而受热所致

"小便不通,乃由脏气虚,受热壅滞,宣化不行,非塞非痛,但闭而不通,腹胀紧满。宜五苓散加车前、灯心。"

陈复正认为小儿小便不通由脏气虚而受热所致,而治疗上,尽管脏气虚,但因热标为急,故治疗上仍宜清利。

十六、清代张璐《张氏医通》:瘀血引起小便不通

《张氏医通·大小府门》:"凡瘀血在内,大小便不通,用大黄、朴硝,血凝而不下者,急用木香、肉桂末三二钱,以热酒调灌服,血下乃生。如怯弱之人,用硝黄须加肉桂、木香同煎,假其热以行其寒也。"

张璐再次提到瘀血可引起大小便不通。

十七、清代陈念祖《医学从众录》:用补虚法治疗癃闭

1.《医学从众录》:"癃闭用利水之药,人所知也。若愈利而愈闭,胀闷欲死,宜治其本。"

2.《医学从众录》:"《经》云:膀胱者,州都之官,津液藏焉,气化则能出矣。今小水点滴不能出,病在气化可知。桂牡直走太阳而化气,此症

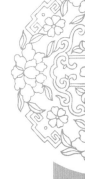

实不可缺。阴虚不化,热逼膀胱,小腹胀痛,尺脉旺,宜服滋肾丸主之;阳虚不化,寒结膀胱,小腹不痛,尺脉弱,宜加减肾气丸主之。然犹恐未能即效,又有巧法以施。譬之滴水之器,闭其上而倒悬之,点滴不能下也。去其上之闭,而水自通流,宜以补中益气汤提之。即以此药再煮服尽,以手探吐,顷刻即通。而更有启其外窍,即所以开其内窍之法。麻黄力猛,能通阳气于至阴之下。肺主皮毛,配杏仁以降气,肺气下达州

都,导水必自高原之义也。"

陈念祖认为部分癃闭由虚而起,治疗上,不能一味利水,宜根据病机,予通阳化气、滋肾清热、补肾祛寒、补中益气等法。还可以用宣肺降气法,也是"提壶揭盖"之意,与朱丹溪用吐法又有所不同。这些治法,使癃闭证治渐趋完善。

(罗 仁 雷作熹)

第五节 腰 痛

腰痛是指以腰部疼痛为主要症状的一类病证。一般认为,背部十二肋以下至髂骨以上部位出现疼痛,即可诊断为腰痛。腰痛多因腰部感受风寒湿热等外邪、或因外伤、或因气滞血瘀、或因素体亏虚等因素引起气血运行失调,脉络瘀阻而引起。因肾为腰之府,故腰痛与肾脏关系最为密切。临床上,腰痛常见于泌尿系及腰部感染、腰部外伤、泌尿系结石、泌尿系及腰椎肿瘤、肾下垂、慢性肾炎、风湿性疾病(如强直性脊柱炎)、腰椎及腰肌疾病(如腰肌劳损、椎间盘突出症等),也见于部分神经系统、妇科疾病等。

腰痛在古代早有论述。如《黄帝内经》指出"腰者,肾之府,转摇不能,肾将惫矣。"说明了虚性腰痛的特点,明确了腰痛与肾的关系。《金匮要略》将寒湿腰痛称为"肾着",并立有多方对之进行治疗。《诸病源候论》则论述了腰痛的五种病因。此后医学诸家均对腰痛进行诸多论述,逐渐日臻完善。

一、《黄帝内经》:腰痛病因病机、临床表现及针灸治疗

1.《素问·脉要精微论》:"腰者,肾之府,转摇不能,肾将惫矣。肾脉搏坚而长,其色黄而赤者,当病折腰。"

2.《素问·病能论》:"肾为腰痛之病也。"

3.《素问·刺腰痛》:"足太阳脉令人腰痛。"

4.《素问·六元正纪大论》:"太阳所至为腰痛,病之常也。"

5.《灵枢·邪气藏府病形》:"肾脉缓甚为折脊。"

6.《灵枢·经脉》:"足少阴之别,名曰大钟,当踝后绕跟,别走太阳……实则闭癃,虚则腰痛,取之所别也。膀胱足太阳也,是动则病冲头痛,目似脱,项如拔,脊痛腰似折。肝足厥阴也,是动则病腰痛不可以俯仰。"

7.《素问·骨空论》:"督脉为病,脊强反折。腰痛不可以转摇,急引阴卵,刺八髎与痛上,八髎在腰尻分间。"

8.《素问·刺疟》:"足太阳之疟,令人腰痛。足厥阴之疟,令人腰痛。肾疟者,令人洒洒然腰脊痛。先腰脊痛者,先刺郄中出血。"

9.《灵枢·五癃津液别》:"五谷之精液和合而为膏者,内渗入于骨空,补益脑髓,而下流于阴股。阴阳不和,则使液溢而下流于阴,髓液皆减而下,下过度则虚,虚故腰背痛而胫酸。"

10.《灵枢·本神》:"肾,盛怒而不止则伤志,志伤则喜忘其前言,腰脊不可以俯仰屈伸。"

11.《素问·刺热》:"肾热病者,先腰痛。"

12.《素问·脉解》:"少阴所谓腰痛者,少阴者肾也,十月万物阳气皆伤,故腰痛也。"

以上论述就明确地指出了腰痛主要病变脏腑在肾。同时,各条经过腰的经脉疾病也能导致腰痛,这些经脉包括足太阳膀胱经、足少阴肾经、足厥阴肝经、督脉、带脉等。引起腰痛的病因则包括伤寒、热病、情志内伤、虚损(包括精髓不足、阳气损伤)等。这些认识,相当准确,至今仍在应用。

13.《素问·刺腰痛》:"足太阳脉令人腰痛,引项脊尻背如重状,刺其郄中。太阳正经出血,春无见血。"

14.《素问·刺腰痛》:"少阳令人腰痛,如以针刺其皮中,循循然不可以俯仰,不可以顾,刺少阳成骨之端出血,成骨在膝外廉之骨独起者,夏无见血。"

15.《素问·刺腰痛》:"阳明令人腰痛,不可以顾,顾如有见者,善悲,刺阳明于骭前三痏,上下和之出血,秋无见血。"

16.《素问·刺腰痛》:"足少阴令人腰痛,痛引脊内廉,刺少阴于内踝上二痏,春无见血,出血太多,不可复也。"

17.《素问·刺腰痛》:"厥阴之脉令人腰痛,腰中如张弓弩弦,刺厥阴之脉,在腨踵鱼腹之外,循之累累然,乃刺之,其病令人善言默默然不慧,刺之三痏。"

18.《素问·刺腰痛》:"解脉令人腰痛,痛引肩,时遗溲,刺解脉,在膝筋肉分间郄外廉之横脉出血,血变而止。解脉令人腰痛如引带,常如折腰状,善恐,刺解脉,在郄中结络如黍米,刺之血射以黑,见赤血而已。"

19.《素问·刺腰痛》:"同阴之脉,令人腰痛,痛如小锤居其中,怫然肿,刺同阴之脉,在外踝上绝骨之端,为三痏。"

20.《素问·刺腰痛》:"阳维之脉令人腰痛,痛上怫然肿,刺阳维之脉,脉与太阳合腨下间,去地一尺所。"

21.《素问·刺腰痛》:"衡络之脉令人腰痛,不可以俯仰,仰则恐仆,得之举重伤腰,衡络绝,恶血归之,刺之在郄阳、筋之间,上郄数

寸,衡居为二痏出血。"

22.《素问·刺腰痛》:"会阴之脉令人腰痛,痛上漯漯然汗出,汗干令人欲饮,饮已欲走,刺直阳之脉上三痏,在跷上郄下五寸横居,视其盛者出血。"

23.《素问·刺腰痛》:"飞阳之脉令人腰痛,痛上拂拂然,甚则悲以恐,刺飞阳之脉,在内踝上五寸,少阴之前,与阴维之会。"

24.《素问·刺腰痛》:"昌阳之脉令人腰痛,痛引膺,甚则反折,舌卷不能言,刺内筋为二痏,在内踝上大筋前太阴后,上踝二寸所。"

25.《素问·刺腰痛》:"散脉令人腰痛而热,热甚生烦,腰下如有横木居其中,甚则遗溲,刺散脉,在膝前骨肉分间,络外廉,束脉为三痏。"

26.《素问·刺腰痛》:"肉里之脉令人腰痛,不可以咳,咳则筋缩急,刺肉里之脉为二痏,在太阳之外,少阳绝骨之后。"

27.《素问·刺腰痛》:"腰痛夹脊而痛至头然欲僵仆,刺足太阳郄中出血。"

28.《素问·刺腰痛》:"腰痛上寒,刺足太阳阳明;上热,刺足厥阴;不可以俯仰,刺足少阳;中热而喘,刺足少阴,刺郄中出血。"

29.《素问·刺腰痛》:"腰痛,上寒不可顾,刺足阳明;上热,刺足太阴;中热而喘,刺足少阴。大便难,刺足少阴。少腹满,刺足厥阴。如折不可以俯仰,不可举,刺足太阳。引脊内廉,刺足少阴。"

30.《素问·刺腰痛》:"腰痛……不可以仰,刺腰尻交者,两髁胂上,以月生死为痏数,发针立已,左取右,右取左。"

31.《素问·骨空论》:"腰痛不可以转摇,急引阴卵,刺八髎与痛上,八髎在腰尻分间。"

32.《灵枢·杂病》:"腰痛,痛上寒,取足太阳、阳明;痛上热,取足厥阴;不可以俯仰,取足少阳。"

针灸治疗是腰痛的一个重要治疗方法,《黄帝内经》指出各条经脉腰痛的临床表现及其针灸治疗方法,对针灸治疗腰痛具有重要指

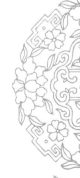

导意义,对后世针灸专著影响巨大。

二、汉代张仲景《金匮要略》:肾着

1.《金匮要略·五藏风寒积聚病脉证并治》:"肾着之病,其人身体重,腰中冷,如坐水中,形如水状,反不渴,小便自利,饮食如故。病属下焦,身劳汗出,衣里冷湿,久久得之,腰以下冷痛,腹重如带五千钱,甘姜苓术汤主之。"

张仲景提出"肾着"概念,其主要表现就是"腰冷痛",此相当于后世的腰痛寒湿证。高学山注解《金匮要略》说:"肾着者,寒湿之邪,着于肾不去。"可谓一语中的。

对"肾着"的治疗,张仲景提出甘草干姜茯苓白术汤,此方主要温中健脾、散寒祛湿;因脾能燥湿,脾气得健,寒湿自去,故健脾法是治疗肾着的一个重要原则。

2.《金匮要略·痰饮咳嗽病脉证并治》:"膈上病痰……背痛腰痛……必有伏饮。"

3.《金匮要略·血痹虚劳病脉证并治》:"虚劳腰痛,少腹拘急,小便不利。"

4.《金匮要略·血痹虚劳病脉证并治》:"虚劳腰痛,少腹拘急,小便不利者,八味肾气丸主之。"

5.《金匮要略·果实菜谷禁忌并治》:"十月勿食被霜生菜,令人面无光,目涩,心痛,腰痛。"

6.《金匮要略·水气病脉证并治》:"黄汗之病,两胫自冷,假令发热,此属历节……若身重……腰髋弛痛。"

上述条文讲述腰痛的其他病因,如痰饮、虚劳、历节等症,也可引起腰痛。可参考其他病证的治疗。

三、隋代巢元方《诸病源候论》:腰痛病因病机

1.《诸病源候论·腰背痛诸候》"肾主腰脚。肾经虚损,风冷乘之,故腰痛也。又,邪客于足太阴之络,令人腰痛引少腹,不可以仰息。"

2.《诸病源候论·腰背痛诸候》"诊其尺脉沉,主腰背痛。寸口脉弱,腰背痛。尺寸俱浮,直上直下,此为督脉腰强痛。"

3.《诸病源候论·腰背痛诸候》:"凡腰痛有五:一曰少阴,少阴申也;七月万物阳气皆伤,是以腰痛。二曰风痹,风寒着腰,是以痛。三曰肾虚,役用伤肾,是以痛。四曰腰,堕坠伤腰,是以痛。五曰寝卧湿地,是以痛"。

巢元方论述腰痛病因主要有五:①少阴肾阳气衰;②腰部感受风寒;③过劳肾精亏虚;④腰部外伤;⑤感受寒湿之邪。上述五种病因多为后世医家所推崇。

4.《诸病源候论·腰背痛诸候》:"腰痛不得俯仰候:肾主腰脚,而三阴三阳、十二经、八脉,有贯肾络于腰脊者。劳损于肾,动伤经络,又为风冷所侵,血气击搏,故腰痛也。阳病者,不能俯;阴病者,不能仰,阴阳俱受邪气者,故令腰痛而不能俯仰。"

5.《诸病源候论·腰背痛诸候》:"风湿腰痛候:劳伤肾气,经络既虚,或因卧湿当风,而风湿乘虚搏于肾经,与血气相击而腰痛,故云风湿腰痛。"

6.《诸病源候论·腰背痛诸候》:"卒腰痛候:夫劳伤之人,肾气虚损,而肾主腰脚,其经贯肾络脊,风邪乘虚卒入肾经,故卒然而患腰痛。"

7.《诸病源候论·腰背痛诸候》:"久腰痛候:夫腰痛,皆由伤肾气所为。肾虚受于风邪,风邪停积于肾经,与血气相击,久而不散,故久腰痛。"

8.《诸病源候论·腰背痛诸候》:"肾着腰痛候:肾主腰脚,肾经虚则受风冷,内有积水,风水相搏,浸积于肾,肾气内着,不能宣通,故令腰痛。"

9.《诸病源候论·解散病诸候》:"解散脚热腰痛候:肾主腰脚。服石,热归于肾,若将适失度,发动石热,气乘腰脚,石与血气相击,故脚热腰痛也。其状:脚烦热而腰挛痛。"

上述条文论述了多种腰痛的表现及病因病机。巢元方将腰痛分为腰痛不得俯仰候、风

湿腰痛候、卒腰痛候、久腰痛候、肾着腰痛候等,各有其不同临床表现及病因病机,这些分类,后世医家也多有采用。

10.《诸病源候论·妇人妊娠病诸候》:"妊娠腰痛候:肾主腰脚,因劳损伤动,其经虚,则风冷乘之,故腰痛。"

11.《诸病源候论·妇人妊娠病诸候》:"妇人肾以系胞,妊娠而腰痛甚者,多堕胎也。"

腰痛是先兆流产的一个重要症状,巢元方特别指出妇人妊娠腰痛多因肾经亏虚导致,此时易堕胎。

四、唐代孙思邈《备急千金要方》:独活寄生汤治腰痛

《备急千金要方·肾脏方》:"独活寄生汤:腰背痛者,皆是肾气虚弱,卧冷湿当风得之。不时速治,喜流入脚膝,或为偏枯冷痹缓弱疼重。若有腰痛挛,脚重痹急,宜急服此方。"

孙思邈认为腰痛最常见病因,为肾气虚弱、风湿内侵,故立名方独活寄生汤,成为补肾壮腰、祛风湿、强筋骨名方。

五、唐代王焘《外台秘要》:腰痛病因病机及治疗

1.《外台秘要·腰痛》:"腰痛:病源肾主腰脚。肾经虚损,风冷乘之,故腰痛也。又邪客于足少阴之络,令人腰痛引少腹,不可以仰息。诊其尺脉沉主腰背痛,寸口脉弱腰背痛,尺寸俱浮直下,此为督脉腰强痛。"

2.《外台秘要·腰痛》:"风湿腰痛:病源劳伤肾气,经络既虚。或因卧湿当风,而风湿乘虚搏于肾。肾经与血气相击而腰痛,故云风湿腰痛。"

3.《外台秘要·腰痛》:"肾着腰痛:病源肾主腰脚,肾经虚则受风冷,内有积水,风水相搏,浸渍于肾,肾气内着,不能宣通,故令腰痛。其病之状,身重腰冷,腹重如带五千钱状,如坐水中,形状如水,不渴,小便自利,饮食如故,久久变为水病,肾湿故也。"

4.《外台秘要·腰痛》:"腰痛:病源腰者,

谓卒然损伤于腰而致痛也,此由损血搏于背脊所为,久不已,令人气息乏少,面无颜色,损肾故也。"

5.《外台秘要·腰痛》:"卒腰痛:病源夫劳伤之人,肾气虚损,而肾主腰脚,其经贯肾络脊,风邪乘虚卒入肾经,故卒然而腰痛也。"

6.《外台秘要·腰痛》:"久腰痛:病源夫腰痛皆由伤肾气所为,肾虚而受于风邪,风邪停滞于肾经,与血气相击,久而不散,故为久腰痛也。"

王焘对腰痛病因病机的论述基本遵行《诸病源候论》的说法,且对各种腰痛论述了治疗,具体治疗方药,在此不予赘述。

六、宋代《圣济总录》:肾虚腰痛的病因病机及治疗

1.《圣济总录·腰痛门》:"腰痛强直不得俯仰:论曰腰为肾之府,足少阴肾之经也,其脉贯脊属肾抵腰,劳伤之人,肾气即衰,阳气不足,寒湿内攻,经络拘急,所以腰髋强直而痛,不能俯仰也。"

2.《圣济总录·虚劳门》:"虚劳腰痛:论曰虚劳腰痛者,劳伤于肾也,肾主腰脚,若其气不足,风邪乘之,故令人腰痛引少腹,不可以仰息,诊其脉尺沉者是也。"

3.《圣济总录·产后门》:"产后腰痛:论曰产后肾气不足,或恶露所出未尽,遇风寒客搏,皆令气脉凝滞,留注于腰,邪正相击,故令腰痛。"

《圣济总录》对虚性腰痛进一步描述,认为其主要原因为阳气不足,同时又外感寒湿所致。因此,在临床上,治疗腰痛常予温肾强腰、祛风湿之法。

七、元代朱丹溪《丹溪心法》:腰痛的病因、治疗原则

1.《丹溪心法·腰痛》:"腰痛主湿热、肾虚、瘀血、挫闪、有痰积。"

2.《丹溪心法·腰痛》:"凡诸腰痛皆属火,寒凉药不可峻用,必用温散之药;诸药不可用

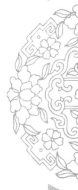

参,补气则痛愈甚。"

朱丹溪认为腰痛主要病因有湿热、肾虚、瘀血、挫闪、痰积,认为不能用寒凉药和补气药,其理由是寒凉药伤脾,补气药则滞湿。在临床应用时要具体情况具体分析。

八、明代张景岳《景岳全书》:腰痛的辨证治疗

1.《景岳全书·腰痛》:"腰痛证……有表里虚实寒热之异,知斯六者庶乎尽矣,而治之亦无难也。"

2.《景岳全书·腰痛》:"腰痛有寒热证,寒证有二,热证亦有二。凡外感之寒,治宜温散如前,或用热物熨之亦可。若内伤阳虚之寒,治宜温补如前。热有二证。若肝肾阴虚、水亏火盛者,治当滋阴降火,宜滋阴八味煎,或用四物汤加黄柏、知母、黄芩、栀子之属主之。若邪火蓄结腰肾,而本无虚损者,必痛极、必烦热,或大渴引饮,或二便热涩不通,当直攻其火,宜大厘清饮加减主之。"

3.《景岳全书·腰痛》:"腰痛证,凡悠悠戚戚,屡发不已者,肾之虚也。遇阴雨或久坐,痛而重者,湿也。遇诸寒而痛,或喜暖而恶寒者,寒也。遇诸热而痛,及喜寒而恶热者,热也。郁怒而痛者,气之滞也。忧愁思虑而痛者,气之虚也。劳动即痛者,肝肾之衰也。当辨其所因而治之。"

张景岳非常重视腰痛辨证,强调辨证时要分清表里虚实寒热。对实寒、虚寒、实热、虚热一定要区别对待。当代中医认为腰痛首辨虚实起源即在此。

4.《景岳全书·腰痛》:"腰为肾之府,肾与膀胱为表里,故在经则属太阳,在脏则属肾气,而又为冲任督带之要会。所以凡病腰痛者,多由真阴之不足,最宜以培补肾气为主。其有实邪而为腰痛者,亦不过十中之二三耳。"

5.《景岳全书·腰痛》:"腰痛之虚证,十居八九,但察其既无表邪,又无湿热,而或以年衰,或以劳苦,或以酒色斫丧,或七情忧郁所致者,则悉属真阴虚证。凡虚证之候,形色必清

白而或见黧黑,脉息必和缓而或见细微,或以行立不支而卧息少可,或以疲倦无力而劳动益甚。凡积而渐至者皆不足,暴而痛甚者多有余,内伤禀赋者皆不足,外感邪实者多有余,故治者当辨其所因。凡肾水真阴亏损,精血衰少而痛者,宜当归地黄饮,及左归丸、右归丸为最。若病稍轻,或痛不甚,虚不甚者,如青娥丸、煨肾散、补髓丹、二至丸、通气散之类,俱可择用。"

张景岳认为腰痛以虚证居多。凡肾水真阴亏损,精血衰少者,用当归地黄饮、左归丸、右归丸、青娥丸、煨肾散、补髓丹、二至丸、通气散等药物治疗。这些观点,与巢元方认为腰痛以虚寒为主合并外邪有一定的区别,读者要注意体会。

九、明代周慎斋《周慎斋遗书》:行气法治腰痛

1.《周慎斋遗书·腰痛》:"凡腰痛挟小腹痛者,阴中之气滞。用小茴、破故纸,行气破滞。"

周慎斋认为肝郁气滞能导致腰痛,故要用辛温走窜之药以行气滞。临床常在治各型腰痛时加用行气药,如木香、陈皮等,有助药效发挥。

2.《周慎斋遗书·腰痛》:"东垣曰:大抵寒湿多而风热少,寒热腰痛皆本肾虚,然既挟邪气,则须除其邪。如无外邪,则惟为补肾而已,故有房室劳伤,肾虚腰痛者,是阳气虚弱,不能运动故也。"

周慎斋根据李东垣的理论,认为补肾在治疗腰痛时为其根本,与张景岳的观点颇为相似。

十、清代程国彭《医学心悟》:腰痛以肾虚为本

1.《医学心悟·腰痛》:"腰痛,有风、有寒、有湿、有热、有瘀血、有气滞、有痰饮,皆标也,肾虚其本也。"

2.《医学心悟·腰痛》:"大抵腰痛,悉属肾

虚,既挟邪气,必须祛邪,如无外邪,则惟补肾而已。然肾虚之中,又须分辨寒热二证,如脉虚软无力,溺清便溏,腰间冷痛,此为阳虚,须补命门之火,则用八味丸。若脉细数无力,便结溺赤,虚火时炎,此肾气热,髓减骨枯,恐成骨痿,斯为阴虚,须补先天之水,则用六味丸,合补阴丸之类,不可误用热药以灼其阴,治者审之。"

程国彭认为腰痛以肾虚为本,风、寒、湿、热、瘀血、气滞等实邪为标,这在临床上与诸多慢性腰痛病机吻合。同时又指出,对肾虚要分清阳虚阴虚,阳虚则要补命门之火,用八味丸;阴虚则要滋阴,用六味丸、补阴丸之类。

十一、清代沈金鳌《杂病源流犀烛》:腰痛本虚标实的病因

《杂病源流犀烛·腰脐病源流》:"腰痛,精气虚而邪客病也……肾虚其本也,风寒湿热痰饮,气滞血瘀闪挫其标也,或从标,或从本,贵无失其宜而已。"

沈金鳌也认为腰痛以肾虚为本,风、寒、湿、热、痰饮、气滞、血瘀为标。这与程国彭的理论是相符的。

十二、清代李用粹《证治汇补》:腰痛的辨证特征

1.《证治汇补·腰痛》:"外候:悠悠不止,乏力酸软者,房欲伤肾也;体骨如脱,四肢倦怠者,劳力伤气也;面黧腰胀,不能久立者,失志伤心,血脉不舒也;腹满肉痹,不能饮食者,忧思伤脾,胃气不行也;胁腰胀闷,筋弛白淫者,郁怒伤肝,肾肝同系也;冷痛沉重,阴雨则发者,湿也;足冷背强,洒淅拘急者,寒也;牵连左右无常,脚膝强急难舒者,风也;举身不能俯仰,动摇不能转侧者,挫也;有形作痛,皮肉青白者,痰也;无形作痛,胀满连腹者,气也;便闭溺赤,烦躁口渴者,膏粱积热也;昼轻夜重,便黑溺清者,跌损血瘀也。"

2.《证治汇补·腰痛》:"治惟补肾为先,而

后随邪之所见者以施治,标急则治标,本急则治本。初痛宜疏邪滞,理经隧,久痛宜补真元、养血气。"

李用粹描述了各型腰痛的特征:①房劳伤肾:痛势悠悠不止,乏力酸软;②劳力伤气:全身无力,四肢倦怠;③血脉不舒:面黧腰胀,不能久立;④脾胃气虚:腹胀,食欲差;⑤肝气受伤:胁腰胀闷,筋弛白淫;⑥湿:冷痛沉重,阴雨则发;⑦寒:足冷背强,洒淅拘急;⑧风:牵连左右无常,脚膝强急难舒;⑨挫伤:举身不能俯仰,动摇不能转侧;⑩痰:有形作痛,皮肉青白;⑪气:无形作痛,胀满连腹;⑫膏粱积热,便闭溺赤,烦躁口渴;⑬跌损血瘀,昼轻夜重,便黑溺清。这些病因特征,对辨证用药很有帮助。

十三、清代郭志邃《痧胀玉衡》:腰痛痧

《痧胀玉衡·腰痛痧》:"痧毒入肾,则腰痛不能俯仰,若误饮热汤热酒,必然烦躁昏迷,手足搦搐,舌短耳聋,垂毙而已。"

郭志邃提出"腰痛痧",其症状主要是腰痛剧烈,伴烦躁昏迷、四肢抽搐等。此为剧毒外邪"痧毒"入肾所致。这种"腰痛痧"有点类似于肾脏或肾周脓肿等感染性疾病。

十四、清代鲍相璈《验方新编》脾湿腰痛

《验方新编·腰部》:"腰痛,人皆以为肾之病也,不知非肾乃脾湿之故,腰间如系重物,法当去腰脐之湿,则腰痛自除。白术二两,薏苡仁一两五钱,水三碗,煎汤一碗,一气饮之,一服病即如失,多以二剂为止。此方不治肾而正所以治肾也。"

鲍相璈认为腰痛重点在脾湿,故以白术、薏苡仁两药健脾祛湿治疗。临床治疗腰痛时可适当加入健脾祛湿药。脾湿腰痛的观点与张仲景肾着是不一样的,虽然两者均要健脾,但脾湿腰痛强调利湿,肾着则强调祛寒。

(罗　仁　钟先阳　崔丽娟　雷作熹)

第六节 关 格

关格是指多种病因引起的出现小便不通并见呕吐不止的证候。一般认为小便不通为关,呕吐不止为格。关格属危重病证,为古代中医四大难证之一,多见于水肿、淋证、癃闭等病证晚期。关格与现代医学中各种原因引起的急慢性肾功能衰竭、尿毒症而出现的小便不通,伴食欲不振、呕吐的症状相似,两者可以相互参照治疗。

关格在《黄帝内经》中即有记载,其含义几经历代医家补充完善。现代中医认为关格大多由脾肾阳虚,阳不化水,水浊内停,浊邪壅塞三焦,气化功能不得升降所致,多见于各种肾脏病的后期、晚期。由于现代医学的进步,关格治疗已经取得长足进步,预后已经明显好转。

一、《黄帝内经》:关格定义之起源

1.《素问·六节藏象论》:"人迎一盛,病在少阳;二盛,病在太阳;三盛,病在阳明;四盛以上为格阳。寸口一盛,病在厥阴;二盛,病在少阴;三盛,病在太阴;四盛以上为关阴。人迎与寸口俱盛,四倍以上为关格。"

注:"人迎"与"寸口"分别为脉位。《医碥》有云:"经谓寸口(即手寸关尺之总名)主中,(寸口本肺脉,属脏,以候内。)人迎(在结喉旁,乃胃脉,属腑,以候外)主外,两者相应,大小齐等。"

本条讲述"关格"在脉象上的定义,即"人迎与寸口俱盛,四倍以上为关格"。四盛说明脉象过盛已到极端。

2.《灵枢·脉度》:"阴气太盛,则阳气不能荣也,故曰关;阳气太盛,则阴气弗能荣也,故曰格。阴阳俱盛,不得相荣,故曰关格。"

3.《素问·脉要精微论》:"阴阳不相应,病名曰关格。"

上两条讲述"关格"的另一个定义,即"阴阳俱盛不能相营为关格",也是一个阴阳不和的极端。这种说法,与后世《八十一难经》是一致的。

4.《素问·六节藏象论》:"关格之脉赢,不能极于天地之精气,则死矣。"

5.《灵枢·脉度》:"关格者,不得尽期而死矣。"

上述两条均说关格为死症,关格预后不佳,与其病机有关。《黄帝内经》认为关格为人迎、寸口脉象俱盛或阴阳俱盛已到极端,与正常人的阴阳平衡、脉平是相背的,故为死症。

《黄帝内经》对"关格"的定义是严格的病机定义,没有指出"关格"的临床表现。后世医家有很多人遵从了《黄帝内经》的定义方法,但因脉象、阴阳状态辨证偏于主观,不利于临床实践的应用,现代中医已很少采用这种定义方法。

二、汉代张仲景《伤寒论》:关格的经典定义、病机

1.《伤寒论·平脉法》:"寸口脉浮而大,浮为虚,大为实,在尺为关,在寸为格,关则不得小便,格则吐逆。"

2.《伤寒论·平脉法》:"心脉洪大而长,是心之本脉也……假令(心)脉……上微头小者,则汗出;下微本大者,则关格不通,不得尿;头无汗者可治,有汗者死。"

3.《伤寒论·平脉法》:"《经》曰:心为牡脏,小肠为之使。今邪甚下行,格闭小肠,使正气不通,故不得尿。名曰关格。"

4.《伤寒论·平脉法》:"跗阳脉伏而涩,伏则吐逆,水谷不化,涩则食不得入,名曰关格。"

5.《伤寒论·猪苓汤方》:"若不尿,腹满加哕者,关格之疾也。故云不治。"

张仲景认为"关格"最重要的表现为"不得尿",即尿闭。其对"关格"的定义为：小便不通伴有吐逆，这个定义从根本上改变了《黄帝内经》偏重于阴阳病机的定义方法，更符合于临床需要。现代中医对"关格"的定义就是遵行张仲景的说法，认为"关格"最重要的是一个病名，而不是一个病机状态。

张仲景在讨论"关格"病机状态时用诊寸口脉、心脉、趺阳脉三脉来描述。其中寸口脉"浮大"，浮为虚，大为实；心脉"下微本大"为阳实之症；趺阳脉反映胃气，"伏而涩"则胃气极虚。如《注解伤寒论》解说："浮则为正气虚，大则为邪气实。在尺则邪气关闭下焦，里气不得下通，故不得小便，在寸则邪气格拒上焦，使食不得入，故吐逆。"因此，张仲景的"关格"总体上是本虚标实证，且以本虚为主。这与《黄帝内经》强调"关格"为"阴阳俱盛"是有本质区别的。清代盖天叙著《风劳臌膈四大证治·关格》评注："仲景立此三法，大概在顾虑其虚。盖关格之病，精气绝竭，形体毁阻，离绝菀结忧恐喜怒，五脏空虚，血气离守，厥阳之火独行，上合心神，同处于方寸之间，存亡之机，间不容发，不可不辨也。"

根据张仲景的定义方法，现代临床上常见的各种无尿伴有呕吐的疾病都可归入"关格"范畴。如各种尿路梗阻引起的尿毒症，各种急慢性肾病引起的尿毒症等，其病机为本虚标实。

三、隋代巢元方《诸病源候论》：关格为大小便不通

《诸病源候论·关格大小便不通候》："关格者，大小便不通也。大便不通，谓之内关；小便不通，谓之外格；二便俱不通，为关格也。由阴阳气不和，荣卫不通故也。阴气大盛，阳气不得荣之，曰内关。阳气大盛，阴气不得荣之，曰外格。阴阳俱盛，不得相荣，曰关格。关格则阴阳气痞结，腹内胀满，气不行于大小肠，故关格而大小便不通也。"

巢元方对关格的理解又与《伤寒论》不同，

他在遵用《黄帝内经》关于"关格"为"阴阳俱盛，不得相荣"的基础上，认为"关格"就是"大小便不通"，还提出"关格"因阴阳气痞结，还表现为腹内胀满。这种论述，在后世从者也不少。

至此，"关格"一词的四个定义均已显现：①《黄帝内经》：脉诊术语，指人迎与寸口脉俱盛极，系阴阳离绝之危象；②《黄帝内经》：指阴阳之气盛极之危象；③《诸病源候论》：指大小便不通；④《伤寒论》：指上下不通，即不得尿伴呕逆。后世诸医家，均未脱离此四种定义，仁者见仁，智者见智。而现代中医，根据实践已基本倾向于张仲景《伤寒论》上下不通的定义方法。

四、唐代孙思邈《备急千金要方》：关格与走哺

1.《备急千金要方·肾劳》："凡肾劳病者，补肝气以益之，肝旺则感于肾矣。人逆冬气，则足少阴不藏。肾气沉浊，顺之则生，逆之则死；顺之则治，逆之则乱；反顺为逆，是为关格，病则生矣。"

2.《备急千金要方·三焦虚实》："下焦如渎……若实则大小便不通利，气逆不续，呕吐不禁，故曰走哺。"

孙思邈在《备急千金要方》中也有"关格"一证，其叙述与前人类似，认为该病与"肾劳"相关。但他同时还提到"走哺"一证，该证以呕吐伴大小便不通利为特点，相似于关格。但走哺属于内热，聚于下焦。而关格则主要属于脾肾阳虚，水浊壅塞三焦，虚中夹实之证。同时，在预后方面，关格预后很差，而走哺只要治疗得当，预后较好。在临床上要注意两者的鉴别。

宋代陈言在《三因极一病证方论》中也提及走哺特点："病者下焦实热，大小便不通，气逆不续，呕逆不禁，名曰走哺。此下焦气，起于胃下口，别入回肠，注于膀胱，并与胃传糟粕而下大肠，令大小便不通，故知下焦实热之所为也。"可参考。

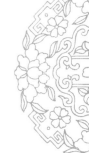

五、宋代《圣济总录》:用泻下法治关格

1.《圣济总录·大小便门》:"治关格不通,脐肠妙闷,大小便不通,芒硝汤方。"

2.《圣济总录·大小便门》:"治腹胁胀满,关格,大小便不通,茱萸汤方。"

3.《圣济总录·大小便门》:"治中焦热实闭塞,关格不通,吐逆喘急,大黄汤方。"

由于关格是一种危重症,治疗比较困难,对各种治法(如吐法、下法)争论一直均存在。宋代《圣济总录》提到芒硝汤、大黄汤等方,基本属于泻下范畴,故言用下法治关格。对下法治关格的机制,后世医家如沈金鳌著《沈氏尊生书》曰:"此证危急,法难缓治,宜先投辛香通窍下降之药以治其上,次用苦寒利气下泄之药以通二便(按:沈氏袭洁古之谬,故用苦寒)。盖证既危急,纵有里虚,亦宜通后再补也。"由此可见,下法之后,要注意补虚。

六、元代朱丹溪《丹溪心法》:用吐法治关格

1.《丹溪心法·关格》:"关格者,谓膈中觉有所碍,欲升不升,欲降不降,欲食不食,此谓气之横格也。"

2.《丹溪心法·关格》:"关格,必用吐,提其气之横格,不必在出痰也。有痰宜吐者,二陈汤吐之,吐中便有降。有中气虚不运者,补气药中升降。寒在上,热在下,脉两手寸俱盛四倍以上。"

朱丹溪著《丹溪心法》《金匮钩玄》两书均有上述条文,认为可用吐法治关格,取提气之效。对中气虚损者,可予先补气后再吐。清代张璐在《张氏医通》中具体指出吐法的应用:"必用吐以提其气之横格,不必在出痰也。盐汤探吐,并以牙皂汤浴其小腹及二阴,或以盐熨脐中俱妙。有痰宜吐者,二陈汤探吐之,吐中便有升降。有中气虚不运者,补气药中升降,先以四君子换参芦探吐,后用人参散、柏子仁汤调理。"可见应用吐法时也要考虑先补虚。

七、明代徐春甫《古今医统大全》:关格为阴阳易位,寒热抗拒不通所致

1.《古今医统大全·关格候》:"关格病为阴阳寒热抗拒不通。洁古云:关则不得小便。格则吐逆。关者甚热之气,格者甚寒之气,是关无出之由,故曰关也;格者无入之理,故曰格也。寒在胸中,遏绝不入;热在下焦,填塞不便。"

2.《古今医统大全·关格候》:"云岐子云,阴阳易位,病名关格。胸膈以上,阳气常在,热则为主病;身半以下,阴气常在,寒则为主病。寒在胸中,舌上白苔,而水浆不下,故曰格,格则吐逆;热在丹田,小便不通,故曰关,关则不得小便。胸中寒者,以热药治胸中之寒;丹田有热,以寒药治丹田之热;胸中有寒,丹田有热,上下之法,治主当缓,治客当急。"

古人尚认为"关格"病机为阴阳易位,热在丹田,寒在胸中,寒热抗拒不通。如缪仲淳也谓:"不得大小便为关,是热在丹田也;吐逆水浆不得下为格,是寒反在胸中也。阴阳易位,故上下俱病。"这种观点也有一定影响,可参考。

八、清代傅青主《傅青主男科重编考释》:疏肝解郁法治关格

《傅青主男科重编考释》:"关格,怒气伤肝,而肝气冲于胃口之间,肾气不得上行,肺气不得下达,而成此症,以开郁为主,方用:白芍(三钱)、柴胡(一钱)、郁金(一钱)、荆芥(一钱)、苏子(一钱)、白芥子(一钱)、甘草(五分)、茯苓(一钱)、花粉(一钱),水煎服。"

傅青主认为关格的成因与怒气伤肝有关,故应用疏肝解郁为主的治法。可谓独树一帜。临床上,对关格的证治,适当加用疏肝理气之药,往往收到意料不到的疗效。

九、清代张璐《张氏医通》:关格的不同概念及治法

1.《张氏医通·诸呕逆门·关格》:"阴阳

易位,病名关格,多不可治。若邪气留著而致者,犹可治之。"

2.《张氏医通·诸呕逆门·关格》:"舌上苔白而水浆不下曰格。格则吐逆,热在丹田,小便不过曰关。关则不得小便。"

张璐在《张氏医通》中,引先贤诸家所言,提出"关格"为"阴阳易位,多不可治"的观点。

3.《张氏医通·诸呕逆门·关格》:"故释《内经》之关格,但当言是表里阴阳痞绝之候,不当与上吐下闭之关格混同立论则可;若言上吐下闭,当称隔食癃闭,不得名为关格则不可。或言关格之证,其脉未必皆然则可;若言关格之脉,必无在尺在寸之分则不可。"

4.《张氏医通·关格门》:"人参散,治胃虚津枯,关格吐逆。人参(五钱至一两),麝(半分至一分),冰脑(三厘至半分),为散。水煎。和滓。分二三次温服。"

5.《张氏医通·关格门》:"既济丸,治关格脉沉细,手足厥冷。熟附子(一两),人参(三两),麝香(少许为衣),为细末,陈米饮糊丸,梧子大,每服十九至三十九,米饮下。"

到清代"关格"的概念仍很混乱,张氏认为《黄帝内经》之"关格之脉""阴阳痞决之候"与上吐下闭之"关格"不同,必须鉴别对待。还提出人参散、既济丸等方治疗上吐下闭之"关格"。

十、清代何梦瑶《医碥》:关格为三焦隔塞之病

1.《医碥·杂症》:"关格之证,《内经》、《伤寒论》所指不同,《内经》所云是不治之证,《伤寒论》所云则卒暴之疾,当于通便止呕方法随宜施治可也。"

2.《医碥·杂症》:"盖霍乱为三焦失守之病,关格为三焦隔塞之病,故今以关格,列于霍乱之后。"

3.《医碥·杂症》:"姚氏云:风寒冷气入腹,忽痛坚急如吹状,大小便不通,或小腹有气结,如升大胀起,名为关格病。"

何梦瑶也认为《黄帝内经》《伤寒论》所指

的"关格"定义不同,认为《黄帝内经》"关格"为不治之证,而《伤寒论》"关格"为卒暴之疾,为三焦隔塞之病,可予通便止呕方法治之。

4."治关格证,吐逆而小便不利,急宜先灸气海、天枢等穴各三七壮,其吐必止,然后以益元散等药,以利小便。"

何梦瑶还引用古人著作,指出关格可先用灸法,后再服益元散治疗。

十一、清代陈士铎《辨症玉函》:上格不入当治肝,下关不出当治脾

《辨症玉函·上症下症辨》:"关格之症原有上下之分,一上格之而不得入,一下关之而不得出也。上下既有相殊,治法亦宜各异。大约上格之而不得入者,当治肝;下关之而不得出者,当治脾。"

陈士铎指出格为上不得入(呕吐),当治肝;关为下不得出(尿闭),当治脾。具体治法可参考其《辨证录》的解释。

十二、清代陈士铎《辨证录》:关格为肝气过郁,宜用疏肝理气法和解法治疗

1.《辨证录·关格门》:"人有病关格者,食至胃而吐,欲大小便而不能出,眼睛红赤,目珠暴露,两胁胀满,气逆拂抑,求一通气而不可得,世以为胃气之太盛,而不知乃肝气之过郁耳。"

2.《辨证录·关格门》:"夫关格之症,宜分上下,一上格而不得下,一下关而不得出也。今上既不得入,而下又不得出,是真正关格,死生危急之症也。治之原有吐法,上吐则下气可通。今不必用吐药而先已自吐,是用吐药无益矣。若用下导之法,则上既无饮食下胃,而大肠空虚,即用导药,止可出大肠之糟粕硬屎,而不能通小肠膀胱之气,是导之亦无益也。必须仍用煎药和解为宜,但不可遽然多服,须渐渐饮之,初不受而后自受矣。方用开门散:白芍(五钱)、白术(五钱)、茯苓(三钱)、陈皮(一钱)、当归(五钱)、柴胡(三钱)、苏叶(一钱)、牛膝(三钱)、车前子(三钱)、炒栀子(三钱)、天花

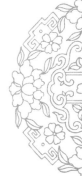

粉(三钱),水煎一碗,缓缓呷之,一剂而受矣。一受而上关开,再剂而下格亦通。此方直走肝经以解郁,郁解而关格自痊,所谓扼要争奇也。倘用香燥之药,以耗胃气,适足以坚其关门而动其格据矣。"

3.《辨证录·关格门》:"人有无故而忽然上不能食、下不能出者,胸中胀急,烦闷不安,大小便窘迫之极,人以为关格之症也,谁知是少阳之气不通乎。夫少阳胆也,胆属木,木气最喜舒泄,因寒气所袭,则木不能条达,而气乃闭矣。于是上克胃而下克脾,脾胃畏木之刑,不敢去生肺气,而并生大肠之气矣。肺金因脾胃之气不生,失其清肃之令,而膀胱、小肠无所禀遵,故一齐气闭矣。此症原可用吐法,一吐而少阳之气升腾可愈。其次则用和解之法,和其半表半里之间,而胆木之郁结自通。二法相较,和胜于吐,吐必伤五脏之气,而和则无损五脏之气也。方用和解汤:柴胡(一钱)、白芍(三钱)、甘草(一钱)、枳壳(五分)、薄荷(一钱)、茯神(三钱)、丹皮(二钱)、当归(三钱),水煎服。"

陈士铎认为"关格"症状除上吐下闭之症外,还有眼睛红赤、目珠暴露、两胁胀满、气逆拂抑等症,辨证其病机为肝气过郁,而非胃气太盛。治疗上,用吐法及通导法均无效,应予和解少阳法。并组方开门散及和解汤治疗。这种疏肝和解的方法,与傅青主等医家的思想是一致的。

十三、清代沈金鳌《杂病源流犀烛》:关格即为"三焦约"

《杂病源流犀烛·噎塞反胃关格源流》:"关格,即内经三焦约病也。约者不行之谓,谓三焦之气不得通行也。惟三焦之气不行故上而吐逆曰格,下而不得大小便曰关。其所以然者,由寒气遏绝胸中,水浆不得入,格因以成,热气闭结丹田,二便不得出关,因以成也。若但为寒遏而吐逆,病止曰格,以下不为热秘也。但为热秘而无便,病止曰关,以上不为寒遏也。若寒既在上,热又在下,病则曰关格,以上下俱病也。此症危急,法难缓治,宜先投辛香通窍下降之药以治其上(宜沉香、丁香、藿香、苏合香、蔻仁、苏子、冰片、生姜、陈皮),次用苦寒利气下泄之药以通二便(宜大黄、黄柏、知母、牛膝、木通、滑石、车前子)。盖症既危急,纵有里虚,亦须通后再补也。"

沈金鳌认为"关格"之病即为《黄帝内经》所言之"三焦约"一病,此说有一定道理。因为上吐下闭的"关格"不是《黄帝内经》"关格"概念所描述的,而《黄帝内经》虽没有明确提出"三焦约"的定义,但认为"三焦约"有小便闭、呕吐等症状,后世很少提及"三焦约"之病,可能与上吐下闭之"关格"概念已经盛行有关。

十四、近代何廉臣《重订广温热论》:溺毒

《重订广温热论》:"溺毒入血,血毒上脑之候、头痛而晕、视物朦胧、耳鸣耳聋、恶心呕吐、呼气带有溺臭,间或狂发癫痛状,甚或神昏痉厥,不省人事,循衣摸床撮空,舌苔起腐,间有黑点。"

何廉臣提出"溺毒"概念,其症状与关格有一定相似,但与尿毒症症状更为相符,是亦可看出何氏是受汇通学派的影响而创立的一个新词,说明其对疾病的认识已经更进一步了。

(罗　仁　彭　康　付婷婷　雷作熹)

第七节　遗　精

遗精,是指不因性交而精液自行溢出的病症。遗精有生理性和病理性之分。生理性遗精,一般指未婚青年男子或婚后长期分居者,平均每月遗精1～2次或偶有增多,但不伴有其他不适感,是精液积聚至一定时,通过遗精方式排泄体外的一种现象,即中医所称的"精

满自溢"。病理性遗精,指成年男子遗精次数频繁,每周 2 次以上,或在清醒状态下有性意识活动即出现射精,并伴有头晕、腰酸、失眠等症状的病症。本篇讨论的是病理性遗精。中医认为遗精多因肾虚精关不固,或君相火旺,湿热下注等,扰动精室而引起。又分两类:有梦而遗者,名为梦遗;无梦而遗,甚至清醒时精液自行滑出者,名为滑精。这是遗精的两种轻重不同的证候。它与西医学中的遗精含义相同,包括西医学中的神经衰弱、前列腺炎、精囊炎等引起的遗精。

遗精一病,首载于《灵枢·本神》称为"精时自下"。《金匮要略·血痹虚劳病脉证并治》称遗精为"失精",并认为是虚劳所致。可见汉代对遗精的病因病性,已经有一定的认识。从此以后,历代医家在《黄帝内经》和张仲景的基础上不断总结临床实践经验,逐步加深了对遗精的认识,在理论上和治疗上不断求得发展,逐渐日趋完善。

一、《黄帝内经》:遗精的定义与病机

1.《素问·六节藏象论》:"肾者主蛰,封藏之本,精之处也。"

2.《素问·上古天真论》:"丈夫二八肾气盛,天癸至,精气溢泻,阴阳和,故能有子。"

阐明了肾脏的生理功能,说明遗精主要与肾脏相关。肾藏精、主水,为封藏之本。肾气充盛时,则精气溢泄(生理性遗精),男性具有生殖能力。因此,从《黄帝内经》开始,历代医家即把遗精列入肾病范畴。

3.《灵枢·淫邪发梦》:"厥气者,虚气厥逆于脏腑之间。……厥气客于阴器,则梦接内,精气泄也。"

4.《灵枢·本神》:"精时自下者,脏气伤而不能藏也。"

5.《灵枢·本神》:"恐惧不解则伤精;精伤则骨酸、痿厥,精时自下。"

6.《灵枢·本神》:"怵惕思虑则伤神;神伤,则恐惧流淫而不止。"

《黄帝内经》没有"遗精"的病名,而称作"精时自下""流淫不止""梦接内"等,认为其病理本质是"脏气伤而不能藏",说明当时已经认识到遗精与肾气虚损、不能藏精有关,其病因则包括情志内伤,与恐惧、思虑、怵惕等有关。

二、汉代张仲景《金匮要略》:遗精脉证与治疗

1.《金匮要略·血痹虚劳病脉证并治》:"夫失精家少腹弦急,阴头痛,目眩、发落、脉极虚芤迟,为清谷、亡血、失精。"

2.《金匮要略·血痹虚劳病脉证并治》:"脉得诸芤动微紧,男子失精、女子梦交,桂枝加龙骨牡蛎汤主之。天雄散方。"

3.《金匮要略·血痹虚劳病脉证并治》:"脉弦而大,弦则为减,大则为芤;减则为寒,芤则为虚;虚寒相搏,此名为革。妇人则半产漏下,男子则亡血失精。"

4.《金匮要略·血痹虚劳病脉证并治》:"虚劳,里急,悸衄,腹中痛,梦失精,四肢酸疼,手足烦热,咽干、口燥,小建中汤主之。"

张仲景将遗精称作"失精",列入"虚劳病"篇,说明张仲景已认识到遗精多为虚损性疾病。由于久患遗精的病人,精液耗损太过,阴损及阳,下焦失却阳气温煦,故其证可见少腹弦急,阴头有寒冷感;精血衰少,则可见目眩发落,并见虚、芤、革的脉象。

在遗精治疗上,张仲景提出桂枝加龙骨牡蛎汤、天雄散方、小建中汤,其中桂枝加龙骨牡蛎汤中所含桂枝汤调和阴阳,加龙骨、牡蛎潜阳镇摄,全方使阳能固摄,阴能内守,使精气固而不外泄。天雄散方则含天雄(即附子)、白术、桂枝、龙骨四味,全方较为辛热温散,对脾肾阳虚失精亦颇有效。而小建中汤则通过补脾胃方法补益精气。上述三方,对后世治疗遗精均起了重大的影响。

三、隋代巢元方《诸病源候论》:肾虚遗精的病因

1.《诸病源候论·虚劳溢精见闻精出候》:"肾气虚弱,故精溢也,见闻感触,则动肾气,肾

藏精,今虚弱不能制于精,故因见闻,而精溢出也。"

2.《诸病源候论·虚劳失精候》:"肾气虚损,不能藏精,故精漏失。其病小腹弦急,阴头寒,目眶痛,发落。诊其脉数而散者,失精脉也。凡脉芤动微紧,男子失精也。"

3.《诸病源候论·虚劳梦泄精候》:"肾虚为邪所乘,邪客于阴,则梦交接,肾藏精,今肾虚不能制精,因梦感动而泄也。"

4.《诸病源候论·虚劳骨蒸候》:"玉房蒸:男则遗沥漏精,女则月候不调。"

5.《诸病源候论·虚劳尿精候》:"肾气衰弱故也。肾藏精,其气通于阴。劳伤肾虚,不能藏于精,故因小便而精液出也。"

6.《诸病源候论·虚劳精血出候》:"此劳伤肾气故也。肾藏精,精者血之所成也。虚劳则生七伤六极,气血俱损,肾家偏虚,不能藏精,故精血俱出也。"

巢元方在其《诸病源候论》中主要讨论肾虚遗精的病因及证候。他强调遗精是由于肾气亏虚所致,并有"精溢""失精"和"梦泄精"等不同的名称。因此,和张仲景一样,巢氏也将遗精归入"虚劳病"范畴。巢氏的论述说明当时对遗精病因的认识还较局限在虚劳层面。

四、唐代王焘《外台秘要》:虚劳遗精的治疗

1.《外台秘要》:"虚劳失精方五首:病源肾气虚损,不能藏精,故精漏失。……深师人参丸……三物天雄散方……"

2.《外台秘要》:"虚劳尿精方八首:病源虚劳尿精者,肾气衰弱故也。肾藏精,其气通于阴,劳伤肾虚,不能藏其精,故因小便而精液出也。……韭子散方……"

3.《外台秘要》:"虚劳梦泄精方一十首:病源肾虚为邪所乘,邪客于阴,则梦交接。肾藏精,今肾虚弱不能制于精,故因梦感动而泄也。……韭子丸……棘刺丸……"

从孙思邈《备急千金要方》及王焘《外台秘要》来看,唐代医家对遗精的认识主要还局限

在虚劳遗精上。孙思邈和王焘均对虚劳遗精立有专方治疗,其中孙思邈在《备急千金要方》中载有治遗精方14首(包括针灸方);王焘则有虚劳失精方5首、虚劳尿精方8首、虚劳梦泄精方10首(也包括针灸方)。

五、宋代许叔微《普济本事方》:遗精的病因及治疗

《普济本事方·卷三·膀胱疝气小肠精漏》:"梦遗有数种,下元虚急,精不禁者,宜服茴香丸;年壮气盛,久节淫欲,经络壅滞者,宜服清心丸;有情欲动中,经所谓所愿不得,名曰白淫,宜良方茯苓散。正如瓶中煎汤,气盛盈溢者,如瓶中汤沸而溢;欲动心邪者,如瓶之倾侧而出;虚急不禁者,如瓶中有罅而漏,不可一概用药也。"

许叔微《普济本事方》中正式提出了遗精和梦遗的名称,载有治疗遗精方4首,论述病因较为详细,实为遗精辨证论治的雏形。

六、元代朱丹溪《丹溪心法》:遗精分类、病因及治疗

1.《丹溪心法·梦遗》:"因梦交而出精者,谓之梦遗;不因梦而自泄精者,谓之精滑。皆相火所动,久则有虚而无寒也。"

2.《丹溪心法·梦遗》:"遗精滑之有四,有用心过度,心不摄肾,以致失精者;有因思色欲不遂,精乃失位,输精而出者;有欲太过,滑泄不禁者;有年高气盛,久无色欲,精气者。"

朱丹溪分清了梦遗与滑精的区别,即因梦交而出精者为梦遗,不因梦而自泄精者为精滑。同时还指出有生理性遗精(精气满泄者)。对于遗精一病,指出其病因包括七情内伤(用心过度、思色欲不遂)、房劳过度等。其病机则为相火内动所致,长期则致肾阳虚衰。应根据不同病因、临床表现进行治疗。

3.《丹溪心法·梦遗篇》:"遗精……然其状不一,或小便后出多不可禁者,或不小便而自出,或茎中出而痒痛,常如欲小便者。并宜先服辰砂妙香散,或感喜丸,或分清饮,别以绵

裹龙骨同煎。又或分清饮半帖,加五倍子、牡蛎粉、白茯苓、五味子各半钱,煎服。"

4.《丹溪心法·梦遗》:"(梦遗)专主乎热,带下与脱精同治法,青黛、海石、黄柏。内伤,气血虚不能固守,常服八物汤加减,吞樗树根丸。"

5.《丹溪心法·梦遗》:"思想成病,其病在心,安神丸带补药。热则流通,知母、黄柏、蛤粉、青黛为丸。"

6.《丹溪心法·梦遗》:"精滑专主湿热,黄柏、知母降火;牡蛎粉、蛤粉燥湿。"

朱丹溪对于遗精的辨证治疗,有滋阴清热法、清热祛湿法、燥湿法、养心安神法、益气养血法等等。常用知母、黄柏、青黛、牡蛎粉、五倍子、白茯苓、五味子等药,也用安神丸、八物丸、辰砂妙香散、分清饮等。根据上述治疗方法,表明朱丹溪已明确遗精尚有湿热下注型。上述方法至今仍在临床上广泛应用。

七、明代戴思恭《证治要诀》:遗精的病因

《证治要诀·遗精》:"有用心过度,心不摄肾,以致失精者;有因思色欲不遂,精色失位,输泻而出者;有欲太过,滑泄不禁者;有年壮气盛,久无色欲,精气满泄者。"

戴思恭将遗精的病因进一步归纳,并提出:"失精梦泄,亦有经络热而得者,若以虚冷用热剂,则精愈失。"

八、明代楼英《医学纲目》:遗精的治疗方法

《医学纲目·卷二十九·梦遗白浊》:"用辰砂、磁石、龙骨之类,镇坠神之浮游,是其一也;其二,思想结成痰饮,迷于心窍而遗者,许学士用猪苓丸之类,导利其痰是也;其三,思想伤阴者,洁古珍珠粉丸,用蛤粉、黄柏降火补阴是也;其四,思想伤阳者,谦甫鹿茸、苁蓉、菟丝子等补阳是也;其五,阴阳俱虚者,丹溪治一形瘦人,便浊梦遗,作心虚治,用珍珠粉丸、定志丸服之,定志丸者,远志、菖蒲、茯苓、人参是也。"

楼英的《医学纲目》在前人的基础上,对于遗精的治疗方法进行了总结,归纳为以上的5个方面。

九、明代王肯堂《证治准绳》:合梦遗、精滑为一

《证治准绳·遗精》:"丹溪书分梦遗、精滑为二门。因梦与鬼交为梦遗,不因梦感而自遗者为精滑,然总之为遗精也。其治法无二,故合之。"

王肯堂在《证治准绳》中,认为前人所言的梦遗与精滑治法一致,故将其两者合而为一。

十、明代张景岳《景岳全书》:遗精病因病机及辨证论治

1.《景岳全书·遗精》:"遗精之始,无不病由乎心,正以心为君火,肾为相火,心有所动,肾必应之……盖精之藏制虽在肾,而精之主宰则在心。故精之蓄泄,无非听命于心。"

2.《景岳全书·遗精》:"遗精之证有九:凡有所注恋而梦者,此精为神动也,起因在心;有欲事不遂而梦者,此精失其位也,其因在肾;有值劳倦即遗者,此筋力不胜,肝脾之气弱也;有因心思索过度辄遗者,此中气有不足,心脾之虚陷也;有因湿热下流,或相火妄动而遗者,此脾肾之火不清也;有无故滑而不禁者,此下元亏虚,肺、肾之不固也;有素禀不足,而精易滑者,此先天元气之单薄也;有久服冷利等剂,以致元阳失守而滑泄者,此误药之所致也;有壮年气盛,久节房欲而遗者,此满而溢者也。凡此之类,是皆遗精之病。然心主神,肺主气,脾主湿,肝主疏泄,肾主闭藏,则凡此诸病五脏皆有所主,故治此者,亦当各求所因也。"

3.《景岳全书·遗精》:"因梦而出精者,谓之梦遗;不因梦而精自出者,谓之滑精。梦遗者,有情,有火,有虚,有溢。有因情动而梦者,有因精动而梦者。情动者,当清其心;精动者当固其肾。滑精者,无非肾气不守而然。若暴滑而兼痛者,则当从赤白浊门论治。"

张景岳在名著《景岳全书》中列"遗精"专

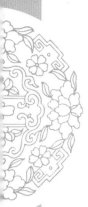

篇,详细论述遗精的病因病机、辨证论治。在病因病机方面,张氏强调遗精病因总由于心,即认为精之主宰在心,并将遗精病详细辨证分类为9种,五脏皆有所主,故治疗上应注意审因辨治。

4.《景岳全书·遗精》:"精道滑而常梦常遗者,此火始于欲念,成于不谨,积渐日深,以致肾气不固而然。惟苓术菟丝丸为最佳。其次,则小菟丝子丸、金锁思仙丹之类,皆可择用。"

5.《景岳全书·遗精》:"君火不清,神摇于上,则精遗于下。火甚者,宜先以二阴煎之类清去心火;火不甚者,宜先以柏子养心丸、天王补心丹,或人参丸、远志丸之类收养心气,然后用苓术菟丝丸之类固之。"

6.《景岳全书·遗精》:"相火易动,肝肾多热,而易于疏泄者,宜《经验》猪肚丸为最,或固精丸之类主之。然须察其火之微甚,宜清者亦当先清其火。"

7.《景岳全书·遗精》:"凡思虑劳倦,每触即遗者,但当培补心脾,勿谬误为清利。惟寿脾煎,或归脾汤减去木香,或用秘元煎主之。皆其宜也。其有气分稍滞,不堪芪、术者,宜菟丝煎主之,或以人参汤吞苓术菟丝丸亦妙。"

8.《景岳全书·遗精》:"先天素禀不足,元阳不固,每多遗滑者,当以命门元气为主,如左归、右归、六味、八味等丸。或五福饮、固阴煎、菟丝煎之类随宜用之,或《经验》秘真丹亦可酌用。"

9.《景岳全书·遗精》:"湿热下流,火伏阴中而遗者,宜四苓散,或大小厘清饮之类主之。"

10.《景岳全书·遗精》:"过服寒凉冷利等药,以致阳气不固,精道滑而遗泄不止者,速当温补脾肾,宜五君子煎、寿脾煎,或右归丸、八味地黄丸、家韭子丸之类主之。"

11.《景岳全书·遗精》:"治遗精之法,凡心火盛者,当清心降火;相火胜者,当壮水滋阴;气陷者,当升举;滑泄者,当固涩;湿热相乘者,当分利;虚寒冷利者,当温补;下元元阳不

足,精气两虚者,当专培根本。"

在以上条文中,张景岳详细论述了遗精的辨证分型与治疗,为后世遗精病的分型及治疗打下了基础。

十一、清代程国彭《医学心悟》:有梦为心病,无梦为肾病

《医学心悟·遗精》:"梦有遗者,谓之梦遗;不梦而遗者,谓之精遗。大抵有梦者,由于相火之强,不梦者,由于心肾之虚。然今人体薄,火旺者,十中之一,虚弱者,十中之九。予因以二丸分主之,一曰清心丸,泻火止遗之法也;一曰十补丸,大补气血,俾气旺则能摄精也。"

程国彭在《医学心悟》中将遗精病分为梦遗与精遗两种,分析了两者的病因病机及治疗。

十二、清代林珮琴《类证治裁》:辨证求因,审因论治

1.《类证治裁·遗泄》:"昔人谓梦而后泄者,相火之强为害;不梦自遗者,心肾之伤为多。且谓五藏有见症,宜兼治,终不如有梦治心,无梦治肾,为简要也。"

2.《类证治裁·遗泄》:"乃详求所因,则有心阳暗炽,肾阴内烁者,宜凉心摄肾;有肾精素亏,相火易动者,宜后味填精,介类潜阳,佐以养阴固涩;有龙相交炽,阴精走泄者,宜峻补真阴,承治相火;有用心过度,心不摄肾者,宜交心肾;有肾虚不固者,有积想不遂者,宜安神固气,解郁疏肝;有精关久滑不梦而泄者,宜固摄止脱。有房劳过度,下元虚急,寐则阳陷而精遗不禁者,宜升固八脉之气;有壮年久旷,精满而溢者,宜清火安神;有阴虚不摄,湿热下注而遗者,宜泄热导湿;有因醇酒厚味,酿成脾胃湿热,留伏阴中,而为梦泄者,宜清痰火;有因经络热注,夜则脊心热而遗者……此其所因不同,为遗为泄亦异,皆当分别施治。大约阳虚者急补气,阴虚者急益精,阳强者急泻火而已。"

林珮琴在《类证治裁》中说明了单凭有梦无梦，并不足以为辨证的依据，必须辨证求因，审因论治。

十三、清代冯兆张《冯氏锦囊秘录》：治遗精不可过用涩滞药

1.《冯氏锦囊秘录·方脉梦遗精滑白浊合参》："因梦交而精出者，谓之梦遗。不因梦而自泄者，谓之精滑。耳闻目见，其精自出，名曰白淫。皆相火所动，久则有虚而无寒也。总之，遗精、淋浊，皆心虚而有热，心火妄动则不能下交于肾，故元精失守也。"

2.《冯氏锦囊秘录·方脉梦遗精滑白浊合参》："至于收涩滑脱之味，亦谓劫剂，中病则已，不可过投。况龙骨最能涸津，若过服之，晚年发燥热之所由也。"

3.《冯氏锦囊秘录·方脉梦遗精滑白浊合参》："古治梦遗方按，属郁滞者，居大半。庸医不知其郁，但用涩剂固脱，愈涩愈郁，其病反甚矣。"

4.《冯氏锦囊秘录·方脉梦遗精滑白浊合参》："梦遗精滑，多作肾虚，而用补涩之药不效，盖有属脾胃，饮酒厚味，痰火湿热者。"

5.《冯氏锦囊秘录·方脉梦遗精滑白浊合参》："壮年未偶，时时梦遗者，为精气溢泄，不火过治，盖心有所思，夜见于梦，乃心火动，而相火随之也。过为补益，则助其火，过为敛涩，则增其郁。"

冯兆张治疗遗精时，主张辨证论治，审因论治。冯氏特别指出：由于梦遗病因病机各异，治疗梦遗不可过用收涩之药，否则可能加重病情。而对生理性梦遗（精气溢泄），则不必过度治疗。

十四、清代罗国纲《罗氏会约医镜》：遗精审因辨证规律

1.《罗氏会约医镜·论遗精》："遗精之病，虽多所因，而总由于心。心为君火，肾为相火，心有所动，肾火应之，则肾不能藏，精随以泄。初不为意，由是而再而三，随触而泄，斯时精竭

阴虚，为劳为损，去死不远，可不畏哉！"

2.《罗氏会约医镜·论遗精》："然亦有无梦而遗者，谓之滑精，心肾之伤居多，治宜固肾。梦而后遗者，谓之梦遗，相火之强为害，治宜清心。"

3.《罗氏会约医镜·论遗精》："亦有值劳倦而遗者，此筋力不胜，肝脾之气弱也。有因用心思索过度而遗者，此中气不足，心脾之虚陷也。有因湿热蕴藏而遗者，此脾肾之火不清也。有无故滑而不禁者，此下元之虚，肺肾之不固也。有素禀不足而精易滑者，此先天元气之薄弱也。有久服寒凉，以致元阳失守而泄者，此药误之所致也。有壮年精满而溢者，此不足虑也。故治此之法，亦当兼求所因乃善。"

罗国纲强调遗精一病，病因不同，则病机也不同，上述条文罗列了遗精的病因与病机联系，虽与张景岳有所类似，但亦有所发挥。在治疗时，应注重病因的诊断，进而辨证论治，"求所因乃善"。

十五、清代李用粹《证治汇补》：五脏遗精及治疗

1.《证治汇补·遗精》："内因：有思想无穷，相火妄动而精走者；有用心过度，心不摄肾而失精者；有饮酒厚味，痰火湿热，扰动精府者；有淫欲太过，闭藏失职，精窍清脱者；有脾虚下陷者；有肝火炽强者。"

2.《证治汇补·遗精》："大抵夜睡而自遗者轻，昼觉而自遗重。"

3.《证治汇补·遗精》："五脏遗精：五脏各有精，肾则受而藏之，故遗精之病，五脏皆有，不独肾也。如心病而遗者，必血脉空虚，本纵不收；肺病而遗者，必皮革毛焦，喘急不利；脾病而遗者，必色黄肉脱，四肢懈惰；肝病而遗者，色青筋痿；肾病而遗者，色黑髓枯。更当以六脉参详，昭然可辨。若肾脏自病者，专治其肾，如他脏移病者，则他脏与肾两治之。"

4.《证治汇补·遗精》："用药：心火妄动者，茯神汤；心肾不交者，妙香散；脾胃湿热者，二陈汤，加苍术、黄柏、升麻、柴胡；肾元不固

者,山药丸,加牡蛎、龙骨、鹿茸、韭子;脾气下陷者,补中益气汤;肝火炽盛者,加味逍遥散。"

李用粹继承了朱丹溪等前人思想,又有所发挥。对遗精病因,明确指出饮酒厚味、痰火湿热、脾虚下陷、肝火炽强为遗精病因,又指出"遗精之病,五脏皆有"的论断,并描述了"五脏遗精"的临床表现。在用药方面,针对遗精不同分型提出不同的方药治疗。

李用粹《证治汇补》表明,到清代对遗精的病因认识已较前明确,分型用药已成体系,趋于完善。

十六、清代唐容川《血证论》:精血同治论

1.《血证论·遗精》:"盖遗精失血,虽是两病,其实一而已矣。精者肾中阳气所化,乃天一所生之癸水也。"

2.《血证论·遗精》:"血从水化,是谓之精,胞者精之舍,即血之室也。吐衄者,是胞中血分之病,遗精者,是胞中水分之病。"

3.《血证论·遗精》:"遗精者,水病也;而又吐衄,是血亦病也。先吐血而后遗精,是血病,累及于水;先遗精而后吐血,是水病累及于血。"

4.《血证论·遗精》:"治法无论先后,总以治肝为主。胞宫乃肝之所司,精与血,皆藏于此。治血者必治胞,治精者亦必治胞。胞为肝所司,故皆以治肝为主。肝寄相火,气主疏泄,火炽气盛,则上吐血而下遗精。地骨皮散,加柴胡,胡黄连知母黄柏牡蛎龙骨茯苓蒲黄血余治之。丹栀逍遥散,加阿胶龙骨牡蛎蒲黄以平之。"

唐容川所著《血证论》是一专门论述各种血证的汇通著作。唐容川从古代"精血同源"理论入手,认为遗精与失血为同病,可以同治。这就是唐容川的"精血同治论"。在此理论指导下,唐容川认为治疗遗精应以治肝为主。唐容川的理论对遗精的治疗亦颇有影响。

(罗 仁 李 俊 赵晓山)

第八节 阳 痿

阳痿,又称勃起障碍,是临床男性学的一种常见病。我国古医籍中阳痿概念为:在有性欲的前提下,在性交时阴茎不能勃起;或虽勃起但不坚硬;或虽坚硬勃起但维持时间短暂;以致不能完成性交全过程。古代医家特别强调阳痿是非不欲举乃欲举而不能,并分为不举、不坚、不久3种类型。现代医学中阳痿分为功能性阳痿和器质性阳痿,功能性阳痿多由精神因素引发,器质性阳痿的病因主要有血管病变、神经源性、内分泌性、药物影响、炎症性、创伤及手术并发症、各器官系统病变及老年等。

阳痿证最早记载于《黄帝内经》,称之为"筋痿""不起不用""阴痿"等。《和剂局方》称为"阳事不举",明代以前的医家多采用"阴痿"之名,《景岳全书》提出了阳痿的病名,并立阳

痿专篇,指出"阴痿者,阳不举也",统一了阳痿的病名。该书论述的阳痿病的病因病机十分精辟而全面,对阳痿的治疗也提出了较为完备的方法。

一、《黄帝内经》:阳痿的病因病机

1.《素问·痿论》:"思想无穷,所愿不得,意淫于外,入房太甚,宗筋弛纵,发为筋痿。"

2.《素问·痿论》:"阳明者,五脏六腑之海,主润宗筋,宗筋主束骨而利机关也……阳明虚,则宗筋纵……。"

这是关于阳痿病因病机的最早记载,"宗筋弛纵"为阳痿的基本病机。后世医家理解"宗筋",一为关节固定结构,二为阴器。因此,有人提出脾胃与前阴关系密切,指出阳明虚也可导致阳痿,并根据《黄帝内经》倡"治痿独取

阳明"，即阳痿脾胃论一说。

另外，《黄帝内经》起即已认识到心理因素在阳痿发病中有着更重要的作用，认为"思想无穷，所愿不得"易引起阳痿。

3.《素问·五常政大论》："太阴司天……阴痿气大衰而不起不用，当其时，反腰脽痛，动转不便也。"

"气大衰而不起不用"可致"阴痿"，这也是阳痿的最重要的病因病机。并提出阳痿常见的伴随症状。而此"气大衰"又主要是阳气大衰，《黄帝内经·素问·生气通天论》曰："凡阴阳之要，阳密乃固。""阳气者，若天与日，失其所，则折寿而不彰。"形象而明确地强调了阳气在生命活动中重要作用，人体气血固流，脏腑功能活动无不需要阳气的作用。肾主藏精，内蕴元阴元阳，而元阳之气为人身阳气之根，起着推动、温煦全身各器官的作用，是人体生命活动的原动力。故"气大衰而不起不用"。

4.《素问·生气通天论》："因于湿，首如裹，温热不攘，大筋软短，小筋弛长，软短为拘，弛长为痿。"

5.《灵枢·经脉》："足厥阴之筋……结于阴器，络诸筋。其病……阴器不用，伤于内则不起，伤于寒则阴缩入，伤于热则弛纵不收。"

明确指出肝经与前阴及性功能的关系，肝主宗筋，肝之经脉抵少腹，络阴器。上述两条阐述了肝经湿热导致阳痿的病因病机，阳痿患者因情志抑郁，肝气郁滞，气滞血瘀，经脉运行不畅，致宗筋失养而不用。由于足厥阴肝经的循行与前阴的密切联系，肝经病变常会累及前阴致阳痿。为后世阳痿从肝论治的思想奠定了理论基础。近年来肝经湿热所致的阳痿病越来越多，基本上占到所有阳痿病例的十之七八，究其发病原因，乃肝经绕阴器，湿热郁于肝之经脉，"大筋软短，小筋弛长，软短为拘，"则阳痿而不举。

6.《灵枢·本神》："恐惧而不解则伤精，精伤则骨酸痿厥精时自下。"

7.《灵枢·本神》："五脏主藏精，伤则失守，此皆痿之渐也。"

《黄帝内经》已认识到阳痿与遗精的关系，认为遗精日久，能引起阳痿，遗精常为阳痿先兆。"五脏伤""精伤"为遗精、阳痿的共同病机。

二、汉代张仲景《金匮要略》：八味肾气丸

《金匮要略·血痹虚劳病脉证并治》："虚劳腰痛，少腹拘急，小便不利者，八味肾气丸主之。"

张仲景虽然未专论阳痿，但却提出了治疗阳痿的重要方剂八味肾气丸。后世医家治疗肾虚阳痿皆在此方基础上加减运用。肾虚阳痿亦属虚劳范畴，而且"腰痛，少腹拘急，小便不利"也是阳痿的常见兼症。

三、隋代巢元方《诸病源候论》：肾虚阳痿

《诸病源候论》："肾开窍于阴，若劳伤于肾，肾虚不能荣于阴器，故痿弱也。诊其脉，瞥瞥如羹上肥者，阳气微；连连如蜘蛛丝者，阴气衰。阴阳衰微风邪入于肾经，故阳不起，或引小腹痛也。"

首次阐述阳痿的病机为肾阴阳两虚，发展了《黄帝内经》肾主生殖及房事与阳痿关系的思想，明确提出"肾虚阴痿"的观点，为后世阳痿从肾论治奠定了基础。不过巢元方单一地强调阳痿因肾虚而罹患的病机，对其后的医家论治阳痿有很大的影响。

四、唐代孙思邈《备急千金要方》：元阳不振致阳痿

《备急千金要方·膀胱腑》："男子者，众阳所归，常居于燥，阳气游动，强力施泄，则成虚损损伤之病。"

孙思邈认为阳气在男子性功能活动中起着至关重要的作用，所以命门少火的温养是性功能正常的必备条件，命门火衰，宗筋失于温煦，以致阳痿不举。

五、唐代王焘《外台秘要》：明确阳痿即虚劳

《外台秘要·虚劳阴痿论》："病源于肾开

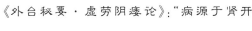

窍于阴,若劳伤于肾,肾虚不能荣于阴器,故痿弱也";"五劳七伤阴痿候,十年阳不起,皆缘少小房多损阳。"

王焘认识到阳痿是虚劳之一,是由于房劳伤肾,肾中精气亏损,阳气不足所致。治疗多选用菟丝子、蛇床子、肉苁蓉、巴戟天、续断、枸杞等补肾壮阳,填精补髓之品。

六、宋代王怀隐《太平圣惠方》:补肾壮阳法治疗阳痿

1.《太平圣惠方·治肾气虚劳阳气萎弱诸方》:"夫肾者,元气之本,精志之藏,内主于骨,气通于阴。若人动作劳伤,精欲过度,气血衰损,阴阳不和,脏腑即虚,精气空竭,不能荣华,故令阳气萎弱也。"

2.《太平圣惠方·治肾气虚劳阳气萎弱诸方》:"治肾脏虚损,膝无力,阳气萎弱,宜服天雄散方。"

3.《太平圣惠方·治肾气虚劳阳气萎弱诸方》:"治肾脏虚损,精气衰竭,阳道萎弱,宜服肉苁蓉散方。"

4.《太平圣惠方·治肾气虚劳阳气萎弱诸方》:"治肾脏虚损,精气不足,腰脚酸疼,羸瘦无力,阳道萎弱,宜服此方。"(编者按:"此方"含麋茸、巴戟、天雄等温肾补阳药物)

5.《太平圣惠方·治肾气虚劳阳气萎弱诸方》:"治肾脏衰乏,阳气萎弱,腰脚无力,宜服助阳补虚,硫黄散方。"

6.《太平圣惠方·治肾气虚劳阳气萎弱诸方》:"治肾脏虚损,阳气乏弱,鹿茸散方。"

7.《太平圣惠方·治肾气虚劳阳气萎弱诸方》:"治肾脏虚损,阳气萎弱,天雄散方。"

8.《太平圣惠方·治肾气虚劳阳气萎弱诸方》:"治肾脏虚损,肌体羸瘦,腰脚无力,志意昏沉,阳气萎弱,小便滑数,宜服菟丝子丸方。"

9.《太平圣惠方·治肾气虚劳阳气萎弱诸方》:"治肾脏虚损,阳气萎弱,四雄丸方。"

10.《太平圣惠方·治肾气虚劳阳气萎弱诸方》:"治肾脏虚损,阳气萎弱,精泄不禁。宜服鹿茸丸方。"

11.《太平圣惠方·治肾气虚劳阳气萎弱诸方》:"治肾脏虚损,阳气全乏,宜服保寿丸方。"

12.《太平圣惠方·治肾气虚劳阳气萎弱诸方》:"阳气萎弱,宜服阳起石丸方。"

13.《太平圣惠方·治肾气虚劳阳气萎弱诸方》:"治肾脏虚损,阳气萎弱,手足不和,莨菪子丸方。"

14.《太平圣惠方·治肾气虚劳阳气萎弱诸方》:"治肾脏虚损,阳气萎弱,宜服助阳气。神效钟乳丸方。"

《太平圣惠方》从气血、阴阳、脏腑的角度阐述阳痿的病机,认为阳痿系气血、阴阳、脏腑虚衰所致,但因元气之本在肾,故按虚劳阳萎治疗。治宜温肾壮阳之法,取天雄散、肉苁蓉散、鹿茸散、硫黄散等。这里未详细录入药方的内容,其主要药物均为补肾壮阳药。

七、明代马兆圣《医林正印》:阳痿治肾

《医林正印·前阴诸疾》:"阴痿者,必由肾水竭而真火衰,但致之之由不同。宜以峻补真阴大剂,相其由来,并加治之之药,斯得矣。"

指出阳痿多由肾阴阳两虚致,提出了阳痿治肾观点。

八、明代王纶《明医杂著·卷三》:"郁火"致痿

《明医杂著·卷三》:"男子阴痿不起,古方多云命门火衰,精气虚冷,固有之矣。然亦有郁火甚致痿者。"

这是对《黄帝内经》"热则筋弛纵不收,阴痿不用"的发挥。指出不仅命门火衰可致阳痿,"郁火"也可致痿。

九、明代张景岳《景岳全书》:统一阳痿的命名,并从理法方药全面论述

1.《景岳全书·阳痿》:"阴痿者,阳不举也。"

明确指出"阴痿"即"阳不举",也就是"阳痿"。从此,医家皆以"阳痿"之名论之。

2.《景岳全书·阳痿》:"凡男子阳痿不起,多由命门火衰,经气虚冷,或以七情劳倦损伤生阳之气,多致此证。……火衰者十居七八,而火盛者仅有之耳。"

阐述阳痿的病机多为命门火衰,而对产生命门火衰的病理基础,张景岳则独到地认为往往有房事不节,恣情纵欲,导致肾精亏虚,精不化阳的阴损及阳状态。并以此来指导阳痿的治疗,于阴中求阳,而不应一味地应用壮阳之剂。

3.《景岳全书·阳痿》:"凡思虑焦劳,忧郁太过者,多致阳痿。"

4.《景岳全书·阳痿》:"凡惊恐不释者,亦致阳痿。"

前者是心脾两虚而致阳痿者,其根源在于宗筋失于精血所养。而"惊恐不释者亦致阳痿"则是恐伤肾之验。张景岳认为以上两者不能截然分开,临床所见此类阳痿常常是心、脾、肾同病,因而治疗时往往需三脏兼顾方能奏效。并且"然必大释怀抱以舒神气,庶能奏效,融徒资药力无益也。"表明心理治疗在阳痿的整个治疗过程中占有着极重要的地位。

5.《景岳全书·阳痿》:"命门火衰,精气虚寒而阳痿者,宜右归丸、赞育丹、石刻安肾丸之类主之。若火不甚衰,而止因血气薄弱者,宜左归丸、斑龙丸、全鹿丸之类主之……其有忧思恐惧太过者,每多损抑阳气,若不益火,终无生意,宜七福饮加桂附、枸杞之类主之。"

系统地提出了肾虚阳痿的治疗方法及方药,反对妄投大剂辛温、大热壮阳之药,指出如过用之将进一步损耗阴精,有补阳竭阴之弊。善治之法只宜于阴中求阳,使"阳得阴助则生化无穷"。此正合其"善补阳者,必于阴中求阳……"。虽是命门火衰之阳痿,但景岳立法遣方刻意于阴分,正如其所说:"不知此一能字,正阳气之根也。"

6.《景岳全书·阳痿》:"凡肝肾湿热以致宗筋弛纵者,亦为阳痿,治宜清火以坚,然必火证火脉内外相符者方是其证,宜滋阴八味丸

或丹溪大补阴丸、虎潜丸之类主之。"

张景岳认为:过食肥甘,酿湿生热,或感受湿热之邪,下注厥阴,伤及宗筋亦可发为阳痿。并以为:"湿热炽盛,以致宗筋纵而为痿弱者譬以暑热之极,则诸物绵痿……"。对于病变部位,则指出主要在下焦,提出"凡肝肾湿热,以致宗筋弛纵者,亦为阳痿,治宜清火以坚肾"的治疗原则。因而处方立法除清利肝胆湿热外,处处不忘顾护肾阴,方药常选滋阴八味丸或丹溪大补阴丸之类。滋阴八味丸属景岳所创寒阵方之一,专为治阴虚火盛,下焦湿热而设。

总结:《景岳全书》提出了阳痿的病名,并立阳痿专篇,统一了阳痿的病名。论述的阳痿病的病因病机十分精辟而全面,对阳痿的治疗也提出了较为完备的方法。同时张景岳已经认识到心理疏导在阳痿治疗中的重要作用。至此,阳痿的论治已经很全面了。

十、明代薛己《明医杂著》:从肝经有热论治阳痿

《明医杂著·男子阴痿》:"阴茎属于肝之经络,盖肝者木也,如木得湛露则立,遇酷暑则萎悴,若因肝经湿热下注而患者,用龙胆泻肝汤以清肝火,导湿热;若因肝经燥热而患者,用六味丸以滋肾水养肝血而自安。"

薛己对阳痿从肝论治尤为重视,认为阴茎属肝之经络,提示阳痿因肝经功能障碍而致者,有实热,也有虚热。而实热又可分为湿热和燥热。湿热治以龙胆泻肝汤,燥热治以六味地黄丸。

十一、明代王肯堂《证治准绳》:论治三型阳痿

《证治准绳·阳痿》:"仲景八味丸治阳事多痿不振……此法可治伤于内者。阴痿弱,两丸冷,阴汗如水,小便后有余滴,臊气尻臀,并前阴冷恶寒而喜热,膝亦冷,此肝经湿热,宜固真汤、柴胡胜湿汤。此法可治湿气制肾者。肾脉大,右尺尤甚,此相火盛而反痿,宜滋肾丸或

— 411 —

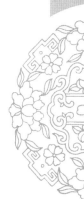

凤髓丹。"

王肯堂对阳痿分三型治疗,金匮肾气丸治疗命门火衰之阳痿,固真汤、柴胡胜湿汤治疗肝经湿热之阳痿,滋肾丸治疗肾精不足、相火妄动之阳痿。

十二、清代沈金鳌《杂病源流犀烛》:精出非法和阴湿伤阳之阳痿

《杂病源流犀烛·前阴后阴源流》:"又有精出非法,或强忍房事,有伤宗筋……又有失志之人,抑郁伤肝,肝木不能疏达,亦致阳痿。"

沈金鳌提出了"精出非法或强忍房事"和"阴湿伤阳"这两个新的病证分类,并在此基础上首先使用了外治法(九仙灵应散)。

十三、清代华岫云《临证指南医案》:多脏入手,不拘陈法,随证治之

《临证指南医案·阳痿》:"有色欲伤及肝肾而致者,先生立法,非峻剂补真元不可,盖因阳气既伤,真阴必损,若纯乎刚热燥涩之补,必有偏胜之害。每兼血肉湿润之品缓调之;亦有因恐惧而得者,盖恐伤肾,恐则气下,治宜固肾,稍佐升阳;有因思虑烦劳而成者,则心脾肾兼治;有郁损生阳者,必从胆治,盖经云凡十一脏皆取决于胆,又云少阳为枢,若有一得胆气舒展,何郁之有;更有湿热为患者,宗筋必弛纵而不坚举,治用苦味坚阴,淡渗去湿,湿去热清而退矣;又有阴阳虚,则宗筋纵,盖胃为水谷之海,纳食不旺,精气必虚,况男子外肾,其名为势,若谷气不充,欲求其势之雄壮坚举,不亦难乎,治惟有通补阳明而已。"

华岫云论治阳痿从肝、肾、心、脾、胆多脏入手,"色欲伤及肝肾"者应"峻补真元";"恐惧得者"宜"固肾稍佐升阳";"思虑烦劳而成者"要"心肾脾兼治";"郁损生阳者""必从胆治";"湿热为患者""苦味坚阴、淡渗利湿";"阳明虚则宗筋纵""治惟有通补阳明"。

十四、清代冯兆张《锦囊秘录》:郁火致痿及其治法

《锦囊秘录》:"苟志间不遂,则阳气不舒,

阳气者即真火也,譬如极盛之火,置之密器之中,闭止其气,使不得发越,则火立死而寒矣。此非真火衰也,乃闷郁之故也,宣其抑郁,通其志意,则阳气立舒,而其痿自起矣。"

冯兆张进一步阐述郁火致痿,治宜"宣其抑郁,通其志意",强调心理疏导在阳痿治疗中的重要性。

十五、清代陈士铎《辨证录》:阳痿从"心"论治

1. 《辨证录·阴痿门》:"男子有怀抱素郁而不举者,人以为命门之火虚,谁知心肝二气之滞乎。"

2. 《辨证录·阴痿门》:"人有年少之时,因事体未遂,抑郁忧闷致阳痿不振,举而不刚,人以为命门火乎,谁知是心火之闭塞乎。"

3. 《辨证录·阴痿门》:"心欲怡悦而不能,肝欲坦直而不得……势必兴尽而致索,久则阳萎不振,何以生子。"

对这一类因郁致痿的患者,应"顺其肝气,则木得遂其条达之性矣……使志意舒泄,阳气开而阳萎立起矣",陈士铎主张选用逍遥散加味以治之。

陈士铎论治阳痿有六,虽分因论治,但偏重于治心。更详述了情志不遂、因郁致痿的病机和治法方药,所言多亲身临证所得,用方多为自制,从而在论治思想上自成一家。其所分病证分类及治法方剂分别为:"心气不足"者,治当"上补心而下补肾",方用起阴汤,济阳丸亦妙;"脾胃阳气不旺"者,治当"补先天命门之火,更补后天脾胃之土",方用火土既济丹,旺土丹亦甚佳;"心火之闭塞"者,治当"宣通其心中之抑郁",方用宣志汤,启阳娱心丹亦佳;"命门之火太微"者,治当"补命门之火",方用扶命生火丹,壮火丹亦甚佳;"心包之火气大衰"(心包虚寒)者,治当"温其心包",方用救相汤,辅相振阳丸亦佳;"心包之火大动"者,治当"补心经之衰,泻心经之火",方用强心汤,莲心清火汤亦效。

十六、清代李用粹《证治汇补》:阳痿亦有因阴虚火炽致

《证治汇补·痿足辟》:"附阴痿"中所载之"火衰者,桂附八味丸;火郁者,知柏六味丸。如肾经火郁而阴痿者,合服知柏清火坚肾之品,宜见其效。须临证审查,不可偏盛为火衰也。"

提示从肾论治阳痿,不仅要看到火衰寒甚的一面,亦要注意阴虚火炽的一面,可以说是对从肾论治阳痿的一个发展。

十七、清代何梦瑶《医碥》:阳痿的六个病因及其治法

1.《医碥·阴痿》:"阳动则举,险静则痿,昂无欲亦然。况有心者乎?然而不举者,则气不从心也。其故有六:一则天禀使然,而不可强者也。一则有所恐惧,而气馁也。一则神摇火飞,气上下不也。此皆无病之人也。一则湿热太盛,下注宗筋,弛纵不收也。一则耗散过

度,命门火虚也。一则肾水虚衰热盛,壮火食气也。此有病之人也。"

何梦瑶认为阳痿有 6 个病因,又分两类:第一类中包括先天性阳痿、心理因素(恐惧等)引起的阳痿,"神摇火飞,气不上下"之阳痿,这类阳痿被认为"无病",不能用药物治疗;另一类包括肾阳虚型阳痿、肾阴虚型阳痿、湿热型阳痿,这类阳痿被认为"有病",可用药物治疗。分清这两类阳痿,对临床具有重大的指导作用。

2.《医碥·阴痿》:"火虚者,附桂八味丸;水虚者,知柏八味丸。(并见虚损。)湿热,固真汤、柴胡胜湿汤。(其证多有阴汗臊臭,两股热者。或反冷,阴头两丸如冰者,不可误认为寒,盖湿热在脏腑,热亲上而湿流下,故证如此也。)火上炎不下交者,降之。恐惧者,镇之。"

对于"有病"的阳痿,可用药物治疗,分别用附桂八味丸(阳虚型)、知柏地黄丸(阴虚型)、固真汤或柴胡胜湿汤(湿热型)治疗。

(罗 仁 雷作熹)

第九节 不育与不孕症

凡育龄期夫妇结婚后同居 2 年以上,有生育愿望,未采用任何避孕措施,或曾有孕而后两年内未再有孕者,称为不育症。前者称为原发性不育症,后者称为继发性不育症。而排除女方不孕因素,由于男子生理功能或生殖器官解剖的异常等因素,导致女方不能受孕者,称为男子不育症。生育期妇女,配偶生殖功能正常,婚后夫妻同居 2 年以上,性生活正常,未采取任何避孕措施而未受孕者,称为女子不孕症。不育症与不孕症的名称目前在我国混淆使用,或说通用。但确切地说两者概念不同。不孕症在于精子卵子结合的障碍,而不育症是胚胎和胎儿发育障碍。

中医对不孕不育早有认识,《备急千金要方》《妇人良方》称为"无子"。对原发性不育,

《备急千金要方》称为"全不产",《脉经》称为"无子";而对继发性不育,《备急千金要方》称为"断绪"。

一、秦汉以前对不孕与不育症的记载

1.《山海经·中山经》:"青要之山……其中有鸟焉,名曰幼鸟……食之宜子""圆叶而白附,赤华而黑理,其实如枳,食之宜子孙。"

2.《周易》:"女子三岁不孕"、"妇孕不育。"

说明在很早时期就有不孕不育的记载,且在当时已经发现有治疗不孕不育的药物。

二、《素问》:对不孕与不育症的认识

1.《素问·骨空论》:"督脉为病,其女子不孕。"

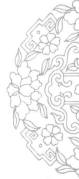

第八章 肾系病证

此文正式提出了不孕的病名。

2.《素问·上古天真论》:"女子七岁,肾气盛,齿更发长,二七而天癸至,任脉通,太冲脉盛,月事以时下,故有子。七七任脉虚,太冲脉衰少,天癸竭,地道不通,故形坏而无子。丈夫八岁,肾气实,齿更发长,二八肾气盛,天癸至,精气溢泻,阴阳和,故能有子。八八则齿发去,五脏皆衰,筋骨懈惰,天癸尽矣。故发鬓白,身体重,行步不正而无子。"

说明在2000多年前已经观察到妇女一生各个阶段的不同表现与脏腑经络有关,也认识到孕育与否,与脏腑的功能强弱、肾气的盛衰、天癸的至竭、冲任的通盛、血海的满溢、月事的时下及精气的溢泻,有紧密的联系。这些认识,对后世医学的形成、发展,奠定了部分理论基础。

三、汉代张仲景《金匮要略》:无子的病机和临床表现

《金匮要略·血痹虚劳病脉证并治》:"男子脉浮弱而涩,为无子,精气清冷。"

这是祖国医学中有关男性不育的最早记载,并从脉象上判断男性不育原因为精气清冷。这与现代由于肾阳虚衰,肾气亏损所致的不孕不育是一致的。

四、晋代皇甫谧《针灸甲乙经》:瘀血导致无子

《针灸甲乙经》:"女子绝子,瘀血在内不下,关元主之。"

皇甫谧初步认识到瘀血内停是导致女子不孕的重要原因之一,并提出了瘀血不孕的针灸治疗方法:针刺关元。

五、南北朝褚澄《褚氏遗书》:早婚伤精致男子不育

1.《褚氏遗书·精血篇》:"男子精未通而遇女以通其精,则五体有不满之处,异日有难状之疾。阴已痿而思色以降其精,则精不出。"

2.《褚氏遗书·问子》:"合男女必当其年。男虽十六而精通,必三十而娶,女虽十四而天

癸至,必二十而嫁,皆欲阴阳气完实而交合,则交而孕,孕而育,育而为子,坚壮强寿。今未笄之女,天癸始至,已近男色,阴气早泄,未完而伤,未实而动,是以交而不孕,孕而不育,育子脆不寿。"

褚澄认识到早婚伤精是男子不育的原因之一;同时指出了晚婚的重要意义,从优生学的角度看,男精充而女血盛,阴阳完实,生子健壮是有道理的。

六、隋代巢元方《诸病源候论》:无子的病因病机

1.《诸病源候论·妇人杂病诸候》:"然妇人挟疾无子,皆由劳伤血气,冷热不调,而受风寒,客于子宫,致使胞内生病,或月经涩闭,或崩血带下,致阴阳之气不和,经血之行乖候,故无子也。诊其右手关后尺脉,浮则为阳,阳脉绝,无子也。"

2.《诸病源候论·妇人杂病诸候》"月水不利无子候:月水不利而无子者,由风寒邪气客于经血,则令月水痞涩,血结子脏,阴阳之气不能施化,所以无子也。"

3.《诸病源候论·妇人杂病诸候》:"月水不通而无子者,由风寒邪气客于经血。夫血得温则宣流,得寒则凝结,故月水不通。冷热血结,搏子脏而成病,致阴阳之气不调和,月水不通而无子也。"

4.《诸病源候论·妇人杂病诸候》"子脏冷无子候:子脏冷无子者,由将摄失宜,饮食不节,乘风取冷,或劳伤过度,致风冷之气乘其经血,结于子脏,子脏则冷,故无子。"

5.《诸病源候论·妇人杂病诸候》"带下无子候:带下无子者,由劳伤于经血,经血受风邪则成带下。带下之病,白沃与血相兼带而下也。病在子脏,胞内受邪,故令无子也。诊其右手关后尺中脉,浮为阳,阳绝者,无子户脉也。"

6.《诸病源候论·妇人杂病诸候》结积无子候:"五脏之气积,名曰积。脏积之生,皆因饮食不节,当风取冷过度。其子脏劳伤者,积

气结搏于子脏,致阴阳血气不调和,故病结积而无子。"

7.《诸病源候论·妇人杂病诸候》产后风冷虚劳候:"产则血气劳伤,腑脏虚弱,而风冷客之,风冷搏血气,血气则不能自温于肌肤,使人虚乏疲顿,致羸损不平复,谓之风冷虚劳。若久不瘥,风冷乘虚而入腹,搏于血则瘀涩;入肠则下痢不能养,或食不消;入子脏,并胞脏冷,亦使无子也。"

巢元方系统地概括了不孕的病因病机。指出劳伤气血、外感六淫,均可导致子宫生病,出现月经不调、崩漏、带下等妇科疾病而不孕;月水不利、月水不通、子脏冷、带下、结积、产后风冷虚劳等妇科疾病是导致不孕的病因,这些相当于现代西医学所说的各种卵巢原因、输卵管原因、子宫原因、子宫颈原因所致的女子不孕。并为后世"调经种子"的治则提供了理论依据。

七、唐代孙思邈《备急千金要方》《千金翼方》:无子病因及治疗

1.《备急千金要方》:"凡人无子,当为夫妻俱有五劳七伤,虚羸百病所致。"

2.《千金翼方》:"夫人求子者,服药须有次第,不得不知,其次第者,男服七子散,女服荡胞散,及坐药,并服紫石门冬丸,则无不得效矣。不知此者,得力鲜焉。"

孙思邈认为不孕除有女子方面的原因外,也与男子有密切关系;同时指出治疗无子男子服用七子散,女子服用荡胞散。

八、唐代王冰《素问·玄珠妙语》:男子不育的病因

王冰在《素问·玄珠妙语》中概括男子不育为"天、漏、犍、怯、变"。一曰"天",泛指男子先天性生殖器官畸形或睾丸缺陷以及第二性征发育不全;二曰"漏",即精液不固,常有遗精、滑精;三曰"犍",即阴茎、睾丸被切除者;四曰"怯",即阳痿不举;五曰"变",即两性畸形。

九、宋代陈自明《妇人大全良方》:无子的病因治疗

1.《妇人大全良方·求嗣门》:"然妇人无子,或劳伤气血,或月经涩闭,或崩漏带下。"

2.《妇人大全良方·求嗣门》:"凡欲求子,当先察夫妇有无劳伤、痼害之属。依方调治,使内外和平,则妇人乐有子矣。"

陈自明论述夫妇双方劳伤痼疾,如使气血调和,就能怀孕。

十、宋代赵佶《圣济总录》:肾气虚寒无子

《圣济总录》:"妇人所以无子者,冲任不足,肾气虚寒也。"

《圣济总录》提到认为冲任不足乃因肾气虚寒,肾阳虚不能温养冲任,胞宫失去温煦,而致发育不良,不能孕育。

十一、元代朱丹溪《格致余论》《丹溪心法》:痰湿不孕

1.《格致余论》:"阳精之施也,阴血能摄之,精成其子,血成其胞,胎孕乃成,今妇人无子者,本由血少不足以摄精也。"

2.《丹溪心法》:"若是肥盛妇人,禀受甚厚,恣于酒食之人,经水不调,不能成胎,谓之脂满溢,闭塞子宫,宜行湿燥痰。"

3.《丹溪心法》:"妇人肥盛者多不能孕育,以身中有脂膜闭塞子宫,以致经事不行。瘦弱妇人不能孕育,以子宫无血,精气不聚故也。"

朱丹溪提出肥人多痰,首提痰湿不孕的观点,并创立了行湿燥痰的治疗法则。

十二、明代薛立斋《校注妇人良方》不孕病因

《校注妇人良方》:"妇人之不孕,亦有因六淫七情之邪,有伤冲任;或宿疾淹留,传遗脏腑;或子宫虚冷,或气旺血衰,或血中伏热。又有脾胃虚损,不能营养冲任,审此更当察其男子之形质虚实何如,有肾虚精弱,不能融育成胎者;有禀赋元弱,气血虚损者;有嗜欲无度,

阴精衰惫者,各当求其原而治之。"

薛立斋认识到不孕的病因是多方面的,对不孕的原因有了较全面的认识。

十三、明代万全《广嗣纪要》:五不女

《广嗣纪要·择配篇》:"……五种不宜:一曰螺,阴户外纹如螺蛳样,旋入内;二曰文,阴户小如箸头大,只可通,难交合,名曰石女;三曰鼓头花,绷急似无孔,四曰角花头,尖削似角;五曰脉,或经脉未及十四而先来,或十五、六而始至,或不调,或全无。此五指无花之器,不能配合太阳,焉能结仙胎也哉。"

万全提出了女子五种先天性生殖器官畸形不能受孕,从现代医学来看,有的能够用手术或药物治愈。

十四、明代王肯堂《证治准绳》:求子之法

1.《证治准绳》:"聚精之道,一曰寡欲,二曰节劳,三曰息怒,四曰戒酒,五曰慎味。"

2.《证治准绳》:"女不孕,疚于经不调;交不孕,疚于精不射。"

3.《证治准绳》:"今人不归咎于精血之不充,而谓数奇之不偶,皆不知本者也。"

王肯堂博采众说,结合己见,基于生殖的关键在于精血,故认为求子关键在于男子聚精,女子调经;王氏把人类生育的问题归纳为男子聚精与女子调经两个方面是符合生殖医学理论的。同时批评由于不明不孕之理,把有关生育问题的责任完全推给女方的偏见,这在古代相当长的时期内来说,无疑是一个很大的进步。

十五、明代张景岳《景岳全书》种子无定方

1.《景岳全书·妇人规·药食》:"种子之方,本无定轨,因人而药,各有所宜。故凡寒者宜温,热者宜凉,滑者宜涩,虚者宜补。杏其所偏,则阴阳和而生化著矣。"

张景岳指出种子之方因人因病进行辨证治疗,纠其偏胜,和其阴阳,则不孕者可孕。

2.《景岳全书·妇人规·男病》:"疾病之

关于胎孕者,男子则在精,女人则在血,无非不足而然。凡男子之不足,则有精滑、精清、精冷者;及临事不坚,或流而不射者;或梦遗频数,或便浊淋涩者,或好色以致阴虚,阴虚则腰肾痛惫;或好男风以致阳极,阳极则亢而亡阴;或过于强固,强固则胜败不洽;或素患阴疝,阴疝则肝肾乖离。此外,则或以阳衰,阳衰则多寒;或以阴虚,阴虚则多热。若此者皆男子之病,不得尽诿之妇人也。尚得其源而医之,则事无不济也。"

张景岳详细地论述了男子不育的病因,认识到不育的原因是多方面的,有精液异常、性功能障碍、全身性疾病,并且不能全部归咎于女方,这些观点是非常正确的。

3.《景岳全书·妇人规·女病》:"妇人所重在血,血能构精,胎孕乃成。欲察其病,惟于经候见之;欲治其病,惟于阴分调之。盖经即血也,血即阴也,阴以应月,故月月如期,此其常也。及其为病,则有或先或后者;有一月两至者,有枯绝不通者,有频来不止者,有先痛而后行者,有先行而后痛者,有淡色、黑色、紫色者,有淤而为条、为片者,有精血不充而化做白带、白浊者;有子宫虚冷而阳气不能生化者,有血中伏热而阴气不能凝成者,有血瘕、气痞、子脏不收、月水不通者。凡此皆真阴之病也。真阴既病,则阴血不足者,不能育胎;阴气不足者,不能摄胎。"

张景岳提出的"血能构精"的观点,指出了女子不孕,着重于月经是否正常。

十六、清代傅青主《傅青主女科》不孕病因病机

1.《傅青主女科·产后编·种子》:"况瘦人多火,而又泄其精,则水益少,而火益炽。……此阴虚火旺,不能受孕,即偶尔受孕,义致逼干男子之精,随种而随消者有之。"

傅青主阐明妇人形体消瘦,水亏火旺,水亏乃肾之真精不足,火旺乃肝之相火偏旺。精血同源,精血亏者阴血亦不足。水亏则木火易动,火炽则精血益受其灼,一致阴虚火旺,故男

施而女不孕。

2.《傅青主女科·产后编·种子》:"妇人有怀抱素恶,不能生子者。"

傅青主指出妇女情志不舒、精神抑郁也难摄精成孕,强调了精神因素的重要性。

3.《傅青主女科·产后编·种子》:"妇人有腰酸背楚,胸满腹胀,倦怠欲卧,百计求嗣,不能如愿,人以腰肾之虚,谁知任督之困乎。夫任脉行于前,督脉行于后,然皆从带脉之上下而行也。故任脉虚则带脉坠于后,即胞胎受精,亦必小产。况任督之脉既虚,而疝瘕之症必起,疝瘕碍胞胎而外障,则胞胎缩于疝瘕之内,注注精施而不能受。"

傅青主认识到瘕症可导致不孕,孕亦易小产,这相当于现代医学所说的由于盆腔炎、子宫肌瘤、卵巢囊肿等疾病导致的女子不孕,并为后世用消癥化积的方法治疗盆腔炎、子宫肌瘤、卵巢囊肿等疾病奠定了基础。

十七、清代陈士铎《石室秘录》:不孕与不育症病机

《石室秘录》:"男不能生子,有六病,女不能生子有十病。六病维何,一精寒也,二气衰也,三痰多也,四相火盛也,五精少也,六气郁也。……故精寒者温其火,气衰者补其气,痰多者消其痰,火盛者补其水,精少者益其精,气郁者舒其气,则男子无子者,可以有子,不可徒补其相火也。十病维何,一胞胎冷也,二脾胃寒也,三带脉急也,四肝气郁也,五痰气盛也,六相火旺也,七肾水亏也,八任督病也,九膀胱气化不行也,十血虚而不能摄精也。……故胞胎冷者温之,脾胃寒者暖之,带脉急者缓之,肝气郁者开之,痰气盛者消之,相火旺者平之,肾气衰者补之,任督病者除之,膀胱气化不行者助其肾气,气血不能摄胎者,益其气血,则女子无子者亦可以有子,而不可徒治其胞胎为也。"

陈士铎详细地叙述了男女双方不能孕育之病因、病机及相应的治疗方法。

十八、清代陈修园《女科要旨》:无子病机

《女科要旨》:"妇人无子,皆由经水不调……种子之法,即在于调经之中……若经水既调,身无它病,而亦不孕者,一则身体过于肥盛,脂满子宫而不纳精也……一则过于羸瘦,子宫无血而精不聚也。"

陈修园强调治疗女性不孕,重在调经。

(钟先阳　李玉萍)

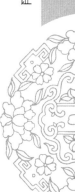

第九章　经络肢体病证

JINGLUO ZHITI BINGZHENG

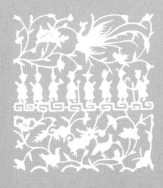

第一节 痹 病

痹病是由风、寒、湿、热之邪侵袭机体，闭阻经络，气血运行不畅，导致以肌肉、关节酸痛、麻木、重着、僵直、畸形，关节肿大、灼热，外邪内舍于五脏为主要临床表现的病证。古代医家很早就对本病作了详细的观察与记载，首见于《黄帝内经》，《黄帝内经·素问·痹论》对本病的病因、发病机制、证候分类及演变等内容均有论述，奠定了中医对痹病认识的基础。张仲景在《金匮要略·中风历节病》中提出桂枝芍药知母汤和乌头汤两首治疗方剂，历代医家在《黄帝内经》和《金匮要略》的基础上不断总结临床实践经验，在理论和治疗上不断发展进步。根据痹病的病因病机及临床表现，认为痹病属于西医中影响骨、关节及周围软组织（肌肉、滑囊、肌腱、筋膜）的风湿类疾病，包括弥漫性结缔组织病及各种病因引起的关节和关节周围软组织疾病，如风湿热、类风湿关节炎、骨关节炎、血清阴性脊柱关节病、痛风等。

一、《黄帝内经》：痹病的病因、分类、证候、治法等

1.《素问·痹论》："风寒湿三气杂至，合而为痹也。其风气胜者为行痹，寒气胜者为痛痹，湿气胜者为著痹也。以冬遇此者为骨痹，以春遇此者为筋痹，以夏遇此者为脉痹，以至阴遇此者为肌痹，以秋遇此者为皮痹。"

《黄帝内经》专门论述了痹病的病因、分类、证候、治法等，并单列了两篇"痹病"专论（《痹论》《周痹》）。论痹首见于《黄帝内经》，其提到风、寒、湿三气杂合入侵机体，使气血凝滞不行，产生关节疼痛，活动不利之证，是为痹病。因三气的偏盛不同，痹病表现特征亦有区别：风善行而数变，故风气盛，则疼痛游走无定处，名行痹；寒主收引，使气血凝滞不通，不通则痛，故疼痛剧烈，名痛痹；湿性黏滞重着，故

肢体沉重，痛有定处，或麻木不仁，名著痹。这是从病因角度对痹病的最早分类，迄今仍有指导意义。

2.《灵枢·阴阳二十五人》："血气皆少则无须，感于寒湿则善痹，骨痛爪枯也。""血气皆少则无毛，有则稀、枯悴，善痿厥，足痹。"

3.《灵枢·五变》："粗理而肉不坚者，善病痹。"

这些皆说明气血不足，体质虚弱致皮肉不坚而病痹。营行脉中，卫行脉外，阴阳相贯，气调血畅，濡养四肢百骸、经络关节。营卫相调，卫外御邪，营卫不和，邪气乘虚而入。营卫之气的濡养、调节、卫外固表、抵御外邪的功能只有在气血充沛、正常循行的前提下才能充分发挥作用，所以气血不足、营卫不和不但是本病的重要内因，而且是病情发展变化的主要机制。从病因上看，素体气血亏虚、后天失养气血两虚、大病重病之后气血虚弱、素体虚弱或劳倦思虑过度等，均可导致风寒湿热之外邪乘虚而入，流注筋骨血脉，搏结于关节而发生关节痹痛。所以，风寒湿热之邪只是本病发生的外因，而气血不足、营卫失调才是本病的内因。

4.《素问·痹论》："荣者，水谷之精气也，和调于五藏，洒陈于六府，乃能入于脉也，故循脉上下，贯五藏，络六府也。卫者，水谷之悍气也，其气慓疾滑利，不能入于脉也，故循皮肤之中，分肉之间，熏于肓膜，散于胸腹，逆其气则病，从其气则愈，不与风寒湿气合，故不为痹。"

5.《素问·痹论》："此亦其食饮居处，为其病本也"；"脾痹者，四肢懈惰，发咳呕汁，上为大塞"；"淫气肌绝，痹聚在脾"；"肠痹者，数饮而出不得，中气喘争，时发飧泄。"

6.《素问·四时刺逆从论》："太阴有余，病肉痹寒中；不足，病脾痹。"

7.《素问·脉要精微论》："胃脉搏坚而长，

— 420 —

其色赤,当病折髀;其缌而散者,当病食痹。"

8.《素问·至真要大论》:"厥阴之复……甚则入脾,食痹而吐。"

脾位于中焦,五行属土,又称为脾土。《尚书·洪范》曰:"土爰稼穑",万物非土不生,五行非土不载,土为万物之母。因此《素问·太阴阳明论》指出:"土者,生万物而法天地,故上下至头足",正因为脾具有这种本性,才能化生水谷精微以养五脏六腑、四肢百骸,而机体气、血、津液的生成和各脏腑功能的正常运转,乃至机体生命活动的持续均有赖于脾胃,故脾为"后天之本"。在痹病发病机制中,脾主营卫的重要性表现在脾与营卫、脾与气血、脾与各脏腑功能;脾主肌肉、四肢,体现为脾主运化水谷、水湿等方面。在正常生理情况下:脾阴(亦即脾精)由胃纳谷,由脾将其消化变成营卫之气,由营卫之气来濡养四肢百骸,使其四肢肌肉正常活动;又由营卫之气把精华之外的多余水湿推动、排泄于体外。当脾气虚弱、营卫之气不足时,不能推动水谷、水湿的正常运行,导致胃阳不足,不能腐熟水谷,营卫之气更弱,久之水湿停留在关节肌肉之处,形成关节局部肿胀,继则形成气机瘀滞,脉络不通,临床上出现脉络瘀滞,湿气不能及时排除,久之蕴结为痰,形成痰核,继而破坏关节、韧带,形成临床的痹病。

《黄帝内经》很注重脾胃在痹病发病中的作用,认为脾胃虚弱,饮食失调,起居失常,可致气血不足,卫外不能,或痰湿内生,湿浊为患,复感外邪而致痹。《难经》:"四季脾旺不受邪。"即言脾气充足,邪不易侵,脾胃素虚之人,或因饮食失节,或因劳倦内伤,或外受寒湿之邪,均可导致脾胃虚弱,运化失司,痰浊内生,气机不利;脾虚还可使气血生化乏源,肌肉不丰,四肢关节失养;久则气血亏虚,筋骨血脉失去调养,营卫失于调和,外邪乘虚而入,著于筋脉则发风湿痹病,故脾胃虚弱,气血亏虚,痰浊内生是本病的重要病机。

9.《灵枢·百病始生》:"风雨寒热不得虚,邪不能独伤人。"

正虚不但是风湿发病的内因,而且是病本;风寒湿热等六淫外邪入侵,是发病的外因,是病标。只有内外两种因素结合,才导致风湿病的发生,所以风湿病是机体正气亏虚,营卫失调,感受六淫之邪,合而为病。或日久正虚,内生痰浊、瘀血、毒热,正邪相搏,使经络、肌肤、血脉、筋骨乃至脏腑气血闭阻而致肢体疼痛、麻木、肿胀、变形、僵直等。故风湿病,亦称痹病。它与西医学的风湿性疾病相类似。

10.《素问·宣明五气》:"邪入于阳则狂,邪入于阴则痹。"

11.《素问·生气通天论》:"阴不胜其阳,则脉流薄疾,并乃狂。"

邪入于阳分,则为阳邪。阳主动,阳邪盛则热炽,扰乱神明,可见发狂。邪入于阴分,则为阴邪。阴主静,阴邪盛则寒生,痹阻经脉,可发为痹病。

临床常有高热神昏、谵语、弃衣登高、骂詈不避亲疏等,另有痰火上扰、神明失守所出现的狂证,大抵亦属邪入阳分之类,所谓"重阳则狂"。所谓痹者,即闭阻不通,邪入于阴,留着而使血脉闭而不行,发为痹痛之证。这里所列举的,仅是发病之大概。从临床实际情况分析,邪入阳分,非仅狂证一端,邪入阴分,也未必皆成痹病,故不可拘泥。

12.《素问·痹论》:"骨痹不已,复感于邪,内舍于肾。筋痹不已,复感于邪,内舍于肝。脉痹不已,复感于邪,内舍于心。肌痹不已,复感于邪,内舍于脾。皮痹不已,复感于邪,内舍于肺。"

对痹病的传变作了论述,对属于风湿、类风湿之"骨痹"、"筋痹"等证,强调治理肾肝为主。后人更对此作解释,所谓:"风为百病之长""寒胜则气血凝滞""湿性黏滞重着",虽很粗糙,但不无道理。对痹病之因又有"……风雨寒热不得虚,邪不能独伤人,卒然逢疾风暴雨而不病者,盖无虚,故邪不能独伤人……"之说,强调正气的重要性,并进一步强调"粗理而肉不坚者,善病痹",以"肉粗理而不坚者,荣卫虚弱"为其内因。对于疾病传变亦有论述,所

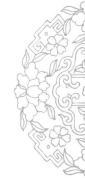

谓"久痹不愈,内舍于脏","骨痹不已,复感于邪,内舍于肾。筋痹不已,复感于邪,内舍于肝。脉痹不已,复感于邪,内舍于心。肌痹不已,复感于邪,内舍于脾。皮痹不已,复感于邪,内舍于肺"。故对属于风湿、类风湿之"骨痹""筋痹"等证(以下所论专指此类痹病),强调治理肾肝为主。虽然东汉时期的华佗,在其所著《华氏中藏经》中提出了痹病与七情因素有关,有暑邪致痹、热痹、气痹之说,《脾胃论》李东垣提出"内生学说",认为"内伤脾胃,百病由生",后叶天士等亦提出调脾的思想,但始终未占主流地位。现代临床观察和统计分析表明,痹病均外与感受"风寒湿"邪,内与脾胃、肝、肾及七情密切相关,而更多表现为脾肾两虚,特别为脾虚。

二、汉代华佗《中藏经》:首次提出了七情致痹说

1.《中藏经·论痹第三十三》:"痹者,风寒暑湿之气,中于人脏腑之为也。入腑则病浅易治,入脏则病深难治。而有风痹,有寒痹,有湿痹,有热痹,有气痹,而又有筋骨血肉气之五痹也。大凡风寒暑湿之邪,入于肝则名筋痹,入于肾则名骨痹,入于心则名血痹,入于脾则名肉痹,入于肺则名气痹,感病则同,其治乃异。痹者闭也。五脏六腑,感于邪气,乱于真气,闭而不仁,故曰痹病。或痛,或痒,或淋,或急,或缓而不能收持,或拳而不能舒张,或行立艰难,或言语蹇涩,或半身不遂,或四肢拳缩,或口眼偏邪,或手足欹侧,或能行步而不能言语,或能言语而不能行步,或左偏枯,或右壅滞,或上不通于下,或下不通于上,或大腑闭塞(一作小便秘涩),或左右手疼痛,或得疾而即死,或感邪而未亡,或喘满而不寐,或昏冒而不醒。种种诸症,皆出于痹也。痹者,风寒暑湿之气中于人,则使之然也。其于脉候,形证,治疗之法,亦各不同焉。"

论述了痹病的命名及其分类,并介绍了痹病的病因病机。值得提出的是继《黄帝内经》之后,《华氏中藏经》在外感痹病中提出了暑邪致痹的理论,并对痹病做了最准确的判断。

2.《中藏经·论气痹第三十四》:"气痹者,愁忧思喜怒过多,则气结于上,久而不消,则伤肺,肺伤则生气渐衰,则邪气愈胜。留于上,则胸腹痹而不能食,注于下则腰脚重而不能行。"

第一次提出了七情致痹说。肺主一身之气,情志抑郁或过亢,皆可致脏腑过用越时、气机不畅而发生痹病。《中藏经》在当时的历史条件下,虽然在理论上提出了七情刺激可以引起"气痹",但无验案和方证记载,只在原则上提出了"宜节忧思以养气,慎喜怒以全真,此最为良法。"尽管如此,古人能认识到情志与痹病的发病关系,从现代心身医学角度上看也是难能可贵的。《医学入门》则进一步指出:"痹者,气闭塞不通流也……周身掣痛麻者,谓之周痹,乃肝气不行也。"论述了肝气郁结不行,气机不畅可导致周身掣痛麻木而发生痹病。现代医学也一再报道情绪刺激可以直接或间接地通过内分泌系统的中间介质影响自主神经系统功能使类风湿关节炎症状加重。因此《中藏经》提出的七情致痹说,值得重视。

三、汉代张仲景《伤寒论》:风湿病的辨证论治及一些名方

1.《伤寒论·辨太阳病脉证并治》:"伤寒八九日,风湿相搏,身体疼烦,不能自转侧,不呕不渴,脉浮虚而涩者,桂枝附子汤主之。若其人大便硬,小便自利者,去桂加白术汤主之。"

2.《伤寒论·辨太阳病脉证并治》:"风湿相搏,骨节疼烦,掣痛,不得屈伸,近之则痛剧,汗出短气,小便不利,恶风不欲去衣,或身微肿者,甘草附子汤主之。"

痹病乃风邪与湿邪合而为病,以关节疼痛、不能屈伸、汗出恶风、小便不利或身微肿为辨证要点,故用甘草附子汤中白术、附子固里胜寒湿,桂枝、甘草固表胜风。以甘草冠名,意在缓行,风湿同驱。若驱之太急,风去而湿尤存,后患不除。张仲景云:"太阳病,关节疼痛而烦,脉沉而细者,此名湿痹。湿痹之候,小便

不利,大便反快,但当利其小便。"又云:"若治风湿者,发其汗,但微微似欲出汗者,风湿俱去也。"《金匮要略》说明湿有内湿外湿,外湿者汗之,内湿者利之。临证常用胃苓汤治疗风湿病就是从脾着手,使湿邪得去,脾胃功能得以恢复正常。

3.《伤寒论·辨少阴病脉证并治》:"少阴病,身体痛,手足寒,骨节痛,脉沉者,附子汤主之。"

张仲景指出寒湿痹阻型痹病的临床表现为肢体关节冷痛重着,痛有定处,屈伸不利,昼轻夜重,遇寒痛剧,得热痛减或痛处肿胀;舌质淡胖,苔白腻,脉沉紧或弦缓,与附子汤证完全相符。这不同于太阳表实证的麻黄汤证,虽然都有身体痛,骨节痛,但后者为太阳表实证,有发热、脉紧,而无手足寒;附子汤证为少阴阳虚外寒证,无发热,而有脉沉,手足寒。可见两者有表里、虚实之别,应予明晰。

四、汉代张仲景《金匮要略》:首次提出风湿病名,论治风湿类疾病理、法、方、药

1.《金匮要略·痉湿暍病脉证并治》:"病者一身尽疼,发热,日晡所剧者,名风湿。"

2.《金匮要略·痉湿暍病脉证并治》:"太阳病,关节疼痛而烦,脉沉而细者,此名湿痹。"

论述了风湿的病因病机,所谓痹者,各以其时重感于风寒湿之气也,说明风湿之邪皆可致痹。

3.《金匮要略·中风历节病脉证并治》:"寸口脉沉而弱,沉即主骨,弱即主筋;沉即为肾,弱即为肝。汗出入水中,如水伤心,历节黄汗出,故曰历节";"历节疼不可屈伸,此皆饮酒汗出当风所致。"

张仲景又另立"历节病",历节即指关节,所谓历节病是言关节疼痛,属于痹病,是肝肾虚弱,卫阳不固,腠理不密,风邪水湿乘虚而入,侵犯脏腑,郁于筋脉,留于关节而成。伤心,故曰:"历节病。"多数专家认为"历节病"的定义表明其病因有三方面:一是肝肾气血先虚;二是汗出腠理开泄(汗出);三是感受风寒

湿(入水中)。寸口脉沉而弱,沉为病在里,主肾气不足,肾主骨,故曰:"沉即主骨""沉即为肾";弱为肝血不足,肝主筋,故曰:"弱即主筋""弱即为肝"。此条阐述了肝肾气血不足是发生历节病的内因。现代认为:"历节病"为痹病病久者,宜发展补肝肾、强筋骨的治疗。然而,现代也有学者认为,"历节病"和"痹"是有区别的,"历节病"是后人所谓的"痹病"的一种,而张仲景的"痹"只是一种邪气内侵、阻滞气机的病理状态。

4.《金匮要略·中风历节病脉证并治》:"荣气不通,卫不独行,荣卫俱微,三焦无所御,四属断绝,身体羸瘦,独足肿大,黄汗出,胫冷。假令发热,便为历节也。""少阴脉浮而弱,弱则血不足,浮则为风,风血相搏,即疼痛如掣。"

在《黄帝内经》中提及痹病与营卫的关系后更进一步论述了历节的病因与营卫的关系,说明气血不足,不能充养经络筋骨,风邪乘虚外袭,使经脉痹阻。故气血不足也是痹病发生的一个重要因素。此外,肾藏精主骨,肝藏血主筋。若肾精、肝血不足,外邪乘虚而入,痹病由此而生。

5.《金匮要略·中风历节病脉证并治》:"味酸则伤筋,筋伤则缓,名曰泄;咸则伤骨,骨伤则痿,名曰枯;枯泄相搏,名曰断泄。荣气不通,卫不独行,荣卫俱微,三焦无所御,四属断绝,身体羸瘦,独足肿大……假令发热,便为历节也。"

张仲景在此指出饮食偏嗜可致肝肾亏虚,导致痹病发生。此外,饮食不节或饮食不洁,脾之运化失权,水湿不化,蕴久化热,湿热由内而生,湿热之邪流注肢体关节而发生痹病。

6.《金匮要略·中风历节病脉证并治》:"盛人脉涩小,短气自汗出,历节疼不可屈伸,此皆饮酒汗出当风所致。""少阴脉浮而弱,弱则血不足,浮则为风,风血相搏,即疼痛如掣。"

张仲景指出有关体质因素及外在诱因,盛人即身体肥胖之人,肥人多气虚,往往有余于

外,不足于内,气虚卫外不足,易感受风寒湿邪。少阴脉弱为阴血不足者,因气血互根,血虚则气亦虚。张仲景在此言明气血虚弱也是发生历节病的内在因素。临床上往往见到产后女性气血大虚之时,偶着凉水或被微风吹之即患历节病。

7.《金匮要略·中风历节病脉证并治》:"趺阳脉浮而滑,滑则谷气实,浮则汗自出。"

值得注意的是,张仲景将肝肾亏损、气血虚弱视为"历节病"的重要内因,同时又提出胃有蕴热,复感风湿之邪的历节病因。原文中以趺阳脉专候脾胃,脉滑则谷气实,表示胃热盛;脉浮为风象,风性疏泄,腠理易于升发,内热盛而腠理开泄,故汗出当风,或汗出入水中,则内热与外邪相搏发生"历节病"。

8.《金匮要略·中风历节病脉证并治》:"诸肢节疼痛,身体魁羸,脚肿如脱,头眩短气,温温欲吐,桂枝芍药知母汤主之。""病历节,不可屈伸,疼痛,乌头汤主之。"

"历节病"的病位在关节,疾病命名源于临床特征,为关节疼痛,甚则不可屈伸,关节肿大或变形,身体羸瘦等。辨证施治的代表方剂是桂枝芍药知母汤,主治风湿历节病;乌头汤主治寒湿历节病。此阶段由于风湿或寒湿之邪流注于筋脉关节,气血流行不畅,均可导致肢节疼痛肿大。若痛以冷剧不得屈伸,得热则缓为特征者,治宜乌头汤温经祛寒、除湿解痛。若有渐次化热伤阴倾向者,最宜用桂枝芍药知母汤祛风除湿,温经行痹,养阴清热。而当痛久不解,正气日衰,邪气日盛的阶段,则会出现关节肿大变形,身体羸瘦等肝肾俱伤,精竭血虚之象,这是由于肝为藏血之脏,肾为元气之根,肝肾俱虚,气血亦因之而衰微,元气不能运行于三焦,则肢体失其营养,故日渐羸瘦。由于气血循行受阻,湿无出路,湿浊下注则"脚肿如脱""独足肿大"。湿浊阻于中焦,则短气、呕恶;湿浊上犯、清阳不升则头眩。从而提示肝肾、气血亏虚是历节病的内在因素,而病后又使肝肾气血进一步耗伤。虽然张仲景对于历节病的中期及后期治疗,没有提出具体方药,

但扶正祛邪、标本兼顾之大法早已确立。喻嘉言认为:"桂枝芍药知母汤是治三焦痹之法,而误编历节黄汗之一。短气,中焦胸痹之候也。属连头眩,即为上焦痹矣。温温欲吐,中焦痹也。脚肿如脱,下焦痹也。脚节疼痛,身体羸,筋骨痹也。"

9.《金匮要略·五藏风寒积聚病脉证并治第十一》"其人身体重,腰中冷,如坐水中……腰以下冷痛,腹重如带五千钱,甘姜苓术汤主之。"

张仲景提出肾着病的表现和治疗,若寒湿痹着于腰部,则出现肾着病。对其辨证论治又提出阴阳气血不足之血痹,则用黄芪桂枝五物汤,以通阳行着之病。张仲景创制的几首方药,至今仍为临床常用的有效方剂。

五、隋代巢元方《诸病源候论》:痹病的病因病机并记载了《养生方》的多种导引法

1.《诸病源候论·风湿痹候》:"风湿痹病之状,或皮肤顽厚,或肌肉酸痛。风寒湿三气杂至,合而成痹。其风湿气多而寒气少者,为风湿痹也。由血气虚,则受风湿,而成此病。久不瘥,入于经络,搏于阳经,亦变令身体手足不随。"

2.《诸病源候论·风不仁候》:"风不仁者,由荣气虚,卫气实,风寒入于肌肉,使血气行不宣流。其状,搔之皮肤如隔衣是也。诊其寸口脉缓,则皮肤不仁。不仁,脉虚数者生,牢急疾者死。其汤熨针石,别有正方,补养宣导,今附于后。养生方导引法云:赤松子曰,偃卧,展两胫、两手,足外踵,指相向,以鼻内气,自极七息。除死肌、不仁、足寒。又云:展两足,上。除不仁、胫寒之疾也。"

3.《诸病源候论·风痹候》:"痹者,风寒湿三气杂至,合而成痹。其状:肌肉顽厚,或疼痛。由人体虚,腠理开,故受风邪也。病在阳曰风,在阴曰痹;阴阳俱病,曰风痹。其以春遇痹为筋痹,则筋屈。筋痹不已,又遇邪者,则移入肝。其状,夜卧则惊,饮多,小便数。夏遇痹者为脉痹,则血凝不流,令人萎黄。脉痹不已,

又遇邪者，则移入心。其状，心下鼓，气暴上逆，喘不通，嗌干喜噫。长夏遇痹者为肌痹，在肉则不仁。肌痹不已，复遇邪者，则移入脾。其状，四肢懈惰，发咳呕汁。秋遇痹者为皮痹，则皮肤无所知。皮痹不已，又遇邪者，则移入于肺。其状，气奔痛，冬遇痹者为骨痹，则骨重不可举，不随而痛。骨痹不已，又遇邪者，则移入于肾，其状喜胀。诊其脉大而涩者，为痹；脉来急者，为痹。"

4.《诸病源候论·风冷候》："风冷者，由脏腑虚，血气不足，受风冷之气。血气得温则宣流，冷则凝涩。然风之伤人，有冷有热。若挟冷者，冷折于气血，使人面青心闷，呕逆吐沫，四肢痛冷，故谓之风冷。其汤熨针石，别有正方，补养宣导，今附于后。养生方导引法云：一足蹋地，足不动，一足向侧，如丁字样，转身倚势，并手尽急回，左右递互二七。去脊风冷，偏枯不通润。"

巢元方等所著《诸病源候论》把痹病分为风湿痹、风不仁、风痹、风冷等，并作了形象的描绘。风湿痹、风不仁、风痹、风冷等证，均为痹病的不同证候体现，四者不同点在于程度轻重不一以及风、寒、湿邪的感邪多少不一。

5.《诸病源候论·风湿痹身体手足不随候》云："风寒湿三气合而为痹。其三气时来，亦有偏多偏少。而风湿之气偏多者，名风湿痹也。人腠理虚者，则由风湿气伤之，搏于血气，血气不行，则不宣。真邪相击，在于肌肉之间，故其肌肤尽痛。然诸阳之经，宣行阳气，通于身体，风湿之气客在肌肤，初始为痹。若伤诸阳之经，阳气行则迟缓，而机关弛纵，筋脉不收摄，故风湿痹而复身体手足不随也。"

6.《诸病源候论·风痹手足不随候》云："风寒湿三气合而为痹。风多者为风痹。风痹之状，肌肤尽痛。诸阳之经，尽起于手足，而逼行于身体。风寒之客肌肤，初始为痹。后伤阳经，随其虚处而停滞，与血气相搏，血气行则迟缓，使机关弛纵，故风痹而复手足不随也。其汤熨针石，别有正方，补养宣导，今附于后。"

风湿痹与风痹皆是由于风寒湿三气合而所致，日久气血不行，以致关节活动困难，论述了风邪所致之风痹；日久伤及阳经以致痹病，手足关节不能自由活动的病因病机。

7.《诸病源候论·风痹手足不随候》引《养生方·导引法》云："左右拱两臂，不息九通。治臂足痛，劳倦风痹不随。"

8.《诸病源候论·风湿痹候》引《养生方·导引法》云："任臂，不息十二通。愈足湿痹不任行，腰脊痹痛。又正卧，叠两手著背下，伸两脚，不息十二通，愈足湿痹，不任行，腰脊痛痹。有偏患者，患左压右足，患右压左足。久行，手亦如足用行，满十方止。又云：以手摩腹，从足至头，正卧，蜷臂导引，以手持引足住，任臂，闭气不息十二通，以治痹湿不可任，腰脊痛。"

《诸病源候论》中记载许多《养生方·导引法》治疗痹病的相关导引法，在服用汤药之余对痹病的治疗恢复有很大帮助，对现代类风湿关节炎、强直性脊柱炎、痛风等患者的物理治疗及自我功能锻炼，都有积极的指导意义。

六、唐代孙思邈《备急千金要方》：痹病晚期可致骨关节变形，内服汤药之余的外治诸法

1.《备急千金要方·治诸风方·贼风第三》："夫历节风著人久不治者，令人骨节蹉跌。"

唐宋医家遵巢元方之说，把"痹"和"历节病"皆纳入"风"病门论述，孙思邈指出痹病晚期可出现骨关节变形，与现代医学中的类风湿关节炎、强直性脊柱炎等患者后期的临床表现是一致的。

2.《备急千金要方·治诸风方·论杂风状第一》："风痹、湿痹、周痹、筋痹、脉痹、肌痹、皮痹、骨痹、胞痹，各有证候，形如风状，得脉别也，脉微涩，其证身体不仁。"

3.《备急千金要方·治诸风方·论杂风状第一》："诸痹由风、寒、湿三气并客于分肉之间。迫切而为沫，得寒则聚，聚则排分肉；肉裂则痛，痛则神归之；神归之则热，热则痛解；痛

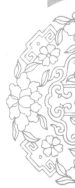

解则厥;厥则他痹发,发则如是。此内不在脏,而外未发于皮肤,居分肉之间,真气不能周,故为痹也。其风最多者,不仁则肿,为行痹,走无常处;其寒多者,则为痛痹;其湿多者,则为着痹;冷汗濡,但随血脉上下,不能左右去者,则为周痹也;痹在肌中,更发更止,左以应左,右以应右者,为偏痹也。夫痹,其阳气少而阴气多者,故令身寒从中出;其阳气多而阴气少者,则痹且热也。"

提及诸痹的证候,再次论述了痹病由风、寒、湿三邪夹杂而致。古代中医学所云"脚气"与西医所说维生素 B_1 缺乏所致的"脚气病"不完全是一个概念,还包括了痹病一类的肢体疾病。古中医往往以症状归类,不同病因而症状相类者,可归于一类。下肢的风湿痹病与脚气症状相类,归于一类。唐代孙思邈《备急千金要方》卷七专论"风毒脚气",他认为脚气是"风毒中人"所致,脚气有各类症状。其中"疼痛为湿痹",孙思邈在《备急千金要方》中论述历节病的病因病机时,提出了"风毒"的概念,在描述其临床表现时提出了"骨节蹉跌"的证候特征。这在类风湿关节炎的学术发展史上是一个历史性的进步。用"毒"邪的病理概念去认识历节病的发病规律,为后世医家开拓了探讨思路,并且对历节病的辨证治疗也开始确立了清热解毒的方法。"骨节蹉跌"临床体征的发现,早于西方医学千余年。

4.《备急千金要方·治诸风方·论杂风状第一》:"诸痹风胜者则易愈,在皮间亦易愈,在筋骨则难痊也。久痹入深,令荣卫涩,经络时疏,则不知痛。风痹病不可已者,足如履冰,时如入汤,腹中股胫淫泺,烦心头痛,伤脾肾;时呕眩,时自汗出,伤心;目眩,伤肝;悲恐、短气不乐,伤肺;不出三年死(一云三日)。"

论述了痹病的预后,指出痹病日久,累及脏腑预后不好。

七、唐代王焘《外台秘要》:收集大量古代验方,记载了针灸、酒药、膏摩等治疗方法

1.《外台秘要·白虎方五首》:"白虎病者,大都是风寒暑湿之毒,因虚所致,将摄失理,受此风邪,经脉结滞,血气不行,蓄于骨节之间,或在四肢,肉色不变。其疾昼静而夜发,发即彻髓,酸疼乍歇,其病如虎之啮,故名曰白虎之病也。"

王焘在痹病、历节病外,又另立白虎历节。本病多属风寒暑湿之邪,因虚所致。将摄失理、受此风邪,经脉结滞,蓄于骨节之间,或在四肢。总之,中医认为本病是在肝肾亏虚的内因基础上,遭受风寒湿外邪而致病。在历节病的外治方法上发展了古代的热熨法:"取三年醇醋五升,热煎三、五沸,切葱白三、二升,煮一沸许,即爪篱漉出,布帛热裹,当病上熨之,以差为。"这和现在使用的热醋疗法概念上是一致的。

2.《外台秘要·风湿痹方四首》:"《病源》风湿痹病之状,或皮肤顽厚,或肌肉酸疼,风寒湿三气杂至,合而成痹。其风湿气多而寒气少者,为风湿痹也。由血气虚,则受风湿而成此病。久不瘥,入于经络,搏于阳经,亦变令身体手足不遂,其汤熨针石,别有正方,补养宣导,今附于后。《养生方·导引法》云:任纵臂不息十二通。愈足湿痹不任行,腰脊痹痛。又正卧,叠两手著背下,伸两脚,不息十二通,愈足湿痹,不任行,腰脊痛痹。有偏患者,患左压右足,患右压左足。久行,手亦如足用行,满十方止。又云:以手摩腹,从足至头,正卧,蜷臂导引,以手持引足住,任臂,闭气不息十二通,以疗痹湿不可任,腰脊痛。"

对在治疗痹病中提出"导引"的外治法,导引的治疗方法到现在仍有积极的临床指导意义。

八、宋代王怀隐《太平圣惠方》:痹病的病因、病机

1.《太平圣惠方·治风痹诸方》:"夫痹者,为风寒湿三气共合而成痹也。其状,肌肉顽厚,或则疼痛。此由人体虚,腠理开,则受于风邪也。病在阳曰风,在阴曰痹,阴阳俱病曰风痹。其以春遇痹者,为筋痹。筋痹不已,又遇

邪者,则移入于肝也。其状,夜卧则惊,饮食多,小便数。夏遇痹者,为脉痹,则血脉不流,令人萎黄。脉痹不已,又遇邪者,则移入于心。其状,心下鼓气,卒然逆喘不通,咽干喜噫。仲夏遇痹为肌痹。肌痹不已,复遇邪者,则入于脾。其状,四肢懈惰,发咳呕吐。秋遇痹者,为皮痹,则皮肤无所知觉。皮痹不已,则入于肺。其状,气奔喘痛。冬遇痹者,为骨痹,骨重不可举,不遂而痛。骨痹不已,又遇邪者,则移入于肾。其状,喜胀。诊其脉大涩者为痹,脉来急者为痹。脉涩而紧者为痹也。"

论述了不同季节感邪后所致各种痹病,以及筋痹、脉痹、肌痹、皮痹、骨痹等各种痹病的不同症状。其"病在阳曰风,在阴曰痹,阴阳俱病曰风痹。"与《黄帝内经》的理论是一致的。

2.《太平圣惠方·治腰脚冷痹诸方》:"夫腰脚冷痹者,由风寒湿三毒之气共伤于人,合而成痹也。此因肾弱髓虚,为风冷所搏故。肾居下焦而主腰脚,其气荣润骨髓,今肾虚受于风寒,湿气留滞于经络,故令腰脚冷痹疼痛也。"

王怀隐论述了腰腿痹病是由风寒湿邪侵袭腰脚部位而致病。《太平圣惠方》集以前方书之大成,记载了大量含有虫类药治疗白虎病、历节、痛痹的方剂,并且首次记录了完全由虫类药组成的治痹方剂——原蚕蛾散(原蚕蛾、僵蚕、蝉蜕、地龙)。

九、宋代陈言《三因极一病证方论》

《三因极一病证方论·叙痹论》:"大抵痹之为病,寒多则痛,风多则行,湿多则着在骨则重而不举,在脉则血凝不流,在筋则屈而不伸,在肉则不仁,在皮则寒,逢寒则急,逢热则纵。凡使人烦满,喘而吐者,是痹客于肺。烦心上气,嗌干恐噫,厥胀满者,是痹客于心。多饮,数小便,小腹痛如怀妊,夜卧则惊者,是痹客于肝。善胀,尻以代踵,脊以代头者,是痹客于肾。四肢解惰,发咳呕沫,上为大寒者,是痹客于脾。"

陈言提出痹病的各种外在表现及其所属

脏腑,并且论述了痹病与心、肝、脾、肺、肾的关系,以助辨证施治。

十、宋代杨士瀛《仁斋直指方》:"历节风"的病因及辨证分型

《仁斋直指方·历节风》:"历节风之状,短气自汗,头眩欲吐,手指弯曲,身体魁瘰,其肿如脱,渐至摧落,其痛如掣,不能屈伸。盖因饮酒当风,汗出入水,或体虚肤空,掩护不谨,以致风寒湿之邪遍历关节,与血气搏而有斯疾也。其痛如掣者为寒多;其肿如脱者为湿多;肢节间黄汗出者为风多。遍身走痒,彻骨疼痛,昼静夜剧,发如虫啮者,谓之白虎历节。"

杨士瀛专门论述了"历节风"的症状。并在书中言简意赅的把"历节风"予以辨证分型,同样也介绍了"白虎历节"。原文中强调了"白虎历节"以疼痛剧烈为主要症状。

在治疗上提出"当以温药解其风寒湿之毒,或用和平",主要用独活寄生汤。治疗白虎历节游走痒痛,则主要应用虫类药物。

十一、宋代庞安《伤寒总病论》:利小便以祛湿

《伤寒总病论·湿证》:"太阳病,关节疼痛而烦,脉沉缓,湿痹之候。其人小便不利,大便反快,只当利其小便,宜五苓散。"

庞安论述用利小便的方法治疗湿痹,代表方剂如五苓散以利水渗湿、温阳化气。

十二、宋代赵佶《圣济总录》:收录大量治痹之方体现多用虫类药的制方特点

1.《圣济总录·诸痹门》:"《内经》曰:风寒湿三气杂至,合而为痹。又曰:以春遇此者为筋痹。其状拘急,屈而不伸是也。"

在该书中提到了筋膜受风寒湿邪所浸而致之痹,证治以疏筋养血结合祛邪法,方用羚羊角散、天麻汤等。

2.《圣济总录·诸痹门》:"风为阳气,善行数变,故风气胜则为行痹。其证上下左右,无所留止,随其所至,气血不通是也。"

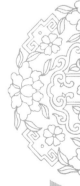

第九章 经络肢体病证

说明了风邪致病的特征,风为阳邪,其性善行数变,使多处关节同时患病或数处关节先后接踵发病。《圣济总录》收录了大量的治疗痛痹、历节、骨痹之方剂,研之可发现宋代医家治痹组方特点。其组方特点系很少使用疏风、散寒、祛湿之品,而是多以虫类药配以温阳、涤痰、活血之药。由组方特点推断,宋代医家可能已认识到"痰瘀为患"系痛痹、骨痹、历节之病理关键。

十三、元代朱丹溪《丹溪心法》:弃"痹""历节""白虎"之名而另立"痛风"病名

1.《丹溪心法·痛风》:"四肢百节走痛是也。他方谓之白虎历节风证。大率有痰、风热、风湿、血虚。因于风者,小续命汤;因于湿者,苍术、白术之类,佐以竹沥;因于痰者,二陈汤加酒炒黄芩、羌活、苍术;因于血虚者,用芎、归之类,佐以红花、桃仁。大法之方,苍术、川芎、白芷、南星、当归、酒黄芩。在上者,加羌活、威灵仙、桂枝;在下者,加牛膝、防己、木通、黄柏。血虚,《格致余论》详言,多用川芎、当归,佐以桃仁、红花、薄桂、威灵仙。治痛风,取薄桂味淡者,独此能横行手臂,领南星、苍术等药至痛处。"

将"痹""历节""白虎"另立为"痛风",还论述治疗"痛风"的各种药物及复方,从以上论述看出,朱丹溪在治疗"痛风"上,注重应用引经药物。

2.《丹溪治法心要·痛风》:"……风热、风湿、血虚、有痰。大法用苍术、南星、芎、归、白芷、酒芩。在上者,加羌活、威灵仙、桂枝;在下者,加牛膝、防己、木通、黄柏。血虚者,多用芎、归,佐以桃仁、红花;风湿,苍、白术之类,佐以竹沥、姜汁行气药;风热,羌活、防风之类,佐以行气药。痰,以二陈加南星之类。薄、桂治痛风,乃无味而薄者,独此能横行手臂,引领南星、苍术等至痛处。下行用炒柏,引领南星、苍术等治。……"

详细阐述了治疗各种类型"痛风"的药物及注意事项,仍作为目前临床用药原则。

朱丹溪在《格致余论》分析痛风的病因病机时指出:"彼痛风者,大率因血受热已自沸腾,其后或涉冷水、或立湿地、或扇取凉、或卧当风寒凉外搏,热血得寒,汗浊凝涩,所以作痛。夜则痛甚,行于阴也。治法以辛热之剂,流散寒湿,开发腠理,其血得行,与气相和,其病自安。"从上可以看出朱丹溪对痛风(类风湿关节炎)总的病机认识是湿痰浊血流注,突出内因的学术观点。在临证治疗上,他认为:"薄桂治痛风,乃无味而薄者,独此能横行手臂,引领南星、苍术等至痛处。下行用炒柏,引领南星、苍术等治。"其代表方剂如治上中下痛风方(姜制天南星、川芎、白芷、桃仁、神曲、桂枝、防己、龙胆草、苍术、黄柏、红花、羌活、威灵仙);阴火痛风方(人参、白术、熟地黄、山药、海浮石、黄柏、锁阳、天南星、酒炙龟甲,干姜烧灰);八珍丸(乳香、没药、赭石、穿山甲,制川乌、制草乌、羌活、全蝎);饮酒湿痰痛风(酒黄柏、威灵仙、苍术、陈皮、芍药、甘草、羌活)。可见,朱丹溪治疗用药特点是注重气血痰郁,多以除湿祛痰、疏通气血为主。

十四、明代秦景明《症因脉治·痹证论》:详细论述了痹病的症状、病因病机与辨证论治

1.《症因脉治·痹证论》曰:"热痹之症:肌肉热极,唇口干燥,筋骨痛不可按,体上如鼠走状,此《内经》所云阳气多,阴气少,阳独盛,故为热痹之症。"

秦景明著作《症因脉治》中论述热痹的症状、病因。

2.《症因脉治·痹证论》:"风痹之症:走注疼痛,上下左右行而不定,故名行痹,此风邪为痹之症也。风痹之因:或元气不充,或病后体虚,或饥饿劳役,风邪乘之,则风痹之症作矣。风痹之脉:或见浮缓,外受风邪;或见浮数,乃是风热;或见浮紧,风寒之别;浮濡而涩,乃是风湿。风痹之治:风寒攻痛,防风汤。表里有邪者,防风通圣散、和血散痛汤、大秦艽汤。风热痛者,四物二妙丸。风湿之邪,苍防二

妙汤。"

3.《症因脉治·痹证论》:"寒痹之症:疼痛苦楚,手足拘紧,得热稍减,得寒愈甚,名曰痛痹,此寒邪成痹之症也。寒痹之因:营气不足,卫外之阳不固,皮毛空疏,腠理不充,或冲寒冒雨,露卧当风,则寒邪袭之,而寒痹作矣。寒痹之脉:脉多浮紧,或见浮弦,或见沉迟。脉若见数,寒都成热。寒痹之治:寒伤太阳,在营分无汗,麻黄续命汤。伤卫有汗,桂枝续命汤。寒伤阳明,干葛续命汤。在少阳,柴胡续命汤。今《家秘》立十味羌活汤通治之。"

4.《症因脉治·痹证论》:"湿痹之症:或一处麻痹不仁,或四肢手足不举,或半身不能转侧,或湿变为热,热变为燥,收引拘挛作痛,蜷缩难伸,名曰着痹,此湿痹之症也。湿痹之因:或身居卑湿,湿气袭人,或冲风冒雨,湿留肌肉,内传经脉,或雨湿之年,起居不慎,而湿痹之症作矣。湿痹之脉:脉见浮濡,乃是风湿。脉见浮紧,乃是寒湿。脉洪而数,湿热之诊。湿痹之治:发汗,羌活除湿汤。胸满闷,茯苓汤。风湿,苍防二妙汤。寒湿,术附汤。湿热,苍术二妙丸。"

5.《症因脉治·痹证论》:"《内经》原有热痹,方书止列三条,误也。热痹之因:阴血不足,阳气偏旺,偶因热极见寒,风寒外束。《内经》云:炅气相薄,则脉满而痛。此热痹所由生也。热痹之脉:浮大而数,热在经络;沉大而数,热已深入;大数属气,细数者血。寸脉数大,热在于上。尺热数大,热在于下。热痹之治:热在经络者,四味舒筋汤。热已深入,潜行散。气分有热者,苍柏二妙丸。热在血分者,虎潜丸。"

秦景明分别论述了风痹、寒痹、湿痹、热痹的症状、病因、脉证、治疗及用药。除了对风痹、湿痹、寒痹加以论述外,还对热痹的因、症、治做了概括,并比较于《黄帝内经》中所论述的热痹,指出其治疗根据邪在经络、气分、血分不同采用不同的治法方药,对临床辨证论治有很大的指导意义。

十五、明代虞抟《医学正传·痛风》:提出"痛风"并论述其病因、病机、治法

《医学正传·痛风》:"《内经》曰:诸风掉眩,强直支痛,戾里急筋缩,皆足厥阴风木之位,肝胆之气也。又曰:风寒湿三气杂至,合而为痹……夫古之所谓痛痹者,即今之痛风也。诸方书又谓之白虎历节风,以其走痛于四肢骨节,如虎咬之状,而以其名名之耳。丹溪曰:大率因血虚受热,其血已自沸腾,或加之以涉水受湿,热血得寒,污浊凝滞,不得运行,所以作痛。夜则痛甚,行于阴也。治以辛温,监以辛凉,流散寒湿,开通郁结,使血行气和,更能慎口节欲,无有不安者也。"

虞抟提出"痛风"古名"痛痹",又称白虎历节风,论述了其病因病机并提出治疗的同时,要配合注意饮食和休息。

十六、明代王肯堂《证治准绳》:根据脉诊对痹病进行分类

1.《证治准绳·瘘痹门》:"粗理而肉不坚者,善病痹。关中薄泽为风,冲泊为痹。浮络多青则痛,黑则痹。络脉暴黑者,留久痹也。脉大而涩,为痹。脉来急,亦为痹。肺脉微大为肺痹,引胸背起,恶日光。心脉微为心痹,引背善泪出。右寸沉而迟涩,为皮痹。左寸结不流利,为血痹。右关脉举按皆无力而涩,为肉痹。左关弦紧而数,浮沉有力,为筋痹。迟为寒。数为热。濡为湿。滑为痰。豁大、弦小为虚。"

王肯堂详细论述了痹病的诊断中的脉诊并以此将痹病分类为肺痹、心痹、皮痹、血痹、肉痹、筋痹。

2.《证治准绳·瘘痹门》:"痹者闭也,五脏六腑正气为邪气所闭,则痹而不仁。"

风、寒、湿等外邪反复侵袭机体,正气为邪气所阻,以致气血运行不畅,经络闭塞不通,从而引起肌肉、筋骨、关节发生酸痛、麻木、重着、感觉迟钝、屈伸不利等症,是为痹病。一般来讲,痹病以走窜疼痛重着等为主要症状,病久

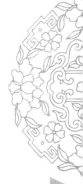

还可转为不痛不仁,感觉迟钝甚至丧失,则是由于日久病深、荣卫之气运行不畅、经脉空虚、肌肤失养的缘故。

十七、明代徐春甫《古今医统大全》:风、痿、痹三证的异同

《古今医统大全·痹证门》:"痹之为证,有筋挛不伸、肌肉不仁,与风证相似。故世俗多类于风痿痹之证混同通治,此千古之弊也。大抵固当分其所因。风则阳受之。痹为风寒湿所感,则阴受之,为病多重著沉痛。痿因血少气虚,火盛克金,肺叶燥枯,宗筋不润,肝木乘胜,脾土受伤,饮食少,四肢倦,为精血虚耗,故筋骨痿而不用。治宜润燥、养血、滋阴,非若痹之气血凝滞,留而不行,或痛而手足为之麻木不仁,治以行气胜湿为主。三证虽大略相似,而所以施治迥然不同。执事者其辨诸。"

徐春甫论述风、痿、痹三病相类,但病因、病机、治法不同,要明辨之。风为阳经受邪,痹为阴经感受风寒湿所致,痿病则是由于血少气虚、火热之邪伤及肺脾,以致精血虚耗,筋骨废痿不用。

十八、清代喻嘉言《医门法律》:痹病的病名统一并提出要明其理以治

1.《医门法律·中风论》中曰:"凡治痹症,不明其理,以风门诸通套药施之者,医之罪也。"

明清时代,随着医学的不断发展,诸医家鉴别病名越来越复杂,故多主张统一痹病、历节病、白虎病、痛风的病名。孙一奎《医旨绪余卷一》对李东垣、朱丹溪舍痹病而言提出了批评,认为这是"因名述实,为害已久。"此期医家对痹之属热属寒者,颇多发挥。

2.《医门法律·中风论》:"中风四证,其一曰风痹,以诸痹类风状,故名之也。然虽相类实有不同,风则阳先受之,痹则阴先受之耳";"《金匮要略》复有总治三痹之法,今误编历节、黄汗之下。"

喻嘉言谓:"四肢为诸阳之本,本根之地,阳气先已不用,况周身经络之末乎""其痹必寒湿多而风少""筋痹,必因血不荣养""厥阴肝脏,所生者血也,所藏者魂也,血痹不行,其魂自乱"。肠痹则"总关于脾胃,寒邪湿邪,先伤其太阴之脾,风邪先伤其阳明胃。"

3.《医门法律·附痹证诸方》:"用参芪四物,一派补药内加防风、秦艽以胜风湿,桂心以胜寒,细辛、独活以通肾气。凡治三气袭虚而成痹患者,宜准诸此。"

4.《医门法律·附痹证诸方》:"风寒湿三痹之邪,每借人胸中之痰为相援,故治痹方中,多兼用治痰之药。"

各种痹病迁延不愈,正虚邪恋,日久必入络,络者主血,血伤则燥则瘀,津困为痰为饮;在病理上必形成痰瘀相结,阻塞经络,筋骨失荣,神机不展而生疼痛不已,则成痼疾。症见疼痛时轻时重,关节肿大,甚至强直畸形,屈伸不利,舌质紫,苔白腻,脉细涩等,治宜化痰祛瘀,搜风通络,用桃红饮加地龙、土鳖虫养血活血,化瘀通络,加白芥子、胆南星祛痰散结,加全虫、乌蛇等搜风通络。

十九、清代王清任《医林改错》:提出瘀血痹病一说,为痹病的辨证论治做了补充

1.《医林改错·膈下逐瘀汤所治症目》:"血受热则煎熬成块。"

王清任指出热邪循经入血,热盛则伤津耗液,使血液黏稠凝滞,瘀塞经脉。热邪可致瘀,血瘀形成后又可与热邪互结而成瘀热,如瘀热阻络每致关节红肿剧痛。

2.《医林改错·痹证有瘀血说》:"凡肩痛、臂痛、腰痛、腿痛或周身疼痛,总名曰痹症。明知受风寒,用温热发散药不愈;明知有湿热,用利湿降火药无功;久而肌肉消瘦,议论阴亏,随用滋阴药又不效。至此便云:病在皮脉,易于为功,病在筋骨,实难见效。因不思风寒湿热入皮肤,何处作痛,入于气管,痛必流走;入于血管,痛不移处。如论虚弱,是因病致虚,非因虚而致病。总滋阴,外受之邪归于何处? 总逐风寒,去湿热,已凝之血,更不能活。如水遇风

寒,凝结成冰,冰成风寒已散。明此义,治痹症何难。"

提出痹为瘀血致病说。瘀血致痹,病程日久,关节疼痛明显,多如锥刺,疼痛固定不移,局部皮色紫暗。书中的身痛逐瘀汤等方,在治痹方可备用一格。

3.《医林改错·痹证有瘀血说》:"古方颇多,如古方治之不效,用身痛逐瘀汤。"

提出了"痹病有瘀血说",创制了一系列补气活血逐瘀方剂。王清任为现代活血化瘀法在类风湿关节炎中的广泛运用树立了典范。

二十、清代唐容川《血证论》:支持瘀血痹证

《血证论·痹痛》:"身体不仁,四肢疼痛,今名痛风,古曰痹证。虚人感受外风,客于脉分,则为血痹。仲景用黄芪五物汤,以桂枝入血分,行风最效。失血家血脉既虚,往往感受外风,发为痹痛,或游走不定,或滞着一处,宜黄芪五物汤,重加当归、丹皮、红花。如血虚火旺之人,风中兼火,外见痹证,内见便短、脉数、口渴等证,则不宜桂枝之辛温,宜四物汤加防风、柴胡、黄芩、丹皮、血通、秦艽、续断、羚羊角、桑寄生、玉竹、麦冬治之。血虚生风,往往而然,当归、红花、荆芥,酒水煎服。瘀血窜走四肢,亦发疼痛,证似血痹。惟瘀血之痛,多如锥刺,脉不浮,不拘急,此略不同……"

唐容川《血证论》同样认为痹证有瘀血之说,并且对风寒湿痹的认识上有独特见解。如痹以散风为主,佐以祛寒理湿,治风先治血,血行风自灭;补血之剂,通痹散寒为主,对临床有指导意义。

本段原文论述了以前医家所说的"血痹"与"瘀血痹病"的区别。瘀血痹病的临床特点在于其疼痛多如锥刺,痛固定不移,脉不浮不拘急。

二十一、清代尤怡《金匮翼》:痹病分类、诊断及治疗

1.《金匮翼·痹症统论》:"行痹者,风气胜

也。风之气善行而数变,故其症上下左右,无所留止,随期所至,血气不通而为痹也。治宜通行血气,宜多以治风之剂。又《寿夭刚柔篇》云:'病在阳者名曰风,病在阴者名曰痹,阴阳俱病,名曰风痹'。云者风痹,以阳邪而入于阴之谓也。故宜驱散风邪,又必兼以行血之剂。又有血痹者,以血虚而风中之,亦阳邪入阴所致也。盖即风痹之症,而自风言之,则为风痹;就血言之,则为血痹耳。若其他风病而未入于阴者,则固不得谓之痹症矣。……"

2.《金匮翼·痹症统论》:"痛痹者,寒气偏胜,阳气少,阴气多也。夫宜通而塞,则为痛。痹之有痛,以寒气入经而稽迟,泣而不行也。治宜通引阳气,温润经络,血气得温而宣流,则无壅闭矣。河间云:痹气身寒,如从水中出者,气血不行,不必寒伤而作,故治痛痹者,宜宜温散寒邪,尤要宣流壅闭也。"

3.《金匮翼·痹症统论》:"著痹者,湿气胜也。夫湿,土气也,土性重缓,营卫之气与湿俱留,则著而不移,其症多汗而濡,其病多著于下,有挟寒、挟热、在气、在血之异,须审而治之。"

4.《金匮翼·痹症统论》:"热痹者,闭热于内也。"

尤怡分别论述了行痹、痛痹、著痹及热痹的诊断、分类和不同的治法方药。

5.《金匮翼·痹症统论》:"臂痹者,臂痛连及筋骨,上支肩胛,举动难支,由血弱而风中之也。"

臂痹类同肩周炎,治宜用十味剉散或桑枝切片炒香,水煎服。

6.《金匮翼·痹症统论》:"腑脏经络,先有蓄热,而复遇风寒湿气客之,热为寒郁,气不得通,久之寒亦化热,则瘰痹熻然而闷也。"

有一种热痹,由素体阳胜,内有蕴热,虽受风寒湿邪,但多表现热象。可用当归、红花活血;秦艽、防风、桑寄生等祛风湿;木瓜以利筋骨;威灵仙主顽痹;苍术、茯苓燥脾利湿。另用清热解毒之品煎汤浸洗,使药性由腠理透入,内外合治。

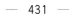

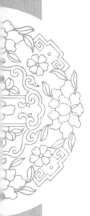

二十二、清代叶天士《临证指南医案》：痹病的成因及治疗的独特见解

1.《临证指南医案·痹》："痹者,闭而不通之谓也……皆由气血亏损,腠理疏豁,风寒湿三气得以乘虚外袭,留滞于内,致湿痰浊血,流注凝涩而得之";"风寒湿三气混入经隧而为痹也。当用辛温,宣通经气为要";"从来痹症,每以风寒湿三气杂感主治。召羔之不同,由乎暑暍外加之湿热,水谷内蕴之湿热。外来之邪,着于经络,内受之邪,着于腑络。故辛解汗出,热痛不减,余以急清阳明而致小愈。"

叶天士论述痹病成因,可为气血亏虚风寒湿三气乘虚外袭所致,外邪入经络,内邪入脏腑,可用辛温通络之品,内伤脏腑者还需清阳明之热。

2.《临证指南医案·痹》："痹则阴受之,故多重着沉痛。其在《内经》,不越乎风寒湿三气。然四时之令,皆能为邪,五脏之气,各能受病。其实痹者,闭而不通之谓也,正气为邪所阻,脏腑经络,不能畅达,皆由气血亏损,腠理疏豁,风寒湿三气得以乘虚外袭,留滞于内,致湿痰浊血,流注凝涩而得之……可知痹病之症,非偏受一气足以致之也。然而病症多端,治法亦异,余亦不能尽述。"

书中论述各种痹病治疗大法:风邪入络而成痹者,以宣通经脉、甘寒去热为主的治疗;经脉受伤,阳气不为护持而为痹者,以温养通补、扶持正气为主的治疗;若是暑热伤气、湿热入络而为痹者,应用舒通脉络之剂,使清阳通行为主;如风湿肿痛甚的痹病患者,适宜用参、术等补气之品益气,佐以风药壮气为主;如因湿热伤气及温热入血络而成痹者,用固卫阳以祛邪及宣通营络,兼治奇经八脉为主;若因为肝阴虚,疟邪入络而成痹者,以咸苦之品滋阴,兼以通逐缓攻之药为主;有寒湿入络而成痹者,以微通其阳,兼以通补为主;有气滞热郁而成痹者,从气分宣通为主;有肝胃虚滞而成痹者,以两补厥阴阳明为治;有风寒湿入下焦经络而为痹者,宜用辛温之药以宣通经气;若因肝胆风热而成痹者,应用甘寒和阳,以宣通脉络为主;若因血虚络涩及营虚而成痹者,以养营和血为主。

叶天士又指出一些医家在治疗痹病上,只应用祛邪之品,而不敢应用补益之药的错误。原文可看出叶天士对临床辨证论治的重视。

3.《临证指南医案·痹》："又有周痹、行痹、肢痹、筋痹,及风寒湿三气杂合之痹,亦不外乎流畅气血,祛邪养正,宣通脉络诸法。故张景岳云:治痹之法,只宜峻补真阴,宣通脉络,使气血得以流行,不得过用风燥等药,以再伤阴气。亦见道之言也。"

叶天士对风寒湿为主因的痹病论治多有创见:①在痹病的形成上,叶天士更注重脏腑功能的失调。他认为一是劳倦内伤,易于感受风寒湿邪,即"邪之所凑,其气必虚";二是脏腑留邪。由于脏腑功能失调,湿阻气滞血瘀使气机不畅,外来之邪易与内部病理产物相合而发病,即二者皆可"混入经髓而为痹"。痹病虽为风寒湿邪为病,但所受病邪有轻重,机体的反应有不同,因此,可有复杂的病机,即"病随时变之理",或为寒湿,或为湿热,但更多的是风寒湿热相互夹杂。②论治疗以通为则,尤重顾护正气。这是痹病总的治疗原则。然而,由于病机的复杂,气血盛衰的不同,故在总的原则下,又当分别论治。叶天士在"宣通经络"的基础上,注意正气的盈亏、病邪的久新,提出邪实者祛邪为主,"宣通经络",气血亏虚者当"和正祛邪",且"凡新邪宜急散,宿邪宜缓攻"。在和正祛邪时,当分析气血阴阳的偏颇,对于阳虚者,"忌辛散苦寒药";若"阳气被阴湿之……以微通其阳,忌投劫汗";若"体质阴虚,仍以宣通轻剂",并注意清解内热;而"遗泄内虚,忌用表散劫真"。寒湿痹痛者治疗当"通阳宣行,以通脉络"。热痹以宣通为原则,然注意其热在气分、在血分之别。痹久邪入血络者,"岂区区汤散可效","须以搜剔动药"。

刘完素也曾提出诸热邪令人腰痛:"风热病……体倦腰痛。脾热者,热争则腰痛不可俛仰。肾热者,腰痛日行酸苦渴。"

可见以上病因均能使湿热交蒸,气血瘀滞于经脉关节,因湿性黏滞,病程缠绵难解,所以临床上可见关节肌肤焮红肿胀,疼痛,重着,抚之有热感,或久触而灼,腰不能俯仰,口干不欲饮,心烦不安,溲黄便干,面赤,皮肌红斑,身热咽痛,或自觉发热等。其中辨证多以关节肌肉局部皮肤触之热与不热为鉴别要点。

二十三、清代叶天士《叶选医衡》:纠正了当时医家对痹病名称的诸多错误称呼

1.《叶选医衡·痹证析微论》:"痹者,闭也,皮肉筋骨,为风寒湿气杂感,血脉闭塞而不流通也。三气之中,一气独盛,即能为痹也……今世有愦愦者,问及痹证,辄曰:此痛风之类耳,亦不谬哉? 惟近代王损庵列证最为有见,既以痹字提纲,复分条而直断之曰:行痹者,行而不定,世称走注、疼痛之类是也;痛痹者,疼痛苦楚,世称痛风、白虎历节之类是也;著痹者,著而不移,世称麻木不仁之类是也。又走注与历节不同,但支节疼痛,未必流行也。"

痹病的名称由于其分类的不同有走注、痛风、麻木不仁等,倡议以痹字为纲再进行分类。

2.《叶选医衡·风痹痿论》:"痹与痿,以病形而为名者也……因其病形之相似也。痹与痿,俱有筋骨皮肉五脏之分,又俱有气血不行,肌肉不仁,四肢不用等证,故有以痹痿同称者,因其病形之相似也。至于风与痿,则不可概而称,又不可概而治,此丹溪所以斥《局方》之非,正千古之误。"

3.《叶选医衡·风痹痿论》:"虽然,宁独风与痿不可混,即风痹与痿皆不可混也。如风证之四肢不用,分左瘫为血虚为痰,右痪为气虚有痰。痹证之四肢不用,乃湿从土化,重著不移,又伤于风,则阳受之,感于风寒湿,则阴受之,是风与痹之不可混而称,亦不可混而治也。"

4.《叶选医衡·风痹痿论》:"痹者,三气杂至,为外来有余之邪,法当疏风散寒利湿为主,则气行血顺而愈。痿则积虚内热,而后病及于脏,为内生不足之证,法当独取阳明,或兼泻南

补北,则气升血旺而愈,是痹于痿之不可混而称,亦不可混而治也。"

5.《叶选医衡·风痹痿论》:"如因中风卒倒之后,以至半身不遂,或手足不随,兼有痰不语,口眼歪斜等证,虽有气虚血虚之分,然留而不去,其病则实。此风证也。其脉必浮而滑。如因汗出当风,坐卧卑湿,涉水冲寒,以至骨节疼痛,皮肤不仁,肢体重著,四肢缓纵引急等症,虽与风证同系外邪,然引痛重著,自有三者之状,此痹证也。其脉必紧而涩。如因七情劳役,酒色无节,既非冲寒受湿之邪,又无卒倒暴厥之证,日渐痿疲,而至精枯髓减,筋骨痿弱,缓纵不收,此痿证也。其脉必虚而数……"

叶天士论述了痹病与痿病的区别以及两者在病因病机上的不同,提出两者一定要严格区分,在治疗原则上也不一样。提出痹病与痿病的鉴别诊断,首先在病因病机上给予鉴别,其次在治疗上同样予以区别,最后从症状上再加以区分。痹病与痿病最主要的症状区别就在于"痛"与"不痛"。

二十四、清代李用粹《证治汇补》:把痛风与痹病分开论述并提出痛风的病因

1.《证治汇补·痛风》:"大率痰火多痛,风湿多肿,内因六欲七情,或病后亡津,血热沸腾,亦必外感六淫,而后骨节钻痛,久则手足踡挛。外因涉冷坐湿当风,亦必血热而凝滞污浊,所以作痛,甚则身体块瘰。痛必夜甚者,血行于阴也。"

2.《证治汇补·痛风》:"轻则骨节疼痛,走注四肢,难以转移,肢节或红或肿。甚则遍体瘰块,或肿如匏,或痛如掣,昼静夜剧。以其痛循历节,曰历节风。甚如虎咬,曰白虎风。"

李用粹把痛风与痹病分开论述,并提出痛风的病因乃是由于内有气血亏虚、湿痰浊血流于经络或四肢、腰背所致以及痛风的外候。

3.《证治汇补·痛风》:"凡流走不定,久则变成风毒,痛入骨髓,不移其处,或痛处肿热,或浑身壮热。若劳役而痛者,元气虚也;恼怒而痛者,肝火盛也;阴寒而痛者,湿郁也;饮食

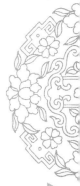

失宜而痛者,脾郁也;大约按之痛甚者,邪气实;按之痛缓者,正气虚;又肿满重着者,湿也;面红掣痛汗黄者,风也;肩背头项不可回顾者,风入太阳而气郁也;小便数而欠伸者,肺气郁热也;臂髀腰脚骨热肿痛,行步艰难者,湿热成痹也;面赤尿赤者,暑湿相搏也;结阳肢肿,大便秘结者,热毒流注也;肢节掣痛,小筋急痛者,寒也;初起眩晕、自汗,肢节胸胁刺痛者,气也;痛从背起至胸胁者,思虑伤心也。初起胸满呕吐者,食积也。脾枢左右一点痛起,延至膝肝,肿大、恶寒、夜剧者,痰也;四肢历节走痛,气短脉沉者,留饮也;遍身痒痛如虫啮,遇痒即食,不致频啮者,虫也;亦有气血两虚,阴火作痛者,既属虚症,而似实症,最宜详辨。"

进行详细的证候分辨并且专门提出"痛风禁忌"——肉属阳,性能助火,如素多痰火而痛者,因少水不能灭盛火。若食厚味,必加燥渴,上为痞闷,下必遗溺,故禁之,对于现代临床仍有指导意义。

4.《证治汇补·痹症》:"初起因风湿热者,当流动机关,不可遽补。病久则宜消瘀血,养新血,兼理痰火,则血自活,气自和,痛无不愈";"治当辨其所感,注于何部,分其表里,须从偏胜者为主,风宜疏散,寒宜温经,湿宜清燥,审虚实标本治之,拔其本,诸证尽除矣。"

在治疗痛风上提出分病初及病久,并且应做到急则治其标,缓则治其本。就是指在标象很急的情况下,如不急以治其标,可能会危及生命、影响预后或加重病情者,就要首先治其标。痹病病势缓而不急者皆从本治,但如病之时日已久,气血已虚,正气不足,复感外邪而出现急性发作期症状,可根据"急则治标"的原则,先以祛风散寒等祛邪之法逐其表邪,待其发作期症状缓解后,再予补气养血等扶正法以治。

5.《证治汇补·痹症》:"初起强硬作痛,宜祛风化痰;沉重者,宜流湿行气。久则须分气血虚实、痰瘀多少治之。"

这实为经验之谈。所以在选药方面,可以

选用活血之药兼具益血之功者,首选鸡血藤,次选丹参;祛经络之痰较著者,首选白芥子,次选威灵仙。

二十五、清代吴鞠通《温病条辨》:全面系统论述外感热病

1.《温病条辨·中焦篇·湿温》:"湿聚热蒸,蕴于经络,寒战热炽,骨骱烦疼,舌色灰滞,面目萎黄,病名湿痹,宣痹汤主之。"

2.《温病条辨·中焦篇·湿温》:"湿郁经脉,身热身痛,汗多自利,胸腹白疹,内外合邪。纯辛走表,纯苦清热,皆在所忌,辛凉淡法,薏苡竹叶散主之。"

3.《温病条辨·中焦篇·湿温》:"风暑寒湿,杂感混淆,气不主宣,咳嗽头胀,不饥,舌白,肢体若废,杏仁薏苡汤主之。"

4.《温病条辨·中焦篇·湿温》:"暑湿痹者,加减木防己汤主之。"

吴鞠通自注中云:"痹之因于寒者固多,痹之兼乎热者,亦复不少,合参二经原文,细验于临证之时,自有权衡。"此为风湿在表,里湿停聚。现代认为此乃湿热郁遏卫气,吴鞠通言痹,继承前人又能有所发展而创立各方。吴鞠通在治疗痹病时非常重视辛味药的运用,首先确定了明确的病因——温邪,治疗上强调驱邪。痹者,闭阻不通也。痹病,风寒湿痹或热痹,均是邪气闭阻气血或煎液成痰,或炼血为瘀,瘀而不通,治疗首先宣痹祛邪,故推重辛味药的应用。痹病病势缓慢,如抽丝剥茧,缠绵难以愈合。如果风寒湿三气杂至为痹,"若邪郁病久,风变为火,寒变为热,湿变为痰。"此过程非一朝一夕而成,故常见寒未退,热已生,总成寒热错杂证。至于热痹,热痹必然耗伤正气,气虚失于温煦,无以温分肉,肥腠理,故出现畏风畏寒,成寒热错杂证。这两种情况病因不同,但均是寒热错杂,都宜寒热并调,辛温扶阳气、通痹结,辛凉清热解毒。

二十六、清代周学海《读医随笔·证治总论》：卫气、荣气、宗气功能失调时导致痹病的发生

《读医随笔·证治总论》："凡人之身，卫气不到则冷，荣气不到则枯，宗气不到则痿痹而不用。"

周学海论述人身之气有卫气、荣气、宗气等。卫气行于脉外，有温分肉、充皮肤、肥腠理、司开合的作用。卫气不达体表，则其温养体表之功不足，临床可见畏寒肢冷等；荣气与血共行脉中，有和调五脏、洒陈六腑、灌溉全身之功，若荣气不足或运行受阻，失其滋养之力，则脏腑不濡，七窍失灵，筋脉失养，肌肤枯槁不荣；宗气积于胸中，走息道以行呼吸，贯心脉以行气血。宗气不到，则周身气血运行停滞，以致出现肢体失养而痿废不用，或成气血闭塞不通的痹病。本句简要地说明了卫气、荣气、宗气功能失调时导致痹病的发生。

二十七、清代吴谦《医宗金鉴·杂病心法要诀》：痹病的"死证"

1.《医宗金鉴·卷三十九·痹病总括》："三痹之因风寒湿，五痹筋骨脉肌皮，风胜行痹寒痹痛，湿胜着痹重难支，皮麻肌木脉色变，筋挛骨重遇邪时，复感于邪入藏府，周同脉痹不相移。"

2.《医宗金鉴·卷三十九·痿痹辨似》："痿病足兮痹病身，仍在不疼痛里分，但观治痿无风药，始晓虚实别有因。"

3.《医宗金鉴·卷三十九·痹病生死证》："痹在筋骨痛难已，留连皮脉易为功，痹久入藏中虚死，脏实不受复还生。"

吴谦主编的《医宗金鉴》对痹病进行了总括，对"痿痹辨似"进行了解说还论述了痹病的"死证"，使后人对痹病有了进一步的了解。

二十八、清代怀远《医彻·痿痹》：痹病与痿病的鉴别

《医彻·痿痹》："痹之与痿，二者近似而实

不同"；"盖痹者从外而入，经谓风寒湿三气杂至合而为痹是也；痿者自内而出，经谓诸痿皆生于肺热是也。"

怀远论述痹病与痿病的鉴别，论述痹与痿同属肢体疾患，但形似而实不同。痹病以肢体关节疼痛、酸楚、麻木、重着、活动障碍为主要临床表现。痿病则以手足软弱无力、患肢枯痿瘦削为特征。痹病因感受风寒湿热之邪而发病，病因多自外而入；痿病起因众多，凡热伤肺津、肝肾亏损、湿热浸淫、瘀血阻络皆可为病，病因多自内而生。痹病以邪气闭阻经络，气血运行受阻为病机特点，痿病形成的主要机制则是五脏精血亏损，经脉失养而痿废不用。

二十九、清代汪蕴谷《杂症会心录》：提出要分清痹病虚实

1.《杂症会心录·痹症》："痛痹一症，肝肾为病。筋脉失于荣养，虚火乘于经络而红肿疼痛。若肿痛不红，得温稍定者，又属虚寒也。初起恶寒发热，类于伤寒，多肿痛于四肢经络之间，或左右移动，或上下游行，或脉大而数，或细而数，或细而迟，或细而涩，或大而空。"

有关"痹病"论述，汪蕴谷提出"痛痹"主要由于肝肾一虚一实的病理变化引起。

2.《杂症会心录·痹症》："医家认作风寒湿三气杂至之说，概以外邪为治。病势渐增，阴液渐耗，虚虚之祸。有不可胜言者矣。盖风自内动，湿热内生者，属阴虚而有火，表之清之。症变虚损者居多。寒自内发，寒湿内生者，属阳虚而无火，表之消之。症变中风者居多，即令其人体实，果系外邪侵入，表散不应者，曼进大凉之药，痛止而肿消，亦必用扶脾益血之品，以收后效。又有服热药太过，胃中蕴热日深，筋脉不利，不能转移，手足肿痛如锥，苦楚异状。以阳明主宗筋，筋热则四肢缓纵，痛历关节而为热痹也。医家不知清热降火，泥于风寒湿三气杂至之说，非表散风寒，则温经利湿，火上添油，愈服愈热。

其症口渴面赤，声高叫喊，大便秘结，小便短赤，脉数大有力，或洪大有力，所谓历节白虎

风症,痛如虎啮也。治法宜黄芩、黄连、黄柏、石膏、生地、知母、元参之属,清阳明之积热,降有余之实火。然后热解筋舒,而痛方定。此种极少而慎治,不可不知而误治也。虽然,《内经》有入脏者死,留连筋骨间者痛,久留皮肤间者易已之旨。足见内生之风寒湿三气,鼓舞于经络之中者,恐用攻表耗元之药。而脏气空虚,真阴欲竭,外入之风寒湿三气,鼓舞于经络之中者,恐用攻表耗元之药,而脏气受敌,真阳欲脱。况痹者闭也,乃脉络涩而少宣通之机,气血凝而少流动之势。治法非投壮水益阴,则宜补气生阳,非急急于救肝肾,则惓惓于培补脾土,斯病退而根本不摇也。"

汪蕴谷对痹病的治疗也有一番见解,提出要分清痹病虚实,以及批评医家治疗痹病中只注重祛风、散寒、除湿,不注重痹病虚证的补虚大法的应用。

三十、清代周学霆《三指禅》:痹病的脉证与治疗

《三指禅·风痹脉论》:"病有明医能治,草医能治,而大医不能治者,风痹也。痹者,闭也,谓兼寒湿闭塞经络而痛也。《内经》所以有风胜、寒胜、湿胜之分,而有行痹、痛痹、着痹之语。诊其脉浮紧弦,要归于风,病发肝经,殃及肢体。中于骨则伸而不屈,中于筋则屈而不伸,中于血则凝涩而不流通。治之之法,羌活、防风疏其风;紫苏、青皮行其滞;加皮、黄柏坚其骨;苡米、木瓜舒其筋;苍术、防己燥其湿;松节、茄根散其寒;人参、白术补其气;生地、秦归活其血。有杂合之症,斯有杂合之方(经验方:羌活、防风、石膏、侧柏叶、黄松节、苡米、木瓜、秦归、炙草、生地)。倘郁而为热,脉数无伦,又当大泄其热;闭而积寒,脉迟不来,又当重温其经。"

周学霆论述了痹病的脉证与治疗,病有中于经、骨、血之分,其表现治疗各不相同,相应配以疏风、行滞、燥湿、活血、扶正之药。

三十一、清代程文囿《医述》:痹病不同于风证、风痹病

1.《医述·痹》:"……病在阳者命曰风;病在阴者命曰痹;阴阳俱病,命曰风痹。屈而不伸者,其病在筋;伸而不屈者,其病在骨。"

2.《医述·湿》:"关节之病,非风药不能到也。"

程文囿论述了痹病与风证、风痹病病位的不同,邪于筋、骨的不同,指出关节酸痛一类病证属于痹病的范畴。关节是骨骼的连接处,中有空隙,经气易阻,而芳香走窜之风药能达于关节病位而祛风除湿。

痹病的发生多因风湿寒热诸邪错杂侵袭肌肉筋脉骨节等处。其中关节是骨骼的连属处,中有空隙,经气易阻,邪气易留而难去。惟有辛香走窜的风药,能达于关节而祛风除湿。故无论何种痹病,在辨证的基础上适当加入祛风药物,能提高疗效。

三十二、清代徐镛《医学举要》:论及痹病的各种证型

《医学举要》"痹者,风寒湿杂合之证。李士材曰:《内经》论痹,即其曰杂至,曰合,则知非偏受一气可以致痹。又曰:风胜为行痹,寒胜为痛痹,湿胜为著痹。即其下一胜字,则知但分邪有轻重,未尝非三气杂合为病也。筋痹属肝,游行不定,上下左右,随其虚邪,与气血相搏,聚于关节,或赤或肿,筋脉弛纵,古称走注,今名流火。脉痹属心,脏腑移热,复遇外邪,客搏经络,留而不行,故痹,肌肉热极,唇口反裂,皮肤色变。肌痹属脾,留而不移,汗多,四肢缓弱,皮肤不仁,精神昏塞,今名麻木。皮痹属肺,邪在皮毛,瘾疹风疮,搔之不痛,宜疏风养血。骨痹属肾,痛苦切心,四肢挛急,关节浮肿。鹤膝风者,即三气之痹于膝者也。如膝骨日大,上下左右日枯细者,且未可治其湿,先养气血……"

《医学举要》论及痹病各种证型以及"鹤膝风"是风寒湿三气之痹于膝,日渐枯细,应先予

以养气血治疗。

三十三、清代张璐《张氏医通》：提出肩痛和背痛皆属痹病

《张氏医通》："湿痹痛痹，皆有体痛……寒而身痛，痛处常冷，或如湿状，甘草附子汤。内伤劳倦兼风湿相搏，一身尽痛，补中益气加羌防、藁本、苍术。湿热相搏，肩背沉重，疼痛上热……遍身上下沉重疼痛，当归拈痛汤……"

张璐书中明确提出了肩痛、背痛属于痹病，并介绍了具体的治疗方剂。这里提及的肩背之痹病相当于现代的肩周炎之类，对现代的治疗有指导意义。

三十四、清代程国彭《医学心悟》：提出温阳祛寒行气活血的治法

《医学心悟·痹》："治行痹者，散风为主，而以除寒祛湿佐之。大抵参以补血之剂，所谓治风先治血，血行风自灭也。治痛痹者，散寒为主，而以疏风燥湿佐之。大抵参以补火之剂，所谓热则流通，寒则凝塞，通则不痛，痛则不通也。治着痹者，燥湿为主，而以祛风散寒佐之，大抵参以补脾之剂，盖土旺则能胜湿，而气足自无顽麻也。"

程国彭指出痹病的病因、病机，以及治疗原则，由于热属阳，五行主动，脉中之血得阳气的温煦与推动而流行畅通，无所留滞；若阳气不足，不能温煦血脉，或感受寒邪以致气血凝聚瘀塞，无以流行，不通则痛。

故治疗痹病一个重要方法就是温阳祛寒，行气活血，"通则不痛"。又有论述，由于产生疼痛的关键是阻滞不通，以寒为主的痹病固宜温通经脉，至于热痹，虽不宜用温，仍可使用通法。

三十五、清代姚止庵《素问经注节解》：提出痹病存在五脏的闭塞不通

《素问经注节解·痹论》："痹者，顽木不仁，不知痛痒之病也。其病之因，多起于风寒湿，有浅深之殊，有难易之分。始知不知痛痒

之痹，乃痹之一端，而其义为未全也。然内经中所言，痹之在脏腑者，如心痹脉不通，肝痹引如怀，肾痹善胀，脾痹大寒，肠痹饮出不得，胞痹内痛，涩于小便，以至痹聚在肺在心等，皆有壅塞不通之意，是痹又以闭而得名也。"

姚止庵指出痹病不仅是风寒湿之邪中于经络，还存在中于五脏之说，皆有闭塞不通之意及累及五脏的一些相应外候。

三十六、清代许克昌、毕法《外科证治全书》：针对病因以祛风除湿药治疗痹病

《外科证治全书·痛风》："痛风即痛痹，周身痹痛或手足不仁，遍身麻木，皆由血虚，风湿凝滞。用祛风逐湿散，每服二钱，好陈酒送下，随量饮醉，暖卧取汗。服至痛处更痛，头眩背汗，昏沉片刻即定，定则全愈。服后不觉痛麻，连服数剂，至知觉乃止。"

许克昌、毕法论述了痛风即痛痹，皆起于血虚、风湿凝滞，可用祛风除湿之剂并提及服药见效的标准。

三十七、清代程文囿《方药备考》：在治疗寒痹上提出"熨药方"外治法

《方药备考》："黄帝曰：刺寒痹内热奈何？伯高答曰：刺布衣者，以火淬之。刺大人者，以药熨之。用醇酒二十斤，蜀椒一升，干姜一斤，桂心一斤，凡四种，皆中㕮咀渍酒中，用绵絮一斤，细白布四丈，并纳酒中，置酒马矢煴中，盖封涂勿使泄。五日五夜，出布绵絮，曝絮之，干复渍，以尽其汁。每渍必晬其日，乃出干，并用滓与绵絮，复布为巾，长六、七尺，为六、七巾，用生桑炭炙巾，以熨寒痹所刺之处，令热入至于病所。寒复炙巾以熨之，三十遍而止。汗出以巾拭身，亦三十遍而止。起步内中无见风，每刺必熨。如此，病已矣。㕮咀者，谓碎之如大豆，然后煎之，取其清汁也。渍，浸也。马矢煴中者，燃干马屎而煴之也。涂，盐泥封固也。晬，周日也。复布为巾者，如今之夹袋，所以盛贮绵絮药滓也。滓，柤也。炙布以生桑炭者，桑能利关节，除风寒湿痹也。

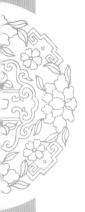

大人血气清滑，故当于未刺之先，及既刺之后，但以药熨，则经通汗出，而寒痹可除矣。刺后起步于密室中，欲其气血行，而慎避风寒也。"

程文囿在《方药备考》论述《黄帝内经》有关痹病的原文，并提出痹病的外治法。这种熨药方法相当于现代的中药局部透皮疗法，使药物直达病患处，以发挥作用，尤其适合于局部关节症状明显的患者。

（李　娟　赵　迪　范为民　张丁丁）

第二节　痿　　病

痿病是肢体的皮、肉、筋、骨、脉受到外邪的浸淫，或因五脏内伤而失荣引起的以筋脉迟缓、软弱无力、不能随意运动为特征的一种病证。感受温热病邪，灼伤阴液，脾胃虚弱，肝肾亏虚，肌肉筋脉失养，或湿热浸淫瘀阻脉络，是本病常见的病因病机。本证可突然发病，也可缓慢形成。轻者肢软无力，重者四肢萎废不用。痿病的临床特点大体与西医的重症肌无力、周期性瘫痪、进行性肌萎缩、肌营养不良症、多发性神经炎、急性脊髓炎、癔症性瘫痪及中枢神经系统感染并发软瘫的后遗症等病相类似。

痿之名称首见于《黄帝内经》。痿病以四肢软弱无力为主症，尤以下肢痿弱、足不能行为多见，故又名"痿躄"。因其病因病机之不同，而有痿躄、脉痿、肉痿、筋痿、骨痿等不同的称谓。后世医家论述本病所用病名多宗于《黄帝内经》，故本章采用痿病命名。

一、《黄帝内经》：痿病的定义、病因病机、治疗原则

1.《素问·痿论》："黄帝问曰：五藏使人痿何也？岐伯对曰：肺主身之皮毛，心主身之血脉，肝主身之筋膜，脾主身之肌肉，肾主身之骨髓。故肺热叶焦，则皮毛虚弱急薄，著则生痿躄也。心气热，则下脉厥而上，上则下脉虚，虚则生脉痿，枢折挈，胫纵而不任地也。肝气热，则胆泄口苦筋膜干，筋膜干则筋急而挛，发为筋痿。脾气热，则胃干而渴，肌肉不仁，发为肉痿。肾气热，则腰脊不举，骨枯而髓减，发为骨痿……肺者，藏之长也，为心之盖也。有所失亡，所求不得，则发肺鸣，鸣则肺热叶焦。故曰五藏因肺热叶焦，发为痿躄，此之谓也……故《下经》曰：筋痿者，生于肝，使内也。有渐于湿，以水为事，若有所留，居处相湿，肌肉濡渍，痹而不仁，发为肉痿。故《下经》曰：肉痿者，得之湿地也。有所远行劳倦，逢大热而渴，渴则阳气内伐，内伐则热舍于肾，肾者水藏也，今水不胜火，则骨枯而髓虚，故足不任身，发为骨痿。故《下经》曰：骨痿者，生于大热也。"

痿之名称首见于《黄帝内经》，它分析了痿病的病因病机，并对痿病进行了分型。上述经文中的"肺热叶焦，发为痿躄"精练的概括了痿病的主要病因，五脏有热，耗伤气血津液，肢体筋脉失其濡养而萎废不用，其中尤以肺热为最。肺朝百脉，具有输布五脏津液的作用，但肺为娇脏，易为邪热所伤，肺热则津液被灼，五脏皆失津液之养而热生，于是肢体失养，痿躄乃成，据此，临床常以养阴清肺法治痿，每获良效。在病因方面，认为情志内伤、外感湿邪、劳倦色欲，都能损伤内脏精气，导致筋脉失养，产生痿病。如悲哀太甚、思想无穷、所欲不得、意淫于外、入房太甚、有渐于湿、以水为事，居处潮湿、有所远行劳倦，逢大热等。依据病因病机、证候的不同，把痿病分为痿躄、脉痿、肉痿、筋痿、骨痿五种。

2.《素问·痿论》："论言治痿者独取阳明何也？岐伯曰：阳明者，五藏六腑之海，主润宗筋，宗筋主束骨而利机关也。冲脉者，经脉之

海也,主渗灌溪谷,与阳明合于宗筋,阴阳总宗筋之会,会于气街,而阳明为之长,皆属于带脉,而络于督脉。故阳明虚则宗筋纵,带脉不引,故足痿不用也。帝曰:治之奈何?岐伯曰:各补其荥而通其俞,调其虚实,和其逆顺,筋脉骨肉,各以其时受月,则病已矣"。

3.《灵枢·经脉》:"骨为干""筋为刚"。

《黄帝内经》最早提出了痿病的治疗原则——治痿独取阳明,指出阳明胃为水谷之海,是饮食汇集化生气血之处,供给五脏六腑营养,并能滋润宗筋。宗筋是众筋的集合处,有约束关节屈伸的作用,若阳明气血不足,筋失濡养,则就会造成关节屈伸不利,甚则导致痿病。以上经文是治痿独取阳明的理论依据,对临床有一定指导意义。"宗筋主束骨而利机关"此论宗筋的生理功能,有固定、联属、约束骨骼,有利于关节屈伸的作用。骨有支撑躯体的作用,但还有赖于筋的坚韧刚强以约束之。临床中伤骨必伤筋,而伤筋也必影响骨节的活动,如宗筋弛纵,往往可致肢体痿废不用。

4.《素问·阳明脉解》:"四支者诸阳之本也,阳盛则四肢实,实则能登高也。"

5.《素问·阴阳应象大论》:"清阳实四肢。"

此节论述了四肢为诸阳之根本,大抵是因阳气之盛衰最易从四肢的寒与温、有力与无力得到反映而论。阳气虚损者,每见四肢欠温,倦怠无力。亡阳虚脱者,又必见四肢厥冷,甚至肢冷过肘、过膝。阳气充盛者,四肢温暖而坚实有力,攀高越岭,如履平地。临床上,对于一些四肢痿弱,疲倦乏力等症,以及某些重症肌无力和周期性瘫痪患者,以"清阳实四肢"为理论指导,采用助阳健脾益气等法治疗,疗效满意。

6.《素问·太阴阳明论》:"四支皆禀气于胃,而不得至经,必因于脾,乃得禀也。"

这里主要指出胃主受纳,为"水谷之海",一切水谷精气皆源于胃。但饮食水谷的进一步消化吸收,营养物质的转运输布,又有赖于

脾的运化、升清功能,所谓"脾主四肢"的生理学基础亦在于此。脾病则四肢不得禀水谷精气,筋骨肌肉亦无气以生,而易发生四肢软弱无力,甚至痿弱不用的病变。

7.《素问·生气通天论》:"因于湿,首如裹,湿热不攘,大筋软短,小筋弛长,软短为拘,弛长为痿。"

湿为阴邪,其性重浊。湿邪伤人,阻遏清阳,可出现头部沉重,如被物所裹缠的感觉。湿性黏滞,易阻气机,往往会郁而化热,湿蕴化热又会引起伤血、伤筋。血被热伤,不能养筋,以致筋脉缩短而肢体拘挛;筋为湿害,以致松弛,不能束骨而肢体痿弱。湿为六淫之一,湿邪伤人引起的临床表现,与其重浊、黏滞、易阻气机等致病特点密切相关,而且湿邪往往容易化热(当然也会寒化)。熟悉并掌握湿邪的特性,对于有效地治疗这方面的病证是十分必要的。

8.《素问·至真要大论》:"诸痿喘呕,皆属于上。"

9.《素问·痿论》:"五藏因肺热叶焦,发为痿躄。""治痿者独取阳明。"

"上",这里指中上二焦,包括肺胃在内。各种痿病、喘息气逆、呕吐反胃等病证,大多属于肺胃的病变。痿病多由肺胃津液不布所致。这里指出脾胃在治疗痿病上的重要性。

二、金代张从正《儒门事亲》:痿病的病因病机

《儒门事亲·指风痹痿厥近世差玄说二》:"痿之为状,两足痿弱,不能行用。由肾水不能胜心火,心火上灼肺金。肺金受火制,六叶皆焦,皮毛虚弱,急而薄著,则生痿躄……痿病无寒。""若痿作寒治,是不刃而杀之也。"

张从正认为痿病是由于心火灼伤肺金,导致皮毛机体虚弱所致,并且论述痿病没有"寒证"这一病型,而且他认为痿病是不足以致死的疾病。

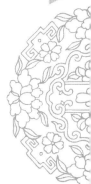

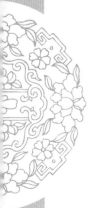
三、金代李东垣《脾胃论》:痿病的病因病机、治疗原则、治疗验方及预后

1.《脾胃论·脾胃虚弱随时为病随病制方》:"头痛或头重,上热壅盛,口鼻气短气促,身心烦乱,有不乐生之意,情思惨凄,此阴胜阳之极也。病甚,则传肾肝为痿厥。厥者,四肢如在火中为热厥;四肢寒冷者为寒厥。寒厥则腹中有寒,热厥则腹中有热,为脾主四肢故也。若肌肉濡渍,痹而不仁,传为肉痿证。证中皆有肺疾,用药之人,当以此调之。气上冲胸,皆厥证也。痿者,四肢痿软而无力也,其心烦冤不止。厥者,气逆也,甚则大逆,故曰厥逆。其厥、痿多相须也,于前已立黄芪人参五味子麦门冬汤中,每服加白茯苓二分、泽泻四分,猪苓、白术以上各一分。如小便快利,不黄涩者,只加泽泻二分,与二术上下分消其湿。"

李东垣指出痿证与厥证的联系,以及两者的转化,并指出痿证的治疗用药。

2.《脾胃论·脾胃虚弱随时为病随病制方》:"夫痿者,湿热乘肾肝也,当急去之。不然,则下焦元气竭尽而成软瘫,必腰下不能动,心烦冤而不止也。若身重减,气不短,小便如常,及湿热之令退时,或所增之病气退者,不用五味子、泽泻、茯苓、猪苓、黄柏、知母、苍术、白术之药,只依本病中证候加减;常服药亦须用酒黄柏二分或三分,如更时令,清燥之气大行,却加辛温泻之。"

以上指出了痿病的预后以及治疗用药。

3.《脾胃论·长夏湿热胃困尤甚用清暑益气汤论》:"《痿论》云:有所远行劳倦,逢大热而渴,渴则阳气内伐,内伐则热舍于肾。肾者水脏也。今水不能胜火,则骨枯而髓虚,足不任身,发为骨痿。故《下经》曰:骨痿者,生于大热也。此湿热成痿,令人骨乏无力,故治痿独取于阳明。时当长夏,湿热大胜,蒸蒸而炽,人感之多四肢困倦,精神短少,懒于动作,胸满气促,肢节沉疼;或气高而喘,身热而烦,心下膨痞,小便黄而数,大便溏而频,或痢出黄如糜,或如泔色,或渴或不渴,不思饮食,自汗体重。

或汗少者,血先病而气不病也。其脉中得洪缓。若血气相搏,必加之以迟,迟,病虽互换少瘥,其天暑湿令则一也。宜以清燥之剂治之。"

4.《脾胃论·湿热成痿肺金受邪论》:"六七月之间,湿令大行,子能令母实而热旺,湿热相合,而刑庚大肠,故寒凉以救之。燥金受湿热之邪,绝寒水生化之源,源绝则肾亏,痿厥之病大作,腰以下痿软瘫不能动,行走不正,两足欹侧。以清燥汤主之。"

5.《脾胃论·长夏湿热胃困尤甚用清暑益气汤论》:"《内经》曰:阳气者,卫外而为固也灵则气泄。今暑邪干卫,故身热自汗,以黄芪甘温补之为君;人参、橘皮、当归、甘草甘微温,补中益气为臣;苍术、白术、泽泻渗利而除湿,升麻、葛根甘苦平,善解肌热,又以风胜湿也。湿胜则食不消而作痞满,故炒曲甘辛,青皮辛温,消食快气。肾恶燥,急食辛以润之,故以黄柏苦辛寒,借甘味泻热补水,虚者滋其化源,以人参、五味子、麦门冬酸甘微寒,救天暑之伤于庚金为佐,名曰清暑益气汤。"

以上是李东垣关于痿病的病因病机的论述。他在《脾胃论》中提出长夏湿热脾胃受困而导致痿病,并提出用清燥之剂治疗之。

《脾胃论》还提出痿病的成因不仅限于脾胃受邪,还有湿热之邪侵犯肺脏而导致痿病出现。原文论述以滋阴之法来治疗肺金受邪导致的痿病。

李东垣按照"治痿独取于阳明"的治疗原则制定了清燥之剂——清暑益气汤、清燥汤等为后世治疗痿病的经典用方,在现代临床治疗痿病上,仍有积极的指导意义。

四、元代朱丹溪《丹溪心法》:痿病的治疗原则——滋阴法

1.《丹溪心法·痿五十六》:"痿证断不可作风治,而用风药。有湿热、湿痰、气虚、血虚、瘀血。湿热,东垣健步丸加燥湿降阴火,苍术、黄芩、黄柏、牛膝之类;湿痰,二陈汤加苍术、白术、黄芩、竹沥、姜汁;气虚,四君子汤加黄芩、黄柏、苍术之类;血虚,四物汤加黄柏、苍

术,煎送补阴丸;亦有食积、死血妨碍不得下降者,大率属热,用参术四物汤、黄柏之类……陈无择谓:痿因内藏不足所致。诚得之矣!然痿之所不足,乃阴血也,而方悉是补阳、补气之剂,宁免实实虚虚之患乎?且无择以三因立方,可谓诸方之冠,其余此证,尤且未明,况求于他者乎?"

2.《丹溪心法》:"内经论风论痿,各有篇目,源流不同,治法迥异,局方乃以治风之药通治诸痿,何其谬哉。"

朱丹溪对痿病的治疗提出"滋阴法",《丹溪心法》论述了痿病治疗上不可当作"风病"治疗,并指出陈无择用补阳之品来治疗痿病的错误,是对后世治疗痿病的重要补充。

3."盖肺金体燥居上而主气,畏火者也。脾土性湿居中而主四肢,畏木者也。火性炎上,若嗜欲无节,则水失所养,火寡于畏而侮所胜,肺得火邪而热矣。木性刚急,肺受热则金失所养,木寡于畏而侮所胜,脾得木邪而伤矣。肺热则不能管摄一身,脾伤则四肢不能为用而诸痿作矣。

4."泻南方则肺金清而东方不实,何脾伤之有,补北方则心火降而西方不虚,何肺热之有,故阳明实则宗筋润,能束骨而利机关矣。治痿之法,无出于此。昙然天产作阳,厚味发热,凡病痿者,若不淡薄食味,吾知火不能保其安全也。"

朱丹溪从五行生克上解释《黄帝内经》"治痿独取阳明"的机制。

朱丹溪提出"泻南补北"的治疗原则,此"泻南补北"的治疗原则对临床指导处方用药有重要的意义。

五、明代李时珍《本草纲目》:痿病的病因病机——燥

《本草纲目·十剂》:"枯者燥也,阳明燥金之化,秋令也,风热怫甚,则血液枯涸而为燥病。上燥则渴,下燥则结,筋燥则强,皮燥则揭,肉燥则裂,骨燥则枯,肺燥则痿,肾燥则消。"

此为《本草纲目》中有关痿病病因病机的描述。燥之为病,有种种不同的病理表现:上焦燥热伤津,口舌失润而口渴多饮,故谓"上燥则渴";肠液亏耗,无水行舟,可致大便干结,故谓"下燥则结";津血不足,筋脉失润,可致弛纵无力,故谓"筋燥则弱";皮肉失于津液的润泽充养,可致皱褶掀起,干燥开裂,故谓"皮燥则揭""肉燥则裂";骨骸失于津液的淖泽滑润,可致骨枯易折,故谓"骨燥则枯";肺热灼津,肺叶枯焦,可致肢体痿废不用,故谓"肺燥则痿";消渴的形成,与房劳过度,肾虚精伤有一定关系,故谓"肾燥则消"。燥邪侵犯,或津伤化燥,为症多端,本条予以大体分类,具有一定理论价值和临床意义。

六、明代虞抟《医学正传》:痿病的治疗原则

1.《医学正传·痿证》:"治痿者独取阳明一经……治法各补其荥而通其腧,调其虚实,和其逆顺,筋脉骨肉。各以其时受月,则病已矣。言治诸痿宜调补各脏,以待其旺月而病安也。"

2.《医学正传·痿证》:"按丹溪此论一出,扫尽千古之弊,叮咛告戒,极其明白,学者睨而不视,则为聩者之雷霆,瞽者之日月耳。"

虞抟在《医学正传·痿证》上赞同朱丹溪在治疗痿病的"滋阴法",并告诫后世医家要注意滋阴法的应用。原文论述治疗上要注意调补多个脏腑。

《医学正传》中还提出"黄柏、苍术"是治痿之要药,而"虎潜丸、补肾丸"皆可治疗痿病,对现代临床有积极指导意义。

七、明代张景岳《景岳全书》:痿病的病因病机及治疗原则

1.《景岳全书·杂证谟·痿证》:"痿证之义,《内经》言之详矣。观所列五脏之证,皆言为热。而五脏之证,又总于肺热叶焦,以致金燥水亏,乃成痿证。如丹溪之论治,诚得之矣。然细察经文,又曰:悲哀太甚则胞络绝,传为脉痿。思想无穷,所愿不得,发为筋痿。有渐于

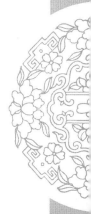

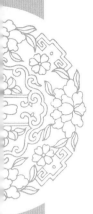

湿,以水为事,发为肉痿之类,则又非尽为火证,此其有余不尽之意,犹有可知。故因此而生火者有之,因此而败伤元气者,亦有之。元气败伤,则精虚不能灌溉,血虚不能营养者,亦不少矣。若概从火论,则恐真阳亏败,乃土衰水涸者,有不能堪,故当酌寒热之浅深,审虚实之缓急,以施治疗,庶得治痿之全矣"。

明代张景岳分析了痿病的病因病机,并说明治疗痿病不能"概从火论",而应该"审虚实之缓急"辨证论治,所以他在治疗上除湿热及阴虚兼热当用去火滋阴之外,提出"若绝无火证,而只因水亏于肾,血亏于肝者,则不宜兼用凉药,以伐生气。"这种观点对后世治痿产生了重要影响。

2.《景岳全书·杂证谟·非风》:"筋有缓急之病,骨有痿弱之病,总由精血败伤而然。"

以上是张景岳在《景岳全书·杂证谟·非风》中有关于"骨痿"病因的论述。

"缓急"即弛缓和拘急,"痿弱"即痿软虚弱。筋骨为形体的组成部分,其正常功能有赖脏腑化生的精微物质滋养。筋为肝所主,肝藏血,为罢极之本;骨乃肾所主,肾脏精,为作强之官。精血充盛,则筋骨坚强,活动自如,若因体虚病久,阴精气血亏损不足,或房劳过度伤及肝肾,终致精虚无以滋养,血虚不能濡润,筋骨经脉因而失去营养,便会发为筋痿之证,见筋脉弛缓无力或拘挛不展等症状,或引起骨痿之病,见骨骼痿软虚弱,腰脊不能伸举等证。筋痿、骨痿同属"五痿"之病。明代张景岳认为痿病之起多因元气败伤,精虚不能灌溉,血虚不能营养。筋骨之痿,当责之于肝肾。肝肾为精血之源,肝肾亏虚则精血无源。因此痿之所成,总由精血败伤、亏虚不足为主。

八、清代程文囿《医述》:痿病病机证治及与痹病的鉴别诊断

1.《医述·杂证汇参·痿》:"湿热成痿,乃不足中之有余也,宜渗泄。若精血枯涸成痿,乃不足中之不足也,全要峻补。"

痿即痿病,以肢体痿软无力,不能随意活动为主症。肢体痿废瘦削不用,总由气血不能濡养肢体筋脉所致。足阳明胃与脾相表里,胃为五脏六腑之海,脾主四肢肌肉,脾胃正常,津液精血化源充足,痿病便能康复。痿的基本病机是不足,但其病因则有不足和有余之分。《素问·生气通天论》:"湿热不攘,大筋缑短,小筋弛长,缑短为拘,弛长为痿。"此由湿热浸淫、气血不运,属虚实互见之证。治疗当先去湿热,宜渗泄为主,湿热去后再议补。若脾胃不足,肝肾亏损,精枯血少成痿者,是但虚无实,自宜用益脾胃、滋肝肾之峻补剂。本条勾勒出痿病的病机证治,颇为简明。

2.《医述·杂证汇参·痿》:"痿证是肺热叶焦,足软而不任地,不酸痛,不红肿,与痹证异也。"

3.《医述·杂证汇参·痿》:"痿病虽分五脏,然其本在肾,其标在肺。"

清代程文囿指出痿由五脏有热,耗伤精血津液,不能滋养肢体所致。因此古人将痿按五脏分类,而有脉痿(心)、筋痿(肝)、骨痿(肾)、肉痿(脾)、皮痿(肺)等名称。其中肾主水,藏精,为真阴之本,肾阴亏乏则精血不荣,足以致痿,故说其本在肾。肺为五脏之华盖,娇嫩而不耐热灼,津液一亏,首先痿顿。《素问·痿论》有"肺热叶焦,发为痿躄"之论,故曰其标在肺。《痿论》还有"治痿独取阳明"之说,盖从脾胃为精血津液生化之源的角度来论述,本条则从病机角度阐述肾为先天之本,是对《黄帝内经》的补充和发挥。

九、清代李用粹《证治汇补》:痿病的病因、鉴别诊断及治疗原则

1.《证治汇补·痿躄》:"诸痿有皮、脉、筋、肉、骨五痿之名,应乎五脏。肺主皮毛,脾主肌肉,心主血脉,肝主筋膜,肾主骨髓。惟喜怒劳色,内脏虚耗,使皮肤血脉肌肉筋膜骨髓,无以运养,故致痿躄。"

《证治汇补》论述痿病的病因主要是五脏病变引起皮肤血脉肌肉筋膜骨髓无以运养,而

导致痿病的发生。但是《证治汇补》也提出"其痿症亦有作痛者",病因是"必挟火、挟痰、挟湿、挟瘀而起,切不可混同风治。"

2.《证治汇补·痿躄》:"痿与柔风脚气相似。但彼因邪实而痛,痿属内虚而不痛"。

在痿病的鉴别诊断上,《证治汇补·痿躄》提出痿病要与柔风脚气鉴别。

3.《证治汇补·痿躄》:"内热成痿,此论病之本也。若有感发,必因所挟而致。有湿热者,有湿痰者,有气虚者,有血虚者,有阴虚者,有死血者,有食积妨碍升降道路者,当明辨之。"如下:

"湿热痿者……此皆湿热在下之故……宜升阳燥湿,禁用填补之剂。"

"湿痰痿者……此膏粱酒湿之故……宜燥脾行痰。"

"气虚痿者……皆属气虚……宜补中益气"。

"血虚痿者……宜滋养荣血……能补其脾,则血自旺,而痿自愈矣。"

"阴虚痿者,酒色过度……宜峻补精血,以扶肝肾。"

"血瘀痿者……积血不消,四肢痛而不能运动,致脉涩而芤者,宜养血行瘀。"

"食积痿者………宜运脾消导,从食积治。俟食消积化,然后补脾。"

"痢后脚软胫疼,或膝肿者,此下多亡阴所致,宜补脾兼升举之剂。若作风治,则反燥其阴而痿难愈。间有痢后兜涩太早,积瘀不清,下注隧道经络而成痿者,此又当行气逐瘀,与前症迥异矣。"

《证治汇补·痿躄》按照病因把痿病分为湿热、痰湿等多个证型,并对每个证型的症状作出详细论述和治疗禁忌。

《证治汇补·痿躄》还有"肺热禁温剂"、"胃虚禁寒剂""痰热禁厚味"等论述,值得后世医家注意及借鉴指导临床治疗用药。

十、清代冯兆张《冯氏锦囊秘录》:痿病与痹病的不同病因

《冯氏锦囊秘录·方脉痿证合参》:"痿证

若草木失于培植,枝叶枯槁,根本尚未大伤,以其不咳嗽,不吐血,不发寒热,为异于虚劳耳。故久沾床褥而形色绝无病状,亦并无痛楚麻木若痹证也。盖痹证由于三气外伤,病在经络血脉之中,气血闭涩者也。尚可作有余,论痿证由于气血不足,受病在五脏六腑之中,不能充固者也,当纯从不足治。"

《冯氏锦囊秘录》书中赞同痿病为"气血不足"之证,当完全从不足论治。《冯氏锦囊秘录》一书从大自然的角度论述痿病乃由气血亏虚造成,而痹病乃由气血壅滞造成。

十一、清代唐容川《血证论》:治疗原则、与脚气病的鉴别

1.《血证论·痿废》:"痿者,足废不能行之谓,分五痿治之……虽分五脏,而总系阴虚热灼,筋骨不用之所致。欲热之退,莫如滋阴;欲阴之生,莫如独取阳明……宜琼玉膏加玉竹、煅石膏、石斛、花粉、珍珠、竹茹治之。玉女煎加犀角亦治之。然痿废之原,虽在于胃,而其病之发见,则在于筋骨。凡虎骨、龟板、鹿筋、猪脊髓、牛骨髓、狗脊、骨碎补、牛膝、苡仁、枸杞子、菟丝子、续断,皆可加入,以为向导。"

唐容川在《血证论·痿废》中论述滋阴法与健运脾胃法在治疗痿病中的意义。

2.《血证论·痿废》:"痿证与脚气有异,切不可误用风药。"

《血证论》中同样也强调了痿病与脚气病要相鉴别,治疗上不可误用风药。

十二、清代王清任《医林改错》:病因、治疗原则、鉴别诊断

1.《医林改错·瘫痿论》:"或曰:元气归并左右,病半身不遂,有归并上下之症乎? 余曰:元气亏五成,下剩五成,周流一身,火见气亏诸态。若忽然归并于上半身,不能行于下,则病两腿瘫痿。"

王清任在《医林改错·瘫痿论》中强调了血气亏虚是导致痿病发生的主要病因。

2.《医林改错·瘫痿论》:"奈古人论痿症

之源，因足阳明胃经湿热，上蒸于肺，肺热叶焦，皮毛憔悴，发为痿症，概用清凉攻下之方。余论以清凉攻下之药，治湿热腿疼痹症则可，治痿症则不相宜。"

王清任认为古代医家用清凉攻下之法治疗痿病是错误的，原因是痿病主要由气血亏虚引起，治疗宜健脾益气补血，而不是清凉攻下。

3.《医林改错·瘫痿论》："岂知痹症疼痛日久，能令腿瘫，瘫后仍然腿疼。痿症是忽然两腿不动，始终无疼痛之苦。倘标本不清，虚实混淆，岂不遗祸后人。"

这里是《医林改错·瘫痿论》论述痹病和痿病的区别，重点是"痛"与"不痛"。

十三、清代赵廷儒、李玉峰《赵李合璧》：痹病与痿病的鉴别

《赵李合璧·痿病》："痿病与痹，似类而非类也。一由外因风寒，一由内脏不足，痛与不痛之间，痿痹分矣。"

《赵李合璧·痿病》一书中详细论述了痿病与痹病的区别，仍然是目前临床上用于鉴别的标准。以上经文主要论述痿病与痹病，均出现肢体关节运动障碍，但并非同类之病。痹病之因，多由外感风寒等邪使气血运行不畅所致，病由从外入里。而痿病之因，每由内脏虚损，正气不足，肌肉筋脉失养而成，证由内伤而起。痿病与痹病在肢体运动障碍方面的临床表现也有诸多不同，如前者多见肢体筋脉弛缓，软弱无力。后者多见筋脉挛急，关节肿大强直，屈伸不利等。但最为主要的是痛与不痛的区别。痹病必见肢体关节疼痛，而痿病则不痛。

十四、清代周学海《读医随笔》：痿病的病因病机

《读医随笔·证治总论·气血精神论》："凡人之身，卫气不到则冷，荣气不到则枯，宗气不到则痿痹而不用。"

这是周学海《读医随笔·证治总论》中关于痿病病因病机的论述。本段主要是论述卫气行于脉外，有温分肉、充皮肤、肥腠理、司开合的作用。卫气不达体表，则其温养体表之功不足，临床可见畏寒肢冷等。荣气与血共行脉中，有调和五脏、洒陈六腑，灌溉全身之功。若荣气不足或运行受阻，失其滋养之力，则脏腑不濡，七窍失灵，筋脉失养，肌肤枯槁不荣。宗气积于胸中，走息道以行呼吸，贯心脉以行气血。宗气不到，则周身气血运行停滞，以致出现肢体失养而萎废不用，或成气血闭塞不通的痹病。本条简要地说明了卫气、荣气、宗气功能失调在痿病发病中的重要作用。

十五、清代怀远《古今医彻》：痹病与痿病的鉴别

《古今医彻·痿痹》："痹之与痿，二者近似而实不同。盖痹者从外而入，经谓风寒湿三气杂至合而为痹是也；痿者自内而出，经谓诸痿皆生于肺热是也。"

怀远指出痹与痿同属肢体疾患，但形似而实不同。痹病以肢体关节疼痛、酸楚、麻木、重着、活动障碍为主要临床表现。痿病则以手足软弱无力、患肢枯萎瘦削为特征。痹病因感受风寒湿热之邪而发病，病因多自外而入；痿病起因众多，凡热伤肺津、肝肾亏损、湿热浸淫、瘀血阻络皆可为病，病因多自内而生。痹病以邪气闭阻经络，气血运行受阻为病机特点，痿病形成的主要机制则是五脏精血亏损，经脉失养而萎废不用。

痹病的临床表现大体与西医的风湿热、类风湿关节炎、骨质增生性疾病等相类似；而痿病的临床特点，大体与西医的重症肌无力、周期性瘫痪、进行性肌萎缩、肌营养不良症、癔症性瘫痪、多发性神经炎等病相类似。在具体立法用药上，痹病重在祛邪宣痹通络，痿病则以补虚起痿为大法。

十六、清代叶天士《临证指南医案》：痿病的病因病机

《临证指南医案·痿》："夫痿证之旨，不外乎肝、肾、肺、胃四经之病。"

在这里，叶天士主要指出了痿病的形成与肝、肾、肺、胃诸经关系密切。

肝主筋，肝伤则筋失养。筋骨拘挛或弛缓，则四肢不用。肾主骨藏精，精虚则不能充骨生髓。精血相生，血虚则不能营养筋骨。肺主气，为高清之脏。肺虚则高源化绝，化源绝则水涸，水涸则不能濡润筋骨。四肢肌肉又禀气于胃。胃虚则气衰而脉道不利，筋骨肌肉皆失所养。因此，痿病之要，在于肝肾肺胃的虚损不足，当责之于精血津气之亏虚。再以五痿而论，筋痿病见筋纵拘挛或痿软不用，其治在肝；骨痿病见腰背不能伸举，下肢痿弱，其治在肾；肉痿以肌肉麻痹不仁、四肢不能举动为特征，其治在脾胃；皮痿病见皮毛枯萎。所治在肺；脉痿虽与心有关，但证见筋脉纵而不收，关节如折，不能举动，总亦关乎肝肾。故痿病病机总以肝、肾、肺、胃为主。

十七、清代何梦瑶《医碥》:痿病的病因病机、治疗原则

《医碥·痿》:"痿者，手足软弱无力，缓纵不收也（即俗所谓手摊脚软之意）。盖热而兼湿使然。""观物之寒而干者，必坚硬收引，热而湿者，必柔软弛长可见。"

何梦瑶在《医碥·痿》中指出痿病在病机上必有"热"，可夹有湿邪，因此治疗上强调要以清热为主，再辨证予以祛湿，而不能滥用芳香燥湿之品。书中还以自然界的例子来解释为何痿病有热无寒。

十八、清代唐宗海《中西汇通医经精义》:痿病的病因病机

《中西汇通医经精义》:"痿有两证，一是肺痿。肺叶焦举，不能通调津液，则为虚劳咳嗽。一是足痿。胫枯不能行走，则为足痿。然未有足痿而不发于肺者。盖肺主行津液，由阳明而下润宗筋，足乃能行。肺之津液不行则宗筋失养，故足痿每见于下，而亦属之上焦也。喘属肺之呼不利，呕属胃之饮食气逆。肺胃均属上焦，上焦属阳，多病火逆，宜清之也。"

《中西汇通医经精义》中论述了《黄帝内经》病机十九条中的"诸痿喘呕，皆属于上"，书中总结性地把痿病分为两种证候类型:这里把痿病分类为"肺痿"和"四肢痿病"，两者的病因病机都是"肺热叶焦"所造成津液不能输布全身，导致肺叶以及四肢肌肉筋脉失去濡养。

（庞　捷　戴森华　盘小燕　曹艳艳）

<h1 style="text-align:center">第三节　痉　病</h1>

痉病系指以项背强急、四肢抽搐、角弓反张为主要症状的疾病。相当于西医学中的锥体外系疾病、高肌张力综合征及其他可引起脑膜刺激征的疾病。

《黄帝内经》对痉病早有记载，在病因上以外邪立论为主。张仲景以内经理论为基础，对痉病的病因病机有更进一步的认识，不仅将痉病分为刚痉与柔痉，同时指出除了外邪侵袭，各种引致阴津耗伤，筋脉失养的内伤因素，如产后失血、表证过汗等都可引起痉病的发生，并对痉病的辨证论治、遣方用药做了系统的阐述。这启发、指导了后世医家在痉病理论认识和临床实践的发挥发展。

一、《黄帝内经》:痉病的病因病机、症状和分经辨证的基本思想

1.《素问·至真要大论》:"诸风掉眩，皆属于肝……诸热瞀瘛，皆属于火……诸禁鼓栗，如丧神守，皆属于火……诸痉项强，皆属于湿……诸暴强直，皆属于风……"

病机十九条指出痉病与肝脏关系密切，同时也指出各种发病急骤、肢体强直的病症，大

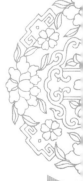

多与风有关。另外,火热亢盛为病,燔灼肝经,引动肝风,风胜则动,临床可见痉厥、抽搐、颈项强直、角弓反张等症,皆是痉病的表现。《黄帝内经·素问》首先提出痉病的产生与外邪(风、寒、湿)的入侵有密切关系。

2.《素问·气厥论》:"肺移热于肾,传为柔痉。"

《黄帝内经·素问》首先有"痉"之病名,见于该条文。"柔为筋柔而无力,痉谓骨痉而不随"是王冰的注文。《说文》:"痉,强急也。"即身体屈伸困难。

3.《素问·至真要大论》:"厥阴在泉,客胜则大关节不利,内为痉强拘瘛,外为不便;主胜则筋骨繇并,腰腹时痛。"

"天人合一"是中医独特的宏观辨证诊治的思维方法,是中医整体思想的重要部分。《黄帝内经》在这些章节的条文中,注重气象即六运司天、在泉等因素的变化规律及对痉病的影响,对主要症状做了细致的描述。

4.《素问·六元正纪大论》:"厥阴所至为缜戾;少阴所至为悲妄衄蔑;太阴所至为中满霍乱吐下;少阳所至为喉痹,耳鸣呕涌;阳明所至为皴揭;太阳所至为寝汗,痉。病之常也。"

此条文中的厥阴、少阴、太阴、少阳、阳明、太阳之六经是对应于六气而言的。缜,《博雅》:"缩也。"戾,《说文》:"曲也。""厥阴所至为缜戾……太阳所至为寝汗,痉。病之常也"。意思是厥阴之气至而致病,为筋脉缩短屈曲……太阳之气至而致病,为卧则汗出,见痉病,是六气致病的一般情况。

5.《灵枢·经筋》:"足少阴之筋,起于小指之下,并足太阴之筋,邪走内踝之下,结于踵,与太阳之筋合而上结于内辅之下并太阴之筋,而上循阴股,结于阴器,循脊内挟膂,上至项,结于枕骨,与足太阳之筋合。其病足下转筋,及所过而结者皆痛及转筋。病在此者,主痫瘛及痉,在外者不能俯,在内者不能仰。故阳病者腰反折不能俯,阴病者不能仰。治在燔针劫刺,以知为数,以痛为输,在内者熨引饮药。此筋折纽,纽发数甚者,死不治,名曰仲秋痹也。"

《黄帝内经·灵枢》以经络理论为主,从经络角度阐述了痉病的发生、发展和治疗,对其他中医理论和实践具有指导或辅助的重要作用。此处"筋"同"经",条文先介绍了足少阴经所循之径,进而阐述病邪侵犯该经络所致之病为痫瘛及痉,并细致描述不同病机引发不同见证及使用的不同治法。

6.《灵枢·热病》:"热病不可刺者有九……热而痉者死,腰折,瘛疭,齿噤齘也。凡此九者,不可刺也……风痉身反折,先取足太阳及腘中及血络出血;中有寒,取三里。"

此条文列举了九种患热病不能使用刺法的情况,其中包括热病所致之痉,并阐述了热痉的症状及相应治法,对后世处理热性痉病有一定指导意义。

7.《灵枢·经筋》:"经筋之病,寒则反折筋急。"

寒性收引,所以寒邪中于经络,使筋脉拘紧,会出现强直拘急的痉病之象。本条文阐述了寒邪所致痉病的病因病机。

二、汉代张仲景《伤寒论》:痉病的病因病机和辨证论治

1.《伤寒论·辨痉湿暍脉证第四》:"伤寒所致太阳,痉、湿、暍三种,宜应别论,以为与伤寒相似,故此见之。"

2.《伤寒论·辨痉湿暍脉证第四》:"太阳病,发热无汗,反恶寒者,名曰刚痉。太阳病,发热汗出,不恶寒者,名曰柔痉。太阳病,发热,脉沉而细者,名曰痉。太阳病,发汗太多,因致痉。"

3.《伤寒论·辨痉湿暍脉证第四》:"病身热足寒,颈项强急,恶寒,时头热面赤,目脉赤,独头面摇,卒口噤,背反张者,痉病也。"

上三句条文将"痉""湿""暍"三证归在一篇中,因为三者的病机相似,皆为外感六邪所致之证,但病因不同,"痉""湿""暍"对应的外感病因分别是"风""湿""暑"。该条文清晰地阐明了外感所致之痉与其他太阳病的鉴别要点,正如后世医家程知评注"太阳病,发热、无

汗、恶寒,为伤寒;发热、汗出、恶风,为伤风;发热、汗出、不恶寒,为温热。以证有颈项强急,甚则反张,故不谓之风寒、温热病,而谓之痉也。"

4.《伤寒论·辨太阳病脉证并治上第五》:"若发汗已,身灼热者,名曰风温。风温为病,脉阴阳俱浮,自汗出,身重,多眠睡,鼻息必鼾,语言难出。若被下者,小便不利,直视失溲;若被火者,微发黄色,剧则如惊痫,时瘛疭,若火熏之。一逆尚引日,再逆促命期。"

"风温"属于外感热病。其性属热,阳邪伤阴,最易损津耗液,若治疗不当,如此时服用热性药物或灸法治疗,就如抱薪救火,使病情加重;火性炎灼,阴津枯竭,经筋不得濡养而出现"若被火者,微发黄色,剧则如惊痫,时瘛疭",即可能出现痉病。

三、汉代张仲景《金匮要略》:痉病的分类和治疗

1.《金匮要略·痉湿暍病脉证第二》:"太阳病,发热无汗,反恶寒者,名曰刚痉。"

2.《金匮要略·痉湿暍病脉证第二》:"太阳病,发热汗出,而不恶寒,名曰柔痉。"

3.《金匮要略·痉湿暍病脉证第二》:"太阳病,发汗太多,因致痉。"

4.《金匮要略·痉湿暍病脉证第二》:"夫风病下之则痉,复发汗,必拘急。"

5.《金匮要略·痉湿暍病脉证第二》:"疮家虽身疼痛,不可发汗,汗出则痉。"

6.《金匮要略·痉湿暍病脉证第二》:"病者身热足寒,颈项强急,恶寒,时头热,面赤目赤,独头动摇,卒口噤,背反张者,痉病也。若发其汗者,寒湿相得,其表益虚,即恶寒甚;发其汗已,其脉如蛇。""暴腹胀大者,为欲解,脉如故,反伏弦者,痉。"

《金匮要略》在继承《黄帝内经》理论的基础上,不仅以表实无汗和表虚有汗分为刚痉、柔痉,并提出了误治致痉的理论;即表证过汗、风病误下、疮家误汗以及产后血虚、汗出中风等,致使外邪侵袭,津液受伤,筋脉失养而引发

本病。《金匮要略》有关伤津致痉的认识,不仅对《黄帝内经》理论有发挥,同时,也为后世医家提出内伤致痉的理论奠定了基础。

7.《金匮要略·痉湿暍病脉证第二》:"太阳病,发热,脉沉而细者,名曰痉,为难治。"

太阳病为外感病,发热脉应当为浮数,沉细脉为阴证脉。后世医家张璐认为"邪风为湿气所着,所以身虽发热,而脉不能浮数,是阳证见阴脉";另一位医家程知认为:"脉沉细,法宜救里,而痉又为燥热之病,故《金匮要略》谓难治。谓未可轻同于太阳发热脉反沉之例也。"可见,脉象的变化对痉病的预后有重要的诊断意义。

8.《金匮要略·痉湿暍病脉证第二》:"夫痉脉,按之紧如弦,直上下行。"

9.《金匮要略·痉湿暍病脉证第二》:"痉病有灸疮,难治。"

从条文中可见,张仲景不仅对痉病发病时的症状描述细致,并根据症状的变化阐述了预后转归。在对痉病的认识上,对证候的把握精确,如脉象方面,"按之紧如弦,直上下行"可在《脉经》"痉家其脉伏坚,直上下"中见到相关的描述,其中"直上下",是弦直的意思。这些都说明他很好地结合了古代医家经验和自己的临床实践,对现在痉病的临床辨证施治仍有重要的指导意义。

10.《金匮要略·痉湿暍病脉证第二》:"太阳病,其证备,身体强,几几然,脉反沉迟,此为痉,栝蒌桂枝汤主之。"

太阳病证候有头痛、项强、发热、恶风寒,而同时出现肢体强直,俯仰不能自如的症状,是痉病之象。但脉反见沉迟的太阴之脉,非太阳浮紧,就要与无汗的刚痉鉴别,故不与葛根汤,而予栝蒌桂枝汤,和太阳之表,清太阴之里。

11.《金匮要略·痉湿暍病脉证第二》:"太阳病,无汗而小便反少,气上冲胸,口噤不得语,欲作刚痉,葛根汤主之。"

葛根汤方

葛根四两,麻黄三两(去节),桂枝二两,甘草二两(炙),芍药二两,生姜三两,大枣十二枚。

上七味,㕮咀,以水一斗,先煮麻黄、葛根,减二升,去沫,内诸药,煮取三升,去渣,温服一升,覆取微似汗,不须啜粥,余如桂枝汤法,将息及禁忌。

此条文是刚痉在表的太阳病症。太阳伤寒,小便不应当少,今反而见少,是寒气盛而收引所致,气机紊乱,下焦之气上冲胸,是寒气盛而上逆;太阳伤寒,不当口噤不得语,今见口噤不得语,是寒气盛,牙关紧急而甚。太阳伤寒,出现这种冲击劲急之象,是欲作刚痉之病。麻黄汤能治太阳,而不能治阳明,所以用葛根汤兼太阳、阳明两经之治,是治疗刚痉无汗的方法。

12.《金匮要略·痉湿暍病脉证第二》:"痉病,胸满,口噤,卧不著席,脚挛急,必齘齿,可与大承气汤。"

前文所述的痉病,是外感所致,若痉病入里,出现里气壅滞而胸满;肢体拘急而卧不着席,脚挛急,唇牙紧闭,皆为阳明热盛灼筋,筋急而甚之象。所以用大承气汤直攻里热,非攻阳明之实。

13.《金匮要略·妇人产后病脉证治第二十一》:"新产妇人有三病,一者病痉……新产血虚,多汗出,喜中风,故令病痉。"

痉病是经筋病,新产后血虚汗出,筋脉失于濡养,同时正气偏虚容易外感风邪,增加了出现痉病的可能。故痉病是产妇的常见病之一。

14.《金匮要略·妇人产后病脉证治第二十一》:"产后中风发热,面正赤,喘而头痛,竹叶汤主之。"

后世医家认为"产后中风"之后,应当有"病痉者"三字,才与条文中的用方相合。如果没有这三个字,则竹叶汤中的人参、附子是不宜用于中风发热的证候的,并且该方内有"颈项强用大附子"之文。条文应理解为产后体虚兼受风寒而致痉,以竹叶汤散风温经。

四、金代成无己《注解伤寒论》:对《伤寒论》中关于痉病条文的理解

1.《注解伤寒论·辨痉湿暍病脉证并治篇》:"经云:诸痉项强,皆属于湿。又云:诸暴强直,皆属于风。论曰:太阳病,发汗太多,因成痉。夫六气皆足以致痉,不专在湿也;六经皆有痉证,亦不专在太阳一经也。盖身以后,属太阳,凡头项强急,项背几几,脊强反张,腰似折,髀不可以曲,腘如结,皆太阳痉也。身以前属阳明,头面动摇,口噤齿䶲,缺盆纽痛,脚挛急,皆阳明痉也。身之侧属少阳,口眼㖞邪,手足牵引,两胁拘急,半身不遂,皆少阳痉也。至若腹内拘急,因吐利后而四肢挛急者,未尝非太阴痉也。恶寒蜷卧,尻以代踵,脊以代头,俯而不能仰者,未非少阴痉也。睾丸上升,宗筋下注,少腹里急,阴中拘挛,膝胫拘急者,未尝非厥阴痉也。大抵痉以状名,而痉因筋急,故凡六经筋病,皆得以痉称之。其因于风寒者,必发热恶寒而无汗,其脉浮紧,其状身强直口噤,即经所云:诸病强直,皆属于风者也。其势劲急,故名曰刚痉。其因于风湿者,发热汗出,不恶寒,其脉浮缓,其状项强几几,而身不强直,即经所云:诸痉项强,皆属于湿者也。其势濡弱,故名曰柔痉。若夫因误汗亡阳,津竭无以养筋而致痉者,即本论所云:太阳病,发汗太多而成痉,又非因湿因风,而却因燥者也。盖痉之始,本非正病,多杂于他病之中,如妇人之脱血,跌扑之破伤,俱能致痉。今见患此者,悉指为风,殊非确论。学者当于中审察风、寒、湿、燥、内外、虚实之因,庶不致误,慎勿概指为风也。"

这段条文总结《黄帝内经》《伤寒论》对"痉病"的症状、病因病机、辨证、分类以及鉴别,较全面地概括性阐述了对"痉病"的认识,例如病因就列举有"太阳病,发汗太多""六气""妇人脱血"等。

2.《注解伤寒论·辨痉湿暍病脉证并治篇》:"伤寒,太阳经中之一病,非谓太阳经惟病伤寒也。盖以六气外感之邪,人中伤之者,未有不由太阳之表而入者也。痉,风邪也。湿,湿邪也。暍,暑邪也。夫风寒暑湿之病,固皆统属太阳,然痉、湿、暍三种,虽与伤寒形证相似,但其为病传变不同,故曰:宜应别论也。"

该条文是成无己对"伤寒所致太阳病,痉、

湿、暍,此三种,宜应别论,以为与伤寒相似,故此见之"的理解,强调了伤寒只是太阳病之一,其中提到的"痉病"指外感风邪所致,因此统属于太阳经病,虽然与伤寒形证相似,但其为病转变不同,所以说"宜应别论也"。后世医家方有执的评注也认为:"痉、湿、暍三者,皆风寒之辨证。既成辨证,则当别为立论。然自风寒变来,本属太阳,犹有风寒涉似之疑,须当并为辨论。"

3.《注解伤寒论·辨痉湿暍病脉证并治篇》:"病人身热恶寒,太阳证也。颈项强急,面赤目赤,阳明证也。头热,阳郁于上也,足寒阴凝于下也。太阳之脉,循背上头;阳明之筋,上挟于口。风寒客于二经,则有头摇、口噤、反张、拘强之证,故名痉病也。"

成无己从经络辨证的角度解析了《伤寒论》中,"病身热足寒,颈项强急,恶寒,时头热面赤,目脉赤,独头动摇,卒口噤,背反张者,痉病也"的痉病的具体症状。后世医家郑重光曰:"此总论痉之经俞皆病,气血并伤,而为强急反张之证也。风湿俱有,故为痉之具证也。"

4.《注解伤寒论·辨痉湿暍病脉证并治篇》:"太阳病发热,脉当浮大,脉若沉细,兼少阴也。今发热脉沉细,而名曰痉者,何也?以其已病痉证,而得沉细脉,不可名太阳、少阴伤寒之脉,当名太阳风湿痉病之脉也。因风邪郁于阳,故病发热也。湿邪凝于阴,故脉沉细也。此承上条痉病得沉细脉之义,非谓太阳病发热,脉沉细,即名之曰痉病也。"

成无己对"太阳病,发热,脉沉而细者,名曰痉"的理解着重于对痉病之沉细脉的剖析,认为脉沉细是湿邪凝滞于阴分即血络所致,故此处之"痉"特指"太阳风湿痉病"。

5.《注解伤寒论·辨痉湿暍病脉证并治篇》:"痉病既属太阳,当以太阳虚实例之。故曰:太阳病发热无汗,恶寒,为实邪,名曰刚痉;发热汗出,不恶寒,为虚邪,名曰柔痉。此详申上二条痉病虚实,非谓太阳病,发热无汗,恶寒,汗出不恶寒,即名之曰刚、柔痉病之证也。"

成无己通过对《伤寒论》中划分刚痉、柔痉的条文"太阳病,发热无汗,反恶寒者,名曰刚痉。太阳病,发热汗出,而不恶寒,名曰柔痉"的理解,认为虽然这里的刚痉、柔痉的一些表现症状和太阳病之"伤寒""中风"相似,是因为痉病属太阳,但仍应结合其他症状做诊断,不能笼统地概括为"太阳病"。

6.《注解伤寒论·辨痉湿暍病脉证并治篇》:"此略其证脉,单举痉之颈项强急者,以明其治也。太阳脉,下项循肩挟背;阳明脉循喉咙,入缺盆,贯膈、下乳内廉。太阳主后,前合阳明;阳明主前,后合太阳。今邪壅于二经之中,故有几几拘强之貌也。太阳之强,不过颈项强;此痉之强,则不能俯仰,项连胸背而俱强,故曰:项背强几几也。无汗恶风,实邪也,宜葛根汤发之。即桂枝汤加麻黄、葛根,两解太阳、阳明之邪也。"

成无己在该条文中强调《伤寒论》原文中的"太阳病,项背强几几,无汗恶风,葛根汤主之"特指的是"痉病"的一个重要症状,并且对比了颈项"太阳之强"和"痉之强"的不同,对后世阅读理解该条文以及辨证论治有一定的指导意义。另一位研究《伤寒论》的医学家方有执亦表示:"几几,鸟之短羽者,动则引颈几几然。形容患者之颈项俱病者,俯仰不能自如之貌。"

7.《注解伤寒论·辨痉湿暍病脉证并治篇》:"以上论痉,皆外感风、寒、湿而为病也。若太阳病发汗太多,津液大亡,表气不固,邪风乘虚而入,因成痉者,乃内虚之所致也,不可以柔痉、刚痉例之,宜以桂枝加附子汤,以固表祛风为主治。由此推之,凡病出汗过多,新产亡血过多,而变生此证者,皆类此也。"

成无己总结了之前条文所指之"痉病"是"外感风、寒、湿而为病"。在该条文中则阐述津液过度损耗是内伤致痉的重要病因病机,并由此推断出产妇失血过多而引发痉病也是内虚所致之痉病,要区别于外感之柔痉刚痉,后世医家程应旄就此评注:"即此一端推之,则知此病得之亡津亡血,而因虚致寒,因虚致燥者不少。盖阳气者,柔则养筋,发汗太多,则亡其

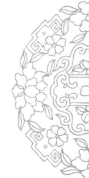

阳,而损其经脉之血液故也",可见对临床诊断施治有重要指导意义。

8.《注解伤寒论·辨痓湿暍病脉证并治篇》:"湿家但头汗出,乃湿气上淫之汗,非阳明之热不得越也。湿家背强,乃湿气涩滞之重强,非痓病之拘强也。欲得覆被向火,非外恶寒,乃湿盛生内寒也。若误以湿淫之头汗,为阳明瘀热汗而下之,寒湿之气,乘虚入胸则胸满,入胃则哕矣。寒湿不化,故小便不利,胸中有寒,故舌上滑白如胎。丹田有热,故口燥渴。欲得水而不能饮,由胸中有寒湿故也。"

成无己在该条文中指出外感湿病虽然与外感痓病有一些相似的证候如"汗出""背强"等,但必须区别湿家之汗指"头汗",成无己认为"湿家虽有汗而不能周身,故但头汗出也",湿家之强是"重强",不同于痓病之"拘强",皆有重要鉴别意义。

9.《注解伤寒论·辨太阳病脉证并治上篇》:"结胸从心上至少腹,硬满痛不可近,则其势甚于下者,治下宜急攻之,以大陷胸汤。结胸从胸上,满硬项强,如柔痓状,则其热甚于上者,治上宜缓攻之,以大陷胸丸直攻胸肺之邪。煮服倍蜜,峻治缓行,下而和之,以其病势缓急之形既殊,汤丸之制亦异也。故知此项强乃结胸之项强,下之则和,非柔痓之项强也。"

此条文注释《伤寒论》中的"结胸者,项亦强,如柔痓状,下之则和,宜大陷胸丸",因为这里所述的"结胸者""项亦强,如柔痓状",成无己认为"项强者、为邪结胸中,胸膈结满,但能仰而不能俯,是项强也",必须鉴别清楚,不能做柔痓论治,应该以大陷胸丸下之。

五、隋代巢元方《诸病源候论》:痓病的病因病机

1.《诸病源候论·风痓候》:"风痓者,口噤不开,背强而直,如发痫之状。其重者,耳中策策痛。卒然身体痓直者,死也。由风邪伤于太阳经,复遇寒湿,则发痓也。诊其脉,策策如弦,直上下者,风痓脉也。"

上一条文描述了风痓的具体症状,阐述了

其病因病机,在诊断上,强调了"策策如弦,直上下者"的典型脉象。

2.《诸病源候论·热病候》:"热病者,伤寒之类也。冬伤于寒,至春变为温病。夏变为暑病。暑病者,热重于温也……凡病暑未发,见其赤色者刺之,名曰治未病。热病不可刺者有九:一曰汗不出,大颧发赤,哕者死;二曰泄而腹满甚者死;三曰目不明,热不已者死;四曰老人婴儿,热而腹满者死;五曰汗不出,呕血者死;六曰舌本烂,热不已者死;七曰咳血衄血,汗不出,出不至足者死;八曰髓热者死;九曰热而痉者死。"

热邪为阳邪,容易灼伤阴分之气血津液,当筋脉失于濡养,则拘急不畅,发为痓病。上述条文说明了热邪为痓病的病因之一,同时热病预后转归应考虑到痓病辨证的可能,对临床上治疗热性疾病的诊治思维有指导意义。

六、宋代陈自明《妇人大全良方》:妊娠及产后发生的痓病

1.《妇人大全良方·妊娠风痓方论第二》:"夫妊娠体虚,受风而伤太阳之经络,后复遇风寒相搏。发则口噤背强,名之曰痓。其候冒闷不识人,须臾自醒,良久复作,谓之风痓。亦名子痫,亦名子冒。甚则反张。"

2.《妇人大全良方·产后心惊中风方论第三》:"产后心闷气绝,眼张口噤,遍身强直,腰背反偃,状如痫疾,心忪惊悸,言语错乱。皆是宿有风毒,因产心气虚弱,发成风痓。"

上述条文阐述了妇女在妊娠期间或产后皆可出现"风痓",可是体虚外感风邪,也可是宿有风毒攻心所致。

七、宋代杨士瀛《仁斋直指方论》:产后发痓症状和病因病机

1.《仁斋直指方论·发痓详证》:"怀胎时多啖生冷,脾胃受湿,复经乳卧之后,津液内竭,履地太早,脱着不时,以致风邪乘虚入于足太阳之经。其证发热头疼,或时不热,喘息痰咳,言语不伦,渐觉牙关紧急,十指撮动,如摸

物之状。加以项背强直，或哑或叫，目睛直视，肠滑不禁，身如反弓，转侧不仁，如此十无一生，《活人书》谓太阳发痉是尔。"

2.《仁斋直指方论·发痉详证》："凡产后初得发热，常须审视，若唇急舌蹇，手指搐动，便以中风药品急治之。用药归荆汤、独活酒。附在湿门。独荆散、防风散、续命汤。"

《仁斋直指方论》，又名《仁斋直指》，为南宋医家杨士瀛的著作。该书将诸科病证分为七十二门，每门之下，均先列"方论"，述生理病理、证候表现及治疗概要，次列"证治"，条陈效方、各明其主治、药物组成及修制服用方法，条理清晰。上述二篇阐述妇人产前产后本易伤气耗血，若不注意饮食起居，如"多啖生冷"，使正气更为不足，则虚而生风，风动发而为痉。此篇之条文详细描述了产后发痉的症状，说明了病因病机和方药应用。

八、宋代佚名《小儿卫生总微论方》：小儿"痉"与"痫"的鉴别

《小儿卫生总微论方·惊痫论》："凡小儿急惊，暴搐甚不用忙扰，亦不足畏。慢惊暴微搐切当救，乃危候也。方搐之时，但与扶持，慎勿擒捉。盖风气方盛，恐流入筋脉，致手足曲戾不随，或成拘挛。凡小儿于天阴雷发声之时，必掩塞其耳，或作杂声以乱之，恐猛闻大声而发搐。凡小儿发搐，时醒而身软者为痫。若发搐不时醒，身硬者为痉又名曰痉，乃中风之候。"

此条文细致描述了小儿急惊风的表现，同时对"痫证"和"痉病"做了清晰的鉴别，认为痉病身硬，而痫病身软是它们的鉴别要点。

九、元代朱丹溪《丹溪手镜》：湿病误治而致痉病

《丹溪手镜·湿》："大发湿家汗，亡阳亦作痉"。

本条文其理论是：湿邪为病，诸如风湿、湿温等病证，初起多可出现头痛恶寒、身体疼重等症，有似伤寒。若不作详辨而大发其汗，以冀一汗而解，其结果，非但湿邪不能从汗而除，

且有可能出现气随汗泄的亡阳虚脱之证，或大汗伤津、筋脉失养而变生痉病。《金匮要略·痉湿暍病脉证治》说："太阳病，发汗太多，因致痉。"

十、明代秦昌遇《幼科折衷》：痉病的病因病机和辨证论治

1.《幼科折衷·痉证十四》："元来痉病属膀胱，口噤如痫身反张。此是伤风感寒湿，故分两症有柔刚。太阳病发，其脉沉而细者为痉。"

2.《幼科折衷·痉证十四》："《经》曰，诸暴强直皆属于风，理宜然也。其所谓诸痉项强而属于湿者何与？盖太阳阴湿甚则兼风化，亢则害，承乃制也，故知痉之为病，湿为本，风为标耳。其症项背强直，腰身反张，摇头瘈疭，噤口不语，发热腹痛，镇日不醒，其状可畏，病在足太阳经。……柔痉为之解肌，刚痉为之发汗，并以小续命汤加减疗之。"

此条文在以往理论的基础上，概括了外感痉病的病因病机、发展、分类及治疗。基本上将痉病划分为刚痉、柔痉进行辨证论治。

十一、明代张景岳《景岳全书》：痉病的病因病机

1.《景岳全书·痉证》："痉之为病，强直反张病也。其病在筋脉，筋脉拘急，所以反张；其病在血液，血液枯燥，所以筋挛。"

以上原文指出了痉病以项背强急、角弓反张、四肢抽搐为临床特点。痉病之作，原因众多。风寒湿外邪侵袭，壅滞于筋脉，气血运行不利，可致拘急反张；精血亏损，阴虚液耗，不能营养筋脉，可致筋脉抽挛。此外，瘀血内阻，血行不畅，或痰浊阻滞，筋脉失养，或热盛阴伤，邪闭经脉，均可导致痉病的发生。属外感者，大多起病较急，变化迅速。治疗得当，可较快好转，若误治失治，也可危及生命。属精血亏损、阴液不足者，多属虚证，来势稍缓，当缓调治本。

2.《景岳全书·产后发痉》："产后发痉，乃阴血大亏证也。其证则腰背反张，戴眼直视，

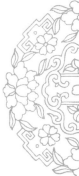

或四肢强劲，身体抽搐……凡遇此证，速当察其阴阳，大补气血。"

此段条文提出产后发痉的病因病机，是由于阴血亏虚导致筋脉失养而发痉，并指出应根据其阴阳盛衰辨证施治，因以虚为主，故应补益气血为原则。

十二、明代虞抟《医学正传》：痉病的辨证和治疗

1.《医学正传·痉病》："若夫太阳发热，无汗恶寒，脉弦长劲急，胸满口噤，手足挛急，咬牙眼开，甚则搐搦，角弓反张，此为刚痉。太阳激热，多汗不恶寒，脉迟涩弦细，四体不收，时时搐搦，闭目合口，此为柔痉。大抵因风湿二气，袭于太阳之经，亦有轻重之分。其风气胜者为刚痉，风性刚急故也。湿气胜者为柔痉，湿性柔和故也。"

2.《医学正传·痉病》："湿为本，风为标耳。"

3.《医学正传·痉病》："虚为本而风为标耳。"

4.《医学正传·痉病》："亦有绝无风邪，而亦能使人筋脉挛急，而为角弓反张之候者，血脱无以养筋故也。丹溪甚言不可作风治而用风药，恐反燥其阴血而致不救也。"

《医学正传·痉病》详细论述了痉病的分类、症状、病因病机，并指出内伤所致之痉病无外感风邪，不能用风药施治，否则会使血虚证候加重而致命。

十三、清代吴鞠通《温病条辨》：三焦病变所致痉病

1.《温病条辨·上焦篇》："小儿暑温，身热，卒然痉厥，名曰暑痫，清营汤主之，亦可少与紫雪丹。"

上述条文的理论是，幼儿之阴更虚于成人，在暑热之节气时尤应注意。一旦得暑温之病，因为小儿的脏腑气血不足，抗邪无力，病邪很快便可侵入营分，血络受火热之邪逼迫而省内风，所以可见身热伴痉厥之象，死不旋踵，需

发散消导，以清营汤或紫雪丹清营血分之热。

2.《温病条辨·上焦篇》："湿温邪入心包，神昏肢逆，清宫汤去莲心、麦冬，加银花、赤小豆皮，煎送至宝丹，或紫雪丹亦可。"

张仲景谓湿家忌发汗，发汗则病痉，湿温着于经络，多身痛身热之候，医者误以为伤寒而汗之，遂成是证。湿热相搏，循经入络，以清营汤加减或紫雪丹、至宝丹清营血分之热。

3.《温病条辨·中焦篇》："斑疹，用升提则衄，或厥，或呛咳，或昏痉，用壅补则瞀乱。"

此条文列举了治斑疹之禁忌。斑疹之邪在血络，只喜轻宣凉解。若用柴胡升麻辛温之品，直升少阳，使热血上循清道，则侵犯肺络而衄。过升则下竭，下竭者必上厥（曾有小儿医有过用升提而死的案例）。肺为华盖，受热毒之熏蒸则呛咳，甚则昏迷发痉。

4.《温病条辨·中焦篇》："脉缓身痛，有似中风，但不浮，舌滑，不渴饮，则非中风矣。若系中风，汗出则身痛解而热不作矣；今继而复热者，乃湿热相蒸之汗，湿属阴邪，其气留连，不能因汗而退，故继而复热。内不能运水谷之湿，脾胃困于湿也；外复受时令之湿，经络亦困于湿矣。倘以伤寒发表攻里之法施之，发表则诛伐无过之表，阳伤而成痉，攻里则脾胃之阳伤，而成洞泄寒中，故必转坏证也。湿热两伤，不可偏治，故以黄芩、滑石、茯苓皮清湿中之热，蔻仁、猪苓宣湿邪之正，再加腹皮、通草，共成宣气利小便之功，气化则湿化，小便利则六腑通而热自清矣。"

本段条文出自《温病条辨·中焦篇》湿热病的内容，湿热蕴阻中焦气分的主要证候，症状的论述完整，同时强调其病机是"内不以运水谷之湿，外复感时令之湿"，与薛生白"太阴内伤，湿饮停聚，客邪再至，内外相引，故病湿热"之说意义相同。条中重点说明了湿热病的治疗原则是化湿清热，"湿热两伤，不可偏治"不可用一般的发表攻里之法，也不可徒清热或徒祛湿。若误用伤寒发表之法不当，散发太过而伤了阳气，则可发为痉病。应选用黄芩滑石汤治疗。方中既有祛湿之品，又有清热之药，

但清热之力稍弱，主要适用于湿重于热者。

5.《温病条辨·下焦篇》："壮火尚盛者，不得用定风珠、复脉。邪少虚多者，不得用黄连阿胶汤。阴虚欲痉者，不得用青蒿鳖甲汤。"

本条文强调痉病必须辨证才能确定用方。热盛为主、正虚为主及阴虚致痉等，不同的病因病机遣方用药各有不同，不能混淆。

6.《温病条辨·下焦篇》："妇女温病，经水适来，脉数耳聋，干呕烦渴，辛凉退热，兼清血分，甚至十数日不解，邪陷发痉者，竹叶玉女煎主之。"

本条文阐述了妇女温病，经水适来，血气虚损，邪陷入里而发为痉病，宜用辛凉解肌，兼清血分的玉女煎加竹叶，两清表里。

7.《温病条辨·下焦篇》："燥久伤及肝肾之阴，上盛下虚，昼凉夜热，或干咳，或不咳，甚则痉厥者，三甲复脉汤主之，定风珠亦主之，专翕大生膏亦主之。"

肾主五液而恶燥，或由外感邪气，久羁而伤及肾阴，或不由外感而内伤至燥，均以培养津液为主。肝木全赖肾水滋养，肾水枯竭，肝断不能独治。所以，因燥而致痉者，以补益肾阴为主旨。

8.《温病条辨·下焦篇》："热邪深入下焦，脉沉数，舌干齿黑，手指但觉蠕动，急防痉厥，二甲复脉汤主之。此示人痉厥之渐也。温病七、八日以后，热深不解，口中津液干涸，但觉手指掣动，即当防其痉厥，不必俟其已厥而后治也。故以复脉育阴，加入介属潜阳，使阴阳交纽，庶厥可不作也。

二甲复脉汤方（咸寒甘润法）

即于加减复脉汤内，加生牡蛎五钱、生鳖甲八钱。"

温病后期，邪入下焦，肾阴耗伤，津不上承而见舌干齿黑。脉沉数是下焦热炽的表现。阴虚则阳亢，阳亢则风动，故见手指微微抽动，此症便是将要发生痉厥的先兆。因此须立即育阴潜阳，方选二甲复脉汤，以防止痉厥的发生。如果痉厥已发生，用此方治疗亦应有效。

9.《温病条辨·下焦篇》："下焦温病，热深厥甚，脉细促，心中憺憺大动，甚则心中痛者，三甲复脉汤主之。前二甲复脉，防痉厥之渐；即痉厥已作，亦可以二甲复脉止厥。兹又加龟板名三甲者，以心中大动，甚则痛而然也。心中动者，火以水为体，肝风鸱张，立刻有吸尽西江之势，肾水本虚，不能济肝而后发痉，既痉而水难猝补，心之本体欲失，故憺憺然而大动也。甚则痛者，阴维为病主心痛，此证热久伤阴，八脉丽于肝肾，肝肾虚而累及阴维故心痛，非如寒气客于心胸之心痛，可用温通。故以镇肾气、补任脉、通阴维之龟板止心痛，合入肝搜邪之二甲，相济成功也。"

本条是从上条证发展而来。上条仅见手指微动，本条自注之谓"痉厥已作"；上条"脉沉数"，本条脉已细促；上条心脏未有明显悸动，本条已是心中悸动不安，甚至心中痛。足见本条病情重于上条。

本条之"痉"乃是热邪久留，真阴耗伤，水不涵木之"虚风"，其"心中憺憺大动，甚则心中痛"乃是肾阴下竭，不能上养心神所致。再结合"脉细促"，也足以证明是热入下焦，肾阴耗伤，筋脉心神失养所致。因此，本条治法以二甲复脉汤之滋阴潜阳加上龟板"镇肾气，通阴维"交通心肾，合为三甲复脉汤，以息内动之虚风。

10.《温病条辨·杂说》："汗之为物，以阳气为运用，以阴精为材料。阴精有余，阳气不足，则汗不能自出，不出则死；阳气有余，阴精不足，多能自出，再发则痉，痉亦死。"

本条文指出津液的丢失导致筋脉失养，是痉病发病的关键。由于汗液为机体津液代谢之产物。在正常生理情况下，津液代谢与肺、脾、肾三脏关系最密切。其中，肺气不但将津液和水谷精微宣散发布于全身，而且主皮毛而司腠理的开合，调节汗液的排泄。若体内阳气充足，肺气功能旺盛，则汗液的排泄正常而协调，故汗"以阳气为运用"。汗由津液所化，且与血同源，若津液、阴血等阴精亏损，无以资汗，可致少汗、无汗，故说"汗以阴

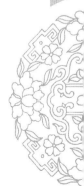

精为材料"。如阴精有余,虽有化汗之资,但若无阳气之作用,则汗不能出;反之,阳气有余而能出汗,若无阴精为作汗之资,则材料匮乏。若一再发汗,更致阴精不足,不能润养筋脉便会引起痉病。故欲使汗液排泄正常,阳气与阴精缺一不可。

十四、清代王孟英《温热经纬》:痉病的病因病机及治疗

1.《温热经纬·薛生白湿热病》:"木旺由于水亏,故渴引火生风,反焚其木,以致痉厥。"

2.《温热经纬·薛生白湿热病》:"湿热证三四日,即口噤,四肢牵引拘急,甚则角弓反张,此湿热侵入经络、脉隧中,宜鲜地龙、秦艽、威灵仙、滑石、苍耳子、丝瓜藤、海风藤、酒炒黄连等味。"

上两条文主张痉病的病因病机,主要是由于温热之邪伤及津液,导致肝风内动而引起痉病的发生。同时,在《温热经纬》中,把"湿热侵入经络脉隧中"的认识作为外邪致痉的补充。

十五、清代程文囿《医述》:痉病之标本

《医述·痉》:"痉病,虚为本,风为标。"

程文囿描述的"痉病"是指以筋脉拘急,如角弓反张、摇头口噤、项强、四肢拘急等以动风为特征的一类病证。程文囿的观点是:痉病虽缘于外邪,其实皆由过汗、误汗,汗下伤其津液,以致津枯血少,不能柔养筋脉所致。再如,《素问·至真要大论》:"诸痉项强,皆属于湿。"这是由于湿邪壅阻经络,使气血不畅,湿郁化热,伤津耗液,导致筋脉失养。病因虽在湿,最终还是因为津血不养筋脉而成。所以说虚是致痉的主要方面,通过滋阴养血,复其津血,则风自能熄,痉自能除。但若外感之邪未除,自然还当兼祛其邪。

十六、清代叶天士《临证指南医案》:痉病的辨证论治

1.《临证指南医案·痉厥》:"厥者,从下逆上之病也。痉者,明其风强之状也。"

叶天士主张厥、痉皆为卒病重证,临床辨证往往容易混淆,所以鉴别诊断是很重要的。厥证由气机逆乱、升降失常、阴阳气不相顺接所致,临床以四肢逆冷或卒然昏倒,不省人事,醒后无口眼㖞斜、无肢体偏瘫为特点。痉病是以项背强急、四肢抽搐,甚则口噤、角弓反张为特点的一种病证。前者以气从下逆上为基本病机,后者以动风作痉为主要病机。从临床表现言,厥证多出现四肢逆冷,而无颈背强急等风强之证。

两者在症状上虽有相似之处,两者都有突然倒地、四肢抽搐的临床表现。但厥证主要是由于气血逆乱上犯脑府而导致突然昏厥不省人事的一类病证,而痉病是由于风邪入侵经络脉隧而导致经脉拘挛的一类病证。

2.《临证指南医案·痉厥》:"心热烦躁,因惊而后,经水即下,肉腠刺痛,时瘛疭,头即摇,肝风内动,变痉厥之象,血去阳升。小川连、黄芩、阿胶、牡蛎、秦皮。"

上述医案,从症状上如"心热烦躁"及用药中有黄连、黄芩,可见系热病致痉的案例,但在清热的同时,以阿胶、牡蛎滋阴,以秦皮清虚火。

3.《临证指南医案·痢》:"湿热内蕴,中焦痞结。阳气素虚体质,湿注自利不爽,神识昏乱,将变柔痉。炒半夏、人参、枳实、川连、干姜、黄芩、姜汁。"

4.《临证指南医案·痢》:"温邪经旬不解,发热自利,神识有时不清。此邪伏厥阴,恐致变痉。白头翁、川连、黄芩、北秦皮、黄柏、生白芍。"

5.《临证指南医案·痢》:"温邪误表劫津,神昏,恐致痉厥。炒生地、阿胶、炒麦冬、生白芍、炒丹皮、女贞子。"

痢疾可因湿热内蕴,阳气不足而引发神昏之柔痉,也可因外邪循经入里而变痉,也可因外邪劫阴而致痉,这些都是在治病之初应考虑到的辨证,在用药上"防未病",因此用药要重视滋养阴津。

十七、清代张璐《张氏医通》：瘛疭是痉病的主症

《张氏医通·瘛疭》："瘛者，筋脉拘急也，疭者，筋脉弛纵也，俗谓之抽。"

此条文阐释了"瘛疭"之义。在传统医学中尚有"瘛疭"一证，瘛疭意思是抽搐、痉挛。"瘛疭"一证可以是痉病的一个症状，也可以单独发生而为病。

十八、清代喻嘉言《医门法律》：痉病的病因和脉象

1.《医门法律·痉病论》："六淫之邪，至于成痉，乃病证之最多、最深、最恶、最易惑人者。"

本条文主要是提出痉病的病因是外邪致病，外邪主要是湿邪和风寒之邪。喻嘉言在《医门法律·痉病论》赞同仲景论痉病中"三阳三阴皆足致痉"的观点。

2.《医门法律·痉脉论》："痉病之显者，后世且并其名而失之，况痉脉之微乎？然而可得言也。痉病异于常证，痉脉必异于常脉，是故体强其脉亦强，求其柔软和缓，必不可得，况强脉恒杂于阴脉之内，所以沉弦沉紧，邪深脉锢，难于速夺……可见痉证之欲解必紧实之脉，转为微弱，而现剧病之本象，乃可渐返平脉，不遽解也。"

深入探讨了痉病的脉象，认为脉象在痉病的发生发展过程中有重要的指导意义。篇中提出了痉病缓解时的脉象，论述了痉病转变的各种脉象，对现代临床研究仍有积极意义。

十九、清代李用粹《证治汇补》：痉病的分类和治则

1.《证治汇补·痉病》："发热恶寒，搐搦无汗者，刚痉也。不热恶寒，厥冷汗出者，柔痉也。大抵刚痉，必先伤寒，而后伤湿。柔痉，必先伤湿，而后伤风也。"

2.《证治汇补·痉病》："阳极则为刚，多类风痉，宜清热化痰祛风。阴极则为柔，多类厥症，宜温补化痰降火。"

3.《证治汇补·痉病》："发时昏冒不醒，口眼歪斜，手足搐搦，左右摇动者，风痰也。若发热面赤，喘嗽生痰者，痰火也。大多由痰火内炽，风热外煽，相搏而成也。"

4.《证治汇补·痉病》："太阳病，发汗过多则痉。风病，下之亦痉。复发汗，必拘急。疮家虽身痛，不可汗，汗之则痉。产后血虚，腠理不密，风邪搏之则痉。原其所由，皆属气血两亏。"

5.《证治汇补·痉病》："痉病虚为本，痰为标，切不可纯用风药。故血药在所必加，盖血虚则火旺。火旺则风生，风胜则燥作，能滋其阴，则风自息而燥自除。"

上述条文将痉病从症状上划分为刚痉和柔痉，并分析其病因病机及如何辨证施治。同时强调痉病虚为本时，不可滥用风药，否则会加重阴血虚损的证候。

二十、清代何梦瑶《医碥·痉》：痉病的定义、辨证

1.《医碥·痉》："痉，强直也，谓筋之收引紧急而不舒纵也。其所以致此者有二：一曰寒，筋得寒则血冻而坚凝，故紧急，观物之寒凝者必强硬可见，所谓寒则收引也。湿亦寒之属，故《经》谓诸痉皆属于湿也。一曰热，热甚则灼其血液干枯，干枯则短缩，观物之干者必缩可见也。又《经》谓诸强直，皆属于风者，风有内外，内风则从乎热，外风则从乎寒……合而观之，不出寒热二端，虚实两途，折衷治焉，可也。"

2.《医碥·痉》："痉则湿与热分，故筋脉短缩。盖湿有寒湿，有热湿，寒湿如水之冰凝，故坚强；热湿如胶饴之熔化，故柔软。无湿而热则筋干；有热而湿，则筋润也。"

3.《医碥·痉》："按寒热虽皆足以致痉，而多由于热，以热者，火之有余也。火之有余，由水之不足，故血液枯竭之人，汗下过多，亡其津液，产后、失血后、大病后血虚，小儿阴血未足，多患此。以水虚无以制火，火盛而水愈亏也，此为内伤之证。"

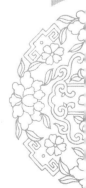

《医碥·痓》在痓病的辨证论治中,提出以寒热虚实为纲,治疗上分清寒热虚实。在寒热辨证上,《医碥·痓》还指出痓病的致病因素中热邪致痓比寒邪致痓要多。

二十一、明代杨继洲《针灸大成》:痓病的针灸疗法

1.《针灸大成·足少阳胆经穴歌》:"《素注》,针三分,留七呼,灸三壮。《素问》禁深刺,深则交脉破,为内漏耳聋,欠而不得。主唇吻强上,口眼偏邪,青盲,迷目晥晥,恶风寒,牙齿龋,口噤,嚼物鸣痛,耳鸣耳聋,瘰疬沫出,寒热,痓引骨痛。"

2.《针灸大成·足少阳胆经穴歌》:"《铜人》灸三壮,针七分,留七呼。主肠鸣,小肠痛,肩背寒,痓,肩髀内廉痛,腰痛不得俯仰久立,寒热腹胀引背不得息,水道不利,溺黄,小腹急肿,肠鸣洞泄,髀枢引痛。带脉:季肋下一寸八分陷中,脐上二分,两旁各七寸半,足少阳带脉二脉之会。《铜人》针六分,灸五壮,《明堂》灸七壮。主腰腹纵,溶溶如囊水之状,妇人小腹痛,里急后重,瘰疬,月事不调,赤白带下。五枢:带脉下三寸,水道旁五寸五分。足少阳、带脉之会。《铜人》针一寸,灸五壮,《明堂》三壮。主肠癖,大肠膀胱肾余,男子寒疝,阴卵上入小腹痛,妇人赤白带下,里急瘰疬。"

3.《针灸大成·足少阳胆经穴歌》:"天冲:耳后发际二寸,耳上如前三分。足少阳、太阳之会。《铜人》灸七壮。《素注》针三分,灸三壮。主癫疾风痓,牙龈肿,作惊恐,头痛。"

4.《针灸大成·足阳明胃经穴歌》:"《素注》针三分,留七呼,灸三壮。主风痓,口噤不开,唇吻瞤动,颊肿牙疼,寒热,颈痛瘰疬,口喝,齿龋痛,数欠气,恶寒,舌强不能言。"

5.《针灸大成·肘后歌》:"刚柔二痓最乖张,口噤眼合面红妆。"

上述条文主要根据对病因病机的分析对痓病治疗的选穴部位、取穴方法、针刺手法等做了详尽的阐述,对后世用针灸治疗痓病有重要指导意义。

二十二、清代吴谦《医宗金鉴》:痓病的辨证论治

1.《医宗金鉴·卷三十八·痓证》:"痓病反张摇头噤,项强拘急转侧难,身热足寒面目赤,须审刚柔治法全……均以小续命汤主之,刚痓去附子,柔痓去麻黄,表实者去参、附,加羌活、独活,里实者去参、附,加芒硝、大黄,甚者则以葛根汤,桂枝加葛根汤发之。此治痓之大略也,详在痓门。"

此条文阐述了痓病的症状表现和按刚柔分治的原则。风湿寒邪合而为痓,其证则背反张,摇头口噤,项强拘急,转侧艰难,身热足寒,面目赤色也,须审刚柔治之可痓也。风湿盛者,则有汗为柔痓。风寒盛者,则无汗为刚痓。

2.《医宗金鉴·卷三十七·项强》:"项背几几强太阳,脉浮无汗葛根汤,有汗桂枝添葛入,脉沉栝蒌桂枝方。结胸项强如柔痓,大陷胸丸下必康。但见少阳休汗下,柴胡去半入蒌良。"

此条文以项强为主题,运用辨证论治进行阐述。项背强,可见于太阳、阳明病,可为痓病的主要症状之一。几几拘强而甚之貌、脉浮属二阳之表脉。若无汗是从伤寒传来,宜葛根汤;有汗是从中风传来,宜桂枝加葛根汤。脉沉,谓邪已入胸里也,宜栝蒌桂枝汤。结胸谓结胸病也,项强如柔痓,谓项强背反张,有汗如柔痓之状也,宜大陷胸丸。但见少阳,谓太阳、少阳并病之项强、休汗下,谓邪入少阳,不可更汗下也,宜柴胡汤去半夏加栝蒌主之。

3.《医宗金鉴·卷三十八·难治死证》:"伤寒死证阳见阴,大热不止脉失神,阴毒阳毒六七日,色枯声败死多闻。心绝烟熏阳独留,神昏直视及摇头。环口黧黑腹满利,柔汗阴黄脾败由。肺绝脉浮而无胃,汗出如油喘不休。唇吻反青肢冷汗,舌卷囊缩是肝忧。面黑齿长且枯垢,溲便遗失肾可愁。水浆不入脉代散,呃逆不已命难留。大发风温而成痓,湿温重暍促命终。"

此部分条文阐述难治之症的症状特征,其中有因误发风温之汗,而成痓病。条文详解:

"病有生死,治有难易,生病不药可愈,死病虽药莫救,何则？以阴阳邪正有盛衰也,正盛邪衰则生,阴盛阳衰则死、伤寒阳证,见浮大数动滑之阳脉,则易愈而生,见沉微涩弱弦之阴脉,则难治而死,故阴病见阳脉者生,阳病见阴脉者死也。大热不止,邪盛脉失神正虚,正虚邪盛,故死。阴毒阳毒,亢极不生化也;色枯声败内外两夺也,故均主死。形若烟熏,神昏直视摇头者,此阳邪独留,攻心而绝。环口黧黑,腹满下痢不止,阴黄者,此为脾绝。脉但浮无胃,汗出如油,喘息不休者,此为肺绝。唇吻反青,四肢冷汗,舌卷囊缩,此为肝绝。面黑齿长枯垢,溲便遗失者,此为肾绝。水浆不入,生无所赖也、脉代散,真气衰散。呃逆无休,元气不藏。误发风温之汗,因而成痉,误发湿温之汗,名为重暍,皆促人命,强发少阴汗,动其经血,从口鼻目出,名为下厥上竭、以上皆死之候。汗后狂言不食,仍复发热,不为汗衰,脉躁疾

者,名为阴阳交。死之形,厥逆不回,至七、八日即通,身肤冷而躁,无暂宁时者,名为藏厥,为阴邪盛极,真阳飞越。凡厥逆而甚者,多无脉,服四逆、白通等汤,脉微续者,真阳渐复,脉暴出者,是回光返照。凡厥逆多下痢,当不能食,今反能食,名为除中。中者,胃也,除者,去也,谓胃气已去,即反能食,亦无补于胃。故张仲景曰:除中者死。凡诸患者不能食,忽然大能食而即死者,亦此类也。"

4.《医宗金鉴·卷五十一·痫证门》:"小儿痫证类痉惊,发时昏倒搐涎声,食顷即苏如无病,阴阳惊热痰食风。"

痫病谓发时与惊风、痉病二证相似,但痫病患者四体柔软,一食之顷即醒,依然如无病之人,不同于痉病发作时一身强硬,终日不醒,临证应当详辨。

(朱俊卿　陈世贤　吴利生　陈晓晨)

第四节　颤　病

颤病,亦称"颤震""颤振"或"振掉",是以头部或者肢体摇动颤抖,不能自制为主要临床表现的一种病症。轻者仅有头摇或手足微颤,重者头部振摇大动,甚则有痉挛扭转样动作,双手及下肢颤动不止,或兼有颈项强直、四肢拘挛。本病老年人发病较多,男性多于女性,呈进行性加重。

西医学中的某些锥体外系疾病所致的不随意运动,如震颤性麻痹、舞蹈症、手足徐动症等,符合中医"颤病"的证候特征。

一、《黄帝内经》:最早论述颤病病机

1.《素问·阴阳应象大论》:"风胜则动,热胜则肿,燥胜则干,寒胜则浮,湿胜则濡泻。"

此条是对五气致病特点的简要概括,其中"风胜则动"是颤病病机的一个概括。人们运用取象比类的方法,从自然界的风可使物体摇动,

将可造成眩晕、抽搐、震颤、角弓反张等肢体动摇的病邪也命名为风。"风胜则动"意思是风气偏胜则病症表现摇动性或游走多变的特点。如震颤、游走性的关节肌肉疼痛、眩晕、四肢抽搐、角弓反张、口眼㖞斜、猝然昏仆等。由此可见,颤病的产生与"风邪"有密切的关系。

2.《素问·脉要精微论》:"骨者髓之府,不能久立,行则振掉。"

本句为颤病的另一病因病机,原文指出颤病的出现与骨髓的充盈有关,而骨髓的充盈又与肾的虚实有密切关系,乙癸同源,肾虚导致水不涵木,肝肾交亏,下虚则高摇。这种观点为后世应用补肾养肝法治疗颤病提供了理论依据。

3.《素问·五常政大论》:"其病摇动""掉眩巅疾""掉振鼓栗。"

《黄帝内经》虽无震颤病名,但有类似记载,如以上条文是《素问·五常政大论》中对颤

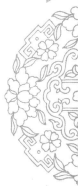

病病因、主症的有关描述。可见古人对颤病的描述十分准确。指出颤病属于机体上部的疾病，多见头部以及手部的颤动，这与风邪的病理特征"风为阳邪，易袭阳位"有密切关系。

4.《素问·至真要大论》："诸禁鼓栗，如丧神守，皆属于火。"

本条文提出了"火热致颤"这一病因，同样为后世应用清热之法治疗颤病提供理论依据。原文的意思是：口噤，鼓颌颤栗，心神惶恐不安，犹如神明失守，此为火邪内蕴不得发越，阳气被遏而不能外达的真热假寒之象，多见于温热病中，乃因火热之邪内郁，不得外伸，阳极似阴。当火毒邪盛，正气抗争而不能胜时，往往可见恶寒颤动、口噤鼓颌、惶恐不安之症，继而出现高热、神志朦胧，甚或昏迷。此外，某些瘟疫证在机体正气渐复，正胜邪却之际，也可见突然颤栗不已，继而大汗。此谓战汗，往往汗后脉静身凉，颤栗自止。因此，临床凡见口噤颤栗的颤病患者，当从邪正盛衰、寒热真假加以仔细甄别，方能确定是否属于火邪为患。

5.《素问·五常政大论》："其藏肝……其病摇动注恐"；"阳和布化，阴气乃随，生气淳化，万物以荣，其化生，其气美，其政散，其令条舒，其动掉眩巅疾"；"阳明司天，燥气下临，肝气上从，苍起木用而立，土乃眚，凄沧数至，木伐草萎，胁痛目赤，振掉鼓栗，筋痿不能久立。"

以上是有关于颤病病机的论述，三条条文均论述了颤病的发生与"肝失调达"有密切关系。由于外邪入侵，伤及肝脏，令肝脏失去调畅气机的功能，导致肝风内动，筋脉不能控制随意运动，而随风而动，牵连肢体以及头颈颤动。

二、金代张从正《儒门事亲》：提出"风搐"病名以及记载多个颤病病例

1.《儒门事亲·卷六·风形·风搐反张二》："吕君玉之妻年三十余，病风搐目眩，角弓反张，数日不食。诸医皆作惊风、喑风、风痫治之，以天南星、雄黄、天麻、乌附用之，殊无少效。戴人曰：诸风掉眩，皆属肝木，曲直动摇，

风之用也，阳主动，阴主静。由火盛制金，金衰不能平木，肝木茂而自病。先涌风痰二三升，次以寒剂下十余行。又以锴针刺百会穴，出血二杯愈。"

以上是在《儒门事亲》卷六记载一个"风搐"的医案。金代医家张从正在《儒门事亲》中提出"风搐"这一病名，书中的"风搐"一病系指以手足动摇为主症的疾患，相当于颤病。"风搐"多因火盛肝旺，风动痰壅所致。症见手足震颤，不能持物和步履，口开目张，扯动不已，夜卧发热，遍身燥痒，或见目眩，角弓反张，治宜平肝息风，张从正则以涌吐风痰作为风搐的主要治法，同样为后世医家用吐法治疗颤病提供依据。

2.《儒门事亲·风形·因惊风搐一》："新寨马叟，年五十九……病大发，则手足颤掉，不能持物，食则令人代哺。"

这是张从正在《儒门事亲》中也有另外一个关于"颤病"的医案记载。根据病案所载，老年男性，病因不明，如以精神创伤为诱因，慢性进行性震颤伴随意运动障碍和忧郁色彩者，考虑为颤病的可能性最大。至明代，对颤病的认识进一步深化，这一时期的许多医家对颤病的病名、病因病机、辨证论治等方面均有较系统的论述。

三、明代王肯堂《证治准绳》：记载了颤病的发病特点、年龄范围、预后及治疗

1.《证治准绳·杂病》："颤，摇也；振，动也。"

王肯堂在《证治准绳·杂病》中提出了"颤振"这一证名，指头摇或四肢抖动之症。由于阴血不足，筋脉失养，肝阳偏亢，阳盛化风，或因气虚、心虚、痰浊相挟所致。轻者仅时有手足颤振或头摇，重则手抖不能持物，足不能行走，头摇动不止。

2.《证治准绳·颤振》："此病壮年鲜有，中年以后乃有之，老年尤多。夫老年阴血不足，少水不能制盛火，极为难治"，"病之轻者，或可用补金平木、清痰调气之法，在人自斟酌之。

中风手足弹掣，星附散、独活散、金牙酒，无热者宜之；搐肝丸，镇火平肝，消痰定颤，有热者宜之；气虚而振，参术汤补之；心虚而振，补心丸养之；夹痰，导痰汤加竹沥；老人战振，宜定振丸。"

王肯堂在《证治准绳·颤振》中肯定地论述了颤病的发病特点、年龄范围、预后以及治疗。指出颤病主要是中老年后发病，尤其以老年人居多，而且是比较难治疗的病证。病因病机上也提出了痰湿致颤的论述，治疗上王肯堂主张化痰定振，主方"定振丸"。王氏还主张治疗的时候要分清病情轻重，病情较轻的患者，应用"补金平木"的治法，让肺气得舒，肝气调达，痰湿则可消失，达到祛痰定振的目的。

四、明代孙一奎《赤水玄珠》：首次把震颤为主要临床表现的疾病，统一命名为"颤振证"

《赤水玄珠》："颤振者，人病手足摇动，如抖擞之状，筋脉约束不住，而莫能任持，风之象也。"

孙一奎在《赤水玄珠》中首次把以震颤为主要临床表现的疾病统一命名为"颤振"证，强调颤振的主症为不能随意控制的头、手、肢体抖动，病因上强调是"风邪"侵犯而导致，因此治疗上主要以祛风定颤为主。

五、明代龚信《古今医鉴》：提出"惊风八候"

《古今医鉴》："惊风八候"——"搐、搦、掣、颤、反、引、窜、视。"

《古今医鉴》中提出了"惊风八候"与颤病的部分证候相似，"惊风八候"是惊风临床证候的概括。搐，即手臂伸缩；搦，即十指开合；掣，即肩头相扑；颤，即手足动摇震颤；反，即身向后仰；引，即手若开弓；窜，即两目发直；视，即眼露白睛而不灵活。

由于"惊风八候"有急慢之分，病情有轻有重，病程有久有暂，因而在证候的表现上有所不同，不一定八候俱备。有的只是手足抽动，

并无身体强直或角弓反张等现象；有的发作时间较短，有的发作时间较长。因此，"惊风八候"并不全指颤病，还包括其他内科病症，临床应参照其他病情，进行分析。

六、明代楼英《医学纲目·颤振》：扩充了"颤病"的病因病机

1.《医学纲目·颤振》："颤，摇也；振，动也。风火相乘，动摇之象，比之瘛疭，其势为缓。"

楼英在《医学纲目·颤振》中指出本病与瘛疭在病势上的不同。颤病是风邪与火邪相结合导致的以肢体摇动为主要症状的病证，在病势上比瘛疭要和缓。

2.《医学纲目·中风》："风颤者，以风入于肝脏经络，上气不守正位，故使头招面摇，手足颤掉也。"

楼英强调"风颤"的病因病机是由于风邪上犯厥阴肝经循行的部位，导致肝气失去调达，使筋脉失养，最后引起肢体头足震颤，不能自控。治疗上要针对风邪，主要以平肝息风为主。

3.《医学纲目·颤振》："此症多由风热相合，亦有风寒所中者，亦有风夹湿痰者，治各不同也。"

楼英肯定了《内经》肝风内动致颤的观点，还扩充了颤病的病因病机内容，阐明了风寒、热邪、湿痰均可作为病因而生风致颤，为后世应用祛湿温经的方法治疗颤病提供理论依据。

七、清代尤怡《金匮翼》：颤病病因病机

《金匮翼》："颤振，手足动摇不能自止，乃肝之病，风之象，而脾受之也。肝应木，木主风，风为阳，阳主动；脾应土，土主四肢，四肢受气于脾者也。土气不足，而木气鼓之，故振振动摇，所谓风淫末疾者是也。"

尤怡在《金匮翼》中对颤病进行了相关描述并对其病因病机进行了分析，主要意思是：手足为诸阳之本，阳气亏虚，脾土运化输布功能不足，则导致四肢不能自主；又因肝风得以

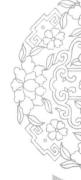

侮脾土，肝风内动，侵犯四肢，而引起四肢抖动、动摇、震颤。综上所述，可见颤病的发生与脾脏、肝脏都有密切关系。颤病的治疗应顾及脾脏的治疗。

八、清代沈源《奇症汇》：在颤病的病因病机上有独特见解

《奇症汇·手足》："颤振一症，古云木火上盛，肾阴不充，为下虚上实之症。实为痰火，虚则肾亏，法宜清上补下。如戴人所治，叟病泥用古法，则痰何由而去，故医宜变通，若果标实本虚，治之又宜从古矣。"

沈源在《奇症汇》还指出颤病的病因病机并不只限于古人所认为的"肾阴虚，肝火盛，肝风动"，还与"痰火"有密切关系，治法上以祛痰为要点，并警戒世人不要拘泥于古法，要辨证论治。

九、清代张璐《张氏医通》：颤病与瘛疭症状上的区别

1.《张氏医通·颤振》："颤振与瘛疭相类。

瘛疭则手足牵引，而或伸或屈。颤振则但振动而不屈也，亦有头动而手不动者。"

张璐在《张氏医通》中同样指出颤病与瘛疭症状上的区别。瘛疭是以四肢的抽搐，手足或屈或伸为主要症状；而颤病则是四肢抖动震颤，而不是屈曲或伸展，并且指出颤病也可单独症见头部颤动。

2.《张氏医通》："盖木盛则生风生火，上冲于头，故头为颤振。若散于四末，则手足动而头不动也。"

张璐在《张氏医通》中系统总结前人的经验，结合个人临床实践，指出颤病主要是风、火、痰为患，风、火、痰上犯头部则引起头部颤震，当风、火、痰侵犯四肢则是导致四肢颤动，同时，张璐在书中还对颤病的相应脉象做了详细的论述。

（黄少慧　肖　飞　陈飞龙　陈泽栋）

中医典籍串读串讲

ZHONGYI DIANJI CHUANDU CHUANJIANG

第五节　腰　　痛

腰痛是指腰部感受外邪，或因外伤、肾虚而引起的气血运行失调，腰府失养所致的以腰部一侧或两侧疼痛、活动受限为主要症状的一类病证。这是患者的一种自觉症状。中医所指的腰痛，与西医的许多疾病相关，如腰部肌肉风湿、腰肌劳损、脊椎或脊髓病变、肾脏疾病、泌尿生殖系疾患、局部外伤，多种内科疾病如结核、高血压、肿瘤等均可引起腰痛。

一、《黄帝内经》：厥腰痛和经络辨证

1.《素问·病能论》："帝曰：有病厥者，诊右脉沉而紧，左脉浮而迟，不然病主安在？岐伯曰：冬诊之，右脉固为沉紧，此应四时，左脉

浮而迟，此逆四时，在左当主病在肾，颇关在肺，当腰痛也。帝曰：何以言之？岐伯曰：少阴脉贯肾络肺，今得肺脉，肾为之病，故肾为腰痛之病也。"

最早提出了"厥腰痛"一病名，还论述"厥腰痛"脉象与主要症状，并且在论述腰痛的病因病机中强调肾在腰痛发病中起主导作用。

2.《素问·脉要精微论》："腰者，肾之府，转摇不能，肾将惫矣。"

3.《素问·骨空论》："督脉为病，脊强反折。"

4.《素问·刺热论》："脾热病者，先头重颊痛，烦心颜青，欲呕身热。热争则腰痛不可用俯仰，腹满泄，两颔痛……肾热病者，先腰痛胻痠，

苦渴数饮,身热。热争则项痛而强,骭寒且酸,足下热,不欲言,其逆则项痛员员,淡淡然……"

说明腰痛的病变在肾,病理以虚为主,并与督脉相关。并提及除了肾以外,脾病变亦可引起腰痛,还将脾热病和肾热病进行了区分。

5.《素问·刺腰痛论》:"足太阳脉令人腰痛,引项脊尻背如重状……少阳令人腰痛,如以针刺其皮中,循循然不可以俯仰,不可以顾……阳明令人腰痛,不可以顾,顾如有见者,善悲……。足少阴令人腰痛,痛引脊内廉……厥阴之脉令人腰痛,腰中如张弓弩弦。"

从六经来辨腰痛,提出不同经络受邪所致腰痛症状不同,也是最早把腰痛分类在经络病中。

6.《素问·刺腰痛论》:"衡络之脉令人腰痛,不可以俯仰,仰则恐仆,得之举重伤腰,衡络绝,恶血归之。刺之在郄阳筋之间,上郄数寸衡居,为二痏出血。会阴之脉令人腰痛,痛上漯漯然汗出。汗干令人欲饮,饮已欲走。刺直肠之脉上三痏,在跷上郄下五寸横居,视其盛者出血。飞阳之脉令人腰痛,痛上怫怫然,甚则悲以恐。刺飞阳之脉,在内踝上五寸,少阴之前,与阴维之会。昌阳之脉令人腰痛,痛引膺,目(𥆧𥆧)然,甚则反折,舌卷不能言。刺内筋为二痏,在内踝上大筋前、太阴后,上踝二寸所。散脉令人腰痛而热,热甚生烦,腰下如有横木居其中,甚则遗溲。刺散脉在膝前骨肉分间,络外廉束脉,为三痏。肉里之脉令人腰痛,不可以咳,咳则筋缩急。刺肉里之脉,为二痏,在太阳之外,少阳绝骨之后。"

本条文以经络辨证为基础,详细论述了衡络之脉、会阴之脉、飞阳之脉、散脉、昌阳之脉、肉里之脉等引起腰痛的症状,其治疗方法以远端部位点刺出血为主,并具体叙述了点刺次数,但均未提出具体穴名,而且提出了针刺出血的宜忌,与五行学说一致,但未述及经脉腰痛的虚实寒热。从中医理论讲,对虚证、寒证及阴经一般不宜针刺出血,以免损伤正气,所以在具体临证时,还必须细心观察,总结经验,在实践中提高诊疗水平。

本条文中对于多种经脉的腰痛都具体提出了针刺部位,结合中医经络学说,可以此作为临床腰痛的诊断依据。如委中穴压痛明显,一般考虑为足太阳正经腰痛或急性腰扭伤;阳陵泉穴处压痛明显,多为足少阳经腰痛;如果在腨踹鱼腹之外,循之累累然,乃足厥阴经腰痛等。

二、汉代张仲景《金匮要略》:虚劳腰痛和寒湿腰痛

1.《金匮要略·血痹虚劳病脉证并治》:"虚劳腰痛,少腹拘急,小便不利者,八味肾气丸主之。"

2.《金匮要略·五藏风寒积聚病脉证并治》:"肾着之病,其人身体重,腰中冷,如坐水中,形如水状,反不渴,小便自利,饮食如故,病属下焦,身劳汗出,衣里冷湿,久久得之,腰以下冷痛,腹重如带五千钱,甘姜苓术汤主之。"

张仲景在条文中说明了虚劳腰痛的特点,并提出了用八味肾气丸治疗虚劳腰痛;条文二中描述了"肾着"之病,分析其特点是属于寒湿内侵所致的腰痛,并提出治疗用甘姜苓术汤。

三、隋代巢元方《诸病源候论》:五种腰痛

1.《诸病源候论·腰背病诸候》:"肾主腰脚。而三阴三阳、十二经、八脉,有贯肾络于腰脊者。劳损于肾,动伤经络,又为风冷所侵,血气击搏,故腰痛也。阳病者,不能俯;阴病者,不能仰;阴阳俱受邪气者,故令腰痛而不能俯仰。"

2.《诸病源候论·腰背病诸候》:"劳伤肾气,经络即虚,或因卧湿当风,而风湿乘虚搏于肾经,与血气相击而腰痛,故云风湿腰痛。"

3.《诸病源候论·腰背病诸候》:"夫腰痛,皆由伤肾气所为。肾虚受于风邪,风邪停积于肾经,与血气相击,久而不散,故久腰痛。"

4.《诸病源候论·腰背病诸候》:"夫劳伤之人,肾气虚损,而肾主腰脚,其经贯肾络脊,风邪乘虚卒入肾经,故卒然而患腰痛。"

5.《诸病源候论·腰背病诸候》:"肾主腰

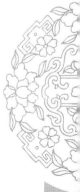

脚,肾经虚则受风冷,内有积水,风水相搏,浸积于肾,肾气内著,不能宣通,故令腰痛。其病状,身重腰冷,腹重如带五千钱,如坐于水,形状如水,不渴,小便自利,饮食如故。久久变为水病,肾湿故也。"

巢元方在《诸病源候论》中详细论述了腰痛的证候,并分别描述普通腰痛候、风湿腰痛候、卒腰痛候、久腰痛候、肾着腰痛的证候、脉证、病因病机。认为腰痛有五,并指出肾虚、风湿、外伤等是引起腰腿痛的主要因素。腰为肾之府,肾脉循行"贯脊属肾",可见腰脊痛与肾之关系甚密。

四、唐代孙思邈《备急千金要方》:腰痛有五

1.《备急千金要方·腰痛第七》:"凡腰痛有五:一曰少阴,少阴肾也,十月万物阳气皆衰,是以腰痛。二曰风痹,风寒著腰,是以腰痛。三曰肾虚,没用伤肾,是以腰痛。四曰暨腰,坠堕伤腰,是以腰痛。五曰取寒,眠地气所伤,是以腰痛,痛不止,引牵腰脊皆痛。"

孙思邈《备急千金要方》中论述腰痛的成因有五种,少阴腰痛、肾虚腰痛、风寒腰痛、外伤腰痛、寒湿腰痛。

2.《备急千金要方·腰痛第七》:"腰背痛者,皆是肾气虚弱,卧冷湿当风所得之,不时速治,喜流入脚膝,或为偏枯,冷痹,缓弱疼重,若有腰痛挛脚重痹急,宜服独活寄生汤方。"

《备急千金要方》秉承《诸病源候论》按腰寒、风寒、劳伤、外伤、湿邪五类辨治,并创立多首名方。本条指出肾虚寒湿所致腰痛当用独活寄生汤方。至今,独活寄生汤广泛应用于坐骨神经痛,骨质增生,小儿麻痹病,颞颌关节功能紊乱综合征等。外科临床仍常用孙氏杜仲酒治疗腰肌劳损、腰扭伤、腰椎间盘突出症;用狗脊寄生汤治疗腰脊损伤后遗症、肥大性脊柱炎等。

3.《备急千金要方·腰痛第七》:"正东座,收手抱心,一人于前据摄其两膝,一人后捧其头。涂牵令偃卧,头到地,三起三卧,止便瘥。"

《备急千金要方》还介绍一种治疗腰部扭挫伤的导引法。孙氏导引法可以使腰椎小关节间隙增宽(牵引、屈曲),从而调整棘上韧带,骶棘肌和小关节囊因外伤而致的解剖位置的紊乱,改善局部血运,值得临床进一步观察推广。

五、唐代王焘《外台秘要》:腰痛的证候及病因病机

《外台秘要·腰痛方六首》:"《病源》肾主腰脚,肾经虚损,风冷乘之,故腰痛也。又邪客于足少阴之络,令人腰痛引少腹,不可以仰息,诊其尺脉沉主腰背痛,寸口脉弱腰背痛,尺寸俱浮直下,此为督脉腰强痛。"

王焘《外台秘要》中论述腰痛病因病机主要由于肾脏亏虚、外邪侵袭所致,并描述了"邪客足少阴之络"所致证候。

六、宋代杨士瀛《仁斋直指方论》:腰痛的病因病机

1.《仁斋直指方论·腰痛方论》:"腰者,肾之外候,一身所恃,以转移阖辟者也。盖诸经皆贯于肾而络于腰脊,肾气一虚,凡冲风、受湿、伤冷、蓄热、血沥、气滞、水积、堕伤,与夫失志作劳,种种腰痛,叠见而层出矣。冲风者,汗出乘风,风邪风毒之胚胎也。受湿者,践雨卧湿,重著肿滞之萌蘖也。腰间如水为伤冷,发渴便闭为蓄热,血沥则转侧如锥之所刺,气滞则郁郁闷闷而不伸,积水沉重则小肠不得宣通,坠堕损伤则血为之凝结。沮挫失志者,肾之蠹;疲精劳力者,肾之戕。举是数证,肾家之感受如此,腰安得而不为痛乎?"

本条文中指出腰痛一证以肾虚为主,诱因有外邪、外伤、气滞、血瘀等,并列举了冲风、受湿、伤冷等证候发病机制。

2.《仁斋直指方论·腰痛方论》:"腰者,肾之府,转摇不能,肾将惫矣。审如是,则痛在少阴,必究其受病之原而处之为得。虽然,宗筋聚于阴器,肝者,肾之同系也。五脏皆取气于谷,脾者,肾之仓廪也。郁怒伤肝,则诸筋纵弛,忧思伤脾,则胃气不行,二者又能为腰痛之

寇,故并及之。"

本条还认为腰痛涉及的脏腑除了以肾为主外,脾胃及肝的病变同样会引起腰痛发生。"肝者,肾之同系""脾者,肾之仓廪",二者"为腰痛之寇",故并及之。

七、宋代严用和《严氏济生方》:腰痛虚实

《严氏济生方·腰痛论治》:"夫腰痛者属乎肾也。多因劳役伤肾,肾脏气虚,风寒冷湿得以袭之,患郁忧思得以伤之,皆致腰痛。前论悉已备载。但堕坠闪肭,血气凝滞而痛者未有药也,庵䕡丸主之。今之人每患腰痛,不问虚实,多进牵牛之药,殊不知牵牛之为性,能伤肾气,服之未见作效,肾气先有所损矣。倘的是气滞腰痛,进一二服则可。如服之不效,用橘核入盐炒,浸酒放温,送下小七香丸最佳。所谓看不上面,自有奇功。万一肾虚腰痛,牵牛岂宜服也?谨之!谨之!"

严用和在《严氏济生方》中提出了在腰痛的治疗上要注意辨虚实,不能每见腰痛必用补法,不能犯"虚虚实实"之戒,并批评了当时治疗腰痛的弊病。

八、宋代赵佶《圣济总录》:食疗方

1.《圣济总录·食治腰痛》:"腰背痛,骨髓虚,不能久立,身重气乏,盗汗少食,时复吐利"用"生地黄鸡方",原方:生地黄(八两),饴糖(五两),乌鸡(一只),先将鸡去毛及肠脏,细切地黄,与糖相和,纳鸡腹中,铜器贮之,复置甑中蒸,炊饭熟药成,取食之,勿用盐醋。食肉尽,即饮铜器中药汁。

2.《圣济总录·食治腰痛》:"虚劳、腰痛咳嗽、肺痿骨蒸",用"食羊蜜方",原方:熟羊脂、熟牛髓、白蜜、熟猪脂(各五两)、生姜汁(一合)、生地黄汁(五两),先以猪羊脂煎一沸,次下牛髓,又煎一沸,次下白蜜生姜地黄汁,微火煎,不住手搅,膏成,贮器中,每服一匙许,空腹温酒调下。羹粥中服之亦得,若食素者,以酥代脂髓,加麦门冬汁。若不能食或多风者,加白术。

3.《圣济总录·食治腰痛》:"久积虚损、阳道虚弱、腰脚无力"用"白羊肾羹方",原方:白羊肾(一对,去脂膜),肉苁蓉(酒浸,细切,一两),上二味相和,入葱白盐酱椒煮作羹,如常法,空腹食。治肾虚劳损、腰膝疼、行动无力。

4.《圣济总录·食治腰痛》:"猪肾粥方:猪肾(去脂膜,切,一对),米(三合),上二味,以豉汁一升半,煮粥入五味并酒调和如常法,空腹食。"

5.《圣济总录·食治腰痛》:"阳气衰、腰脚疼痛、五劳七伤"用"枸杞羊肾粥方",原方:枸杞(叶,一斤),羊肾(一对,细切),米(三合),葱白(十四茎),上四味细切,加五味煮粥如常法,空腹食。

6.《圣济总录·腰痛附论》:"腰痛之病,皆本于肾,盖肾系于腰脊也,诸经各有腰痛不同,当随证治之。"

7.《圣济总录·腰痛附论》:"凡腰痛引项脊,尻背如重状者,病在足太阳脉也,刺其郄中正经出血,春毋见血(委中穴也)。腰痛如以针刺,不可俯仰,不可以顾者,刺少阳成骨之端少出血,夏毋见血。腰痛不可以顾,顾如有见,善悲者,病在阳明也,刺阳明于前三痏上下,刺之出血,秋毋见血(三里穴也),腰痛引脊内廉者,属少阴,刺内踝上二痏,春毋见血,出血太多,则不可复(复溜穴也)。腰痛,腰中如张弓弩弦者,属厥阴,刺腨踵鱼腹之外,循之累累然,乃刺之(蠡沟穴也)。"

《圣济总录》中记载了饮食治疗腰痛的多个食疗方,方中主要应用动物的肾脏,符合饮食疗法中的"以形补形"这一重要原则,书中还特别强调各种食物的炮制方法及饮食的注意事宜,如饮食时间、饮食顺序、饮食禁忌等。另外还提出治腰痛的灸刺法,按腰痛各种症状予以不同的针灸治疗,并提出腰痛实证可加以点刺放血治疗,书中注重"委中穴"在治疗腰痛上的应用。

九、宋代陈自明《妇人大全良方》:妇人腰痛

1.《妇人大全良方·妇人腰痛方论》:"夫

肾主于腰,女人肾脏系于胞络。若肾气虚弱,外感六淫,内伤七情,皆致腰痛。"

陈自明在《妇人大全良方》中论述了妇女生理与病理特点。

2.《妇人大全良方·月水不利方论》月经腰痛:"夫妇人月水不利者,由劳伤血气,致令体虚而受风冷,客于胞内,损伤冲任之脉,手太阳、少阴之经故也……又肝脉沉,是厥阴经也。沉为阴,主月水不利,腰腹痛。尺脉滑,血气实,经络不利。又尺脉来而断绝者,月水不利也。寸关调如故,而尺脉绝不至者,月水不利也,当患小腹引腰痛,气滞上攻胸膈也。"

月经腰痛有虚证与实证之分,在治疗过程中应注意辨证论治。虚证因"血气伤,冲任受损"所致;实证则因"血气实,经络不利"之故。

3.《妇人大全良方·妊娠腰痛及背痛方论》:"妊娠腰痛,论曰:肾主腰足,因劳伤损动,其经虚则风乘之,则腰痛;冷气乘虚入腹,则腹痛,故令腰腹相引而痛。其痛不止,多动胎气。妇人肾以系胞,妊娠而腰痛甚者,则胎堕也。"

在妊娠时期,女性腰痛有的属于生理现象,有的属于病理现象,本条文分动胎气和胎堕两种证候加以论述。

十、元代朱丹溪《脉因证治》:气滞腰痛

《脉因证治·腰痛》:"盖失志伤肾,郁怒伤肝,忧思伤脾,皆致腰痛。故使气结不行,血停不禁,遂成虚损,血气去之。又有房劳过者多矣。"

朱丹溪在《脉因证治》中论述肝气不舒,气滞所致腰痛之机制。

十一、明代张景岳《类经》:太阳腰痛与少阴腰痛

《类经·六经病解》:"太阳所谓肿腰脽痛者,正月太阳寅,寅太阳也。正月阳气出在上而阴气盛,阳未得自次也,故肿腰脽痛也。所谓强上引背者,阳气大上而争,故强上也……少阴所谓腰痛者,少阴者肾也,十月万物阳气

皆伤,故腰痛也……所谓腰脊痛不可以俯仰者,三月一振,荣华万物,一俯而不仰也。"

张景岳在《类经》中有专门论述"胸胁腰背病"的章节,提出腰痛分为太阳腰痛与少阴腰痛两种证型,并论述了两种证型的病因病机。

十二、明代张景岳《景岳全书》:外感、内伤腰痛

1.《景岳全书·腰痛》:"腰为肾之府,肾与膀胱为表里,故在经则属太阳,在脏则属肾气,而又为冲、任、督、带之要会。"

肾位于腰部脊柱的两侧,故说腰为肾之府。足少阴肾经与足太阳膀胱经互为络属,相为表里。若以经络循行部位而论,腰属足太阳膀胱经。若以脏腑所在部位而论,腰属肾脏所居之处。腰部也是冲脉、任脉、督脉、带脉共同经过的部位,故又为上述四奇经之要会。腰部发生病理变化,可以根据上述理论作辨证论治。

2.《景岳全书·腰痛》:"腰痛证,凡悠悠戚戚,屡发不已者,肾之虚也;遇阴雨天或久坐,痛而重者,湿也;遇诸寒而痛,或喜暖而恶寒者,寒也;遇诸热而痛,及喜寒而恶热者,热也;郁怒而痛者,气之滞也;忧愁思虑而痛者,气之虚也;劳动即痛者,肝肾之衰也。当辨其所因而治之。"

张景岳在书中分析了外感、内伤各种病因所致腰痛的证候特点,指出腰痛的治疗应当辨明原因后再分而治之。

3.《景岳全书·腰痛》:"腰痛之虚证十居八九,但察其既无表邪,又无湿热,或以年衰,或以劳苦,或酒色斫丧,或七情忧郁所致者,则悉属真阴虚证。"

除了外感和湿热之外,凡劳苦、酒色、七情所伤致腰痛者,皆"属真阴虚证",强调了肾虚腰痛的多发性。

十三、明代徐春甫《古今医统大全》:腰痛的病机和治疗

1.《古今医统大全·腰痛门》:"举世之人,

每每醉以入房，欲竭其精，耗散其真，务快其心，恬不知养，其不虚者几希。予见房室劳伤肾气，腰脊兼痛，久则髓减骨枯，发为骨痿者有矣，岂直腰痛已哉！养生君子不可以不慎于斯也。甫年少时，常有腰痛及闪挫之病，每服补肾汤丸，仅得不甚而易愈，尚不知房室之害也。"

徐春甫在腰痛的病因病机、治疗上有其独特的见解。在病因上提出"腰痛诸候总为虚起"，并强调过多的房事是引起肾虚腰痛的主要原因，告诫众人节制房事，生活有度。

2.《古今医统大全·腰痛门》："大抵腰痛，未尝不由肾虚而致。以《内经》推足三阴三阳十二经脉有贯络于腰脊而痛者，则经中各有刺法治之。或风寒湿蓄热与失志房劳，及坠伤闪朒，气滞血滞而痛者，当于五种三因而推之，不过从其所由用汗下补泻之法。凡攻补之剂常要相因，标痛甚者，攻击之后须是补养，以固其本，庶无复作之患也。"

条文指出，大抵腰痛多由肾虚而致。在腰痛的治疗上提出"攻补之剂常要相因"，急则治标，缓则治本，并强调了补肾的重要性。

3.《古今医统大全·腰痛门》："日夜悠悠痛而不已者，肾虚也，宜鹿茸丸、煨肾丸、青娥丸之类。日轻夜重者，瘀血也，宜如神汤、元戎加味四物汤。遇天阴或久坐而痛者，湿也，独活寄生汤、羌活汤之类。四肢缓、足寒逆、腰冷如冰、冷汗、精滑、腰痛者，湿热也，苍术汤、拈痛汤之类。又有六气乘虚而外入，七情所感而内伤，如失志伤肾，郁怒伤肝，或负重伤损，瘀血蓄而不行，皆使气停血滞，宜当审分其所因而治之。"

主要列举了肾虚型、瘀血型、寒湿型、湿热型等腰痛的治疗方药。在初治腰痛中还提出"当察其所因"的治则，由不同病因引起的腰痛应该辨证施治。

十四、明代虞抟《医学正传》：腰痛的治法

1.《医学正传·腰痛》："若夫腰痛之证，蹗

有六经见候之不同，銼闪肾着之或异，或瘀血，或风寒，或湿痰流注，种种不一，原其所由，未必不因房室过度、负重劳伤之所致也。《经》曰邪之所凑，其气必虚是也。治法，虚者补之，杜仲、黄柏、肉桂、当归、五味、菟丝子、天门冬、熟地黄之类。风者散之，麻黄、防风、羌活、独活……之类。宜各类推而治之，不可执一论也。"

虞抟在《医学正传》中论述，腰痛在治疗上应该考虑多个方面，不应只抓一个方面，如只补虚或只泻实，应补泻兼施，并列举了具体药物。

2.《医学正传·腰痛》："肾着为病，其体重，腰冷如冰，饮食如故，小便自利，腰以下冷痛而重治宜流湿兼用温药。"

在治疗肾着上，书中提出用药方面应该是祛湿药加温药。

十五、清代李用粹《证治汇补》：腰痛的病因和治疗

1.《证治汇补·腰痛》："腰为肾府，乃精气所藏，有生之根蒂也。假令作强伎巧之官，谨其闭蛰封藏之本，则州都之地，真气布护，虽六气苛毒，勿之能害。惟以欲竭其精，以耗散其真，则肾气虚伤，膀胱之府安能独足，所以作痛。"

论述腰痛的病因分为内、外因，内因是由于肾气虚伤，外因是感受风寒湿热所致。"肾气虚伤"连及"膀胱之府"，所以腰痛。

2.《证治汇补·腰痛》："治惟补肾为先，而后随邪之所见者以施治，标急则治标，本急则治本，初痛宜疏邪滞，理经隧；久痛宜补真元，养血气。"

在腰痛的治疗上李用粹崇尚"补肾为先"以及"急则治标"的治疗原则。具体治法新病以祛邪为主，久病以补虚为先。

3.《证治汇补·腰痛》："凡诸痛本虚标热。寒凉不可峻用。必用温散之药。又不可纯用参、芪大补。大补则气旺不通而痛愈甚。"

在治疗禁忌上《证治汇补》遵从《丹溪心法》提出：诸痛证多为本虚标热，故腰痛的治疗必以温散为主，切不可太过寒凉，又不可纯用

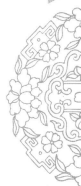

第九章　经络肢体病证

大补,否则痛愈甚。

4.《证治汇补·腰痛》:"凡腰痛久不愈,古方多用肉桂者,取其性达下焦,辛温开导也。又虚腰痛多用磁石者,取其引肺金之气下达肾中,可使大气周流也。"

在用药上主以归芎汤加减治疗,还提出以上治疗原则以及用药法则,对现代临床用药有积极指导意义。

十六、清代张璐《张氏医通》:腰痛与腰酸

《张氏医通·腰痛》:"腰痛尚有寒湿损伤之异,腰酸悉属肾虚。"

出自《张氏医通》的腰痛篇。腰痛一证,历代文献记述甚多,无非外感腰痛与内伤腰痛而已。更有肾精亏损、腰脊失养之腰酸者。腰为肾之府,腰痛与肾关系最为密切,无论外感内伤,总以肾虚为本。按陈言三因说分类,则本条之寒湿为外感之因,损伤为不内外之因,房劳肾虚当为内伤之因。

十七、清代程国彭《医学心悟》:腰痛的治疗

《医学心悟·腰痛》:"腰痛拘急,牵引腿足,脉浮弦者,风也;腰冷如水,喜得热手熨,脉沉迟,或紧者,寒也。并用独活汤加独活主之。腰痛如坐水中,身体沉重,腰间如带重物,脉濡细者,湿也,苍白二陈汤加独活主之。若腰重疼痛,腰间发热,痿软无力,脉弦数者,湿热也,恐成痿症,前方加黄柏主之。若因闪挫跌仆,瘀积于内……大抵腰痛,悉属肾虚,既挟邪气,

必须祛邪,如无外邪,则惟补肾而已。"

说明腰痛因风、寒、湿、热所致的证候特点及治法方药,指出大抵腰痛以肾虚为本,并提出了补肾的原则。

十八、清代沈金鳌《杂病源流犀烛》:腰痛肾虚为本

1.《杂病源流犀烛·腰脐病源流》:"腰痛,精气虚而邪客病也……肾虚其本也,风寒湿热痰饮,气滞血瘀闪挫其标也。或从标,或从本,贵无失其宜而已。"

说明肾虚是发病关键,风寒湿热的痹阻不行,常因肾虚而客,否则虽感外邪,亦不致出现腰痛。

2.《杂病源流犀烛·诸气源流》:"百病之生,皆由气之滞涩,药物之外,更加调养,则病可却而生可延。"

功能锻炼可以使气血畅达,周流全身,濡养百骸,使局部症状减轻,防止疾病复发。

十九、清代郑树珪《七松岩集》:腰痛分型

《七松岩集·腰痛》:"然痛有虚实之分,所谓虚者,是两肾之精神气血虚也,凡言虚证,皆两肾自病耳。所谓实者,非肾家自实,是两腰经络血脉之中,为风寒湿之所侵,闪肭锉气之所碍,腰内空腔之中,为湿痰瘀血凝滞不通而为痛,当依据脉证辨悉而分治之。"

对腰痛常见的病因和分型做了概括,具体分为虚实两型,并指出应当辨证论治。

(吴湘慧 王 然 陈桂鸿 王柳翔)

第十章 妇科病证

FUKE BINGZHENG

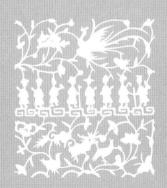

第一节　崩　　漏

崩漏是妇女常见病,在中医文献中早有论述。崩漏病名首见于《素问·阴阳别论》"阴虚阳搏谓之崩",此后张仲景在《金匮要略·妇人杂病脉证并治第二十二》中提出"漏下""崩中下血"。崩与漏并论始见于《诸病源候论》,其中提到"妇女月水非时而下,淋沥不断,谓之漏下;忽然暴下,谓之崩中"。崩漏常统称为一病,正如《济生方》所云:"崩漏本乎一证,轻者谓之漏下,甚者谓之崩中"。言崩漏常以妇人月水非时而下论,或言经崩或经漏。二者在疾病发生过程中可以互相转化,即崩证日久,气血耗伤,渐成漏下;久漏不止,病势日进,可转成崩证,"崩为漏之甚,漏为崩之渐",故临床以崩漏并称。现代医学统称为功能失调性子宫出血。

一、《黄帝内经》:崩证的病因病机

1.《素问·阴阳别论》:"阴虚阳搏谓之崩。"

"崩"始见于《黄帝内经》,王冰注《黄帝内经·素问》释为"阴脉不足,阳脉盛搏,则内崩而血流下",马莳、张志聪进一步指出,此指妇女血崩而言,血是从胞宫来。从《黄帝内经》原义理解,崩乃指妇科血崩证。

2.《素问·痿论》曰:"悲哀太甚则胞络绝,胞络绝则阳气内动,发为心下崩,数溲血也。"

3.《灵枢·百病始生》:"卒然多饮食,则肠满。起居不节,用力过度,则络脉伤……阴络伤则血内溢,血内溢则后血。肠胃之络伤,则血溢于肠外。"

以上论述妇人血崩属内伤为病。有过分悲哀伤及阳气,阳气内动而致崩者;有七情伤及心系而致崩者;有起居不节,用力过度,内伤劳倦而致崩者。

《黄帝内经》首次提出何谓血崩,并分析了血崩的病因病机。外感六淫、内伤七情、起居不节以及劳倦所伤等均可导致血崩的发生。

二、汉代张仲景《金匮要略》:崩漏的辨证与治疗

1.《金匮要略·妇人妊娠病脉证并治》:"妇人有漏下者,有半产后因续下血都不绝者,有妊娠下血者……胶艾汤主之。"

本条论述了出血之病有崩中和漏下之分,《金匮要略》不但将崩中和漏下加以区分,还详细论述了其辨证治疗方法。

2.《金匮要略·妇人杂病脉证并治》:"妇人年五十所,病下利数日不止,暮即发热,少腹里急,腹满,手掌烦热,唇口干燥,何也?师曰:此病属带下。何以故?曾经半产,瘀血在少腹不去,何以知之?其证唇口干燥,故知之。当以温经汤主之。"

本条论述了冲任虚寒挟瘀之崩漏的证治。原文中的"病下利数十日不止",是指漏下淋漓数十日不止,"利"字误,当为"血";方后的"兼取崩中去血"是指兼治疗崩血,可知温经汤既可治漏下,也可以治崩血。本证之表现与妇女更年期综合征联系紧密:一是"妇人年五十所",已值更年期年龄;二是前阴有不规则下血;三是有燥热现象。治疗采用温补冲任,活血滋阴是治本之法。

三、晋代王叔和《脉经》:五崩

《脉经·卷九》:"五崩何等类?师曰:白崩者形如涕,赤崩者形如绛津,黄崩者形如烂瓜,青崩者形如蓝色,黑崩者形如衃也血。"

晋代王叔和《脉经》、隋代巢元方《诸病源候论》均有"五崩"的提法,根据其描述,颇似异常带下,后世论崩漏亦未见沿用此说,但值得注意的是巢元方首列"漏下候""崩中候",简明

论述了崩中和漏下的病名涵义、病因、病机,明确指出崩中、漏下为非时之经血,发病由"劳伤气血"或是"脏腑损伤",以致"冲任二脉虚损",或"冲脉任脉气血俱虚""不能制约经血"所致,并观察到"崩中"与"漏下"可以并见。巢元方所论,至今仍具有临床参考价值。

四、金代李东垣《兰室秘藏》:阴虚致崩的机理

《兰室秘藏·妇人门》:"妇人血崩,是肾水阴虚不能镇守胞络相火,故血走而崩也。"

素体阴分不足,或因久病及肾,暗耗肾阴,或因七七之年,天癸渐竭,肾阴亏损,则阴虚失守,相火动血,致成崩漏。金元时期李东垣《兰室秘藏》论崩,主脾肾之虚,治法重在温补,在发病机理上认为即使为湿热所致,亦是因脾肾有亏,湿热下迫与相火相合以致漏下不止,并阐述了阴虚致崩的机理。

五、元代朱丹溪《丹溪心法》:崩漏治法

《丹溪心法·崩漏》:"血崩,东垣有治法,但不言热,其主在寒,学者宜寻思之……治宜当大补气血之药,举养脾胃,微加镇坠心火之药,治其心,补阴泻阳,经自止矣。"

在李东垣论血崩的基础上,朱丹溪《丹溪心法》提出以"补阴泻阳"之法治崩,用小蓟汤及凉血地黄汤治"肾水阴虚"之血崩,其凉血地黄汤采用寒热表里气血药并用,组成颇具特色,但后世医者很少采用。

六、明代薛己《女科撮要》:崩主肝脾

《女科撮要·经漏不止》:"其为患因脾胃虚损,不能摄血归源;或因肝经有火,血得热而下行;或因肝经有风,血得风而妄行;或因怒动肝火,血热而沸腾;或因脾经郁结,血伤而不归经;或因悲哀太过,胞络伤而下崩。"

论述崩证可因脾不摄血而致,亦可因肝火肝风、血热妄行而成,颇符合临床实际。

七、明代龚信《古今医鉴》:崩漏论治

《古今医鉴·崩漏》:"治崩漏初起,不问虚实,服之立止。荆芥、条芩、当归、川芎、白芍、生地、香附一方加艾叶(炒)、阿胶(炒),去香附、荆芥。"

此是治崩先止血的先例。

八、明代张景岳《景岳全书·妇人规》:更为明晰论述崩漏

《景岳全书·妇人规》对崩漏之论述更为明晰。张景岳明确将崩漏归于经脉类,指出崩漏属"经病""血病","为经乱之甚者也",在理论上本于《黄帝内经》而有所发挥,如指出"五脏皆有阴虚,五脏皆有阳搏","凡阳搏火属阴虚,络伤火致血溢"。并认为伤心则血无所主,伤肺则血无所从,伤脾则不能统血摄血,伤肝则不能蓄血藏血,伤肾则不能固闭真阴。所以"病阴虚者,单以脏气受伤,血因之而失守也;病阳搏者,兼以火居阴分,血得热而妄行也"。

在崩漏的证类上分有"阴虚血热妄行者"、"肝经怒火动血、逆气未散者""血有滞逆而妄行者""去血过多、血脱气陷者""营气不足、血气不能调而妄行者""脾气虚陷、不能收摄而脱血者""脾肾虚寒者""肝胆气虚不能藏血者""崩淋既久、血滑不禁者""其秽臭、脉滑多火者"等,阐明了崩漏病证原因多端,机理复杂。对崩漏的证情变化亦作了细致的描述,不但观察到"凡血因崩去,势火渐少,少而不止,病则为淋"和"由漏而淋,由淋而崩"的转化,而且还观察到崩漏与经闭交替的证象,其记载说:"若素多忧郁不调之患,而见此过期阻隔,便有崩决之兆。若隔之浅者,其崩尚轻,隔之久者,其崩火甚,此因隔而崩者也。当预取四物八珍之类以调之,否则恐其郁久而决,则为患滋大也。"张景岳所论为研究崩漏提供了丰富的理论与实践依据。

九、明代马玄台《素问注证发微》:崩病位在子宫,源在心肾

《素问注证发微》:"妇人血崩,是从胞络宫来……然胞络下系于肾,上通于心,故此证实关心肾二脏。"

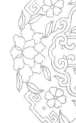

指出血崩病位在子宫,本源在心肾。

十、明代方约之《丹溪心法附余》:塞流,澄源,复旧

《丹溪心法附余卷之二十·妇人门》:"治崩次第,初用止血,以塞其流;中用清热凉血以澄其源;末用补血,以还其旧。若止塞其流而不澄,其源则滔天之势不能遏。若止澄其源而不复,其旧则孤子之阳无以立。故本末勿遗,前后周密,方可言治也。"

临床虽未限于截然分成三个步骤,但塞流、澄源、复旧已被后世医家视为论治崩漏的主要方法。

十一、清代沈金鳌《妇科玉尺》:概括崩漏六大病因

《妇科玉尺·崩漏》:"……故曰崩漏。究其原则有六大端,一由火热,二由虚寒,三由劳伤,四由气陷,五由血瘀,六由虚弱……医者深悉乎六者之由,而运之以塞流、澄源、复旧三法,则庶几其得之矣。"

提出了崩漏有六大病因。

十二、清代傅青主《傅青主女科》:血崩的鉴别证治

1.《傅青主女科》:"崩漏昏暗,年老血崩,少妇血崩,交感出血,郁结血崩,闪跌血崩,血海太热血崩"。

《傅青主女科·血崩昏暗》:"妇人有一时血崩,两目黑暗,昏晕在地,不省人事者,人莫不谓火盛动血也。然此火非实火,乃虚火耳。世人一见血崩,往往用止涩之品,虽亦能取效于一时,但不用补阴之药,虚火易于冲击,恐随止随发,以致经年累月不能全愈者有之。是止崩之药,不可独用,必须于补阴之中行其止崩之法。方用固本止崩汤:大熟地(一两,九蒸),白术(一两,土炒焦),黄芪(三钱,生用),当归(五钱,酒洗),黑姜(二钱),人参(三钱)。"

3.《傅青主女科·年老血崩》:"妇人有年

老血崩者,其症亦与前血崩昏暗者同,人以为老妇之虚耳,谁知是不慎房帏之故乎?"

4.《傅青主女科·少妇血崩》:"有少妇甫娠三月,即便血崩,而胎亦随堕,人以为挫闪受伤而致,谁知是行房不慎之过哉?夫少妇行房,亦事之常耳,何便血崩?盖因其元气衰弱,事难两顾,一经行房泄精,则妊娠无所依养,遂致崩而且堕。"

5.《傅青主女科·郁结血崩》:"妇人有怀抱甚郁,口干舌渴,呕吐吞酸,而血下崩者,人皆以火治之,时而效,时而不效,其故何也?是不识为肝气之郁结也。"

6.《傅青主女科·闪跌血崩》:"妇人有升高堕落,或闪挫受伤,以致恶血下流,有如血崩之状者,若以崩治,非徒无益而又害之也。盖此症之状,必手按之而疼痛,久之则面色痿黄,形容枯槁,乃是瘀血作祟,并非血崩可比。倘不知解瘀而用补涩,则瘀血内攻,疼无止时,反致新血不得生,旧血无由化,死不能悟,岂不可伤哉!治法须行血以去瘀,活血以止疼,则血自止而愈矣。方用逐瘀止血汤:大黄(三钱)、生地(一两,酒炒)、当归尾(五钱)、赤芍(三钱)、丹皮(一钱)、枳壳(五钱,炒)、龟板(三钱,醋炙)、桃仁(十粒,泡炒,研)。"

《傅青主女科》指出:由外伤所致恶血下流有如血崩之状,若以崩治则非徒无益反而有害,并认为:妇人血崩"人莫不谓火盛动血也,然此火非实火,乃虚火耳",因而主张"止崩之药不可独用,必须于补阴之中行止崩之法"。傅青主重视血崩的鉴别,在治法上具有独到见解,至今受到医者推崇。

十三、清代吴谦《医宗金鉴·妇科心法要诀》:总括崩漏

《妇科心法要诀·崩漏门》:"淋沥不断名为漏,忽然大下谓之崩,紫黑块痛多属热,日久行多损任冲,脾虚不摄中气陷,暴怒伤肝血妄行,临证审因须细辨,虚补瘀消热用清。"

此条之论可说是认识崩漏病证的总纲。

十四、近代严鸿志《女科证治约旨》：指出崩漏属危重证，详列崩中漏下诸条

《女科证治约旨》："崩中者，势急症危，漏下者，势缓症重，其实皆属危重之候。"

崩漏的发病机理复杂，常是因果相干，气血同病，多脏受累，故属妇科疑难证、重证。

民国初期严鸿志所著《女科证治约旨》，详列了崩中漏下诸条，概括了崩漏的病机、证候、治法及用方，纲目清晰，便于读者查阅。

十五、清代张山雷《沈氏女科辑要笺正》治崩心得

《沈氏女科辑要笺正》："心中有'当归补血，归其所归'之空泛话头，深印脑海，信手涂鸦，无注不误。"

张山雷在《沈氏女科辑要笺正》中评论某些医者不识崩漏不绝多由阴不涵阳所致，连授大封大固、摄纳滋填之剂，结果造成错误诊治。

（钟毅征　曹立幸　陈爱兰）

第二节　痛　　经

痛经，是指妇女在月经前后或经期出现下腹部疼痛，伴腰骶部疼痛及其他症状，严重者可出现呕吐、面色苍白、手足厥冷等症，影响工作及生活者。痛经又称"经前腹痛""经行腹痛""月水来腹痛""经后腹痛"，多由气滞、血瘀、寒湿凝滞、气血虚弱、肝肾亏损所致。西医学中一般将痛经分为原发性痛经与继发性痛经两种。

一、隋代巢元方《诸病源候论》：风冷致痛经的病机与病位

《诸病源候论·妇人杂病诸候》："妇人月水来腹痛者，由劳伤血气，致令体虚，受风冷之气，客于胞络，损冲任之脉，手太阳少阴之经。冲脉、任脉皆起于胞内，为经脉之海也。手太阳小肠之经、手少阴心之经也，此二经其为表里，主下为月水。其经血虚，受风冷，故月水将下之际，血气动于风冷，风冷与血气相击，故令痛也。"

说明痛经由风冷所致，并说明风冷侵袭的经络为冲任二脉，与小肠及心两经相关。

二、宋代王怀隐等《太平圣惠方》：痛经的病机

《太平圣惠方·治妇人月水来腹痛诸方》：

"治妇人胞络夹挟风冷，每至月事来时，脐腹多痛，蓬莪术散方。"

本条文指出痛经由素体虚加外感风冷，致瘀血积滞胞络而生痛，治疗可用蓬莪术散方（蓬莪术、当归、桂心、川芎、川大黄、牡丹皮）。

三、宋代《圣济总录》：痛经病机及针对寒凝血瘀痛经的治则

1.《圣济总录·妇人血气门》："室女月水来腹痛者，以天癸乍至，荣卫未和，心神不宁，间为寒气所客，其血与气两不流利，致令月水结搏于脐腹间，疗刺疼痛"；"月事乃经血之余，和调则所下应期，无过与不及之患。若冲任气虚，为风冷所乘，致气脉不顺，所下不调，或前或后，或多或少，风冷之气，与月事相击，故因所下而腰背拘强，脐腹刺痛也。"

认为妇女经期冲任气虚，为风冷所乘，气脉不顺，所下不调乃是导致痛经的关键所在。

2.《圣济总录·妇人血气门》："治法宜顺血气，无令蕴滞，则痛自愈"。

针对外感寒邪，气血不畅之痛经，证见刺疼痛者提出。

四、宋代陈沂《陈秘兰妇科》：开郁行气治痛经

《陈秘兰妇科·调经宜和气》："开郁行气，

则血随气行,自不致阻塞作痛。"

针对气郁所致痛经,提出"开郁行气"的治疗原则。

五、元代朱丹溪《丹溪心法》:气血亏虚与痛经

1.《丹溪心法·妇人八十八》:"经候过而作痛血气俱虚也,宜本方对四君子汤服之。"

朱丹溪指出痛经与气血亏虚有关,其特点是"经候过而作痛"。其提到的"本方";是四物汤。

六、明代薛己《校注妇人良方》:从脏腑失调论痛经病因

1.《校注妇人良方·调经门》:"妇人经来腹痛,由风冷客于胞络冲任,或伤手太阳少阴经。"

2.《校注妇人良方·调经门》:"七情郁结,血随气滞。"

从脏腑功能失调角度进一步阐述了痛经的病因,认为痛经有风寒伤脾、思虑伤血、郁怒伤血,还有肝经怒气、肝经血热、肝肾虚火、肝脾血虚、肝脾郁怒、气虚血弱、脾不摄血、肝不藏血等病机,说明感受外邪、七情郁结、气血虚弱、肝脾肾功能失调皆可导致痛经,进一步丰富了痛经病因病机学说。

七、明代戴思恭《证治要诀》:调气治痛经

《证治要诀·经事不调》:"经事来而腹痛者,经事不来腹亦痛者,皆血之不调故也。欲调其血,先调其气。"

强调了调气在治疗痛经中的重要作用。

八、明代张景岳《景岳全书》:痛经的病因病机辨证

1.《景岳全书·妇人规》:"经行腹痛,证有虚实。实者或因寒滞,或因血滞,或因气滞,或因热滞。虚者有因血虚,有因气虚。然实痛者,多痛于未行之前,经通而痛自减。虚痛者,于既行之后,血去而痛未止。或血去而痛益甚。大都可按可揉者为虚,拒按拒揉者为实,

有滞无滞,于此可察。但实中有虚,虚中亦有实,此当于形气禀质,兼而辨之,当以察意,言不能悉也。"

2.《景岳全书·妇人规》:"若寒滞于经,或因外寒所逆,或素日不慎寒凉,以致凝结不行,则留聚为痛而无虚。"

3.《景岳全书·妇人规》:"若血热血燥,以致滞涩不行而作痛。"

4.《景岳全书·妇人规》:"凡妇人经行作痛,挟虚者多,全实者少,即如以可按拒按及经前经后辨虚实,固其大法也。然有气血本虚而血未得行者,亦每拒按,故于经前亦常有此证,此以气虚血滞,无力流通而然。"

5.《景岳全书·妇人规》:"气逆作痛";"血瘀不行,全滞无虚";"气血俱滞。"

从寒热虚实几个不同侧面论述了痛经的病机,对痛经病因论述更为详尽,为审因论治奠定了一定基础。

不仅从痛经发生的时间先后辨证,而且结合腹诊进行辨证,堪为后世辨证痛经之楷模。

针对气逆作痛,全滞不虚者,提出要"顺其气";针对血瘀不行,全滞不虚者,提出要"破其血";针对寒凝无虚者,提出要"去其寒""但察其有滞无虚,方是真实,若或兼虚,弗得任行克伐"。

九、宋代陈素庵《陈素庵妇科补解》:寒实痛经的病机和治则

1.《陈素庵妇科补解·经行后腹痛方论》:"妇人当经期欲来而腹先痛,是气滞,而血亦随滞,故未来而腹先痛也。"

2.《陈素庵妇科补解·经行后腹痛方论》:"妇人经正行而腹痛,是血滞。或旧有风寒客胞门,其血来不甚多,两尺沉涩,腹中痛。"

阐述了气滞血瘀及寒证痛经的病机。

十、清代傅青主《傅青主女科》:辨经前、经后及行经时腹痛的病机、症状及治法

1.《傅青主女科·调经》:"妇人有经前腹疼数日,而后经水行者,其经来多是紫黑块,人

以为寒极而然也,谁知是热极而火不化乎? 夫肝属木,其中有火,舒则通畅,郁则不扬,经欲行而肝不应,则抑拂其气而疼生。然经满则不能内藏,而肝中之郁火焚烧,内逼经出,则其火亦因之而怒泄。其紫黑者,水火两战之象也;其成块者,火煎成形之状也。经失其为经者,正郁火内夺其权耳。"

指出经前腹痛多由于情志不遂、肝郁气滞、郁久化火,气血运行不畅、血海气机不利所致。

2.《傅青主女科·调经》:"妇人有少腹疼于行经之后者,人以为气血之虚也,谁知是肾气之困乎? 夫经水者,乃天一之真水也,满则溢而虚则闭,亦其常耳,何以虚能作疼故? 盖肾水一虚,则水不能生木,而肝木必克脾土,木土相争,则气必逆,故尔作疼。"

指出行经后腹痛多由于肝肾亏损,精血暗耗,精少血少,冲任失濡,血海空虚导致。

3.《傅青主女科·调经》:"妇人有经水将来三五日前而脐下作疼,状如刀刺者,或寒热交作,所下如黑豆汁,人莫不以为血热之极,谁知是下焦寒湿相争之故乎? 夫寒湿乃邪气也。妇人有冲任之脉,居于下焦,冲为血海,任主胞胎,为血室,均喜正气相通,最恶邪气相犯。经水由二经而外出,而寒湿满二经而内乱,两相争而作疼痛,邪愈盛而正气日衰。寒气生浊,而下如豆汁之黑者,见北方寒水之象也。"

经前或经期小腹冷痛,得热则痛减,经量少、色暗红或如黑豆汁,有瘀块、肢体畏寒、手足欠温、便溏、舌边紫、苔白润或腻,脉沉紧或弦或滑。

以上三条认为经前腹痛为热极而火不化,或寒湿客于下焦,气滞血瘀等;经后而痛为肾虚肝郁。

十一、明代李梴《医学入门》:按痛经的时间和性质辨痛经证型

《医学入门·妇人门》:"经事欲行,脐腹绞痛者为血滞……经水临行时痛者为气滞……

经水将来,阵痛阵止者为血实……经水将行,被风冷相搏,绕脐疝痛者,乃寒气客于血室。"

本文指出了根据经行腹痛的时间和性质来辨痛经证型。

十二、明代龚廷贤《万病回春》:痛经的病机辨证及治法

1.《万病回春·调经》:"经水将来作痛者,血实气滞也。"

2.《万病回春·调经》:"经水过期而来作痛者,血虚有热也。"

3.《万病回春·调经》:"经水行后作痛,气血虚也。"

龚廷贤认为:针对血实气滞之痛经,证见经水将来,腹中阵阵作痛,乍作乍止者,提出"行经顺气"法;针对气滞血瘀痛经,证见心腹腰胁疼痛者,提出"顺气消瘀"法;针对气血两虚痛经,证见经水行后作痛者,提出"调养气血"法;针对血虚有寒,证见经水过期不来作痛者,提出"温经养血"法;针对血虚有热痛经,证见经水过期而来作痛者,提出"生血清热"法等,极大地丰富了痛经病的治疗原则。

十三、清代吴谦《医宗金鉴》:痛经气血辨证及"补、开、破"治法

1.《医宗金鉴·妇科心法要诀》:"腹痛经后气血弱,痛在经前气血凝,气滞腹胀血滞痛,更审虚实寒热情"。

2.《医宗金鉴·妇科心法要诀》:"凡经来腹痛,在经后痛则为气血虚弱,经前痛则为气血凝滞。若因气滞血者,则多胀满;因血滞气者,则多疼痛。更当审其凝滞作胀痛之故,或因虚、因实、因寒、因热而分治之也。"

《医宗金鉴》中提到血虚痛经,证见经后腹痛或血去过多者,认为应"补之";对气血凝滞之痛经,又分其两端,若气滞其血,证见胀过于痛者,当"开之",若血凝碍气,证见痛过于胀,当"破之",使痛经论治进一步规范化。

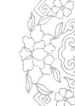

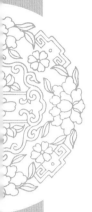

十四、清代叶天士《叶氏女科证治》:气血俱实痛经之治法

《叶氏女科证治·经来未尽腹痛》中针对气血俱实之痛经,证见经来一半,腹中作痛,或发热,或不发热者,认为应"破其余血",余血去而热自止;并对血滞不行,内有余血之痛经,证见经来一半,遍身潮热,头痛,口渴,小便作痛者提出"忌服补剂"。

(曹立幸　钟毅征)

第三节　闭　　经

闭经,古文献中亦称"女子不月""经闭""月水不通""血枯""血闭""月闭"等,是指女子年逾16周岁,第二性征已发育,月经尚未来潮,或正常月经建立后月经停止6个月,或按自身原有月经周期计算停止3个周期以上。前者称原发性闭经,后者称继发性闭经。妊娠期、哺乳期或更年期的月经停闭属生理现象,不作闭经论,有的少女初潮后一段时间内出现的月经停闭现象,亦属生理范围。它与西医学中的闭经含义基本相同,原发性闭经主要见于西医学中的子宫发育不全、性腺发育不全等,继发性闭经主要见于西医学的子宫腔粘连综合征、希恩综合征、闭经-溢乳综合征、多囊卵巢综合征、卵巢早衰,生殖系统结核以及精神心理因素引起的中枢神经及丘脑下部功能失常等疾病。

闭经一病,首载于《黄帝内经》,称之为"女子不月""月事不来""血枯"。《金匮要略》将本病的病因概括为"虚""积冷""结气",并对闭经的病机、治法方药进行了较为系统的阐述。自此之后,历代医家在《黄帝内经》和《金匮要略》的基础上不断总结临床实践经验,逐步加深了对闭经的认识,不断求得发展,日臻完善。

一、《黄帝内经》:闭经病名、病机及治疗

1.《素问·阴阳别论》:"二阳之病发心脾,有不得隐曲,女子不月;其传为风消,其传为息贲者,死不治。"

这是闭经病名的最早文献记载,阐述了闭经的形成与心脾有关,为后世从心脾治疗闭经提供了临床思路,并初步揭示了闭经的传变及预后。

2.《素问·腹中论》:"帝曰:有病胸胁支满者,妨于食,病至则先闻腥臊臭,出清液,先唾血,四肢清,目眩,时时前后血,病名为何? 何以得之? 岐伯曰:病名血枯。此得之年少时有所大脱血,若醉入房中,气竭肝伤,故月事衰少不来也。"

最早指出了血枯经闭的症状、病机及治疗的首方——四乌贼骨一藘茹丸。

3.《素问·评热病论》:"月事不来者,胞脉闭也。胞脉者,属心而络于胞中。今气上迫肺,心气不得下通,故月事不来也。"

提出了胞脉闭阻而引发闭经的机理。

4.《灵枢·邪气脏腑病形》:"肾脉……微涩为不月。"

指出了闭经的发生与肾相关。

5.《素问·上古天真论》"女子七岁,肾气盛,齿更发长;二七而天癸至,任脉通,太冲脉盛,月事以时下……七七任脉虚,太冲脉衰少,天癸竭,地道不通。"

条文系统地阐述了月经的产生与断绝主要取决于肝、肾之气的盛衰。肝为冲脉之本,主藏血,在体内参与月经的生成。肾藏精,为先天之本,元气之根,是人体生长、生育和生殖的根本。肝、肾关系十分密切,肝藏血,肾藏精,精能化血,血能养精,两者相互依赖,相互资生,肾精充足,肝血旺盛,则血海满盈,月经通调。这为后世从肾治疗闭经奠定了基础。

二、汉代张仲景《金匮要略》:闭经病因病机及治疗

1.《金匮要略·妇人杂病脉证并治》"妇人

之病,因虚、积冷、结气,为诸经水断绝,至有历年,血寒积结胞门,寒伤经络,凝结在上。"

张仲景认为虚、积冷、结气是闭经十分重要的病因。现代临床上认为闭经最常见的病因病机有气血虚弱、寒气凝滞、气滞血瘀等,与其相吻合。

2.《金匮要略·妇人杂病脉证并治》:"妇人少腹满如敦状,小便微难而不渴,生后者,此为水与血俱结在血室也,大黄甘遂汤主之。"

3.“妇人经水不利下,抵当汤主之。"

阐述了不同病机瘀血闭经的治疗及用方。

三、隋代巢元方《诸病源候论》:详论闭经病因

《诸病源候论·月水不通候》:"风冷伤其经血,血性得温则宣流,……得寒则涩闭,既为冷所结搏,血结在内,故令月水不通""肠中鸣则月事不来,病本于胃,所以然者,风冷干于胃气,胃气虚不能分别水谷,使津液不生,血气不成故也。""醉以入房则纳气竭绝,伤肝,使月事衰少不来也。所以尔者,肝藏血,劳伤过度,血气枯竭于内也。""先经唾血及吐血、下血,谓之脱血,使血枯,亦月事不来也。""利血,经水亦断……利止,津液生,其经自下。"

巢元方阐述了风冷血结、胃气虚弱、醉以入房、气竭血枯、脱血等引起闭经的病因,对闭经病因病机的认识较前丰富,而且阐述也更详细。

四、唐代孙思邈《备急千金要方》:提出闭经分为月经从小来不通和诸病后月经闭绝不通

《备急千金要方·月事不通》"治妇人女子诸病后月经闭绝不通及从小来不通,并新产后瘀血不消。"

孙思邈将闭经分为“从小来不通"与“女子诸病后月经闭绝不通"两种,为后世闭经分为原发性与继发性两种提供了雏形。

五、宋代寇宗奭《本草衍义》:思虑过度所致闭经

《本草衍义·序例上》:"童男室女,积想在心,思虑过度,多致劳损,男则神色先散,女则月水先闭"。

寇宗奭说明了女子忧愁思虑过多,引起闭经的机理。

六、宋代陈自明《妇人大全良方》:虚实辨证治疗闭经

1.《妇人大全良方·卷之一》:"经水枯竭,则无以滋养……但服以养气养血诸药,天癸自行。又有一种妇人盛实,月经瘀闭,利之则行。"

提出闭经应当辨虚实进行治疗。

2.《妇人大全良方·卷之一》:"若遇经行最宜谨慎,否则与产后证相类,若被惊怒劳役则气血错乱,经脉不行。"

提出了惊恐劳役引起的闭经,主张行经期间要谨慎,否则会产生其他病证。

七、宋代陈素庵《陈素庵妇科补解》:血分水分方论

《陈素庵妇科补解》:"经水先断,而后发肿,名曰血分。先浮肿,而后经水断者,名曰水分。血分难治,乃瘀血化水,散入周身,尽皆浮肿,小便不通,即调其经,则水自消。水分易治,乃脾虚不能制水,血与水散于皮肤、肠胃之间,发为浮肿,小便不通,经水断绝,但利其水,则经乃至。血分宜桃椒二仁丸,水分可服葶苈猪苓丸。"

陈素庵明确指出了闭经有血分与水分的不同,并提出不同的治疗方法,虽后世临床很少应用此法,但也为闭经的辨证治疗增加了新思路。

八、金代李东垣《兰室秘藏》:脾胃虚弱所致闭经

《兰室秘藏·妇人门》:"妇人脾胃久虚,或形羸,气血俱衰,而致经水断绝不行"。

指出了脾胃虚弱导致闭经,主张补土。

九、元代朱丹溪《丹溪心法》:躯脂满经闭(痰阻经闭)

《丹溪心法·妇人门》:"躯脂满经闭者,以

导痰汤加黄连、川芎,不可服地黄,泥膈故也,如用,以姜汁炒。"

提出用导痰汤来进行治疗闭经,为后世豁痰除湿、活血通经法治疗闭经提供了思路。

十、明代李梴《医学入门》:提出虫证经闭之名。经闭分为"血枯""血滞"虚实两端

《医学入门·妇人门》:"经行与产后一般,若其时有余血一点未净,或外被风寒及湿冷湿热邪气,或内伤生冷,七情郁结,为痰为瘀,凝积于中,曰血滞。或经止后,用力太过,入房太甚,及服食燥热,以致火动,则邪气盛而津液衰,曰血枯。""妇人经闭腹大……此必虫证。"

指出经闭可有血枯、血滞之证的不同。首次提出虫证经闭之名。

十一、明代张景岳《景岳全书》:"血枯"与"血隔"之证不同

《景岳全书·血枯》血枯一证与血隔相似,皆经闭不通之候。然枯之与隔,有如冰炭。枯者竭也,血虚极矣。隔者,隔阻也。血本不虚,而或气或寒或积,有所逆也。隔者,病发于暂,其证或痛或实,通之则行而愈。若枯者,其来也渐,冲任内竭,其证无形。夫血既枯矣,宜补养阴气,使血自充。"

张景岳进而把闭经的病机归结为血枯与血隔,对血枯经闭的治则提出"欲其不枯,无如养营""欲以通之,无如充之"之法,反对不论有滞,都无滞,都妄行通利的做法,值得我们引以为戒。

《上古天真论》曰:"女子二七,天癸至,任脉通,太冲脉盛,月事以时下,故有子"。张景岳认为,天癸乃后天之阴气,阴气足而月事通,谓之月经。月经本为阴血,冲脉为五脏六腑之血海,脏腑之阴血皆归冲脉。由此可见,冲脉为月经之本,血气之化生来源于水谷,水谷盛则血气亦盛,水谷衰则血气亦衰,而胃为水谷之海,冲脉与足阳明胃经在经络联系上密切相关,二者合于宗筋,阴阳总宗筋之会,会于气街,而阳明为之长,由此可见冲脉之血又总由阳明水谷之所化,阳明胃气又为冲脉之本。脾

与胃互为表里,同居中州,共同协调完成水谷的消化吸收。因此,此言胃气实包含脾的生理功能在内,故月经之本所重在冲脉,所重在胃气,所重在心脾生化之源。

十二、明代万全《万氏妇人科》:气郁血滞经闭

《万氏妇人科·经闭不行》:"忧愁思虑,恼怒怨恨,气郁血滞而经不行。"

万全提出了气机不通,血滞不行而引起闭经的机理。

十三、清代傅青主《傅青主女科》:闭经与肾水

1.《傅青主女科·经水先后无定期》:"夫经水出诸肾,而肝为肾之子,肝郁则肾亦郁矣。肾郁而气必不宣,前后之或断或续,正肾之或通或闭耳。"

傅青主强调了闭经和肾水的关系,为我们从肾的角度探讨闭经的病机提供了理论依据。

十四、清代吴谦《医宗金鉴·妇科心法要诀》:经闭与劳瘵

《医学金鉴·妇科心法要诀》:"经闭久嗽,又见骨蒸潮热,盗汗自汗,饮食减少之证,谓之血风劳。"

吴谦《医宗金鉴·妇科心法要诀》首次提出了血风劳之病名,已认识到闭经和劳瘵之间的关系。

十五、清代冯兆张《冯氏锦囊秘录》:闭经的辨证治疗

《冯氏锦囊秘录·经病门诸论》:"经病有月候不调者,有月候不通者……不通之中有血滞者,有血枯者。则血滞宜行,血枯宜补也。"

冯兆张继前人之说,明确指出了闭经分为血枯、血滞两类,并分别论治。

十六、清代吴道源《女科切要》:肥人经闭

《女科切要》:"肥人经闭必是痰湿与脂膜

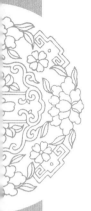
中医典籍串读串讲

ZHONGYI DIANJI CHUANDU CHUANJIANG

壅塞之故。"

指出肥胖可导致经闭,痰湿与脂膜壅塞致经脉壅阻则月经停闭。

十七、清代萧壎六《女科经纶》:阴虚血燥经闭

《女科经纶·月经门》:"大约妇人经闭,由

于阴虚火旺,日渐煎熬。津液干涸,以致血枯经闭。"

阐述了阴虚血燥引起闭经的机理。

(钟毅征)

第四节　带　下　病

"带下"一词首见于《黄帝内经》,有广义与狭义之分。广义带下,乃泛指女科之经、带、胎、产诸病而言,因这些疾病均发生在束带以下之部位。如《史记·扁鹊仓公列传》中称妇科医生为带下医。狭义之带下,是指妇女阴道内流出的一种黏稠液体,或如涕,或如唾,绵绵不断,通常称为白带。

女子白带,乃生理现象,即便女子在发育成熟期,或经行前后,或妊娠初期,白带相应增多,不作病论。倘若带下量多,或色、质、气、味发生变化,或伴有全身症状者,即称为"带下病"。

带下病乃妇女的一种常见病。中医学认为此病多由于劳伤冲任带脉,肝肾亏损,脾胃虚弱,中气下陷等,外邪则由于风冷侵犯胞宫,或痰湿下注或湿热蕴郁而致。现代医学则认为,此病是由于阴道滴虫、真菌感染、宫颈炎、盆腔炎、子宫肌瘤及恶性肿瘤等引起。

一、《黄帝内经》:带下属任脉为病

《素问·骨空论》:"任脉为病,男子内结七疝,女子带下瘕聚。"

《黄帝内经》最早将带下作为病论,指出带下为任脉之病。此实为广义带下之滥觞。

二、汉代张仲景《金匮要略》:下白物

《金匮要略·妇人杂病脉证并治》:"妇人经水闭不利,藏坚癖不止,中有干血,下白物,矾石丸主之。"

张仲景称带下为"下白物",并首次提出外治法,这种治带下的方法,多用于阴道炎属湿毒、病虫直犯阴器者。

三、晋代王叔和《脉经》:漏白下赤

1.《脉经·脉证》:"大风邪入少阴,女子漏白下赤。"

2.《脉经·脉证》:"诊妇人漏下赤白不止,脉小虚滑者,生;大紧实数者,死。"

3.《脉经·脉证》:"白崩者形如涕,赤崩者形如绛津,黄崩者形如烂瓜,青崩者形如蓝色,黑崩者形如衃血也。"

王叔和称带下为漏白下赤,认为其危害不可忽视。并提出五崩之名,从五崩所描述的形色看,多系指阴道不正常之溢液。

四、隋代巢元方《诸病源候论》:五脏主五带

1.《诸病源候论·妇人杂病诸候》:"带下者,由劳伤过度,损动经血,致令体虚受风冷,风冷入于胞络,搏其血之所以成也。"

2.《诸病源候论·妇人杂病诸候》:"冲脉、任脉为经络之海。任之为病,女子则带下。而手太阳为小肠经也,手少阴心之经也。心为脏,主于里,小肠为腑,主于表。此二经之血,在于妇人,上为乳汁,下为月水,冲任之所统也。冲任之脉起于胞内,阴阳过度,则伤胞络。故风邪乘虚而入于胞,损冲、任之经,伤太阳、

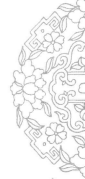

少阴之血,致令胞络之间,秽液与血相兼,连带而下。冷则多白,热则多赤……"

巢元方认为带下由于风冷寒热之邪入于胞络,兼之劳伤体虚,房劳过度,内外相感而成,强调人体正气虚是致病的先决条件。

3.《诸病源候论·带五色俱下候》:"五脏俱虚损者,故其色随秽液而下,为带五色俱下。"

4.《诸病源候论·妇人杂病诸候》:"肺脏之色白,带下白者,肺脏虚损,故带下而挟白色也。"

5.《诸病源候论·妇人杂病诸候》:"脾脏之色黄,带下黄者,是脾脏虚损,故带下而挟黄色。"

6.《诸病源候论·妇人杂病诸候》:"心脏之色赤,带下赤者,是心脏虚损,故带下而挟赤色。"

7.《诸病源候论·妇人杂病诸候》:"肝脏之色青,带下青者,是肝脏虚损,故带下而挟青色。"

8.《诸病源候论·妇人杂病诸候》:"肾脏之色黑,带下黑者,是肾脏虚损,故带下而挟黑色也。"

巢元方首次提出"带下病"的名称,指出带下有青、赤、黄、白、黑五色各候,配属五脏,青属肝虚,黄属脾虚,赤属心虚,白属肺虚,黑属肾虚。需要指出的是,此时狭义之带下指"带下赤白"之意,所谓各色带下,也明显只是带下的不同证型,仍与今天所说的带下病有别,它强调"与血相兼连带而下",故与崩漏之间没有明确的界线,带下往往也包括了下血在内。巢氏以五色配属五脏虽较机械,但就带色辨证尚有一定临床意义,并为后世分证论治开创了先例。

五、宋代杨士瀛《仁斋直指方》:崩中与带下区别

《仁斋直指方·卷之二》:"下部出血不止,谓之崩中,秽液常流,谓之带下。"

杨士瀛明确提出带下为阴道下秽浊之概念。

六、宋代陈自明《妇人大全良方》:带下伤五脏有五色之分

《妇人大全良方·调经门》:"若伤足厥阴肝之经,其色则青如泥色;若伤足太阴脾之经,则其色黄如烂瓜;若伤足少阴肾之经,则其色黑如衃血。"

陈自明指出带下的病因是风邪客于胞中,根据带下的五色,将带下一证,分为五类,在病机上与人体脏腑、经络结合起来,指出带下病生于带脉,指明了病位。

七、金代刘完素《素问玄机原病式》:带下属任脉湿热郁结,不可用辛热治

《素问玄机原病式·六气为病》:"带下者,任脉之病也……如以火炼金,热极则反为水。又如六月热极,则物反出液而湿润,林木流津。故肝热甚则出泣,心热甚则出汗,脾热甚则出涎,肺热甚则出涕,肾热甚则出唾。亦犹煎汤,热甚则沸溢,乃热气熏蒸于物而生津也……渴若以辛苦寒药,按法治之,使微者、甚者,皆得郁结开通,湿去燥除、热散气和而愈。"

刘完素对带下之因提出湿热郁结冲任,这在病因学上是比较大的突破。治法主张用苦寒药按法治之,使郁结开通,热去湿除而愈,告诫不可用辛热药。

八、元代朱丹溪《丹溪心法》:带下属胃中湿痰注入膀胱

1.《丹溪心法·带下》:"漏与带俱是胃中痰积流下,渗入膀胱,无人知此。只宜升提,甚者上必用吐以提其气,下用二陈汤加白术、苍术。"

2.《丹溪心法·赤白带下》:"广按:妇人赤白带下之症,多是怒气伤肝,夫肝属木,脾属土,肝邪乘脾,木气克土,则脾受伤而有湿,湿而生热,热则流通,所以滑沥之物渗入膀胱,从小便而出也。"

朱丹溪提出带下的病因为内伤七情,病机为胃中湿痰渗入膀胱。属痰湿为病,治疗以祛

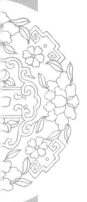
中医典籍串读串讲
ZHONGYI DIANJI CHUANDU CHUANJIANG

湿化痰为主。

九、明代薛己《女科撮要》：带下病机为脾胃亏损，阳气下陷

《女科撮要·带下》："或六淫七情，或因醉饱房劳，或因膏粱浓味，或服燥剂所致，脾胃亏损，阳气下陷；或湿痰下注，蕴积而成，故言带也。凡此皆当壮脾胃、升阳气为主，佐以各经见证之药。"

薛己对带下的病机提出了新的看法，认为是"脾胃亏损，阳气下陷"，治疗宜健脾升阳。

十、明代万全《妇人秘科》：带久不止者，以补为主

《妇人秘科·论治》："带下之病，妇女多有之。赤者属热，兼虚兼火治之；白者属湿，兼虚兼痰治之……赤带用四物汤加芩、连，再加升麻、丹皮主之，兼服三补丸。白带用加味六君子汤主之兼服苍莎导痰丸。"

万全指出赤带白带的不同治则。

十一、明代孔文胤《丹台玉案》：肾虚使带下的病机

《丹台玉案·带下门》："奇经八脉之中，带脉在腰，如带之状。妇人患带下者，病在带脉也。虽有赤白，总属肾虚。"

孔文胤阐明肾虚是带下的主要病机。

十二、明代李梴《医学入门》：用升提法治痰湿带下

《医学入门·妇人门》"湿痰流下，渗入膀胱，宜二陈汤加二术、升麻、柴胡，或苍柏樗皮丸。如结痰白带，淋沥不已者，先以小胃丹，半饥半饱，津液下数丸。候郁积开，服芩术芍葵丸。"

李梴对湿痰下注者采用升提，为治带下病开创了新的方法。

十三、明代戴思恭《秘传证治要诀及类方》：漏带易复发

《秘传证治要诀及类方·赤白带》："有带疾愈后一二月或再发，半年一发，先血而后下带，来不可遏，停蓄未几，又复倾泻，此名漏带，最难治也。"

戴思恭提出"漏带"之名，已认识到带下病缠绵难愈、容易复发的特点。

十四、明代武之望《济阴纲目》：赤白带下的病机及临床特征

1.《济阴纲目·赤白带下门》："而带下不显其证，今人唯知赤白二带耳，此由劳伤冲任，风冷据于胞络。妇人平居，血欲常多，气欲常少，百疾不生。或气倍于血，气倍生寒，血不化赤，遂成白带。若平血少，血少生热，血不化红，遂成赤带。寒热交并，则赤白俱下。"

武之望指出女子本身有余于气，不足于血，又加劳伤冲任、风冷入胞而导致带下病。

2.《济阴纲目·赤白带下门》："赤者热入小肠，白者热入大肠，原其本，皆湿热结于脉，故津液涌溢，是谓赤白带下。本不病结，缘五经脉虚，结热滞于带脉，故女子脐下痛，阴中绵绵而下。"

以上指出赤白带下的病机和临床特征。

十五、明代张景岳《景岳全书》：带下六大病机及治疗

1.《景岳全书·妇人规》："白带出于胞宫，精之余也……带由脾肾之虚滑者居多，淫浊由膀胱之湿热者多，此其所以有辨也。"

2.《景岳全书·妇人规》："心旌摇，心火不静而带下者，先当清火，宜朱砂安神丸、清心莲子饮，《直指》固精丸之类主之。若无邪火而但见心虚带下者，宜秘丸煎、人参丸、心虚白浊丸、茯菟丸之类。"

3.《景岳全书·妇人规》："欲事过度，滑泄不固而带下者，宜秘丸煎、寿脾煎、固阴煎、苓术菟丝丸、《济生》固精丸、锁精丸、金锁思仙丹之类主之。"

4.《景岳全书·妇人规》："人事不畅，精道逆而为浊为带者，初宜六味地黄汤或威喜丸之属以利之。久不止者宜固阴煎、苓术菟丝丸之

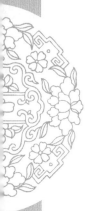
属以固之。"

5.《景岳全书·妇人规》:"湿热下流而为带浊,脉火滑数,色见红赤,证有烦渴而多热者,宜保阴煎、加味逍遥散,或经验猪肚丸亦佳。若热甚兼淋而赤者,宜龙胆泻肝汤。"

6.《景岳全书·妇人规》:"脾肾气虚下陷而多带者,宜用寿脾煎、固阴煎、归脾汤、补中益气汤之属。"

张景岳将带下病机总结为六点,即"心旌之摇""多欲之滑""房室之逆""湿热下流""虚寒不固""脾肾亏陷",强调房事过度,损伤肾气,导致命门不固为带下病重要病因,并指明治疗用方。

十六、明代王肯堂《证治准绳》:室女与家女病情各异

《证治准绳·女科》:"带下之证有三:未嫁之女,月经初下,止而即得,或浴之以冷水,或热而扇,或当风,此室女病带下之由。有家之妇,阴阳过多,既伤胞络,风邪乘虚而入,胞经触冷,遂使秽液与血水相连而下之。产后带下,由亡血失气,伤动胞络,门开而外风袭,肌体虚而冷风入,冷风与热气相连,故成液而下。冷则多白,而热则多赤,冷热相交,赤白俱下。"

王肯堂指出室女与家女同为带下,但病因各异,指出性生活异常对带下病的影响。

十七、清代沈金鳌《妇科玉尺》:带下病因病机及治疗

1.《妇科玉尺·带下论》:"……亦有湿痰流注下焦,或肝肾阴淫之湿,或缘惊恐而木乘土位,浊液下流。或色欲太甚,肾精亏损之故。故产多之妇,伤血伤液,皆能成带下之疾。"

沈金鳌《妇科玉尺·带下论》指出内伤七情是带下的病因。

2.《妇科玉尺·带下论》:"带下之因有四:一因气虚,脾精不能上升而下陷也;一因胃中湿热及痰,流注于带脉,溢于膀胱,故下浊液也;一因伤于五脏,故下五色带也;一因风寒入于胞门,或中经脉,流传脏腑而下也。"

说明带下病的发生与气虚、湿热及痰、五脏内伤、风寒之邪有关。

3.《妇科玉尺·带下论》:"总之,妇人多郁,郁则伤肝,肝伤则脾受克,湿土下陷,脾精不守,不能输为营血,而白物下流,宜开郁补脾。"

阐明肝失和调为带下的病机。

4.《妇科玉尺·带下论》:"窃谓前证皆当壮脾胃升阳气为主,佐以各经见证之药。色青属肝,小柴胡加山栀、防风。湿热壅滞,小便赤涩,龙胆泻肝汤。肝血不足,或燥热风热,六味丸。色赤属心,小柴胡加山栀、当归。思虑过伤,妙香散。色白属肺,补中益气汤加山栀。色黄属脾,六君子汤加山栀、柴胡,不应,归脾汤。色黑属肾,六味丸。气血俱虚,八珍汤。气血下陷,补中益气汤。湿痰流注,前汤加茯苓、半夏、苍术、黄柏。气虚痰饮下注,四七汤送六味丸。不可拘肥人多痰,瘦多火,而以燥湿泻火药轻治之。"

根据不同的病机,阐明带下病的治疗及方药。

十八、清代程国彭《医学心悟》:带下为脾虚湿邪为患

1.《医学心悟·带下》:"南方地土卑湿,人禀常弱,故浊带之症,十人有九。"

指出带下为湿邪为患。如果生活在湿度较大的环境,或久卧湿地,或冒雨涉水,或在水中浸泡过久,以致影响气机的升降运转,水湿不化,流注阴器,而发生带浊之症。

2.《医学心悟·妇人门》:"带下之症……不外脾虚有湿。脾气壮旺,则饮食之精华生气血而不生带,脾气虚弱则五味之实秀,生带而不生气血。"

程国彭强调脾虚是带下的主要病机。

十九、清代唐容川《血证论》:带下病机为带脉受伤、脾不制水及血瘀

1.《血证论·崩带》:"带脉下系胞宫……属于脾经……若脾土失其冲和,不能制水,带

脉受伤,注于胞中,因发带证。"

唐容川指明带下病机系由"带脉受伤,脾不制水",认识到带下与脾脏关系密切。

2.《血证论·崩带》:"带漏虽是水病,而亦有夹瘀血者,以血阻气滞,因生带浊。"

指出血瘀为带下的病机。

二十、清代竹林寺僧人《竹林女科证治》:带下的危害及治疗

1.《竹林女科证治·赤白带下证治》:"带下令人不产育,宜急治之。扁鹊过邯郸闻贵妇人,所以专为带下医也。赤者热入小肠,白者热入大肠,原其本皆湿热结于任脉,渗入膀胱,出于大小肠之分,溲出津液淋漓以下,故曰白带下。轻则下而不多,重则下而无度,淋露日久,遂使精血干枯,肌肉消瘦。治当升阳益阴,则清浊自分,补脾养胃,则湿热自除。尤当断浓味、补元阳,而带下可止矣。"

竹林寺僧人指出带下的危害:令人不产育及使人精血干枯,肌肉消瘦,应当立即治疗。

2.《竹林女科证治·带下虚热》:"妇人带下,脉数虚而兼热,宜服千金散。"《竹林女科证治·调经下·瘦人赤带多热》:"瘦人血虚生热,多下赤带。宜服清热四物汤,兼三补丸。"

3.《竹林女科证治·肥人白带多痰》:"肥人气虚生痰,多下白带。宜服柴术六君汤。兼苍附导痰丸。"

以上两条指出瘦人与肥人带下之不同,治疗方药各异。

4.《竹林女科证治·白带腥臭》:"带久不止,阳气虚极,下流白滑如涕,腥气难闻,多悲不乐,此大寒之证也。宜服桂附汤。"

5.《竹林女科证治·白带腹痛》:"白带日久不止,脐腹冷痛,宜服九霄丸。"

上两条指出带久不止,因于虚寒之证治。

二十一、清代傅青主《傅青主女科》:带下病因病机,五色带下论治

1.《傅青主女科·带下》:"夫带下俱是湿症,而以带名者,因其带脉不能约束而有此病,

故以名之。盖带脉通于任、督,任、督病而带脉始病……然而带脉之伤,非独跌闪挫气已也,或行房而放纵,或饮酒而癫狂,虽无疼痛之苦,而有暗耗之害,则气不能化经水,而反变为带病矣……况加以脾气之虚、肝气之郁、湿气之浸、热气之逼,安得不成带下之病故?"

《傅青主女科》集带下病机、论治之大成,开篇即论述"带下"证治,首先对带证作了一个纲领性的阐发。认为湿是带下病之因,并与带脉失约有关。

2.《傅青主女科·带下》:"妇人有终年累月下流白物,如涕如唾,不能禁止,甚则臭秽者,所谓白带也。夫白带乃湿盛而火衰,肝郁而气弱,则脾土受伤,湿土之气下陷,是以脾精不守,不能化荣血为经水,反变成白滑之物,由阴门直下,欲自禁而不可得也。治法宜大补脾胃之气,稍佐以舒肝之品,使风木不闭塞於地中,则地气自升腾於天上,脾气健而湿气消,自无白带之患矣,方用完带汤。"

3.《傅青主女科·带下》:"妇人有带下而色青者,甚则绿如绿豆汁,稠黏不断,其气腥臭,所谓青带也。夫青带乃肝经之湿热。肝属木,木色属青,带下流如绿豆汁,明明是肝木之病矣……何以竟成青带之症?不知水为肝木之所喜,而湿实肝木之所恶,以湿为土之气故也。以所恶者合之所喜,必有违者矣。肝之性既违,则肝之气必逆,气欲上升而湿下带青欲下降,两相牵制,以停住于中焦之间,而走于带脉,遂从阴器而出。其色青绿者,正以其乘肝木之气化也。逆轻者,热必轻而色青;逆重者,热必重而色绿……解肝木之火,利膀胱之水,则青绿之带病均去矣,方用加减逍遥散。"

4.《傅青主女科·带下》:"妇人有带下而色黑者,甚则如黑豆汁,其气亦腥,所谓黑带也。夫黑带者,乃火热之极也。或疑火色本红,何以成黑?谓为下寒之极或有之。殊不知火极似水乃假象也。其症必腹中疼痛,小便时如刀刺,阴门必发肿,面色必发红,日久必黄瘦,饮食必兼入,口中必热渴,饮以凉水,少觉宽快,此胃火太旺,与命门、膀胱、三焦之火合

而煎熬，所以熬干而变为炭色，断是火热之极之变，而非少有寒气也……全赖肾水与肺金无病，其生生不息之气，润心济胃以救之耳。所以但成黑带之症，是火结于下，而不炎于上也。治法惟以泻火为主，火热退而湿自除也，方用利火汤。"

5.《傅青主女科·带下》："妇人有带下而色黄者，宛如黄茶浓汁，其气腥秽，所谓黄带是也。夫黄带乃任脉之湿热也，任脉本不能容水，湿气安得入而化为黄带乎？不知带脉横生，通于任脉，任脉直上走于唇齿，唇齿之间原有不断之泉，下贯于任脉以化精……惟有热邪存于下焦之间，则津液不能化精，而反化湿也……今湿与热合，欲化红而不能，欲返黑而不得，煎熬成汁，因变为黄色矣……法宜补任脉之虚，而清肾火之炎，则庶几矣，方用易黄汤。"

6.《傅青主女科·带下》："妇人有带下而色红者，似血非血，淋漓不断，所谓赤带也。夫赤带亦湿热之病也。然湿是土之气，宜见黄白之色。今不见黄白而见赤色者，火热之故也。

火色赤，故带下亦赤耳。惟是带脉系于腰脐之间，近乎至阴之地，不宜有火。而今见火症，岂其路通于命门，而命门之火出而烧之耶？不知带脉通于肾，而肾气通于肝。妇人忧思伤脾，又加郁怒伤肝，于是肝经之郁火内炽，下克脾土，脾土不能运化，致湿热之气，蕴于带脉之间，而肝不藏血，亦渗于带脉之内，皆由脾气受伤，运化无力，湿热之气，随气下陷，同血俱下，所以似血非血之形象现于其色也。其实血与湿不能两分。治法须清其肝之火，而扶其脾之气，则庶几可愈，方用清肝止淋汤。"

傅青主以五色论带，诊疗带下病以色辨证，将带下病分为白、青、黄、黑、赤五种类型，说明兼证，分别探讨病因病机及论治疗，明确指出治法：用健脾益气升阳除湿以治白带，方用完带汤；清肝利湿以治疗青带，方用加减逍遥散；健脾利湿、泻肾火以治黄带，方用易黄汤；泻火利湿以治黑带，方用利火汤；清肝扶脾、养血治血以治赤带，方用清肝止淋汤。

（陈晶晶　曹立幸）

第五节　妊娠水肿

妊娠三四个月以后出现肢体、面目、肌肤肿胀，体内充塞难受并出现全身症状者，称为妊娠水肿。若妊娠后期仅有轻度下肢浮肿，无其他不适，经饮食起居调理，产后自消，不作病论。历代医籍中有根据妊娠时肿胀的症状和发生肿胀的部位分为子肿、子气、子满（胎水、胎水肿满、琉璃胎）、皱脚和脆脚等者。凡孕妇全身浮肿，小便短少的，属水气为病，名子肿；浮肿仅有膝以下至足而小便清长的，多属湿气为病，名子气；妊娠六七个月，遍身俱肿，腹胀而喘的，名子满，亦名胎水肿满，或称琉璃胎；单纯两脚浮肿而皮肤粗厚者，多属湿，名皱脚；如皮肤浮肿而光薄的，多属水，名曰脆脚。

妊娠水肿一般不伴有高血压、蛋白尿。但妊娠水肿、妊娠眩晕、子痫等是妊娠高血压综合征病程中的不同阶段，即使较轻的妊娠肿胀，有时亦可发展为危重的妊娠高血压综合征。因此，必须注意它们之间的内在联系，及早防治。妊娠期间因贫血、心脏病、慢性肾炎或羊水过多等致水肿者，都可参照妊娠水肿进行处理。

一、汉代张仲景《金匮要略》：首次描述水肿症状

《金匮要略·妊娠病脉证并治》："妊娠有水气，身重，小便不利，洒淅恶寒，起即眩晕，葵子茯苓散主之。"

这段描述虽未置言肿胀，但其主症"有水气，身重，小便不利"，与妊娠水肿相吻合。

二、隋代巢元方《诸病源候论》：妊娠水肿的病因病机

1.《诸病源候论·妊娠胎间水气子满体肿候》："胎间水气，子满体肿者，此由脾胃虚弱，脏腑之间有停水，而挟以妊娠故也。"

2.《诸病源候论·妊娠胎间水气子满体肿候》："若初妊而肿者，是水气故多，儿未成具，故坏胎也。"

巢元方提出妊娠肿胀的病因病机为脾胃虚弱，失于运化，水气积聚为病。还指出妊娠水肿腹满而喘者容易出现坏胎，这与西医学因羊水过多引起胎儿畸形的认识是一致的。公元 7 世纪的隋代医家有这样的认识是难能可贵的。

三、唐代昝殷《经效产宝》：气虚型妊娠水肿病机

《经效产宝》："脏气本弱，因产重虚，土不克水，血散入四肢，遂致腹胀，手足面目皆浮肿，小便秘涩。"

孕妇素体气虚，孕后聚气血以养胎，致气益虚。气虚脾弱，不能制水，水气泛滥，导致腹胀，手足面目俱肿。

四、宋代陈自明《妇人大全良方》：分证论治

《妇人大全良方》："前证若胁满腹胀，小便不通，遍身浮肿，用鲤鱼汤。脾胃虚弱，佐以四君子。若面目虚浮，肢体如水气，用全生白术散；如未应，用六君子汤。脾虚湿热，下部作肿，用补中益气加茯苓。若饮食失宜，呕吐泄泻，用六君子汤。若腿足发肿，喘闷不安，或指缝出水，用天仙藤散；脾胃虚弱，兼四君子汤；如未应，用补中益气汤。若脾肺气滞，用加味归脾汤，佐以加味逍遥散。"

以浮肿部位分为遍身浮肿、面目虚浮和脚足发肿，以病机分为脾胃虚弱、脾虚湿热和脾肺气滞。其病机基础是脾虚失于运化，水湿泛滥。

五、明代李梴《医学入门》：分月治疗子肿

1.《医学入门·胎前》："名曰胎水，又曰子肿，多五六个月有之宜五皮散倍加白术为君。"

2.《医学入门·胎前》："妊孕七八个月以来，两脚浮肿，头面不肿……肿甚者，平胃散加木瓜。"

以子肿发生时间不同采取不同治法。五六个月发生者，以标实为重，故治以祛湿为主。七八个月发生，两脚浮肿者，应以治本为主，以健脾和胃为主。

六、清代傅青主《傅青主女科》：脾肺气虚型妊娠水肿证治

《傅青主女科·妊娠》："妊妇有至五个月，肢体倦怠，饮食无味，先两足肿，渐至遍身头面俱肿，人以为湿气便然也，谁知是脾肺气虚乎！夫妊娠虽有按月养胎之分，其实不可拘于月数，总以健脾补肺为大纲。""苟肺衰则气馁，气馁则不能运气于皮肤矣；脾虚则血少，血少则不能运血于肢体矣。气与血两虚，脾与肺失职，所以饮食难消，精微不化，势必致气血下陷，不能升举，而湿邪即乘其所虚之处，积而成浮肿症，非由脾肺之气血虚而然耶。治法当补其脾之血与肺之气，不必祛湿，而湿自无不去之理。"

文中虽说当补脾之血与肺之气，然其方选用补中益气汤，益气而不补血，乃取补气即所以生血之功。且虽云"不必祛湿"，然方中茯苓量用至一两，故此方虽以补气为主，仍不忘祛湿。

（陈晶晶）

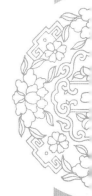

第六节　妊娠恶阻

妊娠早期出现恶心呕吐、头晕厌食、恶闻食味，甚则食入即吐者，称"妊娠恶阻"，亦称之为"妊娠呕吐""子病""病儿""阻病"。若妊娠早期出现择食、厌食、恶心、头晕倦怠或晨起偶有呕吐者，为早孕反应，不属病态，一般不需治疗，三个月后自行缓解。

有关妊娠恶阻的记载，最早见于《金匮要略·妇人妊娠病脉证并治》。其病名首见于《诸病源候论·妇人妊娠病诸候上》，并从体虚有风痰立论，其对病因病机的认识对后世影响很大，唐宋以前医家多宗此说。元代朱丹溪主张肝气克伐脾胃，丰富了病因的认识。宋代后在治疗上有所发展，遵循化痰利湿的原则，更加注重固护调理脾胃，而明清时期更加注重辨证论治。总之，中医对妊娠恶阻的认识可谓是起源于汉隋，发展于唐宋元，完善于明清，对其病因病机和治疗都有比较统一的认识。

一、汉代张仲景《金匮要略》：恶阻的表现及辨证论治

1.《金匮要略·妇人妊娠病脉证并治》："妇人得平脉，阴脉小弱，其人渴，不能食，无寒热，名妊娠，桂枝汤主之。于法六十日当有此证，设有医治逆者，却一月，加吐下者，则绝之。"

张仲景对妊娠早期妇女所特有的乏力嗜睡、食欲不振、异常恶心等早孕反应已有所认识，并对其中表现较重者采用调和阴阳的桂枝汤治疗。

2.《金匮要略·妇人妊娠病脉证并治》："妊娠呕吐不止，干姜人参半夏丸主之。"

针对脾胃虚寒所致的妊娠呕吐不止，采用干姜人参半夏丸治疗，体现了《黄帝内经》"有故无殒，亦无殒也"的原则和仲景的辨证论治的特色。

二、隋代巢元方《诸病源候论》：恶阻的症状及其主要病因病机

《诸病源候论·妇人妊娠病诸候上》："恶阻病者，心中愦闷，头眩，四肢烦疼，懈惰不欲执作，恶闻食气，欲啖咸酸果实，多睡少起。"

巢元方首次提出恶阻病名，并明确提出本病的症状，提出素体不足，水湿停聚，脏腑之气宣降失常为本病的主要病因，阐明由于气血虚弱以及水湿对脏腑和经络的闭塞出现的各种临床表现。

三、唐代孙思邈《备急千金要方》：恶阻的症状、病因病机及其方药

《备急千金要方·妊娠恶阻》："凡妇人虚羸，血气不足，肾气又弱，当风饮冷太过，心下有痰水者，欲有胎而喜病阻。所谓欲有胎者，其人月水尚来，但苦沉重愦闷，不欲饮食，又不知其患所在，脉理顺时平和，则是欲有妊也。如此经二月，日后便觉不通，则结胎也。阻病者，患心中愦闷，头重眼眩，四肢沉重，懈惰不欲执作，恶闻食气，欲啖咸酸果实，多卧少起，世谓恶食。其至三四月日以上，皆大剧吐逆，不能自胜举也。此由经血既闭，水积于脏，脏气不宣通，故心烦愦闷，气逆而呕吐也。血脉不通，经络痞涩，则四肢沉重，挟风则头目眩也，觉如此候者，便宜服半夏茯苓汤，数剂后将茯苓丸，痰水消除，便欲食也。既得食力，体强气盛，力足养胎，母便健矣。古今治阻病，方有十数首，不问虚实冷热，长少殒死者，活于此方。"

孙思邈从正虚和风冷立论，提出治疗本病的数个方剂。

四、宋代朱端章《卫生家宝产科备要》：病因及方药

《卫生家宝产科备要·论初妊娠》："凡女人妊娠，若素来虚羸，血气不足，体中有风气，

心下多痰水者欲有胎喜,病阻其状……则大剧吐逆,不能胜举。"

朱端章认为本病病因仍为体虚内有风痰,对于本病的治疗则提出了"竹茹汤""人参散""地黄汤"等三方,观其方药,三方均有补益脾胃的人参,脾胃在本病的重要作用已经有所认识。

五、明代戴思恭《证治要诀》:辨证论治

《证治要诀·恶阻》:"胎前恶阻,见食呕吐,喜啖酸物,多卧少起,俗谓病儿。盖其人宿有痰饮,血壅遏而不行,故饮随气上,停滞肝经,肝之味酸,则必喜啖酸物,金克木,以辛胜之,小半夏茯苓汤,甚者二陈汤。若呕吐不食,心虚烦闷,宜橘苏饮加竹茹指大。有服热药,致膈闷热成疾,宜蒲黄散、荷叶散。"

戴思恭认为妊娠恶阻是由于素体有痰饮所致,治疗上亦以化痰湿为主。

六、明代李梴《医学入门》:病因及辨证论治

1.《医学入门·恶阻》:"或大吐,或时吐清水,恶闻食臭,由子宫经络络于胃口,故逢食气引动经气冲上,必食吐尽而后精神乃安。亦有误交合而子宫秽盛者,过百日则愈。"

2.《医学入门·恶阻》:"治法:痰多者,二陈汤加竹茹生姜,热加芩连,因怒者,单黄连丸,茯苓煎汤下。无因而呕者,左脉必弱,头疼,全不入食者,八物汤合二陈汤加枳、梗。气弱者,四君子汤加陈皮麦门冬厚朴竹茹,日久水浆不入,口吐清水者,并加丁香。恶闻食气,多卧少起者,旋复花散。三四个月病恶阻者,多胎动不安,或兼腰腹疼痛者,保胎饮。兼疟痢口中无味,及曾伤风冷者,醒脾饮子,兼伤食者,二陈汤加砂仁香附,或单白术为丸,或单砂仁为末,米饮下,甚者红丸子极效。"

李梴论述妊娠恶阻的病因、病程,以及治疗方法。

七、明代张景岳《妇人规》:辨证论治

《妇人规·胎孕类》:"妊娠之妇,每多恶心呕吐,胀满不食……然亦虚实不同,所当辨而治之。凡恶阻多由胃虚气滞,然亦有素本不虚,而忽受胎妊,则冲任上壅,气不下行,故为呕逆等证。及三月余而呕吐渐止者,何也?盖胎元渐大,则脏气仅供胎气,故无暇上逆矣。凡治此者,宜以半夏茯苓汤、人参橘皮汤之类,随宜调理,使之渐安,必俟及期方,得帖然也。若中脘多痰者,用二陈汤加枳壳,或用半夏茯苓汤。饮食停滞作胀者,宜小和中饮加减主之。若气逆作胀者,宜半夏茯苓汤,加枳壳、苏梗、香附。脾胃气虚者,宜五味异功散、六君子汤、人参橘皮汤之类主之。胃虚兼寒多呕者,宜六味异功煎、温胃饮之类主之。肝肾阳虚作呕者,宜理阴煎主之。"

张景岳从虚实两面对妊娠恶阻进行论治。

八、清代傅青主《傅青主女科》:病机和肝胃不和型的治疗

1.《傅青主女科·恶阻》:"妇人怀娠之后,恶心呕吐,思酸解渴,见食憎恶,困倦欲卧,人皆曰妊娠恶阻。"

2.《傅青主女科·恶阻》:"妇人受妊,本于肾气之旺也,肾旺是以摄精,然肾一受精而成娠,则肾水生胎,不暇化润于五脏,而肝为肾之子,日食母气以舒,一日无津液之养,则肝气迫索,而肾水不能应,则肝益急,肝急则火动而逆也,肝气既逆,是以呕吐恶心之症生焉,呕吐纵不至太甚,而其伤气则一也,气既受伤,则肝血愈耗。世人用四物汤治胎前诸症者,正以其能生肝之血也。"

傅青主认为妊娠恶阻的病因病机是"肝血太燥"。妊娠之后,阴血下聚以养胎元,故肝血相对不足,肝血失养而偏亢,则肝气横逆犯胃,中土受伤,胃失和降,冲气上逆而发为恶阻。

3.《傅青主女科·恶阻》:"补肝以生血,未为不佳,但生血而不知生气,则脾胃衰微,不胜频呕,犹恐气虚则血不易生也。故于平肝补血之中,加以健脾开胃之品,以升阳气,则气能生血,尤益胎气耳。"

指出补肝健脾、益气养血治疗恶阻的方法。

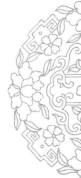

九、清代阎纯玺《胎产心法》：病机

《胎产心法·恶阻论》："此皆胃气弱，而兼痰与气滞也。亦有素本不虚，而一受胎孕，则冲任上壅，气不下行，故呕逆者。"

阎纯玺分析了妊娠恶阻的病因，并提出轻症恶阻"不须服药"，重症方要治疗。

十、清代沈又彭《沈氏女科辑要》：妊娠恶阻与肝胃脏腑

《沈氏女科辑要·妊娠诸病》："呕吐不外肝、胃两经病。人身脏腑本是接壤，怀妊则腹中增了一物，脏腑机括为之不灵，水谷之精不能上蒸为气血，凝聚而为痰饮，窒塞胃口，所以食入作呕，此是胃病。又妇人既娠，则精血养胎，无以摄纳肝阳，而肝阳易升；肝之经脉夹胃，肝阳过升，则饮食即不能下胃，此是肝病。"

沈又彭用脏腑辨证分析了恶阻的成因，提出恶阻病位在肝、胃。（陈晶晶　陈爱兰）

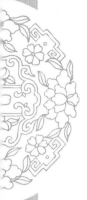

第七节　胎漏、滑胎

胎漏，是指妊娠期阴道少量出血，时下时止或淋漓不断，而无腰酸、腹痛、小腹下坠者。胎漏病名首见于《脉经》，亦称漏胎、胞漏。胎漏当与胎动不安相鉴别：如妊娠期间腰酸腹痛，胎动下坠或阴道少量流血者为胎动不安，两者以有无腰腹疼痛为鉴别要点。本病与西医学中的先兆流产、先兆早产相对应。

滑胎是指堕胎、小产连续发生3次以上者。首见于《经效产宝》。类似于西医学的习惯性流产中不属器质性病变引起者。

一、汉代张仲景《金匮要略》：胎漏下血为癥病

《金匮要略·妇人妊娠病脉证并治》："妇人宿有癥病，经断未及三月，而得漏下不止，胎动在脐上者，为癥痼害。妊娠六月动者，前三月经水利时，胎也；下血者，后断三月，衃也。所以血不止者，其癥不去故也，当下其癥，桂枝茯苓丸主之。"

妇人素有癥病（如子宫肌瘤、子宫内膜异位症等病史），现又受孕成胎，瘀血不去，新血不得养胎，胞络伤而见阴道下血，此乃属衃（即陈旧性血积块或癥痼）。"衃"是瘀积所致，瘀积不去，漏下不止，只有去瘀，才能使新血得以养胎，故用桂枝茯苓丸消癥化瘀，寓有"有故无殒，亦无殒也"之意。

二、唐代昝殷《经效产宝》：分月治疗胎漏，提出滑胎病名

1.《经效产宝·妊娠安胎方论》："疗妊娠三、四个月腹痛时时下血。续断八分，艾叶六分，炒当归六分，竹茹四分，干地黄六分阿胶四分炙，鸡苏四分。"

"治妊娠六、七个月，忽胎动下血，肠痛不可忍。川芎八分，桑寄生四分，当归十二分。""治妊娠下血，时时漏血，血尽子死。生地黄汁三合，清酒三合。"

按照胎漏出现时间分别予以治疗。

2.《经效产宝·益气滑胎令易产方论》："润胎益气，令子益生，诃子丸。"

此为首次提出"滑胎"病名。滑胎，古有两种含义，一指屡孕屡堕之数堕胎，即习惯性流产；一指临产使用药使其滑利益产。这里所言的是后者。

三、宋代陈自明《妇人大全良方》：胎漏病因病机

《妇人大全良方·妊娠漏胎下血方论》："夫妊娠漏胎者，谓妊娠数月，而经水时下也。

此由冲任脉虚,不能约制手太阳、少阴之经血故也……冲任气虚则胞内泄,不能制其经血,故月水时下,亦名胞漏,血尽则人毙矣。又有因劳没,喜怒哀乐不节,饮食生冷,触冒风寒,遂致胎动,若母有宿疾,子脏为风冷所乘,气血失度,使胎不安,故令下血也。"

《妇人大全良方》指出胎漏病因有多种,包括母体素虚、过劳、情志不遂、饮食不节和外感时邪等,导致冲任脉虚,不能制约手太阳、少阴之精血而致胎动不安,气血失度而见下血,是最早的关于病因病机的描述。另外,还指出此病当速治,因"血尽则人毙矣",若病情拖延,孕妇将有生命危险。虽胎漏所致下血能否致血尽有待商榷,但先兆流产若不及时采取治疗措施,可能发展为难免流产,处理不当者也可危及生命。

四、宋代严用和《济生方》:胎漏病因

《济生方·妇人门》:"问:胎漏经血妄行者何?答曰:妊娠成形,胎息未实,或因房事惊触,劳力过度,伤动胞胎,或食毒物,致令子宫虚滑,经血淋漓,若不急治,败血凑心,子母难保,日渐胎干,危亡不久。"

《济生方》论述了胎漏病因病机,与《妇人大全良方》不同的是认为房事不节亦为胎漏病因之一。同时强调胎漏需急治,否则将致"子母难保""危亡不久"。至此的前代医家均是认为胎漏为妊娠险症,主尽早杀胎保母。

五、宋代齐仲甫《女科百问》:腰痛为滑胎之先兆

《女科百问》:"若血气虚损,子脏为风冷所乘,致亏营卫,不能荫养其胎,故数堕也。"

"若妊娠常腰痛者,喜堕胎也。该腰为肾府。女子以系胎也。"

提出血气虚弱为滑胎的病机。并指出肾主胞胎,而腰为肾府,若妊娠时常出现腰痛者,为肾虚之相,肾虚则胎元不固,故易堕胎,故出现此症者,应加以小心。

六、明代万全《万氏妇人科》:气血亏虚、胞中有热型胎漏治疗

《万氏妇人科·卷之二》:"今胎漏下则是气虚血虚,胞中有热,下元不固也。法当四君子以补其气,四物以补其血,黄芩、黄柏以清其热,艾叶以止其血,杜仲、续断以补下元之虚,未有不安者矣,增损八物汤主之。"

气血虚弱,胞中有热所致胎漏者,应合四君子(人参、白术、茯苓、甘草)、四物(熟地黄、当归、白芍、川芎)、黄芩、黄柏、艾叶、杜仲、续断之力以补益气血,补虚固胎。

七、明代张景岳《景岳全书》:胎漏分证论治

1.《景岳全书·胎漏》:"如母气壮盛,荫胎有余而血之溢者,其血虽漏而生子仍不弱,此阴之强也,不必治之。若父气薄弱,胎有不能全受而血之漏者,乃以精血俱亏,而生子必萎小,此阳之衰也,而亦人所不治也。凡此皆先天之由。若无可以为力者,然栽培根本,岂果无斡旋之道乎?"

《景岳全书》对胎漏的预后提出了与前人大异的观点,前人均认为胎漏需急治,否则不但不能保胎,还会危及孕妇生命,多主下胎益母。而张景岳则认为胎漏亦应分清病因,即使均为先天因素,亦可分为阴盛及阳虚两者,阴盛者胎漏为血之余,不会损及胎儿及孕妇,不必治疗。阳虚者也可用"栽培根本"之法补养治疗,或仍可有"斡旋之道"。

2.《景岳全书·胎漏》:"至若因病而漏者,亦不过因病治之而已耳。妊娠血热而漏者,保阴煎、清化饮择之而用。怒动肝火漏血者,保阴煎,甚则化肝煎主之。脾虚不能摄血者,寿脾煎、四君子之类主之。脾虚血热气滞者,四圣散主之。脾肾兼虚者,五阴煎主之。三焦气血俱虚者,五福饮、七福饮之类主之。劳倦伤而动血者,寿脾煎、归脾汤主之。偶因伤触动血者,五福饮、安胎散主之。冲任气虚,不能约制,血滑易动者,固阴煎、秘元煎主之。"

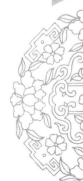

若胎漏非因先天因素，而是因病致漏者，则可针对其病因分证论治。张景岳将胎漏病因概括为血热、肝火、脾虚、气滞、脾肾俱虚、气血两虚、外伤、冲任气虚八种，并提出相应治疗方剂，其辨证分型方法对后世医家有较大影响。

3.《景岳全书·数堕胎》："凡妊娠之数见堕胎者，必以气脉亏损而然。而亏损之由，有禀质之素弱者，有年力之衰残者，有忧怒劳苦而困其精力者，有色欲不慎而损其生气者。此外如跌扑欲食，皆能伤其气脉，气脉有伤而胎可无恙者，非先天之最完固者不能，而常人则未之有也。且胎怀十月，经养各有所主，所以屡见小产堕胎者，多在三个月及五月七月之间，而下次之堕，必如期复然。正以先次伤此一经，而再值此经，则遇厥不能过矣。"

首次提出屡堕胎，且认识到"下次之堕，必如期复然"，应属滑胎之范畴。认为数堕胎者为气脉亏损之故，亏损之因包括先天、后天各种方面。气脉亏损而伤经导致堕胎者，在下一次孕育是必然也会因此经之伤而再次堕胎。这种认识与现代对滑胎的病机认识虽有不同（现代多责之为脾肾虚弱、气血亏虚），但已认识到滑胎乃源于孕妇之病，此病平时或无表现，但若不治，下次孕育之时必当复发而再次堕胎。

八、清代傅青主《傅青主女科》：气虚型胎漏治疗

《傅青主女科·女科下卷》："人以为血虚胎漏也，谁知气虚不能摄血乎！夫血只能荫胎，而胎中之荫血，必赖气以卫之。气虚下陷，则荫胎之血亦随气而陷矣。""不知气乃血之卫，血赖气以固，气虚则血无凭依，无凭依必燥急，燥急必生邪热。血寒则静，血热则动，动则外出尔莫能遏，又安得不下流乎？倘气不虚而血热，则必大崩，而不止些微之漏矣，治法以补其气之不足，而泄其火之有余，则血不必止而自无不止矣。"

论述了气虚胎漏的病机发展，气虚下陷则血亦随其下陷，且气虚则血热，合之则血下为漏。还需与血热所致的血崩型胎漏鉴别。

九、清代何松庵《女科正宗》：鉴别胎动与胎漏

《女科正宗·妊娠胎动与胎漏之辨》："胎动与胎漏皆下血，胎动则腹痛。故胎动宜行气，胎漏宜清热。"

提出胎动与胎漏的鉴别点。

十、清代吴谦《医宗金鉴》：鉴别激经、胎漏、尿血

《医宗金鉴·激经胎漏尿血总括》："妇人受孕以后，仍复行经者，名曰激经，为血有余。若孕妇无故下血，或下黄汁、豆汁，而腰腹不痛者，谓之胎漏。若其胎已伤而下血者，其腰腹必疼。孕妇又有尿血一证，腹亦不痛，然与胎漏之证又不同。盖尿血出于溺孔，漏血出自人门，三者俱下血而各不同，治者不可不详辨也。"

阐述了如何鉴别激经，胎漏和尿血。

（谢蓬蓬　陈晶晶）

第八节　产后发热

产褥期间，出现发热持续不退，或突然高热寒战，并伴发其他症状者，称为"产后发热"。如在产后1～2天内，只有轻微发热而无其他症状者，可能是由于产程延长，劳乏过度，或因出血较多，而于产后24小时内出现阴血骤虚而不守，阳无所依，乍浮而外越引起的发热。此种发热一般不超过38℃，而且可在1～2天内渐趋于缓和，阴平阳秘，自然而解。此为一

时性的阴阳不平衡，是一种正常生理现象，而非病态。

"产后发热"一病最早的记述见于《素问·通评虚实论》："帝曰：乳子而病热，脉悬小者何如？岐伯曰：手足温则生，寒则死。"指出根据脉象、手足寒温判断产后发热的转归与预后。汉代《金匮要略·妇人产后病脉证治》则记载了产后瘀血内结兼阳明腑实发热腹痛及产后中风发热，分列大承气汤、竹叶汤与阳旦汤治之。隋代巢元方《诸病源候论》列有"产后虚热候"及"产后寒热候"，指出除外感发热外尚有内伤发热。至宋代《妇人大全良方》首见"产后发热"之病名："凡产后发热，头痛身疼，不可便作感冒治之。"《陈素庵妇科补解·产后众疾门》列有"产后发热总论"等多篇，所论病因病机较为全面。此后，历代医家对产后发热的病因病机、辨证论治不断地充实完善，为临证治疗提供了坚实的理论基础。

一、《黄帝内经》：产后发热的转归与预后

《素问·通评虚实论》："帝曰：乳子而病热，脉悬小者何如？岐伯曰：手足温则生，寒则死。"

指出根据脉象、手足寒温判断产后发热的转归与预后。

二、汉代张仲景《金匮要略》：首论产后发热的证治

1.《金匮要略·妇人产后病脉证治》："产后七八日，无太阳证，少腹坚痛，此恶露不尽，不大便，烦躁发热，切脉微实，更倍发热，日晡时烦躁者，不食，食则谵语……至夜即愈，宜大承气汤主之。热在里，结在膀胱也。"

此条指出产后瘀血内兼阳明里实证治。产后七八日，无太阳表证，出现少腹坚硬疼痛，当考虑产后恶露不净，内阻胞宫；若兼有不大便、烦躁发热、日晡加剧、不食、食则谵语、脉数实等症，是实热结于阳明胃肠之证。治当通腑泻热，主以大承气汤。

2.《金匮要略·妇人产后病脉证治》："妇人产得风，续之数十日不解，头微痛，恶寒，时时有热，心下坚，干呕，汗出，虽久，阳旦证续在耳，可与阳旦汤。"

本条论述产后中风持续不愈的证治。产后营卫皆虚，易感风邪，可致太阳中风表证。如持续数十天仍见头痛、恶寒、汗出、时发热，并兼干呕、心下闷等症状，乃产后正虚，风邪外袭，正气不能祛邪外出，邪气亦不甚，故病程迁延数十日，但太阳中风表证仍在，所以仍然用桂枝汤解表祛风，调和营卫。

3.《金匮要略·妇人产后病脉证治》："产后中风，发热，面正赤，喘而头痛，竹叶汤主之。"

本条指出产后汗出，阳气大虚，风邪剩虚侵袭，正虚邪实的证治。

三、隋代巢元方《诸病源候论》：产后发热的病因病机

1.《诸病源候论·产后寒热候》："因产劳伤血气，使阴阳不和，互相乘克，阳胜则热，阴胜则寒，阴阳相加，故发寒热。凡产余血在内，亦令寒热，其腹时刺痛者是也。"

提出内伤寒热、瘀血导致产后发热。

2.《诸病源候论·产后时气热病候》："四时之间，忽有非节之气而为病者，谓之时气。产后体虚，而非节之热气伤之，故为产后时气热病也。诊其脉弦小者，足温则生，足寒则死。凡热病，脉虚浮滑而悬急，以为不顺，手足应温而反冷，为四逆，必死也。"

指出外伤时气热病的症状与预后。

3.《诸病源候论·产后伤寒候》："产妇血气俱虚，日月未满，而起早劳动，为寒所伤，则啬啬恶寒，吸吸微热，数日乃歇，重者，头及骨节皆痛，七八日乃瘥也。"

指出外伤时气寒病的症状与预后。

4.《诸病源候论·产后虚热候》："产后脏腑劳伤，血虚不复，而风邪乘之，搏于血气，使气不宣泄，而否涩生热，或支节烦愤，或唇干燥，但因虚生热，故谓之虚热也。"

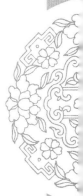

指出产后内生虚热的病因病机。

四、宋代陈自明《妇人大全良方》：产后热入血室及阴血虚发热证治

1.《妇人大全良方·产后狂言谵语如有神灵方论》："因产后感冒风寒，恶露乍然不行，憎寒发热如疟，昼日明了，暮则谵语，如见鬼状，当作热入血室治之。宜琥珀地黄丸及四物汤，只用生干地黄加北柴胡等分煎服。如不退者，以小柴胡汤加生干地黄如黄芩分两，煎服愈。"

本条文指出产后发热之热入血室的证治。

2.《妇人大全良方·产后伤寒方论》："治产后去血过多。血虚则阴虚，阴虚生内热，内热曰烦。其证心胸烦闷，吸吸短气，头痛闷乱，骨节疼痛，晡时辄甚，与大病虚烦相类，急宜治之。"

3.《妇人大全良方·产后伤寒方论》："凡产后发热，头痛身疼，不可便作感冒治之。此等疾证，多是血虚或败血作梗。血虚者，阴虚也；阴虚者，阳炎凑之，故发热。且以平和之剂与服炎效。如玉露散，或四物汤以生地黄易熟地黄，加北柴胡等份煎服；或人参当归散、秦艽鳖甲散，人参轻骨散，人参百解散，逍遥散，皆可选用。不学无闻，才见产后发热不退，便以为热入血室，便以小柴胡汤，竟不可救者。亦有用竹叶石膏汤而死者；亦有见前失而投以温剂，其热愈炽者。诸如此等，非不知罪福，皆是不观古典，杜撰臆度，枉伤人命。殊不知此等症状，是产后去血过多而阴虚发热，亦有寒极生热。但以上件之药，以脉证选用，无不获安。"

此二条指出产后内伤阴血虚发热的证治。

五、元代朱丹溪《丹溪心法》：产后阴虚内热的证治

《丹溪心法·产后》："产后大发热，炎用干姜。轻者用茯苓，淡渗其热，一应苦寒并发表之药，皆不可用。产后发热恶寒，皆属血虚……前条云：产后大热，炎用干姜。或曰：用姜者何也？曰：此热非有余之热，乃阴虚生内热

耳。故以补阴药大剂服之。且干姜能入肺和肺气，入肝分引血药生血。然不可独用，炎与补阴药同用。此造化自然之妙，非天下之至神，孰能与于此乎？"

本条指出产后发热的病机之一，阴虚内热。其关于干姜的应用经验也值得进一步研究。

六、明代薛已《校注妇人良方》：产后虚烦发热证治

《校注妇人良方·产后虚烦发热方论》："窃谓前症，乃阳随阴散，气血俱虚。若恶寒发热，烦躁作渴，急用十全大补汤。若热愈甚，急加桂、附。若作渴面赤，宜当归补血汤。若误认为火症，投以凉剂，祸在反掌。"

本条指出产后虚烦发热的论治，即宜补不宜清的原则。

七、明代张景岳《景岳全书》：对发热的认识

张景岳将发热分为外感风寒、邪火内盛、水亏阴虚、劳倦虚烦、去血过多等，其分型论治至今仍基本沿用。

1.《景岳全书·产后发热》："有风寒外感而热者，有邪火内盛而热者，有水亏阴虚而热者，有因产劳倦虚烦而热者，有去血过多头晕闷乱烦热者。诸证不同，治当辨察。"

张景岳描述产后发热之病因病机。

2.《景岳全书·产后发热》："产后有外感发热者，盖临盆之际，多有露体用力，无暇他顾，此时或遇寒邪，则乘虚而入，感之最易。若见头疼身痛，憎寒发热，或腰背拘急，脉见紧数，即产后外感证也。然此等外感，不过随感随病，自与正伤寒宿感者不同，故略加解散即自痊，可勿谓新产之后不宜表散，但当酌其虚实而用得其宜耳。凡产后感邪，气不甚虚者，宜三柴胡饮。若气虚脾弱而感者，宜四柴胡、五柴胡饮。若肝脾肾三阴不足而感者，宜补阴益气煎。若虚寒之甚者，宜理阴煎。若产妇强壮气实而感者，宜正柴胡饮。若兼内火盛而外邪不解者，宜一柴胡饮。

若风寒俱感,表里俱滞者,宜五积散……产后有火证发热者,但外感之热多在表,火证之热多在里。此必以调摄太过,或时令热甚,或强以酒,或误用参、术、姜、桂大补之药,或过用炭火,或窗牖太密,人气太盛,或气体本实而过于动作。凡属太过,皆能生火。火盛于内,多见潮热内热,烦渴喜冷,或头痛多汗,便实溺赤,及血热妄行,但无表证,脉见缓滑不紧而发热者,便是火证,宜清化饮、保阴煎之类主之。或本元不虚,或火之甚而势之急者,即泄薪饮、抽薪饮亦所常用,不必疑也……产后有阴虚发热者,必素禀脾肾不足或产后气血俱虚,故多有之。其证则倏忽往来,时作时止,或昼或夜,进退不常,或精神困倦,怔忡恍惚,但察其外无表证,而脉见弦数,或浮弦豁大,或微细无力。其来也渐,非若他证之暴至者,是即阴虚之候,治当专补其真阴,宜小营煎、三阴煎、五阴煎之类,随宜主之。若阴虚兼火而微热者,宜一阴煎。若阴虚兼火之甚而大热者,宜加减一阴煎。若阴虚火盛,热而多汗者,宜当归六黄汤。若阴中之阳虚,火不归源而热者,宜大营煎、理阴煎、右归饮之类主之。"

此段详述产后发热之分型证治,指出产后乍寒乍热的证治。

3.《景岳全书·产后乍寒乍热》:"凡阴盛而寒多者,宜增损四物汤、理阴煎。若阳盛而热多者,宜四物汤、三阴煎。若阳气陷入阴中而乍寒乍热者,宜补中益气汤、补阴益气煎……若败血不散,流入阴中而乍寒乍热者,宜决津煎、殿胞煎。"

此段阐述了不同证型的产后乍寒乍热的治法。

八、明代万全《万氏妇人科》:指出产后发热之假疟、真疟的区别及荣卫不通的证治

1.《万氏妇人科·产后乍寒乍热似疟》:"产后气血亏损,阴阳俱虚。阴虚则阳胜而热,阳虚则阴胜而寒,阴阳俱虚,则乍寒乍热……似疟寒不凛凛,热不蒸蒸,发作无时,亦不甚苦,此正气虚而无邪气也。真疟者,寒则汤火不能御,热则冰水不能解,发作有时,烦苦困顿,此正气虚而邪气相搏也。"

指出产后发热之假疟与真疟的区别。

2.《万氏妇人科·产后乍寒乍热似疟》:"败血留滞,则经脉皆闭,荣卫不通,闭于荣则血甚而寒,闭于卫则阳甚而热,营卫俱闭,则寒热交作,营卫气行则即解矣。惟黑神散、卷荷散为去滞血之药也。"

此条文指出产后发热之荣卫不通的证治。

九、宋代陈素庵《陈素庵妇科补解》:产后瘀血发热的症状及产后寒热往来的证治

1.《陈素庵妇科补解·产后众疾门卷之五》:"产后瘀血陆续而至,十日外血海未有不净者……一遇风冷外袭,则余血凝结,闭而不行,身即发热,所谓血瘀发热也。卫不得行于阳,荣不得行于阴,其热蒸蒸然,由筋骨达肌肉,日则饮食无味,夜则口苦咽干。"

本条文说明瘀血发热的症状:口苦咽干,不欲饮水,或漱而不欲饮;其热蒸蒸然,由筋骨达肌肉,如蒸笼之状,由内向外蒸发,可供临床参考。

2.《陈素庵妇科补解·产后众疾门卷之五》:"产后乍寒乍热,日夜无度,周身滞于经络所致。败血入于肝,闭于诸阳则热,入于脾,闭于诸阴则寒,阴盛则寒,阳盛则热,阳微则恶寒,阴弱则发热,阴阳互乘则寒热往来。治宜祛瘀滞,和阴阳,则寒热自止。若误发表祛风,则败血深入经络,闭塞阴阳,寒热不止。宜加减四物汤……去恶血,则荣卫通,阴阳和,而寒热止矣。若作疟治,必用小柴胡汤,半表半里,非产后寒热往来正治也。"

本条文指出产后寒热往来的病机,治疗原则应祛瘀滞,和阴阳,则寒热自止,不可一见寒热即发表祛风,要考虑到产后多虚多瘀的特点。

十、明代龚信《古今医鉴》:论产后发热

1.《古今医鉴·产后》:"产后恶露不尽,亦

有发热恶寒，火胁肋胀满，连大小腹有块作痛，名儿枕痛……产后腹痛血瘀，宜四物汤加五灵脂、牡丹皮、桃仁、红花、玄胡索、香附、青皮、干姜、官桂，酒、水各一钱，黑豆一撮，后磨木香入童便姜汁服。取下恶物为效。"

本条文指出产后恶露不净兼发热的证治。

2.《古今医鉴·产后》："产后荣卫俱虚，腠理不密。若冒风发热者，其脉浮而微，或自汗，以芎芷香苏散加羌活、防风主之；如感寒者，脉弦而紧，或恶露欠通，以五积散主之；如风寒两感者，脉浮而紧，以五积交、加散主之，有汗去麻黄，邪胜去人参。"

本条文指出产后发热之冒风和感寒的不同证治。

十一、明代吴有性《温疫论》：治用小柴胡汤

《温疫论》："新产亡血过多，冲任空虚……皆能受邪，与经水适断同法。"

吴有性提出可选用治热入血室的代表方小柴胡汤治疗产后发热，温病学家为产后发热感染邪毒证提供了有实践意义的施治原则和用药准绳。

十二、清代吴谦等《医宗金鉴·妇科心法要诀》：产后发热的病机及分型

1.《医宗金鉴·妇科心法要诀》："产后发热，多因阴血暴伤，阳无所附。"

吴谦指出产时、产后失血过多，阴血骤虚，以致阳浮于外而发热；血虚内伤，相火偏旺，以致发热。

2.《医宗金鉴·妇科心法要诀》："产后发热之故，非此一端。如食饮太过，胸满呕吐恶食者，则为伤食发热；若早起劳动，感受风寒，则为外感发热；若恶露不去，瘀血停留，则为瘀血发热。若去血过多，阴血不足，则为血虚发热。亦有因产时伤力，劳乏发热者，三日蒸乳发热者，当详其有余不足，或攻，或补，或用凉药正治，或用温药反治，要在临证细细参考。"

该条文将产后发热分为伤食、外感、血瘀、血虚、乳蒸等类型，颇符合临床实际。

十三、清代张山雷《沈氏女科辑要笺正·发热》：产后发热的治疗宜忌

《沈氏女科辑要笺正·发热》："新产发热，血虚而阳浮于外居多，亦有头痛，此是虚阳升腾，不可误谓骨寒，妄投发散以煽其焰，此惟潜阳摄纳，则气火平而热自已。如其瘀露未尽，稍参宣透亦即泄降之意，初不必过与参芪，反增其壅。感冒者火有表证可辨，然亦不当妄事疏散，诸亡血虚家，不可发汗……则惟和其营卫，慎其起居，而感邪亦能自解。"

张山雷指出产后发热虚者多，宜补但不可过于滋填。兼表证亦不可妄事疏散。

十四、清代傅青主《傅青主女科》：产前后方证宜忌

1.《傅青主女科·产后寒热》："凡新产后，荣卫俱虚，易发寒热，身痛腹痛，决不可妄投发散之剂，当用生化汤为主，稍佐发散之药。产后脾虚，易于停食，以致身热，世人见有身热，便以为外感，遽然发汗，速亡甚矣，当于生化汤中加扶脾消食之药。大抵产后，先宜补血，次补气。若偏补气而专用参、芪，非善也。产后补虚，用参、芪、芎、归、白术、陈皮、炙草，热轻则用茯苓淡渗之药，其热自除，重则加干姜。或云大热而用姜，何也？曰此热非有余之热，乃阴虚内生热耳。盖干姜能入肺分，利肺气，又能入肝分，引众药生血，然火与阴血药同用之。产后恶寒发热腹痛者，当主恶血；若腹不痛，非恶血也。"

2.《傅青主女科·产后寒热》："产后寒热，口眼歪斜，此乃气血虚甚，以大补为主。左手脉不足，补血药多于补气药；右手脉不足，补气药多于补血药，切不可用小续命等发散之药。"

傅青主指出产后发热、身痛、腹痛、口眼歪斜诸证的治则，并提出选方用药的宜忌。

3.《傅青主女科·类伤寒二阳证》："产后七日内，发热头痛恶寒，毋专论伤寒为太阳证；发热头痛胁痛，毋专论伤寒为少阳证。二证皆

由气血两虚,阴阳不和而类外感。治者慎勿轻产后热门,而用麻黄汤以治类太阳证;又勿用柴胡汤以治类少阳证。且产母脱血之后,而重发其汗,虚虚之祸,可胜言哉……谁知产后真感风感寒,生化汤中芎、姜亦能化散之乎!"

傅青主指出产后发热类伤寒二阳证的治疗。

4.《傅青主女科·产后恶寒身颤》:"况产妇之恶寒者,寒由内生也;发热者,热由内弱也;身颤者,颤由气虚也。治其内寒,而外寒自散,治其内弱,而外热自解,壮其元阳,而身颤自除。方用十全大补汤。"

傅青主指出产后恶寒发热身颤的证治。

十五、清代叶天士《外感温热篇》:产后外感治疗原则

《外感温热篇》:"产后之法……当如虚怯

人病邪而治,总之无犯实实虚虚之禁"。

叶天士指出产后病的治疗应详辨虚实,勿犯实实虚虚之禁忌。

十六、清代萧壎六《女科经纶》:产后发热病机

《女科经纶·产后证下》:"败血为病,乃生寒热,本于荣卫不通,阴阳乖格之故。"

指出产后恶露不畅,当下不下,瘀血内停,阻碍气机,营卫不通,郁而发热。

(钟毅征　谢蓬蓬)

第九节　产后身痛

产后身痛是指产妇在产褥期内出现肢体关节酸痛、麻木、重着者,亦称"产后遍身疼痛""产后关节痛",或"产后痛风",俗称"产后风"。

历代医家论述颇多,关于此病的最早阐述见于《经效产宝·产后中风方论》"产伤动血气,风邪乘之","产后中风,身体酸痛,四肢萎弱不遂,羌活汤"。其病名首见于宋《产育保庆集》,名"产后遍身疼痛"。并指出本病乃因"产后百节开张,血脉流走,遇气弱则经络分肉之间血多留滞,累日不散则骨节不利,筋脉引急,故腰背不能转侧,手脚不能动摇,身头痛也。"此后历代医家在其基础上,不断总结临床实践经验,对产后身痛的病因病机和治法方药有了进一步的认识和发展,不少的著作中,如《妇人大全良方》《普济方》《济阴纲目》《临证指南医案》等都有其记载。

一、唐代咎殷《经效产宝》:产后身痛的最早记载

《经效产宝·产后中风方论》:"产后中风,由产伤动血气,劳损脏腑,未平复起早劳动,气虚而风邪气乘之,故中风。风邪冷气客于皮肤经络,但疼痹羸乏不任,少气,若筋脉挟寒,则挛急喎僻,挟温则纵缓弱,若入诸脏,恍惚惊悸,随其所伤脏腑经络而生病。""产后中风,身体酸痛,四肢萎弱不遂,羌活汤。"

这是最早有关产后身痛的记载,描述了产后身痛的病因病机。产后多虚、多瘀、易为外邪侵袭,是本病的发病特点。

二、明代朱橚等《普济方》:产后身痛的病因病机及治疗方药

《普济方·产后诸疾门》:"夫产后遍身疼痛。盖由产后百节开张,血脉流散,遇气弱则

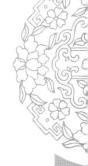

第十章　妇科病证

经络分肉之间血多留滞,累日不散,则骨节不利,筋脉急引。故腰背不得转侧,手足不能动摇,身热头痛也。"

《普济方》指出了产后身痛的病因病机,并列举了趁痛散、杜仲散、石斛散、牡丹汤等治疗产后身痛的方剂。

三、明代武之望《济阴纲目》:详论病因

《济阴纲目·遍身疼痛》:"产后遍身疼痛者何?答曰:产后百节开张,血脉流散,遇气弱,则经络分肉之间血多留滞,累日不散,则骨节不利。筋脉急引,故腰背不得转侧,手足不能动摇,身热头痛也。"

本文论述了产后身痛的病因之一,气虚血瘀。

四、明代王化贞《产鉴》:产后身痛治法

《产鉴·遍身痛》:"遍身痛,产后百节开张,血脉流散,遇气弱则经络皮肉之间血流;累日滞,不散,则骨节不利,筋脉急引,故腰背不得转侧,手足不能动摇,身热头痛也。若医以为伤寒治之,则汗出而筋脉动惕,手足厥冷,变生他病。但服趁痛散除之。"

指出了产后身痛的病机,同时指出了不可误以伤寒治,否则会产生变证。同时还列举了治疗的方药。

五、清代冯兆张《冯氏锦囊秘录》:论产后身痛属虚

《冯氏锦囊秘录·产后杂症门》:"产后身痛者,是血虚而不能荣也。手足走痛者,是气血不能养荣四末,而浊气流于四肢则肿,阴火游行四旁则痛也,不出荣养,如黑姜主之。"

指出产后身痛的病因是血虚不荣,手足走痛是气血不荣于四肢所致。

六、清代叶天士《叶氏女科证治》:论气血失调

《叶氏女科证治·遍身痛》:"产后遍身疼痛,因气血走动,升降失常,留滞于关节间,筋

脉引急,或手足拘挛,不能屈伸,故遍身肢节走痛,宜趁痛散;若瘀血不尽,流于遍身,则肢节作痛,宜如神汤。"

指出产后遍身肢节疼痛的病因病机是气血失调,有血虚和血瘀之分,即不通则痛和不荣则痛。

七、清代萧壎六《女科经纶》:论病因病机

1.《女科经纶·产后证上》:"郭稽中曰:产后遍身疼痛者何?曰:因产走动,气血升降失其常度,留滞关节,筋脉引急,是以遍身疼痛,甚则腰背强硬,不能俯仰,手足拘挛,不能屈伸。或身热头痛,不可作他病,但服趁痛散,遁流血气,使筋脉舒畅,疼痛自止。"

2.《女科经纶·产后证上》:"陈无择曰:趁痛散不特治产后气弱血滞,兼能治太阳经感风头痛,腰背痛,自汗发热。若感寒伤食,怳恐惊怒,皆致身疼,发热头痛,况有蓐劳,诸证尤甚,趁痛散皆不能疗。不若五积散入醋煎用,却不妨。"

3.《女科经纶·产后证上》:"立斋按:五积散治产后身痛,兼感寒伤食。若气虚血弱人,似非所宜。如手按而痛,是血瘀滞也,用四物、炮姜、桃仁、红花、泽兰,补散之。按而痛稍缓者,血虚也,四物加参、术、炮姜,补养之。"

4.《女科经纶·产后证上》:"慎斋按:以上一条,序产后有遍身疼痛证也。产后百节开张,血脉流散。曰遍身,则自筋骨皮肉,手足,胁腹腰背,无处不痛。《大全》以为血滞经络,似属有余。然去血过多,虚而风寒袭之,亦为疼痛。故趁痛散为的对药,无择乃云不能疗,不若五积散,殊未确也。"

《女科经纶》引前贤之说,论述了产后身痛的病因病机及治疗。

八、清代梁廉夫《不知医必要》:产后身痛的治则方药

《不知医必要·身痛》:"身痛,芎归加古拜汤温散,治产后外感身痛,兼鼻塞恶寒者。当归(三钱),川芎、秦艽(各一钱),炮姜(七分),

加荆芥穗二钱，研末，生姜汤调下。四物加泽兰汤散血兼补，治产后身痛，因瘀血凝滞，以手按遍身而更痛者。四物加参术汤热补，治血虚身痛喜按者。"

提出产后身痛有因于外感和因于血瘀的不同治法和治方，治疗的相同之处是都用当归、川芎以养血，此因产后多虚多瘀之故也。

九、清代张山雷《沈氏女科辑要笺正》：论治疗不可峻投风药

《沈氏女科辑要笺正》："此证多血虚，宜滋

养，或有风寒湿三气杂至之痹，则养血为主，稍参宣络，不可峻投风药"。

提出产后身痛的治疗原则应以养血为主，稍参宣络，不可峻投风药。对后世临床具有指导意义。

（谢蓬蓬　曹立幸）

第十节　恶露不净

恶露不净，亦称"恶露不尽"或"恶露不止"，是指产后恶露持续 3 周以上仍淋漓不尽者。它相当于西医学晚期产后出血，即分娩 24 小时后，在产褥期内发生的子宫大量出血。

"恶露不尽"病名首见于《金匮要略》。晋代葛洪《肘后备急方》提出"恶露不止"，南北朝陈延之《小品方》提出"产后漏血不息"，隋代巢元方《诸病源候论》提出"恶露不尽"。唐代孙思邈《备急千金要方》收载干地黄汤、桃仁汤、泽兰汤等共 25 首方剂，弥补了《诸病源候论》有论无方的不足。唐代王焘《外台秘要》首提"恶露不绝"病名。而后历代医家都有较详细的论述，从各方面不断发展了对本病的认识及治疗经验，在理论上和治疗上不断求得发展，日臻完善。

一、汉代张仲景《金匮要略》：恶露不尽从热论治

《金匮要略·妇人产后病脉证治》："产后七八日，无太阳证，少腹坚痛，此恶露不尽；不大便，烦躁发热，切脉微实，再倍发热，日晡时烦躁者，不食，食则谵语，至夜即愈，宜大承气汤主之。热在里，结在膀胱也。"

上文是"恶露不尽"病名的最早文献记载。

张仲景以"热在里，结在膀胱也"总结说明该证的病机不但血结于下，而且热聚于中，即由瘀血内阻胞宫而实热结于胃肠所致。治疗宜用大承气汤，不仅可泻热通便，亦可使瘀血随热去便通而下，从而收一攻两得之效。

二、隋代巢元方《诸病源候论》：恶露不净病因、特点及治则

1.《诸病源候论·产后血露不尽候》："或新产而取风凉，皆令风冷搏于血，致使血不宣消，蓄积在内，则有时血露淋沥下不尽。"

2.《诸病源候论·产后崩中恶露不尽候》："或产伤于经血，其后虚损未平复，或劳役损动，动而血暴崩下，遂因淋沥不断时来，故为崩中恶露不尽……若小腹急满，为内有瘀血，不可断之，断之终不断……"

巢元方认为本病的病因为"风冷搏于血""虚损""内有瘀血"，其特点为"淋沥不断时来"，治疗上不可滥用止血药，否则后患无穷，"断之终不断……"。

三、唐代孙思邈《备急千金要方》：恶露不净从瘀论治

《备急千金要方·赤白带下崩中漏下第二

十》："治漏血不止，或新伤胎及产后余血不消作坚，使胞门不闭，淋漓去血，经逾日月不止者，未可与诸断血汤，宜且于牡丹丸散等，待血坚消便停也。坚血消者，所去淋沥便自止，亦渐变消少也。此后有余伤毁，不复处此，乃可作诸主治耳。"

孙思邈在《备急千金要方》中提出产后漏血不止乃由瘀血所致，在治疗上不可滥用止血方药，应祛瘀生新。

四、宋代陈自明《妇人大全良方》：恶露不净病因

《妇人大全良方·产后恶露不绝方论第三》："产后恶露不绝者，由产后伤于经血，虚损不足……在于腹中，而脏腑挟于宿冷，致气血不调，故令恶露淋沥不绝也。"

陈自明在《妇人大全良方·产后恶露不绝》中论述产后恶露不净的原因。生产后损伤胞宫血络，则血出不止，恶露不断；或冷气侵入，血脉凝滞，瘀血不行，新血不能归经，亦出血不止，恶露不净。

五、明代张景岳《景岳全书》：恶露不净辨证论治

《景岳全书·产后恶露不止》："产后恶露不止，若因血热者，宜保阴煎、清化饮，有伤冲任之络而不止者，宜固阴煎加减用之。若肝脾气虚，不能收摄而血不止者，宜寿脾煎，或补中益气汤。若气血俱虚而淡血津津不已者，宜大补元煎或十全大补汤。若怒火伤肝而血不藏者，宜加味四物汤。"

张景岳总结前人医学成果，将恶露不净辨为血热、血瘀、肝脾气虚、气血俱虚、怒火伤肝五证，并列出治疗方药，为后世医家从虚、热、瘀论治奠定了基础。

六、明代万全《万氏妇人科》：恶露不净从虚论治

《万氏妇人科·卷之三》："产后冲任伤损，气血虚急，旧血未尽，新血不敛，相并而下，日久不止，渐成虚劳。必大补气血，使旧血得行，新血得生，不可轻用固涩之剂，使败血凝聚，变为癥瘕，反为终身之害。用十全大补汤主之。如小腹刺痛者，四物汤加延胡索、炒蒲黄、大炮姜各等份。"

万全认为恶露不净乃因虚致瘀，故治疗上应大补气血，而不可轻用固涩之剂。

七、清代吴谦《医宗金鉴》：恶露不净虚实论治

《医宗金鉴·恶露不绝证治》："产后恶露，乃裹儿污血，产时当随胎而下，若日久不断，时时淋漓者，或因冲任虚损，血不收摄；或因瘀行不尽，停留腹内，随化随行者。当审其血之色，或污浊不明，或浅淡不鲜，或臭，或腥，或秽，辨其为实、为虚，而攻补之。虚宜十全大补汤加阿胶、续断，以补而固之。瘀宜佛手散，以补而行之。"

吴谦等人编撰的《医宗金鉴》一书提出从虚实辨证论治恶露不净，同时附有辨证依据，即由"血之色"来分虚实，对后世医家的辨证和用药具有指导意义。

八、清代静光禅师《女科秘要》：恶露不净病因、病机与治疗

《女科秘要·产后一月恶露重来》："此症来如流水不止，昏迷倒地，不省人事，此乃未满一月，夫妇交媾房事，摇动筋骨，酥急服金狗散。"

静光禅师指出恶露不净乃由产后不慎房事所致，主要从虚论治。

（陈爱兰）

第十一节　癥　瘕

癥瘕,是指妇女下腹有结块,或胀或满或痛者。癥与瘕,按其病变性质有所不同。癥,坚硬成块,固定不移,推揉不散,痛有定处,病属血分;瘕,痞满无形,时聚时散,推揉转动,痛无定处,病属气分。其临床表现与西医学的子宫肌瘤、卵巢肿瘤、盆腔炎性包块、子宫内膜异位症相似。

《女科证治准绳》提出"古方有五积六聚、七癥八瘕之名……若夫七癥八瘕,则妇人居多"。《景岳全书·妇人规》亦云:"瘀血留滞作症,惟妇人有之。"查阅历代文献,癥瘕多列入妇科门。

一、《黄帝内经》:癥瘕病因病机、证候与治疗大法

1.《素问·骨空论》:"任脉为病……女子带下瘕聚。"

"瘕"首见于《黄帝内经》,称为瘕聚。任脉起于胞中,为阴脉之海,主妊胞胎,故任脉为病,血气积于女子胞中,即可形成癥瘕积聚。

2.《灵枢·水胀》:"石瘕何如?岐伯曰:石瘕生于胞中,寒气客于子门,子门闭塞,气不得通,恶血当泻不泻,衃以留止,日以益大,状如怀子,月事不以时下,皆生于女子。"

《黄帝内经》论述了妇科癥瘕的病位、病因病机和临床表现。指出该病由寒邪内客,瘀血凝滞所致。又提出因寒客胞门,结在胞中,故影响月经来潮。

3.《素问·六元正纪大论》:"大积大聚,其可犯也,衰其大半而止,过者死。"

4.《素问·至真要大论》:"坚者削之,客者除之……结者散之,留者攻之。"

提出癥瘕的治疗。主张攻坚破积或软坚散结,衰其大半而止。后世治疗多遵循此原则。

二、汉代张仲景《金匮要略》:证候、治法和方药

《金匮要略·妇人妊娠病脉证并治》:"妇人宿有癥病,经断未及三月,而得漏下不止,胎动在脐上者,为癥痼害。妊娠六月动者,前三月经水利时,胎也;下血者,后断三月,衃也。所以血不止者,其癥不去故也,当下其癥,桂枝茯苓丸主之。"

《金匮要略》中提出癥病与早孕的鉴别。指出"宿有癥病"的妇女三种临床表现:腹大如怀胎、闭经、漏下。正是由于小腹包块且有闭经的症状,容易与妊娠相混淆,所以张仲景详尽地说明两者的鉴别。提出:停经前三月,月经按期来潮者,为早孕;若停经前三月,月经即不正常,且停经未满三月患漏下不止者,为"宿有癥病"的表现。在这里,该书明确地提出癥与瘕与漏下的因果关系:漏下是癥病的临床表现之一,是"为癥痼害"的结果;而"癥痼"是造成漏下的原因,是病之本。他说:"所以血不止者,其癥不去故也。"所以其治疗原则是"当下其癥",采用缓攻法。《金匮要略》此论,提出了妊娠合并癥瘕的证治,制定了第一个治疗癥瘕的方剂——桂枝茯苓丸,对后世影响较大,至今还应用于妇科临床,尤其治疗子宫肌瘤效果较好。另外,张仲景所制定的大黄䗪虫丸、抵当汤、下瘀血汤对后世以活血化瘀法治疗癥瘕有深远的影响。

三、隋代巢元方《诸病源候论》:病因病机、提出八瘕

1.《诸病源候论·积聚痼结候》:"积聚痼结者,是五脏六腑之气,已积聚于内,重因饮食不节,寒温不调,邪气重沓,牢痼盘结者也,若久即成症。"

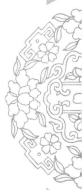

指出癥瘕为积聚的发展。如积块延久不散，部位固定不移，即成癥病。两者区别在于病程的新久、病情的轻重之分。

2.《诸病源候论·癥瘕候》："癥瘕者，皆由寒温不调，饮食不化，与脏气相搏结所生也。其病不动者，直名为癥，若病虽有结瘕而可推移者，名为瘕。"

将癥瘕并称，提出了病因病机及区别。

3.《诸病源候论·疝瘕候》："疝瘕之病，由饮食不节，寒温不调，气血劳伤，脏腑虚弱，受于风冷，冷入腹内，与血气相结所生……妇人病之，有异于丈夫者，或因产后脏虚受寒，或因经水来取冷过度，非独关饮食失节，多挟有血气所成也。诊妇人疝瘕，其脉弦急者生，虚弱小者死。又，尺脉涩而牢，为血实气虚也，其发腹痛逆满，气上行。此为妇人胞中绝伤，有恶血，久成结瘕，得病以冬时，黍穄赤而死。"

本候论述妇人疝瘕的特点。这种疝瘕，大都与盆腔感染性疾患，尤其是慢性盆腔炎症有关。文中指出"胞中绝伤，有恶血久成结瘕"，对后世很有启发。

4.《诸病源候论·癥痞候》："癥痞者，由冷热不调，饮食不节……与脏相结搏，其牢强，推之不移，名曰癥，言其病形证可验也。气壅塞为痞，言其气痞涩不宣畅也。皆得冷则发动刺痛。癥痞之病，其形冷结，若冷气入于子脏，则使无子；若冷气入于胞络，搏于血气，血得冷则涩，令月水不通也。"

说明癥与痞的病因及特点。癥痞之病，可影响生育或经闭不通。

5.《诸病源候论·产后癥候》："癥病之候，腹内块，按之牢强，推之不动是也。产后而有癥者，由脏虚，余血不尽，为风冷所乘，血则凝结而成癥也。"

指出产后患癥病的病因病机。

四、唐代孙思邈《备急千金要方》：十二癥的特点及病因

1.《备急千金要方·妇人方》："妇人产后十二癥病……皆是冷风寒气，或产后未满百日，胞络恶血未尽，便利于悬圊上，及久坐湿寒入胞里，结在小腹，牢痛为之积聚，小如鸡子，大者如拳。"

指出产后癥病的病因。《备急千金要方》特别强调癥病与带下异常的关系，并在给"十二癥"的命名上，以所下之物的颜色或性状来命名，详述癥瘕的症状及病因，列治癥瘕方十三首。

2.《备急千金要方·妇人方》："月经不通，结成瘕如石，腹大骨立""令人面黑无颜色，皮骨相连……食不生肌肤……气息乏少……不能久立。"

记载了癥瘕患者年深日久之后，由癥瘕而侵成虚劳，由虚劳而形成全身衰竭状态的情况。

五、宋代陈言《三因极一病证方论》：病机

《三因极一病证方论·妇人女子众病论治法》："妇人三十六病，未论所述，名品不同。或云：七癥八瘕，九痛，十二带下，共三十六。……无非血病，多因经脉失于将理，产蓐不善调护，内作七情，外感六淫，阴阳劳逸，饮食生冷，遂致荣卫不输，新陈干忤，随经败浊，淋露凝滞，为癥为瘕。流溢秽恶，痛害伤痼，犯时微若秋毫，作病重如山岳。"

全面具体地描述了癥瘕的病因病机。

六、宋代陈自明《妇人大全良方》：病机及方药

《妇人大全良方·妇人积年血癥块方论》："夫妇人积年血癥块者，由寒温失节，脏腑气虚……与血气相结，渐生颗块盘牢不移动者是也。皆因血气劳伤，月水往来，经络否涩，恶血不除，结聚所生也。久而不瘥，则心腹两胁苦满，害于饮食，肌肤羸瘦。治妇人积年血癥块，或攻心腹疼痛，四肢不和，面少血色，饮食全少，干漆丸。"

指出妇人癥瘕的病因病机及癥瘕久而不愈可伴见消瘦、苦痛等恶候，并提出了治疗的方剂。

七、元代朱丹溪《丹溪心法》：癥瘕与痰瘀相关

《丹溪心法·积聚痞块五十四》："气不能作块成聚，块乃有形之物也，痰与食积、死血而成也。"

朱丹溪认为癥与瘕一样，亦是有形包块，由痰、食积、死血结聚而成。

八、明代薛己《校注妇人良方》：久瘀成癥瘕

《校注妇人良方·妇人腹中瘀血方论节十》："妇人腹中瘀血者，由月经闭积或产后余血未净或风寒滞瘀，久而不消，则为积聚癥瘕矣。"

阐明了风寒滞瘀久则成为积聚癥瘕之理。

九、明代王肯堂《证治准绳》：癥瘕属血病

1.《证治准绳·女科》："妇人癥瘕，并属血病……宿血停凝，结为痞块。"

王肯堂指出妇女癥瘕属于血病，乃久瘀而成。

2.《证治准绳·女科》："黄瘕……当刺关元、气冲，行以毒药，瘕下即愈。"

王肯堂提出合并针灸治疗本病，可算是综合治疗。

十、明代武之望《济阴纲目》：癥瘕的治疗

《济阴纲目·积聚癥瘕门》："善治癥瘕者，调其气而破其血，消其食而豁其痰，衰其大半而止。"

武之望明确指出，癥瘕的治疗应从瘀血、痰饮、食积着手，以调气为先。还阐述了痰瘀互结能成癥瘕的见解。这段论述，很有真知灼见，目前越来越多的研究证实了痰、瘀互患的机理。

十一、明代张景岳《景岳全书》：癥瘕的病因、治则

1.《景岳全书·妇人规·癥瘕类》："瘕之病，即积聚之别名，《内经》止有积聚疝瘕，并无瘕字之名，此后世之所增设者……或由血结，谓之血，或由食结，谓之食。无形者，惟在气分，气滞则聚而见形，气行则散而无迹。此瘕之辨也。"

明确指出积聚与癥瘕乃互通之名，名异而实同。瘕聚演变为纯属无形之气聚说法，以张景岳为代表的医家多守此法。但就其临床所见，每有先因气聚，日久则血瘀成癥，因此不能把它截然分开，前人以癥瘕并称，亦是此理。

2.《景岳全书·妇人规·血癥》："瘀血留滞作癥，惟妇人有之，其证则或由经期，或由产后，凡内伤生冷，或外感风寒……或忧思伤脾，气虚而血滞；或积劳积弱，气弱而血不行；总由血动之时，余血未净，而一有所逆，则留滞日积，而渐以成癥矣。"

《景岳全书·妇人规·食癥》："凡饮食留聚而为癥者，或以生冷，或以风寒，或以忿怒气逆……则积而成矣……必由脾肾气弱而然。"

论癥瘕积聚的形成。主要有三种情况：血瘀，气滞，痰湿。

3.《景岳全书·妇人规·癥瘕类》："形气强壮而瘀血不行，或大病结闭，或腹胀痛甚，有非下不可者，宜《良方》桃仁承气汤下之最捷，或夺命丹、桃仁煎……然下须详慎，非有大实不得已之证，不宜妄用。"

指出形体壮实，或兼腑实证者，可攻下逐瘀，但须慎重。

4.《景岳全书·妇人规·癥瘕类》："妇人久宿癥……外以阿魏膏贴之，仍用慰癥方……然必须切慎七情及六淫、饮食、起居，而不时随证调理，庶乎可愈。"

指出妇人久患癥瘕，宜配合外治法。同时注意生活调理。

十二、明代虞抟《医学正传》：癥瘕的严重性

《医学正传·医学或问》："大凡腹中有块，不问积聚瘕，俱为恶候，切勿视为寻常等疾而不求医早治，若待胀满已成，胸腹鼓急，虽仓扁

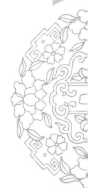

复生,亦莫能救其万一。"

指出本病的严重性,提倡早期诊断、早期治疗。

十三、清代王清任《医林改错》:活血化瘀治癥瘕

《医林改错·膈下逐瘀汤所治症目》:"气无形不能结块,结块者,必有形之血也。"

王清任著《医林改错》以活血化瘀法则治疗癥瘕积块,列膈下逐瘀汤等方,影响甚为深广。他认为不必拘泥于所谓"五积六聚七癥八瘕之名",认为癥与瘕一样,亦是有形包块。此看法颇符合临床。他的学术思想及所制定方剂,在现代愈来愈受到人们的重视。

十四、清代吴谦《医宗金鉴》:辨证治疗

《医宗金鉴·妇科心法要诀》:"凡治诸癥积,宜先审身形之壮弱,病势之缓急而治之。如人虚,则气血衰弱不任攻伐,病势昼盛,当先扶正气,而后治其病。若形证俱实,宜先攻其病也。"

说明癥瘕的治疗,应根据患者体质的强弱,病势的盛衰等,灵活采用攻、补的治疗方法,对后世治疗癥瘕有重要的指导意义。

十五、清代张锡纯《医学衷中参西录》:血瘀致病

1.《医学衷中参西录·论女子癥瘕治法》:"女之瘕,多因产后恶露未净,凝结于冲任之中,而流走之新血,又日凝滞其上以附益之,遂渐积而为瘕矣。"

指出癥瘕之血瘀病机。

2.《医学衷中参西录·论女子癥瘕治法》:"此证若在数月里……所结之瘕犹未甚坚,可用《金匮》下瘀血汤治之……若其病已逾年……惟治以拙拟理冲汤补破之药并用。"

张锡纯治疗癥瘕有丰富的临床经验,长于补破并用,指出三棱、莪术、鸡内金为消癥之主药,现已广泛应用于妇科癥瘕的治疗,如宫外孕Ⅱ号方。

十六、清代唐容川《血证论》:强调祛瘀

1.《血证论》:"血积既久,亦能化为痰水。"

指出本病虽由"瘀"所致,但非只有"瘀",且兼痰邪作祟。

2.《血证论》:"故凡血证,总以祛瘀为要。"

指出活血化瘀法的重要性。

(陈爱兰　谢蓬蓬)

第十二节　不　孕　症

女子结婚后夫妇同居两年以上,配偶生殖功能正常,未避孕而不受孕者,称"原发性不孕"。《山海经》称"无子",《备急千金要方》称"全不产"。如曾生育或流产后,无避孕而又两年以上不再受孕者,称"继发性不孕",《备急千金要方》称"断绪"。

《素问·骨空论》有不孕之名,《备急千金要方》在篇首论述。历代妇科医籍均有"求嗣""种子""嗣育"专门章节。从本病病名的不同来看,我国古代医家已经注意到不孕症有原发性和继发性,并认识到这两种情况病因、病机亦有所不同,治疗也应区别对待。

一、《黄帝内经》:不孕症定义与病机

1.《素问·骨空论》:"督脉者……此为病……其女子不孕"。

正式提出了"不孕"之病名,也是医籍中最早论述不孕症的病因、病机的条文。

2.《素问·上古天真论》:"七七,任脉虚,太冲脉衰少,天癸竭,地道不通,故形坏而无子。"

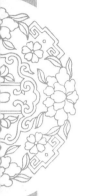

认识到由于老年生殖功能减退不能生育的生理现象。

二、晋代王叔和《脉经》:不孕症的证候

1.《脉经·平带下绝产无子亡血居经证》:"妇人少腹冷,恶寒久,年少者得之,此为无子。年大者得之,绝产。"

指出"少腹冷,恶寒久"为不孕的证候表现,从其表现来看,应为肾阳虚所致不孕。

2.《脉经·平带下绝产无子亡血居经证》:"脉微弱而涩,年少得此,为无子。中年得此,为绝产。"

微弱而涩乃精气不足或气滞血瘀的表现,妇女得此,多经血干少,或经闭,或不孕。

三、晋代皇甫谧《针灸甲乙经》:血瘀不孕

《针灸甲乙经·妇人杂病》:"女子绝子,蚵血在内不下,关元主之。"

这是血瘀不孕的最早记载。

四、南北朝褚澄《褚氏遗书》:适龄而婚,预防不孕

《褚氏遗书》:"合男女必当其年。男虽十六而精通,必三十而娶;女虽十四而天癸至,必二十而嫁。"

指出了早婚对生育的危害性,提倡男女双方应适龄而婚。

五、隋代巢元方《诸病源候论》:不孕症的证候与病因、病机

1.《诸病源候论·妇人杂病诸候》:"诊其右手关后尺脉,浮为阳,阳脉绝,无子也。又脉微涩,中年得此,为绝产也。少阴脉如浮紧则绝产。恶寒,脉尺寸俱微弱,则绝嗣不产也。"

临床上由于不孕的病因不同,脉象也多有不同,但往往可见尺脉微弱,此当为不孕之常见脉象。

2.《诸病源候论·妇人杂病诸候》:"若风冷入于子脏,则令脏冷,致使无儿。"

指出六淫中,风、寒、湿三邪更易导致不孕

的产生,寒湿凝滞,可致不孕。

3.《诸病源候论·妇人杂病诸候》:"然妇人挟疾无子,皆由劳伤血气,冷热不调,而受风寒,客于子宫,致使胞内生病……致阴阳之气不和,经血之行乖候,故无子也。"

指出女子不孕是由多方面因素造成,内伤外感均可致病。

4.《诸病源候论·妇人杂病诸候》:"月水未绝,以合阴阳,精气入内,令月水不节,内生积聚,令绝子,不复产乳。"

提出"月水未绝,以合阴阳"是造成不孕的直接原因。

5.《诸病源候论·妇人杂病诸候》:"积气结搏于子脏,致阴阳血气不调和,故病结积而无子。"

指出癥积结于子宫,影响气血,气血不调可致不孕。

6.《诸病源候论·妇人杂病诸候》:"阴阳之气不和,经血之行乖候。"

指出妇女不孕多因月经不调所致,为后世治疗不孕的法则"调经为要""调经种子"奠定了基础。

六、唐代孙思邈《千金翼方》:不孕症治法

1.《千金翼方·妇人求子第一》:"夫人求子者……并服紫石门冬丸,则无不得效矣。"

温肾暖宫治不孕。紫石英可治疗宫寒不孕、肾虚不孕,为治疗不孕的要药,配伍麦门以阴中求阳,为临床常用方。

2.《千金翼方·妇人求子第一》:"夫人求子者……女服荡胞散,及坐药,并服紫石门冬丸,则无不得效矣。""荡胞汤"乃祛瘀血下积聚之药,"主妇人断绪二三十年及生来无子并数数失子。"

记载了用活血化瘀治不孕,阴道用药治疗不孕。

七、宋代陈自明《妇人大全良方》:不孕症治则

《妇人大全良方·求嗣门》:"凡欲求子,当

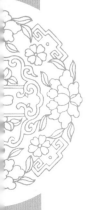

先察夫妇有无劳伤、癥害之属。依法调治，使内外和平，则妇人乐有子矣。"

指出治疗不孕症，宜先察病因而后治之，对后世临床很有指导意义。临证时有人不详查病因，或按"宫寒不孕"一味投以热药，或按虚治，一味给以大补之剂，不能收效。

八、元代朱丹溪《丹溪心法》：不孕症病因病机

1.《丹溪心法·子嗣九十三》："若是肥盛妇人，禀受甚浓，恣于酒食之人，经水不调，不能成胎，谓之躯脂满溢，闭塞子宫，宜行湿燥痰……若是怯瘦性急之人，经水不调，不能成胎。"

首次提出痰湿可致不孕，同时提出不孕与体质因素相关。

2.《丹溪心法·卷五》："肥者不孕，因躯脂闭塞子宫，而致经事不行……瘦者不孕，因子宫无血，精气不聚故也。"

指出不孕与体质因素相关。

九、明代张景岳《景岳全书·妇人规》：不孕症治则

《景岳全书·妇人规·子嗣类》："种子之方，本无定轨，因人而药，各有所宜。故凡寒者宜温，热者宜凉，滑者宜涩，虚者宜补。"

张景岳更明确指出治疗不孕症应"因人而药，各有所宜"。

十、明代万全《万氏妇人科》：不孕症治则、预防

1.《万氏妇人科》："女子无子，多因经候不调……此调经为女子种子紧要也。"

指出"调经为要""调经种子"的治则。

2.《万氏妇人科·种子章》："种子者，男则清心寡欲以养其精，女则平心定气以养其血。"

节欲以养精。指出了早婚对生育的危害性，提倡男女双方应适龄而婚。

十一、明代万全《广嗣纪要》：五不女

《广嗣纪要·卷之三·择配篇》："一曰螺……二曰文……三曰鼓……四曰角……五曰脉……此五种无花之器，不能配合太阳，焉能结仙胎也哉。"

指出男女各有五种先天性生理缺陷导致不孕不育。女子五种不宜为螺、纹、鼓、角、脉。

十二、明代武之望《济阴纲目》：房劳多产致不孕

《济阴纲目·求子门》："合男子多，则沥枯虚人，产乳众则血枯杀人。"

指出房劳多产可致不孕。

十三、明代王肯堂《女科证治准绳》：氤氲之候

《女科证治准绳·求子》："天地生物，必有之时，万物化生，必有乐育之时……凡妇人一月经行一度，必有一日之候于一时辰间……此的候也……顺而施之则成胎矣。"

指出交合有时有利于受孕。氤氲之候即相当于"排卵期"，此对月经及妊娠的生理有了准确的认识。

十四、清代吴谦《医宗金鉴》：交合有时，有利于受孕

《医宗金鉴·妇科心法要诀·嗣育门》："聚精之道，惟在寡欲，交接女子，必乘其时，不可失之迟早。盖妇人一月经行一度后，必有一日氤氲之时，气蒸而热，如醉如痴，有欲交接不可忍之状，乃天然节候，是成胎生化之真机也。"

指出交合有时，有利于受孕的道理。

十五、清代傅青主《傅青主女科》：不孕症的病因、证候与治疗

1.《傅青主女科·种子》："经水出诸于肾"，又有言："妇人受妊，本于肾气之旺也，肾旺是以摄精。"

2.《傅青主女科·种子》："妇人有怀抱素恶，不能生子者，人以为天心厌人之也，谁知是肝气郁结乎。"又曰："其郁而不能成胎者，以肝

木不舒,必下克脾土而致塞……带脉之气既塞,则胞胎之门必闭,精既到门,亦不得其门而入矣。"

说明肝郁是导致妇女不孕的重要原因之一。

3.《傅青主女科·种子》:"妇人有下身冰冷,非火不暖……夫寒冰之地,不能长草木,重阴之渊,不长鱼龙,今胞宫既寒,何能受孕?……盖胞宫居于心肾之间,上系于心而下系于肾,胞胎之寒凉,乃心肾二火之衰微也。"

指出肾阳虚宫寒不孕。

4.《傅青主女科·种子》:"妇人有素性恬淡,饮食少则平和,多则难受,或作呕泄,胸膈胀满,久不受孕。"

指出脾胃虚寒不孕。

5.《傅青主女科·种子》:"妇人有身体肥胖,痰涎甚多,不能受孕者……乃脾土之内病也……不知湿盛者多肥胖,肥胖者多气虚,气虚者多痰涎……夫脾本湿土,又因痰多,愈加其湿,脾不能受,必浸润于胞胎,日积月累……且肥胖之妇,内肉必满,遮隔子宫,不能受精,此必然之势也。"

为痰湿不孕的证候表现。

6.《傅青主女科·种子》:"妇人有骨蒸夜热,遍体火焦,口干舌燥,咳嗽吐沫,难于生子者。"

为肺肾阴虚所致不孕之象。

7.《傅青主女科·种子》:"况瘦人多火……此阴虚火旺,不能受孕。"

指出肾阴虚不孕。

8.《傅青主女科·种子》:"疝瘕碍胞胎而外障,则胞胎缩于疝瘕之内,注注精施而不能受。"

指出癥瘕不孕。

9.《傅青主女科·种子》:"治法必须大补肾水而平肝木,水旺则血旺……不特补血而纯于填精,精满则子宫易于摄精,血足则子宫易于容物,皆有子之道也。"

补肾填精为治法之一。

10.《傅青主女科·种子》:"饮食少思,胸膈满闷,终日倦怠思睡,一经房事,呻吟不已,人以为脾胃之气虚也,谁知是肾气不足乎……治法必以补肾气为主,但补肾而不兼补脾胃之品,则肾之水火二气不能提于至阳之上也。"

补肾健脾益气为治法之一。

11.《傅青主女科·种子》:"解肝气之郁,宣脾气之困,而心肾之气亦因之俱舒。所以腰脐利而任带通达,不必启胞胎之门,而胞胎自启。"

疏肝解郁、养血理脾为治法之一。

12.《傅青主女科·种子》:"治法必须以泄水化痰为主。然徒泄水化痰,而不急补脾胃之气,则阳气不旺,湿痰不去,人先病矣。"

燥湿化痰为治法之一。

（陈爱兰）

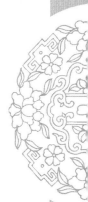

第十一章 儿科病证

ERKE BINGZHENG

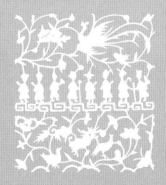

第一节　咳　　嗽

咳嗽是小儿科最常见、多发的肺系证候之一。《幼幼集成·咳嗽证治》指出："凡有声无痰谓之咳……有痰无声谓之嗽……有声有痰谓之咳嗽。"无论外感、内伤所致肺失清肃、壅遏不宣者,皆可发生咳嗽。临床中以外感咳嗽较多见,尤其多见于 3 岁以下的婴幼儿,年龄愈小,症状也多愈重。一年四季均可发病,以冬春多见,预后一般良好。西医学认为咳嗽是为了排出呼吸道分泌物或异物而发生的一种防御反射动作。本证常见于西医的感冒,急、慢性支气管炎等疾病,以咳嗽为主要症状。

早在《黄帝内经》中已有对咳嗽的病因及症状的论述。有关小儿咳嗽的记载最早见于《诸病源候论·嗽候》。《小儿药证直诀》又将咳嗽分为"肺盛""肺虚",并总结了治咳大法:"盛则下之,久则补之,更量虚实,以意增损。"《活幼新书·咳嗽》强调了咳嗽的致病因素多由外感引起。《医宗金鉴·幼科杂病心法要诀》将小儿咳嗽分为肺寒咳嗽、肺热咳嗽、风寒咳嗽、食积咳嗽。现代对小儿咳嗽的研究不断深入,在临床方面,从辨证论治到辨病治疗及病证结合;在方药运用上,由古方加减到自拟验方;以及在辨证基础上运用现代的辅助检查与辨病相结合,使疗效大为提高。

一、《黄帝内经》:咳嗽的成因、症状及证候分类、病理转归等

1.《素问·咳论》:"皮毛者,肺之合也,皮毛先受邪气,邪气以从其合也。"

从其成因来说,《黄帝内经》指出了内、外两个方面。外因是外感风寒,由皮毛而入,其寒合于肺而为病。

2.《素问·阴阳应象大论》:"秋伤于湿,冬生咳嗽。"

3.《素问·气交变大论》:"岁火太过,炎暑

流行,肺金受邪,民病疟,少气咳喘。"

4.《素问·至真要大论》:"少阳司天,火淫所胜,则温气流行,金政不平,民病头痛。"

以上三条详细论述了风、寒、暑、湿、燥、火六气胜复的变化对咳嗽产生的影响。均说明十分重视咳嗽与气候变化的关系。饮入胃,从肺脉上至于肺,则肺寒,肺寒则外内合邪,因而客之,则为肺咳。

5.《素问·咳论》:"五脏六腑皆令人咳,非独肺也。"

6.《素问·宣明五气》:"五气所病,……肺为咳。"

7.《灵枢·经脉》:"肺于太阴之脉,是动则病肺胀满,膨膨而喘咳……是主肺所生病者,咳上气,喘……"

以上三条论述了咳嗽的临床表现、证候分类及病理转归。从临床表现及证候分类来说,指出咳嗽的病变在肺而涉及五脏六腑,详细论述了五脏咳与六腑咳的症状,确立了以脏腑分类的方法。从病理转归来说,《素问》首先认为咳嗽是肺的病变。其他脏腑受邪,皆可影响于肺而发生咳嗽,其传变规律是,五脏之咳,日久不愈则传于六腑,从脏腑表里关系相传。而五脏六腑之咳"皆聚于胃,关于肺",认为胃为五脏六腑之海,而肺主气为百脉之朝会,故脏腑受邪,必聚于胃,并循肺脉而影响于肺。

二、汉代张仲景《金匮要略》:四饮

1.《金匮要略·痰饮咳嗽病脉证并治》:"其人素盛今瘦,水走肠间,沥沥有声,谓之痰饮;饮后水流在胁下,咳唾引痛,谓之悬饮;饮水流行,归于四肢,当汗出而不汗出,身体疼重,谓之溢饮;咳逆倚息,短气不得卧,其形如肿,谓之支饮。"

2.《金匮要略·痰饮咳嗽病脉证并治》:

"病痰饮者,当以温药和之。"

张仲景《金匮要略》始有"痰饮"名称,并立专篇加以论述,有广义、狭义之分。广义痰饮包括痰饮、悬饮、溢饮、支饮四类,是诸饮的总称。而狭义的痰饮,则是指饮停胃肠之证。"四饮"的临床表现多端,与西医学中的慢性支气管炎、支气管哮喘、渗出性胸膜炎、慢性胃炎、心力衰竭、肾炎水肿等均有较密切联系。张仲景论述了痰饮可引起咳嗽,他提出"以温药和之"的治疗原则,至今仍为临床遵循,其中有不少方剂如苓桂术甘汤、小青龙汤、苓甘五味姜辛汤、葶苈大枣泻肺汤等至今仍为治疗咳嗽的常用方。

三、隋代巢元方《诸病源候论》:小儿暖背预防咳嗽

1.《诸病源候论·嗽候》:"嗽者,由风寒伤于肺也。肺主气,候皮毛,而俞于背。小儿解脱,风寒伤皮毛,故因从肺俞入伤肺,肺感微寒,即嗽也。故小儿生须常暖背,夏月亦须单背裆,若背得嗽,月内不可治,百日内嗽者,十中一两瘥耳。"

2.《诸病源候论·咳逆候》:"咳逆,由乳哺无度,因挟风冷伤于肺故也。肺主气,为五脏上盖,在胸间。小儿啼,气未定,因而饮乳,乳与气相逆,气则引乳射于肺,故咳而气逆,谓之咳逆也。冷乳、冷哺伤于肺,搏于肺气,亦令咳逆也。"

《诸病源候论》成书之前已有若干关于咳喘病证的论述,所述均为成人病证。有关小儿咳嗽的记载,最早见于巢元方编纂的《诸病源候论》,在后世医术广为转载,后来学者皆以此书的辨证思想为基础而效法之。巢元方论述了小儿咳嗽与肺伤风寒有关,并指出暖背又是预防小儿咳嗽的关键。

四、宋代钱乙《小儿药证直诀》:咳嗽分类、治疗大法

1.《小儿药证直诀·咳嗽》:"夫嗽者,肺感微寒,八九月间,肺气大旺,病嗽者,其病必实,

非久病也。其证面赤痰盛身热……十一月、十二月嗽者,乃伤风嗽也。"

2.《小儿药证直诀·咳嗽》:"治嗽大法,盛则下之,久则补之,更量虚实,以意增损。"

钱乙的学生阎孝忠(一作考忠),在钱乙逝世后六年整理的《小儿药证直诀》或叫《小儿药证真诀》,反映了钱乙的学术思想,记载了他丰富的临床经验。书中将咳嗽分为"肺盛"和"肺虚"两类,认识到肺与痰关系之密切,并总结了治咳大法。

五、元代曾世荣《活幼心书》:咳由肝肺

1.《活幼心书·咳嗽》:"咳嗽者,因有数类,但分冷热虚实,随证疏解,初中时未有不因感冒而伤于肺"。

曾世荣所撰《活幼心书》共3卷。关于小儿咳嗽,他认为有寒热虚实之分,应辨证论治,并且强调了小儿咳嗽致病因素多由外感引起。

2.《活幼心书·咳嗽》:"风痰壅盛,肝木克脾土,宜白附饮投之即效。"

曾世荣根据五行相生相克原理,认为风痰壅盛的咳嗽是因为木克土引起,与肝的关系极为密切,即所谓的肝咳,所以治疗也应该从肝论治。肝主藏血,为多血之脏,常苦血郁气滞,须赖清阳调配和协,始能条达舒畅,促进血行,帮助消化。如其清阳伏郁,常病气逆郁滞,反侮肺金而为咳。抑或阴虚血郁火旺,亦能伤灼肺金而为咳,此即通称肝咳。

六、明代李时珍《本草纲目》:咳嗽的分类、治法

1.《本草纲目·草部·甘草》:"小儿热嗽。将甘草二两,在猪胆汁中浸五天,取出炙后研细,和蜜做成如绿豆大丸子。每次饭后用薄荷汤送服十丸。"

2.《本草纲目·果部·海松子》:"小儿感寒咳嗽,或作喘。用松子仁五个,炒百部、麻黄各三分,去皮尖的杏仁四十个,加少量水煮开,化白砂糖调药做成丸子,如芡子大。每次饭后含化十丸。"

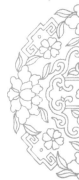

李时珍认为,小儿咳嗽有寒热之分,即寒嗽和热嗽,寒嗽用松子仁、百部、麻黄、杏仁治疗,热嗽用甘草、猪胆汁治疗。小儿喘咳有虚实之分,喘咳属实用瓜蒌,喘咳属虚则用人参、天花粉。

3.《本草纲目·虫部·露蜂房》:"小儿咳嗽。用蜂房三两,洗净烧研。每服一二分,米汤送下。"

外感内伤都可以导致肺气上逆,瘀血停滞。实者,乃肺气壅遏,滞而不畅,肺络阻塞,瘀血停滞。虚者,乃肺气不足,推动无力,血行迟缓,而致血瘀,甚则影响血的生成,使阴血亏乏,血少而滞。瘀血形成可阻滞气机,使肺之宣降治节功能降低,从而加重瘀血,瘀血与肺气郁阻可相互影响,形成恶性循环。咳嗽患儿即使没有明显瘀血表现,如日久不愈,仍应考虑有肺络瘀滞存在,应采取化瘀通络止咳的方法治疗。露蜂房具有消肿理血的功效,是李时珍单用露蜂房治疗小儿咳嗽的理由。

七、明代万全《万氏家传幼科发挥》:咳嗽的病因、治疗

《幼科发挥·肺所生病》:"饮入于胃,脾为传化,水谷之精气为荣,悍气为卫,周流一身,昼夜不息。虚则不能运化精悍之气以成荣卫。其糟粕之清者为饮,浊者为痰,留于胸中,滞于咽嗌,其气相搏,浮涩作痒,介介作声,而发为咳嗽也。故治痰咳,先化其痰,欲化其痰者,先理其气。陈皮、枳壳以理肺中之气,半夏、茯苓以理脾中之痰,此治咳之大略也。"

万全(密斋)指出肺乃五脏之华盖,外合肌表皮毛,开窍于鼻,小儿初生,皮肤柔嫩,肺脏娇弱,而生机旺盛,所需吸入清气又多。脾胃为"气血生化之源",营卫的化生必赖脾胃对饮食五谷的腐熟运化,然后"上输于肺",是肺卫正常发育及发挥生理功能的保证。而小儿脾气不足,脾胃虚弱,"土不能生金",卫外失固可导致咳嗽,治疗当以化痰为先。

八、明代龚居中《幼科百效全书》:六淫致咳

《幼科百效全书·卷上》:"咳嗽未有不因感冒六淫之邪侵肺,故曰肺之令人咳。"

龚居中对于咳喘的病因着重阐述了六淫与痰两方面的因素,认为二者是咳喘的主要致病原因。所论六淫致咳又以风寒、火热、燥邪为多见。风寒客于皮肤,肺先受之,咳嗽不已,治宜疏风清肺为主,选用清肺丸(白术、茯苓、陈皮、薄荷、天南星、桑白皮、细辛、甘草、桔梗)加减。热邪乘肺,可见喘急初嗽,面赤潮热,选用清肺丸加减化裁。火乘肺者,咳嗽涕唾带血,甚则血溢,则当清金降火。燥邪乘肺,气壅不利,头面汗出,寒热往来,皮肤干燥,细疮瘙痒,大便秘涩,涕唾稠黏,宜润燥清金之剂。

九、明代鲁伯嗣《婴童百问》:小儿伤风咳嗽的病因、症状及治疗

《婴童百问·伤寒咳嗽伤风》:"然肺主气,应于皮毛,肺为五脏华盖,小儿感于风寒,客于皮肤,入伤肺经,微者咳嗽,重者喘急。肺伤于寒,则嗽多痰涎,喉中鸣急;肺伤于暖,则嗽声不通壅滞。伤于寒,必散寒邪;伤于暖者,必泄壅滞。发散属以辛甘,即桂枝、麻黄、细辛是也。通泄系以酸苦,即葶苈、大黄是也。更五味子、乌梅之酸,可以敛肺气,亦治咳嗽之要药也。"

鲁伯嗣认为肺主皮毛、肺为华盖,因外邪或从口鼻或从皮毛而入致肺失宣肃,肺气上逆而出现咳嗽、咳痰等。而邪气有寒热的区别,伤于寒的则痰鸣,伤于热的则壅滞。前者用散寒、敛肺的治疗方法,后者用通泄、敛肺的治法。短短的一段话,把小儿伤风咳嗽的病因、症状、证型及辨证施治的方法表达得极为详尽。

十、清代陈复正《幼幼集成》:咳嗽的定义、小儿咳嗽的辨证治疗

1.《幼幼集成·咳嗽证治》:"凡有声无痰谓之咳,肺气伤也;有痰无声谓之嗽,脾湿动也;有声有痰谓之咳嗽,初伤于肺,继动脾湿也。在小儿由风

寒、乳食不慎,而致病者尤多矣。"

陈复正提出了咳嗽是一个证候,但咳和嗽在含义上是不同的,而两者又多并见,故多合称"咳嗽"。

2.《幼幼集成·咳嗽证治》:"皮毛先受邪气,邪气得从其合,使气上而不下,逆而不收,充塞咽嗌,故令咳嗽也。"

小儿形气未充,脏腑柔弱,卫外力弱,易为六淫所侵,肺卫受感,肺气郁闭不宣,清肃之令不行,影响肺气的宣肃则发为咳嗽。

3.《幼幼集成·咳嗽证治》:"婴儿知识未开,内伤何有? 所有咳嗽,无非寒热二者而已矣。"

4.《幼幼集成·咳嗽证治》:"形寒饮冷则伤肺。由儿衣太薄,及冷饮之类,伤于寒也。《经》曰热伤肺。由儿衣太厚,爱养过温,作于热也。"

小儿咳嗽以外感居多,内伤者次之。过冷、过热都有可能"伤肺",只有辨清寒热,对证用方,才能药到病除。

5.《幼幼集成·咳嗽证治》:"《经》曰五脏六腑皆令人咳。然必脏腑各受其邪而与之,要终不离乎肺也。但因痰而嗽者,痰为重,主治在脾;因咳而动痰者,咳为重,主治在肺。"

6.《幼幼集成·咳嗽证治》:"大抵咳嗽属脾肺者居多,以肺主气,脾主痰故也。"

陈复正精辟地分析了小儿咳嗽的辨证治疗,痰重者治脾,咳重者治肺。虚则补其母,补肺不补脾,非其治也。五脏六腑皆令人咳,但最终都是与肺相关的。肺咳不愈,可传受它脏。咳不独属于肺,若只着眼治肺,置它脏腑于不顾,病必不除。所以治疗咳嗽,必须于本脏与它脏之间相互辨证关系中求之。其治疗方法迄今仍有临床指导意义。陈飞霞共创制了九个成方治疗小儿咳嗽,均为疗效显著的名方,至今仍为临床医生所喜用。

7.《幼幼集成·咳嗽证治》:"清晨咳者,属痰火;午前咳者,属胃火;午后咳者,属阴虚;黄昏嗽者,火浮于肺;五更嗽者,食积滞于三焦。"

陈复正以咳嗽发作的时辰来辨证,对治疗久嗽有一定参考意义。其中,对于五更嗽,现代医学认为夜间迷走神经张力增高,食管下固有括约肌松弛,引起胃食管反流,酸性胃内容物的刺激,可导致支气管平滑肌收缩。胃食管反流系胃气上逆所致,胃气上逆亦可循经影响肺气上逆。

8.《幼幼集成·咳嗽证治》云:"凡咳嗽初起,切不可误用寒凉及滋阴之药,闭其肺窍,为害不小。但以辛散为先着,俟痰应之后,渐加滋阴则得矣。"

陈复正指出咳嗽治疗上应注意,外感咳嗽要先行表散,莫早寒凉。说明了小儿外感咳嗽的基本病机是肺失清肃,而肺失清肃是由外感时邪所致,无论风寒、风热、风燥,其治疗均要突出宣肺解表,药伍辛散。见咳止咳,闭门留寇,表既不解,咳亦不止,此为治咳嗽之首忌。

十一、清代吴谦《医宗金鉴·幼科杂病心法要诀》:咳嗽证型的病因、分类、治疗

1.《医宗金鉴·幼科杂病心法要诀·咳嗽总括》:"肺病咳嗽有痰声,有声无痰咳之名,有痰无声谓之嗽,为病寒热食与风。"

2.《医宗金鉴·幼科杂病心法要诀·肺寒咳嗽》:"肺虚饮冷致咳嗽,面色㿠白痰涕清,《圣惠》橘皮宜初进,补肺阿胶久嗽灵。"

3.《医宗金鉴·幼科杂病心法要诀·肺热咳嗽》:"火嗽面赤咽干燥,痰黄气秽带稠黏,便软加味泻白散,便硬加味凉膈煎。"

4.《医宗金鉴·幼科杂病心法要诀·风寒咳嗽》:"风寒咳嗽频嚏涕,鼻塞声重唾痰涎,疏风参苏金沸散,散寒加味华盖痊。"

5.《医宗金鉴·幼科杂病心法要诀·食积咳嗽》:"食积生痰热熏蒸,气促痰壅咳嗽频,便溏曲麦二陈治,便燥苏葶滚痰攻。"

吴谦等编纂的《医宗金鉴·幼科杂病心法要诀》里指出寒、热、食、风是导致咳嗽的主要因素,将小儿咳嗽分为肺寒咳嗽、肺热咳嗽、风寒咳嗽、食积咳嗽,并且用简短的口诀概括了各种证型的致病原因、症状表现、各种证型不同情况下的治疗方法。

(杨运高　胡竹平　王子成)

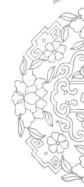

第二节 哮 喘

哮喘是小儿时期的常见肺系疾病,以发作性喉间哮鸣气促,呼气延长为特征,严重者不能平卧。哮指声响,喘指气息,临床上哮常兼喘。本病包括了西医学所称喘息性支气管炎、支气管哮喘。它是一种慢性变态反应(过敏)性气道炎症(炎性反应)性疾病,是因特应性体质及神经调节紊乱等内因与过敏原呼吸道病毒感染等外因相互作用,产生的一系列免疫反应。本病发作有明显的季节性,以冬季及气温多变季节发作为主,年龄以1~6岁多见。95%的发病诱因为呼吸道感染,发病有明显的遗传倾向,起病愈早,遗传倾向愈明显。

《素问》里有类似于哮喘病证较早的描述,虽然并未提出"哮喘"的病名,但在许多篇章里都有有关哮喘症状、病因病机的记载。其中"喘""喘鸣""喘吁""喘息""喘咳""喘喝""喘粗""喘满"以及"喘逆""上气""逆气"等病证多包括了喘证。

一、《黄帝内经》:哮喘类证

1.《素问·阳阴别论》:"阴争于内,阳扰于外,魄汗未藏,四逆而起,起则熏肺,使人喘鸣。"

2.《素问·通评虚实论》:"帝曰:乳子中风热,喘鸣肩息者,脉如何?岐伯曰:喘鸣肩息者,脉实大也,缓则生,急则死。"

上述二条文指出喘,指气喘;鸣,即指喉间作声;肩息,形容抬肩呼吸。第2条原文的描述不但较明确地记载了病证表现,而且谈到了辨脉预后的方法。

二、汉代张仲景《伤寒杂病论》:哮喘的病因病机、治疗

1.《伤寒论·辨太阳病脉证并治》:"喘家,作桂枝汤,加厚朴、杏子佳。"

上述条文中的"喘家"可能就是指素有哮喘史的患者。本条为外感风寒引发喘息的证治。从方中加入厚朴、杏仁来看,喘息发作乃因风寒迫肺,肺寒气逆所致。

2.《金匮要略·肺痿肺痈咳嗽上气病脉证并治》:"咳而上气,喉中水鸡声,射干麻黄汤主之。"

咳逆上气,谓咳则气上冲逆也。咳而不吐涎沫者,非肺痿,为肺冷也。气上逆,喉中有水鸡声,为肺经寒,故以射干麻黄汤温肺化饮、止咳平喘。

3.《金匮要略·肺痿肺痈咳嗽上气病脉证并治》:"咳而上气,此为肺胀,其人喘,目如脱状,脉浮大者,越婢加半夏汤主之。"

肺胀是因咳嗽、哮喘等证,日久不愈,肺脾肾虚损,气道滞塞不利,出现胸中胀满、痰涎壅盛、上气咳喘,动后尤显,甚则面色晦暗,唇舌发绀,颜面四肢浮肿,病程缠绵。本条肺胀的症状为抬肩呼吸而喘,眼睛突出如脱之状,脉浮大。浮为风,大为实,所以方用越婢加半夏汤,外疏皮毛,内降气逆。脾运水谷,为胃行津液,方剂取名为越婢,取发越脾气,通行津液之意。此方治疗肺胀,用麻黄散表邪,石膏清内热,甘草、大枣养正缓邪,半夏、生姜散逆下气。

三、隋代巢元方《诸病源候论》:哮喘的病机、症状

1.《诸病源候论·呷嗽候》:"呷嗽者,犹是咳嗽也。其胸膈痰饮多者,嗽则气动于痰,上搏喉咽之间,痰气相击,随嗽动息,呼呷有声,谓之呷嗽。其与咳嗽大体相同,至于投药,则应加消痰破饮之物,以此为异耳。"

2.《诸病源候论·小儿杂病诸候四·病气候》:"肺主气,肺气有余,即喘咳上气。若又为风冷所加,即气聚于肺,令肺胀,即胸满气

急也。"

3.《诸病源候论·气病诸候·上气候中如水鸡鸣候》："肺病令人上气,兼胸膈痰满,气机壅滞,喘息不调,致咽喉有声,如水鸡之鸣也。"

巢元方《诸病源候论》称哮喘病为"上气鸣息""呷嗽"。第一条原文指出本病之发与痰有关。原书虽不载方药,但对本病有"应加消痰破饮之药"的原则性的提示。后两条原文描述了哮喘的病机和症状,指出哮喘是由于肺气上逆,遇风寒则与之相结,结聚于胸膈,使气机不畅而壅滞,其主要症状为"咽喉有声"。

四、明代张景岳《景岳全书》:治疗哮喘的关键

《景岳全书·喘促》:"使欲治痰而不治其所以痰,则痰终不能治而哮喘何以愈哉。"

张景岳认为治疗哮喘的关键便是治痰。小儿哮喘的发病与"痰蕴状态"体质(即过敏性体质)有关,其肺、脾、肾不足是根本,肺虚有痰宜补肺以滋其津液,脾虚有痰宜培脾以化其痰涎,肾虚有痰宜补肾以引其归脏。

五、明代万全《万氏家藏育婴秘诀》:小儿喘咳的辨证论治

《万氏家藏育婴秘诀·五脏证治总论》:"肺主喘咳,因于寒者,麻黄汤为主。因于热者,以泻白散。肺热在胸者,以东垣凉膈散。渴欲饮水者人参白虎汤。咽喉痛者甘桔牛蒡子汤。咳有痰者玉液丸。肺虚甚者调元汤。肺乃脾之子,虚则补其母也,或加以生脉散,其法始备。"

肺主喘咳,即肺脏的重要病证为喘咳。此处以喘为先,应指喘比咳重,故为先,主以麻黄汤。此方"咳嗽喘各色症治"篇称之"加味麻黄汤",它与《伤寒论》中麻黄汤的药物与主治有所不同,方中去桂枝、苦杏仁,加紫苏叶、桑白皮、茯苓、陈皮。功效发散风寒,肃降肺气,化痰止咳,而力量较之前者缓和,更增健脾之功,以除生痰之源,比较适合小儿喘咳病证兼见脾弱者。临床上小儿咳喘患儿常伴有脾胃不足,

病程日久者更为多见。这种情形至今在临床上屡见不鲜。咳喘属热者主以泻白散。钱乙泻白散广泛用于咳喘诸证,后世医家皆以此为治咳喘证祖方之一,凡热证咳喘多以此为基础化裁加减。万全通过临床实践的摸索,在此基础上增加了若干方,对于肺热壅滞于胸之咳喘选用东垣凉膈散;热伤津液,口渴欲饮水的热证咳喘选用人参白虎汤;咳而咽喉痛者选用甘桔牛蒡子汤;咳而痰盛选用玉液丸;肺虚咳喘治则从本,选用调元汤,或加生脉散。万全特别指出肺为脾之子,虚则补其母,强调肺虚甚者不可不补脾以益其源,体现其对小儿后天之本脾胃的格外重视。

六、明代万全《幼科发挥》:哮喘的特点和治疗方法

1.《幼科发挥·喘嗽》:"或有喘证,遇寒冷而发,发则连绵不已,发作如常,有时复发,此为宿疾不可除也……宜苏陈九宝汤主之。"

2.《幼科发挥·肺所生病》:"小儿素有哮喘,遇天雨则发者,苏陈九宝汤主之。如吐痰多者,六味地黄丸主之。发挥云:'肾者,水脏也,受五脏六腑之津液而藏之。入心为汗,入肺为涕,入脾为涎,入肾为精,入肝为泪。凡咳嗽之多吐痰,乃肾之精也不归元也,宜补肾,地黄丸主之,加巴戟、杜仲(盐水炒)、肉苁蓉(酒洗,去甲)、小茴香(炒)、破故纸(炒),研磨,蜜丸,煎门冬汤下。'"

万全指出小儿哮喘,如果因天气因素而发病者用苏陈九宝汤治疗,如果痰多则因肾精不足所致者用六味地黄丸治疗。并明确提出了治疗哮喘宜培补肾气以治痰涎,纳肺气。哮喘虽有痰浊壅肺,气逆喘促之标象,但总以肺脾不足,肾失摄纳,痰浊壅盛不化为根本病机。所谓"痰之本源于肾",本证的治疗就是遵循"益火之源以消阴翳"的原则。

七、明代鲁伯嗣《婴童百问》:哮喘的病因

《婴童百问·第五十六问》:"小儿有因惊

暴触心,肺气虚发喘者,有伤寒肺气壅盛发喘者,有感风咳嗽肺虚发喘者,有因食咸酸伤肺气发虚痰作喘者,有食热物毒物,冒触三焦,肺肝气逆作喘者。"

鲁伯嗣提出哮喘的病因有七情因素、其他病诱发因素以及饮食因素。其中精神因素亦是哮喘原因的论点,在儿童的发病过程中,具有临床指导意义,与现代强调哮喘儿心身治疗的观点相吻合。正如秦景明《症因脉治·哮病论》云:"哮病之因,痰饮留伏,结成窠臼,潜伏于内,偶有七情之犯,饮食之伤,或外有时令之风寒,束其肌表,则哮喘之病作矣"。

八、明代秦景明《幼科金针》:肺风痰喘

《幼科金针·肺风痰喘》:"小儿感冒风寒,入于肺经,遂发痰喘,喉间鸣痰,咳嗽不得舒畅,喘急不止,面青潮热,啼哭惊乱,若不早治,则惊风立至矣,惟月内芽儿犯此,搐鼻不嚏者不治,不哭不乳者不治。"

秦景明提出了"肺风痰喘"的病名,即现代的肺炎喘嗽。肺炎喘嗽是小儿时期呼吸系统的常见疾病,以发热、咳嗽、痰壅、气急、鼻扇为临床主要特征。重者可见张口抬肩、呼吸困难、面色苍白、口唇青紫等。秦景明不但对小儿肺炎的发病和症状描述得十分确切,而且还谈到新生儿肺炎的预后。

九、明代王大纶《婴童类萃》:小儿哮喘病机、预后

《婴童类萃·喘论》:"若小儿,无过四症:有肺受寒邪,咳嗽而生喘者;有肺热,痰壅而上气喘急者;有食酸咸,肺经受伤而作喘者;又有病后,气虚生痰而喘急者,尤为难治。脉滑手足温者生;脉涩手足厥冷者死。若发汗如油,汗出如珠不流,哮而不休者死。"

明代王大纶提出了小儿哮喘的四大病机及其症状,有肺寒引起,有肺热引起,有伤食咸酸引起,还有病后气虚生痰引起。还指出可以通过脉象和发汗的情况,判断疾病的预后。

十、明代薛铠《保婴撮要》:哮喘发作的内外因

《保婴撮要》曰:"喘急之证,多因肺脾气虚,腠理不密,外邪所乘,真气虚而邪气实者为多。"

薛铠指出肺脾气虚是哮喘发作的内因,外因是感受外邪。哮喘发作是由于正气虚,邪气实,邪过盛导致肺、脾、肾脏腑功能失调,以致气阴两虚,痰火湿壅阻而缠绵难愈。患者往往先因呼吸道免疫功能较弱(肺脾气虚),在受到外界感染、过敏或气候因素影响时,开始咳嗽(外邪侵入)。久咳导致脾伤,水湿停聚,产生许多痰。肾伤而纳气不力,肺气上逆而喘。哮喘的病变脏腑主要在肺、脾、肾,主要病理因素为伏痰。小儿有肺、脾、肾三脏不足的生理特点,故有肺娇易病,脾弱易伤,肾虚易损的病理特点。小儿这些特有的体质因素,不仅反映其机体抵御疾病的能力薄弱,而且也是促成痰湿内蕴的主要原因。痰饮久伏,遇诱因而发,则痰随气升,气因痰阻,相互搏结,阻塞气道,宣降失职,而出现呼吸困难,气息喘促。

十一、明代龚居中《幼科百效全书》:寒包热哮

《幼科百效全书》:"喘者,未有不因痰火内郁,风寒外束而致。"

龚居中提出病机为"痰火内郁,风寒外束"的哮喘。这种类型的哮喘是区别于寒哮与热哮的,称为寒包热哮。他还在书中提出辨证应明晰虚实寒热之不同,这一点与元代曾世荣的观点颇为一致。外感风寒治之以疏风顺气平喘;脾弱不运者调脾化痰以平喘。金为火侮者清金以平喘。

十二、清代沈金鳌《沈氏尊生书》:哮喘与饮食的关系、哮喘分类

《沈氏尊生书·幼科释迷·咳嗽哮喘》:"大都感于童稚之时,客犯盐醋,渗透气脘,一遇风寒,便窒壅道路,气息喘促,故多发于冬

秋。必须淡饮食,行气化痰为主。禁凉剂,恐风邪难解也。禁热剂,恐痰火易升也。苏子、枳壳、青皮、桑皮、桔梗、半夏、前胡、杏仁、山栀,皆治哮必用之药。"

沈金鳌提出的"哮证大都感于童稚之时"与小儿哮喘发病多在3岁以内的现代临床研究一致。他已经注意到哮喘与饮食的关系,并根据致病原因的特殊性对哮喘进行分类,指出了紫苏子、枳壳等为治哮喘必用之品,对临床具有一定的指导意义。

十三、清代陈复正《幼幼集成》:哮与喘的区别及病因病机、治疗

1.《幼幼集成·哮喘证治》:"喘者,肺之郁也。哮者,喉中如拽锯,若水鸡声者是也。喘者,气促而连属,不能以息者是也。故哮以声响言,喘以气息名。凡喉如水鸡声者为实,喉如鼾声者为虚。皆由于痰火内郁,风寒外束,而治之者不可不分虚实也。"

陈复正在《幼幼集成》中总结了小儿哮喘的临床特征,把其病因病机归纳为痰火内郁,风寒外束,并指出其病位在肺,肺金清肃之令不行,痰火内阻气道,气上喘逆,鸣息不通,哮喘发作。

2.《幼幼集成·哮喘证治》:"盖哮喘为顽痰闭塞,非麻黄不足以开其窍,放胆用之,百发百中。"

3.《幼幼集成·哮喘证治》:"素有哮喘之疾。遇天寒暄不时,犯则连绵不已,发过自愈,不须上方。于未发时,可预防之。有一发即能吐痰者,宜服补肾地黄丸,加五味、故脂,多服自愈。有发而不吐痰者,宜痰喘方。"

陈复正强调凡遇哮喘实证投以麻黄治疗,因其病机为"顽痰闭塞",麻黄辛散苦泄,温通宣畅,入肺经,外能发散风寒,内能开宣肺气,力量峻猛,所以能开窍去顽痰而平喘。如果出现肾不纳气的危症,气短,呼吸急促,提不能升,嘻不能降,气道噎塞,势剧垂危,则速投贞元饮。哮喘若为宿疾,而且天气变寒时病情加重,如果痰多,则是肾不纳气、肺气上逆、不能通调水道所致,此时肾虚更甚,所以投以补肾地黄丸;如果痰少,则用痰喘方。

（杨运高　陈　润　刁建新　张　静）

第三节　口　疮

小儿口疮也称"口疳""口破",是一种小儿常见的口腔疾患。它以口腔内唇颊、上腭黏膜、牙龈及舌边等处出现数量及大小不等的浅黄色或灰白色溃烂面,并见周围红赤疼痛为特征。本病常由脾胃积热、心火上炎、虚火上炎几种情况所引起。实火所致者色鲜红,烂斑密布,甚者腮舌俱肿,小便黄赤,大便干;虚火上炎所致者,其色淡红,有白斑而无其他热证。口疮发生于口唇两侧者,又称燕口疮;满口糜烂,色红作痛者,又称口糜。本病相当于西医学口炎。任何年龄均可发生,以2~4岁的小儿多见,一年四季均发病。小儿口疮多由疳积所致,故有"口疳"之称。可单独发生,也常伴发于其他疾病之中。小儿口疮一般预后良好,若失治、误治,或体质虚弱,可导致重症,或反复发作,迁延难愈。

《素问·至真要大论》已有"火气内发,上为口糜"的记载,《诸病源候论·口疮候》亦有"小儿口疮,由血气盛,兼将养过温,心有客热熏上焦,令口生疮也"的论述,指出心经热盛,发生口疮。《小儿卫生总微论方·唇口病论》说:"风毒湿热,随其虚处所着,搏于血气,则生疮疡。"指出本病是由感受风毒湿热所致。

一、《素问》:口疮的病因

1.《素问·气交变大论》:"岁金不及,炎火

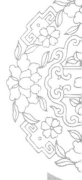

乃行,生气乃用,长气专胜,庶物以茂,燥烁以行……民病口疮,甚则心痛。"

2.《素问·至真要大论》:"火气内发,上为口糜。"

口疮之病,最早载于《黄帝内经》。书中指出口疮是由于四时不正之气,火烈上炎所致。对炎火过盛,燥热异常的气候,那些对热适应能力弱的个体易于发大病,甚至死亡;而热适应调节能力强的个体,就可不病,或虽病亦不重,且易愈。认为口疮发病与气候失常有关。

二、隋代巢元方《诸病源候论》:口疮的病因病机

1.《诸病源候论·唇口病诸候·口舌疮候》:"手少阴,心之经也,心气通于舌;足太阴,脾之经也,脾气通于口。脏腑热盛,热乘心脾,气冲于口与舌,故令口舌生疮也。"

2.《诸病源候论·小儿杂病诸候六·口疮候》:"小儿口疮,由血气盛,兼将养过温,心有客热,熏于上焦,令生口疮也。"

巢元方明确指出口疮之病因在于心脾热盛。小儿稚阴稚阳,又因冷暖不知自调,最易外感风热湿毒之邪,引动心脾两经内热,蒸于口舌黏膜为口疮,且小儿脾常不足,饮食常常自倍,食滞则热生,蕴结中焦脾胃,热郁化火,诸因而致心脾积热,而脾开窍于口,脾络布于舌下,心开窍于舌,心脉布于舌上,两颊与龈属胃与大肠,其经脉均上络口腔唇舌,而邪毒循经上炎,熏灼口腔而发为口疮。

三、唐代孙思邈《备急千金要方》:口疮的特点及调护

《备急千金要方·口病第三》曰:"凡患口疮及齿,禁油面酒酱酸醋咸腻干枣,瘥后仍慎之,若不久慎,寻手再发,发即难瘥。蔷薇根角蒿为口疮之神药,人不知之。"

孙思邈在《备急千金要方》中指出口疮反复发作的特点及其调护方法。口疮发病时,应该忌口,愈合后应该注意调护,否则很容易复发。孙思邈提出用蔷薇根和角蒿来预防口疮的复发。蔷薇根苦涩而性凉,入胃经、大肠经,除风热湿热、生肌杀虫,治泻痢消渴、牙痛口糜(煎汁含漱)、遗尿好眠、痈疽疮癣。角蒿味辛苦、平,有小毒,治口疮、齿龈溃烂、耳疮、湿疹、疥癣、阴道滴虫病。

四、宋代《小儿卫生总微论方》:小儿口疮的病因病机、分类

《小儿卫生总微论方·唇口病论》:"风毒湿热,随其虚处所着,搏于血气,则生疮疡……若发于唇里,连两颊生疮者,名曰口疮;若发于口吻两角生疮者,名曰燕口。"

《小儿卫生总微论方》指出本病是由感受风毒湿热所致。风热乘脾者,因外感风热之邪,外袭于肌表,内乘于脾胃。脾开窍于口,胃络于齿龈,风热毒邪侵袭,引动脾胃内热,上攻于口,使口腔黏膜破溃,发为口疮。若夹湿热,则兼见口腔糜烂。由于发病部位不同,而有口疮与燕口疮之称。

五、明代王肯堂《证治准绳·幼科》:口疮之病,不外寒热

1.《证治准绳·幼科·疮疡》:"口疮一证,形与名不同,故治法亦异。有发于未病之前,有生于已病之后。"

2.《证治准绳·幼科·口疮》:"口疮有二,一曰热。经云:少阳司天,火气下临,肺气上从,口疡是也。二曰寒。经云:岁金不及,炎乃行,复则寒雨暴至,阴厥且格,阳反上行,病口疮是也。"

3.《证治准绳·幼科·口疮》:"心属君火,是五脏六腑之火主,故诸经之热,皆应于心。心脉布舌上,若心火炎上,熏蒸于口,则口舌生疮。脾脉布舌下,若脾热生痰,热涎相搏,从相火上炎,亦生疮者尤多,二者之病诸寒凉剂皆可治,但有涎者兼取其涎。"

王肯堂认为口疮可由热致,也可由寒致。肺热火炎型口疮可见痰壅咽阻、胸闷、身热脉浮而数。口为脾之窍,诸经多汇于口,五味入

口藏于脾胃，为之运化津液，以养五脏，五脏之气偏盛，则诸疾皆生。故口疮乃脾气偏盛，心火上炎，心脾火盛所致。心脾火盛，腐肉生疮。心火上炎所致口疮者，可见患儿发热后出现以舌尖为主伴有舌边等处溃疡，溃疡表面可见黄色膜样物覆盖，舌尖红、苔薄黄、脉细数，兼有夜寝不安、啼哭多、小便短赤、进食困难等症状。此型患儿平素常有肝火偏旺、情绪急躁、心火内盛、夜寝欠安等症状，因外感热邪后，阴液损耗，使之诸症加重，啼哭增多，邪热循经上炎故发为口疮。

六、明代张景岳《景岳全书》：口疮的病因及治疗方药

1.《景岳全书·口舌》："在各方书多以口病为热证，然其中亦有似热非热及劳伤无火等证，是不可尽归于热，所当察也。"

2.《景岳全书·口舌》："口舌生疮，固多由上焦之热，治宜清火，然有酒色劳倦过度，脉虚而中气不足者，又非寒凉可治，故曰久用清凉终不见效。此当察其所由，或补心脾，或滋肾水，或以理中汤，或以蜜附子之类反而治之，方可痊愈。此寒热之当辨也。"

3.《景岳全书·口舌》："凡三焦内热等证，宜用甘露饮、徙薪饮主之。火之甚者，宜凉膈散、玄参散主之。胃火盛者，宜竹叶石膏汤、三黄丸之类主之。若心火肝火之属，宜泻心汤、龙胆泻肝汤之类主之。多酒湿热口糜，宜导赤散、大分清饮、五苓散之类主之。若劳伤心脾兼火者，宜二阴煎、清心莲子饮之类主之。若思虑谋为不遂，肝胆虚而口苦者，宜七福饮、理阴煎，或五君子煎之类主之。兼火者，以黄芩、龙胆草之类随宜佐之。"

张景岳提出了口病以热证为多，但不可尽归于热的观点。如果属于上焦火热证引起的口疮，应该用清火的方法；如果属于中气不足者，则不能用寒凉的药治疗，这个时候就应该辨清是属于心脾气虚，还是肾阴不足，而用相应的方药治疗才能治愈。张景岳还列举了治疗各种热证的方药。

七、明代万全《万氏秘传片玉心书》：虚火致口疮、心经火热证口疮的治疗

1.《万氏秘传片玉心书·口疮门》："虚火泛上而无制……吐泻后口生疮者，亦是虚火。"

少数少儿禀赋虚弱，或久泻不止。脾肝虚损，或久患热病，阴液亏耗，以致水不制火，虚火上炎而口舌生疮。虚火口疮病变在局部，但病变机制却由于脏腑功能失调而产生的"火"（虚、实）有关。

2.《万氏秘传片玉心书·口疮门》："满口生疮，溃烂，膀胱移热于小肠……以导赤散去小肠热。"

导赤散用于治疗心经火热证的口舌生疮，乃心经蕴热或移于小肠所致。心经有热，则心火循经上炎，而见心胸烦热，面赤口渴，口舌生疮等症。导赤散为治疗心火上炎所致口疮的代表方剂。该方中木通入心与小肠，味苦性寒，清心降火；生地黄入心肾经，甘凉而润，清心热而凉血滋阴，与木通配合，利水而不伤阴，补阴而不恋邪；竹叶甘淡，清心除烦，引热下行；甘草梢能调和诸药，且可防木通、生地黄之寒凉伤胃。

八、明代万全《育婴秘诀》：心脾热盛致口疮

《育婴秘诀·五脏证治总论》："舌者心之苗，热则舌破成疮……脾之窍在口唇……热则口臭唇疮。"

由于小儿脏腑娇嫩，形气未充，五脏六腑成而未全，全而未壮，故称之为稚阴稚阳。所以在病理方面不仅容易发病，传变迅速，而且邪气易实，正气易虚，外邪易从火化。辨证分析引发小儿口疮之原因，主要是由脾胃积热、心火上炎而致。口为脾之窍，舌为心之苗，脾脉络于舌。先天胎毒，蕴积心脾，或心脾热盛，循经上炎，熏蒸于口舌。若口腔不洁和破损，邪毒内侵，皆可导致口舌生疮。小儿口疮多发于婴幼儿期，除与以上生理病理有关外，又因过饱，使饮食积滞，脾胃湿热内蕴，热郁化火而口舌生疮。

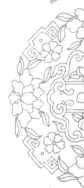

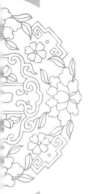

九、明代薛己《口齿类要》：口疮有上、中、下，寒热之不同

《口齿类要·口疮》："口疮上焦实热，中焦虚寒，下焦阴火，各经传变所致，当分别治之。

薛己的《口齿类要》是现存第一部以口齿疾患为主要内容的著作，全书涉及口齿咽喉、耳及皮肤病共12类，属于口齿的有茧唇、口疮、齿痛及舌证，每证之所论均先述生理、经络联属，次及病机，后附治验。薛己继承前人经验，并述个人见解，强调口疮当上、中、下三焦"分别治之"，辨别寒热虚实。

十、明代王銮《幼科类萃》：乳母、小儿同治法治小儿口疮

《幼科类萃·耳目口鼻门》："口疮者，乃小儿将养过温，心脏积热，熏蒸于上，故成口疮也。宜南星末醋调贴两脚心，乳母宜服洗心散，以泻心汤主之。"

凡因乳母的体质、情绪、饮食、疾病等因素所引起的小儿病，必须同时治疗乳母与婴儿。王銮便提出了治疗小儿口疮应该乳母与小儿同治的观点。由于小儿服中药较为困难，所以采用乳母口服中药煎剂，小儿足贴涌泉穴的治疗方法。足为精气之根，是人体最为重要的组成部分，脏腑功能的变化能准确地反映于足部。人体器官脏腑各部位在脚底都有反射区，用按摩刺激反射区，通过血液循环、神经传导，将会对身体的相应部分起到治疗作用。又由于脚踏地面，地心引力使血液回流减慢，因此，可通过足部贴敷，刺激血液循环来治疗疾病。

十一、明代李时珍《本草纲目》：足贴吴茱萸治口疮

《本草纲目》："咽喉口舌生疮者，以吴茱萸末醋调，贴两足心，移夜便愈。其性虽热，而能引热下行，盖亦从治之意也。"

李时珍提出了足贴涌泉穴治疗口疮的方法。涌泉穴虽系肾经穴位，但与脏腑经络有广泛的联系，通过对其持续的刺激作用，以及药

物作用于涌泉，经渗透及经络的输布，深入于内，发挥药物"归经"之效能，使之达于脏腑经气，阴阳失调的病所。其机制可能是药物作用于经络之气，共同作用调动机体内因，调节免疫功能，改善局部血液循环及血液流变性，从而达到阴阳平衡，水火互济，达到长时间控制病情及复发的目的。吴茱萸性大热、味辛，入肝经、脾经、胃经，用于温中祛寒燥湿，理气止痛，降逆止呕。吴茱萸虽热，但能引热下行，按《黄帝内经·灵枢》云："病在上者取下……病在头者取之足"。涌泉为足少阴井穴，取之能从阴引阳，且足少阴肾经挟舌本。"根于涌泉结于廉泉，廉泉，舌下窍也。"亦经脉相通，主治所及，吴茱萸引火归原于下，亦即上病下治，引热下行之意。

十二、清代陈复正《幼幼集成》小儿口疮的病因病机、治疗方药

《幼幼集成·口疮证治》："口疮者，满口赤烂，此因胎禀本厚，养育过温，心脾积热，熏蒸于上，以成口疮。内服沆瀣丹，外以地鸡擂水搽疮上。口糜者，满口生疮溃烂，乃膀胱移热于小肠，膈肠不便，上为口糜。以导赤散去小肠之热，五苓散去膀胱之热，当以二方合服。口疮服凉药不效，乃肝脾之气不足，虚火泛上而无制，宜理中汤收其浮游之火，外以上桂末吹之。若吐泻后口中生疮，亦是虚火，理中汤。昧者以为口疮悉为实热，概用寒凉，必不救。"

口颊、舌上、腭龈等处发生溃疡者称为口疮；满口糜碎，色红作痛者称口糜。清代陈复正指出口疮、口糜多责之于心脾积热，治疗多从清心泻脾入手。

十三、清代沈金鳌《幼科释谜》：小儿口疮之虚实辨证

1.《幼科释谜·口病原由证治》："大抵此疾，不拘肥瘦，血气盛，又将养过温，或心脾有热，或客热在胃，熏逼上焦而成，此为实证。"

2.《幼科释谜·口病原由证治》："小儿口内白烂于舌上，口外糜溃于唇弦，疮少而大，不

甚痛,常流清水,此脾胃虚热上蒸,内已先发而后行于外也。"

沈金鳌进一步分析了口疮的性质。提示口疮、口糜,同由脾胃积热,循经上炎,而外发于口。脾胃积热又分为实证和虚证。实证常见发热后或发热时同时出现两颊、口唇、舌体均有多处溃疡,伴有牙龈红肿易出血、舌红苔黄腻(厚腻)、口臭、流涎、大便秘结。此型小儿多是由于饮食积滞,热蕴脾胃,又加之外感热邪,津液受劫,上熏口舌,而出现溃疡多,大便秘结。虚火上浮型,临床上少见,一般见于素体虚弱,溃疡面稀散。

十四、清代陈士铎《石室秘录》:心经热致口疮

《石室秘录·卷二》:"口舌生疮者,乃心经热也。宜用黄连、黄芩之类,凉散自愈。"

陈士铎认为心经之热是口疮的原因之一。

心气通于舌,心火循经上炎,灼伤齿舌黏膜所致。

十五、清代沈金鳌《杂病源流犀烛》:口腔溃疡

《杂病源流犀烛·口唇舌病源流》:"脏腑积热则口糜,口糜者,口腔溃疡也。心热亦口糜,口疮多赤;肺热亦口糜,口腔多白;膀胱移热与小肠亦口糜;三焦火盛,亦口糜;中焦气不足,虚火上泛亦口糜;服凉药不效,阴亏火泛亦口糜;内热亦口糜。"

沈金鳌提出了"口腔溃疡"的病名。此病变部位虽局限于口腔局部,但其病机则表现为内热火泛,病位有在心、在肺、在中焦脾胃、下焦膀胱与肾之分,辨证有虚实之别,或实火上升,或虚火上犯,窜扰心苗。

(李莉洁 霍获 陈润 苟珊)

第四节 泄 泻

小儿泄泻,也称小儿腹泻,其主症为大便次数增多,粪便稀薄或如水样,或夹有不消化的乳食及黏液。泄泻乃小儿最常见的疾病之一,尤以2岁以下的婴幼儿更多见。本证四季均可发生,夏秋季节较多,且往往引起流行。本病多为乳食不节,壅滞肠胃;或因外感暑湿邪气,湿热内蕴,导致脾胃肠腑损伤、升清降浊功能失常,水谷不分,并走大肠泻下。轻者治疗得当,预后良好;如泻下不止,则可耗伤津液,甚则气阴亏虚而成重证;久泻迁延不愈者,则易转为疳证或出现慢惊风。现代医学的消化不良、小儿肠炎、秋季腹泻、肠功能紊乱等均属于本证范畴。

本证在《素问》称为泄,有"濡泄""洞泄""飧泄""注泄"等,如《素问·阴阳应象大论》有"春伤于风,夏生飧泄""湿盛则濡泄"等记载。较早论述小儿泄泻,应推《诸病源候论》,书中对小儿"利"已有较全面的论述。而较为系统、实用的分类证治,则见于《医宗金鉴·幼科杂病心法要诀》。《幼科全书》《幼幼集成》更对小儿泄泻的病因病理作了精辟的论述。现代医学对小儿泄泻的研究范围日趋广泛。

一、《素问》:泄泻的病因病机

1.《素问·生气通天论》:"因于露风,乃生寒热,是以春伤于风,邪气留连,乃为洞泄。"

2.《素问·举痛论》:"寒气客于小肠,小肠不得成聚,故后泄腹痛矣。"

3.《素问·至真要大论》:"诸呕吐酸,暴注下迫,皆属于热。"

4.《素问·阴阳应象大论》:"清气在下,则生飧泄。""湿盛则濡泄。"

5.《素问·举痛论》"怒则气逆,甚则呕血及飧泄。"

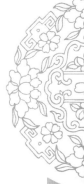

6.《素问·脏气法时论》："脾病者……虚则腹满肠鸣，飧泄食不化。"

7.《素问·宣明五气》："大肠小肠为泄。"

《素问》将本病称为"飧泄""濡泄""洞泄""注下""后泄"等。小儿泄泻病因虽多，不外三种。其一感受外邪，由于小儿脏腑娇嫩，形气未充，故四时寒暑温凉的变化，都有所影响，如夏季暑气偏盛，秋令阴雨过多，致湿热蕴蒸而生泄泻；其二内伤饮（乳）食：小儿脾常不足，凡饮食不节或不洁，易致脾胃受损，运化失职，不能腐熟水谷，致水谷不分并走大肠而成泄泻；其三脾胃虚弱：脾属土而恶寒湿，脾气不足，不能运化水谷，致水反成湿谷反成滞，水湿滞留而形成泄泻。

二、汉代张仲景《金匮要略》：下利的证治

1.《金匮要略·呕吐哕下利病脉证治》："下利腹胀满，身体疼痛者，先温其里，乃攻其表。温里宜四逆汤，攻表宜桂枝汤。"

张仲景在《金匮要略》中提出，由于脾肾阳虚，阴寒内盛，温运失司而致下利。此时虽兼有身体疼痛等表证，但因以里气虚寒为急，故先用四逆汤温阳散寒救其里，待里解而表证仍在时再用桂枝汤解表。

2.《金匮要略·呕吐哕下利病脉证治》："下利便脓血者，桃花汤主之。"

本条所述便脓血，为久利耗伤脾肾之阳，气血不固，滑脱不禁，故用桃花汤温涩固脱。方中赤石脂入下焦血分而固脱，干姜温阳散寒，粳米益气安中，三药合用相得益彰。本方与白头翁汤同治下利便脓血，但彼为肠道湿毒，所下脓血鲜紫相杂；此为虚寒滑脱，所下脓血必色暗不鲜。

3.《金匮要略·呕吐哕下利病脉证治》："热利下重者，白头翁汤主之。"

张仲景用白头翁汤治疗肠腑湿热疫毒深重、灼伤血络之热利。方中白头翁清热凉血解毒，为主药，辅以秦皮泻热而涩大肠，黄连、黄柏清热燥湿，坚阴厚肠。由于邪热下迫大肠，秽气滞于魄门，故临证应以"下重"为必俱之症。后世医家多用于治疗热毒血痢，即《黄帝内经》所谓之"肠澼"。

三、隋代巢元方《诸病源候论》：小儿泄泻的变证

《诸病源候论·小儿杂病诸候三·洞泄下利候》："洞泄不止，为注下也。凡注下不止者，多变惊痫。"

较早论述小儿腹泻，应推巢元方《诸病源候论》。洞泄，一名飧泄，为消化不良引起的急性腹泻，而且完谷不化。注下是形容泄泻患者大便如水样向下倾注的情况。水泄下注，则津液必耗，肾阴亏损，肝血不足，水不涵木，虚风内动，发为惊痫。

四、宋代《小儿卫生总微论方》：小儿泄泻的病因病机

《小儿卫生总微论方·吐泻论》："小儿吐泻者，皆由脾胃虚弱，乳哺不调，风寒暑湿，邪干于正所致也。"

《小儿卫生总微论方》指出，小儿腹泻本在脾胃，由于小儿脏腑娇嫩，形气未充，脾胃的运化功能尚未健全，加之小儿饮食不知自节，寒温不能自调，故无论乳食或外感六淫之邪均可引起脾胃功能失调，水谷不分，并走肠间而致泄泻。

五、宋代杨士瀛《仁斋直指小儿附遗方论》：小儿泄泻的病因病机

《仁斋直指小儿附遗方论·泄泻》："胃为水谷之海，其精英则流布以养脏腑，其糟粕则传送以归大肠。胃肠虚弱，或挟风，挟寒，或伤暑，伤湿，停冷蓄热，冷热不调，泄泻诸证，皆能致之。"

杨士瀛认为脾胃为气血生化之源，后天之本。小儿正处于生长发育阶段，既有生机蓬勃、发育迅速的一面，又有脏腑娇嫩、脾胃功能尚未健全、消化力弱的一面，然而，小儿的饮食不但要满足生命活动之所需，还要供

应机体生长发育之所需，故脾胃的重要性更为突出。但是，小儿乳食不知自节，兼之调护失宜，则脾胃更易为饮食所伤，以致脾胃虚弱。小儿脾胃虚弱，直接影响身体健康，降低对疾病的抵抗力，故治疗小儿疾病需重视脾胃的调理，健脾益气。治疗其他系统疾病，亦需调理脾胃。

六、宋代钱乙《小儿药证直诀》：小儿泄泻辨治

1.《小儿药证直诀·伤风吐泻身热》："多睡，能食乳，饮水不止，吐痰，大便黄水，此为胃虚热渴吐泻也。当生胃中津液，以止其渴，止后用发散药。止渴多服白术散。发散大青膏主之。"

2.《小儿药证直诀·伤风吐泻身凉》："吐沫，泻青白色，闷乱不渴，哕气，长出气，睡露睛，此伤风荏苒轻怯，因成吐泻。当补脾后发散。补脾，益黄散；发散，大青膏主之。此二证，多病于春冬也。"

3.《小儿药证直诀·夏秋吐泻》："五月十五日以后，吐泻，身壮热，此热也。小儿脏腑，十分中九分热也。或因伤热乳食，吐乳不消，泻深黄色，玉露散主之。六月十五日以后，吐泻，身温似热，脏腑六分热四分冷也。吐呕，乳食不消，泻黄白色，似渴，或食乳或不食乳，食前少服益黄散；食后多服玉露散。七月七日以后，吐泻，身温凉，三分热七分冷也。不能食乳，多似睡，闷乱哕气，长出气，睡露睛，唇白多哕，欲大便，不渴。食前多服益黄散；食后少服玉露散。八月十五日以后，吐泻，身冷无阳也。不能食乳，干哕，泻青褐水。当补脾，益黄散主之，不可下也。"

4.《小儿药证直诀·伤风自利》："脾脏虚怯也，当补脾，益黄散；发散，大青膏主之。未瘥，调中丸主之。有下证，大黄丸下之。下后服温惊丸。"

5.《小儿药证直诀·慢惊》："又小儿伤于风冷，病吐泻，医谓脾虚，以温补之；不已，复以凉药治之；又不已，谓之本伤风，医乱攻之。因脾气即虚，内不能散，外不能解。至十余日，其

证多睡露睛，身温，风在脾胃，故大便不聚而为泻。当去脾间风，风退则利止，宣风散主之，后用使君子丸补其胃。亦有诸吐利久不瘥者，脾虚生风而成慢惊。"

6.《小儿药证直诀·诸疳》："又有吐泻久病，或医妄下之，其虚益甚，津液燥损，亦能成疳。"

钱乙指出了"吐利久不瘥"者，可导致"脾虚生风而成慢惊""吐泻久病……津液燥损，亦能成疳"。对小儿泄泻的转归，有了进一步的认识。同时还制定出"玉露散""益黄散""白术散"等著名方剂，并创立了"如圣丸"治疗因虫积而致的"疳泻"证等，给治疗小儿泄泻增加了不少新的有效方法。

益黄散，钱乙又名补脾散。他对于中焦虚寒、脾胃气弱之证，均选用益黄散治疗。此方由陈皮、丁香、诃子、青皮、甘草五药组成。方中陈皮、青皮理气和中，丁香温中散寒止呕，诃子收敛涩肠止泻，甘草补脾益气。诸药合用，共奏调气和脾、温中止泻之功。用治中焦虚寒，脾胃运化失职，乳食积滞于内，升降失常而致吐泻之证。大青膏由天麻、附子、青黛、全蝎、乌梢蛇、朱砂、天竺黄组成，主治小儿热盛生风，欲为惊搐，口中气热者。玉露散寒凉，清热消肿，散瘀化痰，用于红、肿、热、痛的一切阳证。白术散由太子参、白术、茯苓、藿香、葛根、甘草、木香组成，能健脾止泻，可补脾胃，解虚热，止呕吐，止泄泻，发热、口渴、精神疲倦或感冒、口渴、下利而气虚，经数周不愈者，亦能奏效，适用于小儿消化不良，感冒而兼肌热吐泻、口渴食少。

七、元代曾世荣《活幼心书》：母病及子亦作泻

《活幼心书·诸泻》："乳母餐生冷肥腻之物，自乳而过，亦能作泻。"

婴儿时期，小儿多以母乳或牛乳等乳食为主，若哺乳过量，超过小儿脾胃运化能力，则造成乳积而吐泻。曾世荣提出因乳母饮食失调，病自乳传，母病及子，也能致伤乳泻。

八、元代朱丹溪《幼科全书》:湿滞泄泻治以分利升提

《幼科全书·泄泻》:"凡泄泻皆属湿。其证有五,治法以分利升提为主,不可一例混施。"

小儿脏腑娇嫩,肌肤薄弱,冷暖不知自调,易为外邪侵袭而发病。外感风、寒、暑、湿、热邪均可致泻,惟无燥邪致泻之说,盖因脾喜燥而恶湿。元代朱丹溪认为,泄泻发病与湿浊内阻有密切关联,湿困中焦,运化失司,下泄作泻。外感泄泻,不论暑热或风寒,皆夹湿;乳食停积酿生湿浊;脾胃虚弱湿自内生。故有"无湿不成泻""湿多成五泻"之说。由于气候的因素,一般冬春多为风寒(湿)致泻,夏秋多暑湿(热)致泻。小儿暴泻以湿热泻最为多见。

九、明代王肯堂《证治准绳》:小儿泄泻的分类和病因

1.《证治准绳·幼科·脾脏部上·吐泻》:"论泻之源,有冷泻、热泻、伤食泻、水泻、积泻、惊泻、风泻、脏寒泻、疳积酿泻种种不同。"

2.《证治准绳·幼科·脾脏部上·吐泻》:"凡小儿吐泻者,皆因六气未充,六淫易侵,兼以调护失宜,乳食不节遂使脾胃虚弱,清浊相干蕴作而然。"

王肯堂将泄泻分成冷泻、热泻、伤食泻、水泻、积泻、惊泻、风泻、脏寒泻、疳积酿泻等多种类型。寒温失调,如当风解脱衣帽,洗浴不避风寒,或久坐湿地,或烈日寒暑均能引起脾胃功能失调而致泄泻。

十、明代张景岳《景岳全书》:泄泻之本,无不由于脾胃

1.《景岳全书·杂证谟·泄泻·论证》:"泄泻之本,无不由于脾胃。盖胃为水谷之海,而脾主运化,使脾健胃和,则水谷腐熟,而化气血以行营卫。若饮食失节,起居不时,以致脾胃受伤,则水反为湿,谷反为滞,精华之气不能输化,乃致合污下降,而泻痢作矣。"

2.《景岳全书·杂证谟·泄泻》:"泄泻……或为饮食为伤,或为时气所犯……因食生冷寒滞者。"

张景岳在《景岳全书·泄泻》篇对泄泻的病位、病机论述颇有见地,提示泄泻一证,病在脾胃,与湿有直接关系。体质素虚或长时期饮食不调,伤及脾胃,以致脾阳不足不能温运水谷以致泄泻。

3.《景岳全书·杂证谟·泄泻》:"凡泄泻之病,多由水谷不分,故以利水为上策。"

4.《景岳全书·杂证谟·泄泻》:"泻浅而痢深,泻轻而痢重;泻由水谷不分,出于中焦;痢以脂血伤败,病在下焦。"

张景岳对泄泻和痢疾的关系及其证治区别进行了论述,揭示了泄泻与痢疾两证的病情轻重之分,总结了二者的病因病机和病位的区别。并认为泄泻病位在于脾胃,且分别列出了利水方剂。泄泻是以便次增多,粪便清稀为特征,病因病机主要是脾虚湿盛,水谷不化精微,混杂而下致泻。其病变部位主要在中焦,"湿由脾胃而分于小肠"。而痢疾则以腹痛、里急后重、痢下赤白脓血为主症,病因病机主要是湿热、疮毒壅塞肠中,传导失职,脂络受伤,腐而化为脓血所致,病位主要在下焦大肠。泄、痢比较而言,前者主要伤及气分,后者则不仅伤及气分,而且主要伤及下焦血分,因此说:"泻浅而痢深,泻轻而痢重"。

十一、明代李中梓《医宗必读》:鹜泄

《医宗必读·泄泻》:"鹜泄,中寒糟粕不化,色如鸭粪,澄澈清冷,小便清白,附子理中汤。"

李中梓提出了著名的治泻九法,即淡渗、升提、清凉、疏利、甘缓、酸收、燥脾、温肾、固涩,其论述系统全面,是泄泻治疗学上的一大发展,迄今仍为临床治疗泄泻的指导原则。附子理中汤出自南宋《三因极一病症方论》,有温补脾肾,温中散寒之功,对小儿脾肾虚寒的泄泻有良好效果。

十二、明代徐春甫《古今医统》：泄泻的标本同治

《古今医统·幼幼汇集·泄泻门》："泄泻乃脾胃专病，凡饮食、寒、热三者不调，此为内因，必致泄泻。又《内经》所论春伤风，夏飧泄；夏伤暑，秋伤湿，皆为外因，亦致泄泻。医者当于各类求之，毋徒用一止泻之方，而云概可治，此则误儿，岂浅云耳？若不治本，则泻虽暂止而复泻，耽误既久，脾胃亦虚，变生他证，良医莫救。"

小儿腹泻多为感受外邪、内伤饮食、脾胃虚弱等因素引起，由饮食所伤或感受外邪或脾胃虚弱导致的脾胃功能失调，运化失职而生泄泻。徐春甫认为内因"饮食、寒、热三者不调"是引起泄泻的直接原因，而风寒暑湿等也是引起泄泻的重要外因。因此在治疗泄泻时需要标本并治，如果只治标不治本，根本的致泻原因并没有消除，则泄泻容易复发。

十三、明代万全《育婴秘诀》：养其脾胃常为本

1.《育婴秘诀》："泄有五者，谓风、寒、暑、湿、食积也，皆属湿论。故风湿、寒湿、热湿、中湿，此皆湿之生于外者也。食积，则湿之生于内者也。"

2.《育婴秘诀》："泄泻先须辨五因，治分三法见于经，养其脾胃常为本，莫使五虚成慢惊。"

万全将泄泻分为五个类型：风、寒、暑、湿、食积，并说明了湿邪是导致泄泻的主要致病因素。因此，万氏治泻以治湿为要，五型皆从湿论治，然湿邪之生又由脾不运化而致，故治湿又以养脾为大旨。治风泻者，以补脾胃、发散风邪为主，方用加减惺惺散。治寒泻者，又分冬夏时令，冬月得之，先用理中汤，不止，以五苓散，再不止，用七味肉豆蔻散；夏日得之，先用理中汤，不止，用五苓散，或玉露散。若寒泻久不止，用黄芪补胃汤。治湿泻者，用升麻除湿汤。治暑泻者，用五苓散加玉露散。治食积泻者，宜先补胃气而后下之，补用钱氏异功散加神曲，下用丁香脾积丸。

万氏还强调了五邪致病均伤脾胃，寒邪伤脾则完谷不化，热邪伤脾则不杀谷，湿邪伤脾则水谷不分，食积伤脾则泄泻酸臭。认为脾胃受伤是泄泻的病机所在。因此，提出了"养其脾胃常为本"的治疗原则。万氏治泻皆以健脾为主，特别善用参、芪、术、草、茯苓、柴胡、升麻等药健脾、升阳、除湿，即使治食积需要攻下，也先行补脾扶正，然后施攻邪之法。

十四、清代陈复正《幼幼集成》泄泻的病因病机

《幼幼集成·泄泻证治》："夫泄泻之本，无不由于脾胃。盖胃为水谷之海，而脾主运化，使脾健胃和，则水谷腐化，而为气血以行营卫。若饮食失节，寒温不调，以致脾胃受伤，则水反为湿，谷反为滞，精华之气，不能输化，乃致合污下降，而泄泻作矣。凡泄泻肠鸣腹不痛者，是湿，宜燥渗之；饮食入胃不住，或完谷不化者，是气虚，宜温补之；腹痛肠鸣泻水，痛一阵泻一阵者，是火，宜清利之；时泻时止，或多或少，是痰积，宜豁之；腹痛甚而泻，泻后痛减者，为食积，宜消之，体实者下之；如脾泻已久，大肠不禁者，宜涩之，元气下陷者，升提之。"

陈复正认为引起小儿泄泻的原因，不论是感受外邪、内伤饮食还是脾胃虚弱，其病变脏腑主要在脾胃，其共同的病理变化都是脾主运化功能的失常。因胃主腐熟水谷，脾主运化精微，若脾胃受病，则饮食入胃，水谷不化，清浊相干，并走大肠，遂成泄泻。

十五、清代吴谦《医宗金鉴·幼科心法要诀》：泄泻的病因及惊泻

1.《医宗金鉴·幼科心法要诀·儿科积滞门》："小儿养生食与乳，搏节失宜积滞成，停乳伤食宜分析，因证调治保安宁"。

吴谦提出乳食不节是小儿泄泻的重要原因之一。由于调护失宜，乳哺不当，饮食失节，过食生冷瓜果及食物不消化，皆能损伤脾胃，脾伤则运化功能失职，胃伤则不能消磨水谷，

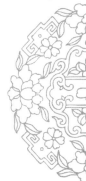

宿食内停,清浊不分,并走大肠,因成泄泻。

2.《医宗金鉴·幼科心法要诀·泻证门》:"惊泻因惊成泄泻。"

惊泻多见于素体脾虚者,由于卒受惊恐,或暴怒悲愤,或所欲不遂,致肝失条达,横逆乘脾犯胃,使泄泻发生或原有泄泻加重。

(胡竹平 曾研津 苟 珊)

第五节 食 积

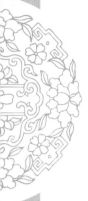

食积又称"积""积滞",是由于小儿喂养不当,内伤乳食,停积胃肠,脾运失司所引起的一种小儿常见的脾胃病证。临床以不思乳食,腹胀嗳腐,大便酸臭或便秘为特征。本病较多见于3岁前的婴幼儿,一年四季都可以发生,夏秋季节,暑湿易于困遏脾气,发病率较高。常在感冒、泄泻、疳证中合并出现。脾胃虚弱,先天不足以及人工喂养的婴幼儿容易反复发病。食积的预后一般较好,也有少数患儿食积日久,迁延失治,脾胃功能严重损害,导致营养及生长发育障碍,形体日渐羸瘦,可转化为"疳证",也就是西医所称的营养不良。前人有"积为疳之母,无积不成疳"之说。食积属于中医儿科学的特有病名,它包括现代医学的慢性消化不良、轻度营养不良等症,是多种因素引起的消化系统慢性功能紊乱。

《诸病源候论·小儿杂病诸候》所记载的"宿食不消候""伤饱候"是本病的最早记载。其后《活幼心书》和《婴童百问》又分别提出了"积证"和"积滞"的病名。《保婴撮要·食积寒热》明确指出了小儿食积的发生原因。随着对小儿积滞研究的不断深入,在临床研究方面,已从单方单药治疗发展为中药、针灸等综合疗法,成方的研究发展为中药有效成分的提取,在辨证基础上结合胃电图等现代检测手段,与辨病相结合治疗,从而明显提高了疗效。在实验研究方面,进行了食积动物造模,以寻求中药治疗积滞的作用机制。

一、《灵枢》:食积的病因病机

《灵枢·百病始生》:"黄帝曰:积之始生,至其已成奈何? 岐伯曰:积之始生,得寒乃生,厥乃成积也。"

《灵枢·百病始生》中提出积证的病因有寒气入侵,内伤忧怒,饮食起居不节等,其中寒邪是积病的重要原因;病机为气机逆乱,气血阻滞,津液涩滞日久成积。故临床治疗积证当用祛邪攻毒,活血化瘀,行气破气,化痰软坚散结等方法。体虚或病之后期,则当养血补气,攻补兼施。

二、隋代巢元方《诸病源候论·小儿杂病诸候》:脾受寒凉、饱食伤脾致食积

1.《诸病源候论·小儿杂病诸候·宿食不消候》:"小儿宿食不消者,脾胃冷故也。小儿哺乳饮食,取冷过度,冷气积于脾胃,脾胃则冷……则宿食不消。诊其三部脉沉者,乳不消也。"

2.《诸病源候论·小儿杂病诸候·宿食不消候》:"宿食不消,由脏气虚弱,寒气在脾胃之间,故使谷气不化也,宿谷未消,新谷又入,脾气既弱,故不能磨之,则经宿不消也。"

3.《诸病源候论·小儿杂病诸候·伤饱候》:"小儿食不可过饱,饱则伤脾,脾伤不能磨消于食,令小儿四肢沉重,身体苦热,面黄腹大是也。"

巢元方《诸病源候论》记载的"宿食不消候""伤饱候",概括食积为脾受寒凉、饱食伤脾而引起的脾胃疾患。小儿乳食寒冷过度,日久导致脾胃虚寒,不能磨消乳食,使食物经宿不消,可引起积滞。脾胃之不足为积滞形成的内因,乳食或调护不当为其外因。由于患儿素体

差异,病程长短不同,临证有实证和虚中夹实之别。平素体健,乳食不节,而食滞脾胃者,多属实证;平素脾胃虚寒,磨消乳食之力素弱,而致乳食停蓄中焦,日久形成积滞者,多为虚中夹实。若不及时调治,每易转为疳病。

三、唐代孙思邈《备急千金要方》:外邪致食积

《备急千金要方·卷五·少小婴孺方》:"小儿衣甚薄,则腹中乳食不消,其大便皆酢臭。此欲为癖之渐也。便将紫丸以微消之。服法先从少起,常令大便稀,勿使大下也。稀后便渐减之。"

孙思邈认为,调护不周与脾失健运导致食积,而脾胃的腐熟功能有赖阳气的温煦。若小儿肚腹受凉,中阳损伤,水谷不能腐熟运化,则食而不消,便成食积。说明不但饮食水谷可致病,外淫之邪,五脏受之亦可造成伤食。并提出了食积的治疗方法。

四、宋代钱乙《小儿药证直诀》:食积的治疗方法——下积、磨积

《小儿药证直诀·积痛》:"惟伤食则大便酸臭,不消化,畏食或吐,宜以药下之……积痛口中气温,面色黄白……畏食,或大便酸臭者。当磨积而痛自除……后和胃。"

古人根据积滞的轻重,提出治法有磨积、消积、化积、下积之说。钱乙提出了下积和磨积两种治法。积滞的治疗历来以"积者消之"为原则,但仅仅内消,往往难以速效,只有使邪有去路,才能驱其有形之积,所以导滞下积也是治疗积病的重要方法,有"消积必导滞"之说。如果积滞较为坚硬难于消除,自然会引起疼痛、畏食,磨积则是消除较为坚硬之积滞的意思。另外,下积和磨积一般都用较为峻猛之剂,易伤脾胃,所以用后还须用和胃健脾的方药以恢复胃气。

五、宋代杨士瀛《仁斋小儿方论》:"积热"

《仁斋小儿方论·积》:"亦有伤乳食而身体热者,唯肚腹之热为甚,人知伤积肚热,粪酸极臭,而夜间有热,伤积之明验,人所未识也。"

杨士瀛提出"积热",即所谓的"食火"。小儿为纯阳之体,诸症相兼皆可从热而化,故食郁中脘必化热。其中有因过食煎炸炙烤等性热之物,或感受风热、湿热等热邪,或素体胃热者,亦有因食滞积而不化,蕴生内热者。

六、宋代刘昉《幼幼新书》:食积的症状

《幼幼新书·卷二十二》:"夜间肚微热,或呕、或泻,为食积。"

刘昉也提出了食积化热的临床症状,同时由于胃不受纳、脾失运化,所以还可能出现呕吐或腹泻。《幼幼新书》中多处提及治疗积滞的方药。

七、元代朱丹溪《丹溪心法》:积病的治疗

《丹溪心法》:"凡积病不可用下药,徒损真气,病亦不去,当用消积药,使之融化,则根除矣。"

朱丹溪提出积滞不应该用下法,而应该用消积药除根的观点。他用"保和丸"治一切食积,方药中重用山楂,再配以其他消积导滞之药,这也是现在临床治疗食积常用的方药之一。他在"积聚痞块"一节中,凡治食积、肉积之方多重用山楂。

八、元代曾世荣《活幼心书》:小儿食积的原因

《活幼心书·明本论》:"凡婴孩所患积症,皆因哺乳不节,过餐生冷坚硬之物,脾胃不能克伐,积停中脘,外为风寒所袭,或因夜卧失盖。"

曾世荣认为小儿脾常不足,乳食不知自节,饥饱不均,或喂养不当,损伤脾胃,受纳运化失职,升降失调,积而不消,同时受风寒侵袭,乃成积滞。

九、明代鲁伯嗣《婴童百问》:积滞的临床表现、分类及其病因

《婴童百问·第四十九问》:"小儿有积滞,

面目黄肿,肚热胀痛,复睡多困,酷啼不食,或大便闭涩,小便如油,或便利无禁,粪白酸臭,此皆积滞也……然有乳积、食积,须当明辨之……肚硬带热,渴泻或呕,此由饮食无度,多餐过饱,饱后即睡得之,是为食积。"

"积滞"病名始见于鲁伯嗣《婴童百问》。书中详细描述了小儿积滞的临床表现,即"面目黄肿,肚热胀痛,复睡多困,酷啼不食,或大便闭涩,小便如油,或便利无禁,粪白酸臭"。还把积滞分为乳积、食积和气积三个类型,并说明了食积的原因。

十、明代王肯堂《证治准绳·幼科》:食积病在脾胃,治分虚实

1.《证治准绳·幼科·积》:"凡有积滞须辨虚实,况孩儿虚瘦长短黑白,南北古今不同,不可一概论也。予今之法,实者可服进食丸;虚而微白及疳瘦者宜服肥儿丸。"

2.《证治准绳·幼科·宿食》:"小儿宿食不消者,胃纳水谷而脾化之,儿幼不知撙节,胃之所纳,脾气不足以胜之,故不消也。"

脾胃不足为积滞形成的内因,而小儿年幼无知,乳食不知自节,喂养稍有不当,或调护不周,即成为产生积滞的外因。王肯堂认为积有虚实之分。其意在于既有乳食过量,超过脾的运化功能而致宿食停滞,亦有脾胃虚弱,不能胜任正常的运化功能而致乳食内停,成为宿食,前者为实证,后者为虚中夹实。无论正虚或食伤,引起的共同病理变化,都是胃主受纳、脾主运化的功能失常所致,病变脏腑在脾胃。

3.《证治准绳·幼科·腹痛》:"按之痛者为积滞,不痛者为里虚。"

如腹胀痛、拒按、按之疼痛,食入即吐、吐物酸腐,大便秘结或臭秽,便后胀减,舌红苔黄厚腻,脉数有力,或指纹滞者为积滞实证。腹胀而不痛、喜按,面色㿠白或萎黄,神疲乏力,不思乳食,朝食暮吐,或暮食朝吐,呕吐物酸腥,大便溏薄或完谷不化,且气味腥酸,小便清长,舌淡胖,苔薄白,脉细弱,或指纹淡,为积滞虚证。

十一、明代万全《万氏家藏育婴秘诀》:小儿食积的病因及治疗

《万氏家藏育婴秘诀·伤食证治》:"伤之轻者,损谷自愈也。损之不减,则用胃苓丸以调之。调之者,调其脾胃,使乳谷自消化也。调之不减,则用保和丸以导之。导之者,谓腐化乳食,导之使去,勿留胃中也。"

关于食积的治疗,万全指出"损之""调之""导之"均为治疗食积的基本法则,后两者分别用方药胃苓丸和保和丸。

十二、明代薛铠《保婴撮要》:食积的原因、治疗

1.《保婴撮要·食积寒热》:"小儿食积者,因脾胃虚寒,乳食不化,久而成积。"

2.《保婴撮要·积滞》:"凡小儿积滞或作痛,皆由乳哺不节,过餐生冷,脾胃不能克化,停滞中脘,久而成积。或因饱食即卧,脾失运化,留而成积。"

小儿素体脾阳不足,或因病后失调,脾气虚损,或过用寒凉攻伐之品,致脾胃虚寒,运化力弱,乳食易停蓄不消,而形成食积。明代薛铠认为哺乳不节,食物过饱,是形成食积的直接原因。

3.《保婴撮要·积滞》:"初患元气未损之时,可腹胀作痛,大小便不利者,先用白饼子或木香槟榔丸下之;下后,以白术散或五味异功散和之。"

对于食积的治疗,薛铠说明了食积但正气未虚时的症状表现,并提出可用下积的方法治疗,用白饼子或木香槟榔丸。但用下积之法后容易损伤脾胃之气,所以"以白术散或五味异功散和之"。

十三、明代龚信《古今医鉴》:食积的病程发展

《古今医鉴》:"小儿脾胃,本子柔脆,食之过多,损伤脾胃。脾胃既伤,则不能消化水谷;水谷不化,则停滞而发热;发热既久,则损伤元气。"

龚信把伤食后形成食积的全过程划分为伤食早期、食郁化热、久则伤损元气三个阶段。伤食早期表现为"不能消化水谷";食郁化热阶段是食积一段时间后仍不解,食郁中脘而化热;而食积如果较久,发热时间较长,慢慢地正气就会被耗损,即"损伤元气"。

十四、明代王銮《幼科类萃》:食积不同阶段的治疗

《幼科类萃·伤积门》:"初得之时,不问乳积,食积,气积,并以木香丸、消乳丸之类……大凡小儿肚腹或热、或胀、或硬,皆由内实,法当疏利下之。故东垣云:食者有形之物,伤之则宜损其谷,其次莫若消导,稍重则攻化,尤重则或吐或下,以平为期。"

王銮将积病分为两个阶段,一个是积病轻证,一个是积病实证。前者见于积病早期,不论是何种原因引起的(乳积、食积或气积)积证,都可以用消积的方法,如木香丸、消乳丸等。后者则表现为"肚腹或热、或胀、或硬"等一番实证之象,此时应当用下积的疗法。

十五、明代周慎斋《慎斋遗书》:食积的治疗

《慎斋遗书·伤食》:"食积停痰,气实之人二陈汤,随所伤之物加以消导,如伤肉食加山楂、神曲、草果;伤米食加山楂、麦芽;伤面食加神曲、莱菔子;大便坚硬加大黄,性热者少加黄连。"

周慎斋治疗积滞十分重视消积导滞,常消导并提。所谓"消"有内消、化除之意,如用山楂、神曲、麦芽等消乳化积即是此意。积滞的治疗,历来以"积者消之"为原则,所以,以内消其积为常法。而乳食积滞为有形实邪,单纯内消,往往难见速效,必使邪有去路,才能驱其有形之积,促使病情迅速好转。治疗食积,应当遵循"六腑以通为用""胃以通降为顺"的原则,以导滞下积最为合拍,故"消积必须导滞"。胃主受纳,即摄纳食物之后,必须吸其精华,输其糟粕。有入有出,出而复入,除旧纳新,是脾胃

后天之本、升降生化的基本过程。胃喜通利而恶壅滞,积滞胃脘,只入不出,或入而少出,就无法再入,欲达平衡,就必须使已停之"滞"下导,即为导滞。"导"者通导,下行也,如用槟榔、大黄、枳实等。积滞既停,脾运已损,欲消其积,必导其下行,故消积必须导滞。

十六、清代陈复正《幼幼集成》:食积病机及治疗原则

1.《幼幼集成·食积证治》:"夫饮食之积,必用消导。消者,散其积也;导者,行其气也。脾虚不运则气不流行,气不流行则停滞而为积。或作泻痢,或作疳,以致饮食减少,五脏无所资禀,血气日愈虚衰,因致危困者多矣,故必消而导之。轻则和解常剂,重必峻下汤丸,盖浊阴不降则清阳不升,客垢不除则真元难复,如勘定祸乱,然后可以致太平。若积因脾虚,不能健运药力者,或消补并行,或补多消少,或先补后消,洁古所谓养正而积自除。故前人破滞消坚之药,必加参术赞助成功。"

2.《幼幼集成·食积证治》:"而医者治积,不问平日所伤之物是寒是热,并不察儿之行气或虚或实,可攻不可攻,竟用偏寒偏热峻下之药,而犯虚虚之戒,其害岂胜言哉。为先伤热乳食者,则为热积;伤冷乳冷食者,则为冷积。五谷之类为食积,禽兽之类为肉积,菜果之类为冷积。故用药宜分寒热,冷积应用消积丸,热积应用木香槟榔丸……凡用攻下取积之药,必先补其胃气,如六君之类,预服数剂,扶其元神,然后下之,免伤胃气也……小儿体质素怯者,虽有积必不宜下,当以补为消,六君子汤加莪术、木香,共为细末,姜汁打神曲糊丸,每一二钱,米汤下,久服自消。"

3.《幼幼集成·伤食证治》:"伤食一证,最关利害,如迁延不治,则成积成癖,治之不当,则成疳成痨。"

陈复正《幼幼集成》专立食积证治篇。小儿食积有轻重的区别,轻证仅表现为不思饮食,伤乳者则呕吐乳片,口中有乳酸味,大便中有乳块;伤食者则呕吐酸馊食物,大便中有酸

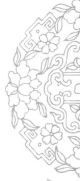

臭食物残渣。若脘腹胀满,胸胁苦闷,面黄恶食,手足心及腹部有灼热感,或午后发热,或心烦易怒,夜寐不安,口干口苦,大便臭秽,时干时稀,或下利赤白,为积滞日久湿热中阻的重证。若素体脾虚或中焦虚寒者,多为虚实夹杂之证。若失治误治,迁延日久,常易转化为疳病。书中还提到了食积的虚实夹杂证,所谓"积因脾虚",认为此证治疗要"消补并行","不可妄攻"。治疗食积以消食化积、理气行滞为基本法则。积滞轻者,只需节制饮食,或辅以食疗,病可自愈;积滞重者,宜用通导积滞法,中病即止,不可过用。积重而脾虚轻者,宜用消中兼补法;积轻而脾虚甚者,则用补中兼消法,消积为辅,扶正为主,"养正而积自除"。

4.《幼幼集成·伤食证治》:"大凡小儿原气完固,脾胃素强者,多食不伤,过时不饥,若儿先因本气不足,脾胃素亏者,多食易伤。"

5.《幼幼集成·伤食证治》:"故小儿之强壮者,脾胃素实,恃其能食,父母纵之以致太过,停留不化,此食伤脾胃,真伤食也。"

6.《幼幼集成·伤食证治》:"凡小儿饮食伤脾之证,非可一例而论,有寒伤,有热伤;有暂病,有久病;有虚证,有实证。但热者、暂者、实者,人皆易知;而寒者、久者、虚者,人多不识。"

脾胃不足是造成小儿积滞发病的内在因素。但是如果小儿脾强能食,父母便恣其饮食,饮食过量超过了脾胃的消化能力,也容易形成食积。凡素体脾阳不足,嗜食生冷或病后用寒凉药物攻伐,致不思乳食,腹部胀满,喜温喜按,遇冷胀甚,大便清稀酸腥或完谷不化,面白肢凉,舌淡苔白者,多为寒积。凡素体阴虚,或嗜食肥甘辛辣之品,致不思乳食,食入即呕,吐酸腐乳食,腹部胀满拒按,得热胀甚,大便秘结臭秽,舌红苔黄腻者,多为热积。亦有寒热错杂之证。

十七、清代沈金鳌《幼科释谜》:小儿食积的特征—夜间发热

1.《幼科释谜·食积原由症治》:"小儿食积者,因脾胃虚冷,乳食不化,久而成积。其症至夜发热,天明复凉,腹痛膨胀,呕吐吞酸,足冷肚热,喜睡神昏,大便酸臭是也。"

2.《幼科释谜·食积》:"本脏气虚,虚则寒因,虚寒相搏,或又湿屯,水谷所入,莫与磨磷,久则成积,腹痛胀膜,吞酸呕吐,昏冒其神,夜必发热,肚热眉颦,当须识此,食积是论,若有外感,益觉遭迍,夹食伤寒,寒热呻吟,先消其食,发汗溱溱,寒热自止。"

3.《幼科释谜·食积》:"夜间发热,尤伤食之明验也。"

沈金鳌提出食积的特征之一为"夜间发热"。"降"是胃的生理功能特征,不降则滞,不降则传化无由,壅滞成病。积滞中焦,进一步障碍脾运,阻滞气机。蕴积于内,宿食不消,气机郁滞,久蕴必化热,中医所谓"郁而化热",气郁、血郁、痰郁、湿郁、情志郁结均可化热。而小儿为纯阳之体,诸症相兼皆可从热而化,故食郁中脘必化热。

十八、清代吴谦《医宗金鉴·幼科心法要诀》:食积分类、病因

1.《医宗金鉴·幼科心法要诀》:"夫乳与食,小儿资以养生者也。胃主受纳,脾主运化,乳贵有时,食贵有节,可免积滞之患。若父母过爱,乳食无度,则宿滞不消而疾成矣。"

吴谦在总结前人经验的基础上,结合临床实际,把食积分为"乳滞""食滞"。食积的发生,与乳食内阻有直接关系。倘若恣食无度,不加调节,则脾胃受纳运化的功能势必受到影响和损害。乳食积滞,损伤脾胃,或脾胃素弱,复伤乳食,均可导致脾胃不和,运化呆滞,形成食积。可见食滞脾胃是本证的基本病理改变。

2.《医宗金鉴·幼科心法要诀》:"小儿平日饮食无节,内伤食滞,外复为风寒所袭,故成是证也。"

小儿感冒,多因素有食积,蕴郁化热,一遇外感,随即发病,形成里热外感,表里兼证。其证候表现除有外感发热症外,同时伴有口臭腹胀、舌苔黄腻等食积化热之症。

3.《医宗金鉴·幼科杂病心法要诀·积滞门》:"小儿恣意肥甘生冷,不能运化,则肠胃积滞矣。其症头温,腹热,大便酸臭,嗳气,恶食,烦不安眠,口干作渴。滞轻者,宜木香大安丸消导之;滞重便秘者,宜小承气汤攻下之。"

吴谦指出了小儿食积的原因、症状及治疗

方法。小儿饮食不节,脾失运化而导致食积。这类食积即所谓的实证,积滞内停,郁而化热,所以临床表现为一番实热之象。食积较轻者,可以用消积之法;食积较重者,则可以用下积之法。

（陈恋戈　王康惠　邹小虎）

第六节　疳　证

小儿疳证是儿科的常见病和多发病,临床以形体消瘦,面黄发枯,饮食异常,生长迟缓为特征。中医分为疳气、疳积和干疳三类,相当于西医的营养不良及多种维生素缺乏症,以及由此而引起的合并症。

疳证是由喂养不当,或多种疾病影响,导致脾胃功能受损,气液耗伤而形成的慢性病证。以形体消瘦,精神不振,饮食异常,烦躁不安,面黄发枯,大便不调为特征。病久则易合并其他疾病而危及生命。所以,古代医家把疳证列位儿科四大要证(痧痘惊疳)之一。

"疳"有两种含义:其一"疳者甘也",是指小儿恣食肥甘厚腻,损伤脾胃,形成疳证;其二"疳者干也",是指气液干涸,形体羸瘦。前者言其病因,后者述其病机和症状。

疳证的病名首见于《诸病源候论·虚劳骨蒸候》。嗣后,历代医家多有发挥。

一、隋代巢元方《诸病源候论》:疳证病名

1.《诸病源候论·虚劳骨蒸候》:"蒸盛过伤,内则变为疳,食人五脏。"

2.《诸病源候论·虚劳骨蒸候》:"久蒸不除,多变成疳。"

首次提出疳病病名,并指出疳为内伤疾病,病可涉及五脏。

3.《诸病源候论·小儿杂病诸候·大腹丁奚候》:"小儿丁奚病者,由哺食过度,而脾胃尚弱,不能磨消故也。哺食不消,则水谷之精减

损,无以荣其气血,致肌肉消瘠。其病腹大颈小,黄瘦是也。若久不瘥,则变成谷癥。伤饱,一名哺露,一名丁奚,三种大体相似,轻重立名也。"

丁奚、哺露者,皆因脾胃久虚,不能克化水谷以荣血气,故肌肉消铄,肾气不足,后为风冷所伤,使柴骨枯露,亦有胎中受毒,脏腑少血故也。若手足极细,项小骨高,尻削体瘦,腹大脐突,号哭胸高,或生谷癥,是为丁奚;若虚热往来,头骨分开,翻食吐虫,烦渴呕哕,是为哺露。

二、唐代孙思邈《备急千金要方》:久泻成疳

《备急千金要方·卷十五》:"凡久下一月不瘥,成疳候。"

久泻不止,最终致气耗液干形成疳证。疳证,是以消化不良和营养障碍为主要特征的慢性消耗性疾患,可由多种疾病转来,如久泻、久痢、久疟、久吐、血液病、结核病、肝肾病、内分泌疾患、免疫缺陷症、五官科病及寄生虫病等。疳泻者,毛干唇白,额上青纹,肚腹胀鸣,泻下糟粕是也。治疗上勿以热药止涩,以香蔻丸、木香丸主之。

三、五代《颅囟经》:疳证分类

《颅囟经·病证》:"小儿,一、眼睛揉痒是肝疳;二、齿焦是骨疳;三、肉色白,鼻中干是肺疳;四、皮干肉裂是筋疳;五、发焦黄是血疳;六、舌上生疮是心疳;七、爱吃泥土是脾疳。"

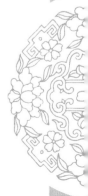

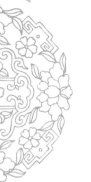

我国现存最早的儿科专著《颅囟经》将小儿疳证根据临床不同症候特点分为肝疳、骨疳、肺疳、筋疳、血疳、心疳、脾疳。

四、宋代《太平圣惠方》：小儿疳证病机

1.《太平圣惠方·小儿五疳论》："小儿百日之后，五岁以前，乳食渐多，不择生冷，好食肥腻，恣食甘酸，脏腑不和，并生疳气。"

2.《太平圣惠方·治小儿一切疳诸方》："夫小儿疳疾者，其状多端，虽轻重有殊，形证各异而细穷根本，主疗皆同，由哺乳乖宜，寒温失节，脏腑受病，气血不荣，故生疳也。"

小儿脏腑娇嫩，乳哺饮食失常，冷热失度，最终脾胃耗伤，无以化生气血形成疳证。

五、宋代钱乙《小儿药证直诀》：疳证的病位主要在脾胃

1.《小儿药证直诀·脉证治法·诸疳》："疳皆脾胃病，亡津液之所作也。因大病或吐泻后，以药吐下，致脾胃虚弱亡津液。"

2.《小儿药证直诀·脉证治法·诸疳》："诸疳，皆依本脏补其母及与治疳药，冷则木香丸，热则胡黄连丸主之。"

第一条指出疳证脾胃病，病机为亡津液，因大病大吐泻太过，导致脾胃虚弱，津液丢失太过造成。第二条指出疳证应当辨寒热或肥厚饮食之别。

六、宋代刘昉《幼幼新书》：疳积治法

《幼幼新书·诸疳余证》："疳积候，面黄形瘦，肚膨胀，发立身热，肚中微痛，因疳盛而传。治：先匀气散、醒脾散；治三日，青金丹；再用匀气散、醒脾散补，常服保童丸。"

疳证病变程度有轻有重，性质虚实悬殊，初起仅有喂养不当引起脾胃运化不健，称为疳气，继而脾胃虚弱，兼有虫积食滞，元气受伤，虚中夹实即条文中所说的疳积；病情继续发展，若脾胃气阴俱伤，元气衰竭，出现干枯羸瘦的症候称为干疳。对于疳积刘氏指出"先匀气散、醒脾散；治3日，青金丹；再用匀气散、醒脾散补，常服保童丸。"的治法。

七、宋代《小儿卫生总微论方》：与大人痨瘵鉴别

《小儿卫生总微论方·五疳》："小儿疳疾，乃与大人痨瘵相似，故亦名疳痨。大人痨者，因肾脏虚损，精髓衰枯，小儿疳者，因脾脏虚损，津液消亡。"

《仁斋直指》："疳者干也，在小儿为五疳，在大人为五劳。"疳证亦可认为是小儿之虚劳。大人之痨，以真元亏损，精髓枯竭为病机，小儿疳证以脾胃耗伤，亡津耗液为病机，这又是二者之不同。

八、宋代杨士瀛《仁斋小儿方论》：五干疳

《仁斋小儿方论·疳》："干疳者，瘦悴少血，舌干多啼，其病在心；目不转睛，干啼少泪，其病在肝；身热尿干，手足清冷，其病在肾；声焦皮燥，大便干结，其病在肺；搭口痴眠，胸脘干渴，其病在脾；总为五干疳是也。"

脾胃气阴俱伤，元气衰竭，出现干枯羸瘦的证候，是为干疳。因其病位涉及脏腑各有侧重，故临床表现各有不同，杨氏将分为五干疳。

九、元代曾世荣《活幼口议》：疳证治法

《活幼口议·疳疾证候方议》："治疳之法，量候轻重，理其脏腑，和其中脘，顺其三焦，使胃气温而纳食，益脾壮元以消化，则脏腑自然调贴，令气脉与血脉相参，壮筋力与骨力俱健，神清气爽，疳消虫化，渐次安愈。若以药攻之五脏，疏却肠胃，下去积毒，取出虫子，虽曰医疗，即非治法。盖小儿脏腑虚则生虫，虚则积滞，虚则疳羸，虚则胀满，何更利下？若更转动肠胃致虚，由虚成疳，疳虚证候乃作，无辜之孩难救矣。"

疳证实属本虚标实之证，应以理脏腑，和中脘，顺三焦，调护脾胃为其治疗的关键。不可见到虫积便妄自攻下，殊不知虚为积之本，积为虚之标也！

十、元代曾世荣《活幼心书》：论五疳

1.《活幼心书·疳证》："大抵疳之为病,皆因过餐饮食,于脾家一脏,有积不治,传之余脏,而成五疳之候。若脾家病去,则余脏皆安,苟失其治,日久必有传变。"

2.《活幼心书·疳证》："小儿疳证有五,心肝脾肺肾是也。其咬牙舒舌,舌上生疮,爱饮冷水,唇红面赤,喜伏眠于地,名曰心疳;目生眵泪,发际左脸多青,或目睛微黄,泻痢夹水或如苔色,名曰肝疳;爱吃泥土冷物,引饮无度,身面俱黄,发稀作穗,头大项小,腹胀脚软,间或酿泻,肌瘦目慢,昼凉夜热,不思乳食,名曰脾疳;鼻下里烂,手足枯细,口有腥气,或作喘嗽,右腮白,名曰肺疳;两耳内外生疮,脚如鹤膝,头缝不合,或未能行,牙齿生迟,其缝臭烂,传作走马牙疳之类,名曰肾疳。"

曾世荣将疳证以五脏分类。心疳者,由乳食不调、心脏受热所致也。肝疳者,由乳食不调,肝脏受热所致也。脾疳者,由乳食不节,脾胃受伤所致也。肺疳者,由乳食不调,壅热伤肺所致也。肾疳者,由乳哺不调,脏腑伏热所致也。

十一、明代万全《幼科发挥》：饮食不节为疳证病因

《幼科发挥·疳》："儿太饱则伤胃,太饥则伤脾。肥热疳,其食多太饱之病乎,瘦冷疳,其食少太饥之病乎。"

小儿脏腑娇嫩,饥饱易伤,饮食不调,肥甘无节是疳证的重要病因。

十二、明代鲁伯嗣《婴童百问》：疳证成因

1.《婴童百问·疳证》："小儿脏腑娇嫩,饱泽易伤,哺乳饮食,一或失常,不为疳者鲜矣。"

强调"疳以伤得","疳因积成"。

2.《婴童百问》："疳热者,潮热注来,五心烦热,手足心及胸前热而发疮,盗汗骨蒸,喘嗽枯悴是也,或渴而复泻,饮水恶寒,肚硬如石,面色如银,断不可治。"

描述了疳热的热型、发汗类型、临床表现以及疳证后期阶段气血皆干,络脉不固的危候,治疗上以黄芪汤、鳖血煎主之。

十三、明代虞抟《医学正传》：疳证形成的伤食因素

《医学正传·疳病论》："盖其病因肥甘所致,故命名曰疳。"

指出其病因多由恣食肥甘厚味,损伤脾胃,致运化失常,形成积滞,日久不愈,转化成疳。

十四、明代薛铠、薛己《保婴撮要》：疳证病机

《保婴撮要·疳》："盖疳者干也,因脾胃津液干涸而患。"

指出其疳证的病机为津液干涸,气血亏耗。

十五、清代吴谦《医宗金鉴》：疳证分类

1.《医宗金鉴·幼科杂病心法要诀》："过食腻冷并肥甘,湿热生蛔腹内缠,时烦多啼时腹痛,口唇色变溢清涎,腹胀青筋肛湿痒,使君散治莫延迟。不愈下虫丸极效,蛔退补脾肥儿丸。"

蛔疳者,是以病因分类。由乳哺不调,油腻肥甘太过所致。其症见皱眉多啼,呕吐清沫,腹中作痛,肚大青筋,唇口紫黑,肛门作痒。只有脊疳者,乃虫食脊膂,身热羸黄,积中生热,烦渴下痢,拍背如鼓鸣,脊骨如锯齿,或十指皆疮,频啮指甲是也。

2.《医宗金鉴》："脑疳多缘受风热,又兼乳哺失调。头皮光急生饼疮,头热发焦如穗结,鼻干心烦囟肿,困倦睛暗身汗热。龙胆龙脑丸甚良,吹鼻龙脑效甚捷。"

脑疳者,以患病部位而命名。由感受风热,乳哺不调所致。病位在脑,毛发失养,故发结如穗,因感受热邪,阴液干涸,故鼻干心烦,囟肿硬,困倦睛暗,自汗身热也。治疗上以

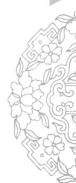

龙胆丸主之。另《幼幼集成》谓脑疳以集圣丸"去莪术、砂仁、青皮、陈皮四味,加胆草、川芎、升麻、羌活、防风各二钱。"

十六、清代陈飞霞《幼幼集成》:疳证当分冷热虚实

1.《幼幼集成·诸疳证治》:"疳之为病,皆虚所致,即热者亦虚中之热,寒者亦虚中之寒,积者亦虚中之积,故治积不可骤攻,治寒不宜峻温,治热不可过凉。盖积为疳之母,而治疳必先去积,然遇极虚者而过攻之,则积未去而疳危矣!故壮者先去积而后扶胃气,衰者先扶胃气而后消之。书曰:壮人无积,虚则有之。可见虚为积之本,积反为虚之标也。"

疳证之分类,古来名目繁琐,有按五脏分类,即心疳、肝疳、脾疳、肺疳、肾疳是也。又有蛔疳、脑疳、干疳、脊疳、辜疳、丁奚疳、哺露疳、疳渴、疳劳、疳热、疳泻、疳痢、疳疟、眼疳、鼻疳、牙疳、疳肿胀等。陈氏将本病提纲挈领分为冷热虚实证,可谓执简驭繁。本卷示人尤应注重一"虚"字,疳证,初则可为热(多为虚热),终则必为寒(虚寒),虚乃为本,实乃为标。在治疗上,施攻施补,何主何次,何先何后,必须据证施治。一般来说,初期实证显著,应重在消积,辅以理脾;虚实之候相近者,可攻补兼施;后期或病初即虚象毕露者,则应补益脾土。也就是以标本兼顾,以本为重为治疗原则。

2.《幼幼集成·诸疳证治》:"十六岁以前,其病为疳,十六岁以上,其病为痨。"

3.《幼幼集成》:"有因幼少乳食,肠胃未坚,食物太早,耗伤真气而成者;有因甘肥肆进,饮食过餐,积滞日久,面黄肌削而成者;有因乳母寒热不调,或喜怒房劳之后乳哺而成者。有二三岁后,谷肉果菜恣食饮啖,因而停滞中焦,食久成积,积久成疳。复有因取积太过,耗损胃气。或因大病之后,吐泻疟痢,乳食减少,以致脾胃失养。"

4.《幼幼集成》:"久泄不止,胃虚成疳,此疳泻也。本方去芦荟、莪术、灵脂三味,加白术、茯苓、肉蔻、诃子各二钱,加人参三钱。"

5.《幼幼集成》:"究其病源,莫不由于脾胃。盖胃者,水谷之海也,水谷之精气为荣,悍气为卫,荣卫丰盈,灌溉诸脏。为人身充皮毛,肥膝理者,气也;润皮肤,美颜色者,血也。所以水谷素强者无病,水谷减少者病,水谷亡则死矣。凡病疳而形不魁者,气衰也;色不华者,血弱也。气衰血弱,知其脾胃必伤。"

五脏之中,脾胃确为本病之肇端,脾家乃疳证之本。故谓"究其病源,莫不由于脾胃。"在本病治疗中,《幼幼集成》也强调了调理脾胃的重要性。

十七、清代夏禹铸《幼科铁镜》:引起疳证的正虚因素

《幼科铁镜·辨疳疾》:"或因吐久、泻久、痢久、疟久、汗久、热久、咳久、疮久,以致脾胃亏损,亡津液而成也。"

小儿生理特点为"脾常不足肾常虚",久病体虚,特别是呕吐泻痢等直接损伤脾胃的疾病演化为疳,此即强调引起疳证的正虚因素。

十八、清代沈金鳌《幼幼释谜》:疳证形成之始因

1.《幼幼释谜》:"古称儿病,惊疳最大。惊得心肝,疳得脾胃。""童稚之时,病则为疳,弱冠而后,病成劳瘵,同出异名,惟年齿计,元气亏伤,气血虚惫,其原则一。"

2.《幼幼释谜》:"惟小儿,脏腑娇嫩,饱固易伤,饥亦为害,热则熏蒸,冷则凝滞。故疳之来,必有伊始。或幼厥乳,耗伤形气,此疳之根,积渐生蒂。或两三岁,乳食无制,此疳由脾。过饱反瘠,或喜生冷,甘肥黏腻,此疳由积。肠胃气闭,或母自养,一切无忌,喜怒油劳,即与乳吮,此疳由母。传气为庚,或因火余,亡行转泄,胃枯液亡,虚热渐积,此疳由医。"

疳证,是古来儿科多发病,尤以三岁左右婴幼儿常见。本证系指小儿运化失司,泌别吸受无权,致使液涸气衰,肌骨脏腑失荣,形体羸弱的慢性疾患。

(陈恋戈 王康惠 郑泽娜)

— 530 —

第七节 惊 风

惊风是小儿时期常见的急重病证，以临床出现抽搐、昏迷为主要症状。一般分为急惊风、慢惊风两大类。凡其病急骤，属阳属实者，统称急惊风；病久中虚、属阴属虚者，统称慢惊风。发病年龄以1～5岁多见。

本证西医学称为小儿惊厥。一般说来，急惊风多指高热惊厥、急性中毒性脑病、各种颅内感染等引起的抽搐；慢惊风则为代谢疾病与水电解质紊乱，颅脑发育不全与损伤、出血、缺氧，以及各种脑炎、脑膜炎、中毒性脑病恢复期出现的惊厥等。

惊风病名始见于宋代《太平圣惠方》，历代医家均有论述，对惊风的病因、病位、治法不断补充拓展，至清代夏禹铸《幼科铁镜》提出了"疗惊必先豁痰，豁痰必先驱风，驱风必先解热，解热必先祛邪"的论点，对临床有很重要的指导意义。

一、宋代钱乙《小儿药证直诀》：辨急慢惊，提出急惊治法

1.《小儿药证直诀·脉证治法·急惊》："小儿急惊者，本因热于心，身热面赤引饮，口中气热，大小便黄赤，剧则搐也，盖热甚则风生，风属肝，此阳盛阴虚也，故利惊丸主之，以除其痰热，不可用巴豆及温药大小下之，恐蓄热痰不消化也。小儿热痰客于心胃，因闻声非常，则动而惊搐矣。若热极，虽不因闻声及惊，亦自发搐。"

2.《小儿药证直诀·脉证治法·急惊》："凡急慢惊，阴阳异证，切宜辨而治之。急惊合凉泻，慢惊合温补……亦有诸吐利久不瘥者，脾虚生风而成慢惊。"

钱乙指出急惊的病位在心肝，慢惊的病位在脾胃，提出"急惊合凉泄，慢惊合温补"的治疗原则。急惊风以热证为主，以清热、豁痰、镇惊、息风为治疗原则。慢惊风因其多见于大病久病后，或因急惊未愈，正虚邪恋，虚风内动，或先天不足，后天失养，精、气俱虚，以致筋脉失养，风邪入络。临床表现以虚证为主，治疗上以补虚治本为法。

二、明代王肯堂《证治准绳》：热论虚实，证分逆顺，治则有后先

1.《证治准绳·幼科·急慢惊风总论》："大抵肝风心火二者交争，必挟心热而后发，始于搐，故热必论虚实，证先分逆顺，治则有后先。盖实热为急惊，虚热为慢惊，慢惊当无热，其发热者虚也。急惊属阳，用药以寒，慢惊属阴，用药以温。然又必明浅深轻重进退急涂之机，故曰热论虚实者此也……凡热盛生痰，痰盛生惊，惊盛生风，风盛发搐。治搐先于截风，治风先于制惊，治惊先于豁痰，治痰先于解热，其若四证具有，又当兼施并理，一或有遗，必生他证。故曰，治有先后者此也。纲领如此，若分三者言之，暴烈者为急惊，沉重者为慢惊，至重者肝风，木之克脾土，则为慢脾风矣。"

2.《证治准绳·慢惊》："慢惊阴重阳亏，诸经已虚，不宜通关，又凉其脏，亦作慢惊风……治法，大要审问源流施治，不可概曰慢惊证。"

王肯堂指出惊风须辨寒热虚实："实热为急惊，虚热为慢惊"。高热头痛、狂躁口渴、喉间痰多、二便俱闭、舌红、苔黄腻、脉数者为实热；虚烦疲惫、面色潮红、身热消瘦、手足心热、舌红、苔少者为虚热。治法上"急惊属阳，用药以寒，慢惊属阴，用药以温"。治则有后先，"治搐先于截风，治风先于制惊，治惊先于豁痰，治痰先于解热"。临床应根据辨证所得，风盛者速祛风镇惊，痰盛者急先化痰，热盛者给予清热。

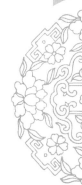

第十一章 儿科病证

三、元代曾世荣《活幼口议》:惊风痰热四证用药

《活幼口议·小儿惊风痰热四证》:"小儿有患惊风痰热四证如何用药?议曰:小儿有热,热盛生痰,痰盛生惊,惊盛作风,风盛发搐,又盛牙关紧急,又盛反张上窜,痰涎壅,牙关紧,风热极闭经络即作搐搦。涎壅胃口,闷乱不省,才入中腕,手足挛急,诸官窍不通,百脉凝滞。有退热而愈者,有治惊而愈者,有截风而愈者,有化痰通关而愈者,皆是依证用药,不可不究竟其所以受病。凡病在热,不可妄治痰;病在惊,不可妄治风;病在痰,不可妄治惊;病在风,不可妄治搐。凡治小儿病在惊,惊由痰热得,只可退热化痰,其惊自止。病在风,风由惊作,只可利惊化痰,其风自散;病在痰涎,急须退热化痰。若也有搐须用截风散惊,此乃谓医工至妙之道。若以意急曼治惊,痰不化,热亦不退,惊如何自止?化其痰热,若不退风,亦不散痰,如何去?是知不治之治所以治之之谓与!学者深可留心,操志于此一端。究竟无忘得失,乃谓之醇全通道而已矣。"

惊风发生的原因虽有所异,然其病机多由热盛生痰,痰盛生惊,惊盛作风,风盛发搐,这是一致的。单纯退热、治惊、截风、化痰仅是对症用药。正确的治法,当探病之根源,"病在惊,惊由痰热得,只可退热化痰,其惊自止;病在风,风由惊作,只可利惊化痰,其风自散;病在痰涎,急须退热化痰;若也有搐须用截风散惊"此乃至妙之道!

四、元代曾世荣《活幼心书》:惊风变证

《活幼心书·急惊》:"又有急惊天钓之后,变作潮热,手足逆冷,有似疟疾。盖因病愈之时,不善将护,外感风邪、乘虚而入经络、再未解散,以致如此。"

惊风之后,病发潮热似疟,此因病愈正虚时调护不当,风邪乘虚而入所致。

五、明代张景岳《景岳全书》:虚证当辨阴阳

1.《景岳全书·小儿则·惊风》:"惊风之要领有二:一曰实证,一曰虚证而进之矣。盖急惊者阳证也,实证也,乃肝邪有余而热生风,热生痰,痰热客于心膈间则风火相搏,故其形证急暴而痰火壮热者是为急惊,此当先治其标,后治其本。慢惊者阴证也,虚证也,此脾肺俱虚,肝邪无制,因而侮脾生风,无阳之证也。故其形气病气俱不足者是为慢惊,此当专顾脾胃以救元气。曼二者俱名惊风而虚实之有不同,所以急慢之名亦异。凡治此者不可不顾其名以思其义。"

张景岳指出辨别急惊慢惊之病性,"急惊者阳证也,实证也;慢惊者阴证也,虚证也"。

2.《景岳全书·惊风》:"盖阳虚则阴邪不散,而元气不复;阴虚则营气不行,而精血何来?所以惊风之重,重在虚证,不虚不重,不竭不危。此元精元气,相为并立,有不容偏置者也。故治虚之法,当辨阴阳,阳虚者宜燥宜刚,阴虚者宜温亦润。然善用阳者,气中自有水;善用阴者,水中自有气。造化相须之妙,既有不可混,又有不可离者如此。"

张景岳强调虚证当辨阴阳:凡面色苍白或苍黄、精神萎倦、嗜睡、四肢发冷、舌淡、苔薄者为阳虚;身热、消瘦、手足心热、肢体困惫、舌红、少苔为阴虚。治法上阳虚者宜燥宜刚,阴虚者宜温宜润。水气互化,善补者,必于气中求水,水中求气。

六、明代万全《幼科发挥》:惊痫

1.《幼科发挥·急惊风变证》:"此心病也,心主惊,惊久成痫。盖由惊风既平之后,父母玩忽,不以为虑,使急痰停聚,迷其心窍。或一月一发,或半年一发,或一年一发,发过如常。近年可治,久则不可治矣,宜服如神断痫丸治之。"

惊痫即由急惊风而致成痫证之简称。惊久成痫,间歇发作,当引起重视,以如神断痫丸

治之。如神断痫丸的药物组成为：黄连、白茯苓、石菖蒲、胆南星、珍珠、铁花粉、朱砂（飞）、甘遂。

2.《幼科发挥》："惊风后喑不能言，宜六味地黄丸加巴戟、远志、石菖蒲。"

惊风有诸多变证、兼证和后遗症。惊风后不能言，宜六味地黄丸加巴戟、远志、石菖蒲治之。

（曾研津　付仕强）

<h1 align="center">第八节　五 迟 五 软</h1>

五迟、五软是小儿生长发育障碍病证。五迟，指立迟、行迟、语迟、发迟、齿迟；五软，指头项软、口软、手软、足软、肌肉软。五迟、五软的症状既可单独出现，也可同时存在。常有先天禀赋不足，后天调护失当引起。由后天引起者，若症状较轻，治疗及时，常可康复；若先天禀赋不足引起者，证候复杂，病程较长，往往成为痼疾。

五迟、五软在古代医籍中早有记载，《诸病源候论·小儿杂病诸候》记述小儿"齿不生候""数岁不能行候""四五岁不能语候"。《保婴撮要·五软》首载五软症状，并指出病因"皆因禀五脏之气，虚弱不能滋养充达，故骨脉不强，肢体萎弱，源其要总归于胃"。随着医学的不断进步，现已认识到五迟、五软的病因除与先天肾精不足，后天脾胃虚弱有关外，尚与难产、窒息、产程过长以及药物损害等因素有关。

本病证泛指西医学所称的脑发育不全、脑性瘫痪、智能低下、维生素 D 缺乏等。

一、隋代巢元方《诸病源候论》：齿迟、发迟病因

《诸病源候论·小儿杂病诸候》："齿是骨之所终，而为髓之所养也，小儿有禀气不足者，髓即不能充于齿骨，故齿久不生。足少阴为肾之经，其血气华于发。若血气不足，则不能润悦于发，故发黄也。足少阴为肾之经，其华在发。小儿禀性少阴之血气不足，即发疏薄不生。亦有因头疮而秃落不生者，皆由伤损其血，血气损少，不能荣于发也。"

齿为骨之余，先天精气不足，髓失所养，故齿迟。肾者，其华在发，肾气不足，血不养发，故发迟。

二、宋代《小儿卫生总微论方》：语迟、发迟病因

《小儿卫生总微论方·五气论·心》："心气怯也，则性痴而迟语，发久不生，生则不黑。心主血，发为血之余，怯则久不生。心系舌本，怯则语迟也。"

心开窍于舌，心气怯则语迟及智能低下，心主血，发为血之余，心气怯则发迟。

三、宋代钱乙《小儿药证直诀》：龟胸、龟背成因

《小儿药证直诀·龟胸龟背》："肺热胀满，攻于胸膈，即成龟胸；又乳母多五辛亦成。儿生下客风入脊，逐于骨髓，即成龟背。"

肺热胀满成龟胸，风客骨髓成龟背。对龟胸、龟背的认识虽然形象，但欠全面。

四、宋代杨士瀛《仁斋小儿方论》：行迟病因及治法

《仁斋小儿方论·杂证·行迟证论》："骨者髓之所养，小儿气血不充，则髓不满骨，故软弱而不能行，抑或肝肾俱虚得之，肝主筋，筋弱而不能束也。地黄丸加牛膝、五加皮（酒炙）、鹿茸。"

行迟的病因为肝肾亏虚，髓不满骨，以地黄丸加减治之。

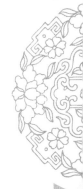

五、元代曾世荣《活幼心书·五软》：五软形成的为先天不足、后天失养

《活幼心书·五软》："爰自降生之后，精髓不充，筋骨痿弱，肌肉虚瘦，神色昏慢，又为六淫所侵，便致头项手足身软，是名五软。"

五软除了先天禀赋不足，还有因失于调养，感受六淫等后天因素造成。

六、明代万全《片玉心书》：行迟病因

《片玉心书·形声门》："行迟者何也？盖骨乃髓之所养，血气不足，则髓不满骨，故软弱不能行，此由肾与肝俱虚得之……加味地黄丸主之。"

精髓不足，骨髓不充，肝肾亏虚，筋骨失养导致行迟，以加味地黄丸治之。

七、明代王肯堂《证治准绳》：齿迟、龟胸成因及治法

1.《证治准绳·幼科·齿迟》："齿者，骨之所终而髓之所养也。小儿禀受肾气不足，不能上营，而髓虚不能充于骨，又安能及齿，故齿久不生也，地黄丸主之。"

肾主骨，生髓，齿为骨之余，精髓不足，骨髓不充，导致齿迟，以地黄丸主之。

2.《证治准绳》："张氏云：凡儿生至周岁三百六十日，膝骨成，乃能行。近世小儿多因父母气血不足，故令胎气不强，骨气软弱，筋脉无力，不能行步，鹿茸丹主之，曾经大效。"

肝肾不足，筋骨失养故行迟，可用鹿茸丹治疗。

3.《证治准绳》："张氏云：乳母乳儿，常捏去宿乳；夏常洗乳净，捏去热乳。若令儿饮热乳，损伤肺气，胸高胀满令儿胸高如龟，乃名龟胸。曾氏曰：此候因风痰停饮，积聚心胸，再感风热，肺为诸脏华盖，居于膈上，水气泛滥，则肺为之浮，日久凝而为痰，停滞心胸，兼以风热内发，其外证唇红面赤，咳嗽喘促，致胸骨高如复掌，名曰龟胸。治法宽肺化痰利膈，以除肺经痰饮。先用五苓散合宽气饮，入姜汁葱汤调

服，次清肺饮、雄黄散、碧玉丸、如意膏为治。若投前药愈而复作，传变目睛直视，痰涎上涌，兼以发搐，则难治矣。"

龟胸，又称鸡胸。王氏认为龟胸多因小儿饮食不节，痰热炽盛，复为风邪所伤，风热相搏所致。治宜清肺化痰为主，若"痰涎上涌"，则难治。

八、明代鲁伯嗣《婴童百问》：五软含义

《婴童百问·二十六问》："五软者，头软、项软、手软、脚软、肌肉软是也。"

五软为小儿生长发育障碍的疾病，又名软瘫，多发于6岁以内的小儿。

九、明代李梴《医学入门》：行迟疗法

《医学入门》："脚软行迟，乃骨髓不满，气血不充，筋弱不能束骨。宜肾气丸加牛膝、五加皮、鹿茸。五六岁不行者，羊角丸；三岁不能行者，用五加皮一两，牛膝、木瓜各五钱为末，每二钱，米饮入酒少许，调服。有脚趾蜷缩无力，不能伸展者，海桐皮散主之。"

行迟的治疗以滋养肝肾，补骨生髓为大法，肾气丸加味治疗，并根据不同年龄阶段选用牛角丸、五加皮等为末加米汤，有脚趾无力、不能伸缩的患儿，用海桐皮散治疗。

十、明代王大伦《婴童类萃》：行迟治疗大法

《婴童类萃·行迟论》："肾主骨，肝主筋。骨得髓则坚健，筋得血则流通。小儿脚软行迟，亦禀受胎气之不足耳，宜滋肾、益肝气、养血、补脾之药，何患乎不行也！"

王大伦提出行迟"滋肾、益肝气、养血、补脾"的治疗大法。

十一、明代薛铠、薛己《保婴撮要》：五脏虚弱为五软主要病因

1.《保婴撮要·五软》："五软者，头项手足肉口是也。夫头软者，脏腑骨脉皆虚，诸阳之气不足也。乃天柱骨弱，肾主骨，足少阴太阳

经虚也。手足软者,脾主四肢,乃中州之气不足,不能营养四肢,故肉少皮宽,饮食不为肌肤也。口软者,口为脾之窍,上下龈属手足阳明,阳明主胃,脾胃气虚,舌不能藏,而常舒出也。夫心主血,肝主筋,脾主肉,肺主气,肾主骨,此五者皆因禀五脏之气虚弱,不能滋养充达,故骨脉不强,肢体痿弱,源其要,总归于胃。盖胃水谷之海,为五脏之本,六腑之大源也。治法必先以脾胃为主,俱用补中益气汤,以滋化源。头项手足三软,兼服地黄丸。凡此证必须多用二药,仍令壮年乳母饮之,兼慎风寒,调饮食,多能全形。"

将五软病因分属五脏,五者皆因禀五脏之气虚弱,不能滋养充达。治疗上以补脾胃,滋养后天之本为关键,补中益气汤治之。

2.《保婴撮要》:"钱氏云:心之声为言,小儿四五岁不能言者,由妊母卒有惊动,邪乘儿心,致心气不足,故不能言也。有禀父肾气不足而言迟者;有乳母五火遗热闭塞气道者;有病后津液内亡,会厌干涸者;亦有脾胃虚弱,清气不升而言迟者。心气不足,用菖蒲丸。肾气不足,用羚羊角丸。闭塞气道,用加味逍遥散。津液内亡,用七味白术散。脾胃虚弱,用补中益气汤。"

语迟的病因是多种多样的,有妊母惊动,禀父肾气不足之先天因素,亦有乳母气道闭塞,病后伤津,脾胃虚弱之后天因素。针对这些病因,分别采用菖蒲丸、羚羊角丸、加味逍遥散、七味白术散、补中益气汤治之。

十二、清代吴谦《医宗金鉴》:五迟、五软病因及治法

1.《医宗金鉴·幼科心法要诀·杂证门·五迟》:"小儿禀来气血虚,筋骨软弱步难移,牙齿不生发稀薄,身坐不稳语言迟。加味地黄为主治,补中益气继相医,邪乘心气菖蒲好,血虚发迟苣胜宜。"

先天禀赋不足为五迟最为重要的病因,治疗上从补肾着手,以加味地黄丸滋养其血,再以补中益气汤调养其气,苣胜丹(当归、生地、

白芍、菟丝子、胡粉)荣其发,菖蒲丸镇其惊。

2.《医宗金鉴·幼科心法要诀·五软》:"五软者,谓头颅软、手软、足软、口软、肌肉软是也。头软者,项软无力也;手足软者,四肢无力也;肉软者,皮宽不长肌肉也;口软者,唇薄无力也。此五者,皆因禀受不足,气血不充,故骨脉不强,筋肉痿弱。治宜补气为主,先以补肾地黄丸,补其先天精气;再以扶元散,补其后天羸弱。渐次调理,而五软自强矣。"

五软皆因先天禀赋不足,气血不充,筋骨失养所致。治疗有先后,先补其先天,后补其后天,渐次调理。

十三、清代谈金章《诚书》:行迟之病因

《诚书·论行迟》:"骨属肾,肾亏则膝骨未成而行迟,此禀在先天者,十有一二,至若生下周岁内,重帷深闭,不见风日,与终日怀抱,筋骨未曾展舒,此后天珍惜太过,时有二三。又有离胎多病,与饮病乳,或过食肥甘,则疳症所侵,血气日愈,十有六七,缘证维育嗣知勖?"

行迟的病因有先天禀赋不足,后天喂养失宜等。长期日照不足,可引起气血虚弱,影响脾肾功能,乳汁为母体气血所化,为婴儿主要营养来源,若乳汁不健,喂养失宜,必然导致脾肾亏虚。

十四、清代陈复正《幼幼集成》:鸡胸、龟背认识的发展

《幼幼集成》:"鸡胸者,胸高胀满,形如复掌……肾主骨,风寒乘虚而入于骨髓,致精血不能流通,故成龟背……予按鸡胸有治,龟背乃不治之证。前人证治犹有未善……此证盖由禀父母精髓不足,元阳亏损者多有之……实因骨瘘不能支撑之故,岂风邪为患哉!此证百不一效,原无治法,而前人强立松蕊丹,反用麻黄、大黄、独活、防风一派攻伐之药,适足以速其殇也。若以鄙见,但当以六味地黄丸加上桂、鹿茸救其先天,复以四君、六君之类扶其胃气,或可以十中保一。"

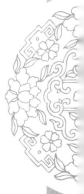

陈复正质疑前人认为风邪为鸡胸、龟背致病因素的观点，提出了骨痿之说。否定了前人使用攻伐药治疗的方法，提出当以六味地黄丸等养先天，复以四君、六君之类扶其胃气。

十五、清代张璐《张氏医通》：五迟五硬五软病因

《张氏医通·婴儿方·五迟五硬五软》：

"盖肾主骨，齿者骨之余，发者骨之荣，若齿久不生，生而不固；发久不生，生则不黑，皆胎弱也。良久父母精血不足，肾气虚弱，不能营养而然。若长不可立，立而骨软，大不能行，皆肝肾气血不行，筋骨萎弱之故。"

五迟五硬五软皆肝肾气血不行，筋骨萎弱之故。

（刘　艳　官泉生）

第九节　夏　季　热

夏季热是婴幼儿时期的一种特有疾病，以入夏后长期发热，口渴多饮，多尿，汗闭为特征。因发病于夏季，故名夏季热，又称暑热症。本病多见于3岁以下小儿，我国东南及中南地区多见，发病季节多集中在6、7、8月份，与气候有密切关系，气温愈高，发热愈重，秋凉之后，症状多能自行消退。有的患儿可连续发病数年，而次年发病的症状一般较上一年为轻，病程也较短。本病预后多为良好。

古代医籍中无此病名记载。与此相关的当属《临证指南医案》，清代叶天士在《临证指南医案·幼科要略》中提到小儿暑热证，与本病相似。对其病机，认为多因暑气熏蒸而发病，多伤气阴。辨治过程中，要注意区别是要及上焦肺胃里气阴、还是损伤下焦肾之阴阳。王氏清暑益气汤、竹叶石膏汤等治疗本病均有较好疗效。

本病西医学称暑热症。

一、宋代《小儿卫生总微论方》：立夏后发热勿吐下

《小儿卫生总微论方·诸身热论》："小儿于立夏之后，有病身热者，慎勿妄为吐下，但以除热汤浴之，除热粉粉之，赤摩膏涂之。除热汤，以白芷根苗、苦参等份为粗散，用清浆水煎，更入盐少许，以浴儿，浴毕用粉粉之。"

暑热伤津，伤气，小儿感受暑气，灼伤体内阴液，津亏热盛故发热。此时慎用吐下之法，吐下之后更伤津液。可以用清热甘凉的除热汤浴之，外用除热粉粉之，赤摩膏涂之。

二、清代叶天士《临证指南医案》：小儿暑热的主证、治法

《临证指南医案·幼科要略》："夏为热病。然夏至已前，时令未为大热，《经》以先夏至病温，后夏至病暑。温邪前已申明。暑热一症，幼医易眩。夏暑发自阳明。古人以白虎汤为主方。后贤刘河间创义乌，迥出诸家。谓温热时邪，当分三焦投药，以苦辛寒为主。若拘六经分症，仍是伤寒治法，致误多矣。盖伤寒外受之寒，必先从汗解，辛温散邪是已。口鼻吸入之寒，即为中寒阴病，治当温里，分三阴见症施治。若夫暑病，专方甚少，皆因前人略于暑详于寒耳。考古如《金匮》暑之因，而洁古以动静分中暑、中热，各具至理，兹不概述。论幼科病暑热夹别病有诸，而时不下外发散消导，加入香薷一味，或六一散一服。考本草香薷辛温发汗，能泄宿水。夏热气闭无汗，渴饮停水，香薷必佐杏仁，以杏仁苦降泄气，大顺散取义若此。长夏湿令，暑必兼湿。暑伤气分，湿亦伤气。汗则耗气伤阳，胃汁大受劫烁，变病由此甚多。发泄司令，里真自虚。张凤逵云：暑病首用辛凉，继用甘寒，再用酸泄酸敛，不必用下。可称要言不烦矣。然幼科因暑热蔓延，变

生他病。兹摘其概。"

叶天士提出"夏暑发自阳明",并指出暑湿兼感,暑伤气湿亦伤气津,治疗上首用平凉,继用甘寒,再用酸泄酸敛,并强调要防止蔓延生变。

三、清代吴谦《医宗金鉴》:伤暑治法

《医宗金鉴·幼科心法要诀·暑证门》:"伤暑受暑感寒风,无汗热渴面赤红,干哕恶心,腹绞痛,嗜卧懒食肢重疼。清散二香饮极效,气虚六合汤奏功,夹食恶食多吐泻,加味香薷法最灵。"

小儿夏月乘凉饮冷,外感风寒,邪滞肌表,故发热无汗,暑气灼伤肺胃之津,津亏内热故口渴饮水,面色红赤,湿伤脾胃,气机不畅,故干呕恶心,或腹中绞痛,嗜卧懒食。以二香饮外散肌表之寒邪,内化脾胃之湿滞,以六合汤补正祛邪,以加味香薷饮清热化湿,调理脾胃。

四、清代吴鞠通《温病条辨》:暑温兼寒的疗法

《温病条辨·解儿难》:"如夏月小儿,身热头痛,项强无汗,此暑兼风寒者也,宜新加香薷饮;有汗则仍用银翘散,重加桑叶;咳嗽则用桑菊饮;汗多则用白虎汤;脉芤而喘则用人参白虎;身重汗少则用苍术白虎,脉芤面赤多言,喘喝欲脱者,即用生脉散……病势轻微者,用清络饮之类……但分量或用四分之一,或用四分之二,量儿之壮弱大小加减之。"

暑温兼寒以新加香薷饮祛暑解表,清热化湿,根据症情及患儿体质适当加减使用。

五、清代王锡鑫《幼科切要》:暑热当辨阴阳虚实

《幼科切要·伤暑门》:"凡治伤暑证,最当辨其阴阳虚实。若外中热邪,内亦烦躁而热者,此表里俱热,方是阳症,治宜清热解暑。若脉虚无力,或为恶寒背寒,或为吐恶,或为腹痛泄泻,或四肢鼻尖微冷,或不喜冷茶冷水,或息促气短无力,皆阳中之阴也。凡见此类,但当专顾元气,四君子为主治,或理中汤加白芍。若虚寒甚者,则合时令而从证,火用桂、附、参等药,切不可因暑热之名,而热用寒凉解暑,则祸不可胜言矣。"

王锡鑫指出小儿暑热"最当辨其阴阳虚实。"其关于小儿伤暑证的论治,对小儿夏季热的治疗有参考价值。

（黄　明　张　静）

第十节　小儿水肿

小儿水肿是指体内水液潴留,泛溢肌肤,引起面目、四肢,甚则全身水肿的一种病证。好发于2～7岁小儿,根据其临床表现可分为阳水与阴水两大类。小儿水肿多以阳水为主。若治疗及时,调护得当,易于康复,预后一般良好,若为阴水者病程较长。

水肿一证,近代医家则进一步总结出其病因病机除与风寒在表,湿热郁蒸外,尚与瘀血、热毒有关,拓展了小儿水肿的临床证型及治疗原则。本病证主要指西医学所称的急性肾小球肾炎、肾病综合征。

一、隋代巢元方《诸病源候论》:小儿水肿病位在脾肾

《诸病源候论·小儿杂病诸候》:"小儿肿满,由将养不调,肾脾二脏俱虚也。肾主水,其气下通于阴。脾主土,候肌肉而克水。肾虚不能传其水液,脾虚不能克制于水,故水气流溢于皮肤,故令肿满。"

巢元方指出小儿肿满是脾肾俱虚所致,肾虚则气化无力不能传输水液,脾土虚弱不能克制水液,导致水气溢于皮肤导致肿满。

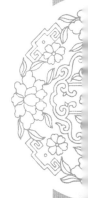

二、宋代《小儿卫生总微论方》：水肿危候及小儿水肿分类

《小儿卫生总微论方·肿病论》："小儿水肿有二：一者气肿，因脾胃虚而气攻腹，腹胀误行转药下之，致虚气上附于肺，行入四肢面目而作肿也，疝气亦然。二者水肿，因上焦烦渴，饮水无度，脾胃虚而不能约制其水，肾反乘脾，土随水行，上附于肺，肺主皮肤，脾主四肢，故水流走于四肢皮肤而作肿也。其则肾水漫浮于肺，则生大喘，为难治也。"

将小儿水肿分为两类，一曰气肿，因虚气上附于肺，肺失通调所致；一曰水肿，因肺、脾、肾三脏功能障碍，使水液运行失常所致。

三、金代张子和《儒门事亲》：小儿浮肿治法

《儒门事亲·通身浮肿》："夫小儿通身浮肿，是水气肿也。小便不利者，通小便则愈。《内经》曰：三焦闭塞，水道不行。水满皮肤，身体疹肿，是风乘湿之病。可用长流水加灯芯煎五苓散，时时灌之，更于不透风暖处频浴，汗出则肿消，肿消则自愈，内外兼治故也。"

引用内经治水肿的方法，即以发汗法治水肿。

四、元代朱丹溪《丹溪心法》：水肿治疗禁忌

《丹溪心法·水肿》："诸家只知治湿当利小便之说，执此一途，用诸去水之药，往往多死。又用导水丸、舟车丸、神佑丸之类大下之，此速死之兆。盖脾极虚而败，愈下愈虚，虽劫效目前，而阴损正气，然病亦不旋踵而至。"

朱丹溪认为诸医家在治疗水肿时往往拘泥于仲景治湿当利小便之说，用去水药治之，又有用导水丸、舟车丸、神佑丸之类大下之，此法是为仅仅治标之下策，无视患者正虚的本质，必然愈下愈虚，疾病痊愈遥遥无期。

五、明代张景岳《景岳全书》：治水者必先治气

1.《景岳全书·杂证谟·肿胀·水肿论治》："夫所谓气化者，即肾中之气也，即阴中之火也，阴中无阳则气不能化，所以水道不通，溢而为肿。故凡治肿者，必先治水，治水者，必先治气。"

肾司开合，肾气从阳则开，阳太盛则关门大开，水直下而为消；肾气从阴则合，阴太盛则关门常合，水不通而为肿。故治水者必先治气。

2.《景岳全书·杂证谟·肿胀·水肿论治》："凡水肿等症，乃肺、脾、肾三脏相干之病。盖水为至阴，故其本在肾；水化于气，故其标在肺；水惟畏土，故其制在脾。"

3.《景岳全书·杂证谟·肿胀·论证》："凡欲辨水气之异者，在欲辨其阴阳耳。若病在气分，则阳证阴证皆有之；若病在水分，则多为阴证。何也？盖水之与气，虽为同类，但阳王则气化，而水即为精；阳衰则气不化，而精即为水。故凡病水者，本即身中之血气，但其为邪为正，总在化与不化耳。"

现代医学认为，水肿是血管外组织间隙有过多的水液。水肿液的来源即是从血液中渗出。所以"故凡病水者，本即身中之血气"与现代病理学的认识是一致的。

六、明代王肯堂《证治准绳》：治水肿方药

《证治准绳·幼科·腹胀》："或病久小便不利，或四肢浮肿者，脾肺之气虚，不能通调水道，用金匮加减肾气丸主之。或手足逆冷，睡而露睛，脾胃虚寒也，用六君子加炮姜。手足不冷，睡而露睛，脾胃虚弱也，用六君子汤。"

小便不利，脾肺气虚者用金匮肾气丸加减补益脾肾；脾胃虚寒用六君子汤加炮姜温脾散寒。

七、清代李用粹《证治汇补》：水肿因势利导治之

《证治汇补·水肿》："治水之法，行其所无事，随表里寒热上下，因其势而利导之，故宜汗、宜下、宜清、宜燥、亦温，六者之中，变化无拘。"

水肿因势利导治之，治法不拘一格。

八、清代陈复正《幼幼集成》：肿满病因，水肿忌盐

1.《幼幼集成·肿满证治》："夫肿满之证，悉由脾胃之虚也。脾土喜燥而恶湿，因中气素弱，脾虚无火，故水湿得以乘之。而脾愈不运，则乳食凝而不化，停积于中，而肿满作焉。治肿者，当以脾胃为本，而以浮肿为标。"

脾主运化水湿，胃为水谷之海，肾为胃之关。所以水肿与脾、胃、肾三脏功能失调密切相关。

2.《幼幼集成·肿满证治》："凡小儿患病，切须忌盐，盐助水邪，服之愈甚。必俟肿消之后，以盐煅过，少少用之。"

提出水肿忌盐之说，与现代医学甚为合拍。

（张　静　邹小虎　郑泽娜）

第十一节　丹　痧

丹痧是一种痧毒疫疠之邪引起的急性传染病。临床以发热、咽喉肿痛溃烂、全身布满鲜红皮疹、疹后皮肤脱屑为特征。丹痧之称始见于清代顾玉峰《痧喉经验阐解》一书。丹者，取其疹色红赤如丹；痧者沙也，形容疹点琐碎如沙粒。以皮疹"红晕如尘沙""成片如云头突起"为特征而命名。还有"烂喉痧""喉痧""烂喉丹痧""疫喉痧"等名称。属瘟毒范畴。

本病主要发生于冬春季节，北方发病率高于南方，各年龄均可发病，以2～8岁儿童多发，6个月内婴儿很少发病，具有强烈传染性。西医学称此病为猩红热，它是乙型溶血性链球菌感染引起的急性传染病。

一、汉代张仲景《金匮要略》："阳毒"病

《金匮要略·百合狐惑阴阳毒证治》："阳毒之为病，面赤斑斑如锦文，咽喉痛，唾脓血。五日可治，七日不可治，升麻鳖甲汤主之。"

有人认为《金匮要略》记载的"阳毒"病，即是本病，但其描述的"面赤斑斑如锦文，咽喉痛，唾脓血"，亦不甚相符。中医称猩红热为丹痧，古代本无痧字，真正的"痧"字，直至宋代张杲《医说》中始见其字，张氏将一种类似伤寒而见皮肤疹点的疾病称为"痧"。

二、清代叶天士《临证指南医案·疫》：丹痧治法

《临证指南医案·疫》："疫疠秽邪，从口鼻吸受，分布三焦，弥漫神识，不是风寒客邪，亦非停滞里症。故发散消导，即犯劫津之戒，与伤寒六经大不相同。今喉痛、丹痧，舌如朱，神躁暮昏，上受秽邪，逆走膻中，当清血络，以防结闭，然必大用解毒，以驱其秽。"

丹痧的发病原因为感受痧毒疫疠之邪，邪从口鼻侵入人体，布散于体内三焦，全身透发出密集皮疹。治疗原则为清热解毒，凉血利咽。

三、清代陈静岩《疫痧草》：隔离治疗以防传染

1.《疫痧草》："兄发痧而预使弟服药，盍若兄发痧而使弟他居之为妙乎。"

指出丹痧的传染性，强调与其令未病之人预先服药不如将患者隔离以防传染。

2.《疫痧草》："发热邪欲达也，宜疏达之。

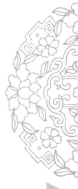

以有汗为吉,无汗为凶。

得汗虽吉,然汗后必得痧点渐足,喉痧渐退为吉。若不得汗,疫毒内郁,痧点无自可达。若一味疏达,则更无汗,痧隐,喉烂甚,而神机呆,注注不治。

发热可驱邪外出,有汗为吉象。得汗后,疹出透达,喉痧渐退为吉。

四、清代《疡医心得·论烂喉丹痧》:丹痧病位,丹痧为时行病

《疡医心得·论烂喉丹痧》:"天行疫疠,长幼传染,外从口鼻而入,内从肺胃而发。"

丹痧因痧毒疫疠之邪从口鼻侵入人体,蕴于肺胃二经而发病。为时行传染病。

五、清代《吴医汇讲·祖鸿范》:丹痧疗法

《吴医汇讲·祖鸿范》:"夫丹痧一症……解表清热,各有所宜,治之得当,愈不移时,治之失宜,祸生反掌,无非宣散、宣清之两途也……再此痊愈后,每有四肢酸痛,难以屈伸之状,盖由火烁阴伤,络失所养,宜进滋阴。"

在治疗丹痧病程中解表清热,各有所宜,病愈后仍要养阴清热。

（黄　明　梁志媚）

第十二节　痄　腮

痄腮是因感受风温邪毒,壅阻少阳经脉引起的时行疾病。以发热、耳下腮部漫肿疼痛为临床主要特征。中医称为痄腮,民间亦有称为"鸬鹚瘟""蛤蟆瘟"。西医学称为流行性腮腺炎。本病一年四季都可发生,冬春易于流行。学龄儿童发病率高,能在儿童群体中流行。一般预后良好。少数儿童由于病情严重,可出现昏迷、惊厥变证,年长儿如发生本病,可见少腹疼痛、睾丸肿痛等症。

痄腮的病名首见于金代,《疮疡经验全书·痄腮》记述:"此毒受在牙根耳聤",通过肝肾气血不流,壅滞颊腮,此是风毒肿。指出了本病的病因和病机特点。明代《外科正宗·痄腮》进一步阐明:"痄腮乃风热湿痰所生,有冬温后天时不正,感发传染者,多两腮肿痛,初发寒热。"并提出内服柴胡葛根汤,外敷如意金黄散的治疗方法,具有较大的临床意义。

一、《黄帝内经》:"颔肿"的提出及针灸疗法

1.《灵枢·经脉》:"小肠手太阳之脉……是动则病嗌痛、颔肿。"

2.《素问·至真要大论》:"岁太阳在泉,寒淫所胜,则凝肃惨栗。民病少腹控睾引腰脊,上冲心痛,血见,嗌痛颔肿。"

《黄帝内经》的"颔肿"可看作是痄腮的早期记载,《黄帝内经》最早记载了痄腮邪毒引睾腹所致的变症。在古籍中有关颔肿的针灸治疗,则早见于《黄帝内经》。

二、隋代巢元方《诸病源候论》:痄腮的病因病机

《诸病源候论·小儿杂病诸候·喉痹候》:"喉痹,是风毒之气,客于咽喉之间,与血气相搏,而结肿塞,饮粥不下,乃成脓血。若毒入心,心即烦闷懊恼,不可堪忍,如此者死。"

痄腮是指以耳下腮部肿胀热痛为主要特征的一种急性疾病。巢元方认为本病乃风温病毒,自口鼻侵入少阳胆经,致使少阳经脉失和,气血瘀滞,运行不畅,凝集于腮颊所致。当机体抵抗力不足时,易感受邪毒,由表入里,壅阻少阳,正邪相争,故见寒热交作,烦躁不安,腮部漫肿,但无脓液,是为风温邪毒,郁阻少阳经络所致。

三、宋代刘昉《幼幼新书》:痄腮的临床表现及病机

《幼幼新书·咽喉肿痛》:"浑身壮热,耳边连珠赤肿,喉中或结肉瘤,为诈风壅,因积热冲上。"

刘昉在《幼幼新书》中对痄腮病记载较为详细,在卷34"咽喉肿痛"篇引录茅先生的论述。治疗上主张先"略吐风涎",次调理脾胃,接着用清热解毒之剂治其病本。另外,他还运用了"葱涎膏"敷局部。

四、元代窦汉卿《疮疡经验全书》:风毒引起痄腮

《疮疡经验全书·痄腮》指出:"此毒受在耳根耳亭,通于肝肾,气血不流,壅滞颊腮,是风毒证。"

窦汉卿在《疮疡经验全书》中首先确立了"痄腮"的病名,不但指出了痄腮的确切病位,还分析了温毒可通于肝肾,产生气血不和诸病的病理变化。冬春之季,风温邪毒经口鼻而入,循经袭于少阳,郁而不散,经脉壅滞,气血运行受阻,瘀聚耳下,结于腮部。故耳下腮部漫肿而酸胀作痛,发为痄腮。

五、元代曾世荣《活幼心书》:痄腮的病因病机

《活幼心书·风毒》:"风毒者,因惊风之后,风从气行,血从气使毒气蓄于皮肤,流结而为肿毒,遂结成顽核赤色,多在腮颊之间或耳根骨节之处。"

曾世荣认为外感风温邪毒,从口鼻而入,壅阻少阳经脉,郁而不散,结于腮部而发为该病,以发热、耳下腮部漫肿疼痛为其临床主要特征。所谓风毒,是说风邪易袭阳经,伤人体上部及体表。

六、明代陈实功《外科正宗》:痄腮的病因病机及治疗方药

1.《外科正宗·痄腮》:"痄腮乃风热湿痰

所生。有冬温后天时不正感发传染者,多两腮肿痛,初发寒热,以柴胡葛根汤散之,外敷如意金黄散。"

2.《外科正宗·痄腮》:"痄腮乃风热,湿热痰所生。"

陈实功指出了痄腮具有传染性。"有冬温后天时不正感发传染者"多也。故医家对本病的发生多责之阳明、少阳外感风温、内蕴痰热,二者相互搏结,蕴热毒于阳明、少阳之络,生于耳下而发此病。故临床多见患者耳垂一侧或两侧漫肿、胀痛,张口不利,咀嚼不爽,或发热恶寒、心烦作呕、舌红、苔薄黄或腻,脉浮数或滑数。陈实功提出内服柴胡葛根汤,外敷如意金黄散的治疗方法。柴胡葛根汤中,柴胡、葛根、黄芩解郁、退热、泻火解毒为治疗少阳要药。石膏、天花粉清热降火、除烦止渴。升麻、连翘清热解毒、消痈散结、疏散风热。桔梗、甘草解毒止痛、排脓、引药上行为引经药。以上诸药合用,共奏解郁退热、解毒消肿之效。如意金黄散清热解毒、散结消肿、止痛,用于疮疡肿痛、痈疽发背、丹毒、乳痈及无名肿毒等,是治疗腮腺炎很好的方剂。

七、明代秦景明《幼科金针》:痄腮的发病原因及其传染性

《幼科金针·痄腮》:"此症乃四时不正之气,感而发之也。如春时应暖反寒,夏时应热反凉,秋时应凉反热,冬时应寒反温,非其时而有其气。感之者,寒热交作,以致项前结肿,状若鳗肿,故名之。极易传染。"

秦景明认为痄腮为风温邪毒致病,在温暖多风的春季及应寒反热的冬季,极易引起传播流行。现代医学研究表明,痄腮是腮腺炎病毒侵犯了口腔中的腮腺而引起的一种急性呼吸道传染病,主要发病于冬、春季节。这种病传染性很强,病毒可通过唾液飞沫和直接接触传染。

八、清代吴鞠通《温病条辨》:痄腮的临床表现、治疗方药

《温病条辨·上焦篇》:"温毒咽痛喉肿,耳

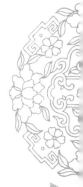

前耳后肿,颊肿,面正赤,或喉不痛,但外肿,甚则耳聋,俗名大头温、虾蟆温者,普济消毒饮去柴胡、升麻主之。"

吴鞠通指出了痄腮的俗称有"大头温""虾蟆温",并详细描述了其临床表现。痄腮的发病原因,由于感受外邪,挟肝胆之火与阳明胃热上攻,风热相搏,流连于经络之间,气血运行受阻,两腮部故见漫肿胀痛,恶寒发热,头痛,精神、食欲不振。甚则神志模糊,恶心呕吐,咀嚼、吞咽困难,两耳重听。此系邪热客于肝胆,上循两耳所致。普济消毒饮系元代名医李东垣所创,主治大头瘟疫,后为治疗时毒疫疠的常用方剂。吴鞠通用该方去柴胡、升麻治疗痄腮。

九、清代陆以湉《冷庐医话》:痄腮的病因病机及临床表现

《冷庐医话·杂病》:"痄腮之症,初起恶寒发热,脉沉数,耳前后肿痛,隐隐有红色,肿痛将退,睾丸忽胀。亦有误用发散药,体虚不任大表,邪因内陷,传人厥阴脉络,睾丸肿痛,而耳后全消者。盖耳后乃少阳胆经部位,肝胆相为表里,少阳感受风热,邪移于肝经也。"

陆以湉指出了痄腮发病的两个原因:一是外感风温邪毒;二是正气虚弱,是本病发生发展的主要原因。小儿肺常娇嫩,卫外不足,极易遭受外邪侵袭,邪阻少阳,正邪相争,正虚而不能抗邪于外,邪聚于耳后,发为腮部肿胀。当温毒侵袭,热毒炽盛,因少阳与厥阴相表里,疫毒可由胆及肝,循厥阴之脉郁结于阴器,甚或引动肝风,症见高热、项强、抽搐、昏迷、腮部漫肿、局部灼热,是为毒陷心肝。足厥阴之经脉循少腹绕阴器,温毒蕴结厥阴不散,可症见少腹疼痛、睾丸肿痛。现代研究认为,痄腮(流行性腮腺炎)是一种病毒感染的疾患,本病病毒喜欢侵犯有活性的腺体,睾丸为男性的性腺体,活性强,所以睾丸炎为流行性腮腺炎在生殖系统的主要并发症,约20%的"痄腮"患者并发睾丸炎。

十、清代高秉钧《疡科心得集》:痄腮的病因病机、临床表现及治疗方法

《疡科心得集·辨鸬鹚瘟耳根痈异证同治论》:"夫鸬鹚瘟者,因一时风温偶袭少阳,脉络失和。生于耳下,或发于左,或发于右,或左右齐发。初起形如鸡卵,色白濡肿,状若有脓,按不引指,但酸不痛,微寒微热,重者或憎寒壮热,口干舌腻。初时则宜疏解,热盛即用清泄。或挟肝阳上逆,即用熄风和阳。此证永不成脓,过一候自能消散。"

高秉钧认为痄腮外因于风温时毒之邪,内因于积热蕴结,壅阻少阳之络,引动在里之伏热,胆胃之火随经络循行,上攻于腮颊,致使少阳经脉失和,气血运行不畅,凝聚局部而见高热,腮下漫肿,坚硬疼痛。治疗痄腮,重在清热解毒。痄腮轻证,多属疾病初起,温毒在表,治以疏风清热为主;若热毒壅结者,是属痄腮重证,治以清热解毒;若临床产生变证,如内陷心肝,或引睾窜腹,则宜结合平肝息风或疏肝通络等方法。

十一、清代冯兆张《冯氏锦囊秘录》:痄腮重、轻证的治疗方法

《冯氏锦囊秘录》:"痄腮肿胀者,重则磁锋刺去恶血,轻则或涂或点,次投汤剂,散风清热,解毒消痰。"

痄腮,无发热或发热不甚,腮肿轻微,无明显张口困难为轻证;高热不退,腮肿明显,胀痛拒按,张口困难者为重证。冯兆张提出痄腮重证用"磁锋去恶血"的方法;轻证则外涂膏药,并服"散风清热、解毒消痰"的汤药。"磁锋"砭法是《幼幼集成》中提出的小儿丹毒的刺血疗法:"用上清磁器,轻轻敲破,取其锋锐者一枚,将箸头劈破,横夹磁针,露锋于外,将线扎紧。以磁锋正对丹毒之处,另以箸一条,于磁锋箸上轻轻敲之,其血自出。"

(刁建新　陈　润　官泉生)

第十三节 顿 咳

顿咳，又名时行顿呛、顿嗽、鸬鹚咳、时气嗽、时行嗽、天哮呛、疫咳，是小儿时期常见的呼吸道传染病之一。起病初期，先有表寒或卫分证，以后则出现阵发性痉挛性咳嗽，咳嗽末了常伴有特殊的吸气吼声。如不及时治疗，病程可拖延至三四个月之久，故又有百日咳之称。顿咳好发于冬春季节，以5岁以下小儿最易发病，年龄愈小，则病情大多愈重，10岁以上则较少罹患。病程愈长，对小儿身体健康影响愈大。典型的顿咳与西医学百日咳相符。近年来，由于广泛开展百日咳菌苗预防接种，百日咳发病率已大为下降。

本病在古代医籍中有不少类似记载，如《素问·咳论》已有有关症状描述："久咳不已，三焦受之……此皆聚于胃，关于肺，使人多涕唾而面浮肿气逆也"。明代秦景明《幼科金针·天哮》记载："天哮者……若见血面青，饮水无度，吐脓腥臭，喉痹失声，惊痫皆至者，俱为不治。"更确切地描述了本病症状表现，并指出本病的传染性。在中医学的历代文献中积累了有关本病的许多丰富宝贵的资料，至今仍有重要的临床意义。

一、唐代孙思邈《备急千金要方》：顿咳的临床表现

《备急千金要方·少小婴孺方》："小儿咳，日中差，夜甚，咳不得息，不能复啼。"

孙思邈的这段描述，与顿咳的临床表现颇为相近。该病发病前1～3周有与顿咳患者接触史。初起类似感冒，但咳嗽日渐剧增，日轻夜重。其典型咳嗽为阵发性痉挛性咳嗽，连续十几声至数十声，最后作一长吸气，发出高音调鸡鸣样回音，吐出痰涎后咳嗽方暂止。

二、元代朱丹溪《幼科全书》：顿咳及危证

《幼科全书·小儿嗽喘门》："如咳久连声不已，且口鼻俱出血者，治法以茅根汤主之，甚效……小儿咳嗽日久，一连百数十声不止，昼夜如此，面色㿠白，目光无神采，气急痰壅，体虚发热，至此则不治。"

朱丹溪的这段描述系顿咳的部分症状记述。由于疫邪化热化火，痉咳期以痰火胶结、肺气上逆之证为多。若痰火犯肝则肝郁化火，火木刑金，症见两胁胀痛、目赤流泪，甚则目睛出血、痰中带血、鼻衄等。恢复期为久咳伤肺，邪衰正虚；正虚表现为肺脾气虚和肺阴不足两证。肺脾气虚者兼痰浊留恋，症见面白气弱、易自汗出、咳嗽无力、痰液稀薄、纳呆神疲、舌淡苔白、脉象沉细而弱；肺阴不足者常兼痰热留恋，症见面色潮红、神烦口干、干咳少痰或无痰、皮肤干燥、消瘦盗汗、舌红苔少无津、脉象细数。

三、元代曾世荣《活幼心书》：顿咳的病理因素

《活幼心书·卷中·咳嗽》："有一症，咳嗽至极时，顿呕吐乳食，与痰俱出尽方少定，此名风痰壅盛。"

曾世荣认为顿咳的病理因素为"风痰壅盛"。本病的病因有外因疫邪、内因伏痰，疫邪初犯虽有兼寒兼热之属性不同，但疫邪暴烈，化火尤速，因此在发病之后经过较短时间的肺卫表郁阶段后，即进入风痰壅盛，痰火胶结阻滞肺道的病理阶段。痰火者痉咳剧烈，痰涎黏稠，面赤唇红，舌红苔黄。痰火者往往内扰，犯胃则胃火上炎，胃气上逆，症见呕吐剧烈。痰火胶结是造成肺气上逆的病理因素，故见症痉

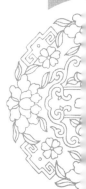

咳阵作,连咳不已,必待吐出痰涎方得肺道稍畅而暂止。

四、明代沈时誉《治验》:顿咳的临床表现及其病机

《治验·顿咳》:"顿咳一症,古无是名,由《金镜录》捷法歌中,有'连声咳嗽,黏痰至之'一语,俗从而呼为顿咳。其嗽亦能传染,感之则发作无时,面赤腰曲,涕泪交流,每顿嗽至百声,必咳出大痰乃住,或所食乳食尽皆吐出乃止;咳之至久,面目浮肿,或目如拳伤,或咯血,或鼻衄……此症最难速愈,必待百日后可瘥。"

沈时誉考证了"顿咳"的来历,认为本病主要是外感时行疫疠之气,侵入肺系,肺气不宣,酿液成痰,痰阻气道,肺失清肃,则肺气上逆而痉咳阵作。若咳出痰涎,则气道通畅,气机流行,故痉咳暂止。痉咳发作期,症见阵发性痉咳,伴有鸡鸣样回吼声;因气机失调,血行不畅,而见咳时面红耳赤,涕泪俱下,弯腰曲背,昼轻夜重;若痰火犯胃,则胃火上炎,胃气上逆,呕吐痰食;犯肝则肝郁化火,木火刑金,症见眼肿目赤,鼻衄,痰中带血等;肺失治节,水道失调,水液潴留则见面目浮肿。

五、明代秦景明《幼科金针》:天哮的临床表现及治疗方法

《幼科金针·卷上·天哮》:"夫天哮者,上古之书,从无定见方。今治法亦属混淆,其何故也? 盖因时行传染,极难奏效。其症嗽起连连,而呕吐涎沫,涕泪交流,眼胞浮肿,吐乳鼻血,呕衄睛红。治法降火清金,消痰驱风,以启云抱龙丸主之。若涎久,便当保肺清金,以款冬花寡敛不足之金,此大略也。但已成天哮者,先服发散表邪之剂,次进启云抱龙丸。若嗽而见血者,熟灵脂、柏子仁、胡桃肉共为末,茅根汤调服。若见呕血面青,饮水无度,吐脓腥臭,喉痹失音,惊痫皆至者,俱为不治。"

秦景明《幼科金针》称本病为天哮,认为时邪袭于肺卫,束于肺部,肺失清肃、痰浊阻于气道,肺气不能通达,病久邪热稽留,以致上逆顿咳。百日咳为时行疫邪犯肺,阻于气道而肺气上逆所致。以阵发呛咳,咳后有鸡鸣样回声为主要表现的疫病类疾病。初起类似感冒表现,咳嗽日渐加剧,昼轻夜重,呈阵发性痉咳,咳后有深长吸气发出鸡鸣样回声,痉咳时涕泪俱下,面青唇紫,待吐出白色泡沫痰后阵咳缓解,或咳呕并作,声嘶。可有颜面、眼睑浮肿、痰中带血、白睛溢血、鼻衄、皮下紫斑、舌系带溃疡等症。秦景明所描述的顿咳临床表现属于顿呛中期,病邪由表入里,郁而为热,治应"降火清金,消痰驱风"。久咳伤肺,涎久伤阴,所以咳涎日久,应清燥热,养气阴,即秦景明所云"保肺清金"。若咳嗽见血,则用一些止血、温肺、补阴之品。还提出了天哮不治证的临床表现:"呕血面青,饮水无度,吐脓腥臭,喉痹失音,惊痫皆至者"。

六、清代高士宗《医学真传》:顿咳的病机、治疗方法及误治

1.《医学真传·咳嗽》:"周身八万四千毛窍,太阳膀胱之气应之,以合于肺;毛窍之内,即有络脉之血,胞中血海之血应之,以合于肝。若毛窍受寒,致胞血凝滞,其血不能渗渗于皮毛络脉之间,气不煦而血不濡,则患顿呛。"

2.《医学真传·咳嗽》:"咳嗽俗名曰呛,连嗽不已,谓之顿呛。顿呛者,一气连呛二、三十声,少则十数声,呛则头倾胸曲,甚则手足拘挛,痰从口出,涕泣相随,从胸膺而下,应于少腹,大人患此,如同哮喘;小儿患此,谓之时行顿呛。不服药至一个月亦愈……若一月不愈,必至两月,不与之药,亦不丧生。若人过爱其子,频频服药,医者但治其气,不治其血;但理其肺,不理其肝,顿呛未已,又增他病。或寒凉过多而呕吐不食,或攻下过多而腹满泄泻,或表散过多而浮肿喘急,不应死而死者不可胜计矣。婴儿顿咳初起,但当散胞中之寒,和络脉之血,如香附、红花、川芎、归、芍之类可用;其内寒呕吐者,干姜、吴萸可加;表里皆虚者,芪、术、参、苓可用。因病加减,在医者之神明。苟

不知顿呛之原，而妄以前、杏、苏、枳、桔、抱龙丸辈，清肺化痰，则不可也。"

高士宗对顿呛之说，更为详备。不特述其症状较详，而申言误治之害，诚属洞中肯綮。高士宗认为婴儿顿咳初起是由于毛窍受到了寒邪的侵袭，"胞血凝涩"所致，故"但当散胞中之寒，和络脉之血"，所以应该用入肝经理血之药，如香附、川芎、红花、当归、白芍等。小儿患顿咳，可不经治疗，一至两个月就能痊愈。但是如果因为父母的溺爱，一定要求服药止咳，而妄用白前、苦杏仁、黄芩、枳壳、桔梗、抱龙丸等药，只理其肺而不理其肝，或者误用寒凉泻实之药，反而使病情加重，甚至导致死亡。

七、清代沈金鳌《沈氏尊生书》：顿咳的临床表现、病机

《沈氏尊生书》："气喘息高，连声不止，甚至咯血，或呛出饮食，此毒归于肺，肺叶焦举也，名曰顿嗽。"

沈金鳌对顿咳的叙述亦甚恰当。他指出顿咳的临床表现为"气喘息高，连声不止，甚至咯血，或呛出饮食"。顿咳典型症状即阵发性痉挛性咳嗽，连续十几声至数十声，最后作一长气，发出高音调鸡鸣样回音。他认为该病的病机为"毒归于肺，肺叶焦举"，即外感时行疫疠之气，侵入肺系，肺气不宣，酿液成痰，痰阻气道，肺失清肃，则肺气上逆而痉咳阵作。

八、清代吴鞠通《温病条辨》：顿咳的治疗方药及大黄的误用

《温病条辨·解儿难·疹论》："凡小儿连咳数十声不能回转，半日方回如鸡声者，千金苇茎汤合葶苈大枣泻肺汤主之。近世用大黄者，杀之也。盖葶苈走肺经气分，暑兼走大肠，然从上下降，而又有大枣以载之，使不急于趋下。大黄则纯走肠胃血分，下有形之滞，并不走肺，徒伤其无过之地故也。"

千金苇茎汤（苇茎、薏苡仁、桃仁、冬瓜子）之疏利气血可用于肺痈初起，形寒身热，口干、咳嗽、胸痛、脉滑数者。葶苈大枣泻肺汤出自

《金匮要略》，由葶苈子、大枣组成，功效为泻肺行水，下气平喘，为泻肺的峻剂，主治痰涎壅盛、咳喘胸满、肺实气闭的实证，用于肺实壅塞、喘不得卧之重症。吴鞠通批评了误用大黄泻肺实的错误观点，他认为，虽然大黄和葶苈子均为苦寒泻实之品，但是大黄却不能代替葶苈子用于泻肺热。葶苈子归肺经、膀胱经，使热邪从上至下而泻之，加上大枣缓急，而不至于峻下伤正。而大黄归脾经、胃经、大肠经却不归肺经，直接走胃肠血分，荡涤胃肠积滞，不但没有真正祛除肺经实热，还徒伤胃肠。

九、清代许豫和《许氏幼科七种》：顿咳的病程

《许氏幼科七种·治验顿嗽》："每顿至百声……遂以此症最难速愈，必待百日后可全。"

治疗顿咳的关键，一是早期发现，早期治疗；二是对于已进入痉咳时期病例能否采取高效、速效的治则方药以制止痉咳、缩短自然病程。对此，许豫和提出顿咳"最难速愈，必待百日后可全"的观点。现代医学已证明，抗生素虽能杀死百日咳杆菌，却不能缩短病程。目前，国外虽用百日咳免疫球蛋白，仍不能缩短病程。

十、清代赵学敏《本草纲目拾遗》：鸬鹚涎治疗顿咳

《本草纲目拾遗·卷九中·禽部》："鸬鹚涎治顿咳，俗称顿呛，从小腹下逆上而咳，连嗽数十声，少住又作，甚或咳发比呕，牵掣两胁，涕泪皆出，连月不愈者，用鸬鹚涎滚水冲服，下咽即止。"

赵学敏的《本草纲目拾遗》提出用鸬鹚涎治疗顿咳。鸬鹚涎为鸬鹚科动物鸬鹚的口涎。《中国医学大辞典》就收录了鸬鹚涎丸，用于小儿百日咳。其药物组成为苦杏仁、栀子（炒黑）、石膏、蛤壳、天花粉各60g，牛蒡子90g，甘草12g，麻黄24g，青黛、射干各30g，细辛15g；共研细末，鸬鹚涎90g，加蜜为丸。

（胡竹平　陈玲玲　陈　润）

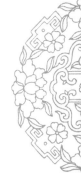

第十四节 胎 黄

胎黄为婴儿出生后数天皮肤面目出现黄疸,因与胎禀因素有关,故称"胎黄"或"胎疸"。多因妊娠时母体湿热熏蒸于胎所致。胎黄分为生理性与病理性两类。生理性胎黄大多在婴儿出生后2~3天出现,4~6天达高峰,7~10天消退,早产儿持续时间较长,除有轻微食欲不振外,一般无其他临床症状。若婴儿出生后24小时内即出现黄疸,3周后仍不消退,甚或持续加深,或消退后复现,均为病理性黄疸。

早在隋代对胎疸的病因、症状已有论述。其名出于《诸病源候论·小儿杂病诸候·胎疸候》;《幼科释谜》亦有"胎黄"之名。新中国成立以来对各种不同原因引起的胎黄进行了系统的临床观察与研究,在应用中药治疗与预防病理性胎黄方面均取得重要的进展。西医学称胎黄为新生儿黄疸,包括了新生儿生理性黄疸和血清胆红素增高的一系列疾病,如溶血性黄疸、胆道畸形、胆汁淤阻、肝细胞性黄疸等。

一、隋代巢元方《诸病源候论》:胎黄的病因病机

《诸病源候论·小儿杂病诸候二·胎疸候》:"小儿在胎,其母脏气有热,熏蒸于胎,至生下小儿,体皆黄,谓之胎疸也。"

巢元方在《诸病源候论》中对胎疸的病因、症状已有论述,提出其病因为"其母脏气有热,熏蒸于胎",症状为"至生下小儿,体皆黄"。小儿脏腑娇嫩,形气未充,脾运不健,感受湿热之邪未能输化,郁结于里,熏蒸肝胆,以致胆液外泄,透发于外,而为皮肤面目发黄。

二、宋代钱乙《小儿药证直诀》:胎黄的病因病机

《小儿药证直诀·黄相似》:"又有自生而黄者,胎疸也。古书云:诸疸皆热,色深黄者是

也。若淡黄兼白者,胃怯、胃不和也。"

钱乙此段对胎疸的描述与现代疾病中的婴幼儿肝炎综合征很相似。绝大多数的婴儿肝炎综合征中的普通型,几乎都表现为湿热偏重。出生即黄,或出生2周前后发黄,大便色黄或黄白相兼,常伴夜间排便,尿黄,纳乳可,溢乳,烦躁,夜啼,腹膨胀,肝脾或可触及,舌苔多近正常,或舌质偏红,指纹紫红。该病中医辨证见明显黄疸外,烦躁、夜啼应属心热内盛之象,而大便夜间反多,在传统中医儿科理论中应属于食滞内积之症。但此类母乳喂养的新生儿,应不存在喂养不当造成的食积等因素,因此这种类似食积症状,实际上就是胎中所受的湿热毒邪积滞于胃肠道的表现,缘其湿热之邪伏于阴分,故每于夜间气行于阴分之时而便次(或量)增多。中药治疗除以清热利湿为主,还应着重解毒消滞、行血。

三、宋代刘昉《幼幼新书》:胎黄的病因病机

《幼幼新书》:"儿在胎,母藏气熏蒸于胎,至生,体皆黄,为胎疸。"

刘昉认为胎疸是由母体藏气熏蒸所致,是受之于母体的。但是这种受之于母体的"藏气",当然不是五藏之正气,所以古人在论述其病因时,明确地提出了"胎气"说。《医宗金鉴》说:"孕妇湿热太盛,小儿在胎受母热毒,故生则有是症也。"胎毒说是中医儿科病因学的一个鲜明特色,对团体的预防性干预,可有益于胎黄的发生。

四、宋代《小儿卫生总微论方》:胎疸病因病机

《小儿卫生总微论方·黄疸论》:"有自生下,面身深黄者,此胎疸也。因母脏气有热,熏

蒸于胎故也,经言诸疸皆热,色深黄者是也。"

《小儿卫生总微论方》认为新生儿黄疸多因湿热郁积肝胆兼有血瘀所致。由其母亲妊娠期间感受湿热之邪,或过食脂腻辛辣厚味,湿热内生,蕴结于里,湿热熏蒸,传于胎胞,致小儿禀赋不足湿热蕴郁肝胆,使肝胆不能疏泄,气滞血瘀,血脉阻滞,运行不畅,胆汁外泄,溢于肌肤。

五、元代朱丹溪《幼科全书》:胎黄之阳黄的症状表现及病因病机

《幼科全书·胎疾》:"凡小儿生下遍身面目皆黄,状如金色,身上壮热,大便不通,小便如栀子汁,乳食不思,此胎黄也。因孕母受热而传于胎,以地黄汤治之。"

朱丹溪这段描述的是阳黄,为湿热熏蒸所致,症见面目皮肤发黄,色泽鲜明如橘,哭声响亮,不欲吮乳,或有发热、大便秘结、小便深黄、舌质红、苔黄腻。本证由孕母湿热内蕴,传于胎儿所致,为病理性黄疸最常见证候。起病急,全身及舌苔症状均显示湿热壅盛之象。新生儿溶血性黄疸及肝细胞性黄疸多表现为此证。

六、元代曾世荣《活幼心书》:胎黄的病因病机及治疗方法

《活幼心书·黄证》:"身黄暑湿蒸脾得,内外因分治最良;更有胎传生便见,母宜多服地黄汤。"

《活幼心书·黄证》:"有婴孩生下便见遍体俱黄,惟两目弦厚如金色,身发肚热,明曰胎黄。皆因未产之前,母受极热而传于胎,故有其证。乳母宜服生地黄汤,使药入于乳,令儿饮之,必获安矣。"

曾世荣指出胎黄的病因病机乃胎儿在妊娠期间,母食辛辣过热饮食,致脏气有热,胎儿先天湿热内蕴,小儿生下遍身面目俱黄,身发壮热,大便不通,小便如栀子汁,乳食不思。自宋朝以来,生地黄汤就为各家采用作为治疗胎黄的主方。生地黄汤由生地黄、干地黄、赤芍、川芎、当归、天花粉组成。

七、明代鲁伯嗣《婴童百问》:胎疸的治疗方药

《婴童百问·黄疸》:"又有初生而面身黄者,胎疸也。诸疸皆热,色深黄者是也。若淡黄兼白者,胃怯不和也。茵陈汤、犀角散、连翘赤小豆汤主之。通治黄疸,茵陈五苓散尤为稳也。"

鲁伯嗣在治疗方面提出茵陈汤等处方,较以往有进一步充实。茵陈汤由茵陈蒿、栀子、大黄三味药组成,清热利湿退黄,可用于治疗小儿胎黄,症见面目皮肤发黄,色泽鲜明如橘,哭声响亮,不欲吮乳,或有发热、大便秘结、小便深黄、舌质红、苔黄腻。犀角散(代),被历代医家公认为是凉血散瘀、解毒退黄的代表方剂,组成为犀角屑(代)、麻黄(去根节)、羌活、附子(炮裂,去皮脐)、苦杏仁(去皮尖、麸炒)、防风(去芦)、肉桂、白术、人参、川芎、茯苓、细辛、当归、石膏、甘草。可用于治疗新生儿黄疸邪毒内陷型,症见起病急骤,变化迅速,病多危重,身黄如金,高热尿闭,衄血便血,皮下斑疹,或躁动不安,阵阵尖声哭叫,口角抽动或全身抽搐,或不吃不哭,角弓反张,前囟隆起,舌质紫红,苔黄,脉细数。连翘赤小豆汤由麻黄、去节连翘、连翘根、去皮尖赤小豆、大枣、蘗生梓白皮、生姜、甘草组成,疏表清热,利湿退黄。麻黄、藿香疏表化湿;连翘、赤小豆、生梓白皮清热利湿解毒;甘草和中。《伤寒论》曰:"伤寒瘀热在里,身必黄,麻黄连轺赤小豆汤主之。"茵陈五苓散由茵陈蒿末、五苓散(泽泻、猪苓、茯苓、白术、桂枝)组成,清热利湿,化气行水。由于黄疸主要由湿热引起,所以说"通治黄疸,茵陈五苓散尤为稳也"。《金匮要略·黄疸病脉证并治》曰:"黄疸病,茵陈五苓散主之。"

八、明代薛铠《保婴撮要》:胎黄的病因病机及治疗方药

《保婴撮要·胎症》:"胎黄者,体目俱黄,小便秘涩,不乳啼叫,或腹膨泄泻。此在胎母

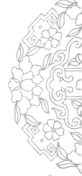

过食炙煿辛辣,致生湿热,宜用生地黄汤之类,热甚者,泻黄散之类。"

薛铠提出乳母湿热传于婴儿所致胎黄者,用生地黄汤及泻黄散治疗。泻黄散为《小儿药证直诀》中清泻脾胃伏热之良方。由于乳母过食辛辣,致使脾胃生湿热,由于土侮木,所以脾胃之湿热郁久易侵犯肝胆,而致肝胆湿热,肝失疏泄,胆汁外溢,因而引发黄疸。泻黄散用栀子清降胃火,用防风发散郁伏之火。而小儿急性黄疸肝炎、新生儿黄疸等都可用泻黄散加味,清热化湿、解毒退黄,常能迅速治愈。

九、清代陈复正《幼幼集成》:胎黄的病因病机及治疗方法

《幼幼集成·胎病论》:"胎黄者,儿生下面目浑身皆如金色,或目闭,身上壮热,大便不通,小便如栀子汁。皮肤生疮,不思乳食,啼哭不止,此胎中受湿热也。宜茵陈地黄汤,母子同服,以黄退为度。"

陈复正这里所叙述的胎黄,是热重于湿证,症见身目俱黄,黄色鲜明,发热口渴、口干、口苦、恶心欲吐、腹部胀满、小便短少黄赤、大便秘结、舌质红、苔黄腻、脉弦滑数。皮肤生疮还兼表证未解。还提出母子同服茵陈地黄汤的治疗方法。

十、清代沈金鳌《幼科释谜》:胎黄的分类

《幼科释谜·胎疸》:"胆疸之疾,得于初产,生下即黄,遍身栀染。原咎不同,阴阳必辨。阳黄体热,二便硬短,脾与心搏,胸膈必懑,先利小便,下法莫远。阴黄肢冷,清便滋洁,大便清黄,腹痛而喘,面目爪齿,黄色暗惨,脾虚失利,肾水胀衍,约此二端。"

沈金鳌将胎疸分为阳黄和阴黄。阳黄即湿热胎黄,症见目黄、身黄,其黄鲜明,哭闹不安,呕吐腹胀,乳食不思,尿黄便结,或伴有发热(湿重于热者多无发热),舌质红、苔黄腻、指纹紫滞,临床多见于新生儿溶血病,新生儿肝炎综合征及新生儿感染伴有黄疸的患儿。阴黄即寒湿胎黄,症见目黄、身黄持久不退,其色淡而晦暗,精神差,吮乳少,小便黄,四肢欠温,腹胀便溏或大便灰白,舌质淡、苔白腻、指纹淡,可见于黄疸持续较久者。早产儿黄疸可由阳黄转为阴黄。

十一、清代夏禹铸《幼科铁镜》:胎黄病因病机

《幼科铁镜·辨胎黄》:"胎黄,由妊母感受湿热,传于胞胎,故儿新生,面目通身皆黄如金色,壮热便秘,溺赤。"

夏禹铸认为胎疸的病机为湿热熏蒸,由于孕母素蕴湿热之毒,遗于胎儿。其湿热可由孕母熏蒸,也可由外邪侵袭。小儿母体内蕴之湿热传于胎儿,生后湿热内聚,相互交结,郁滞胆道,上不得泄,熏蒸郁遏而周身发黄。

十二、清代吴谦《医宗金鉴》:胎黄的病因病机、阴黄的治疗方法

1.《医宗金鉴·胎黄》:"儿生遍体色如金,湿热熏蒸胎受深,法当渗湿兼清热,地黄犀角二方神。"

吴谦指出了胎黄的病因病机为"孕妇湿热太盛,小儿在胎受母热毒"。胎黄病因不外胎气、湿、郁三者。其中湿和郁是一般黄疸的共性,胎气则是胎黄所特有的发病机制。病位仍以肝胆为主,湿郁肝胆,与胎热之气熏蒸,致胆汁外溢而黄。

2.《医宗金鉴·卷五十四·黄疸门》:"阴黄多缘转属成,脾湿肾寒两方生,温脾茵陈理中洽,温肾茵陈四逆灵。"

吴谦认为胎黄之阴黄多由湿从寒化,寒湿阻滞所致。湿阻肝胆,胆汁外溢肌肤,故见面目皮肤发黄。另外还应该有精神倦怠,不欲吮乳,大便灰白等症,由于脾气虚弱所以疲乏、纳呆,寒湿阻滞,胆液不能下泄,所以大便灰白。治宜茵陈理中汤,健脾化湿退黄。若肾阳不足,温化失司,则以茵陈四逆汤治之。

十三、清代叶天士《临证指南医案》:胎黄之阴黄

《临证指南医案·疸》:"阴黄之作,湿从寒水,脾阳不能化热,胆液为湿所阻,渍于脾,浸淫肌肉,溢于皮肤,色如熏黄。"

叶天士认为胎黄的病机之一为湿从寒化、脾阳被困。先天禀赋为胎寒素质者,脾阳虚弱,复因孕母之湿内传,蕴郁脾胃,寒湿阻滞,以致气机不畅,肝失疏泄,胆汁外溢而致发黄。因湿从寒化,故黄色晦暗,精神疲乏而为阴黄之候。

(杨运高　胡竹平　刁建新　张　静

郑泽娜　邹小虎)

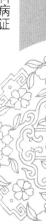